国家出版基金项目
NATIONAL PUBLICATION FOUNDATION

中国植物药清源书系

“十四五”时期国家重点出版物出版专项规划项目
国家出版基金项目
福建省重点出版立项项目
福建省优秀出版项目

中国植物药清源图鉴

基原植物卷

上

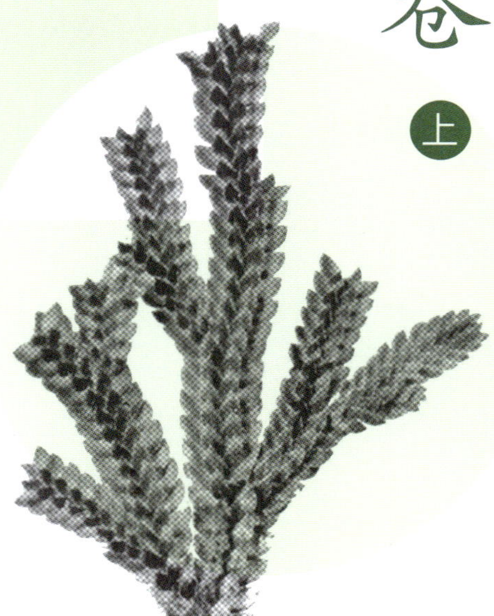

主编
林余霖
陈士林

海峡出版发行集团
THE STRAITS PUBLISHING & DISTRIBUTING GROUP
福建科学技术出版社

图书在版编目(CIP)数据

中国植物药清源图鉴. 基原植物卷 / 林余霖，陈士林主编. —福州：福建科学技术出版社，2023.6
（中国植物药清源书系）
ISBN 978-7-5335-7002-6

Ⅰ. ①中… Ⅱ. ①林… ②陈… Ⅲ. ①药用植物－中国－图集 Ⅳ. ①R282.71-64

中国国家版本馆CIP数据核字（2023）第059880号

书　　名	中国植物药清源图鉴·基原植物卷 中国植物药清源书系
主　　编	林余霖　陈士林
出版发行	福建科学技术出版社
社　　址	福州市东水路76号（邮编350001）
网　　址	www.fjstp.com
经　　销	福建新华发行（集团）有限责任公司
印　　刷	福州德安彩色印刷有限公司
开　　本	889毫米×1194毫米　1/16
印　　张	87
字　　数	2225千字
插　　页	8
版　　次	2023年6月第1版
印　　次	2023年6月第1次印刷
书　　号	ISBN 978-7-5335-7002-6
定　　价	698.00元（全二册）

书中如有印装质量问题，可直接向本社调换

前言

FOREWORD

本书为“中国植物药清源书系”子书之一，其与《中国植物药清源图鉴·种子和幼苗卷》《中国植物药清源图鉴·药材和饮片卷》为姊妹篇，可互参。本书以2020年版《中华人民共和国药典》(以下简称《中国药典》)收录的以植物为基原的药材为纲，以丰富彩照图文并茂地呈现了540种植物药的来源、基原植物的DNA条形码序列和形态特征，以及基原植物易混淆品种，正本清源。精选基原植物和易混淆品种的代表性特征图片呈现典型鉴别特征，并进行标引，同时利用植物检索表提示物种间的鉴别特征，纲举目张，一目了然，便于读者“按表索骥”，提高了本书的实用性。

本书聚焦《中国药典》核心植物药的基原鉴别，四两拨千斤，正品和伪品相对照，正本清源，编写方式新颖，创新性强。其总结了作者多年野外实地考察经验和实验成果，传承传统性状鉴定，首创传统经典鉴定与现代鉴定DNA分子鉴定同收，跨学科探索，继承与创新相结合。全书植物图片资料之丰富为同类书所鲜见，同步展示植物“标准照”、生境图、药用植物药用部位图、品种细部特征图，鉴别特征突出。开创性地摒弃大段植物形态的文字描述，提炼文字简述鉴别特征并进行图片标引，图文对照，突出正伪鉴别，还原经典性状鉴定认知过程。从某种意义上说，该卷是《中国药典》的图示化、补充性呈现，兼具实用性、原创性、创新性与学术性。

本书的出版将对中药资源的利用和保护、中药资源的可持续发展和挖掘，以及交叉学科的发展和理论研究成果的创造性转化有重要的推动作用，对用药安全、中药的标准化生产、中药产业链的供给侧结构改革有一定的经济和社会价值，将助力新时代健康中国、乡村振兴建设，服务现实需求。

凡例

GENERAL NOTICES

本书共收载540种以植物为基原的药材，选录名单参考2020年版《中国药典》。植物药记载的主要内容包括中文名、拼音、拉丁名、来源、基原植物中文名及其别名、基原植物拉丁学名、鉴别特征、生境分布、对比鉴别、检索表等，并配以药材基原植物和易混淆品种生境图及形态特征图。具体编写体例如下。

一、目录编排

本书目录以药材名为纲，参照《中国药典》，按笔画排序，以便读者与《中国药典》对照使用。药材及其炮制品，以及相邻排序的同一来源不同入药部位的药材，由于基原植物相同，为避免重复描述，予以合并列述，并以《中国药典》先出现的品种为主品种标题，如将“炮姜”与“干姜”合并列述，“炮姜”标题列于“干姜”下；将“莲子心”“莲房”“莲须”与“莲子”合并列述，前三者标题列于“莲子”下。非相邻排序的同一来源不同入药部位的药材，为了方便读者与《中国药典》进行参照，则依《中国药典》排序分别单列，如“荷叶”“藕节”的基原植物相同，按《中国药典》目录笔画顺序在相应位置分别列述，并针对药用部位的不同，尽可能地呈现不同的特征性图片。

二、正文部分

1. 名称

列明药材或炮制品的中文名、拼音及拉丁名，以《中国药典》为参照。

2. 概述性文字

记述药材的来源，包括该基原植物的科名、植物名、拉丁学名、药用部位等；炮制品则一般描述为“×× 的炮制加工品”；以《中国药典》为主要参考依据（除药材白芷外）。

3. 基原植物

图文结合展示药材基原植物的相关信息和形态特征。

（1）文字说明：列述药材或炮制品基原植物的中文名、别名、拉丁学名、生境分布。中文名（除药材白芷外）参照《中国药典》。别名参照《中国植物志》《中药志》，列举常用别名 1～2 个，别名不常用的则不列，故部分品种别名阙如。拉丁学名参照《中国药典》，并列举历版《中国药典》及《中国植物志》、*Flora of China* 中出现的不同记录。生境分布主要参考《中国植物志》。若药材或炮制品有多种基原植物，则其种间鉴别特征（区别点）视具体情况以不同形式呈现，或在第 2 种及其后的品种中以文字提纲挈领地进行说明，或以检索表的形式进行梳理。品种间鉴别特征一目了然，这是本书区别于同类书的鲜明特点，实用性大大增强。

（2）图片展示：大部分基原植物配有 DNA 条形码，个别品种阙如。同时以尽可能多的特征性图片展示基原植物的形态，呈现的图片有植株的“标准照”（一般为植株器官细节特征最多的图片）、植物的根茎图和叶片图、开花的枝条图、结果的枝条图、鉴别特征部位的细节图、药用部位的细节图和生境图等，大部分品种均用引线标注重要的鉴别特征。图题标示了该品种的中文名，个别征集图片列明提供者。

4. 对比鉴别

列述药材基原植物的常见易混淆品种，易混淆品种不常见的则不列，故部分品种该项阙如。当某一种药材基原植物对比鉴别内容与另一种药材的相同时，则标明“参见 × 项”。

（1）文字说明：根据作者的实地调研和积累的资料，介绍药材基原植物的易混淆品种、易混淆情况、易混淆原因、《中国药典》收载的相关内容的历史沿革，并根据实际习用情况，有的品种列出常用别名。易混淆品种的拉丁学名以《中国植物志》和 *Flora of China* 为主要参考依据。易混淆植物的鉴别特征视具体情况以不同形式呈现，或以文字提纲挈领地进行说明，或以植物检索表的形式进行梳理。主要参考材料为北京医科大学出版社出版的《常用中药材品种整理和质量研究》（北方编、1－6 册）、福建科学技术出版社出版的《常用中药材品种整理和质量研究》（南方协作组、一至四册）、化学工业出版社出版的《新编中药志》（一至三卷）。

（2）图片展示：以鉴别特征突出的高清图片呈现易混淆品种的主要鉴别特征，大部分品种均用引线标注重要鉴别特征，形成正品与混淆品的对比。图题标示了该品种的中文名。

5. 检索表

以检索表提纲挈领地呈现药材基原植物及其易混淆品种的主要鉴别特征。已用文字说明植物间鉴别特征，或单来源且无常见易混淆品种的不列检索表，他处已阐述过相关鉴别检索信息的则标明“参见 × 项”。

三、索引

为了便于检索，突出本书的实用性，本书编制了“植物及药材中文名笔画索引”“植物拉丁学名索引”。“植物及药材中文名笔画索引”为药材中文名及其基原植物中文名、药材基原植物易混淆品种中文名笔画索引。“植物拉丁学名索引”为药材基原植物及其易混淆品种的拉丁学名索引。

四、计量单位

本书所有的计量单位均为法定计量单位，如长度单位以 cm（厘米）、mm（毫米）表示等。

目录

CONTENTS

四画 185

五画 303

六画 445

九画 821

十画 951

十一画 1065

十二画 1171

十三画 1221

十四画 1259

十五画 1289

十六画及以上 1301

索引……1334

一画

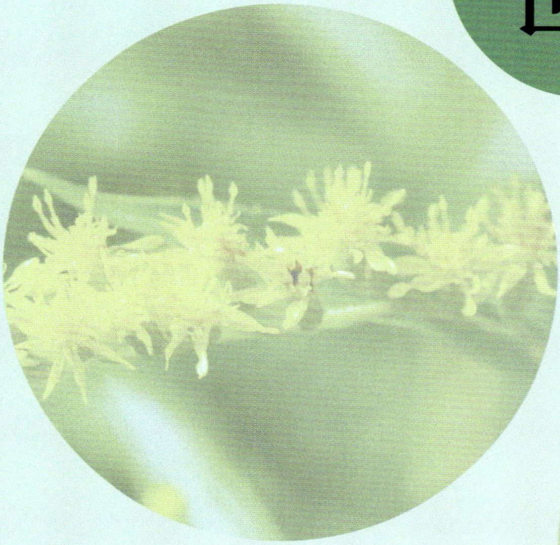

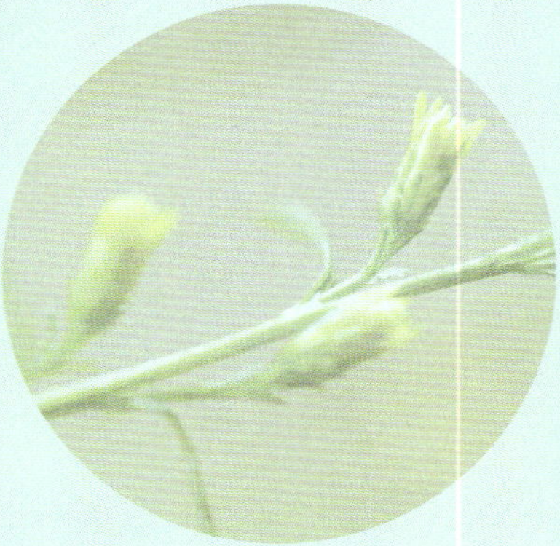

一枝黄花 Yizhihuanghua SOLIDAGINIS HERBA

本品为菊科植物一枝黄花 *Solidago decurrens* Lour. 的干燥全草。

基原植物

■ 一枝黄花 *Solidago decurrens* Lour. 别名：金柴胡、黄花草

生于田野、路旁、山坡草地及林缘。分布于华东、华中、西南、华南等地。

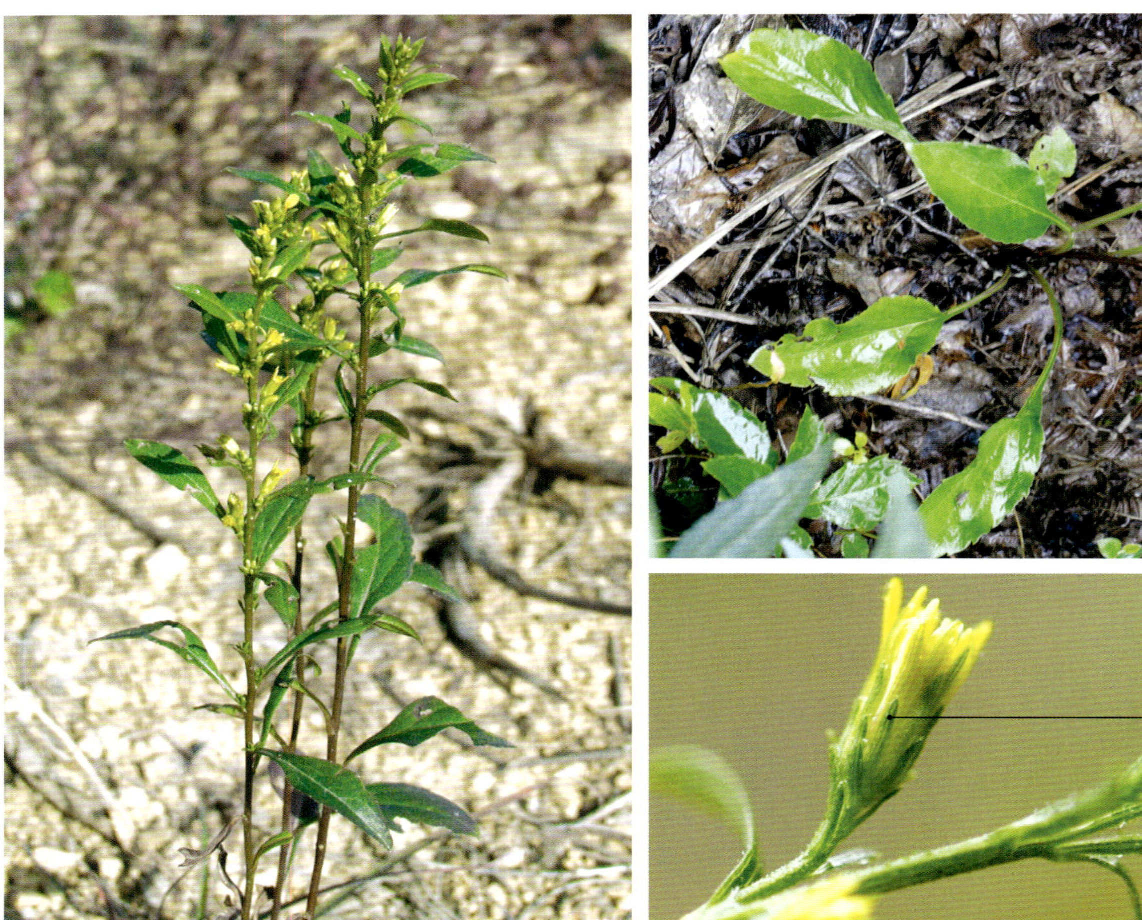

一枝黄花

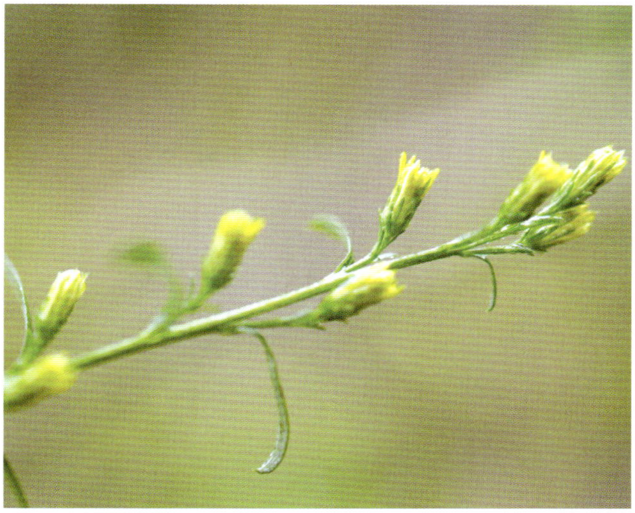
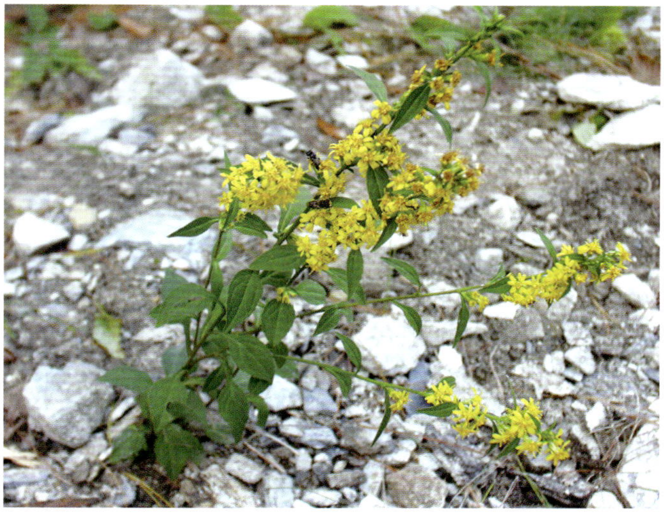

一枝黄花（续）

对比鉴别

同属植物加拿大一枝黄花 *Solidago canadensis* L. 原产北美，我国公园及植物园引种栽培供观赏，后逸为野生，在浙江等地已造成生态危害；钝苞一枝黄花 *Solidago pacifica* Juz. 在我国东北地区广泛分布。此二者与一枝黄花性状相近，容易混淆。

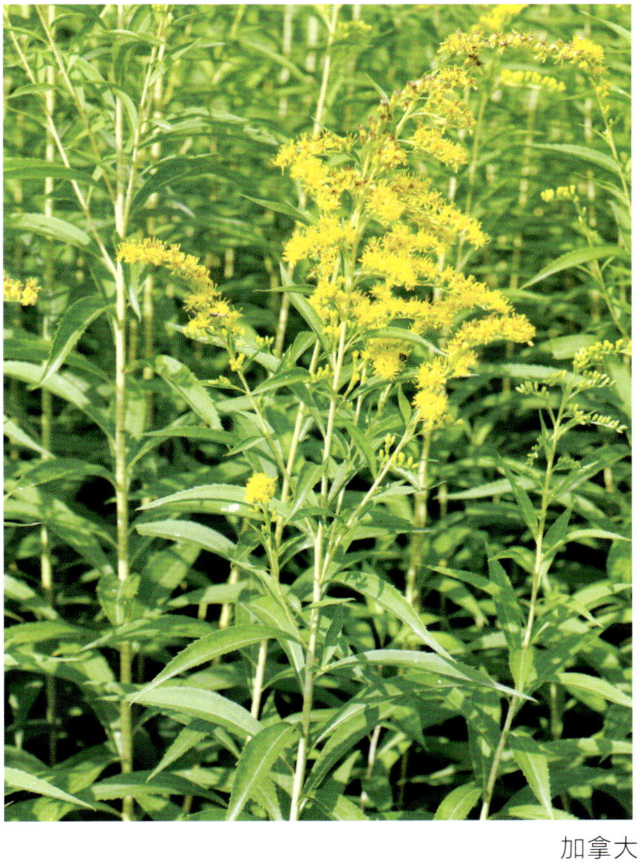
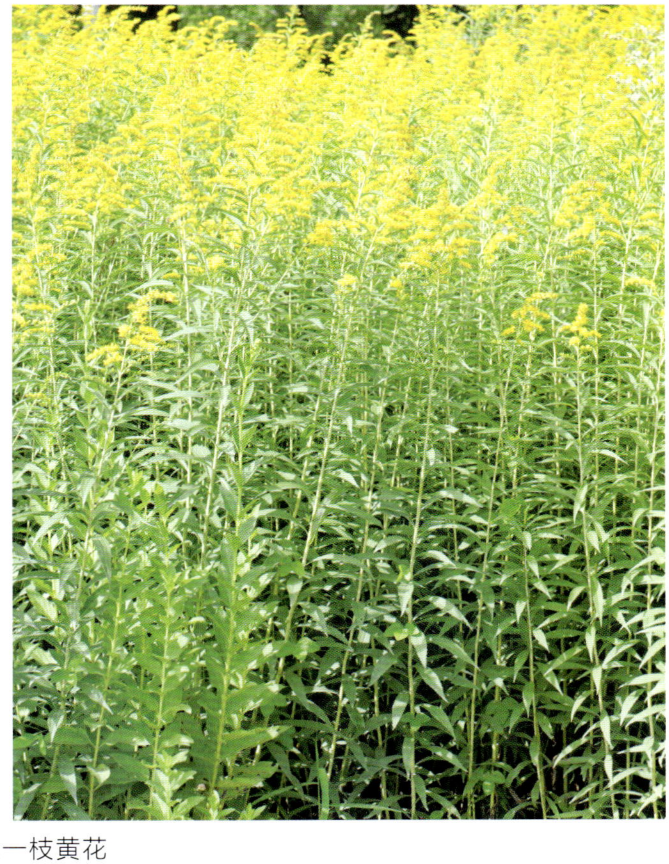

加拿大一枝黄花

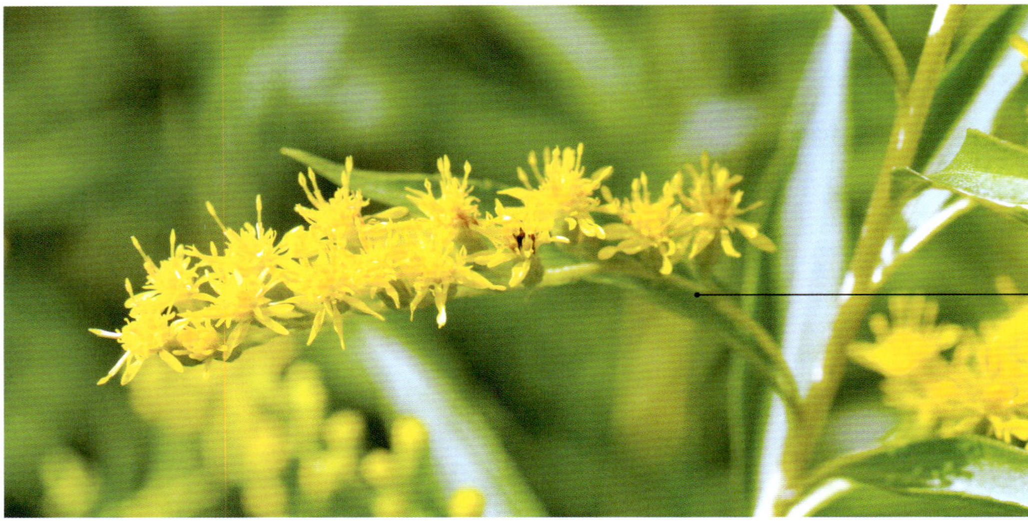
花序枝单面着生且常弯曲

加拿大一枝黄花（续）

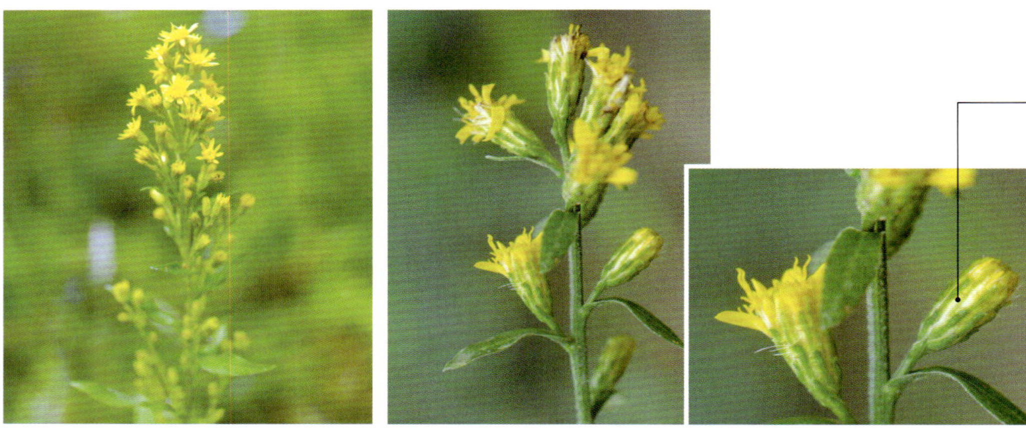
总苞片顶端圆形或圆钝

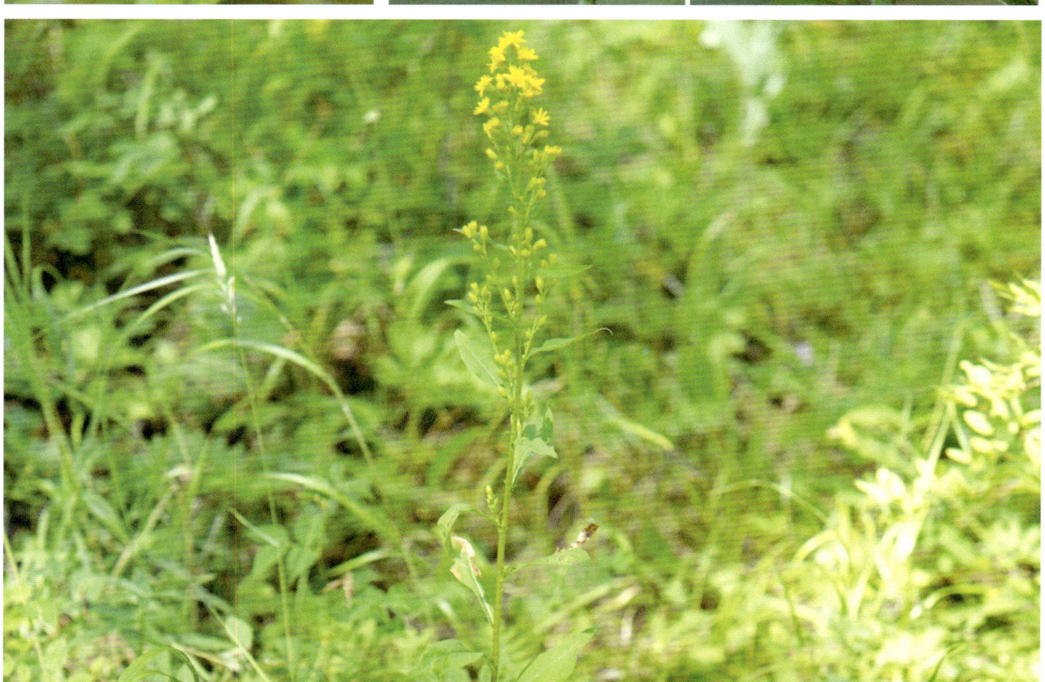

钝苞一枝黄花

检索表

1. 头状花序小，直径3mm以下；花序枝单面着生且常弯曲……加拿大一枝黄花
1. 头状花序大，直径6~10mm；花序枝直立，周面着生……2
2. 总苞片顶端圆形或圆钝……钝苞一枝黄花
2. 总苞片顶端长渐尖或急尖……一枝黄花

二画

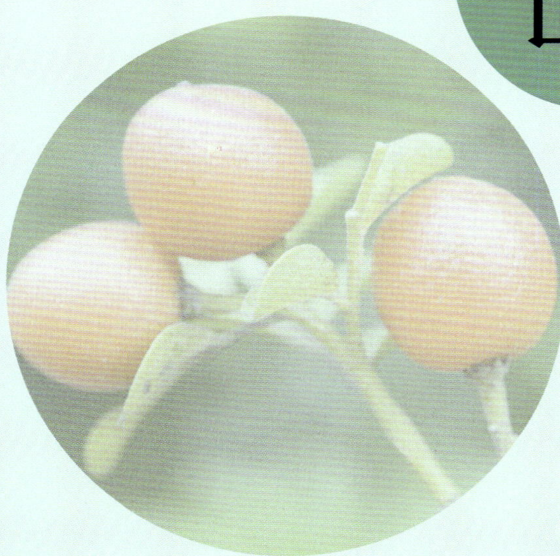

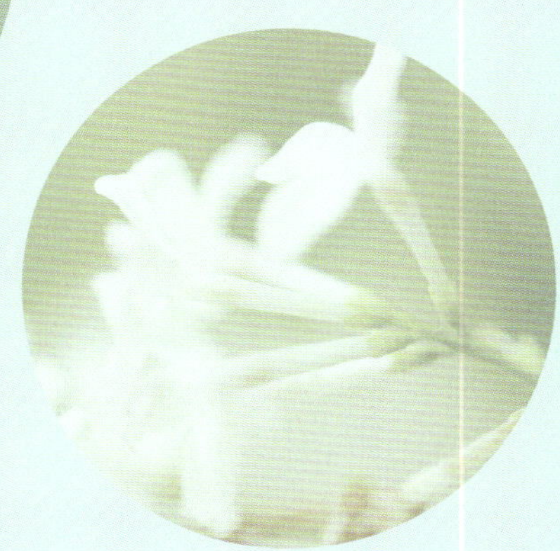

丁公藤 Dinggongteng ERYCIBES CAULIS

本品为旋花科植物丁公藤 *Erycibe obtusifolia* Benth. 或光叶丁公藤 *Erycibe schmidtii* Craib 的干燥藤茎。

基原植物

■ 丁公藤 *Erycibe obtusifolia* Benth. 别名：麻辣子藤、包公藤

生于海拔 100~1200m 的山谷湿润密林中或路旁灌丛。分布于广东、广西及海南。

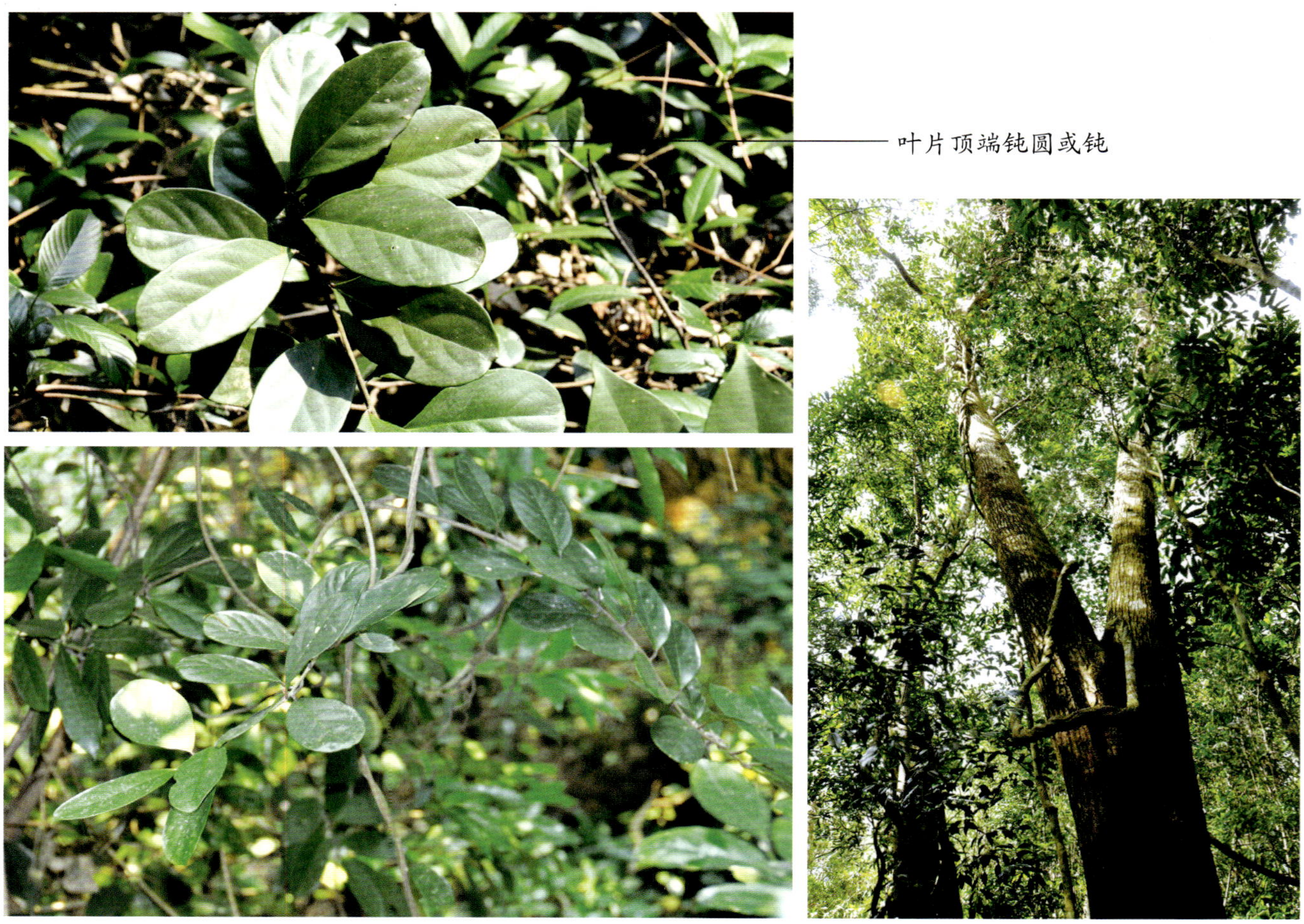

丁公藤

■ 光叶丁公藤 *Erycibe schmidtii* Craib 别名：勾来

与丁公藤主要区别点：叶卵状椭圆形至长圆状椭圆形，顶端骤然渐尖。

生于海拔 300~1200m 的山谷密林或疏生林中，攀生于乔木上。分布于广西、云南、广东及海南等地。

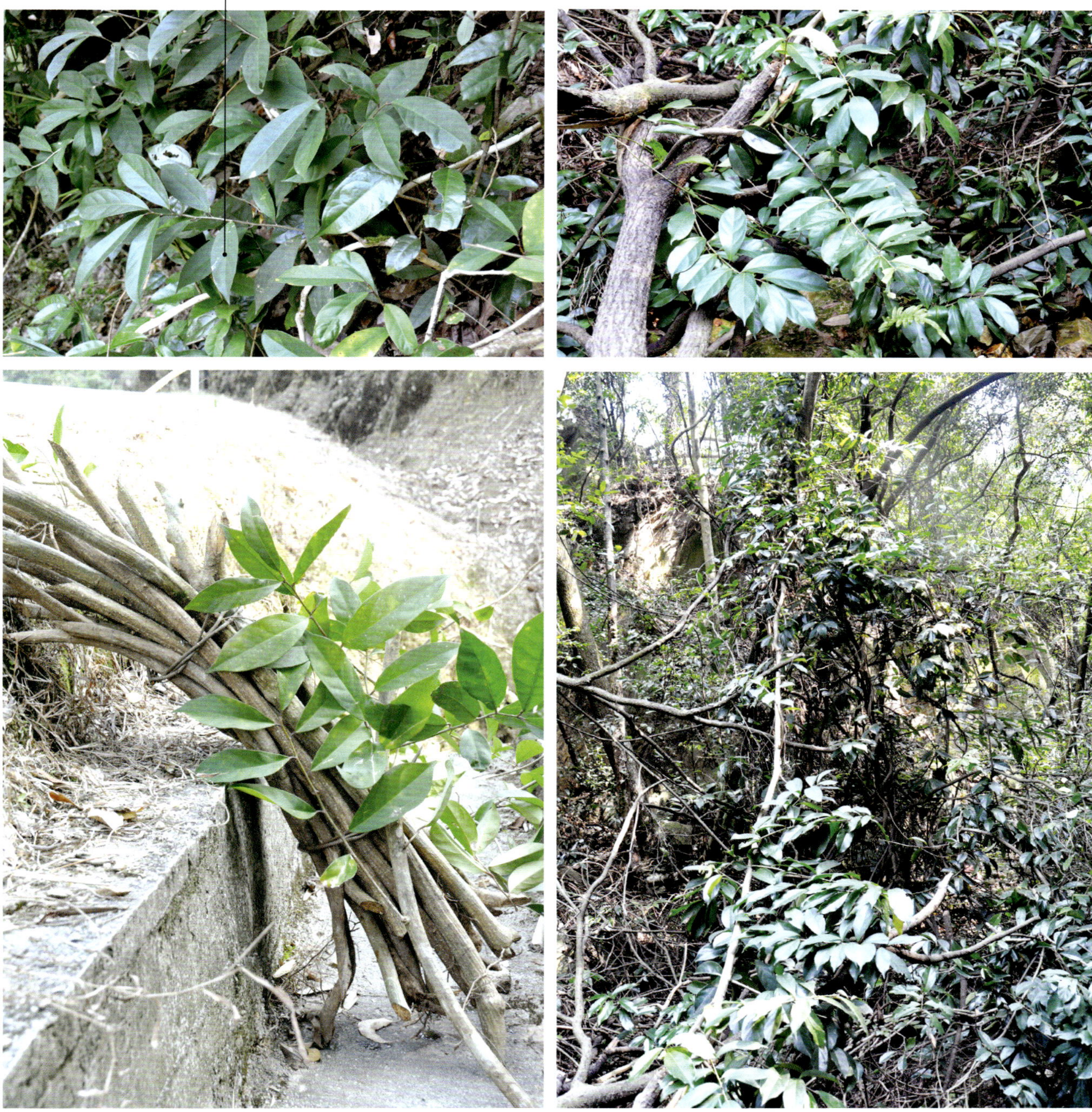

光叶丁公藤

丁　香 Dingxiang CARYOPHYLLI FLOS

本品为桃金娘科植物丁香 *Eugenia caryophyllata* Thunb. 的干燥花蕾。

基原植物

■ **丁香** *Eugenia caryophyllata* Thunb.　别名：母丁香、公丁香

分布于马来群岛及非洲，我国广东、广西等地有引种栽培。

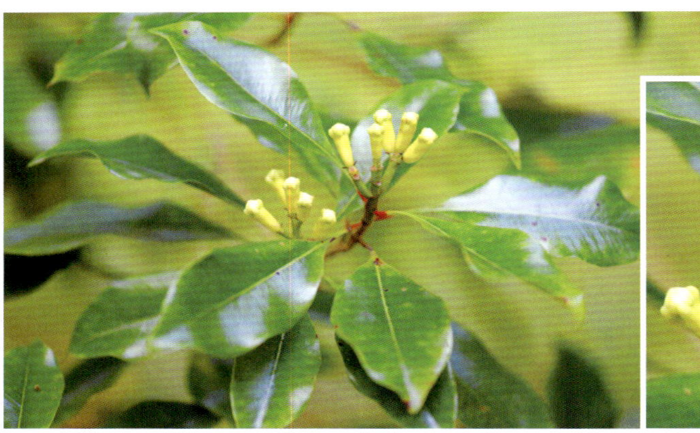

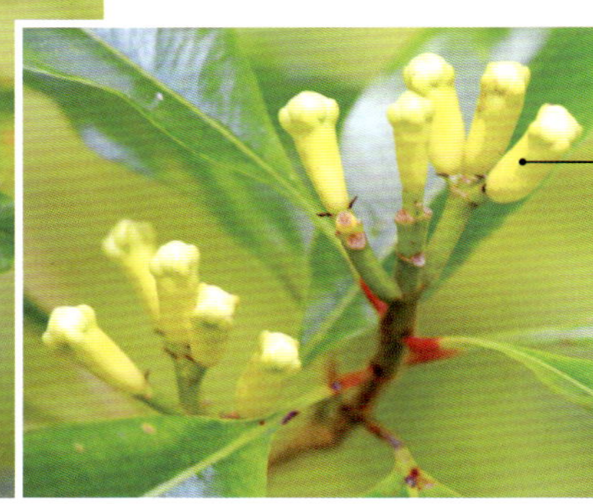
花萼肥厚，合生，呈长管状

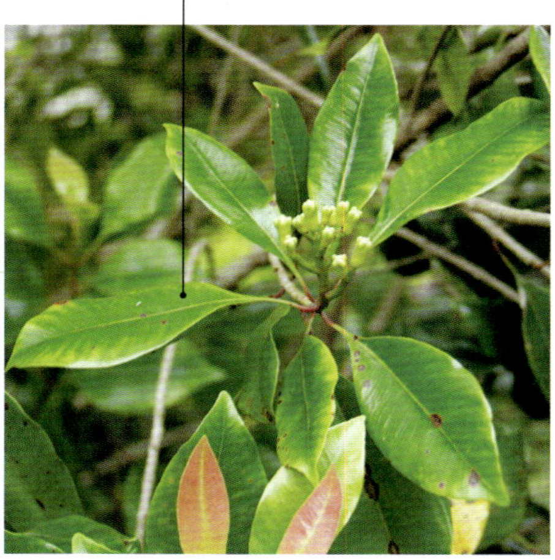
叶基部渐窄常下延至柄

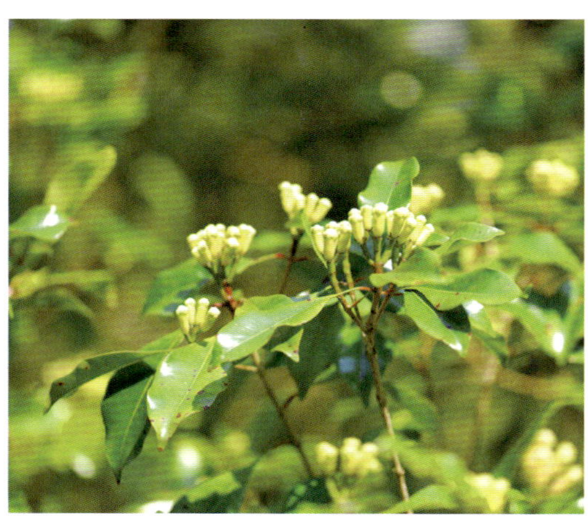

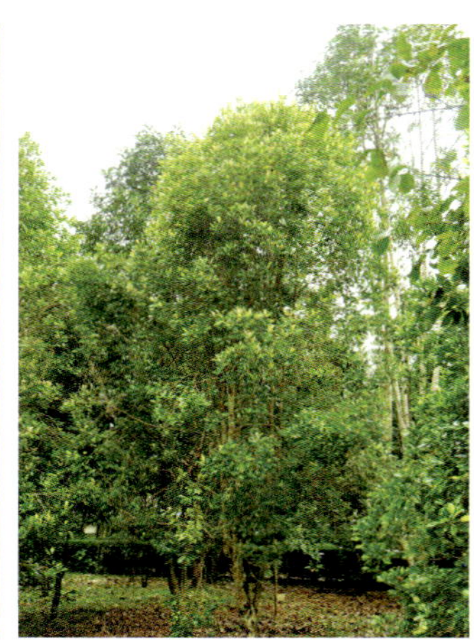

丁香

对比鉴别

木犀科丁香属（*Syringa* L.）多种植物名称中含有“丁香”，容易相混淆。公园比较常见栽培供观赏的有紫丁香 *Syringa oblata* Lindl.、白丁香 *Syringa oblata* Lindl. var. *alba* Hort. ex Rehd.、暴马丁香 *Syringa reticulata* (Bl.) Hara var. *mandshurica* (Maxim.) Hara 等。

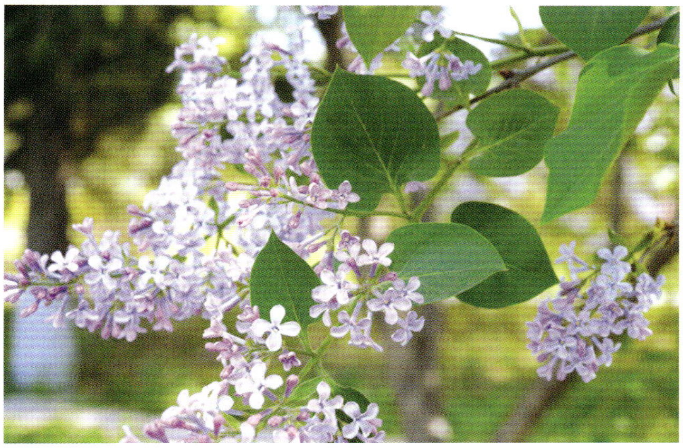

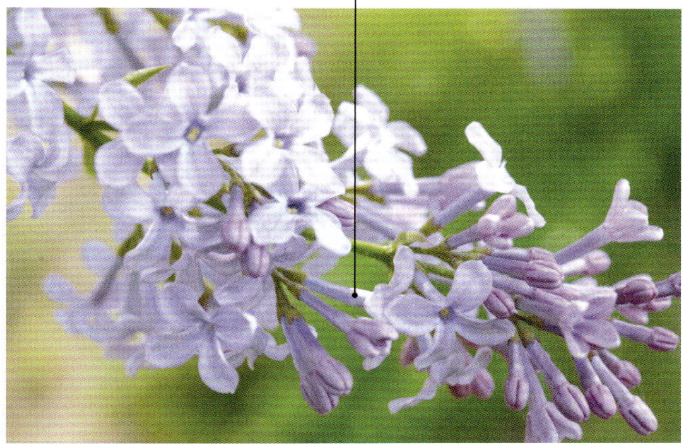

紫丁香

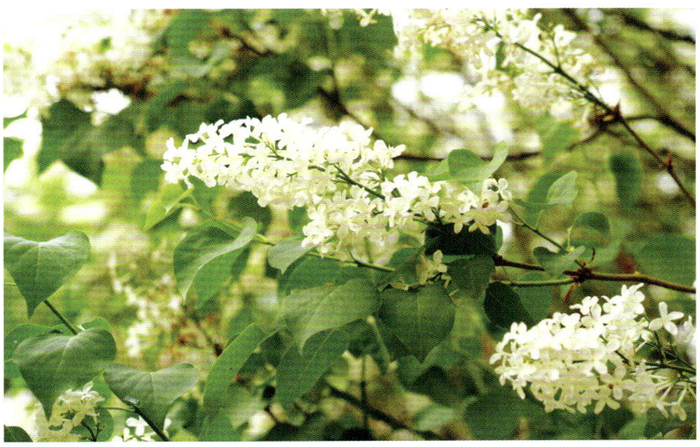

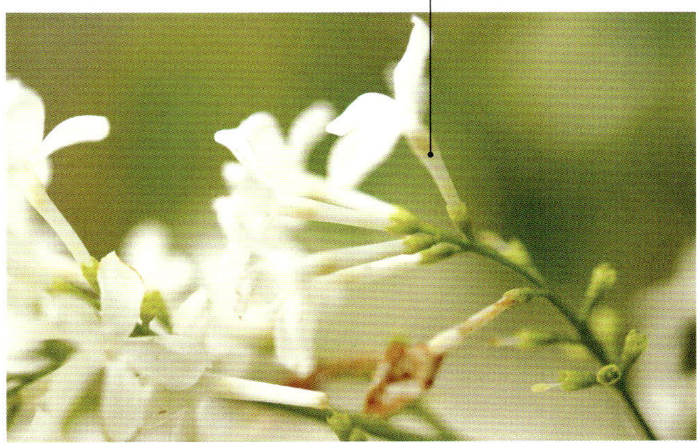

白丁香

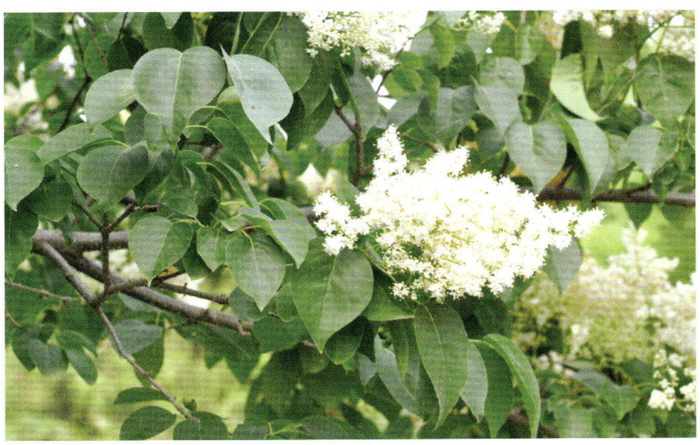

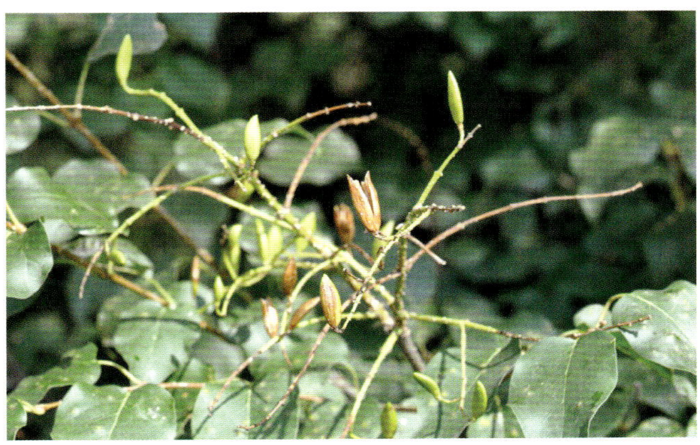

暴马丁香

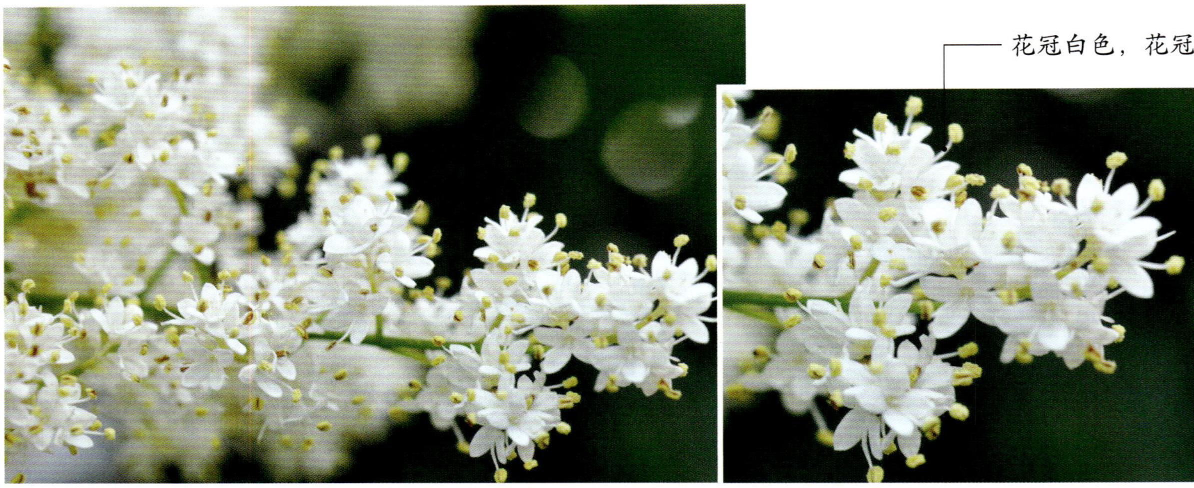

暴马丁香（续）

检索表

1. 常绿乔木；叶基部渐窄常下延至柄……丁香
1. 落叶灌木或小乔木；叶基部非渐窄……2
2. 叶基楔形至近圆形；花冠白色，花冠管短……暴马丁香
2. 叶基心形、截形、近圆形至宽楔形；花冠紫色或白色，花冠管长……3
3. 花冠紫色……紫丁香
3. 花冠白色……白丁香

八角茴香

Bajiaohuixiang

ANISI STELLATI FRUCTUS

本品为木兰科植物八角茴香 *Illicium verum* Hook. f. 的干燥成熟果实。

基原植物

■ 八角茴香 *Illicium verum* Hook. f. 别名：大料（通称）、大茴香

野生于海拔 200~1600m 的林中。分布于广西南部及西部，作为香料及药材栽培于福建、广东、广西、江西、云南。

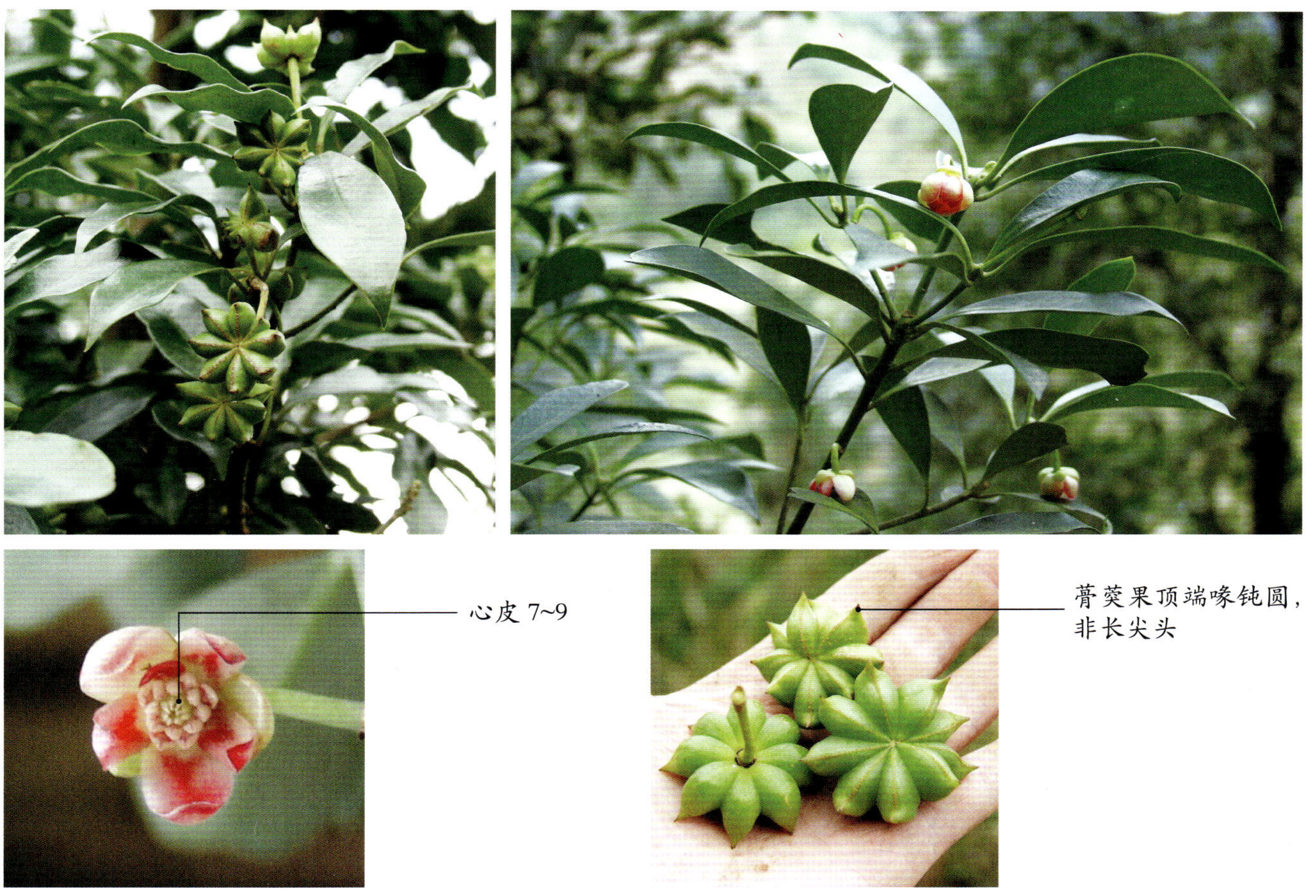

八角茴香

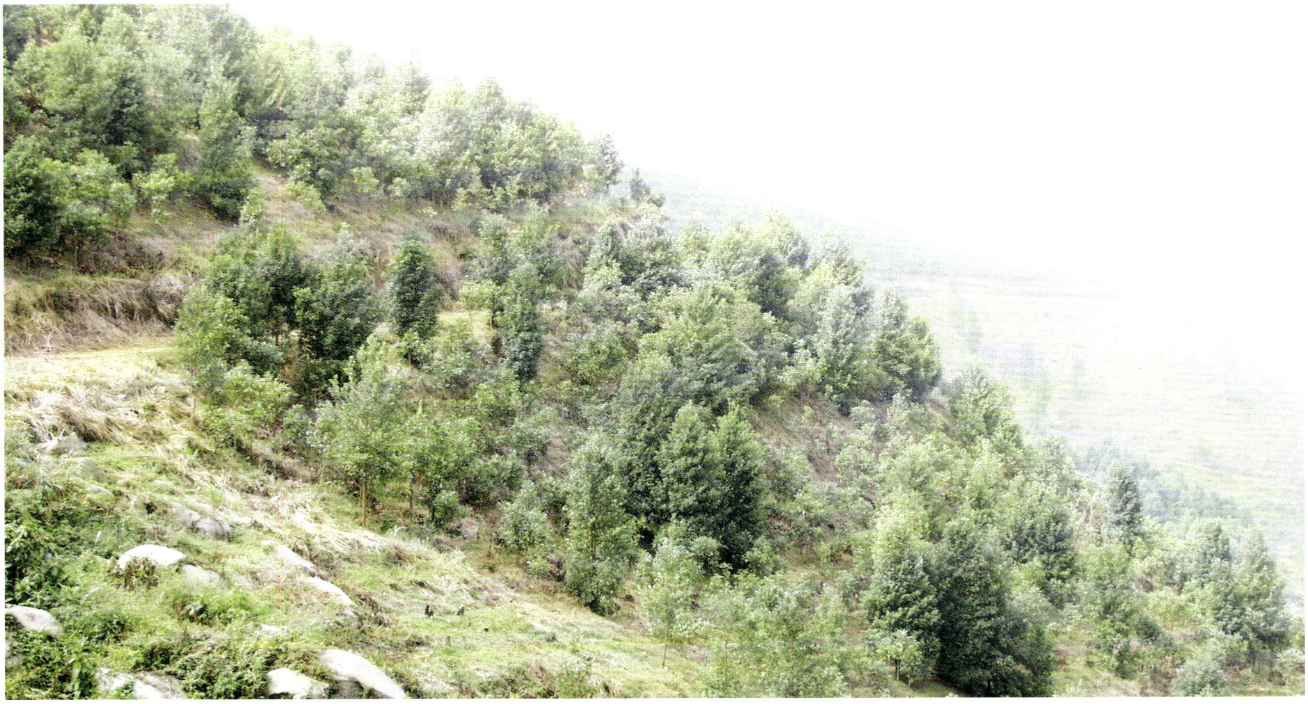

八角茴香（续）

对比鉴别

同属部分植物的果实具有毒性，误食可引起中毒，甚至死亡，应加以注意。有毒的果实外形虽与八角茴香相似，但也有区别，区别主要为：有毒果实蓇葖果发育不规则，形体较小，外果皮皱缩，每个蓇葖果先端较尖锐，向上弯曲呈鸟嘴状，果梗平直。常见的易混淆同属植物有野八角 *Illicium simonsii* Maxim.、红毒茴（披针叶八角）*Illicium lanceolatum* A. C. Smith、大八角（大茴香）*Illicium majus* Hook. f. et Thoms.、红花八角 *Illicium dunnianum* Tutch.、红茴香 *Illicium henryi* Diels。伞形科植物茴香 *Foeniculum vulgare* Mill.（果实入药，药材名为小茴香）因与八角茴香名称相近而易混淆。

内花被片薄，狭长圆形至舌状或披针形

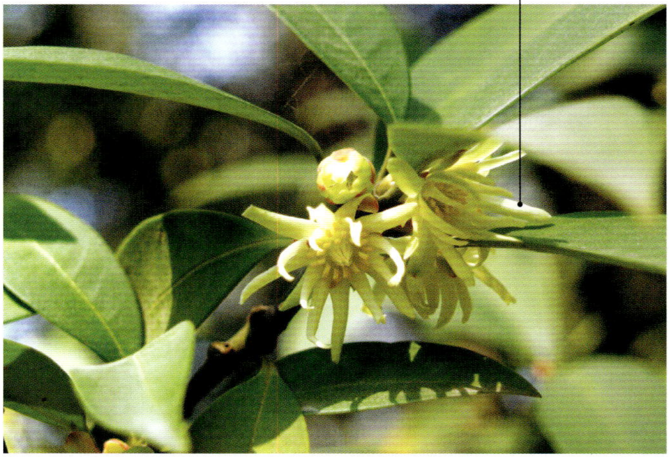

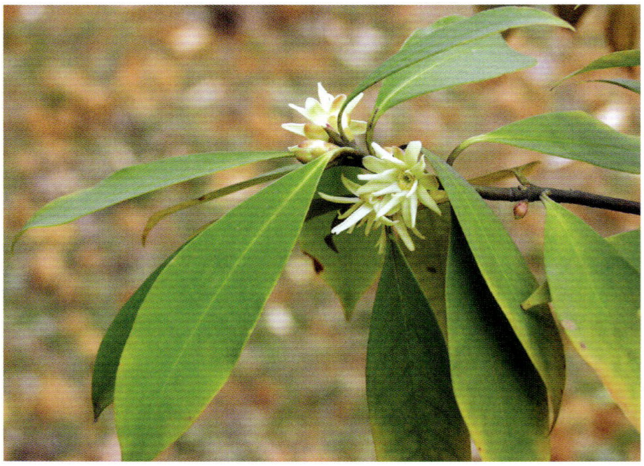

野八角

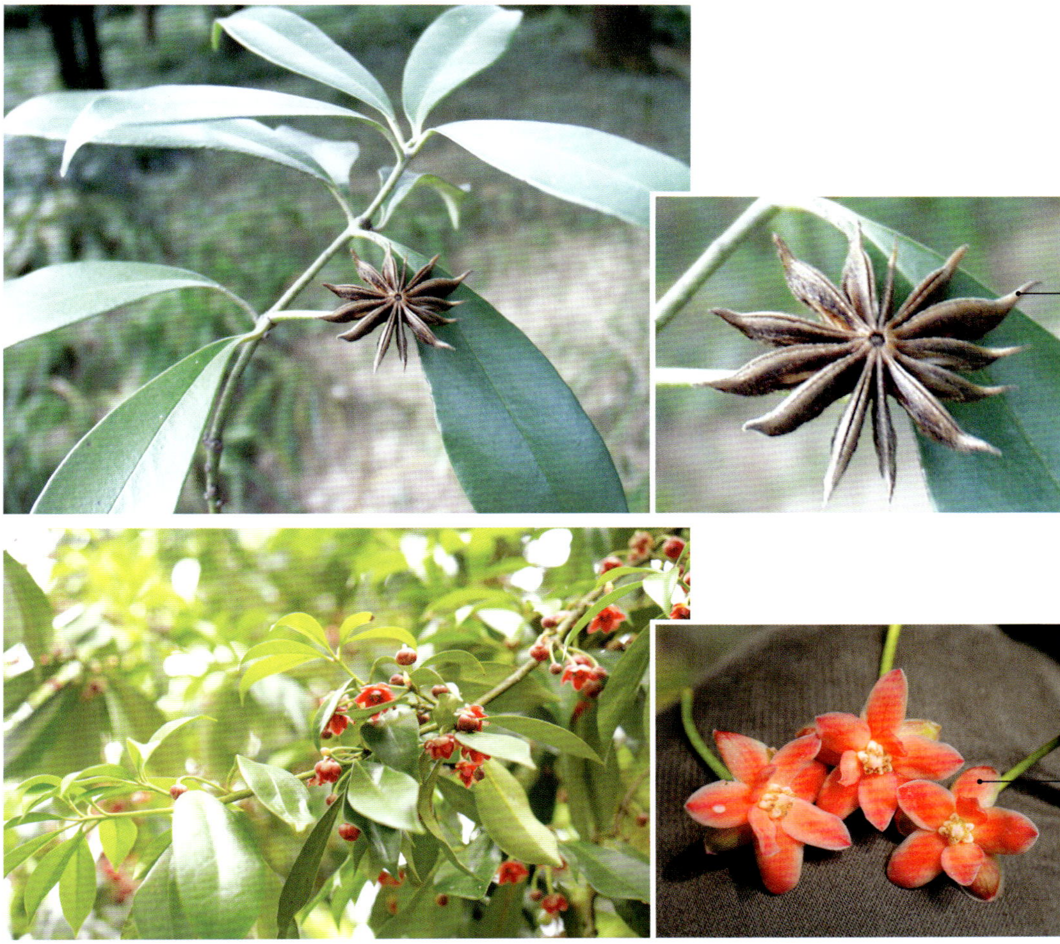

红毒茴

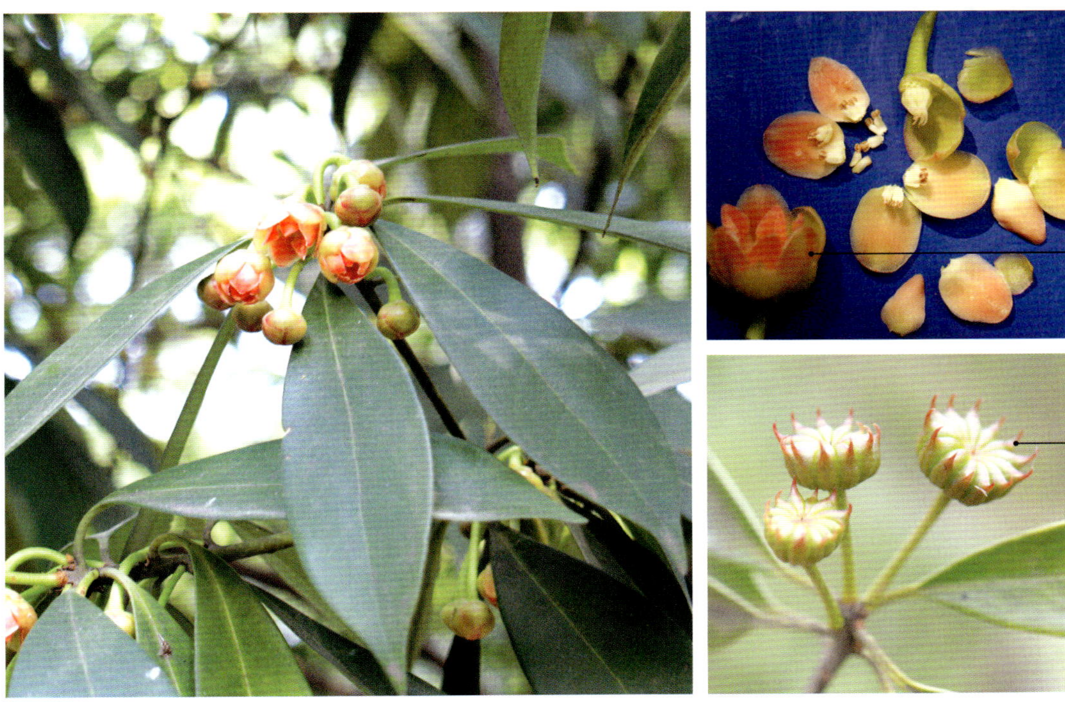

大八角

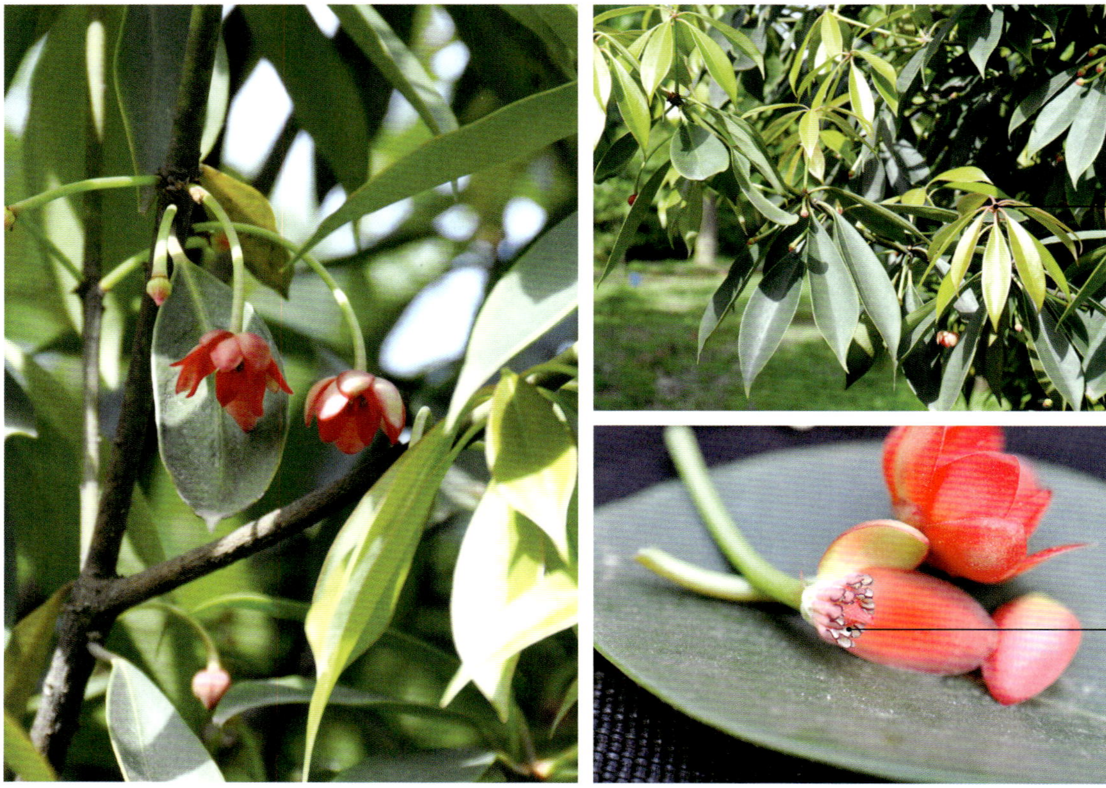

红花八角

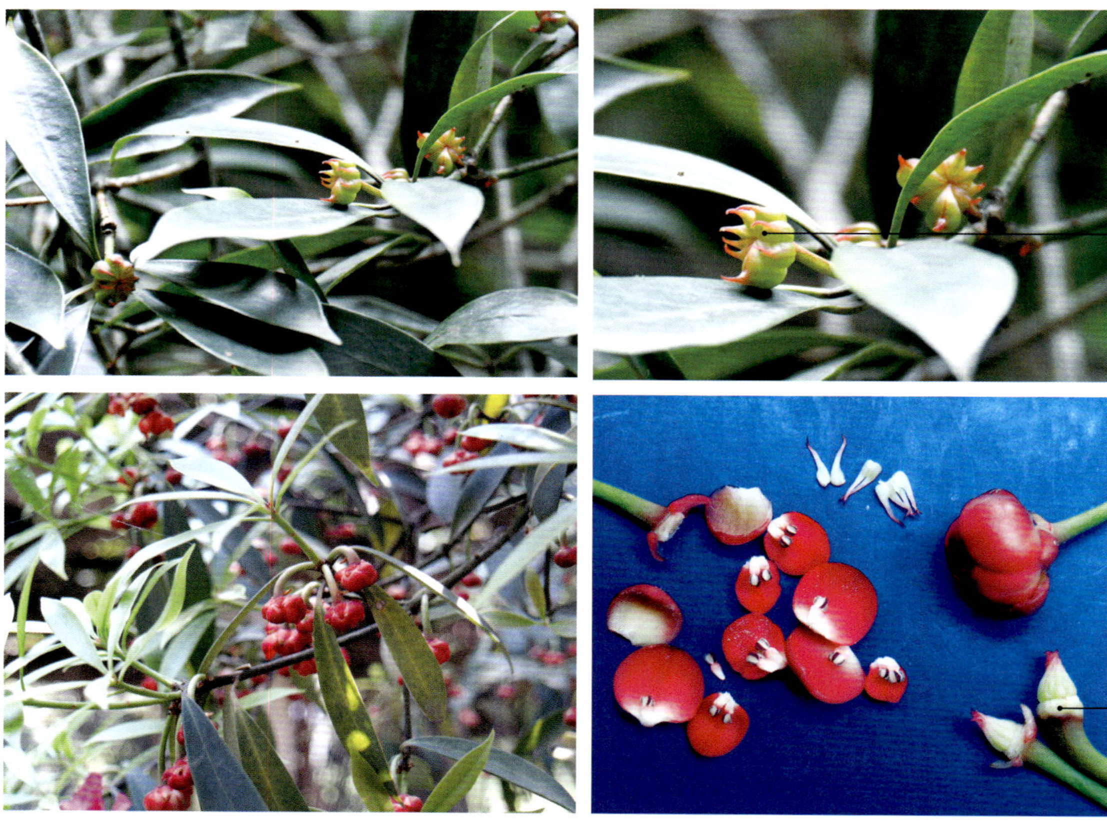

红茴香

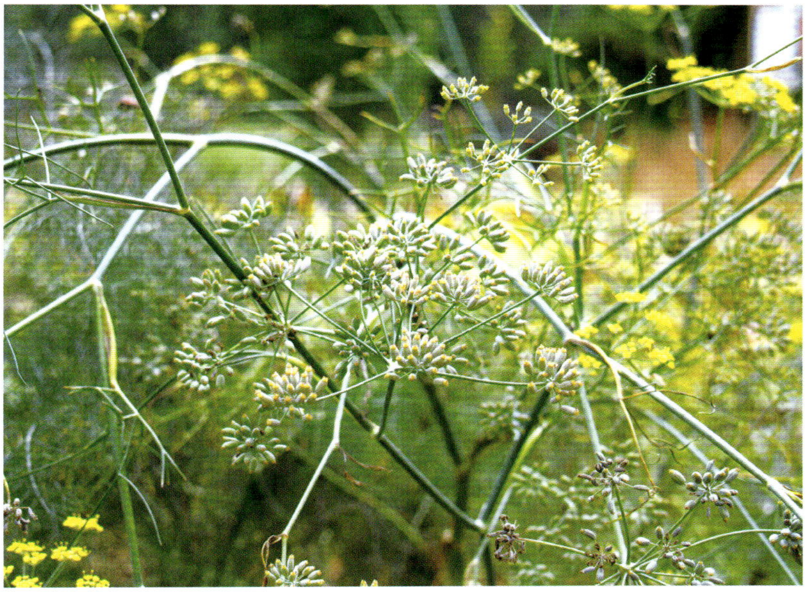
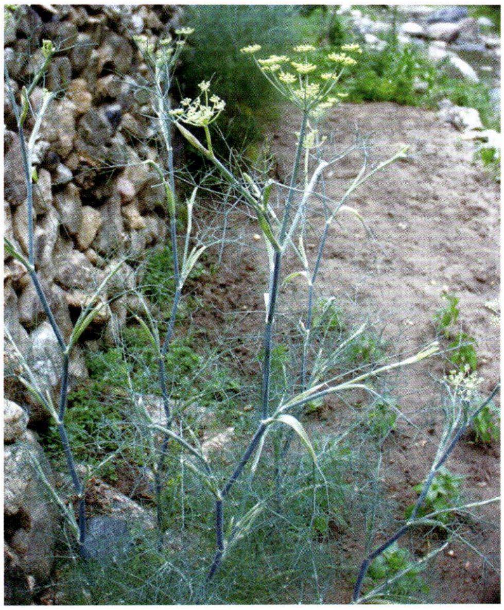

茴香

检索表

1. 草本植物；复伞形花序……茴香
1. 木本植物；花常单生，有时 2~5 朵簇生……2
2. 内花被片薄，膜质，在花期多少松散张开，狭长圆形至舌状或披针形……野八角
2. 内花被片肉质至纸质，在花期不松散，仅稍张开，通常卵形至近圆形……3
3. 心皮 10~14（~15）枚……4
3. 心皮（5~）7~9 枚……5
4. 花被片 9~15；雄蕊 6~11；聚合果直径 3.4~4cm……红毒茴
4. 花被片 15~34；雄蕊 12~41；聚合果直径 4~4.5cm……大八角
5. 叶聚生在小枝顶端，轮生状……红花八角
5. 叶互生或聚生在小枝顶端……6
6. 灌木状或小乔木；聚合果直径 2~2.5cm，蓇葖果顶端喙长 3~5mm……红茴香
6. 乔木；聚合果直径 3.5~4cm，蓇葖果顶端喙钝圆，无尖头……八角茴香

人　参

Renshen

GINSENG RADIX ET RHIZOMA

人参叶

Renshenye

GINSENG FOLIUM

人参为五加科植物人参 *Panax ginseng* C. A. Mey. 的干燥根和根茎；人参叶为人参的干燥叶。

基原植物

■ **人参** *Panax ginseng* C. A. Mey. 别名：园参（栽培品）、山参（野生品）

《中国药典》1963 年版记载人参的拉丁学名为 *Panax schinseng* Nees。

生于山地针阔叶林或杂木林下，多栽培。分布于吉林、黑龙江、辽宁。

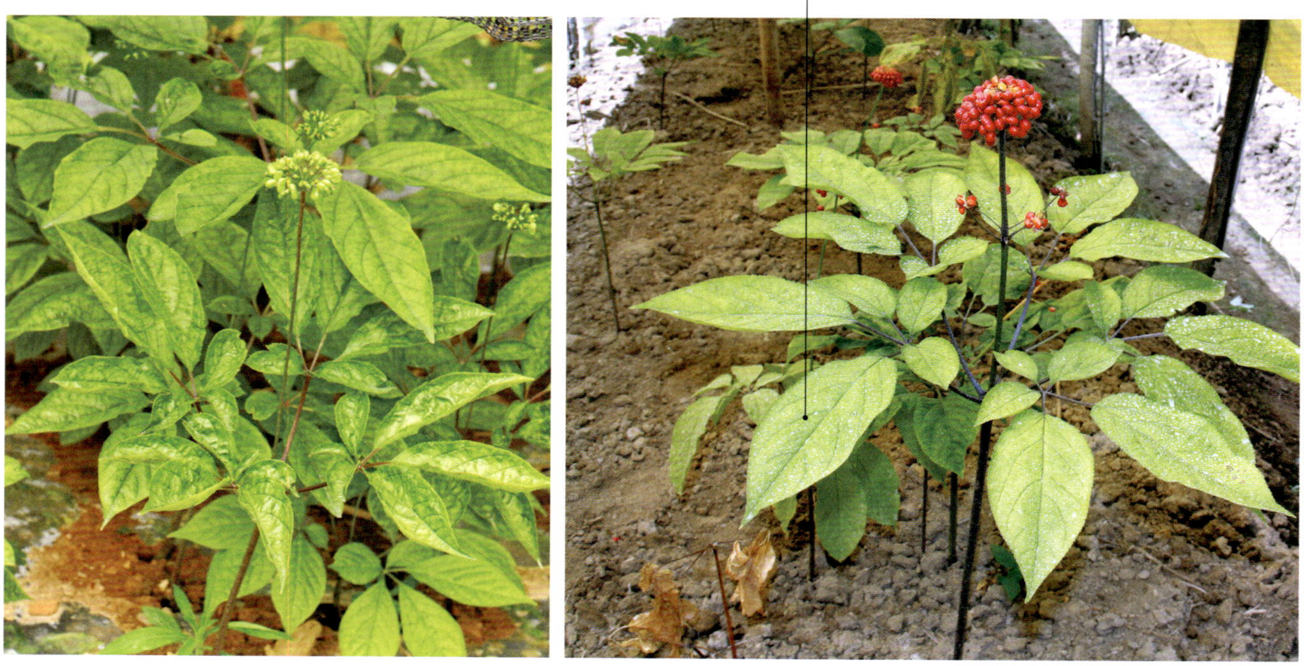

人参

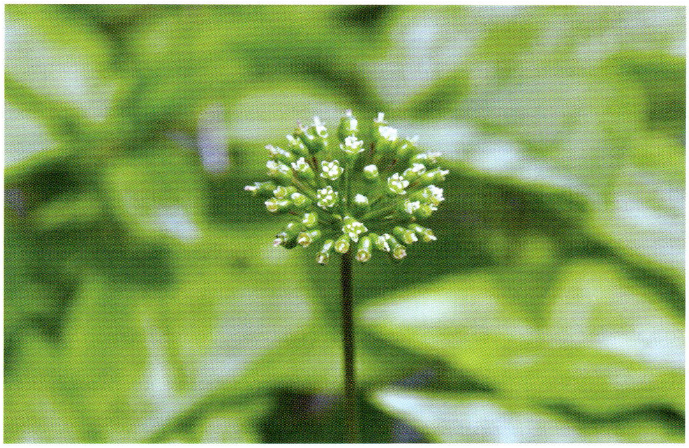

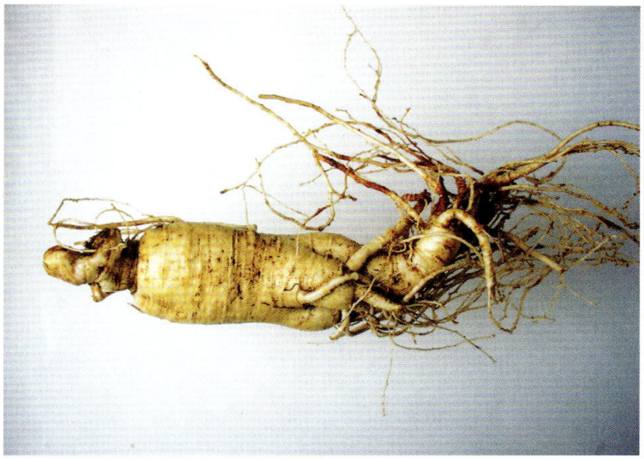

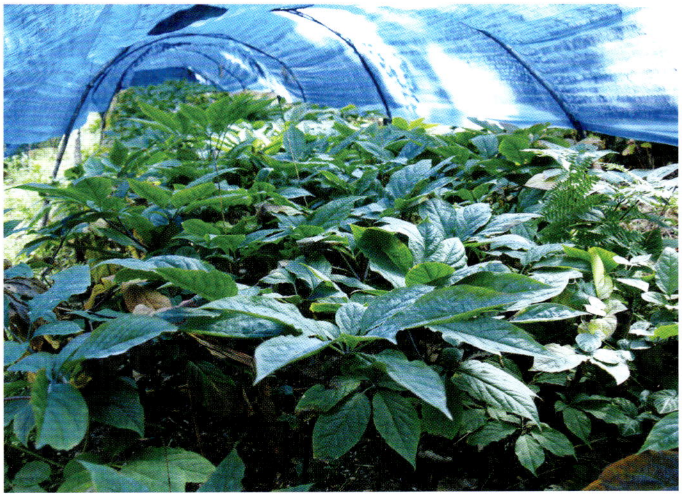

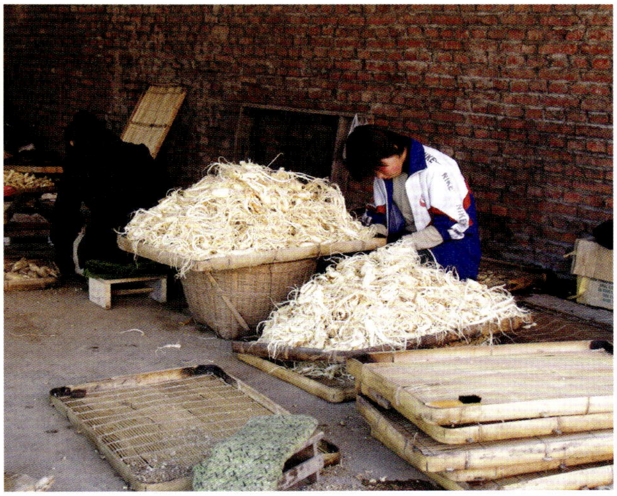

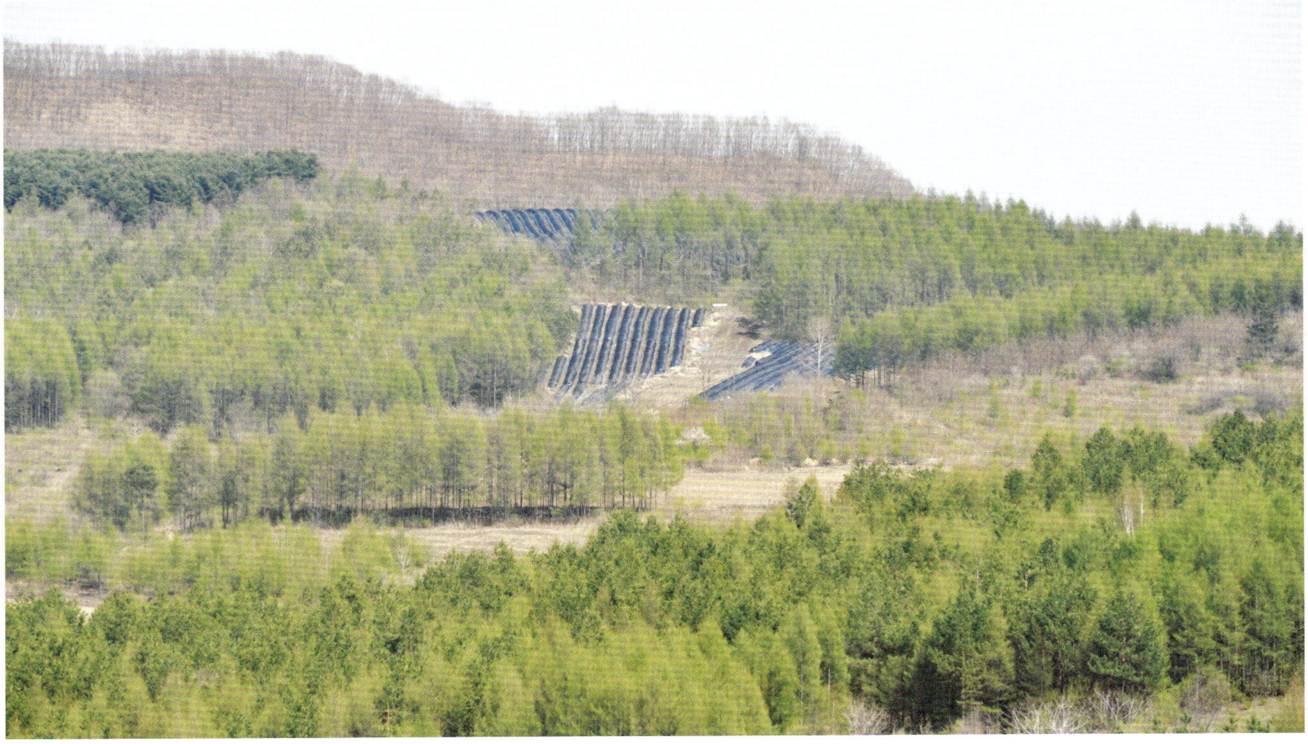

人参（续）

对比鉴别

五加科植物西洋参 *Panax quinquefolium* L. 与人参形态相似，产地重叠，容易相混淆。人参属名贵药材，历史上曾出现使用商陆科商陆 *Phytolacca acinosa* Roxb.、垂序商陆（美国商陆）*Phytolacca americana* L.，紫茉莉科紫茉莉 *Mirabilis jalapa* L.，马齿苋科土人参 *Talinum paniculatum* (Jacq.) Gaertn.，茄科漏斗泡囊草（华山参）*Physochlaina infundibularis* Kuang 等多种植物的根加工伪造成药材人参，现已少见。

西洋参与人参主要区别点：花序梗与叶柄等长或近等长；叶片广卵形至倒卵形，先端骤渐尖。

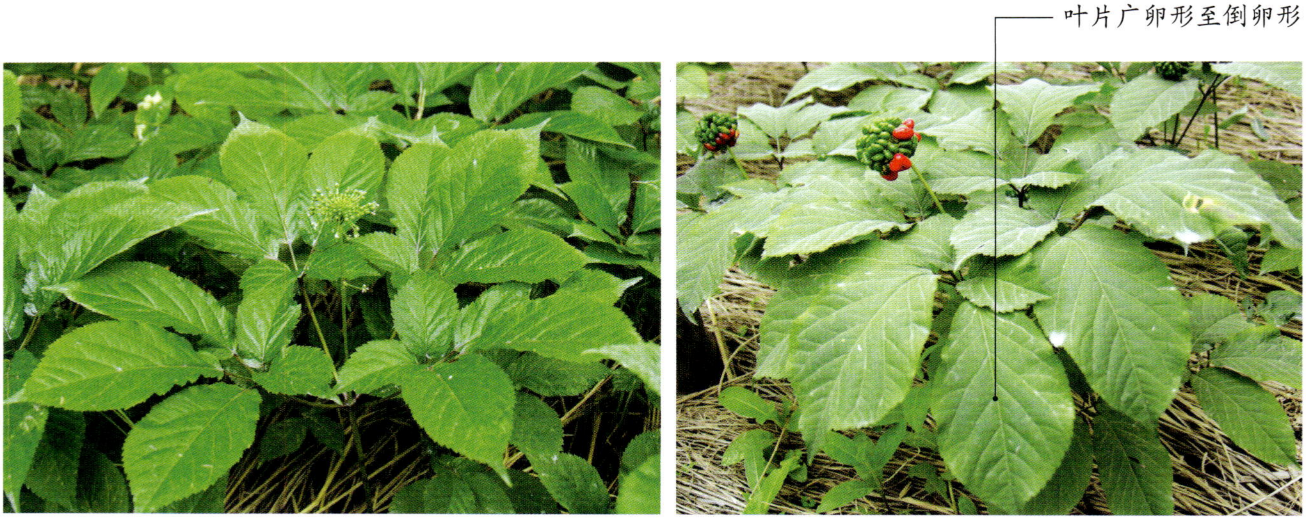

西洋参

商陆与人参主要区别点：单叶；叶片椭圆形或长椭圆形；总状花序直立；心皮分离。

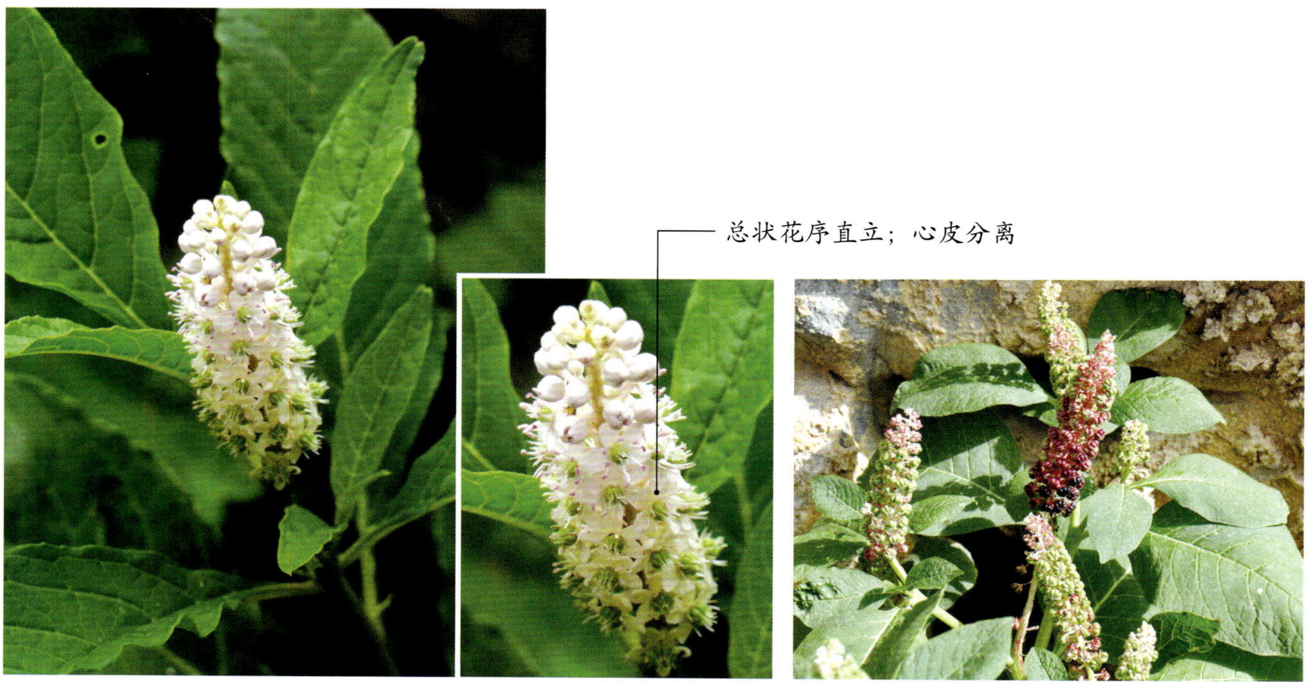

商陆

垂序商陆与人参主要区别点：单叶；叶片椭圆状卵形或披针形；总状花序下垂；心皮合生。

总状花序下垂；心皮合生

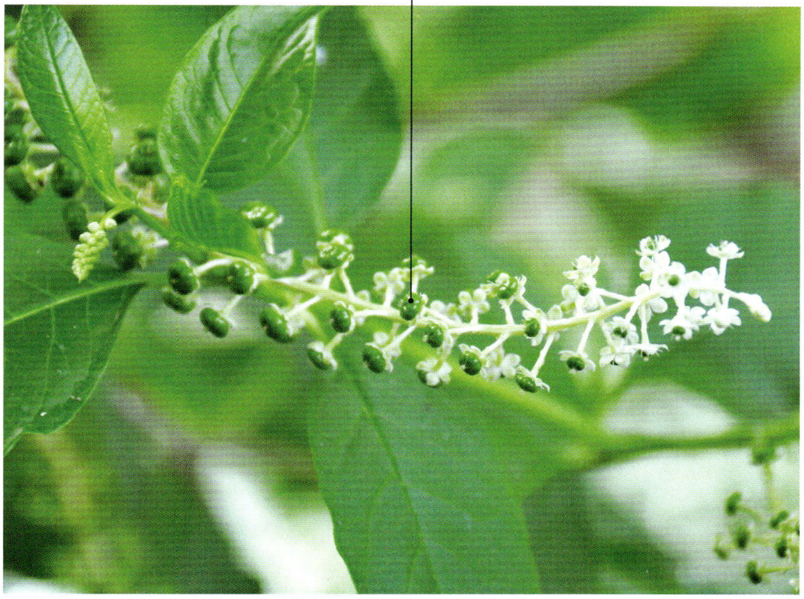
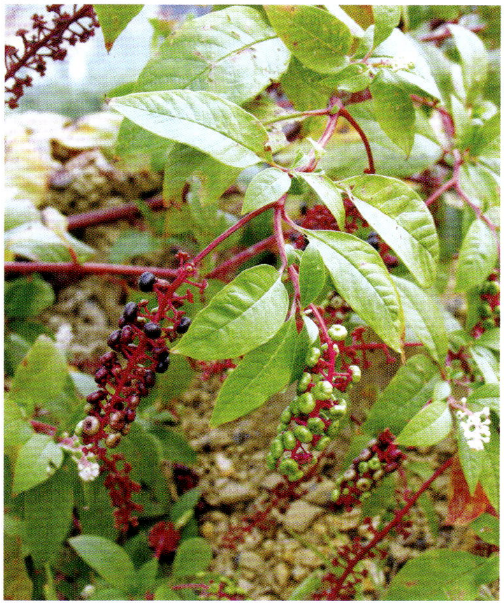

垂序商陆

紫茉莉与人参主要区别点：叶纸质，卵形或卵状三角形；花单生于枝顶端，白色、黄色、红色或粉红色，漏斗状，花被管圆柱形，顶端5裂；果实卵形，黑色，具棱。

花单生于枝顶端，漏斗状

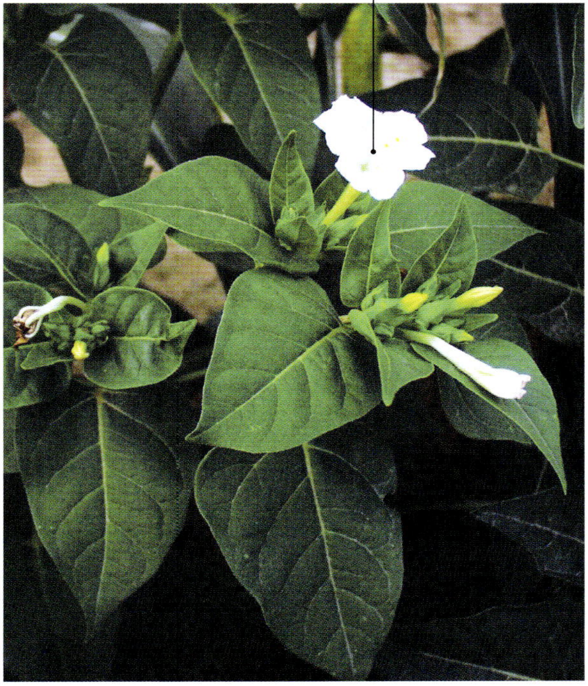
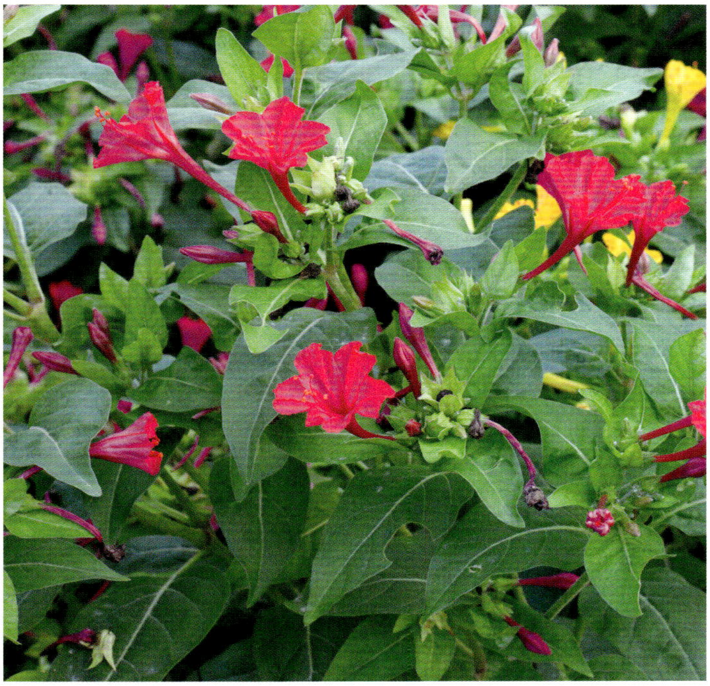

紫茉莉

土人参与人参主要区别点：一年生草本，肉质；叶倒卵形或倒卵状披针形，长 5~7cm，全缘；圆锥花序，顶生或侧生，多呈二歧分枝；花直径约 6mm；花瓣 5，淡红色。

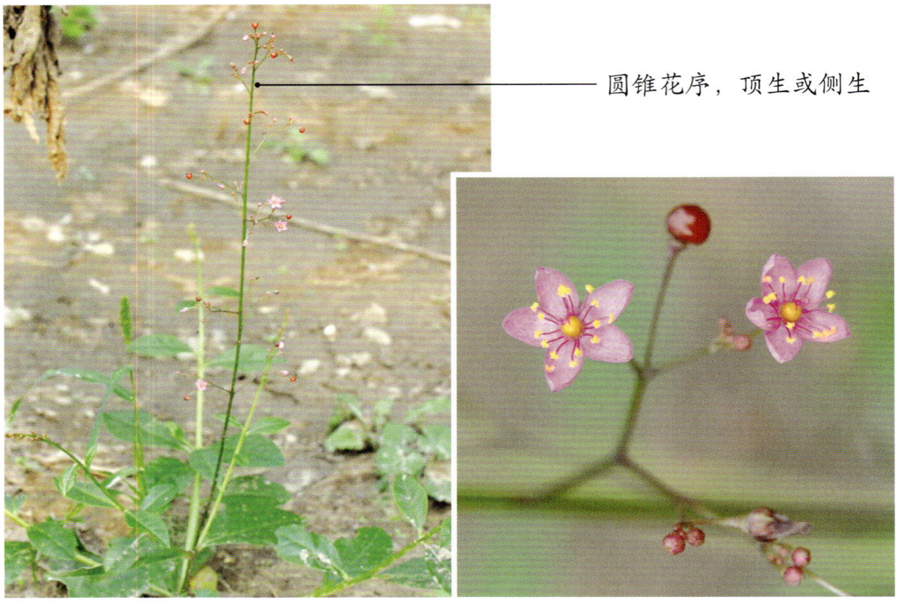

土人参

漏斗泡囊草与人参主要区别点：单叶，三角形或卵状三角形，稀近卵形；花序伞形，顶生；花冠漏斗状钟形，绿黄色，冠筒带淡紫色，5 浅裂，裂片卵形。

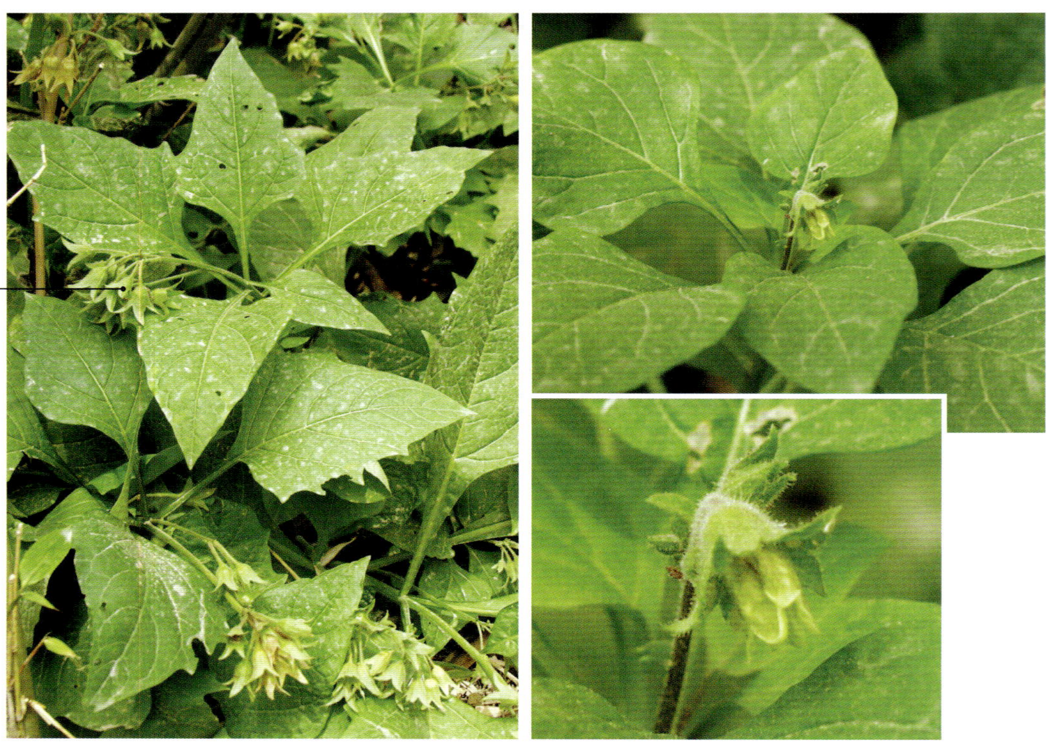

漏斗泡囊草

儿　茶 Ercha CATECHU

本品为豆科植物儿茶 *Acacia catechu* (L. f.) Willd. 的去皮枝和干的干燥煎膏。

基原植物

■ **儿茶** *Acacia catechu* (L. f.) Willd.　别名：黑儿茶、孩儿茶

多生于路边。分布于云南西双版纳傣族自治州，广东、广西有栽培。

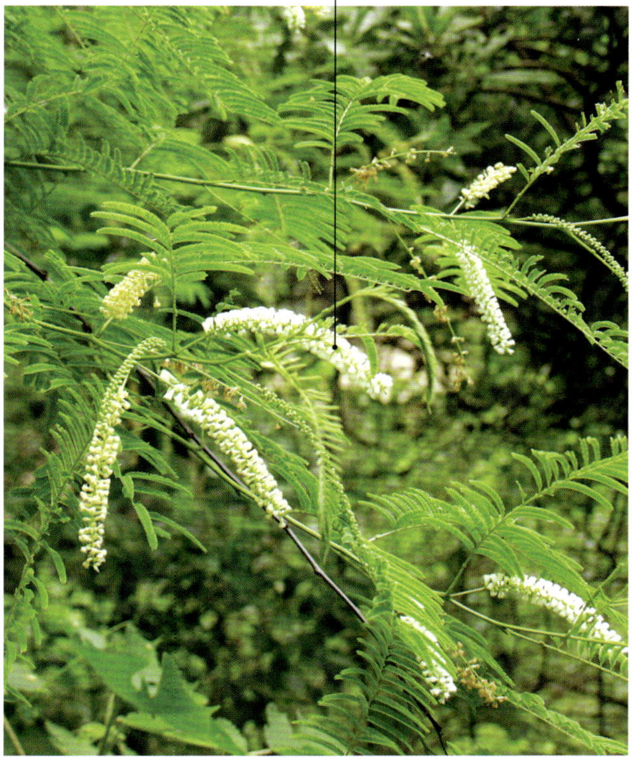

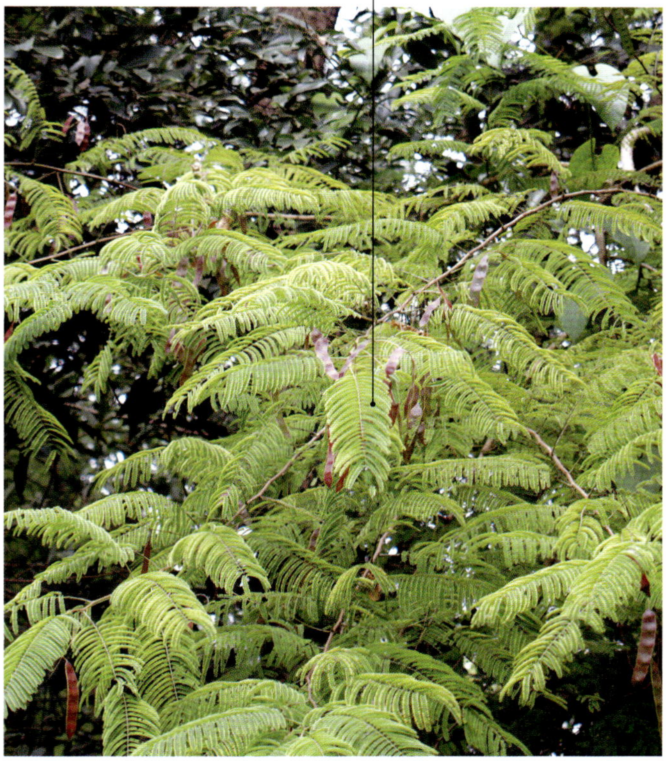

儿茶

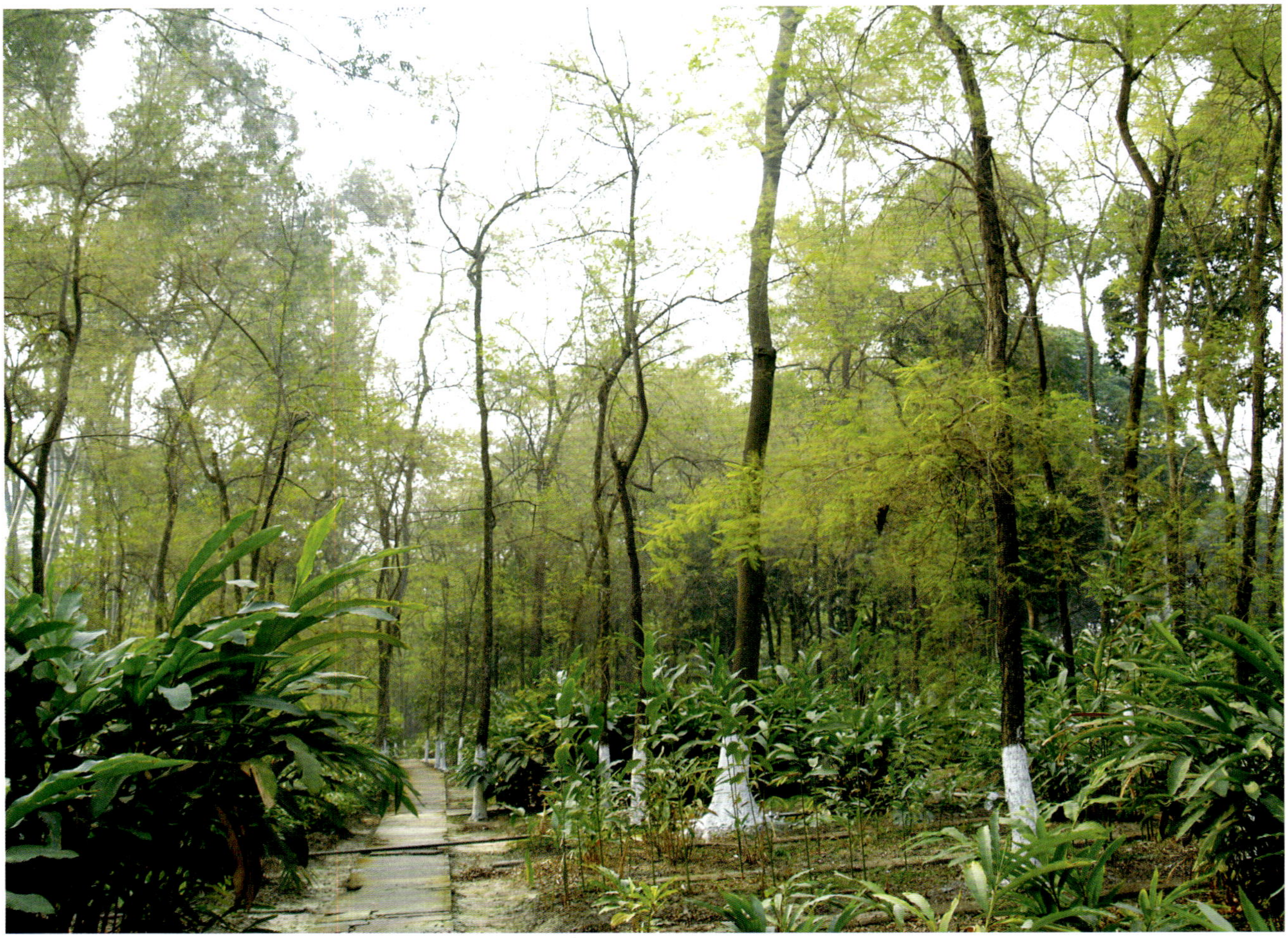

儿茶（续）

九里香

Jiulixiang

MURRAYAE FOLIUM ET CACUMEN

本品为芸香科植物九里香 *Murraya exotica* L. 和千里香 *Murraya paniculata* (L.) Jack 的干燥叶和带叶嫩枝。

基原植物

■ **九里香** *Murraya exotica* L. 别名：小叶九里香

生于低海拔灌丛中，广泛种植于热带及亚热带地区。分布于福建、广东、广西、贵州、海南、台湾。

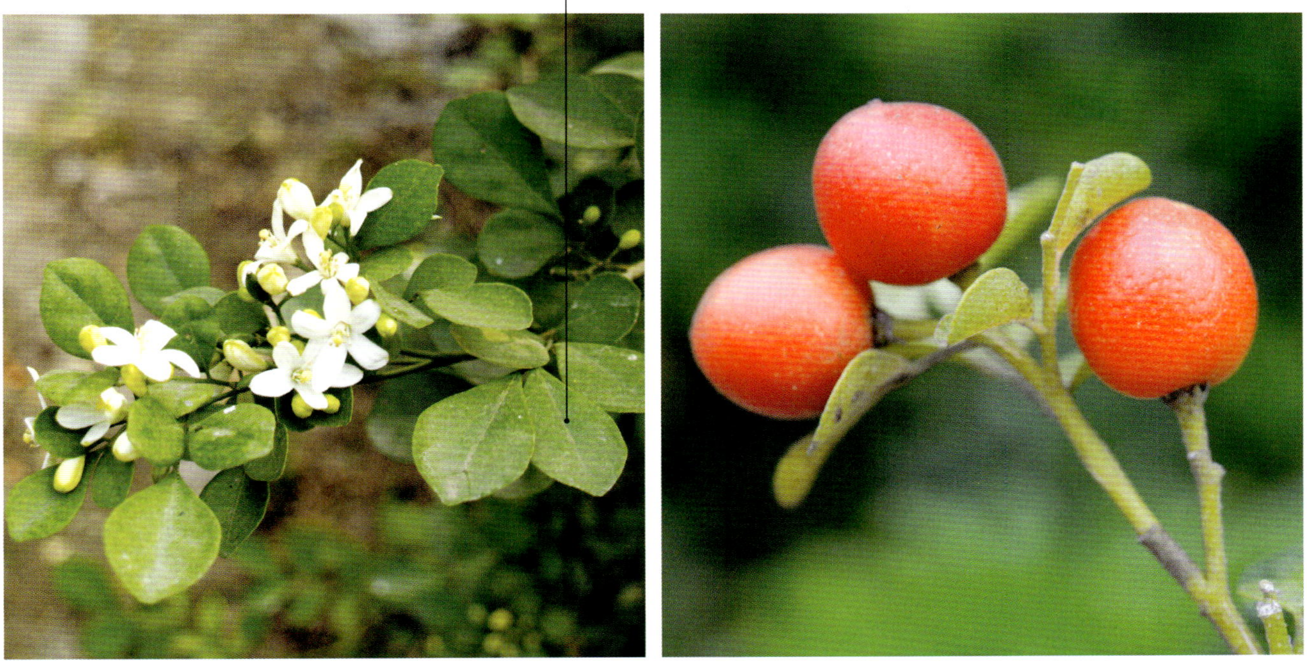

九里香

■ 千里香 *Murraya paniculata* (L.) Jack 别名：九里香、七里香

与九里香主要区别点：本种的小叶卵形或卵状披针形，中部以下最宽，先端短尾尖；花瓣长达2cm。

生于低山丘陵、山地疏林、密林中，或为栽培。分布于福建、台湾、湖南、广东、海南、广西、贵州、云南。

小叶卵形或卵状披针形，先端短尾尖

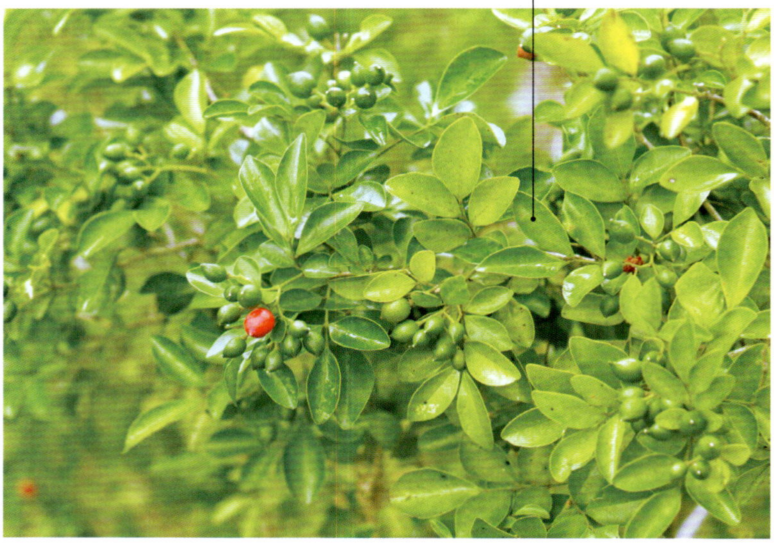

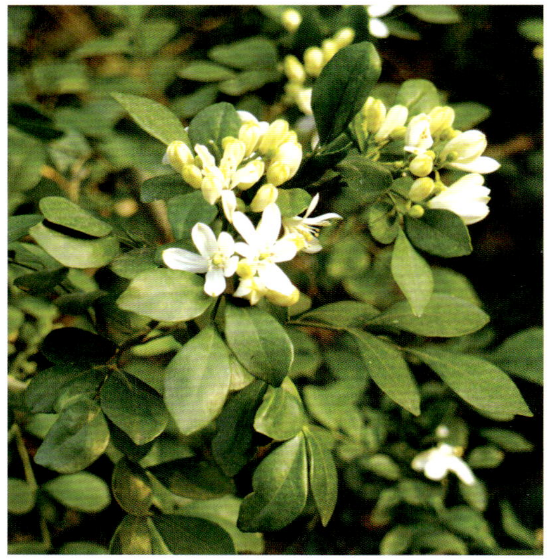

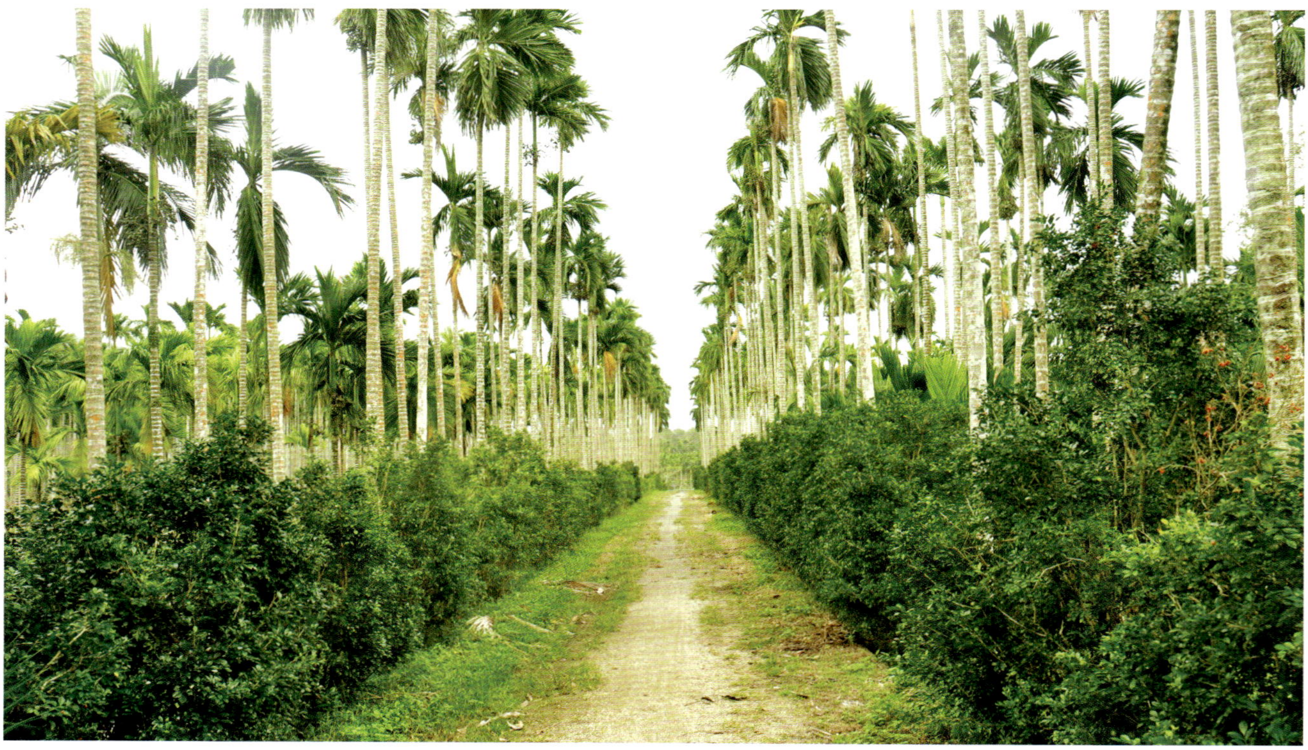

千里香

刀　豆 Daodou CANAVALIAE SEMEN

本品为豆科植物刀豆 *Canavalia gladiata* (Jacq.) DC. 的干燥成熟种子。

基原植物

■ 刀豆 *Canavalia gladiata* (Jacq.) DC.　别名：挟剑豆、尖萼刀豆

栽培于气候温暖地带。分布于江苏、安徽、浙江、江西、台湾、湖北、湖南、广东、广西、陕西、四川等地。

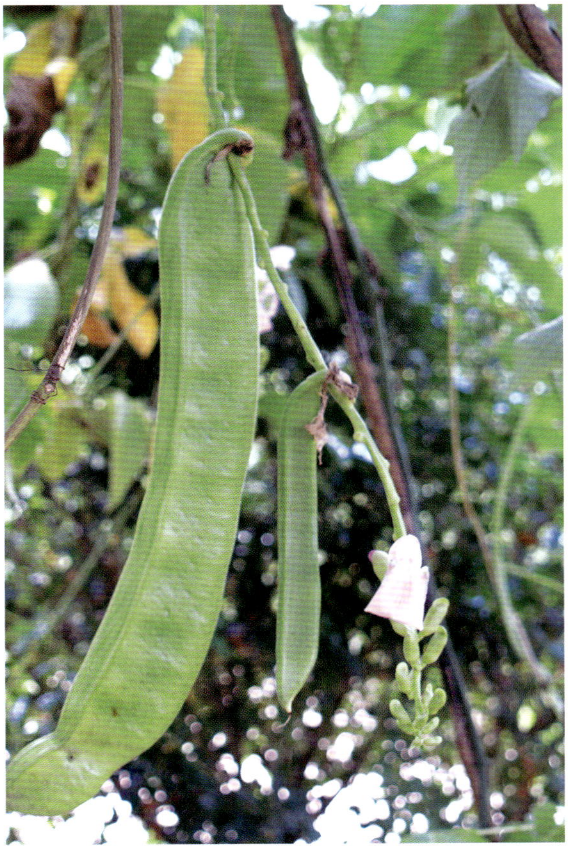

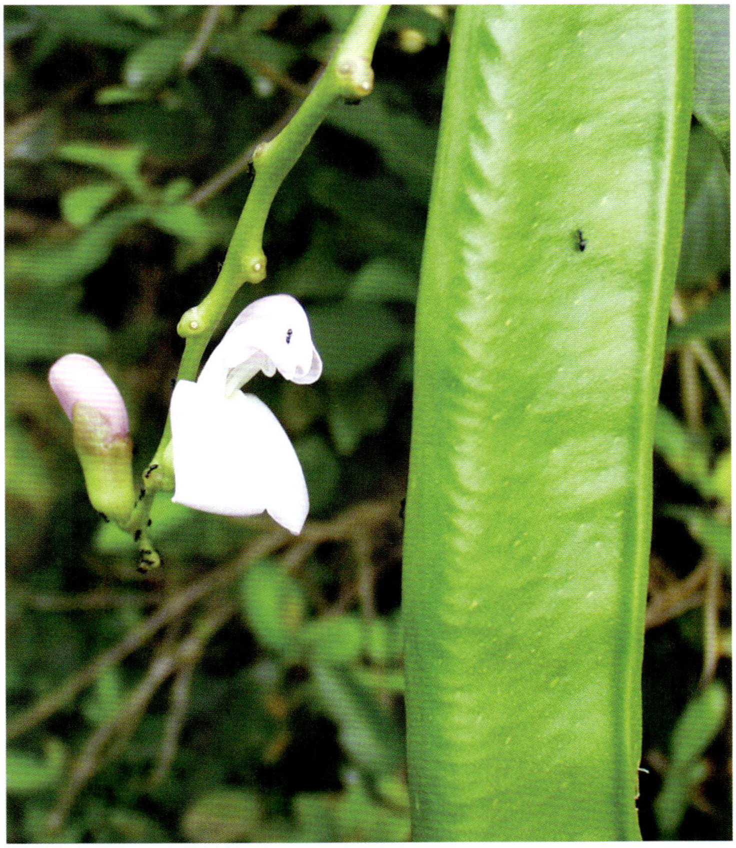

刀豆

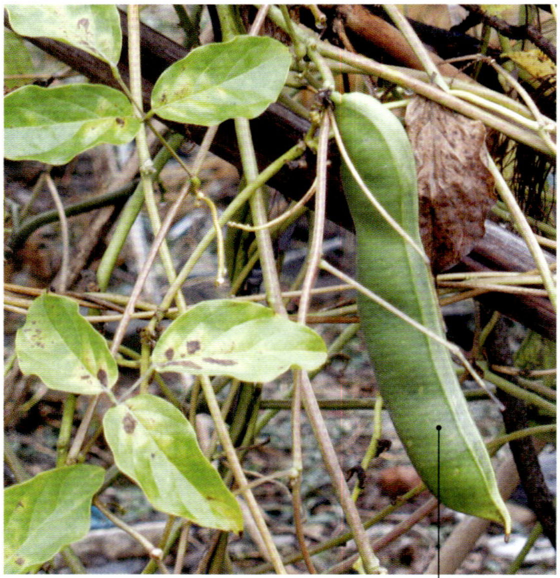

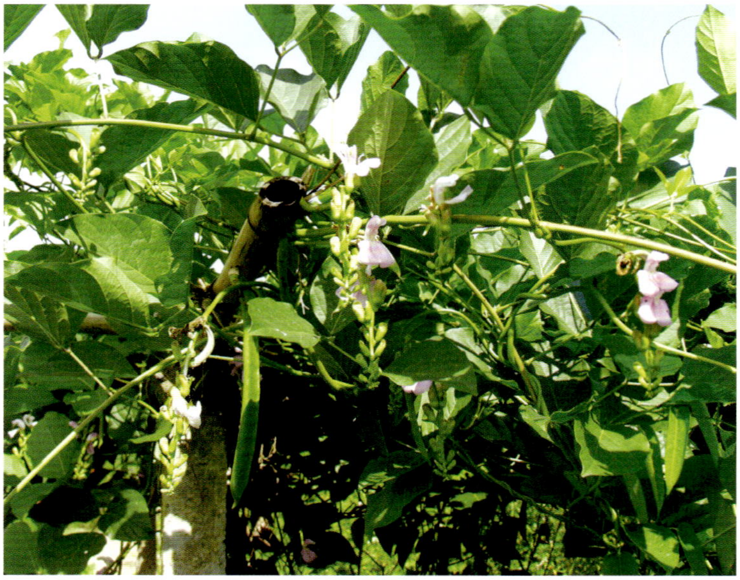

荚果大型，长 10~35cm，宽 3~6cm，扁而略弯曲

刀豆（续）

三画

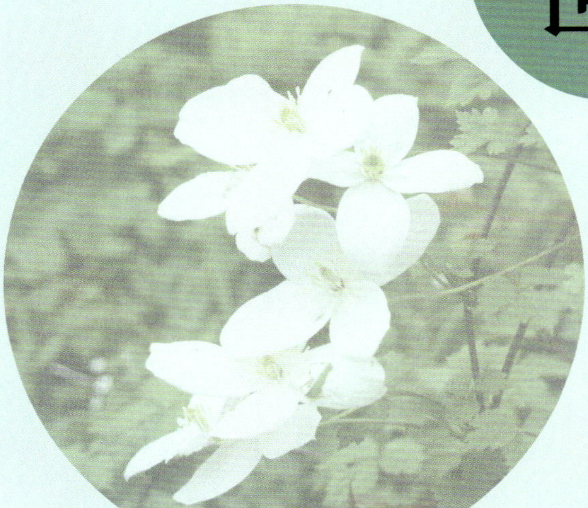

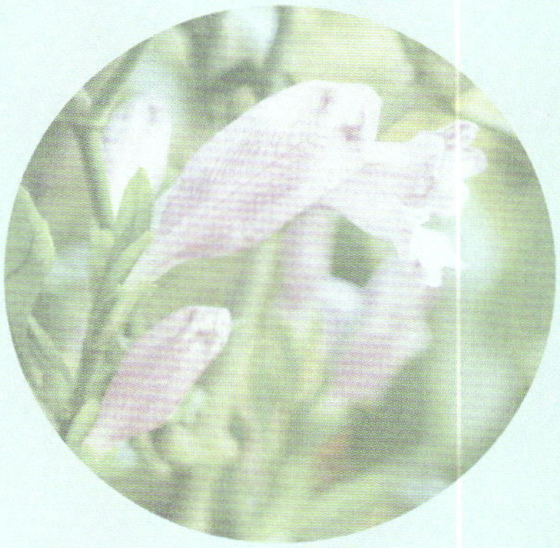

三　七

Sanqi

NOTOGINSENG RADIX ET RHIZOMA

本品为五加科植物三七 *Panax notoginseng* (Burk.) F. H. Chen 的干燥根和根茎。

基原植物

■ **三七**　*Panax notoginseng* (Burk.) F. H. Chen　别名：参三七、田七（通称）

《中国药典》1963 年版记载三七的拉丁学名为 *Panax pseudo-ginseng* Wall.，《中国植物志》记载的学名为 *Panax pseudo-ginseng* Wall. var. *notoginseng* (Burkill) Hoo & Tseng。

生于海拔 1200~1800m 的山坡丛林下。云南、广西大量栽培。

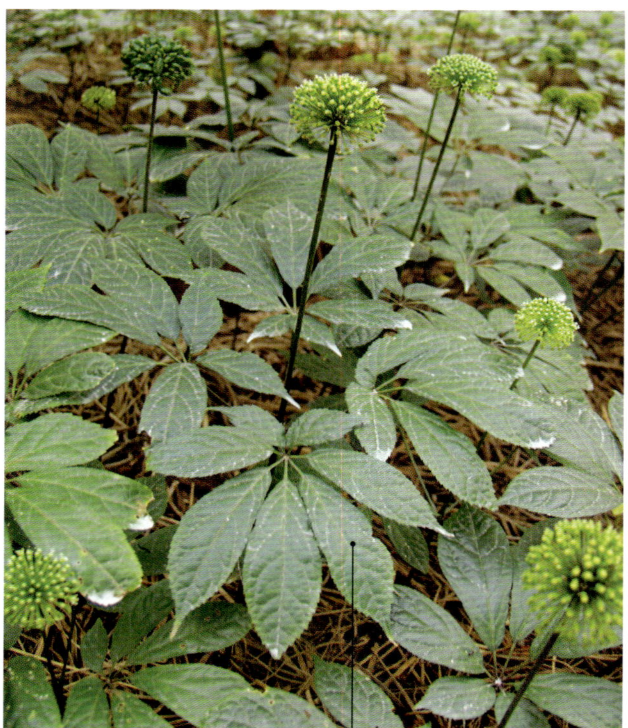

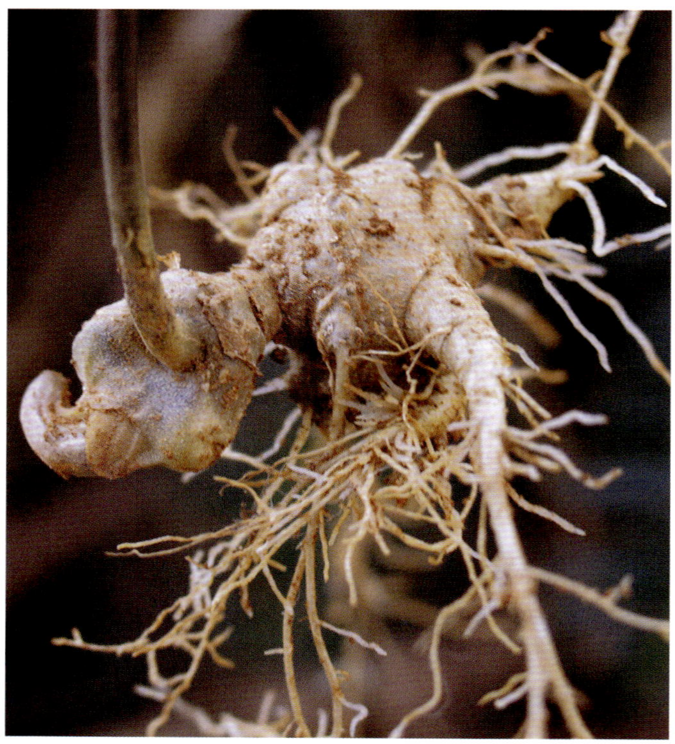

三七

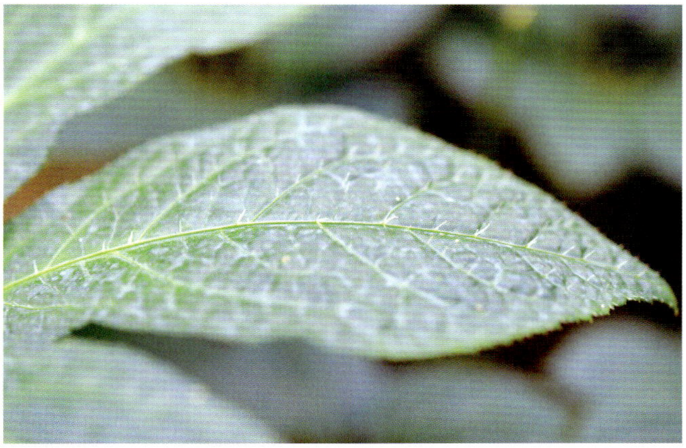

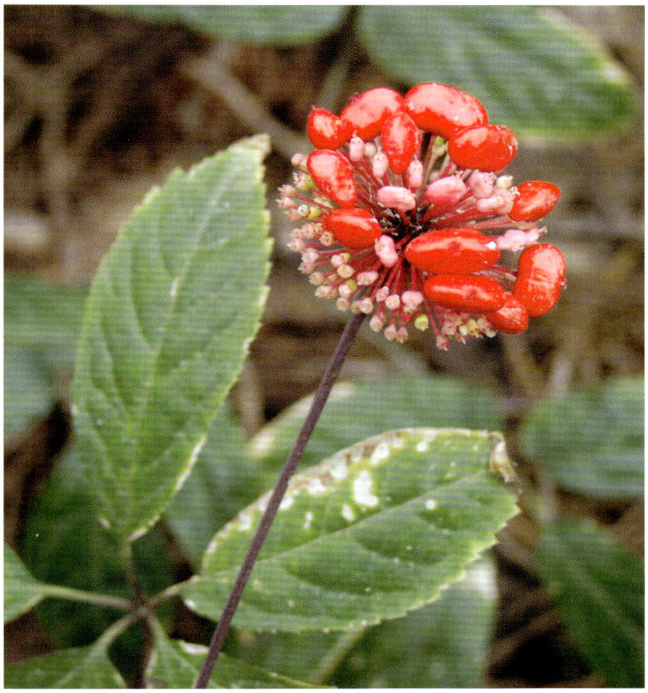

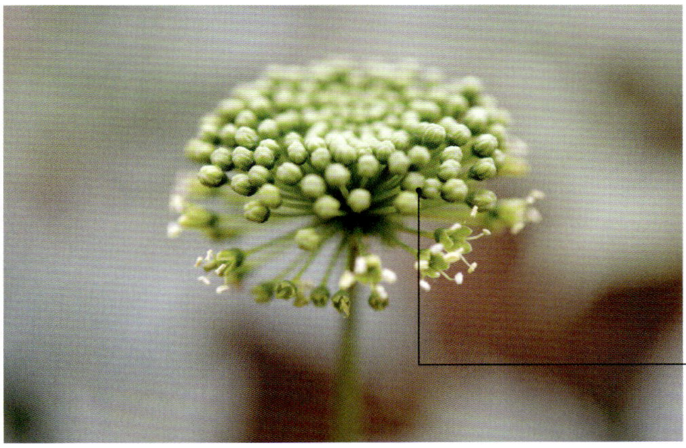

伞形花序单个顶生

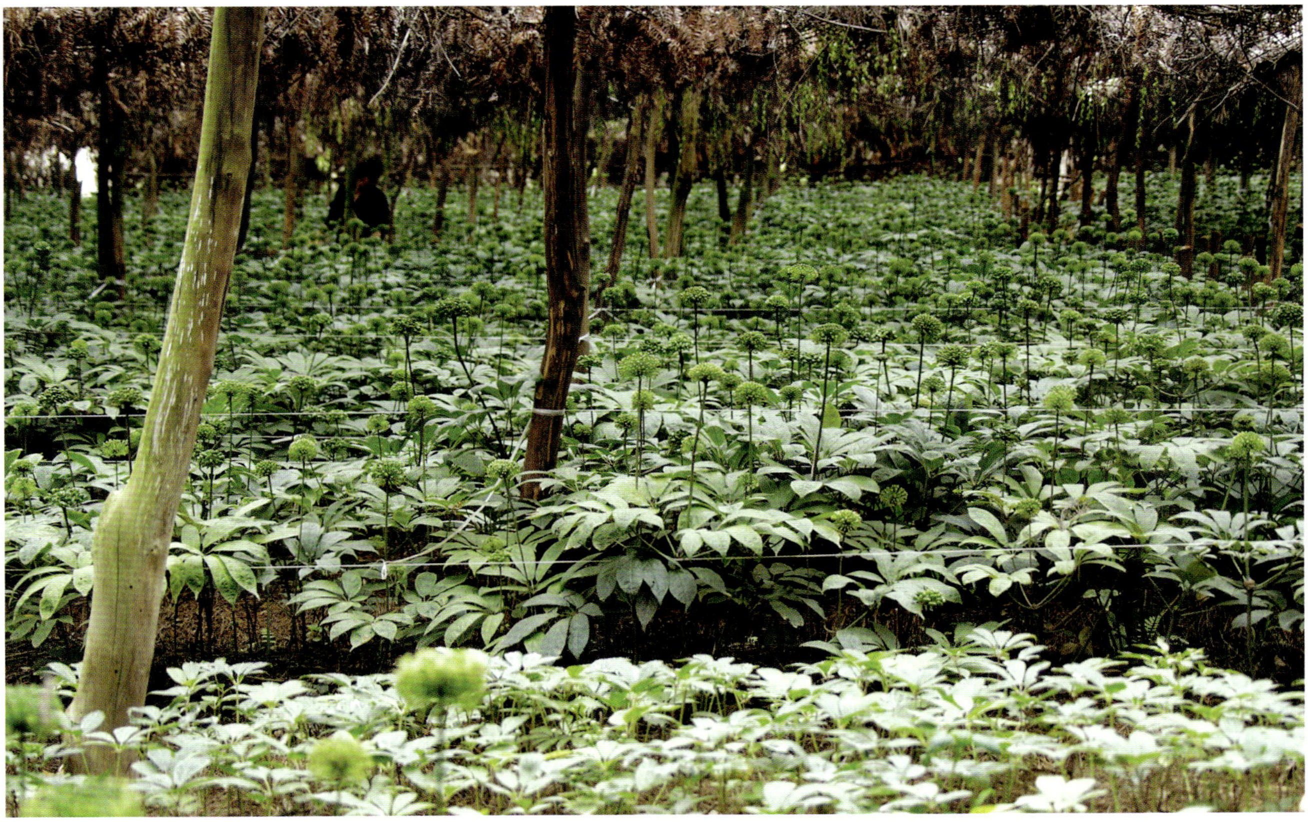

三七（续）

对比鉴别

三七为名贵药材，历史上曾出现多种伪品，如菊科植物菊三七 *Gynura japonica* (Thunb.) Juel.、姜科蓬莪术 *Curcuma phaeocaulis* Val.、蒟蒻薯科箭根薯 *Tacca chantrieri* Andre 的根茎，以及落葵科落葵薯 *Anredera cordifolia* (Tenore) Steenis 的珠芽及块茎。另外，个别地区或民间应用的“土三七”有景天科景天三七（费菜）*Sedum aizoon* L.、伽蓝菜 *Kalanchoe laciniata* (L.) DC. 等植物的根、根茎或全草。

菊三七与三七主要区别点：多年生草本，高 1m 左右；茎直立；茎生叶互生，羽状分裂，裂片宽披针形至窄卵形；头状花序排列成伞房状；花黄色，全为管状花。

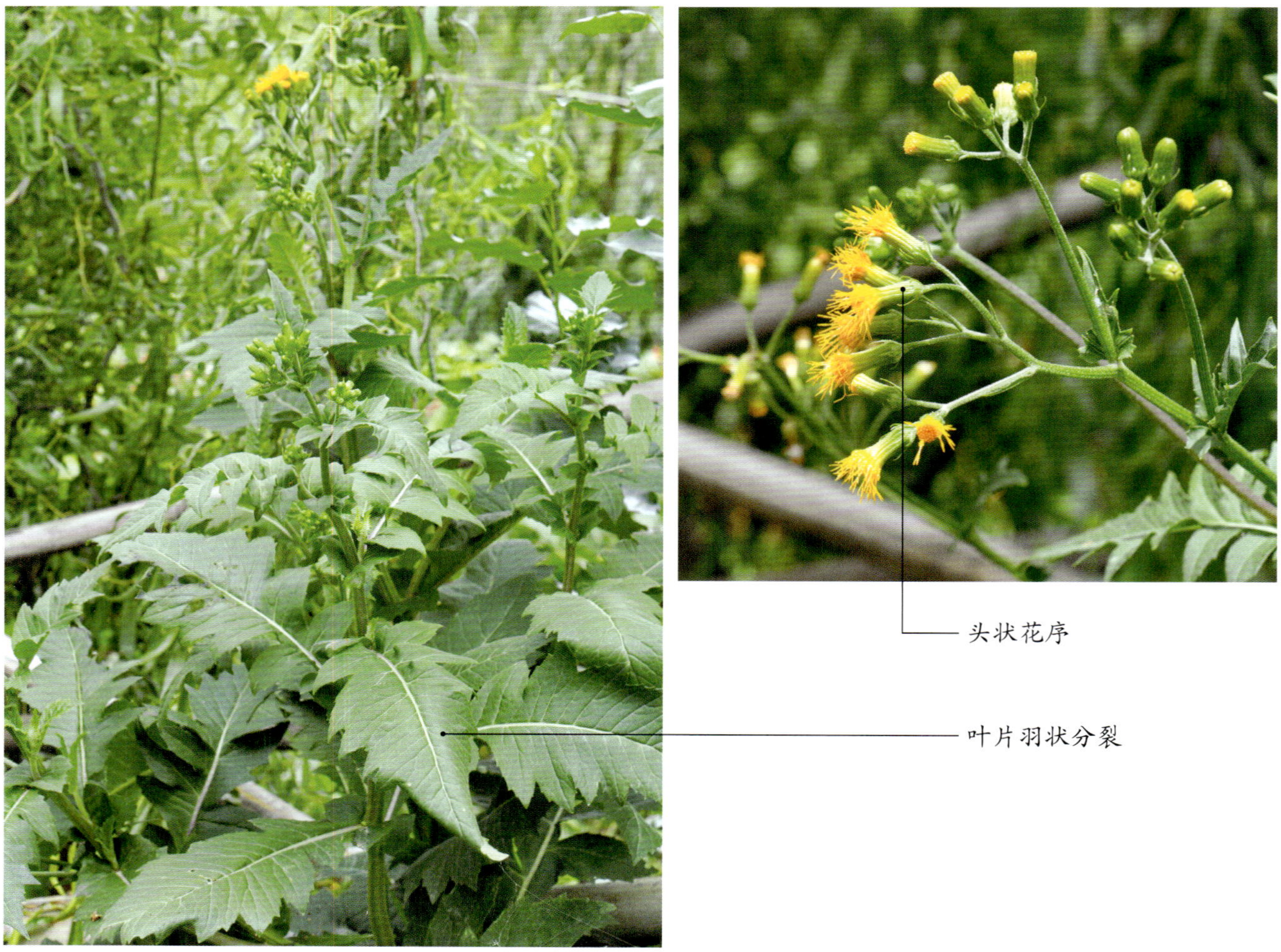

菊三七

蓬莪术与三七主要区别点：多年生草本；叶大型，通常基生，叶片上面沿中脉两侧有紫色带直至基部，长圆状披针形；穗状花序于根茎处先叶抽出。

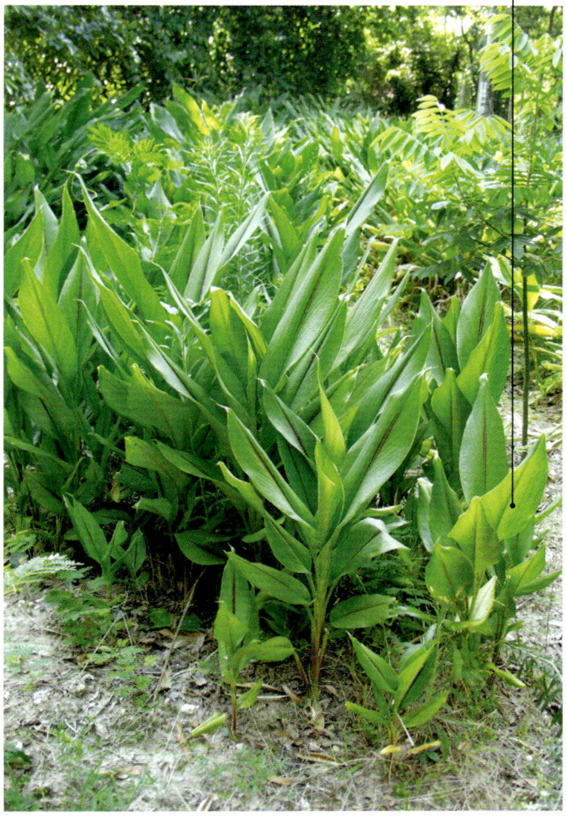

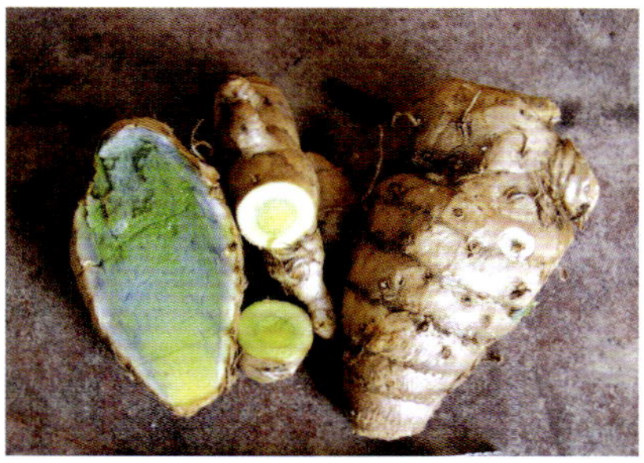

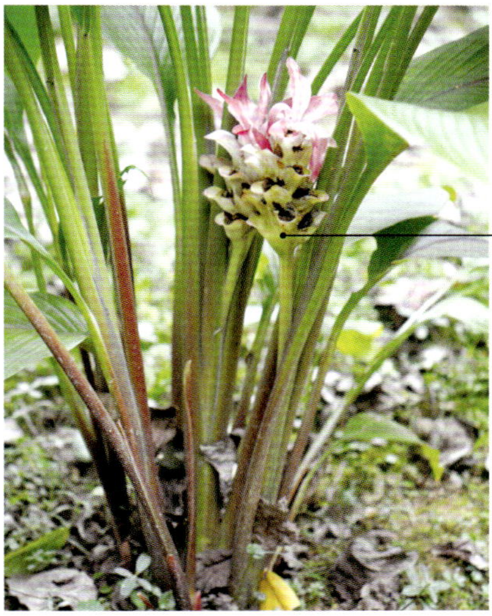

蓬莪术

箭根薯与三七主要区别点：草本；叶片矩圆形或矩圆状椭圆形，长 25~60cm；外面的总苞 4 片，外轮 2 片卵状披针形、紫色，内轮 2 片宽卵形、淡绿色；伞形花序有花 5~7 朵；花被裂片 6，红色或紫褐色。

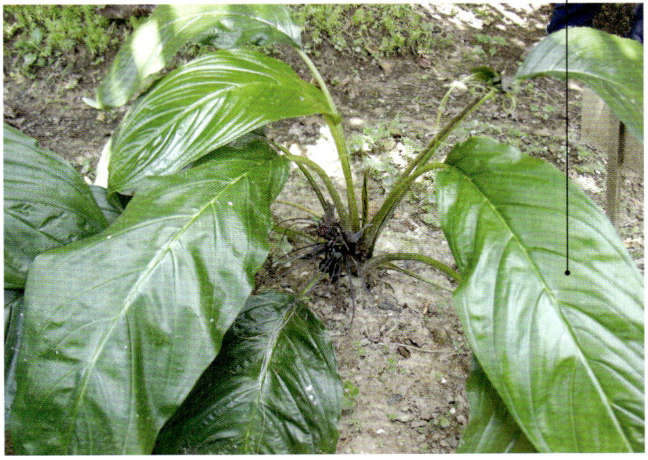

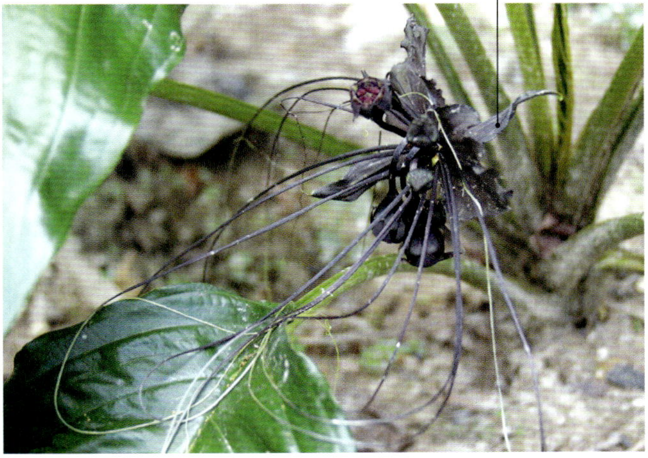

箭根薯

落葵薯与三七主要区别点：缠绕藤本；叶具短柄，叶片卵形至近圆形，顶端急尖，基部圆形或心形，稍肉质，腋生小块茎（珠芽）；总状花序具多花，花序轴纤细，下垂；花被片白色。

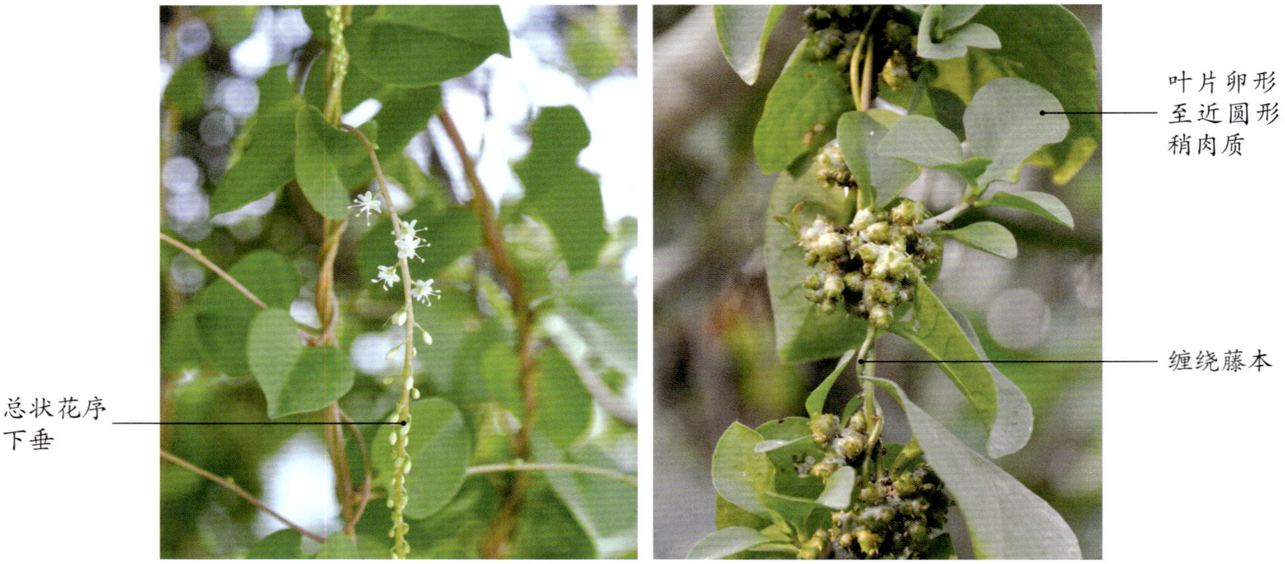

落葵薯

景天三七与三七主要区别点：多年生肉质草本；茎直立，有时上部分枝；单叶互生或近对生，无柄；叶片广卵形或窄倒披针形；伞房状聚伞花序顶生，花无梗，黄色；蓇葖果呈星芒状排列。

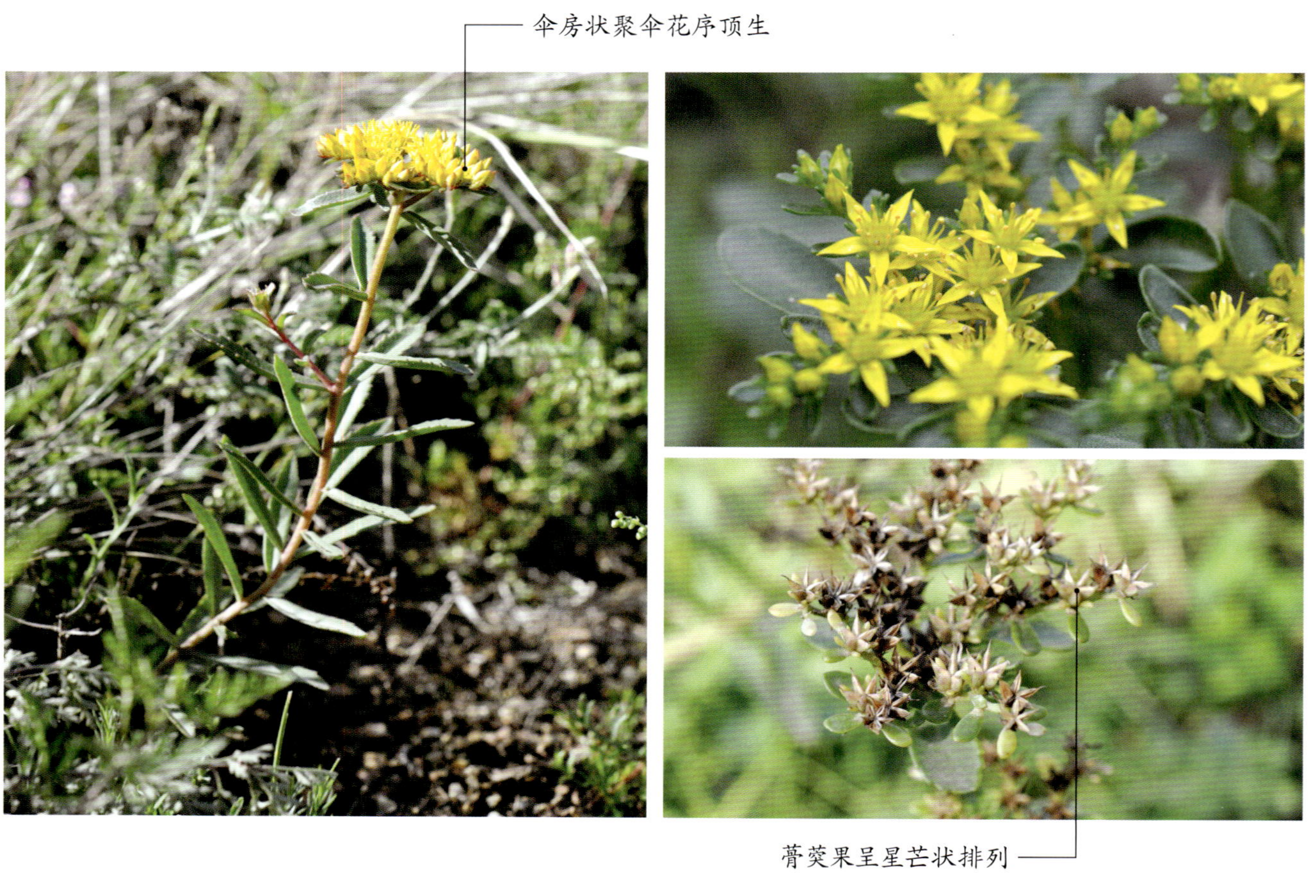

景天三七

伽蓝菜与三七主要区别点：多年生肉质草本；叶对生，中部叶羽状条裂，裂片条形或条状披针形；聚伞花序圆锥状；花冠黄色，高脚碟状，裂片 4，卵形。

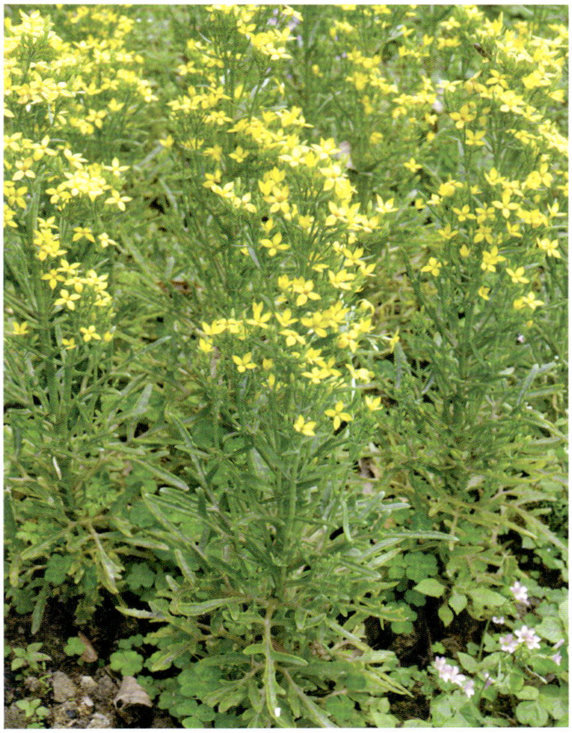

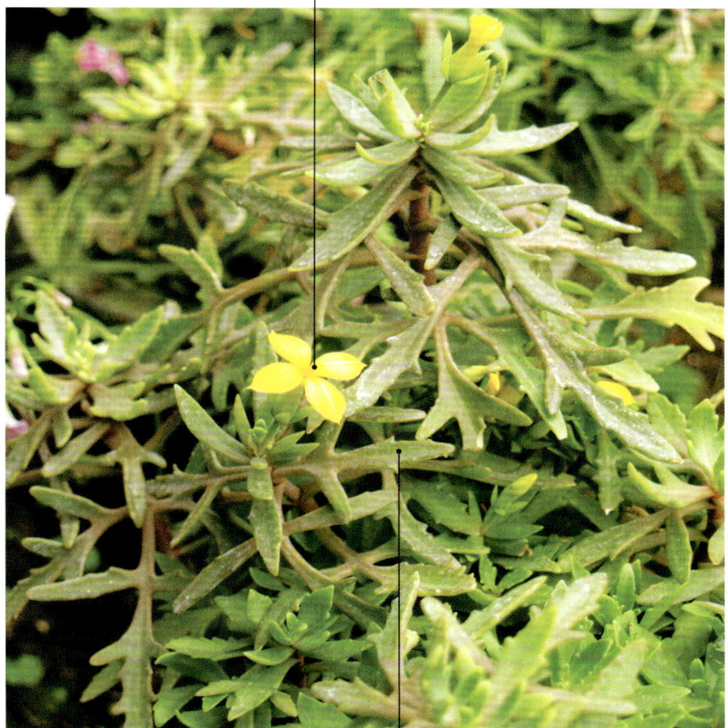

伽蓝菜

三白草

Sanbaicao

SAURURI HERBA

本品为三白草科植物三白草 *Saururus chinensis* (Lour.) Baill. 的干燥地上部分。

基原植物

■ **三白草** *Saururus chinensis* (Lour.) Baill. 别名：过塘藕、白水鸡

生于海拔 1700m 以下的沟旁溪畔及沼泽地等低洼潮湿处。分布于河北、山西、陕西，以及长江流域以南各地。

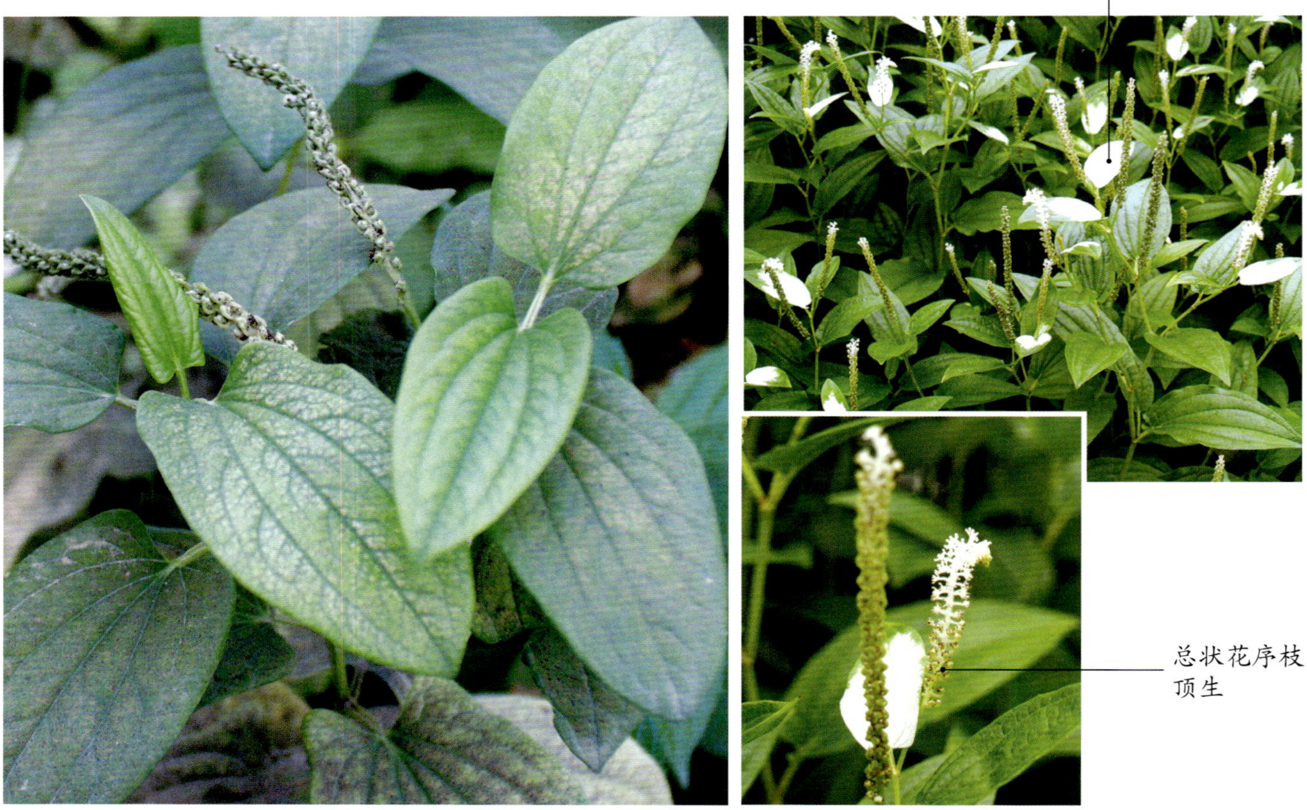
最上面 2~3 叶片花瓣状，花期白色
总状花序枝顶生

三白草

三　　棱　Sanleng SPARGANII RHIZOMA

本品为黑三棱科植物黑三棱 *Sparganium stoloniferum* Buch.-Ham. 的干燥块茎。

基原植物

■ 黑三棱　*Sparganium stoloniferum* Buch.-Ham.　别名：京三棱

《中国药典》1963 年版记载黑三棱的拉丁学名为 *Sparganium ramosum* Huds.。

生于海拔 3600m 以下的水湿低洼地及沼泽地。分布于东北、华北，以及陕西、宁夏、甘肃、河南、山东、江苏、安徽、浙江、江西、湖北、湖南、贵州、四川、云南等地。

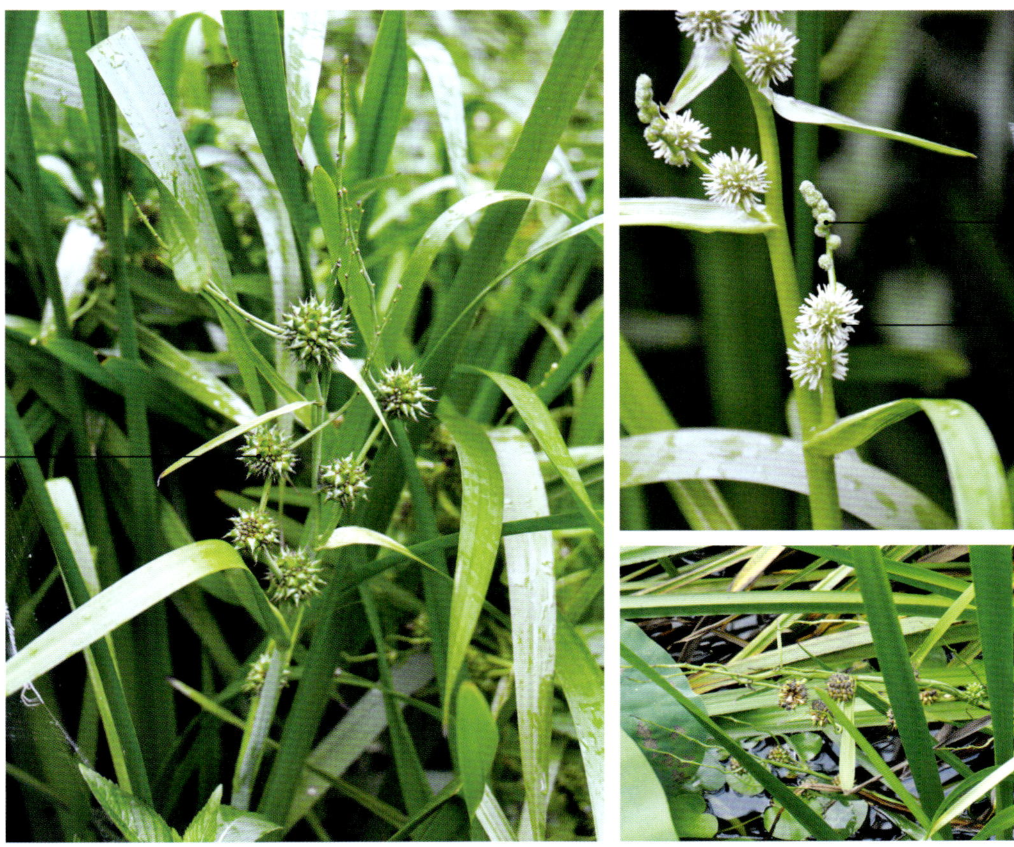

黑三棱

三颗针 Sankezhen BERBERIDIS RADIX

本品为小檗科植物拟獴猪刺 *Berberis soulieana* Schneid.、小黄连刺 *Berberis wilsonae* Hemsl.、细叶小檗 *Berberis poiretii* Schneid. 或匙叶小檗 *Berberis vernae* Schneid. 等同属植物的干燥根。

基原植物

■ 拟獴猪刺 *Berberis soulieana* Schneid. 别名：猫刺小檗

生于山沟河旁及低海拔山区。分布于湖北西部、陕西、甘肃南部、四川东部和北部等地。

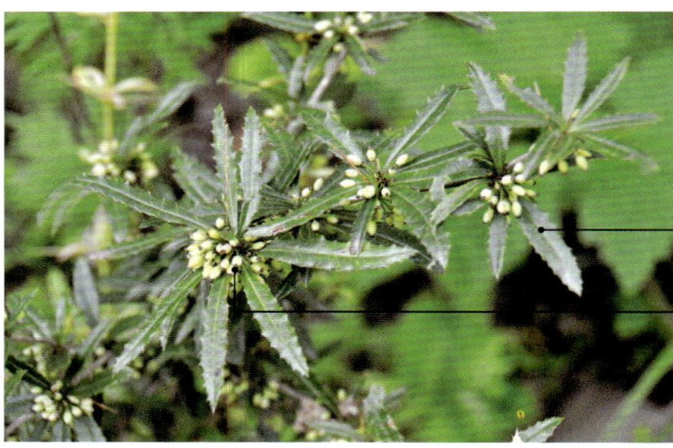

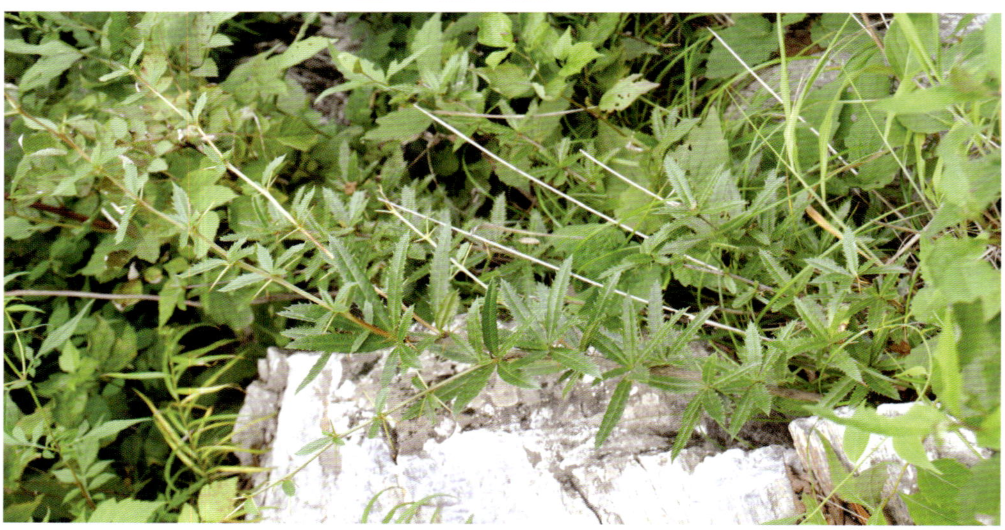

拟獴猪刺

■ 小黄连刺 *Berberis wilsonae* Hemsl. 别名：小叶小檗

生于山地的石山或山沟中。分布于湖北、甘肃南部、四川、贵州、云南、西藏等地。

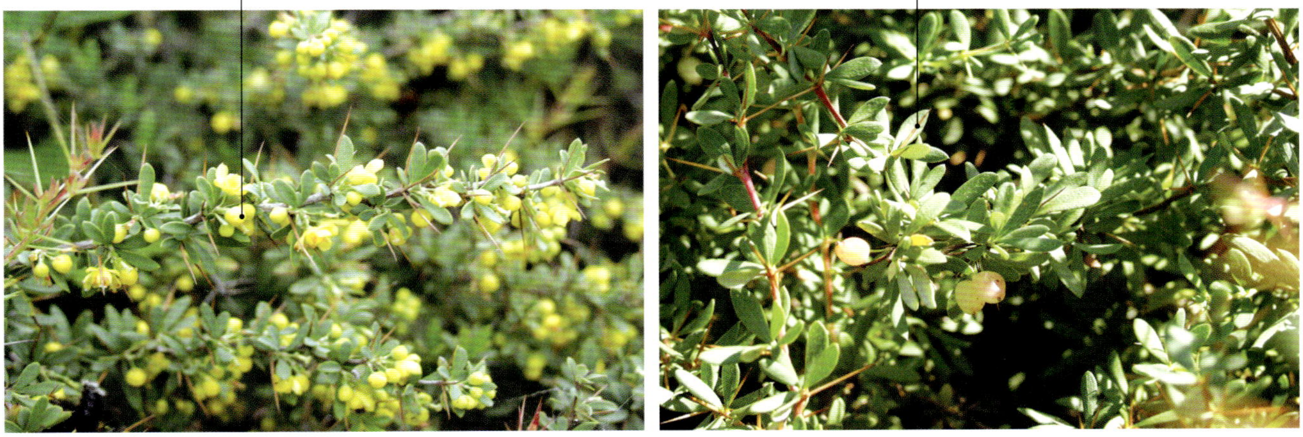

小黄连刺

■ 细叶小檗 *Berberis poiretii* Schneid. 别名：针雀、酸狗奶子

生于丘陵山地、山沟河边。分布于黑龙江、吉林、辽宁、河北、河南、山东、山西、内蒙古、陕西等地。

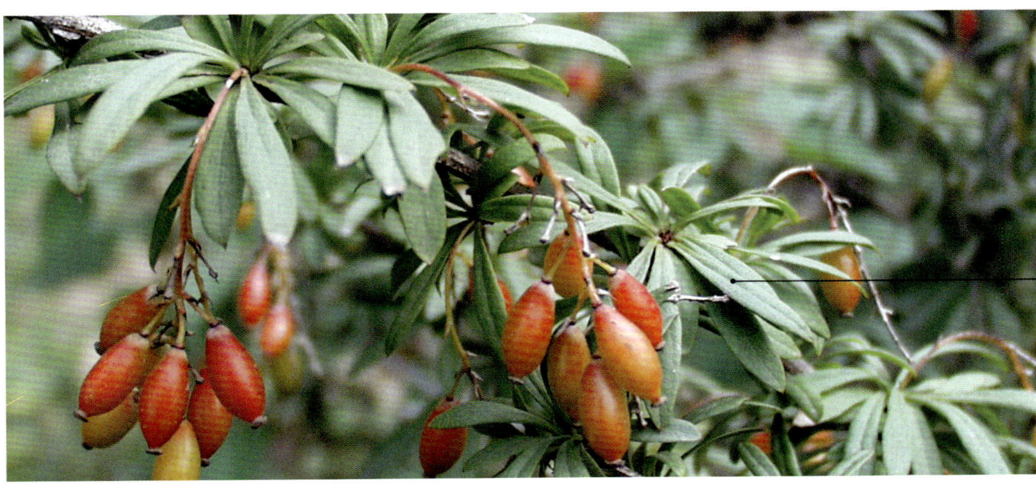

细叶小檗

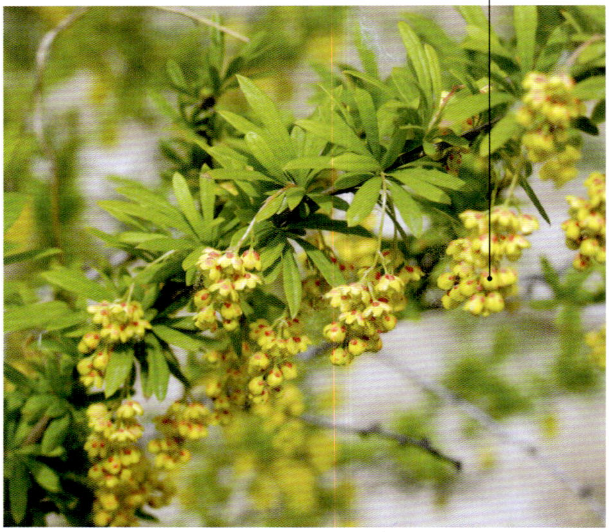

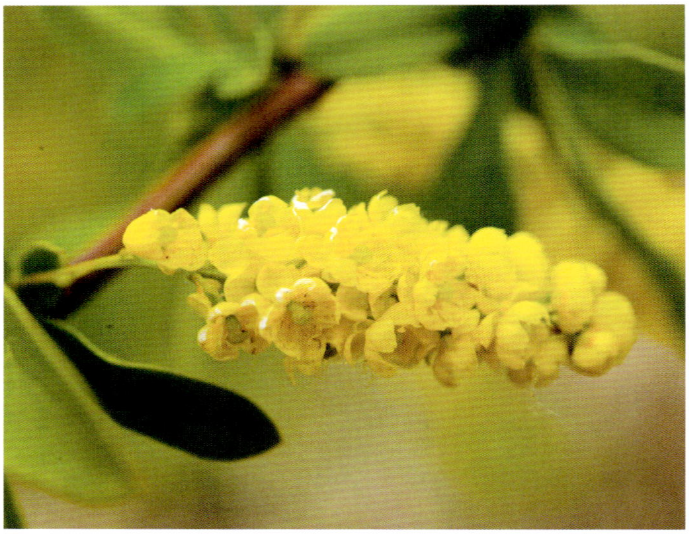

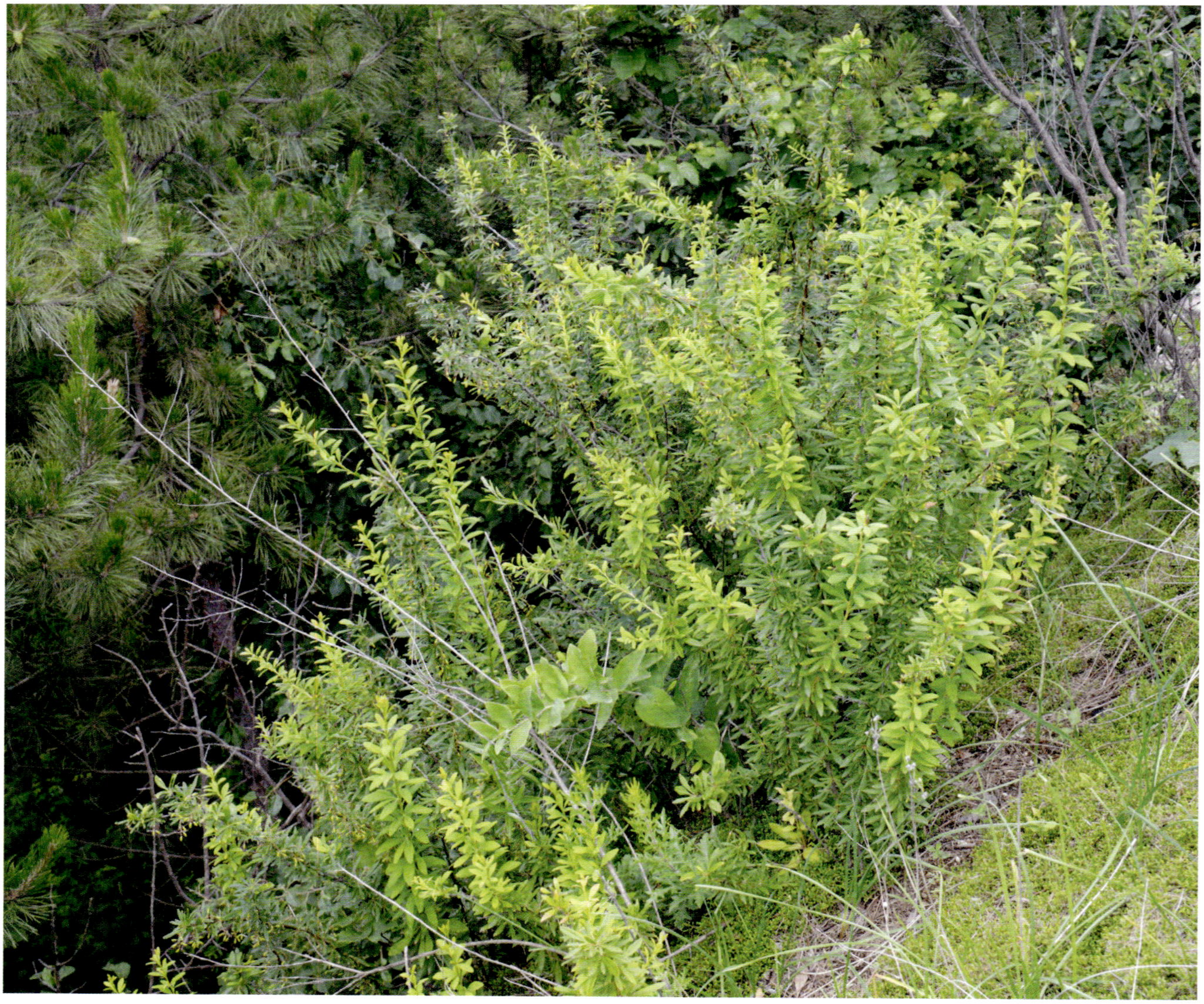

细叶小檗（续）

■ 匙叶小檗 *Berberis vernae* Schneid. 别名：西北小檗

生于海拔 2200~3100m 的河滩或山坡灌丛中。分布于甘肃（甘南）、青海（祁连山区）。

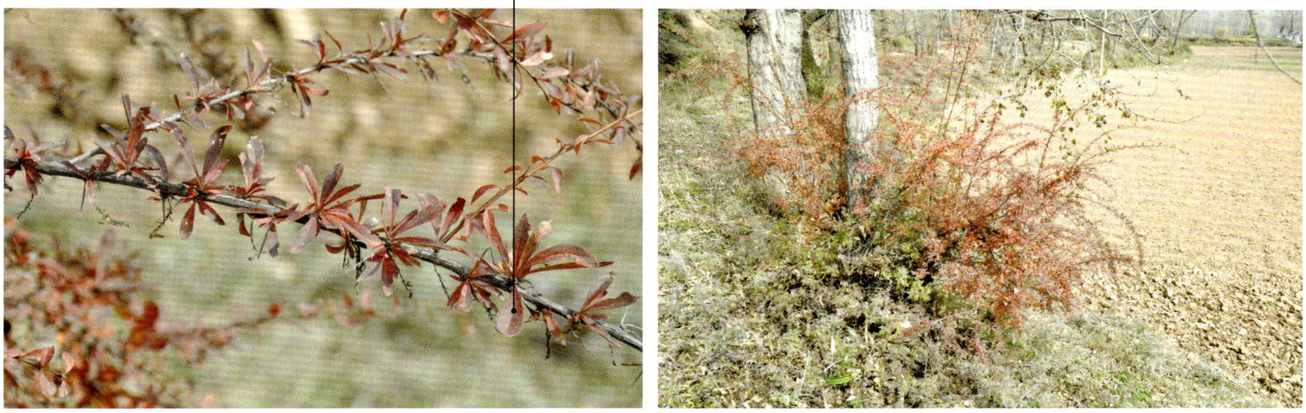

匙叶小檗

对比鉴别

小檗科小檗属植物在中国约有 250 种，主要分布于西部和西南部。小檗属植物主要特征：落叶或常绿灌木；枝通常具刺，刺单生或 3~5 分叉；枝条的内皮层和木质部均为黄色；单叶互生；花 3 数；萼片及花瓣黄色；浆果。

检索表

1\. 常绿植物，叶片革质坚硬 .... 拟獴猪刺
1\. 落叶或半常绿植物，叶片稍薄 2
2\. 叶较小，长 6~25mm；花 4~7 朵簇生 .... 小黄连刺
2\. 叶较大，一般长 25mm 以上；花 10~50，总状花序 3
3\. 叶片披针形 .... 细叶小檗
3\. 叶片匙形 .... 匙叶小檗

干　姜

Ganjiang
ZINGIBERIS RHIZOMA

炮　姜

Paojiang
ZINGIBERIS RHIZOMA PRAEPARATUM

干姜为姜科植物姜 *Zingiber officinale* Rosc. 的干燥根茎；炮姜为干姜的炮制加工品。

基原植物

■ **姜**　*Zingiber officinale* Rosc.　别名：药姜

原产亚洲热带，我国除东北外，大部分地区均有栽培。

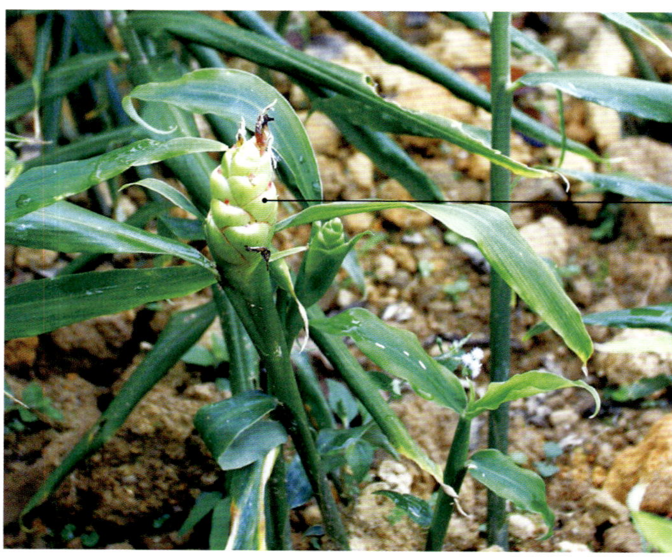

姜

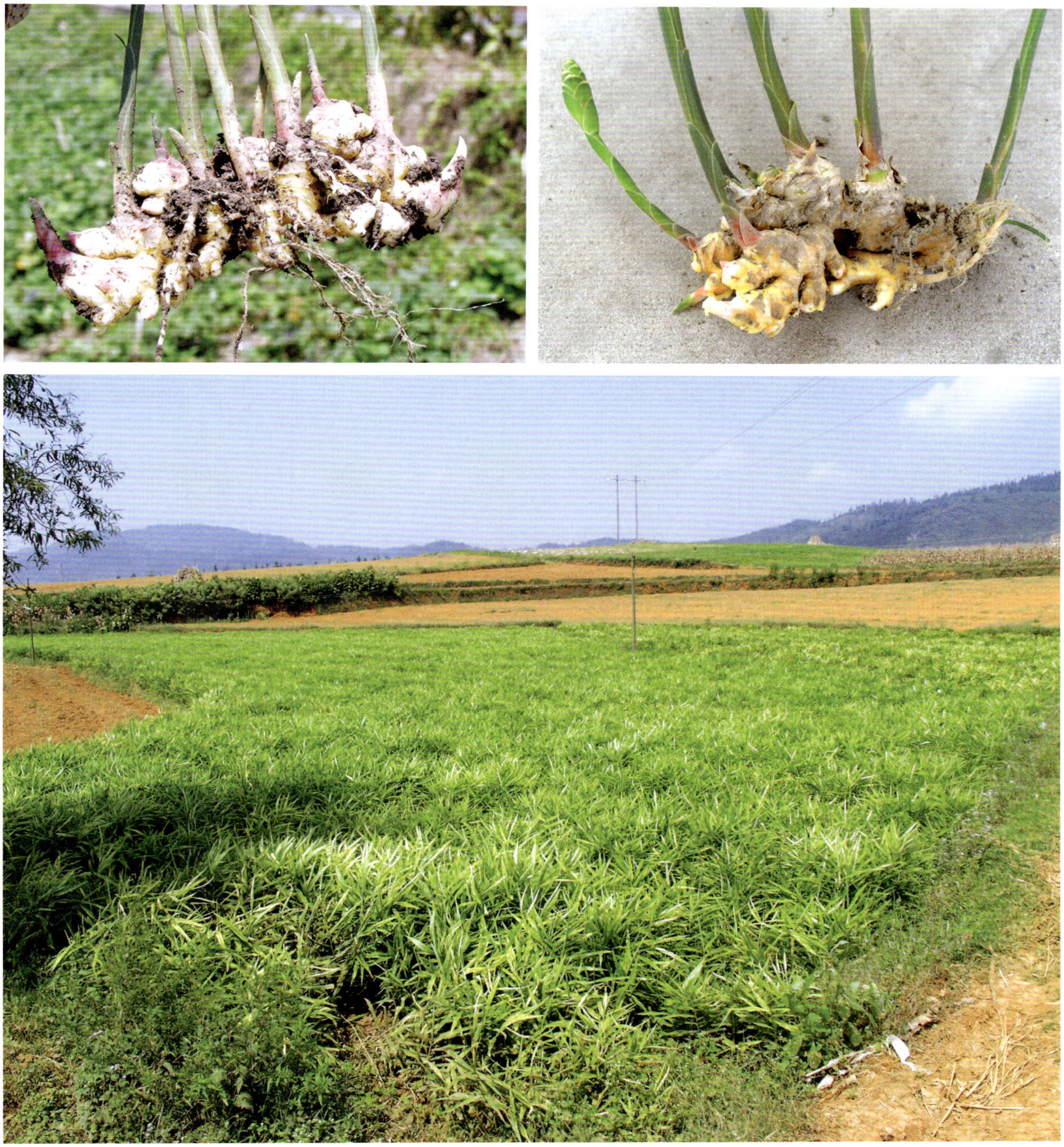

姜（续）

干　漆

Ganqi

TOXICODENDRI RESINA

本品为漆树科植物漆树 *Toxicodendron vernicifluum* (Stokes) F. A. Barkl. 的树脂经加工后的干燥品。

基原植物

■ **漆树** *Toxicodendron vernicifluum* (Stokes) F. A. Barkl.　别名：大木漆

《中国药典》1963 年版记载漆树的拉丁学名为 *Rhus verniciflua* Stokes。

生于向阳山坡林内。除黑龙江、吉林、内蒙古和新疆外，分布几遍全国。

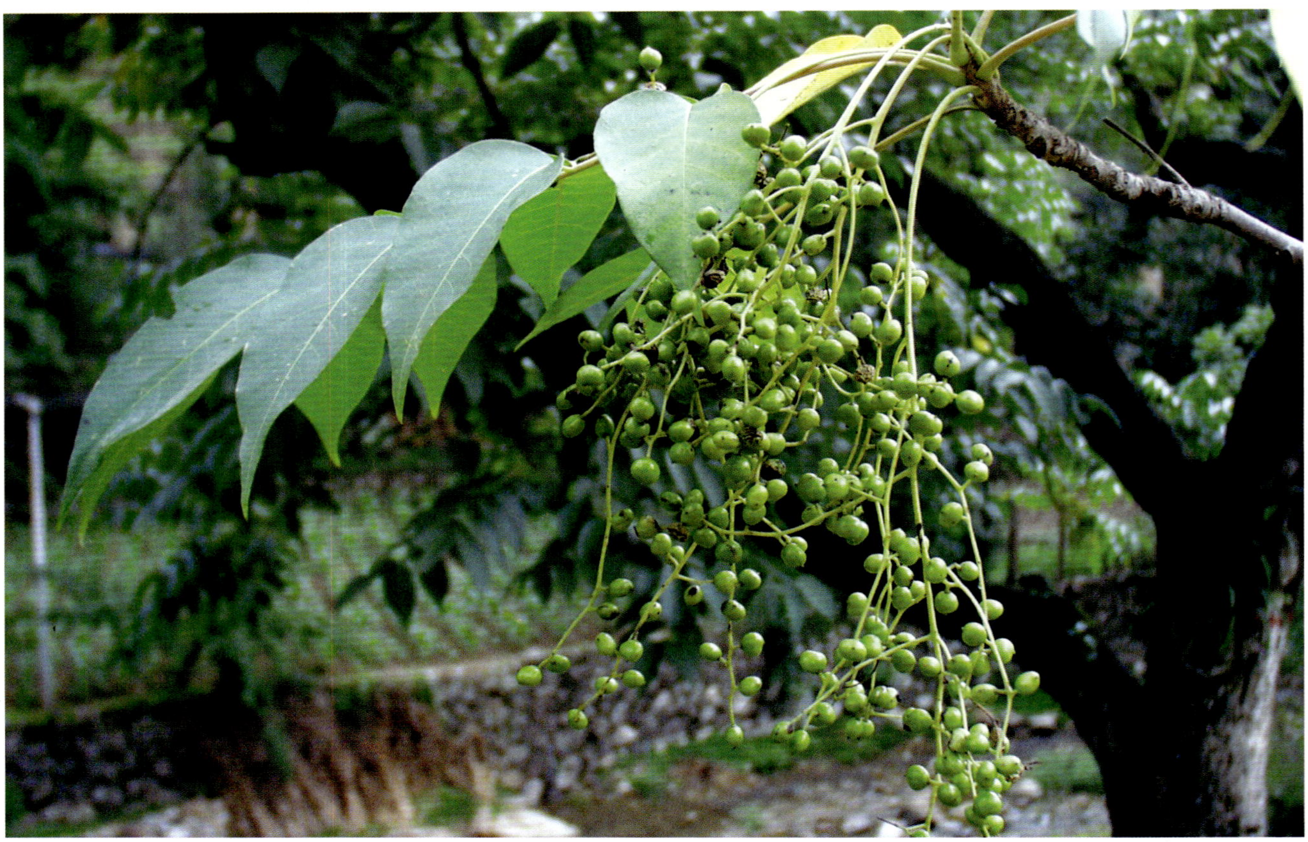

漆树

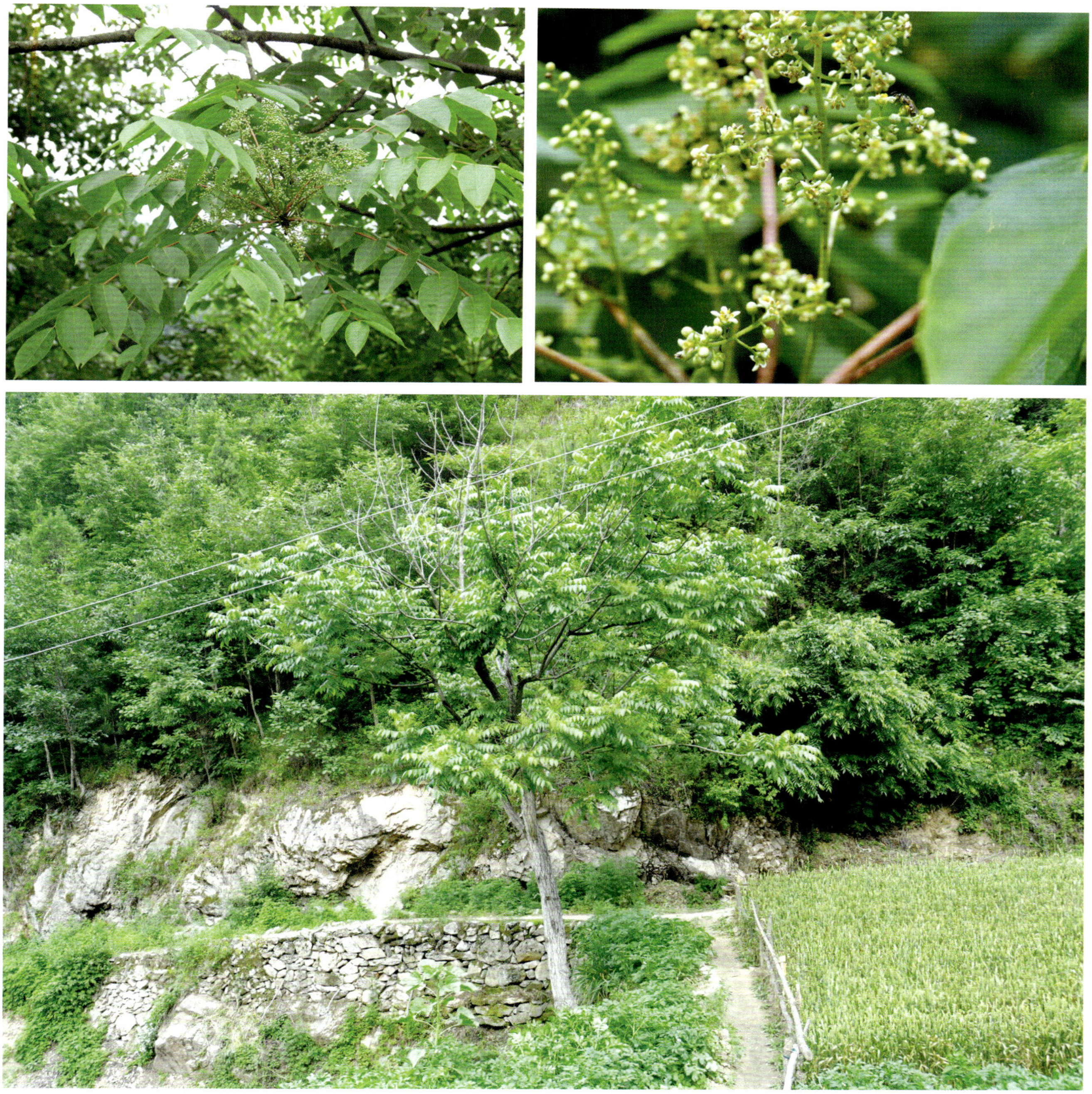

漆树（续）

土木香

Tumuxiang

INULAE RADIX

本品为菊科植物土木香 *Inula helenium* L. 的干燥根。

基原植物

■ 土木香 *Inula helenium* L. 别名：祁木香、新疆木香

生于河边、田边等潮湿处。分布于黑龙江、吉林、辽宁、河北、河南、浙江、陕西、甘肃、新疆、四川。

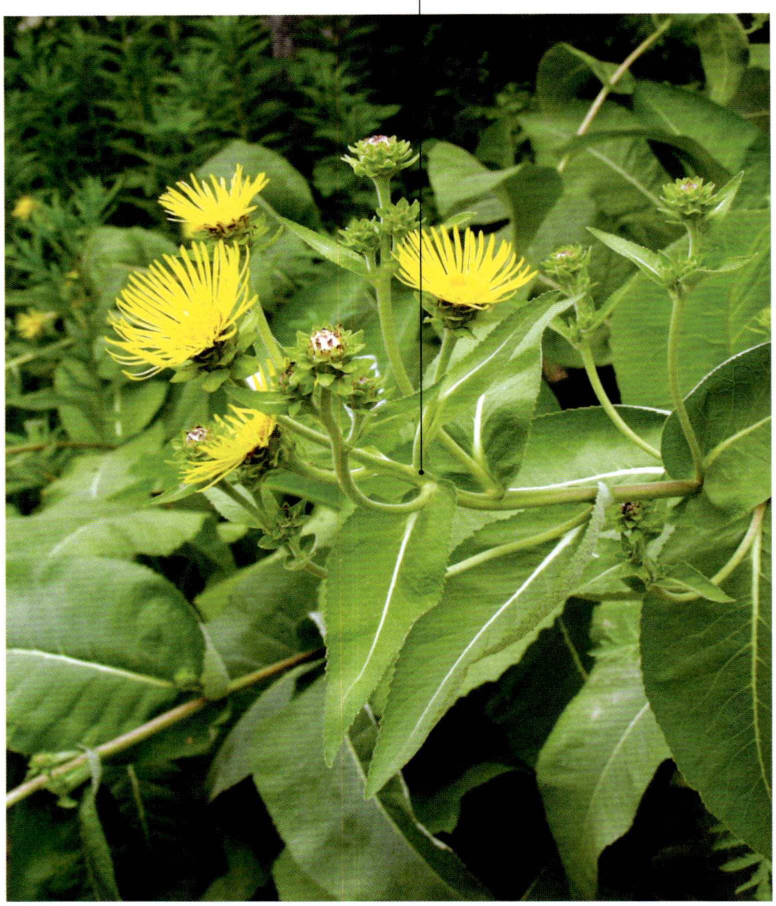

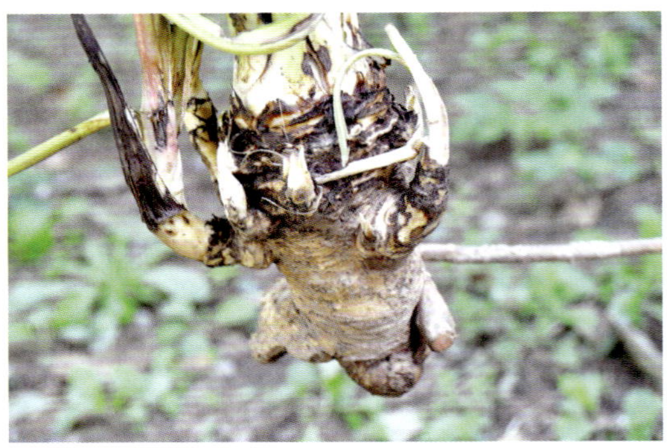

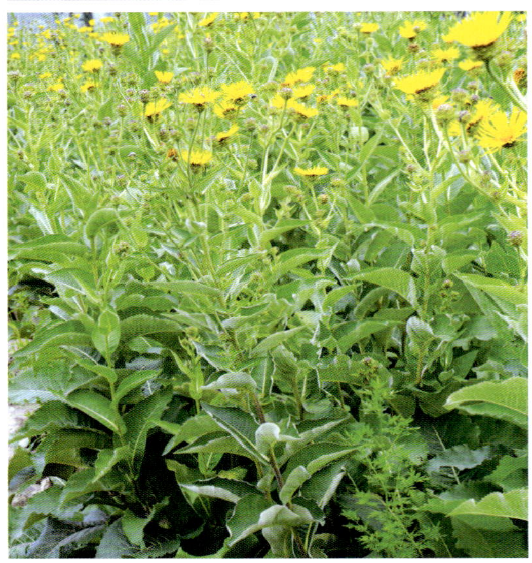

土木香

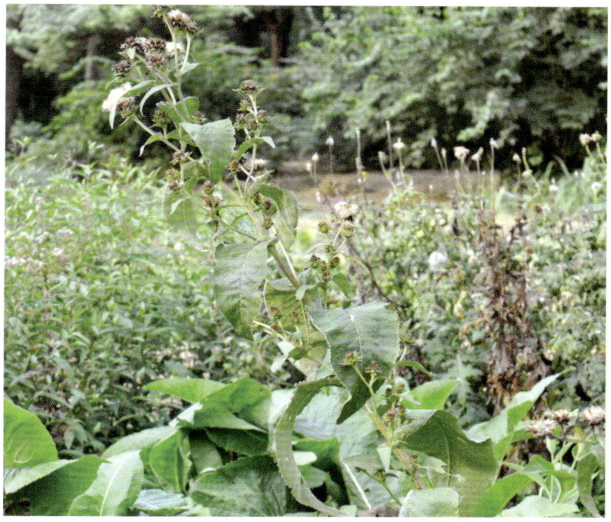
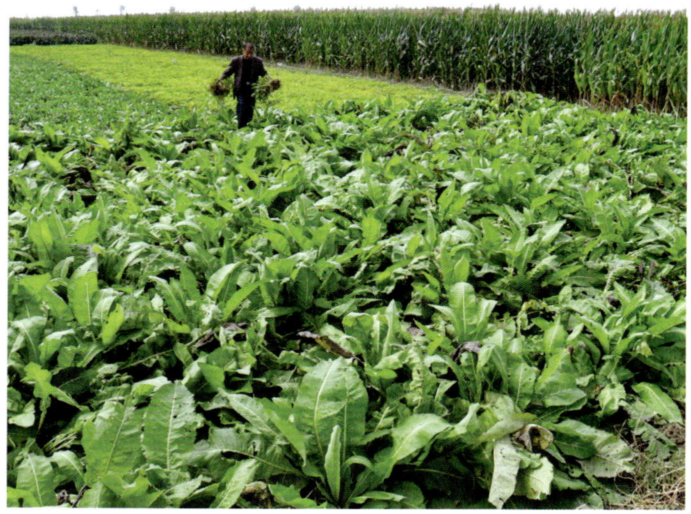

土木香（续）

对比鉴别

1985~2000 年间的几版《中国药典》记载药材土木香为菊科植物总状土木香 *Inula racemosa* Hook. f. 与土木香的根，而 2005 年版以后的各版《中国药典》仅收载土木香一种。

总状土木香与土木香主要区别点：头状花序在茎顶排成总状，而土木香的头状花序在茎顶排成伞房状。

头状花序在茎顶排成总状

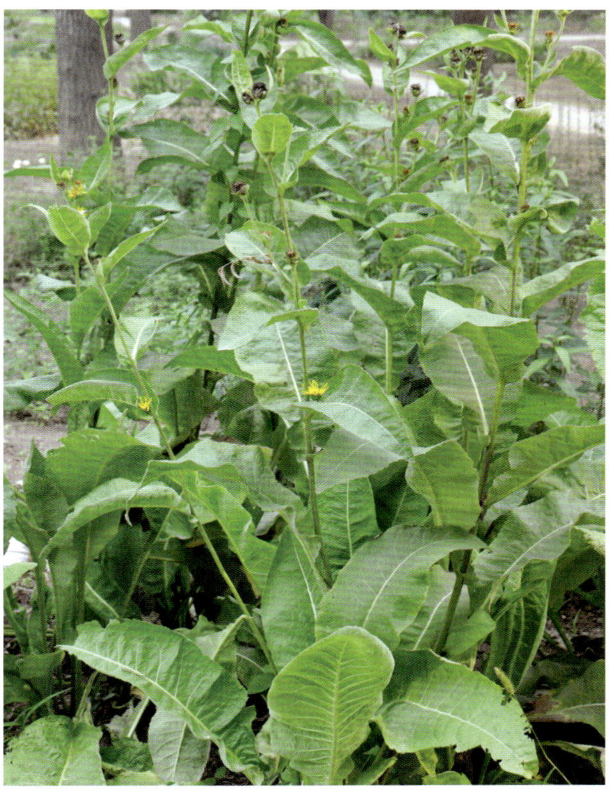
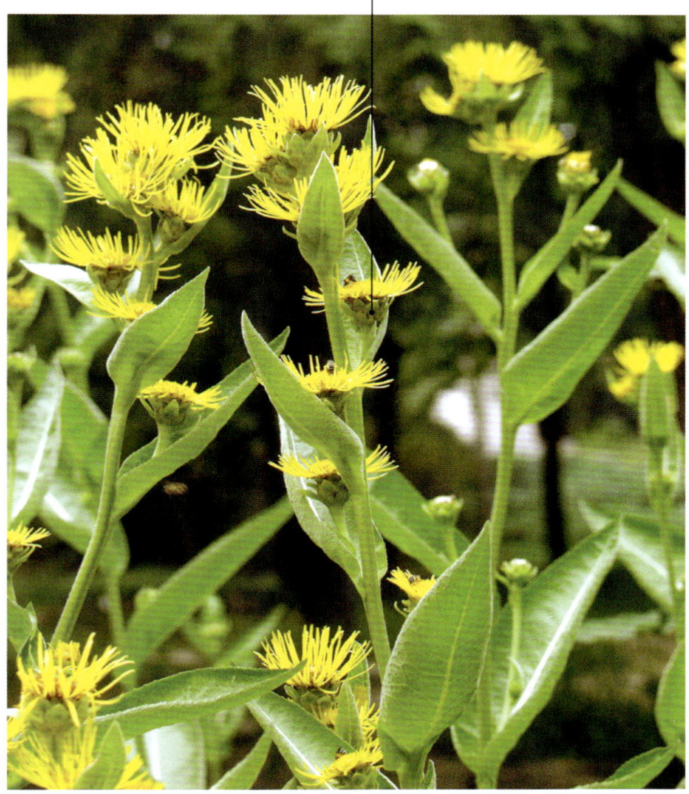

总状土木香

土贝母

Tubeimu

BOLBOSTEMMATIS RHIZOMA

本品为葫芦科植物土贝母 *Bolbostemma paniculatum* (Maxim.) Franquet 的干燥块茎。

基原植物

■ 土贝母 *Bolbostemma paniculatum* (Maxim.) Franquet 别名：大贝母、假贝母

1 10 20 30 40 50 60 70 80 90 100 110 120 130 140 150
151 160 170 180 190 200 210 220 230 236

生于山阴坡、林下。分布于辽宁、河北、河南、山东、山西、陕西、甘肃、云南等地。

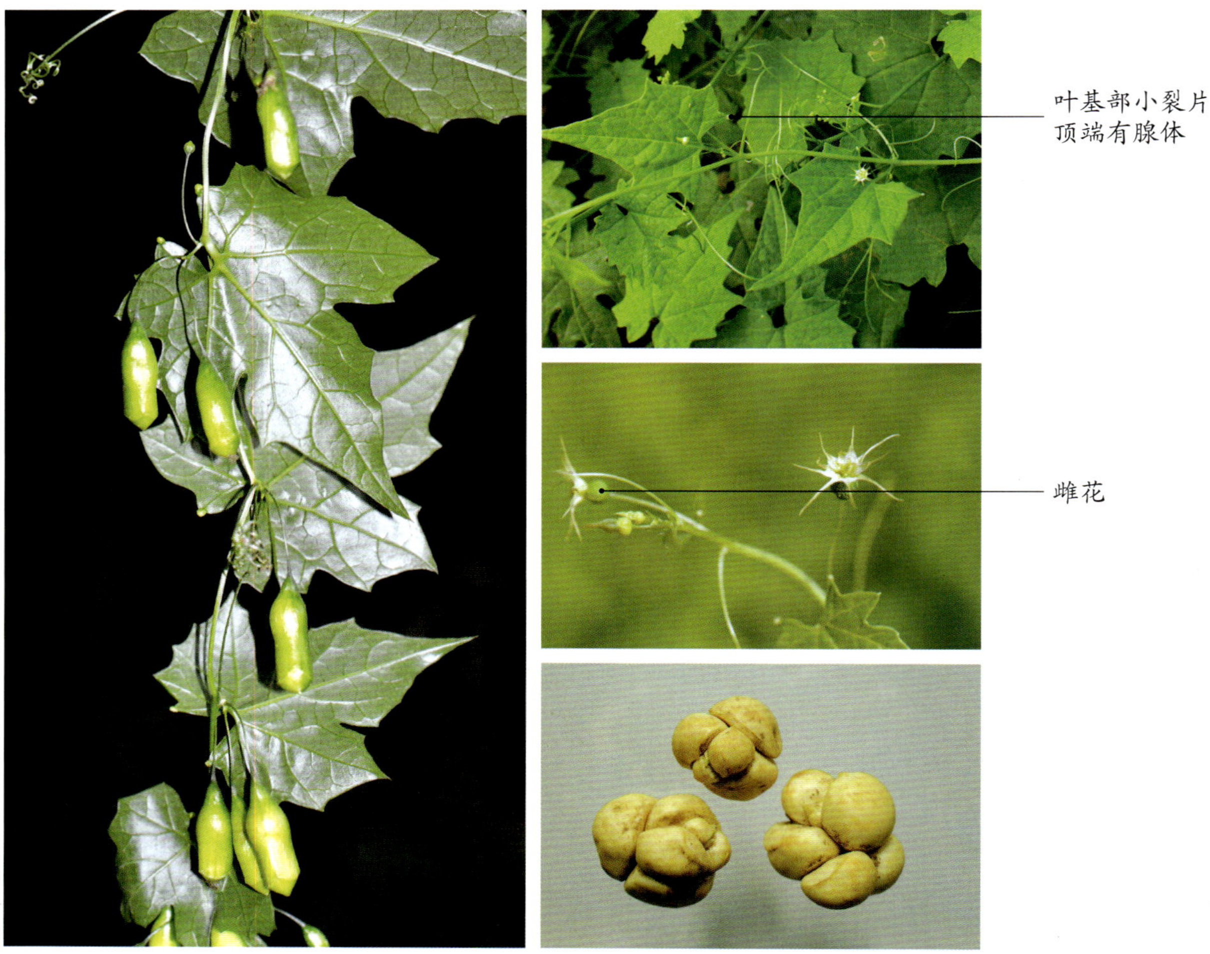

土贝母

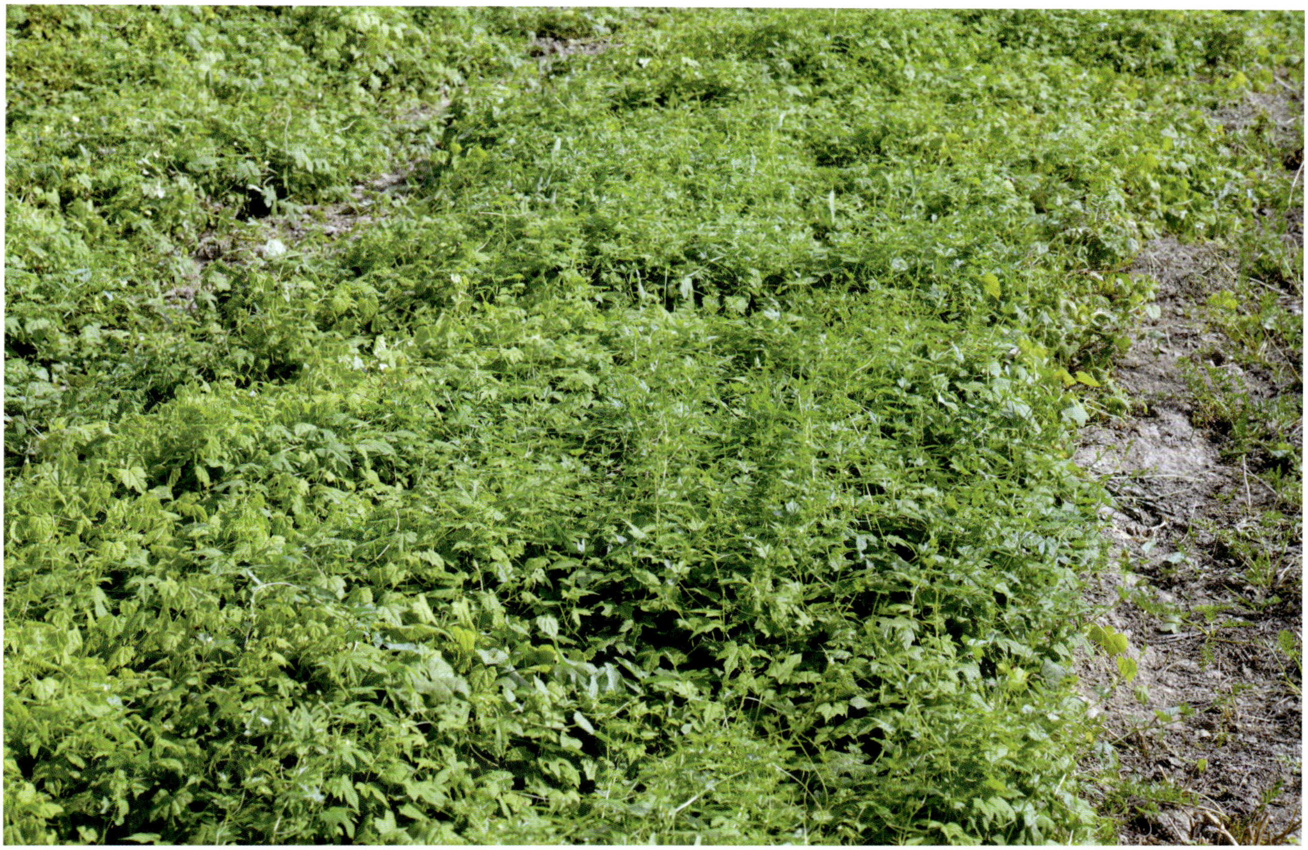

土贝母（续）

对比鉴别

参见“川贝母”项。

检索表

参见“川贝母”项。

土荆皮 Tujingpi PSEUDOLARICIS CORTEX

本品为松科植物金钱松 *Pseudolarix amabilis* (Nelson) Rehd. 的干燥根皮或近根树皮。

基原植物

■ 金钱松 *Pseudolarix amabilis* (Nelson) Rehd. 别名：金松

1977~2005 年间的几版《中国药典》记载的金钱松拉丁学名为 *Pseudolarix kaempferi* Gord.。喜生于向阳处。分布于江苏、浙江、福建、安徽、江西、湖南、湖北、广东。

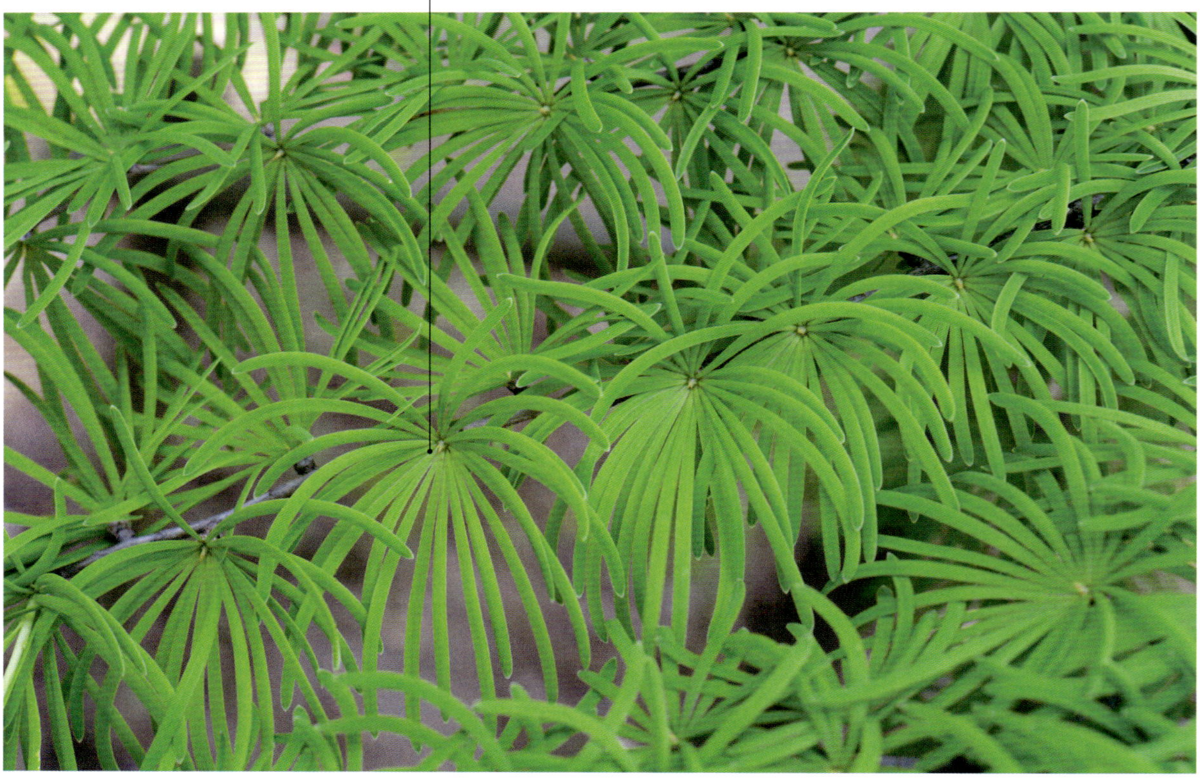

金钱松

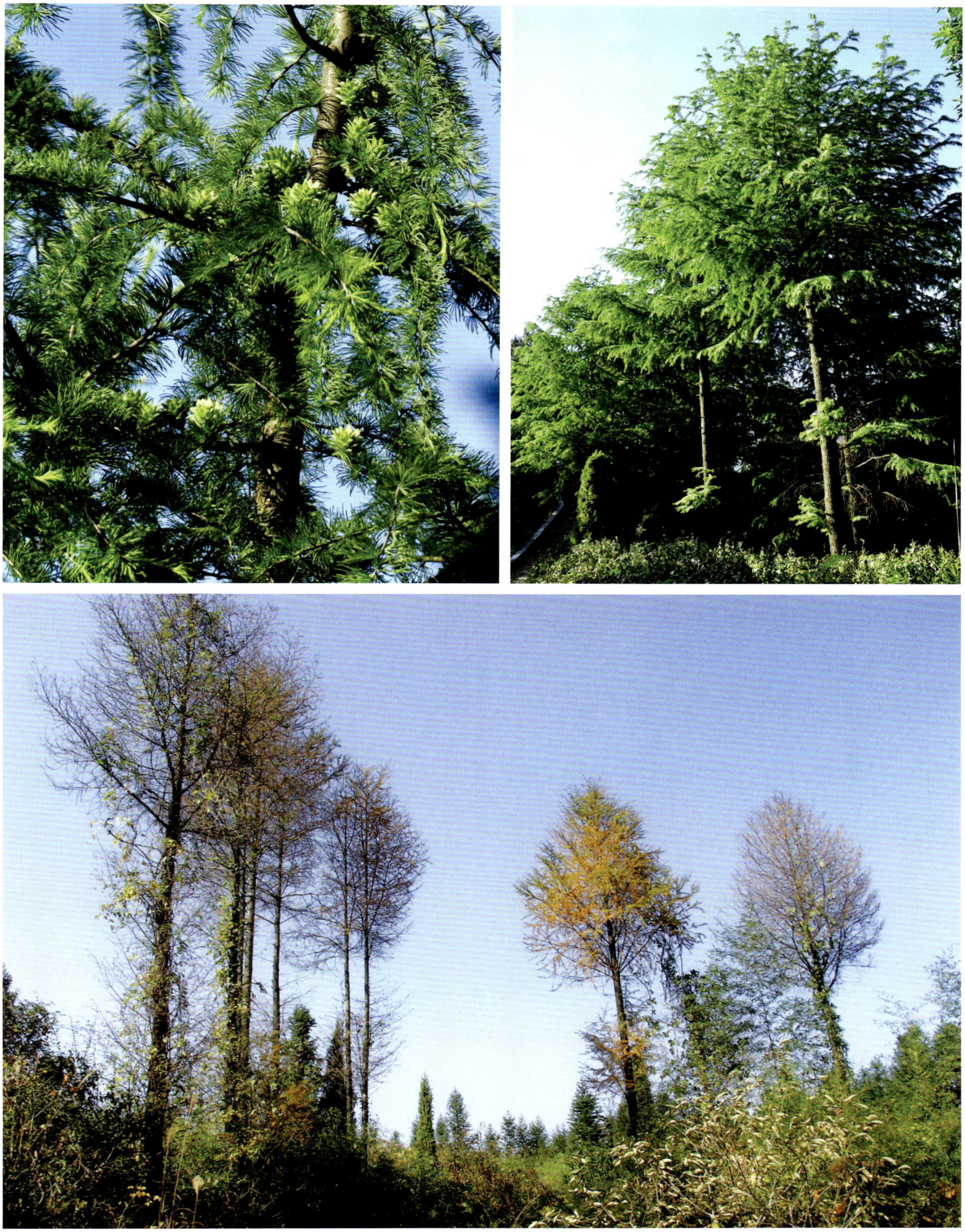

金钱松（续）

土茯苓

Tufuling

SMILACIS GLABRAE RHIZOMA

本品为百合科植物光叶菝葜 *Smilax glabra* Roxb. 的干燥根茎。

基原植物

■ **光叶菝葜** *Smilax glabra* Roxb. 别名：羊舌藤、千尾根

生于海拔 300~1800m 以下的林中、灌丛、河岸或山谷中。分布于长江流域及以南各地。

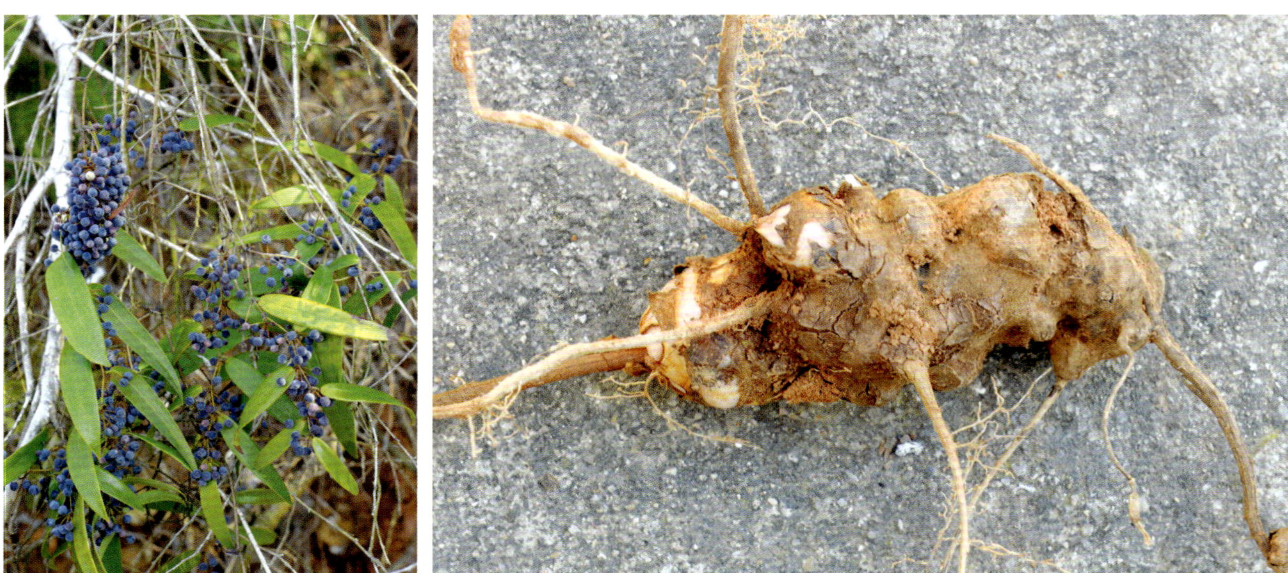

光叶菝葜

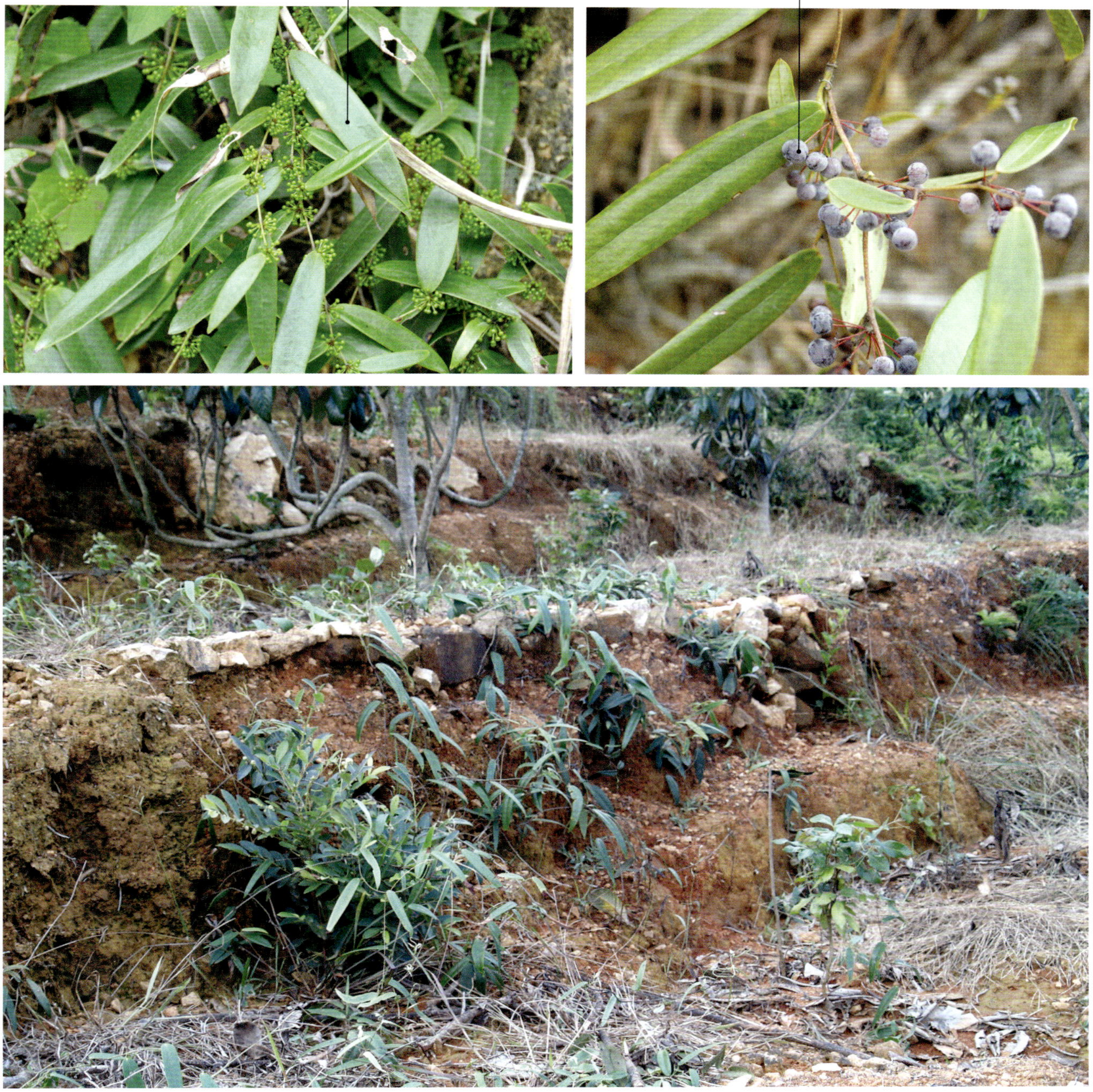
叶片椭圆形、卵状披针形至披针形
浆果熟时紫黑色，具粉霜

光叶菝葜（续）

对比鉴别

百合科植物菝葜 *Smilax china* L. 的根茎常与光叶菝葜的根茎混淆。

菝葜与光叶菝葜主要区别点：茎疏生刺；叶片圆形、卵形或宽卵形；浆果熟时红色。

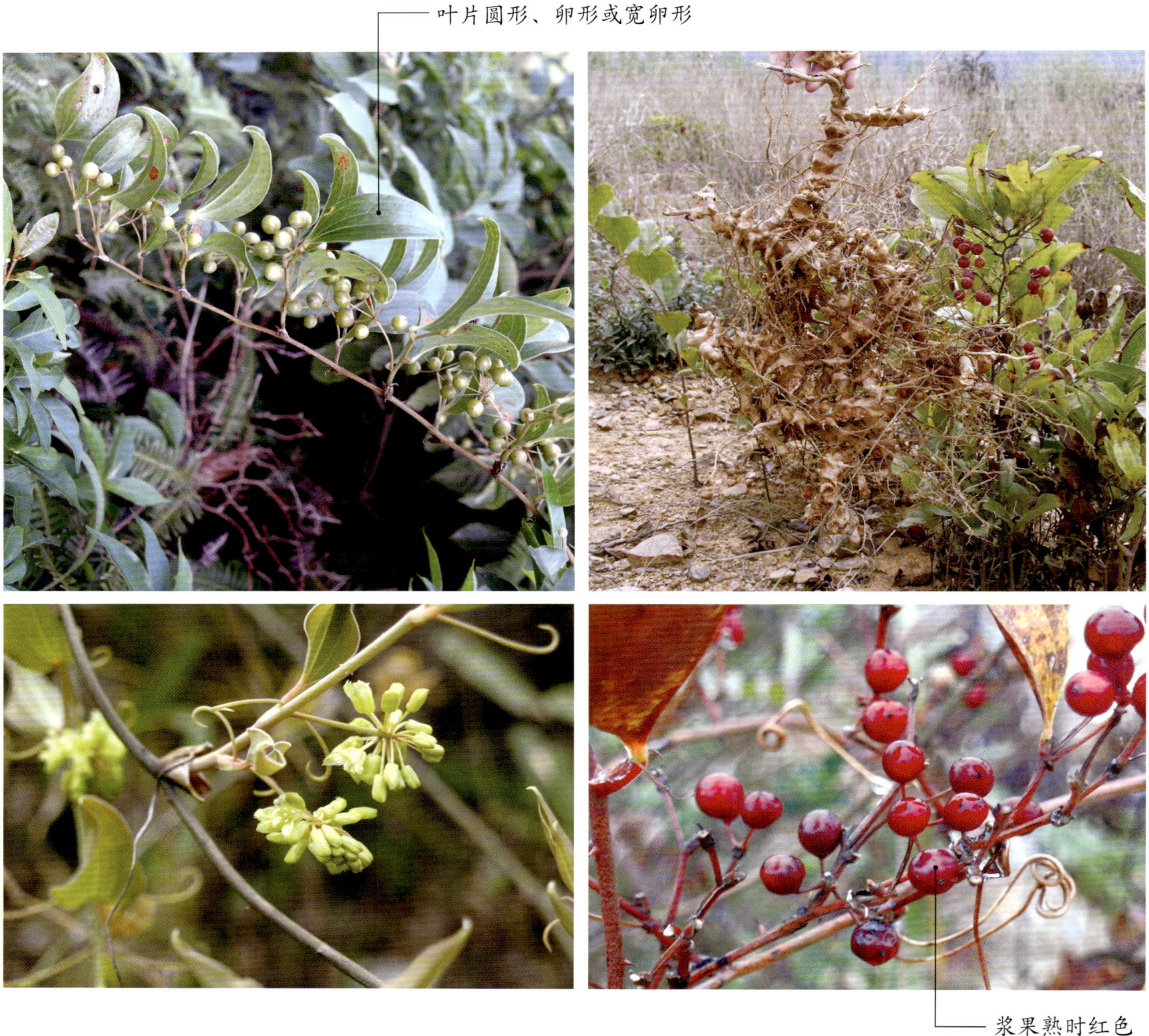

菝葜

大叶紫珠

Dayezizhu

CALLICARPAE MACROPHYLLAE FOLIUM

本品为马鞭草科植物大叶紫珠 *Callicarpa macrophylla* Vahl 的干燥叶或带叶嫩枝。

基原植物

■ **大叶紫珠** *Callicarpa macrophylla* Vahl　别名：羊耳朵、止血草

生于海拔 100~2000m 的山坡疏林下及灌丛中。分布于广东、广西、贵州、云南。

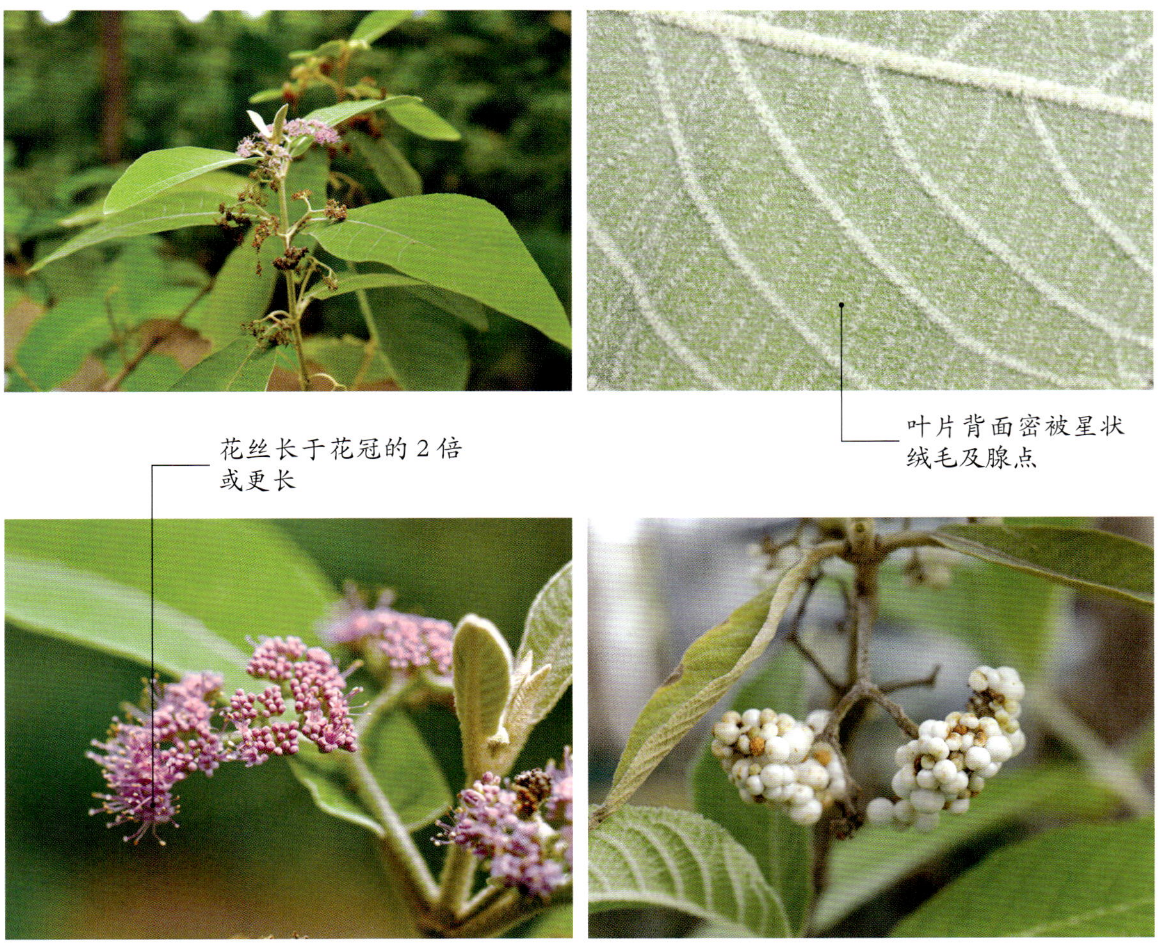
叶片背面密被星状绒毛及腺点
花丝长于花冠的 2 倍或更长

大叶紫珠

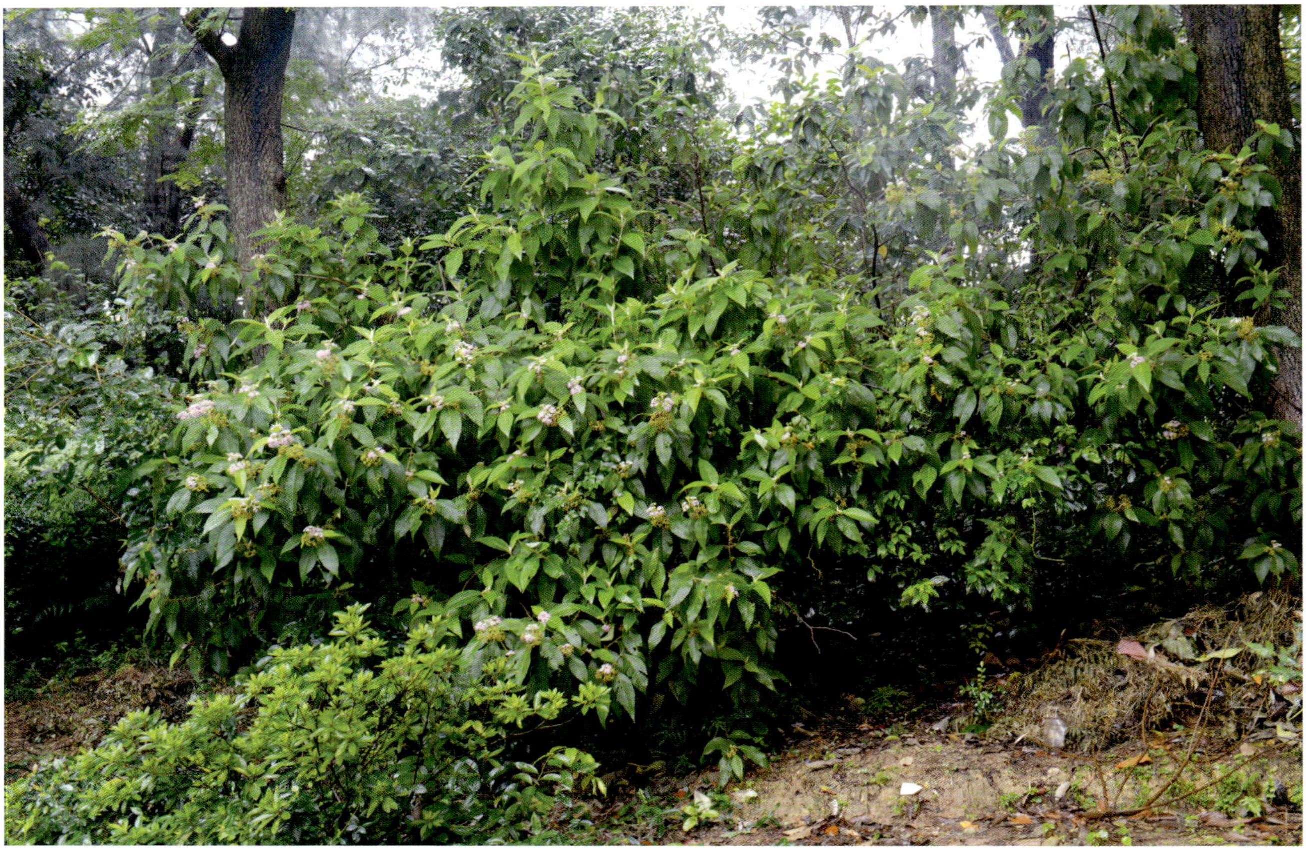

大叶紫珠（续）

对比鉴别

参见“紫珠叶”项。

检索表

参见“紫珠叶”项。

大血藤 Daxueteng SARGENTODOXAE CAULIS

本品为木通科植物大血藤 *Sargentodoxa cuneata* (Oliv.) Rehd. et Wils. 的干燥藤茎。

基原植物

■ 大血藤 *Sargentodoxa cuneata* (Oliv.) Rehd. et Wils. 别名：血藤、血通

生于山野灌木丛、疏林中或溪边林中。分布于河南、江苏、安徽、浙江、江西、福建、湖北、湖南、广东、广西、四川、贵州、云南等地。

总状花序腋生，花序长可达 15cm

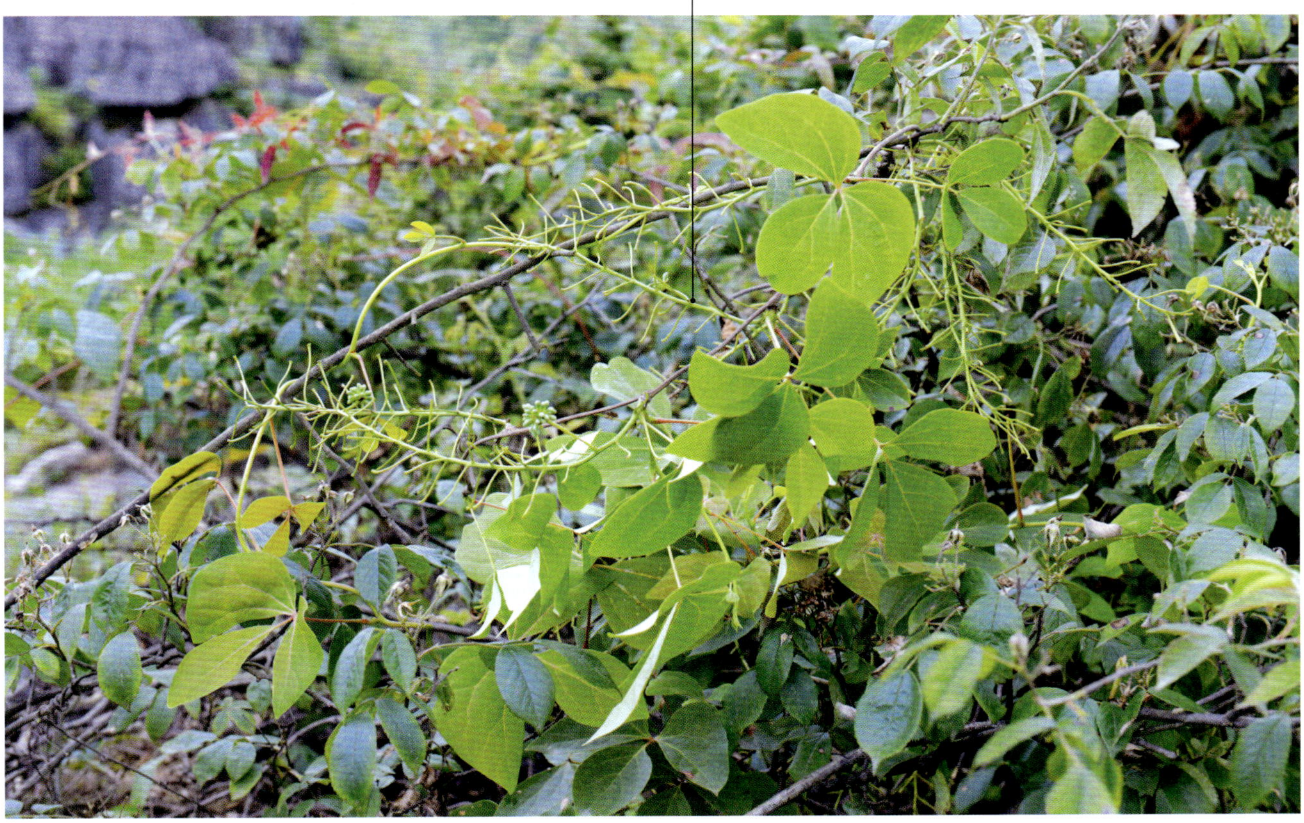

大血藤

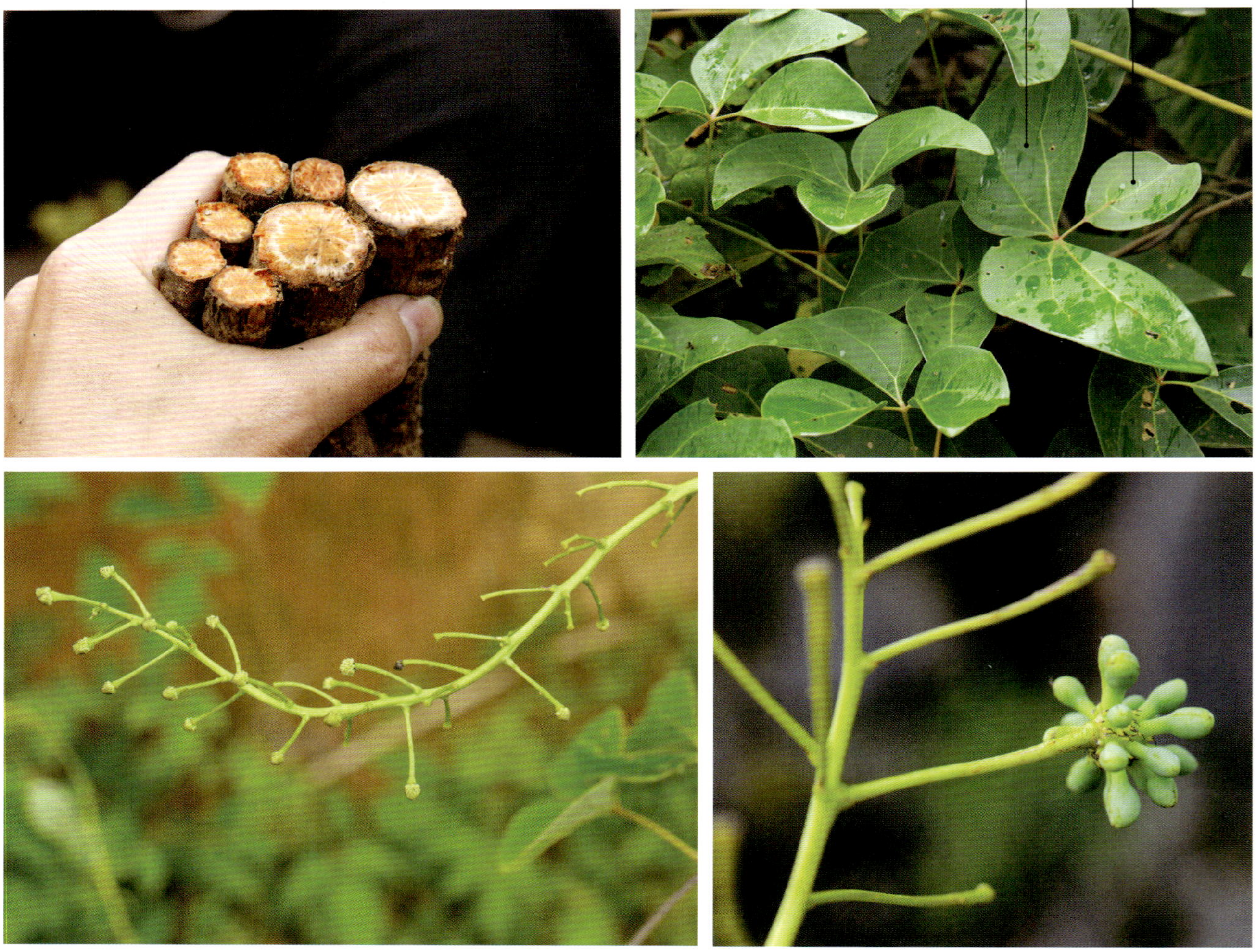
中央小叶片菱状倒卵形至椭圆形
两侧小叶较大，斜卵形

大血藤（续）

对比鉴别

参见“鸡血藤”项。

检索表

参见“鸡血藤”项。

大豆黄卷

Dadouhuangjuan

SOJAE SEMEN GERMINATUM

本品为豆科植物大豆 *Glycine max* (L.) Merr. 的成熟种子经发芽干燥的炮制加工品。

基原植物

■ **大豆** *Glycine max* (L.) Merr. 别名：黄豆

全国各地均有栽培，以东北、华北栽培面积最广。

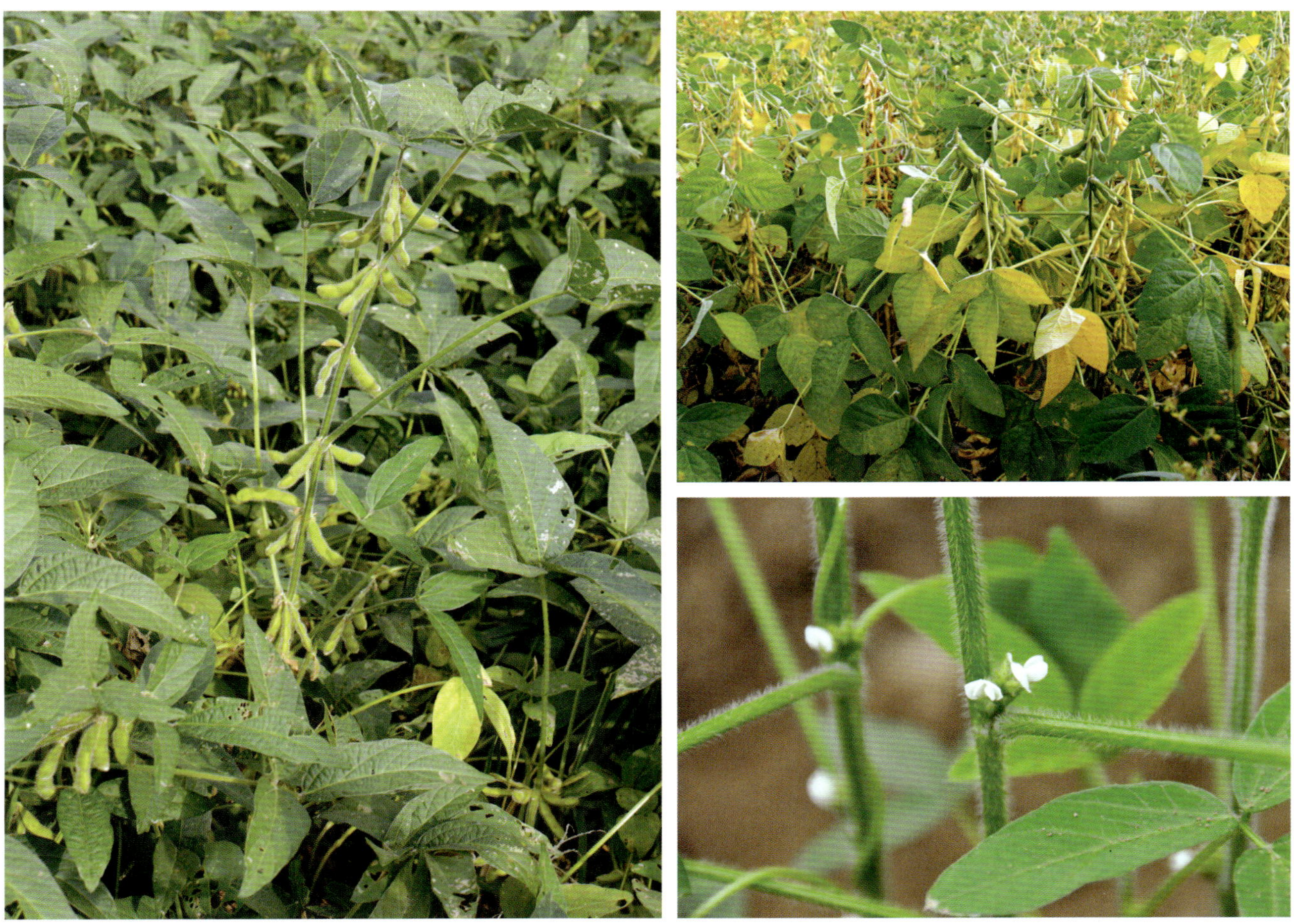

大豆

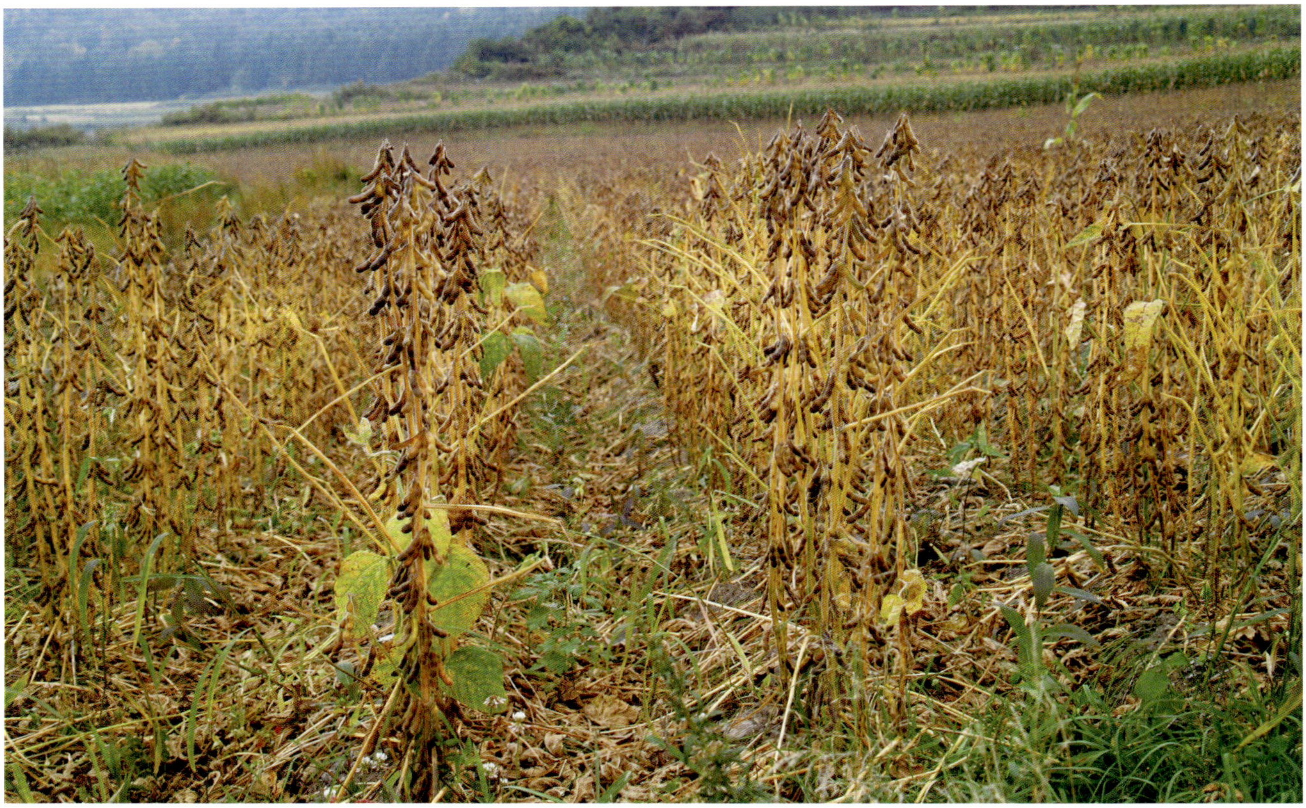

大豆（续）

大皂角

Dazaojiao

GLEDITSIAE SINENSIS FRUCTUS

本品为豆科植物皂荚 *Gleditsia sinensis* Lam. 的干燥成熟果实。

基原植物

■ **皂荚** *Gleditsia sinensis* Lam. 别名：皂角、天丁

生于海拔 200~2500m 的山坡林中、山谷。分布于华北、华东、中南、西南及陕西、甘肃等地。

荚果带状，劲直或稍弯曲

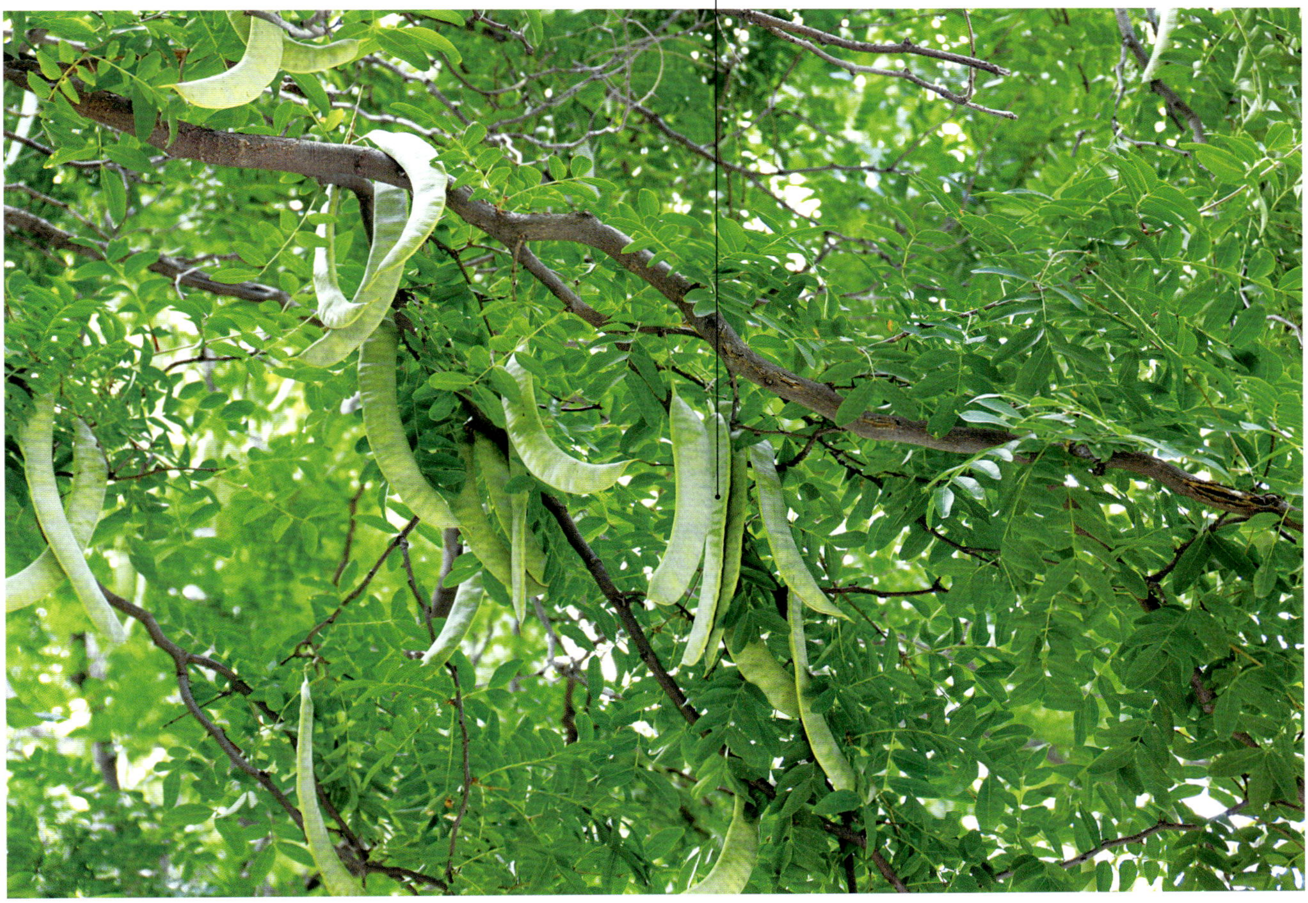

皂荚

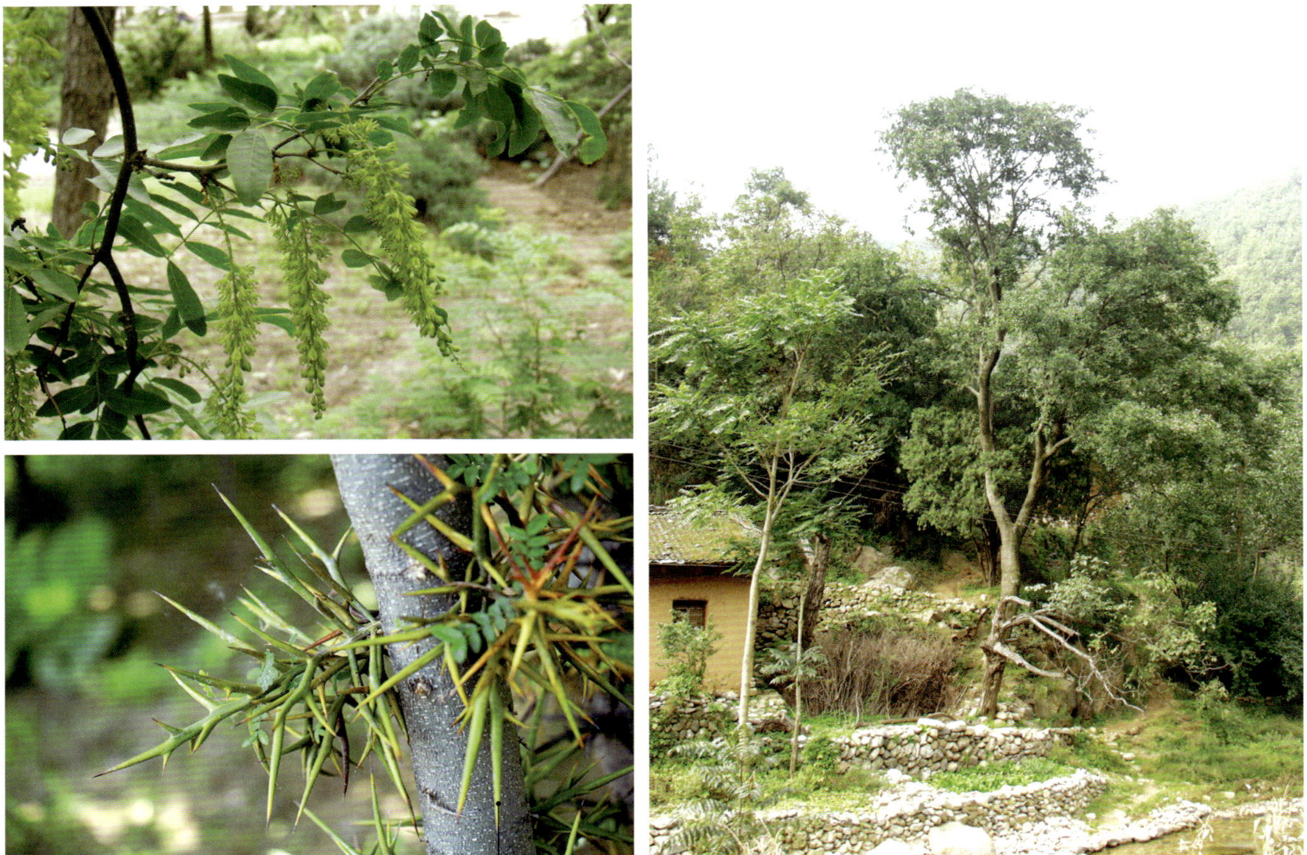

树干棘刺劲直，常分枝

皂荚（续）

对比鉴别

参见“皂角刺”项。

检索表

参见“皂角刺”项。

大青叶

Daqingye

ISATIDIS FOLIUM

本品为十字花科植物菘蓝 *Isatis indigotica* Fort. 的干燥叶。

基原植物

■ **菘蓝** *Isatis indigotica* Fort. 别名：北板蓝（通称）、大靛

《中国药典》1977 年版、*Flora of China* 及《中国高等植物》记载菘蓝的拉丁学名为 *Isatis tinctoria* L.。生于海拔 600~2800m 的农田、路边、荒地。全国各地多有栽培。

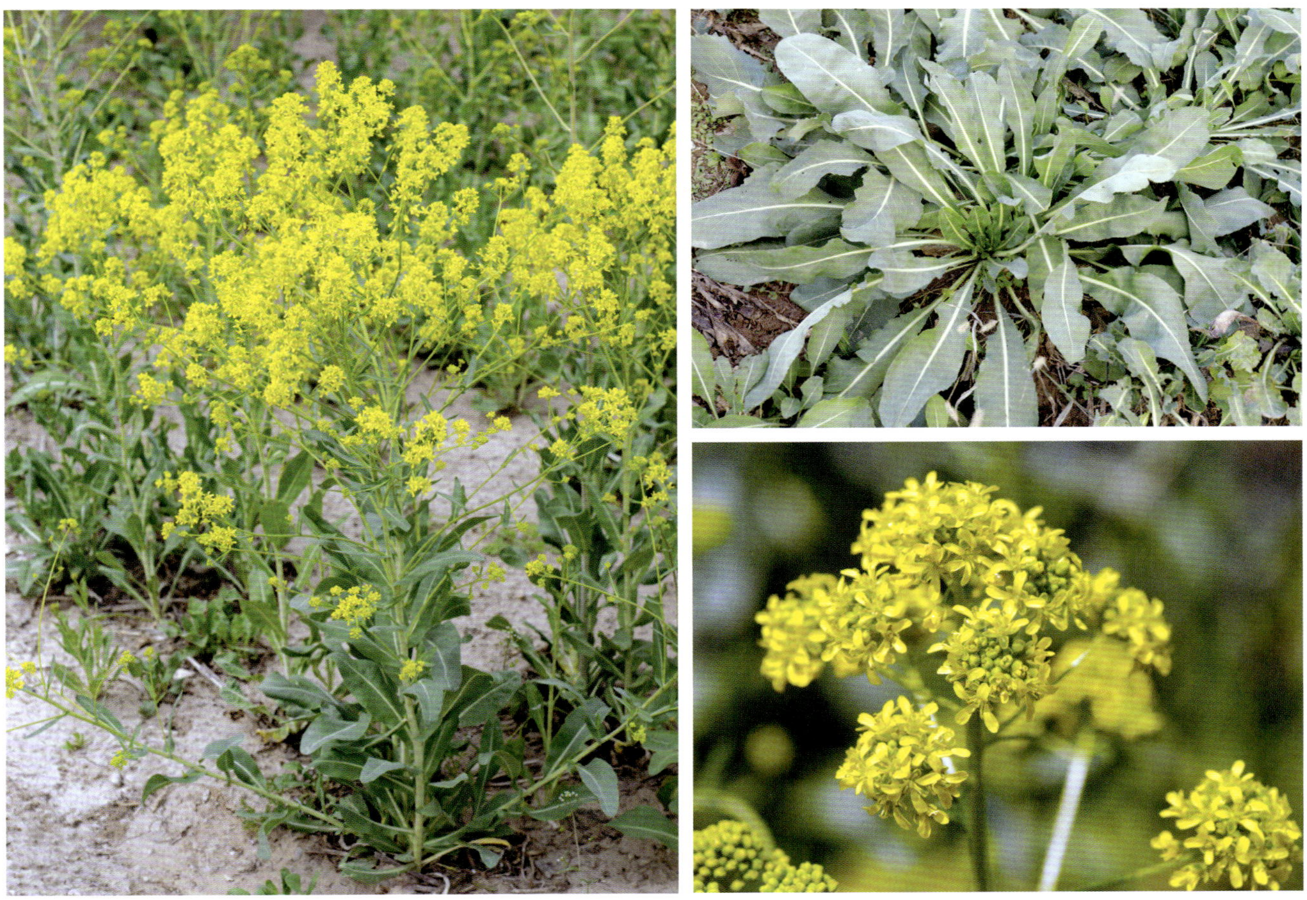

菘蓝

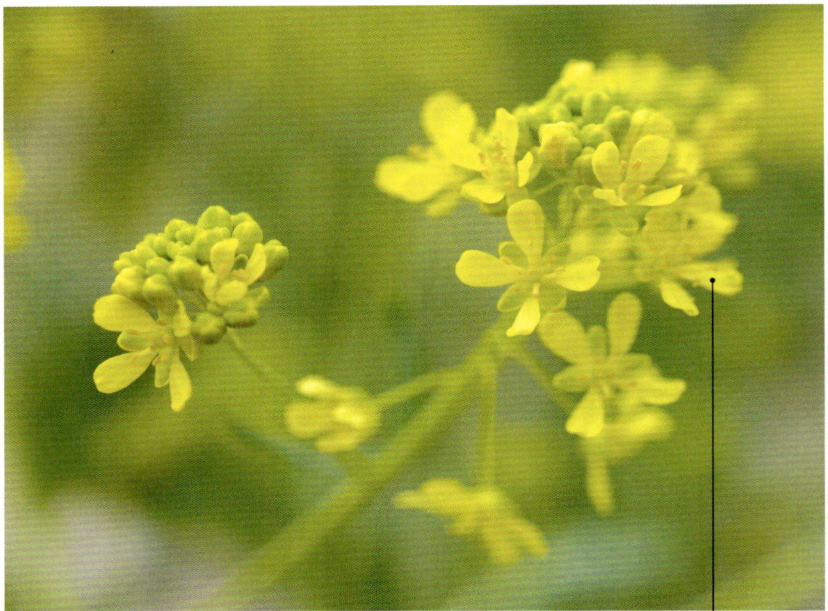

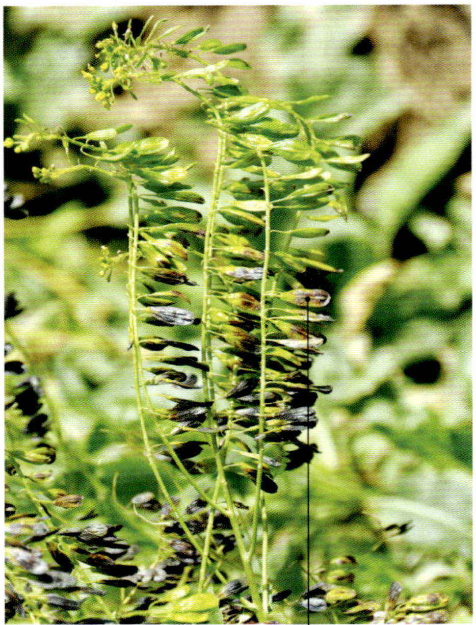

花瓣分离，黄色　　短角果，不开裂，长圆形

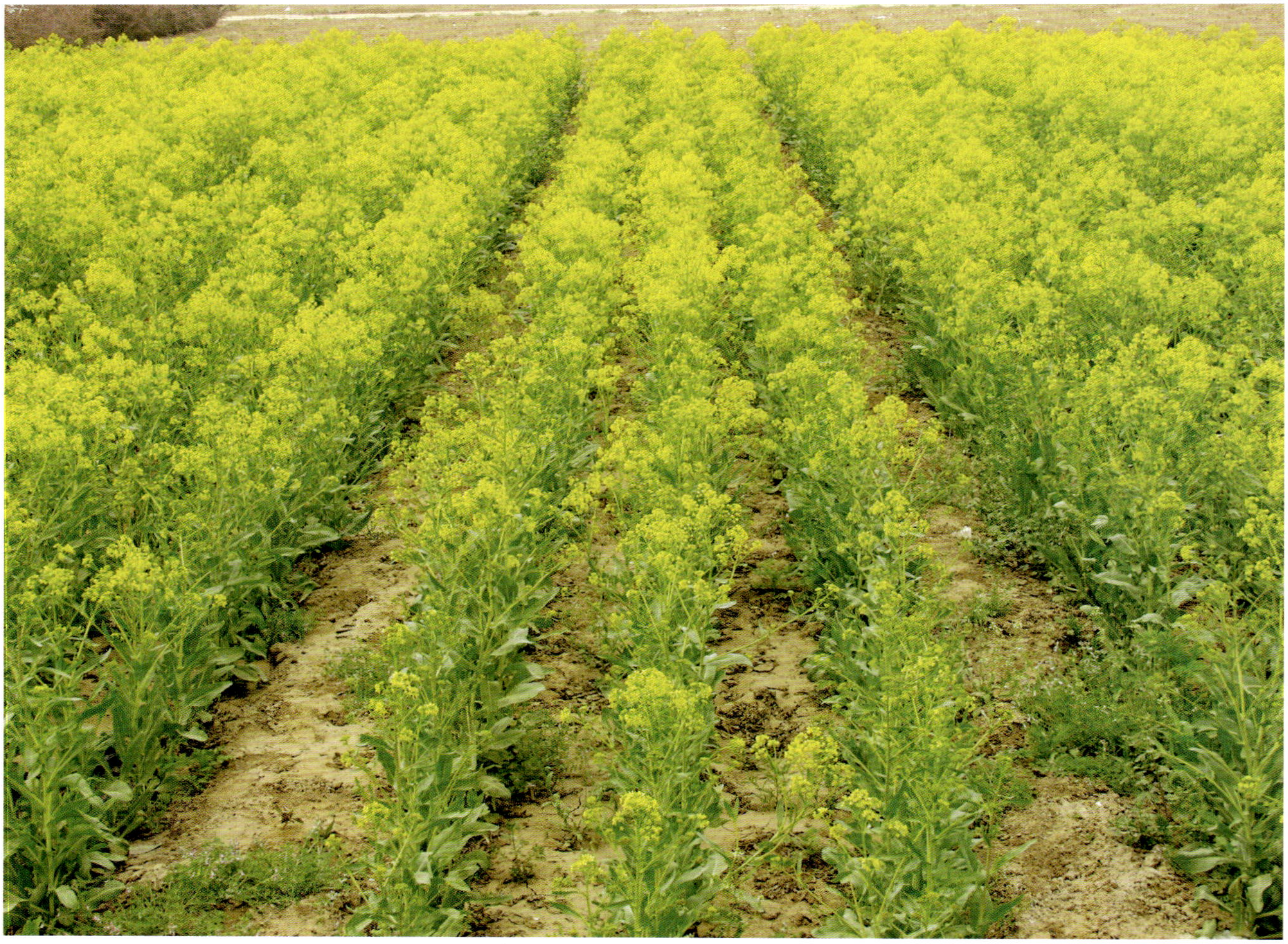

菘蓝（续）

对比鉴别

因产地和用药习惯不同，作大青叶使用的主要有 3 种：菘蓝的干燥叶，称大青叶，也称菘青叶；爵床科植物马蓝 *Baphicacanthus cusia* (Nees) Bremek. 的干燥叶，称马蓝叶；蓼科植物蓼蓝 *Polygonum tinctorium* Ait. 的干燥叶，称蓼大青叶，也称蓼蓝叶。少数地区还有将马鞭草科植物大青（路边青）*Clerodendrum cyrtophyllum* Turcz.、豆科植物野青树 *Indigofera suffruticosa* Mill.、爵床科植物球花马蓝 *Strobilanthes dimorphotricha* Hance 的叶作大青叶使用。

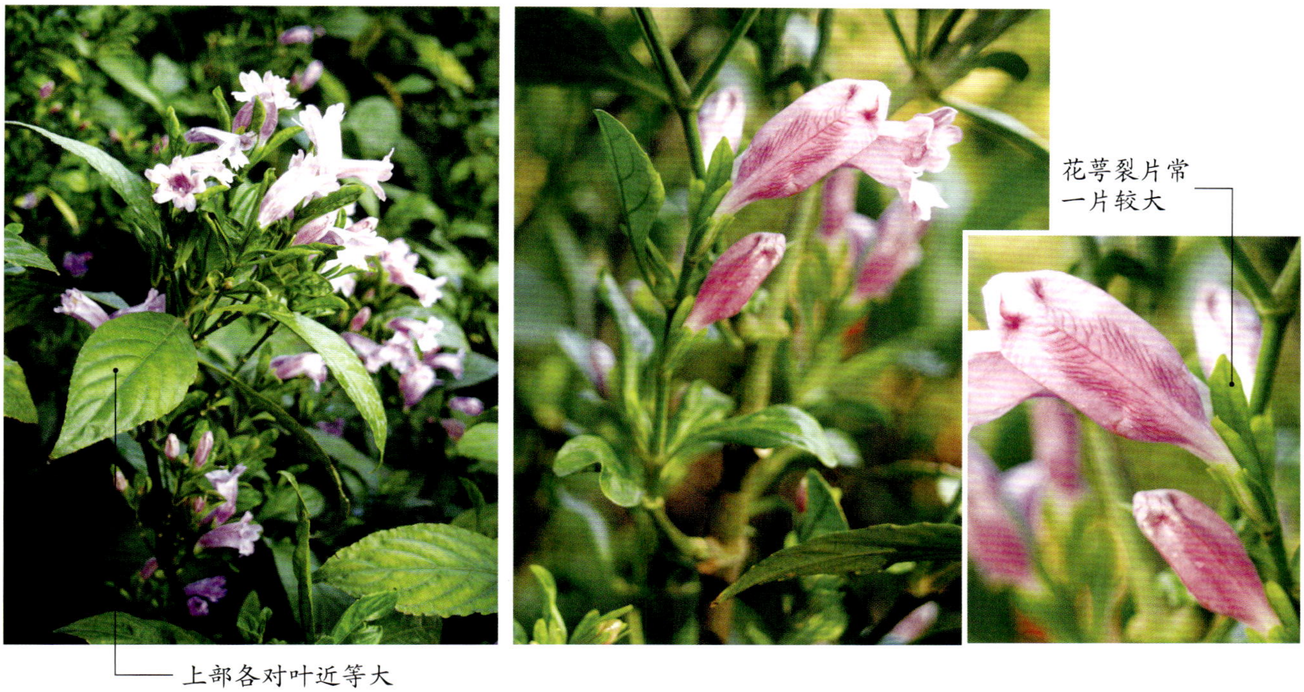

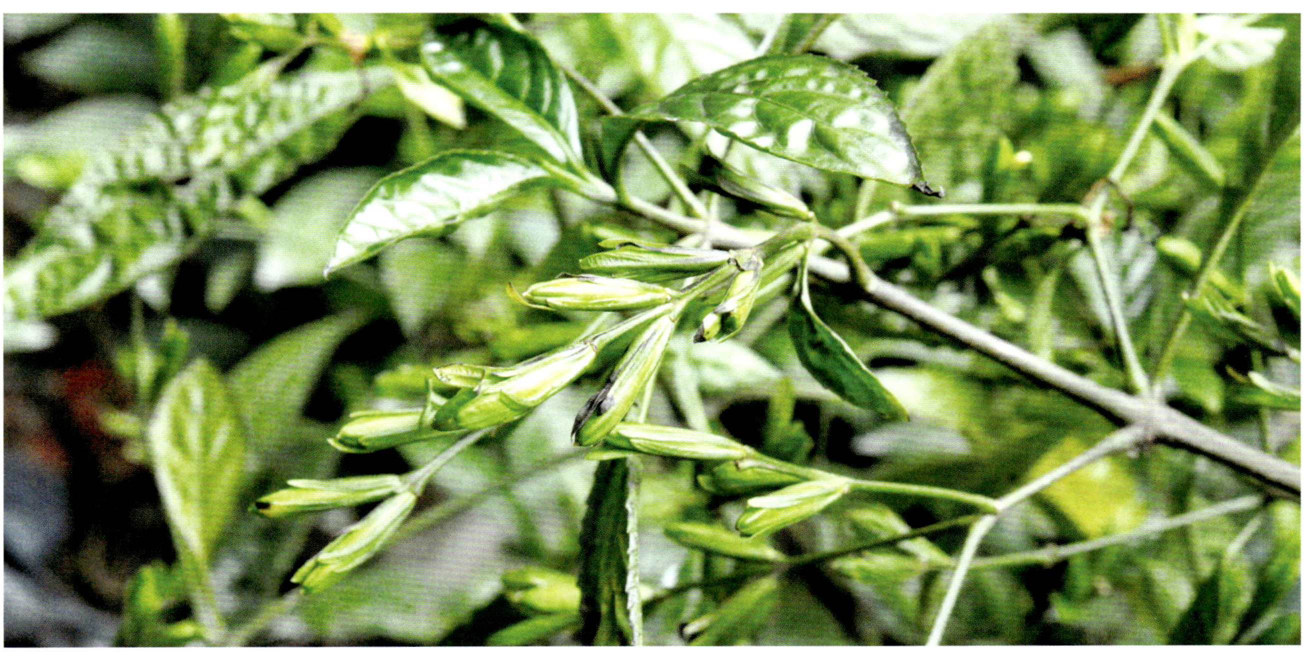

马蓝

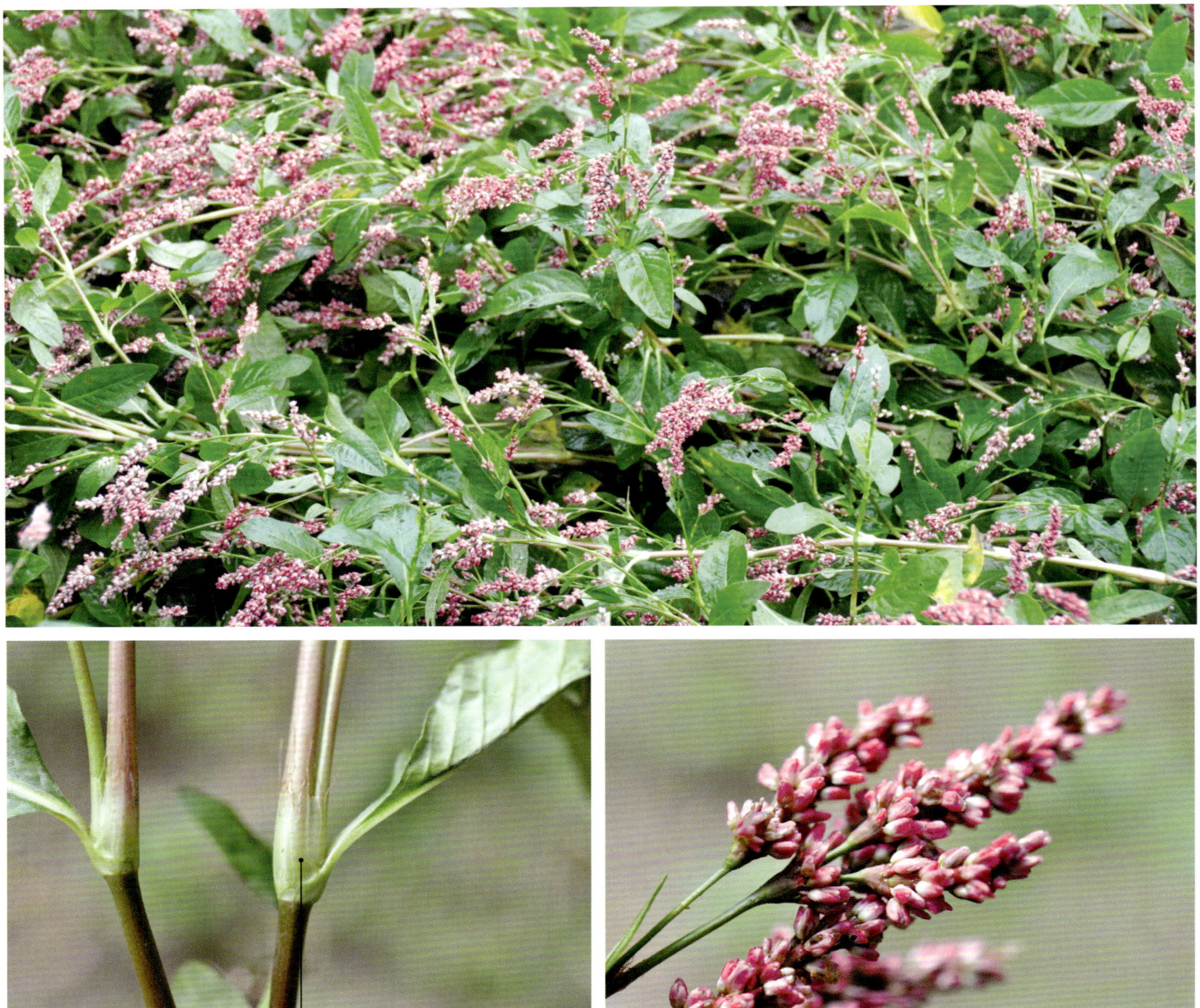

托叶通常联合成鞘状（托叶鞘）

蓼蓝

伞房状聚伞花序，花冠白色

果实成熟时蓝紫色，为红色的宿萼所托

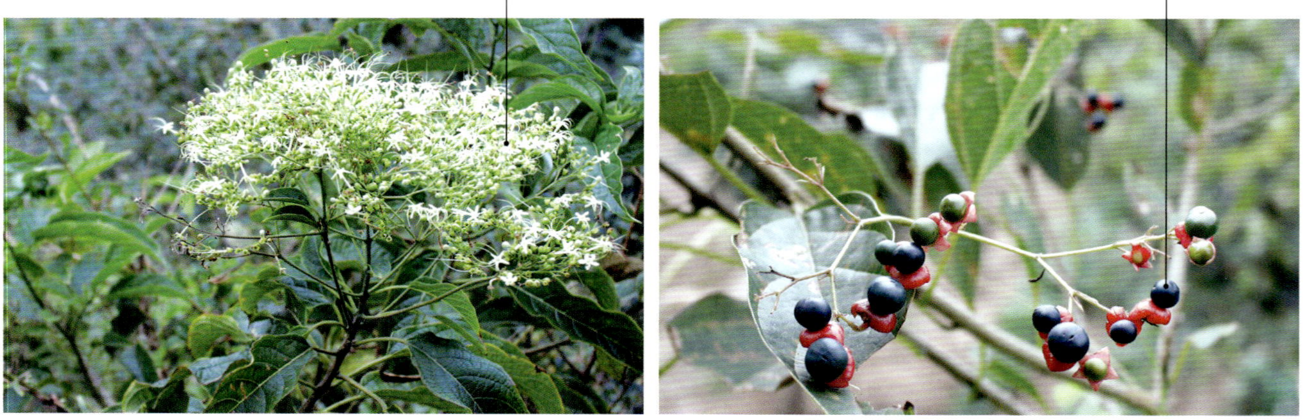

大青

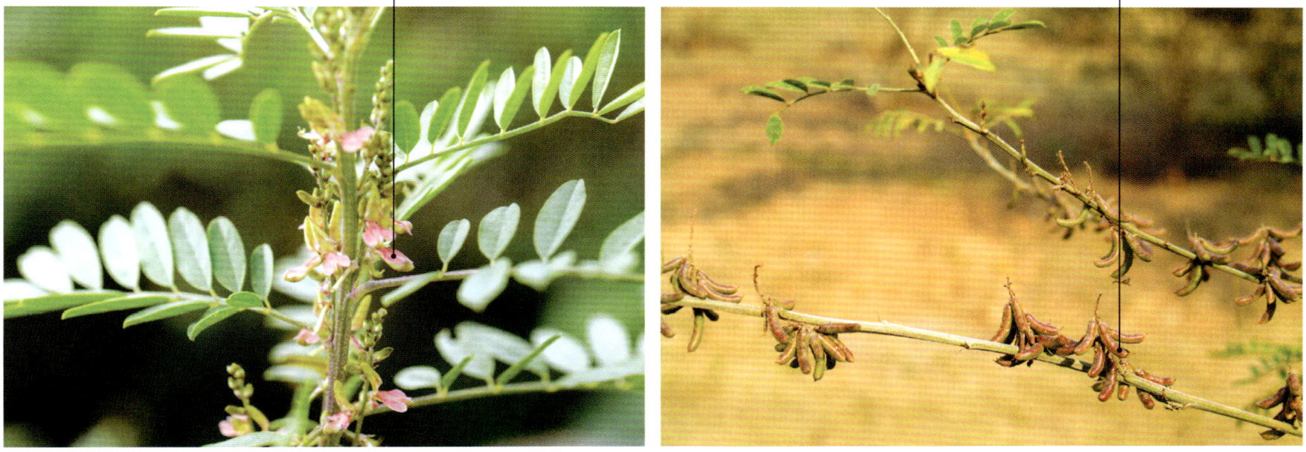

野青树

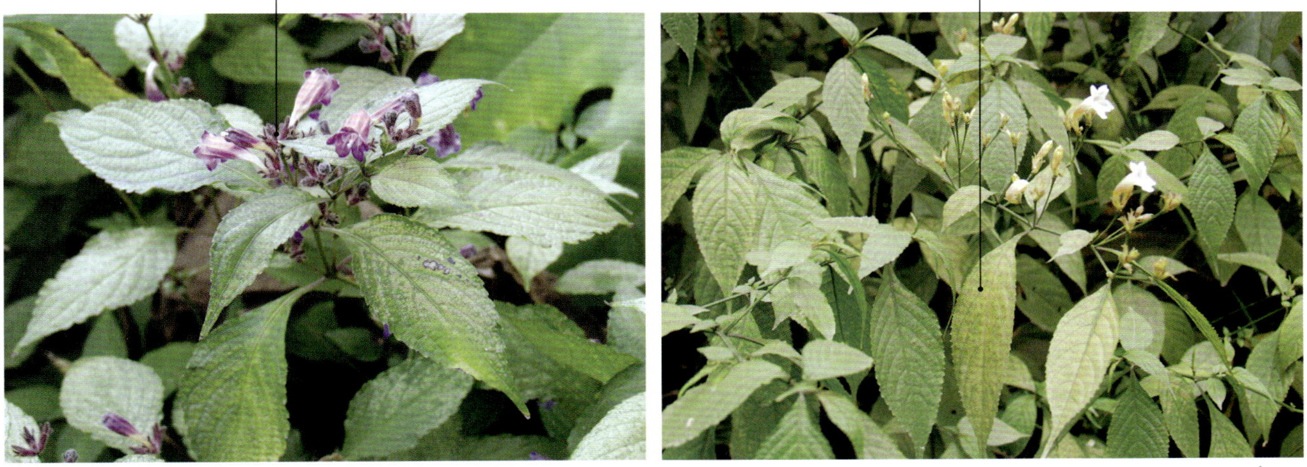

球花马蓝

检索表

1. 托叶通常联合成鞘状（托叶鞘）………………………………………………蓼蓝
1. 托叶无，或具托叶但不联合成鞘状………………………………………………2
2. 蝶形花；荚果………………………………………………………………野青树
2. 非蝶形花；非荚果……………………………………………………………………3
3. 花瓣分离，黄色………………………………………………………………菘蓝
3. 花瓣合生，非黄色……………………………………………………………………4
4. 花冠白色………………………………………………………………………大青
4. 花冠紫红色……………………………………………………………………………5
5. 上部各对叶常一大一小；花萼裂片近等大……………………………球花马蓝
5. 上部各对叶近等大；花萼裂片常一片较大……………………………………马蓝

大　枣　Dazao JUJUBAE FRUCTUS

本品为鼠李科植物枣 *Ziziphus jujuba* Mill. 的干燥成熟果实。

基原植物

■ **枣** *Ziziphus jujuba* Mill.　别名：枣树、红枣树

《中国药典》1963 年版记载枣的拉丁学名为 *Ziziphus sativa* Gaertn.。

全国各地均有栽培。

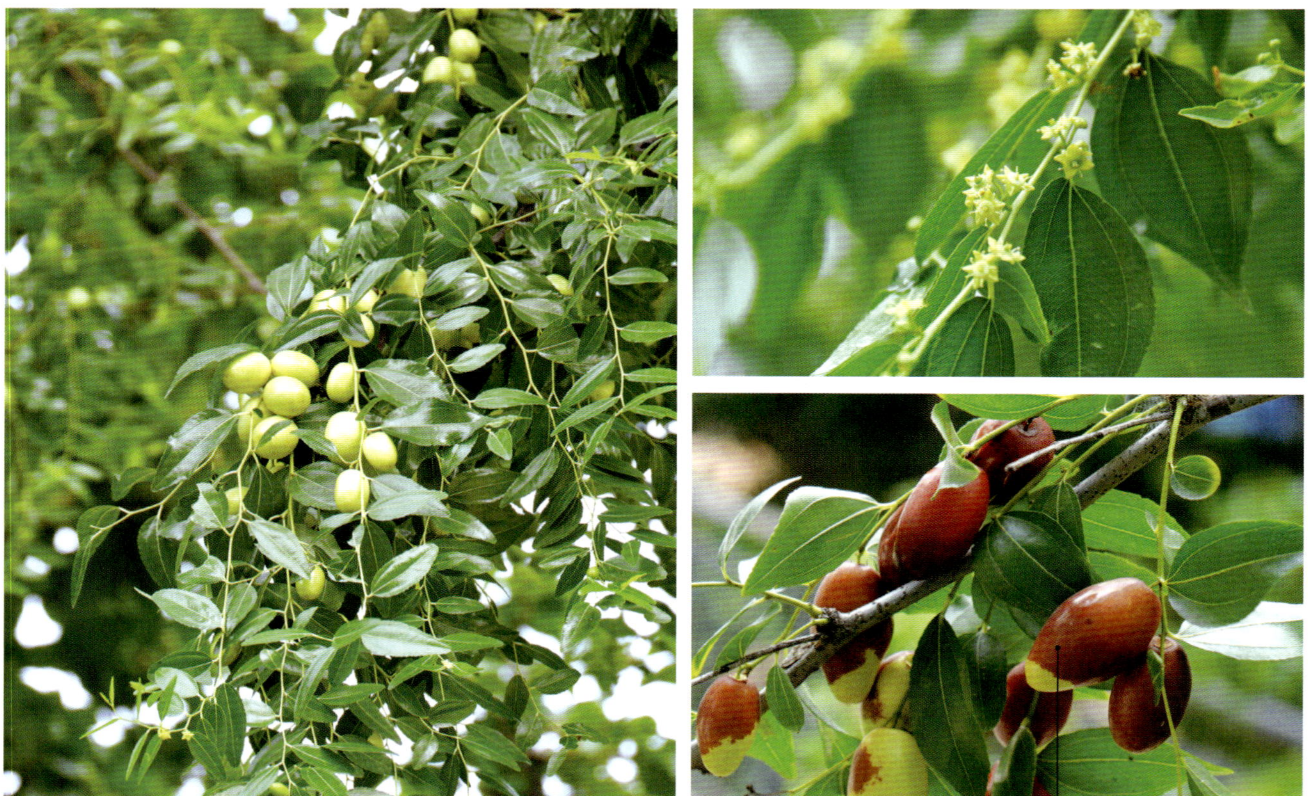

核果长 1.5~4cm

枣

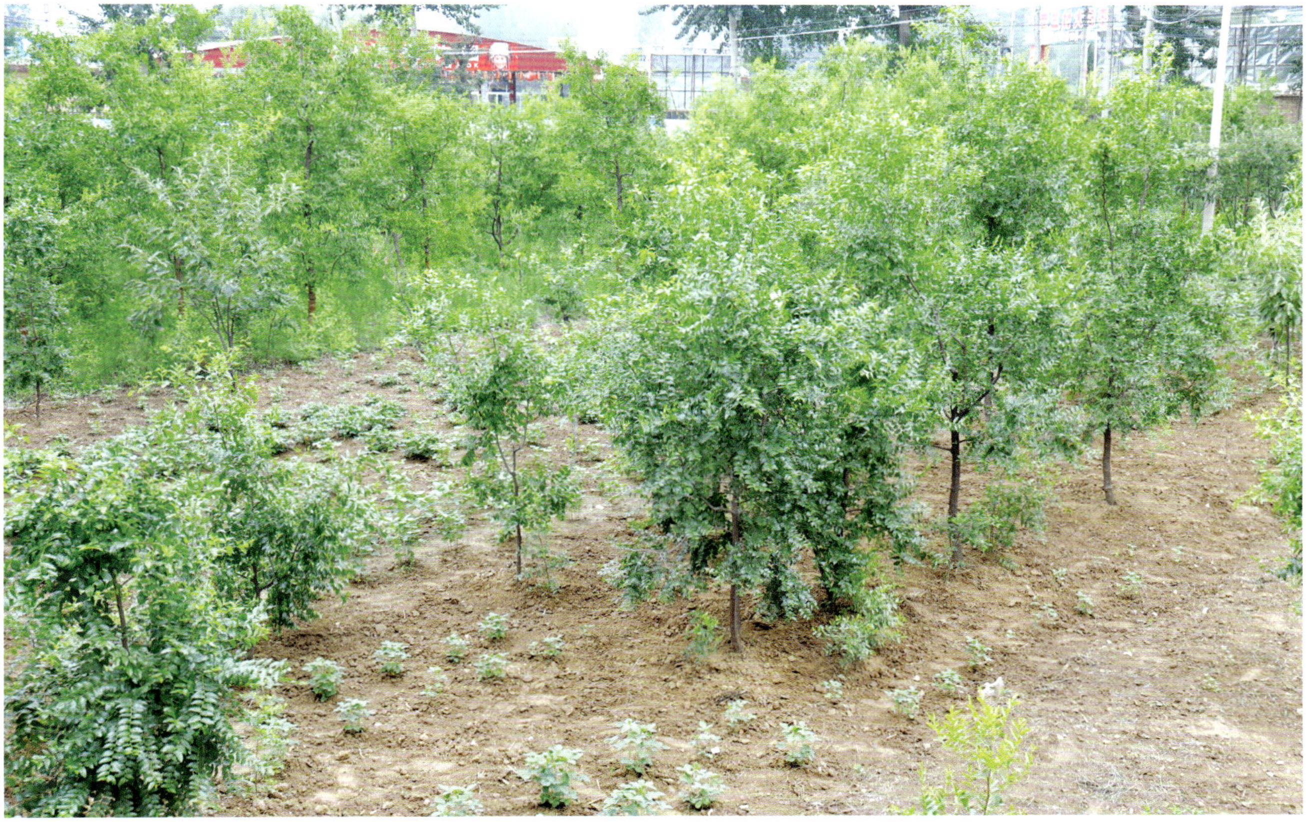

枣（续）

对比鉴别

由于果实性状相近及名称相似，植物枣与其同属植物酸枣 *Ziziphus jujuba* Mill. var. *spinosa* (Bunge) Hu ex H. F. Chou 及胡颓子科植物沙枣 *Elaeagnus angustifolia* L. 容易相混淆。

酸枣与枣主要区别点：核果小，近球形，直径 1.3cm 以下，味酸。

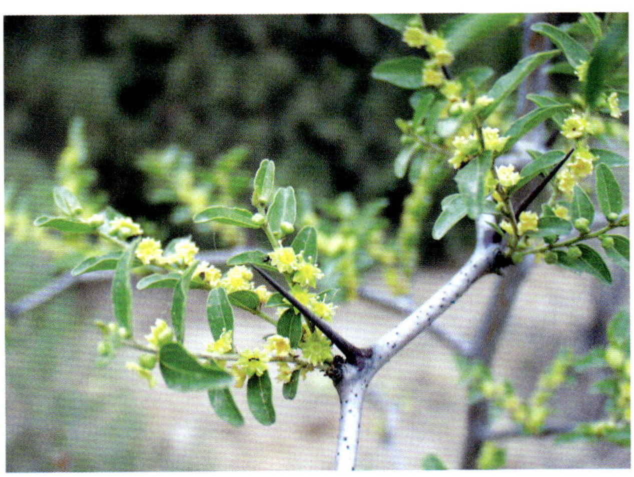

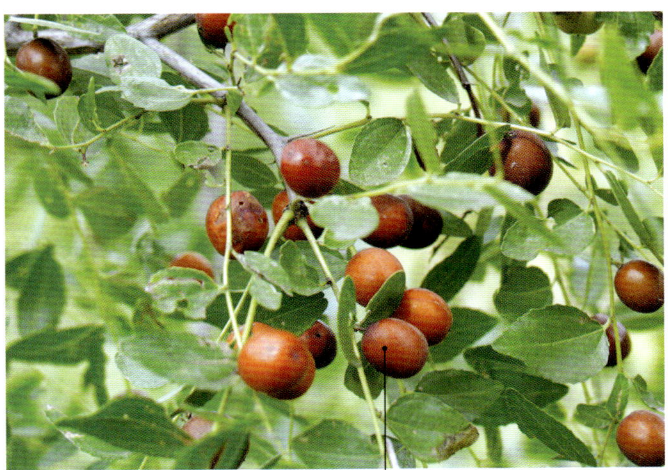

酸枣

沙枣与枣主要区别点：叶矩圆状披针形至狭披针形，两面均有白色鳞片；花被筒钟形；果实密被银白色鳞片。

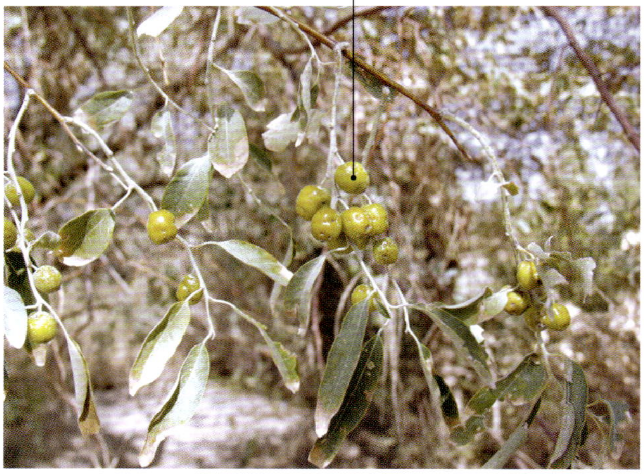

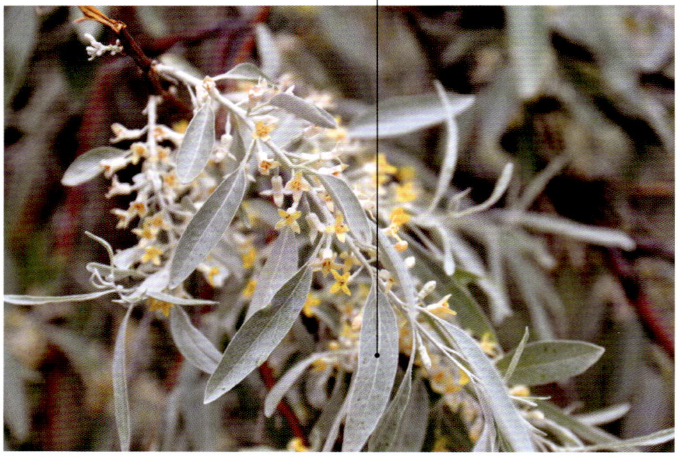

沙枣

大　黄 Dahuang RHEI RADIX ET RHIZOMA

本品为蓼科植物掌叶大黄 *Rheum palmatum* L.、唐古特大黄 *Rheum tanguticum* Maxim. ex Balf. 或药用大黄 *Rheum officinale* Baill. 的干燥根和根茎。

基原植物

■ 掌叶大黄 *Rheum palmatum* L.　别名：北大黄

生于海拔 1500~4400m 的山地林缘或草地。分布于陕西、甘肃、青海、四川、云南、西藏，甘肃有大量栽培。

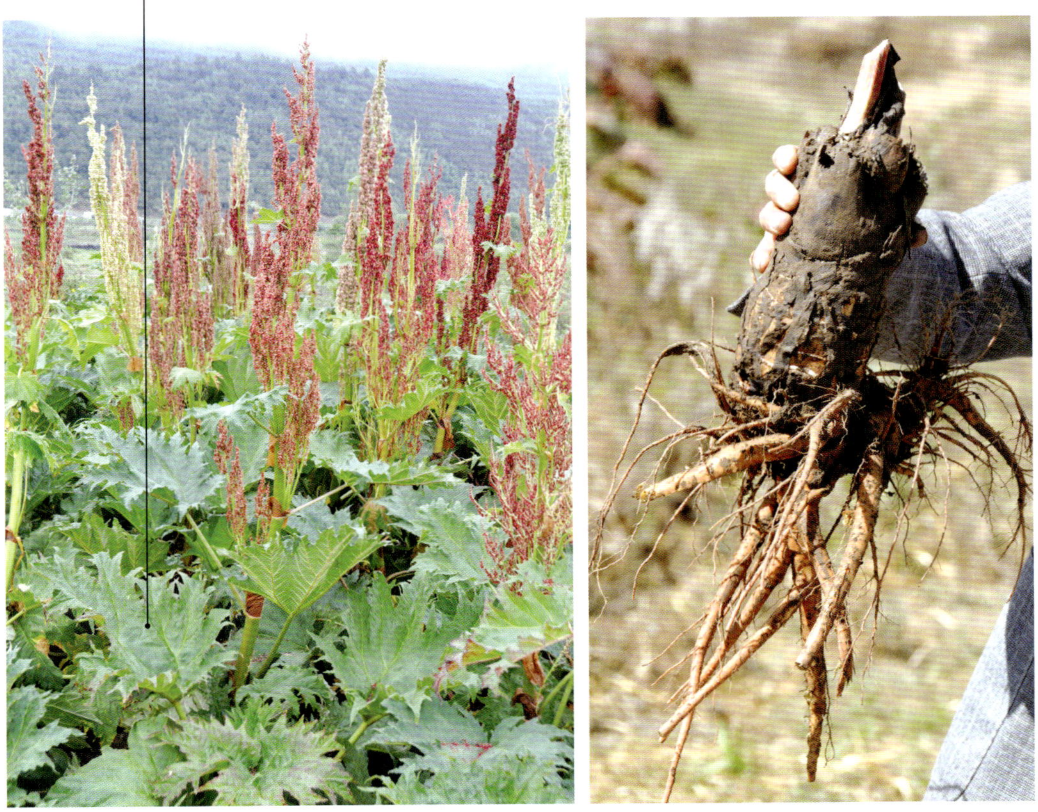

掌叶大黄

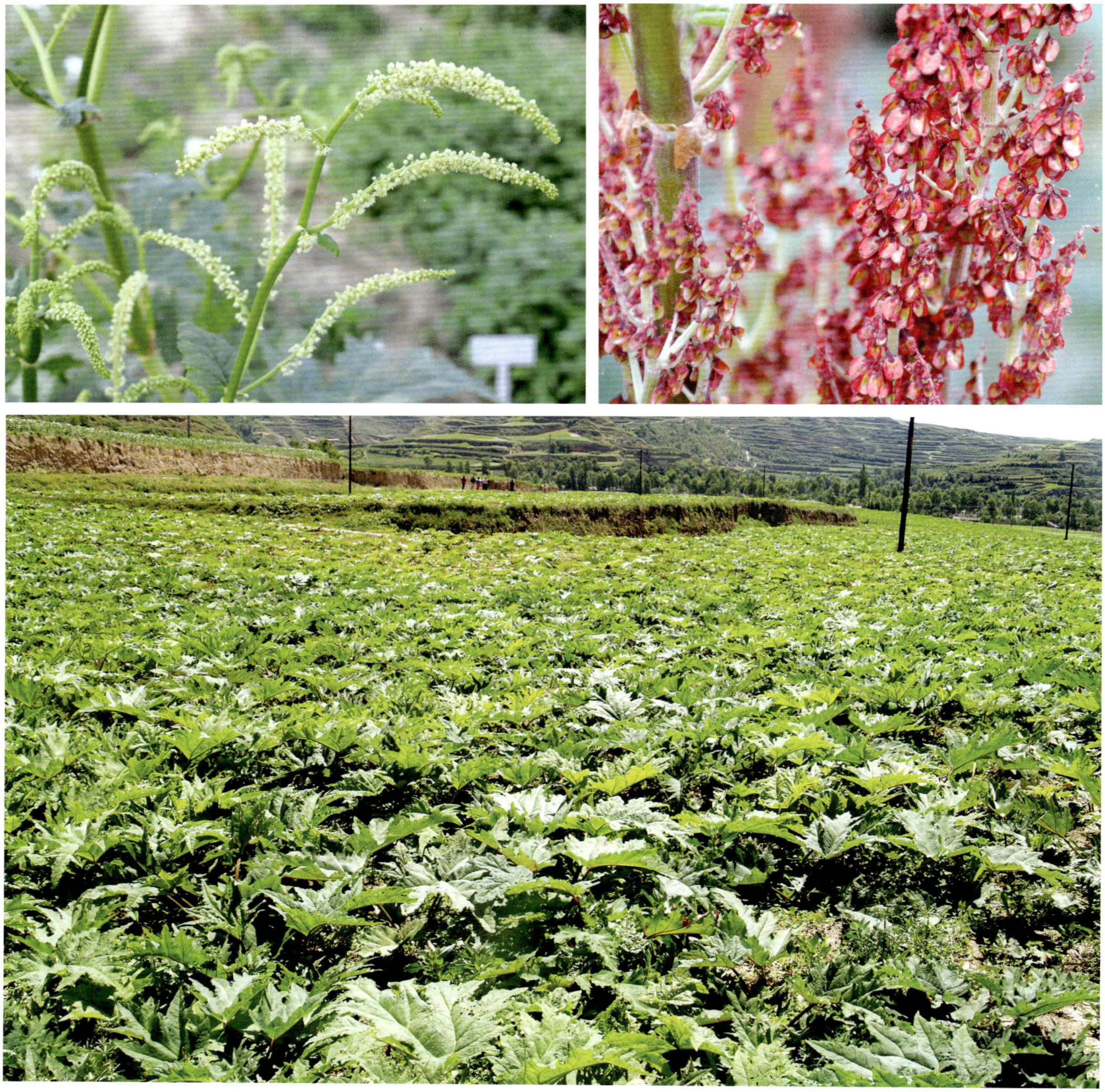

掌叶大黄（续）

■ 唐古特大黄 *Rheum tanguticum* Maxim. ex Balf. 别名：鸡爪大黄

《中国药典》1963 年版记载唐古特大黄的拉丁学名为 *Rheum palmatum* L. var. *tanguticum* Maxim.。生于海拔 1600~3000m 的山地林缘或草地，也有栽培的。分布于甘肃、青海、西藏。

叶深裂，裂片窄长

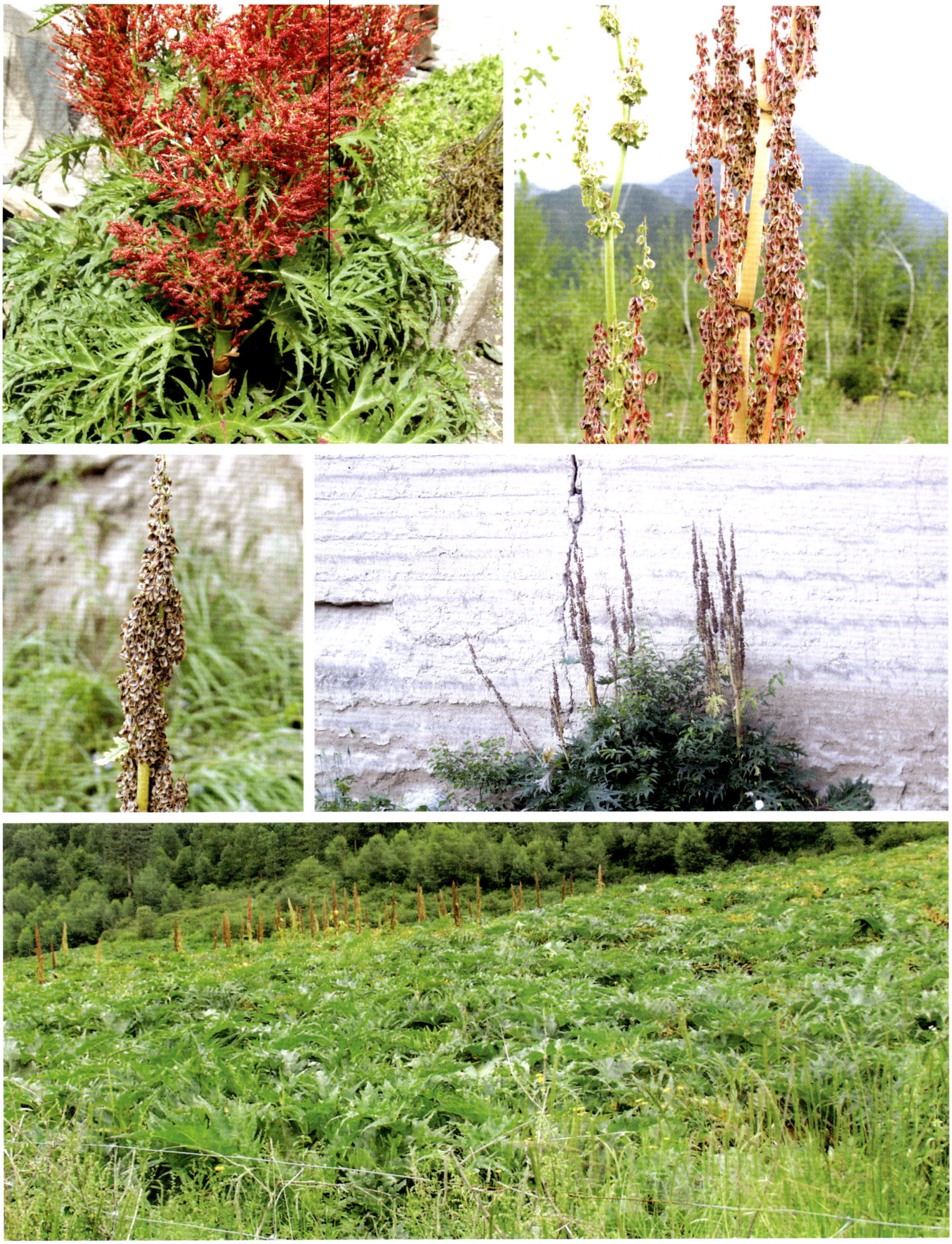

唐古特大黄

■ 药用大黄 *Rheum officinale* Baill. 别名：南大黄

生于海拔 1200~4000m 的山地。分布于陕西、湖北、贵州、四川、云南。

叶浅裂，裂片大齿形或宽三角形

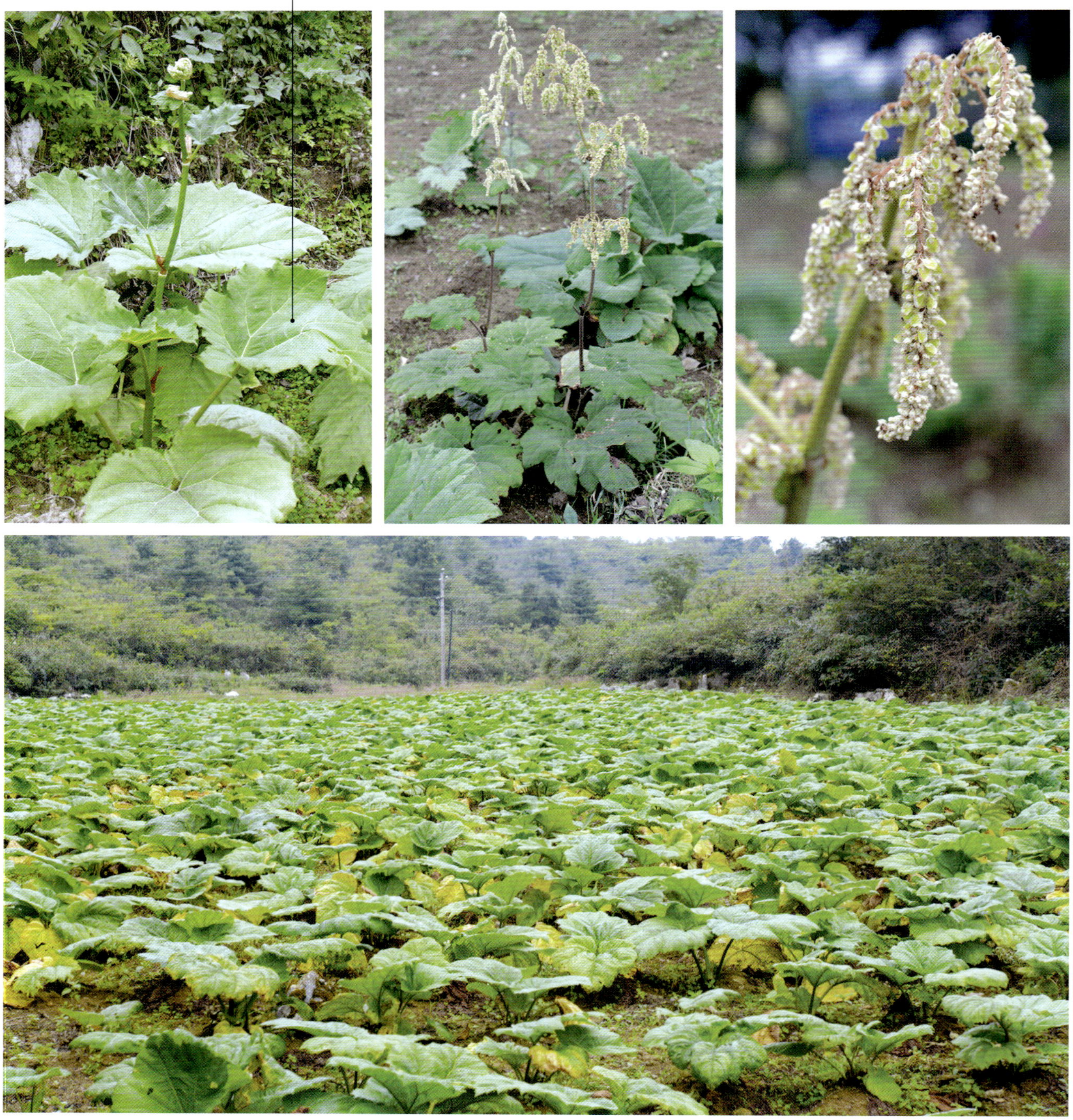

药用大黄

对比鉴别

在民间作为山大黄药用的还有河套大黄 *Rheum hotaoense* C. Y. Cheng et Kao、波叶大黄（华北大黄）*Rheum rhabarbarum* L.、天山大黄 *Rheum wittrockii* Lundstr. 的根和根茎。作为土大黄、羊蹄药用有酸模属植物羊蹄 *Rumex japonicus* Houtt.、钝叶酸模 *Rumex obtusifolius* L.、皱叶酸模 *Rumex crispus* L.、巴天酸模 *Rumex patientia* L. 和尼泊尔酸模 *Rumex nepalensis* Spreng. 等的根和根茎。

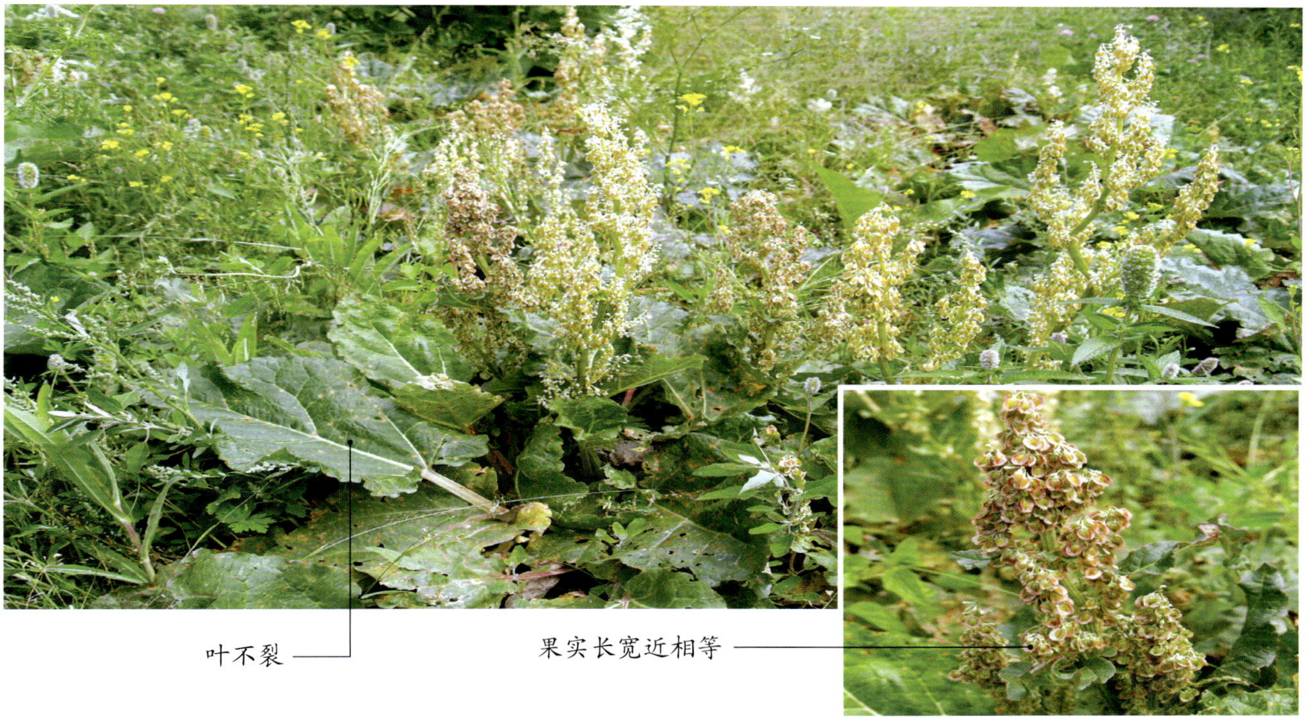

河套大黄

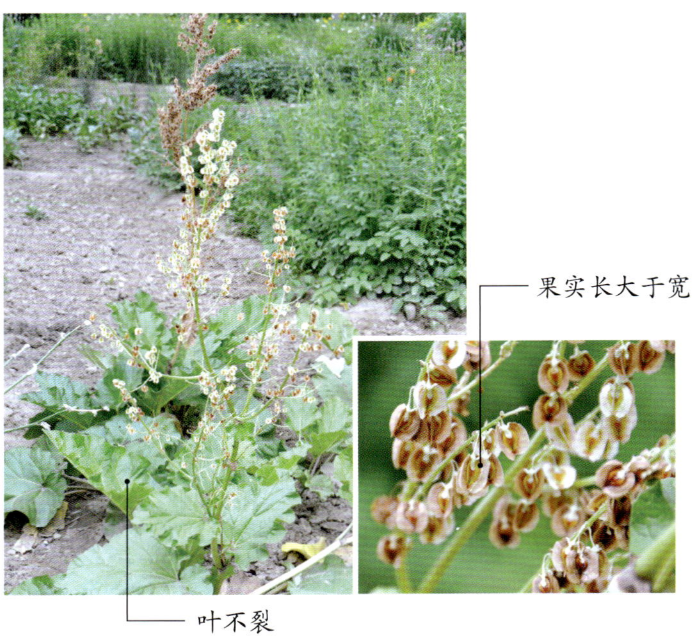

波叶大黄

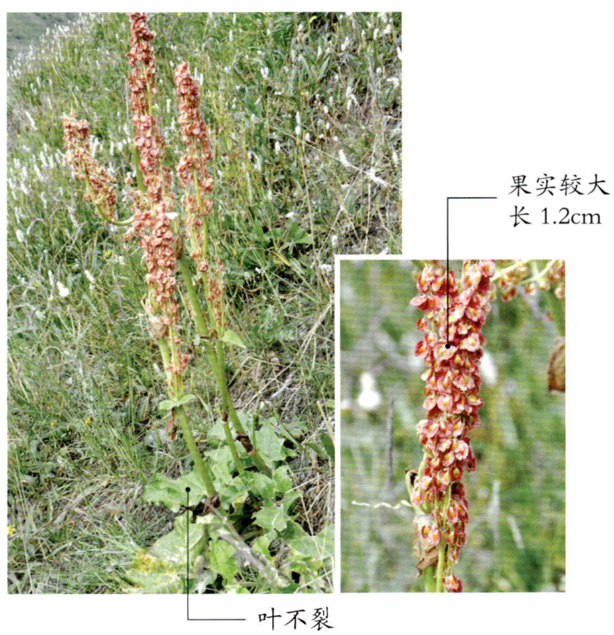

天山大黄

内花被片果时边缘具齿

内花被片果时全部具小瘤

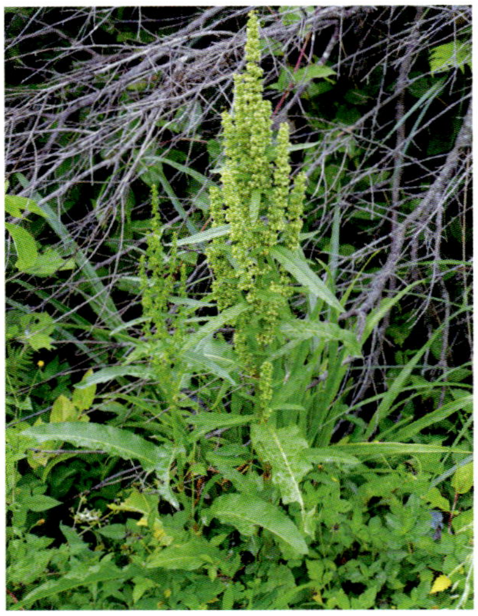

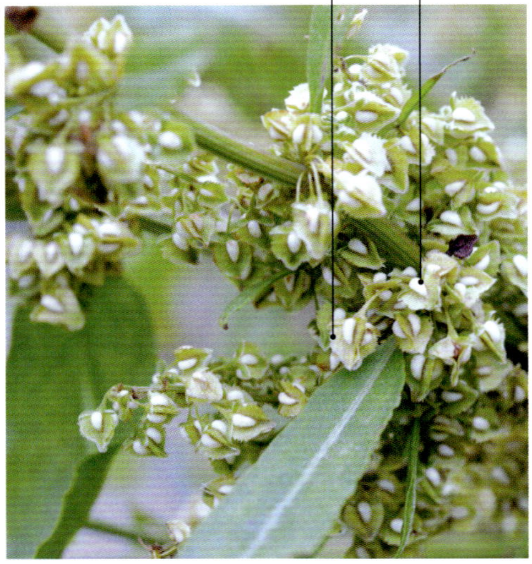

羊蹄

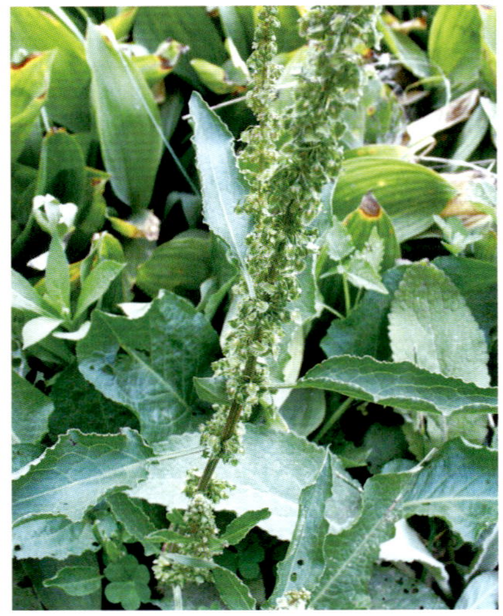

钝叶酸模

内花被片果时边缘近全缘

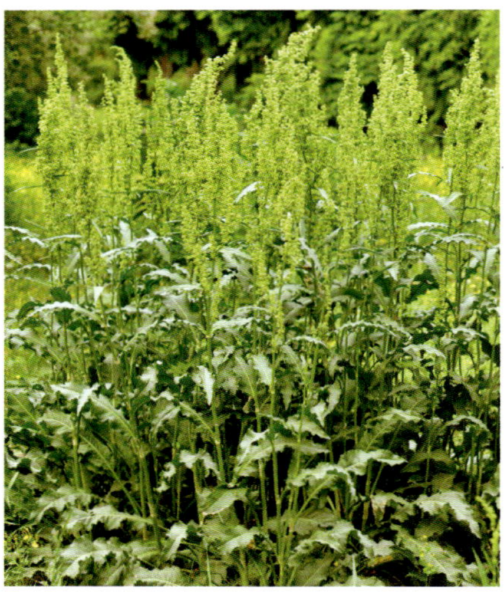

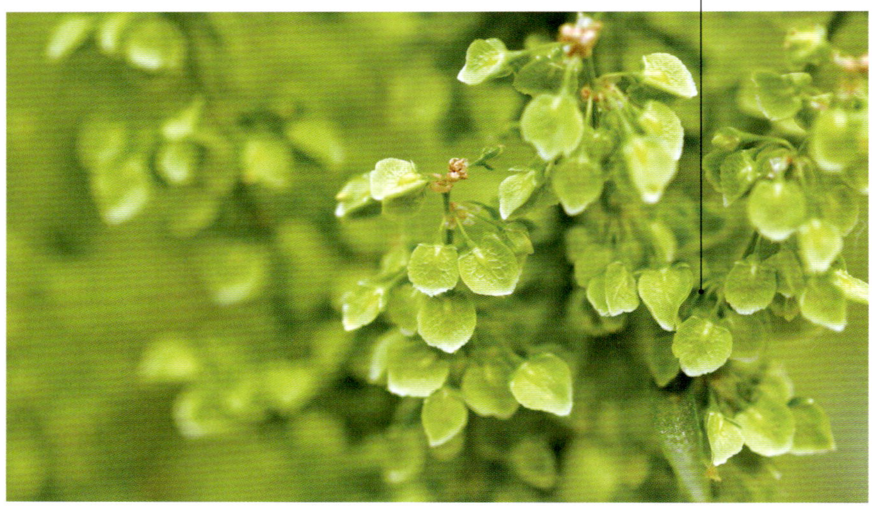

皱叶酸模

内花被片果时边缘近全缘

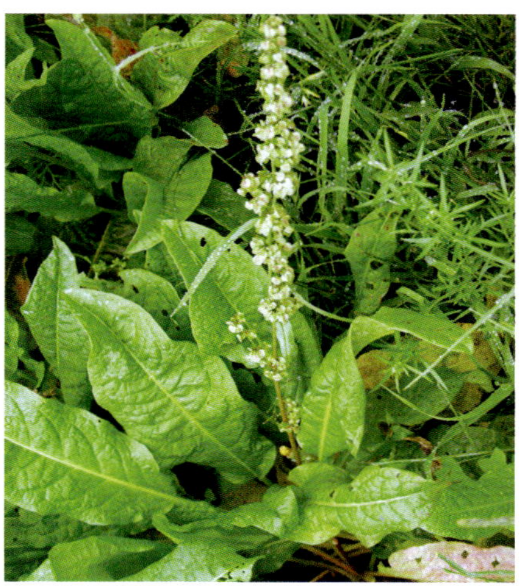

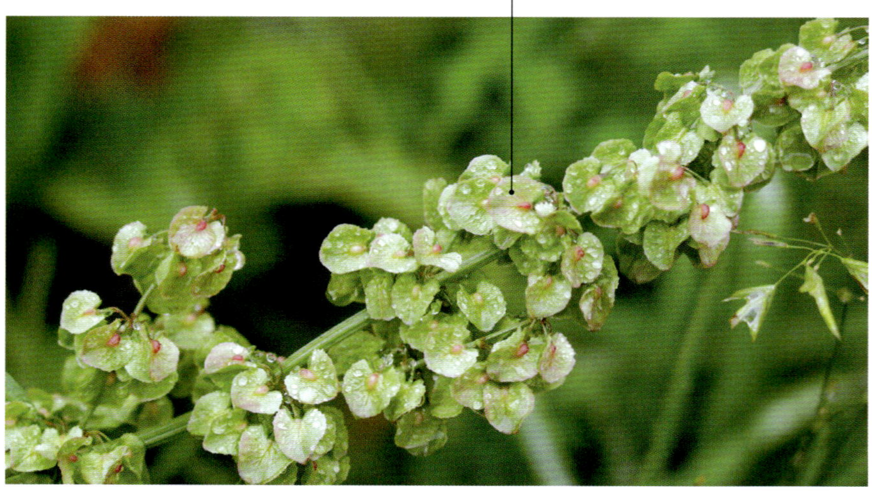

巴天酸模

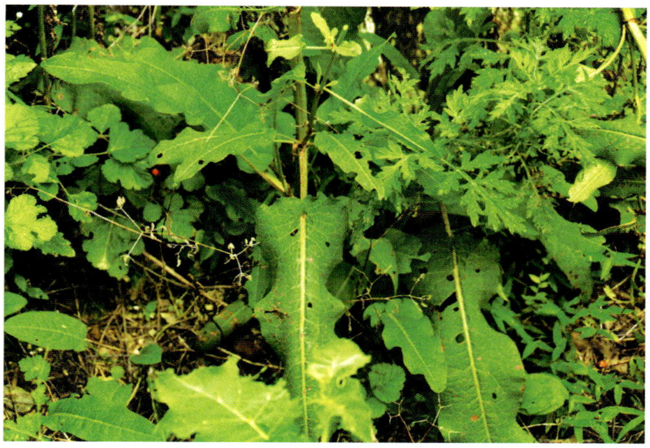

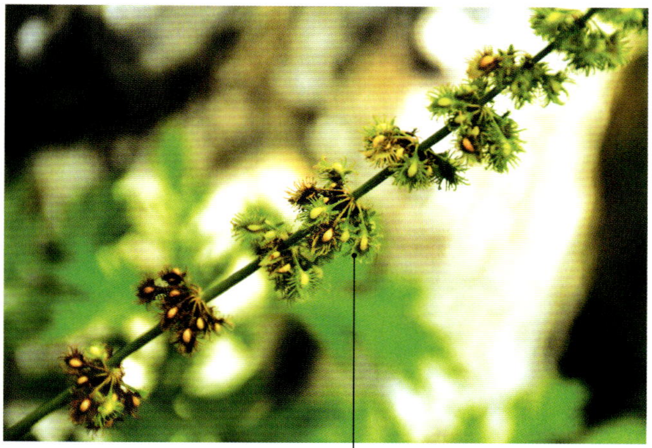

尼泊尔酸模

检索表

1. 叶浅裂、深裂到条裂……2
1. 叶不裂，或具皱波……4
2. 叶深裂，裂片窄长，三角状披针形或窄条形……唐古特大黄
2. 叶浅裂到半裂，裂片呈宽或窄三角形……3
3. 叶浅裂，裂片大齿形或宽三角形……药用大黄
3. 叶浅裂到半裂，裂片呈较窄三角形……掌叶大黄
4. 瘦果有翅……5
4. 瘦果无翅（酸模属）……7
5. 果实较大，圆形或矩圆形，长 1.2cm……天山大黄
5. 果实较小，一般不超过 1cm……6
6. 果实长宽近相等，圆形或近圆形……河套大黄
6. 果实长大于宽，卵形到宽卵形，椭圆形到宽椭圆形……波叶大黄
7. 内花被片果时边缘近全缘……8
7. 内花被片果时边缘具齿或刺状齿……9
8. 基生叶披针形或狭披针形，宽 2~5cm，基部楔形……皱叶酸模
8. 基生叶长圆形或长圆状披针形，宽 5~10cm，基部圆形或近心形……巴天酸模
9. 内花被片果时全部具小瘤，边缘具齿……羊蹄
9. 内花被片果时一部或全部具小瘤，边缘具刺状齿……10
10. 内花被片果时狭三角状卵形，齿长 0.8~1.5mm……钝叶酸模
10. 内花被片果时宽卵形，刺状齿长 1.5~3mm……尼泊尔酸模

大　蒜

Dasuan

ALLII SATIVI BULBUS

本品为百合科植物大蒜 *Allium sativum* L. 的鳞茎。

基原植物

■ **大蒜**　*Allium sativum* L.　别名：蒜

全国各地广泛栽培。

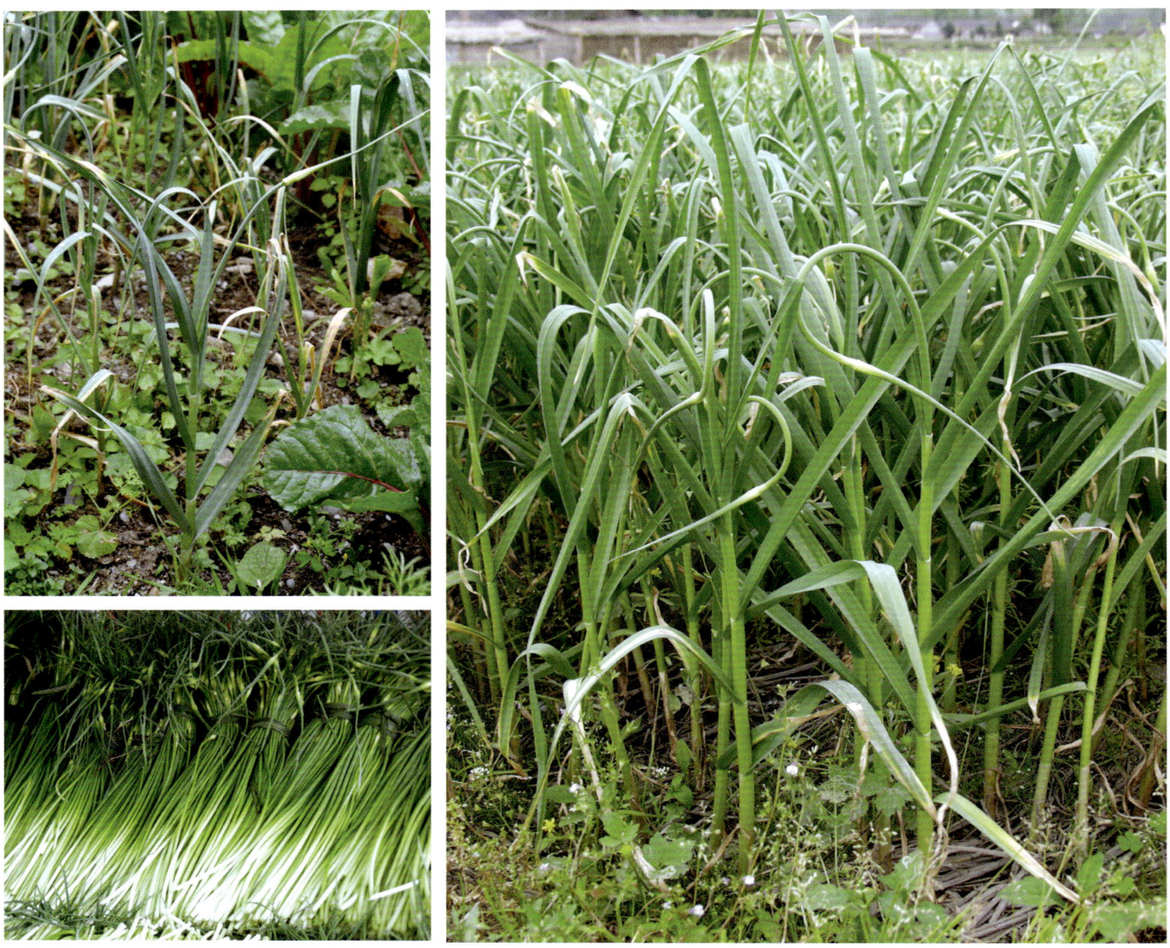

大蒜

大　蓟 Daji CIRSII JAPONICI HERBA

大蓟炭

Dajitan

CIRSII JAPONICI HERBA CARBONISATA

大蓟为菊科植物蓟 *Cirsium japonicum* Fisch. ex DC. 的干燥地上部分；大蓟炭为大蓟的炮制加工品。

基原植物

■ **蓟** *Cirsium japonicum* Fisch. ex DC. 别名：将军草、山萝卜

生于海拔 400~2100m 的林下、林缘、荒地、山坡、农田、路边。分布于河北、山东、江苏、安徽、浙江、江西、福建、台湾、湖北、湖南、广东、广西、陕西、四川、贵州等地。

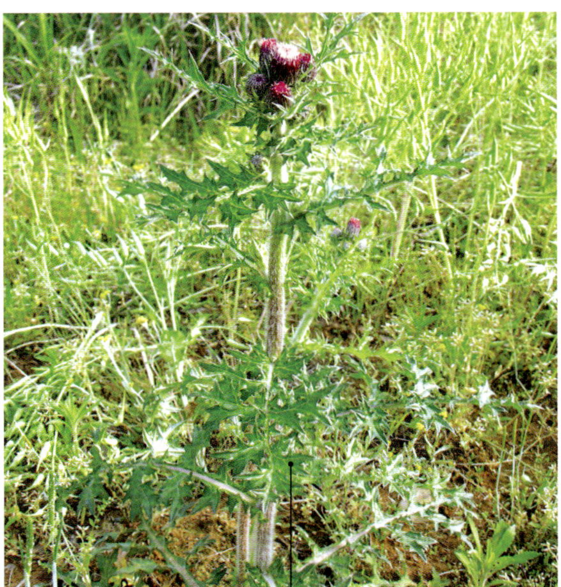

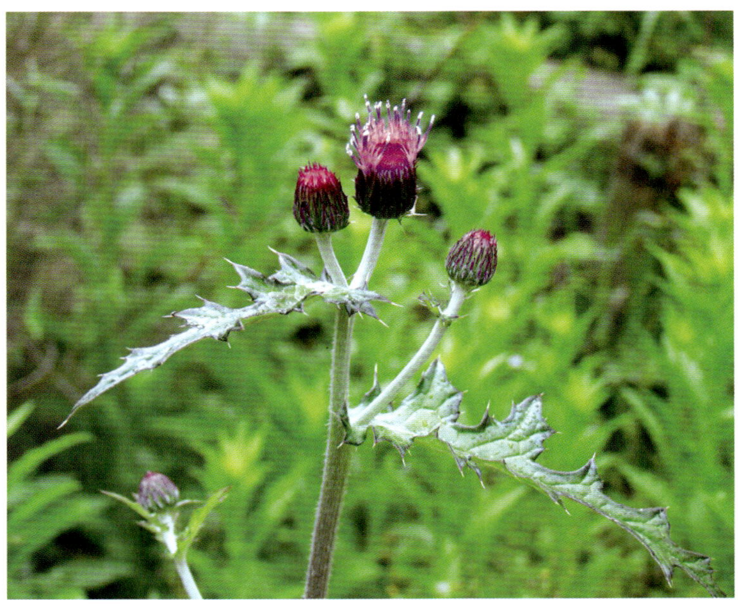

叶片羽状深裂

蓟

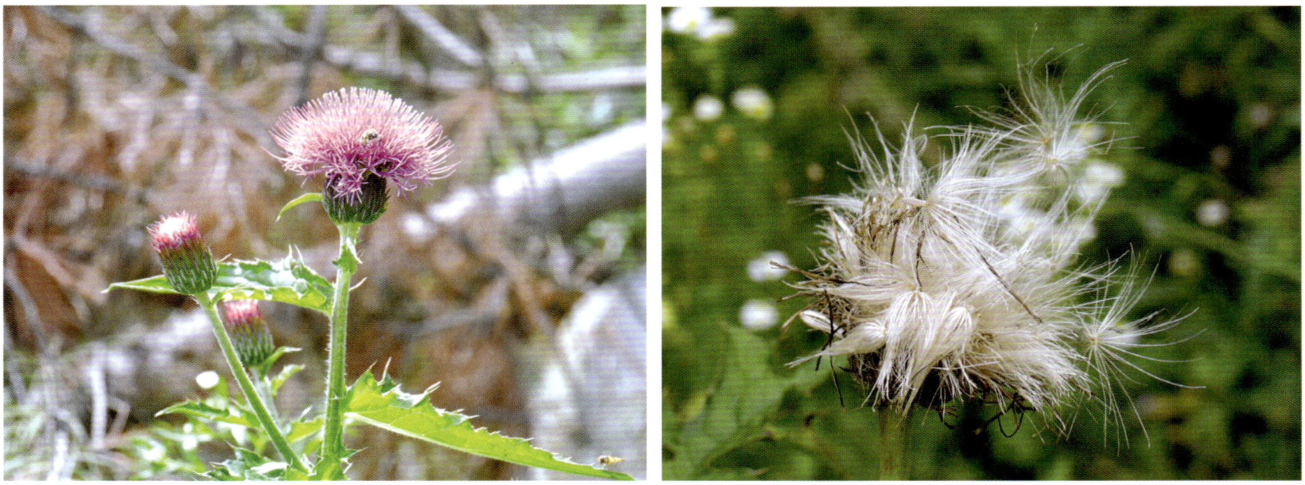

蓟（续）

对比鉴别

《中国药典》2020 年版同时收载药材小蓟，其为同属植物刺儿菜 *Cirsium setosum* (Willd.) MB. 的干燥地上部分。

刺儿菜与蓟主要区别点：基生叶花时凋落，茎生叶椭圆形或椭圆状披针形，近全缘或有疏锯齿，边缘有小刺。

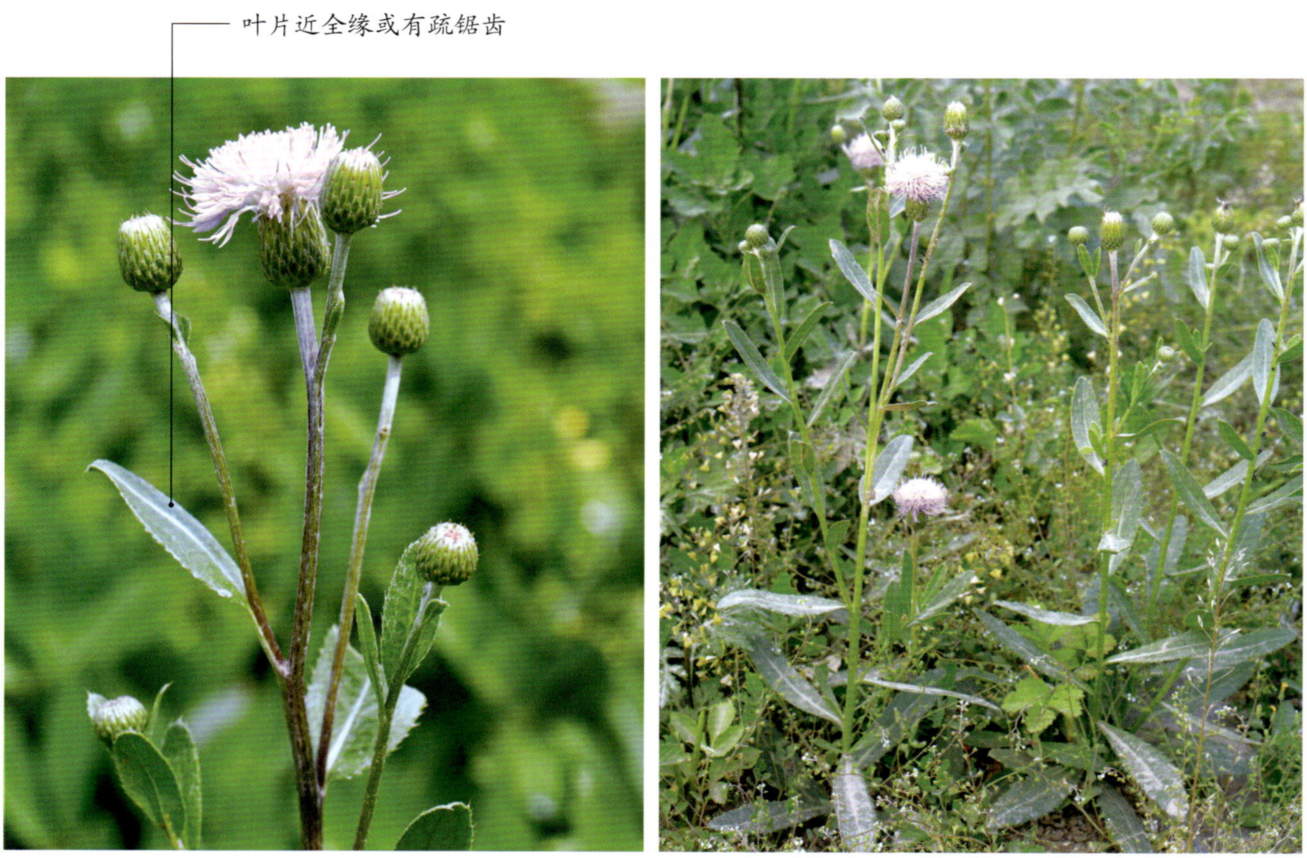

刺儿菜

大腹皮 Dafupi ARECAE PERICARPIUM

本品为棕榈科植物槟榔 *Areca catechu* L. 的干燥果皮。

基原植物

■ **槟榔** *Areca catechu* L.

生于热带地区。栽培于海南、台湾、云南等地。

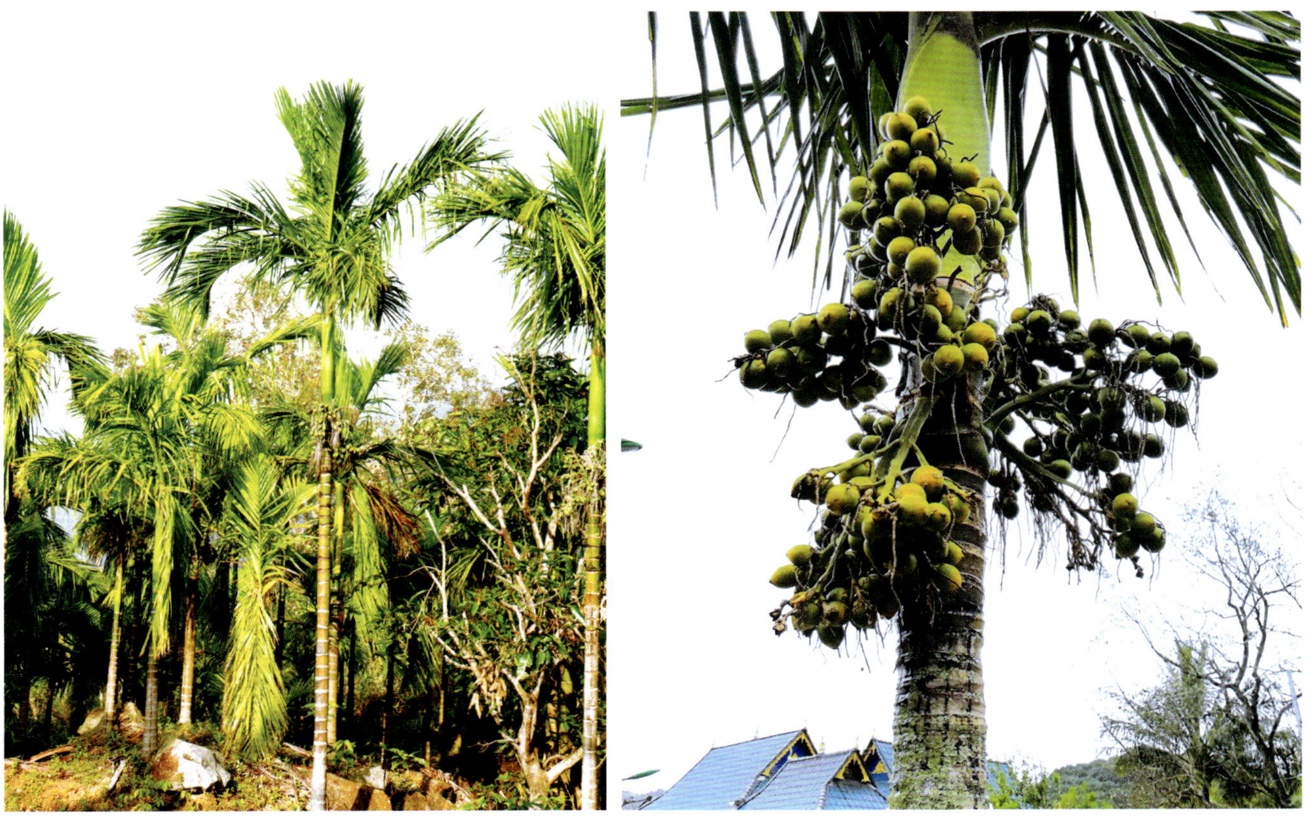

槟榔

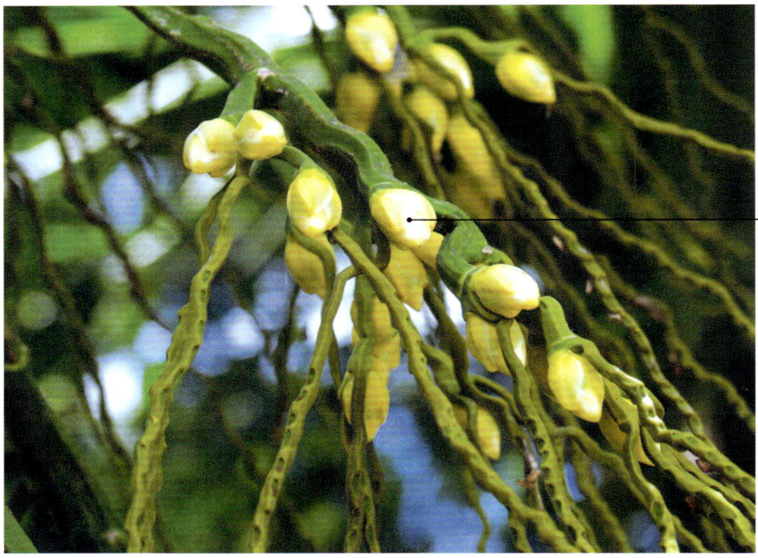

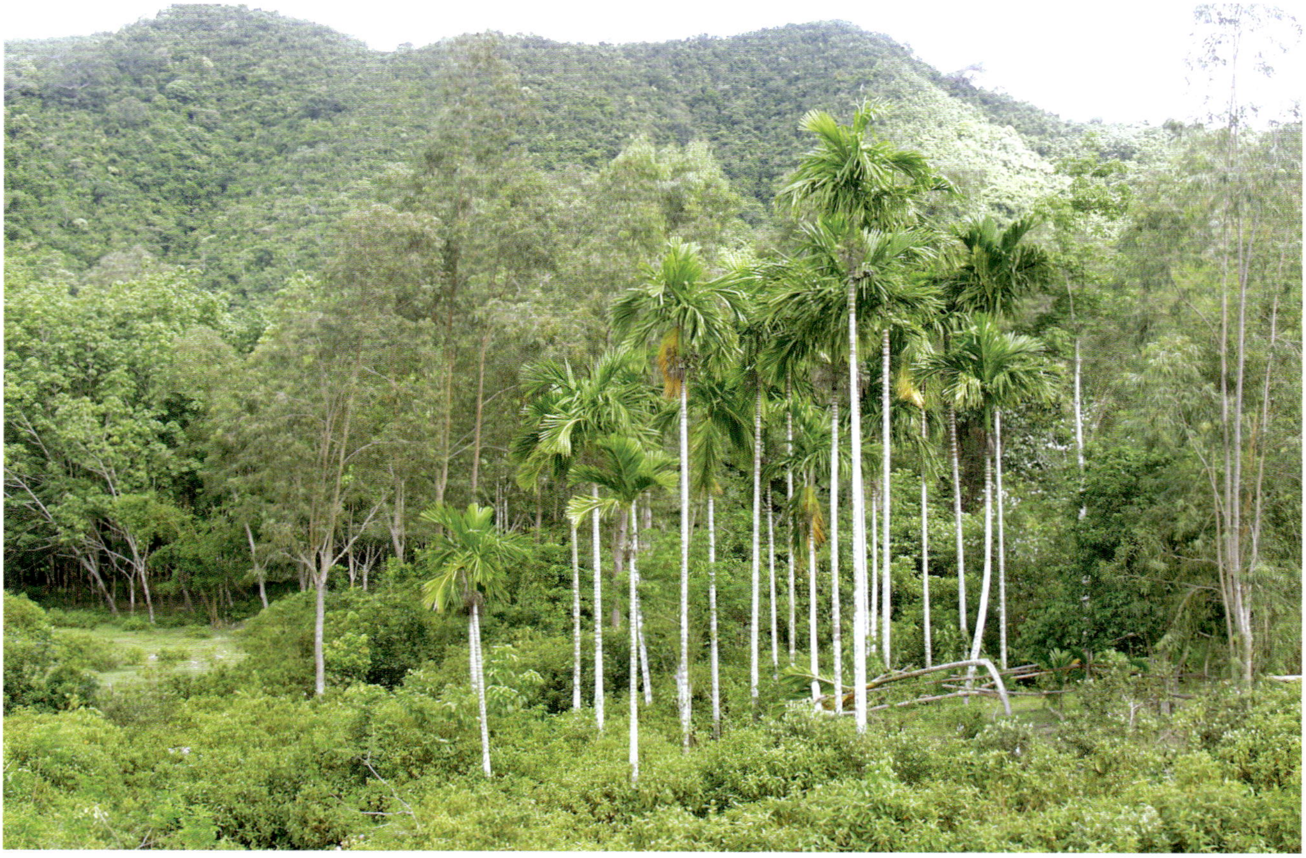

槟榔（续）

山麦冬 Shanmaidong LIRIOPES RADIX

本品为百合科植物湖北麦冬 *Liriope spicata* (Thunb.) Lour. var. *prolifera* Y. T. Ma 或短葶山麦冬 *Liriope muscari* (Decne.) Baily 的干燥块根。

基原植物

■ 湖北麦冬 *Liriope spicata* (Thunb.) Lour. var. *prolifera* Y. T. Ma　别名：山麦冬

Flora of China 记载湖北麦冬的拉丁学名为 *Liriope spicata* (Thunberg) Loureiro。

生于海拔 1800m 以下的山地林下或潮湿处。除东北、内蒙古、新疆、青海、西藏之外，全国各地均有广泛分布和栽培。

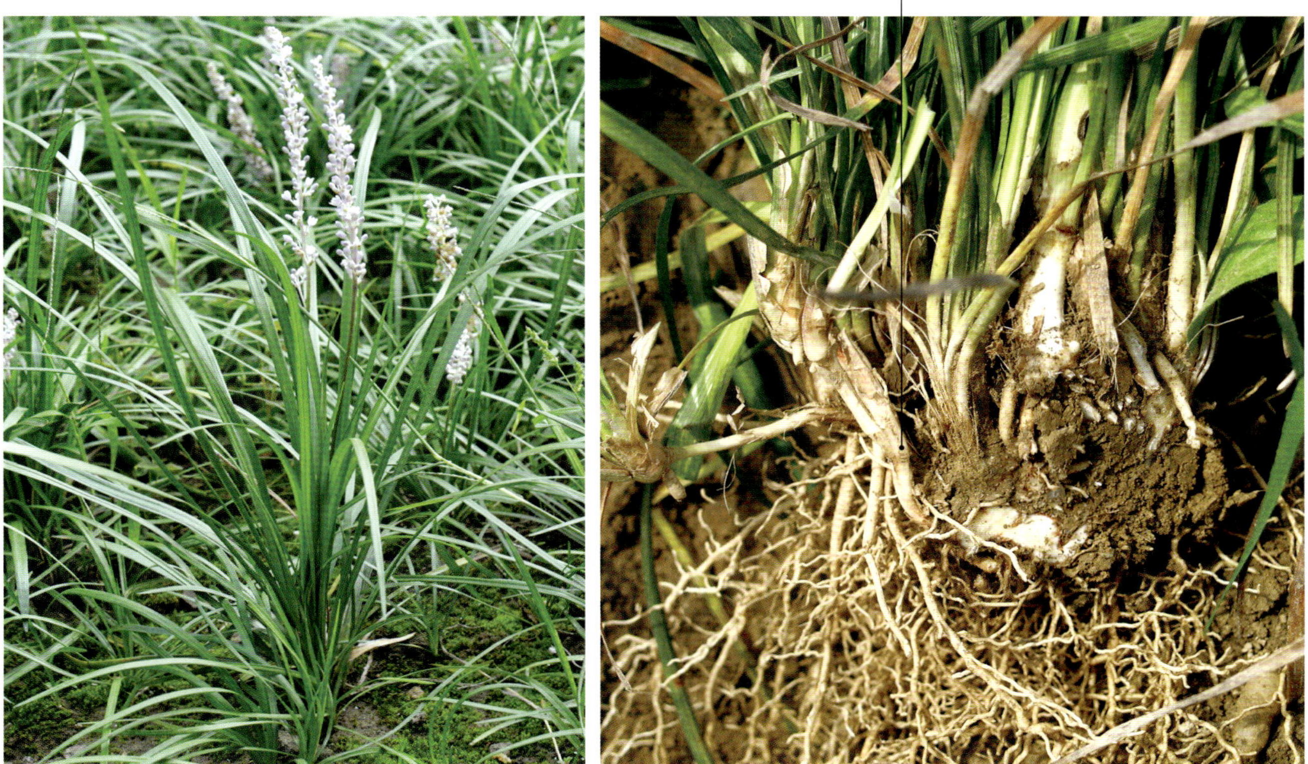

湖北麦冬

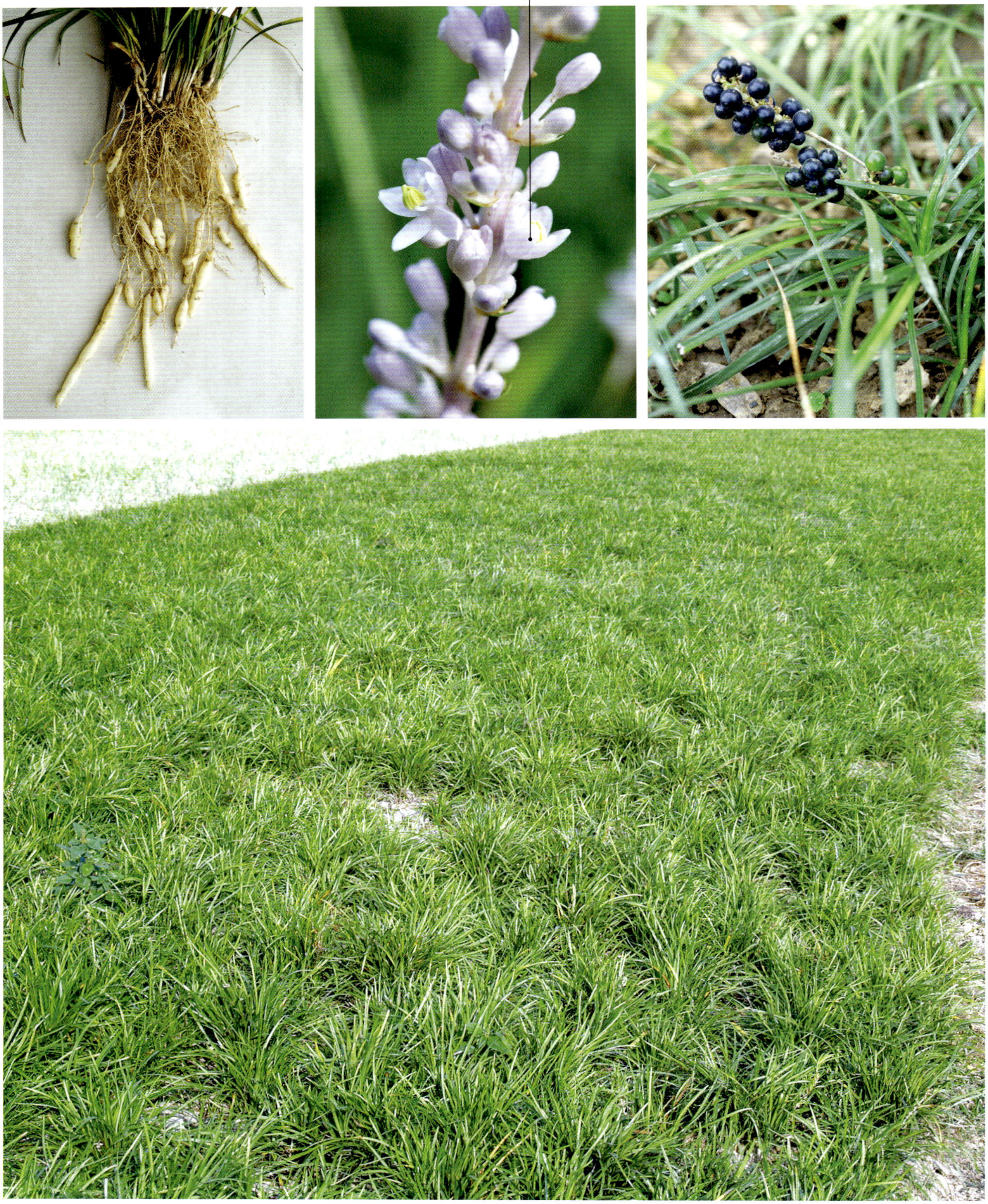

湖北麦冬（续）

■ 短葶山麦冬 *Liriope muscari* (Decne.) Baily 别名：阔叶山麦冬

生于海拔 100~1400m 山地、山谷的疏密林下或潮湿处。分布于广东、广西、福建、江西、安徽、浙江、江苏、山东、河南、湖南、湖北、四川、贵州。

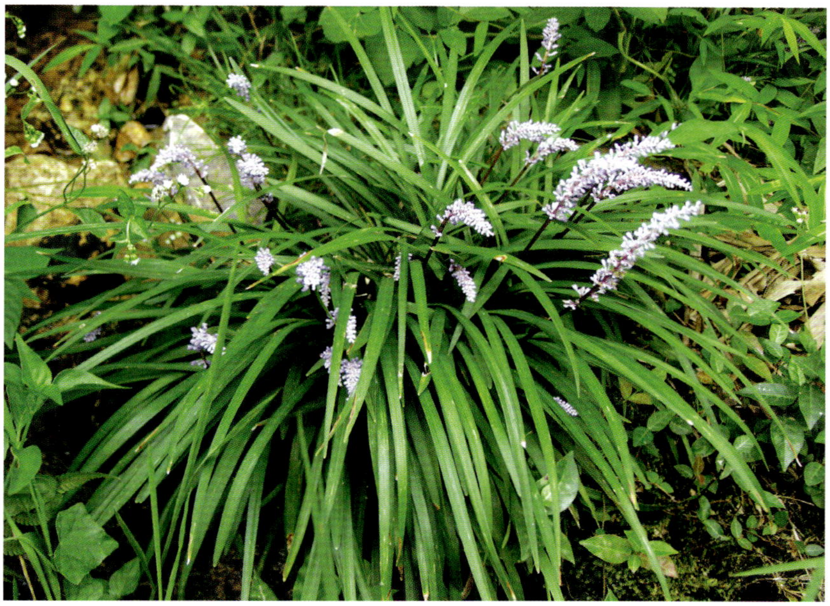

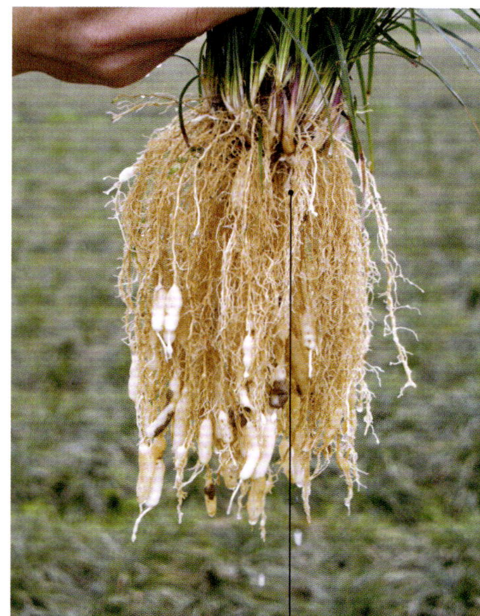

无地下走茎

花近直立，通常 2~8 朵簇生

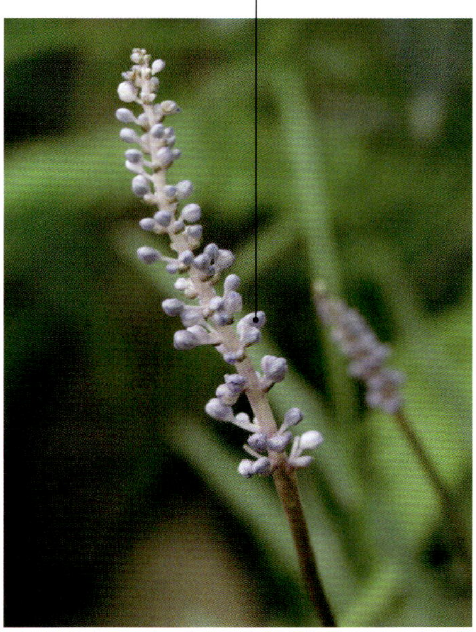

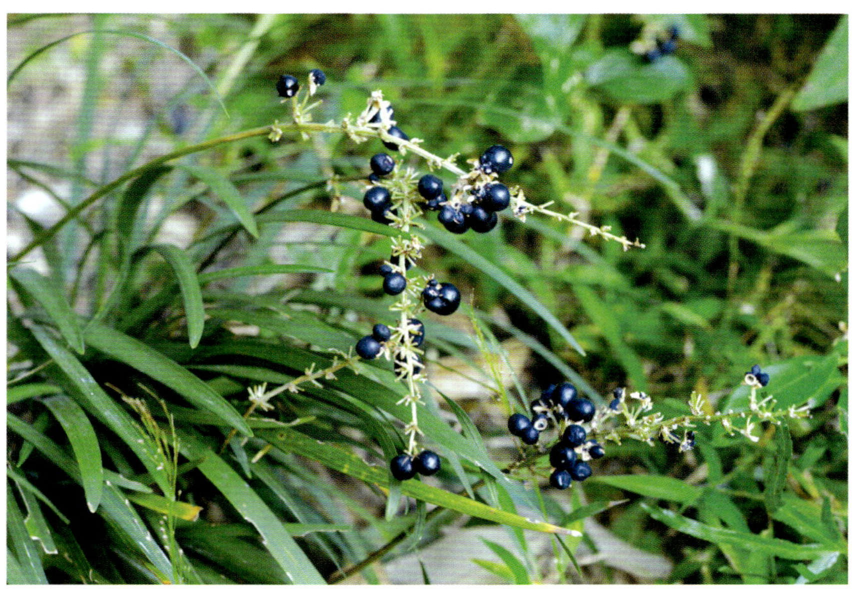

短葶山麦冬

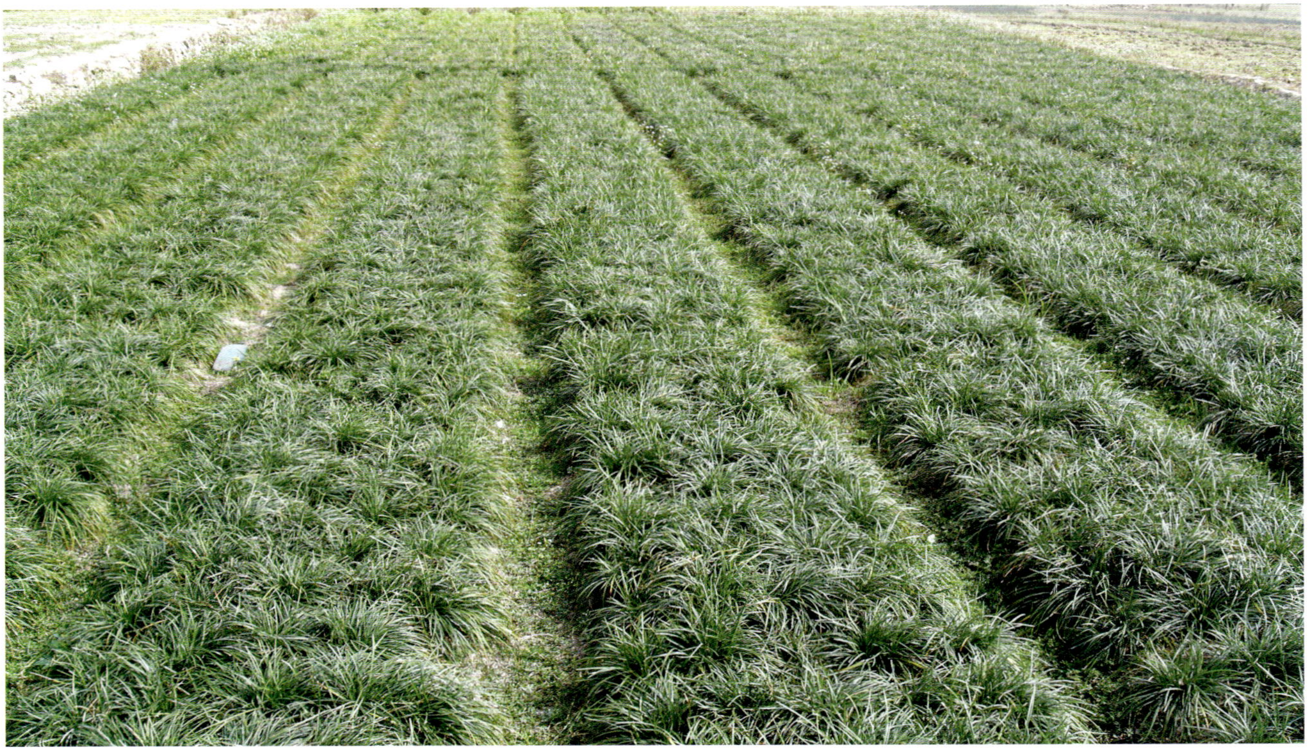

短葶山麦冬（续）

对比鉴别

《中国药典》2020 年版记载百合科植物湖北麦冬与短葶山麦冬的块根入药，称山麦冬；麦冬 *Ophiopogon japonicus* (L. f.) Ker-Gawl. 的块根入药，称麦冬。某些地方沿阶草 *Ophiopogon bodinieri* Lévl. 的块根也作麦冬入药，它与药材麦冬的性状相似，极易混淆。禾本科植物淡竹叶 *Lophatherum gracile* Brongn. 的块根形似药材麦冬，华东地区亦称“竹叶麦冬”，应注意鉴别，防止混用。*Flora of China* 记载，我国山麦冬属植物共 6 种，除湖北麦冬和短葶山麦冬外，较常见的植物还有甘肃山麦冬 *Liriope kansuensis* (Batal.) C. H. Wright 和禾叶山麦冬 *Liriope graminifolia* (L.) Baker，但未见其块根以药材“山麦冬”入药。

花俯垂；花葶通常比叶短得多

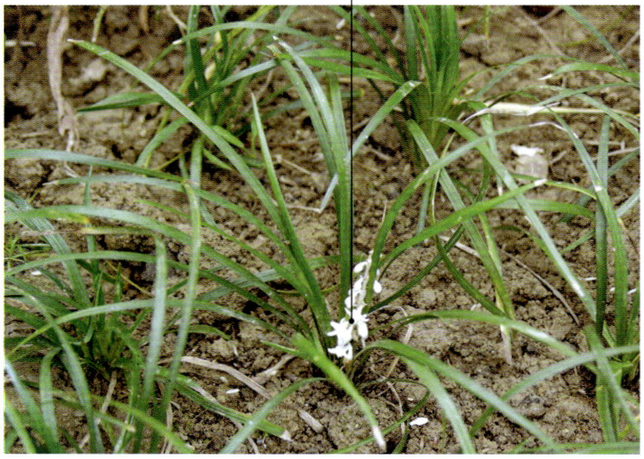

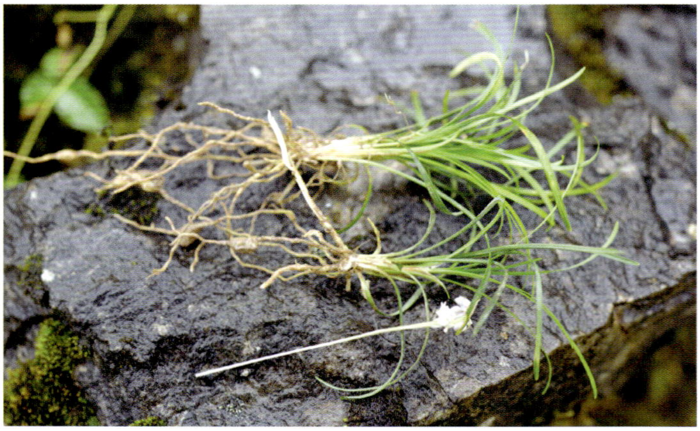

麦冬

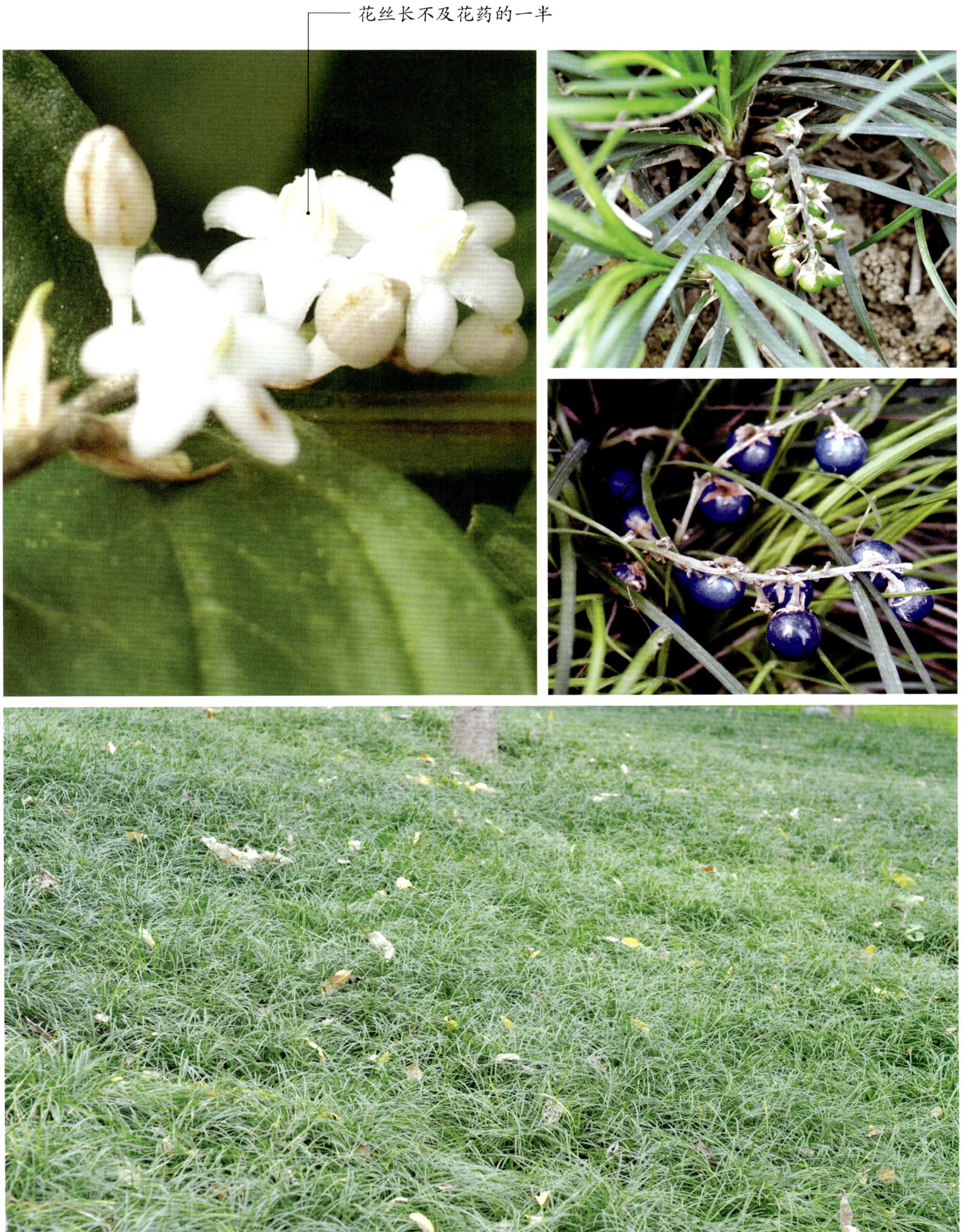

麦冬（续）

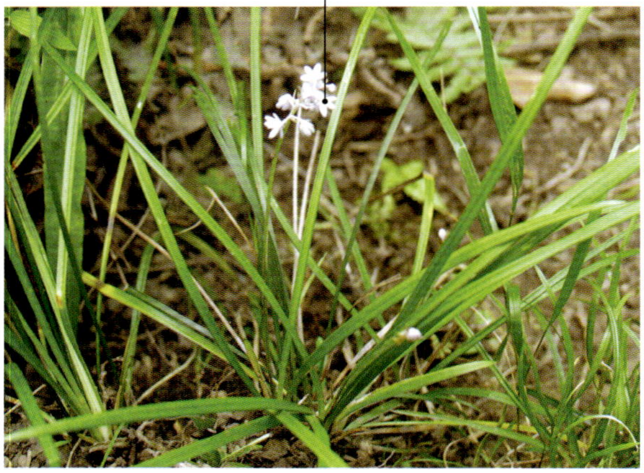

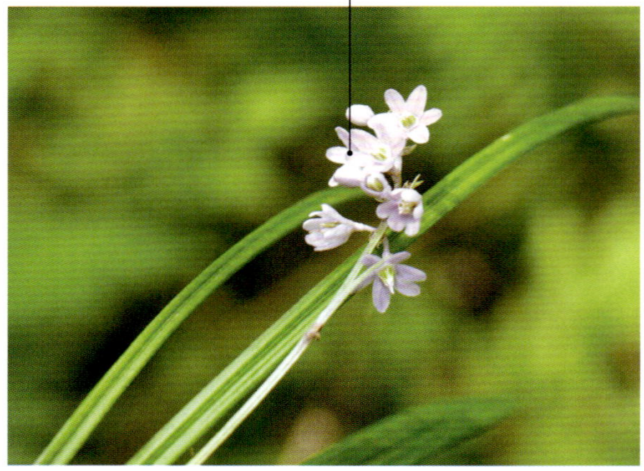

沿阶草

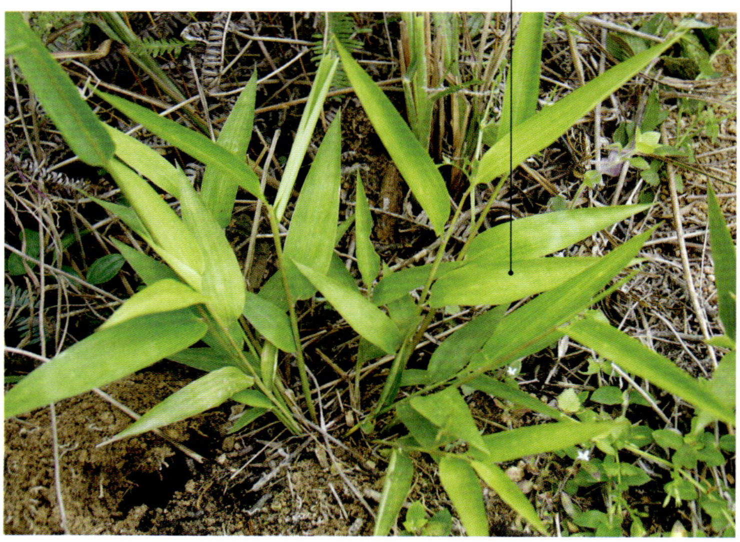

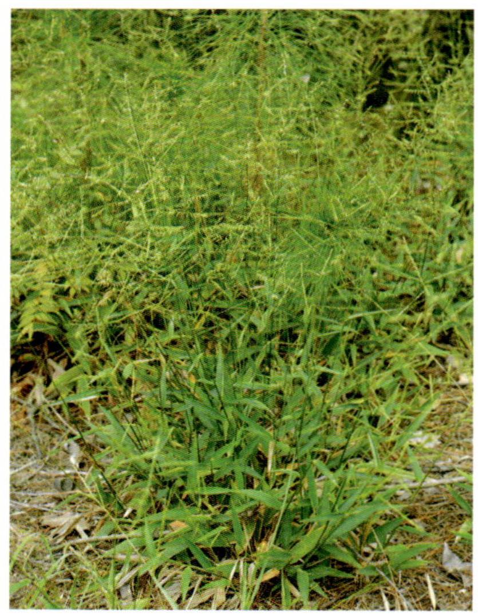

淡竹叶

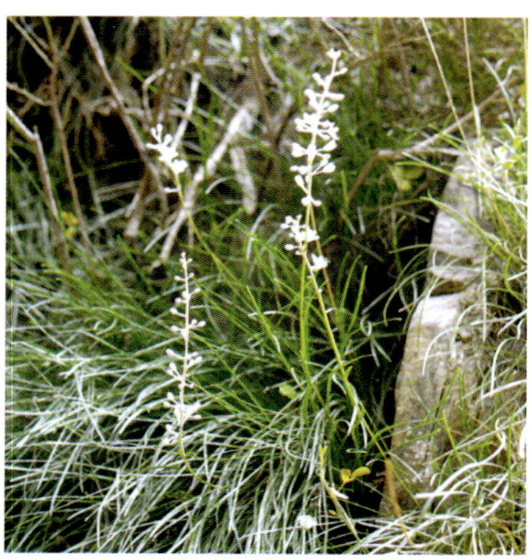

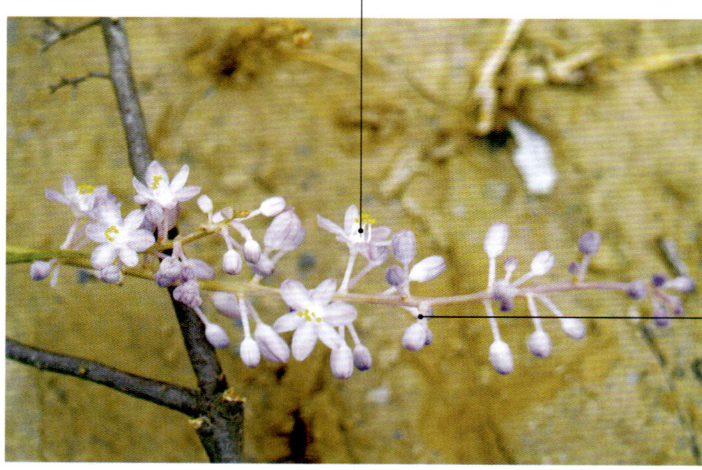

甘肃山麦冬

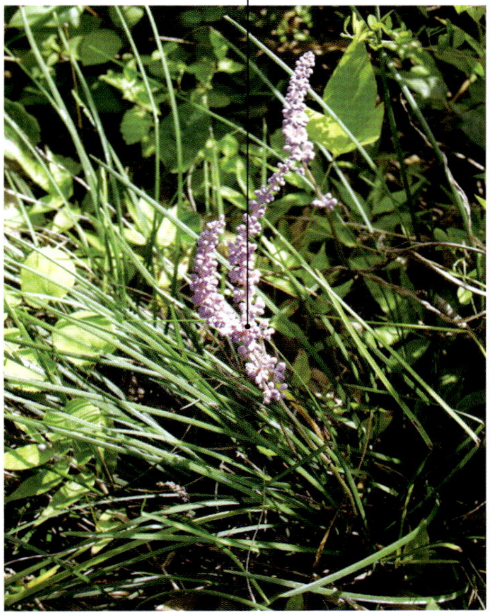

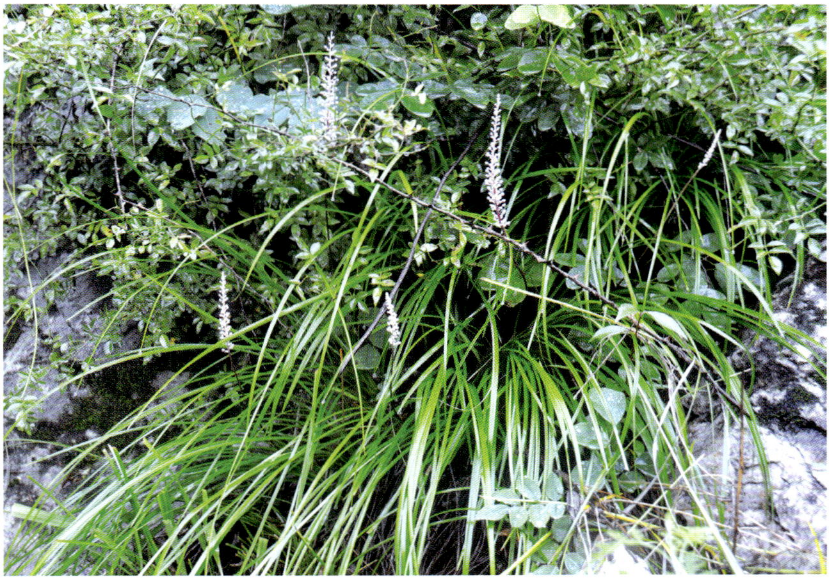

禾叶山麦冬

检索表

1. 叶片披针形，具横脉；圆锥花序……淡竹叶
1. 叶片线状，无横脉；总状花序……2
2. 花多少俯垂；花丝不明显或稍明显，长不及花药的一半……3
2. 花近直立；花丝与花药近等长或比花药长……4
3. 花葶通常比叶短得多……麦冬
3. 花葶通常稍短于叶或与叶近等长……沿阶草
4. 花丝与花药近等长；花通常单生或2朵簇生于苞片腋内……甘肃山麦冬
4. 花丝几等长于花药；花通常2~8朵簇生于苞片腋内，少有单生的……5
5. 花药近矩圆形，较短，长约1mm，通常短于花丝……禾叶山麦冬
5. 花药狭矩圆形或近矩圆状披针形，长1.5~2mm，几等长于花丝……6
6. 无地下走茎；叶宽8~22mm；花药近矩圆状披针形……短葶山麦冬
6. 具地下走茎；叶宽5~8mm；花药狭矩圆形……湖北麦冬

山豆根

Shandougen

SOPHORAE TONKINENSIS RADIX ET RHIZOMA

本品为豆科植物越南槐 *Sophora tonkinensis* Gagnep. 的干燥根和根茎。

基原植物

■ 越南槐 *Sophora tonkinensis* Gagnep. 别名：广豆根

1963~1977 年间的几版《中国药典》记载越南槐的拉丁学名为 *Sophora subprostrata* Chun et T. Chen。生于海拔 1000~2000m 处的向阳石灰岩山地或岩石缝中。分布于广西、贵州、云南。

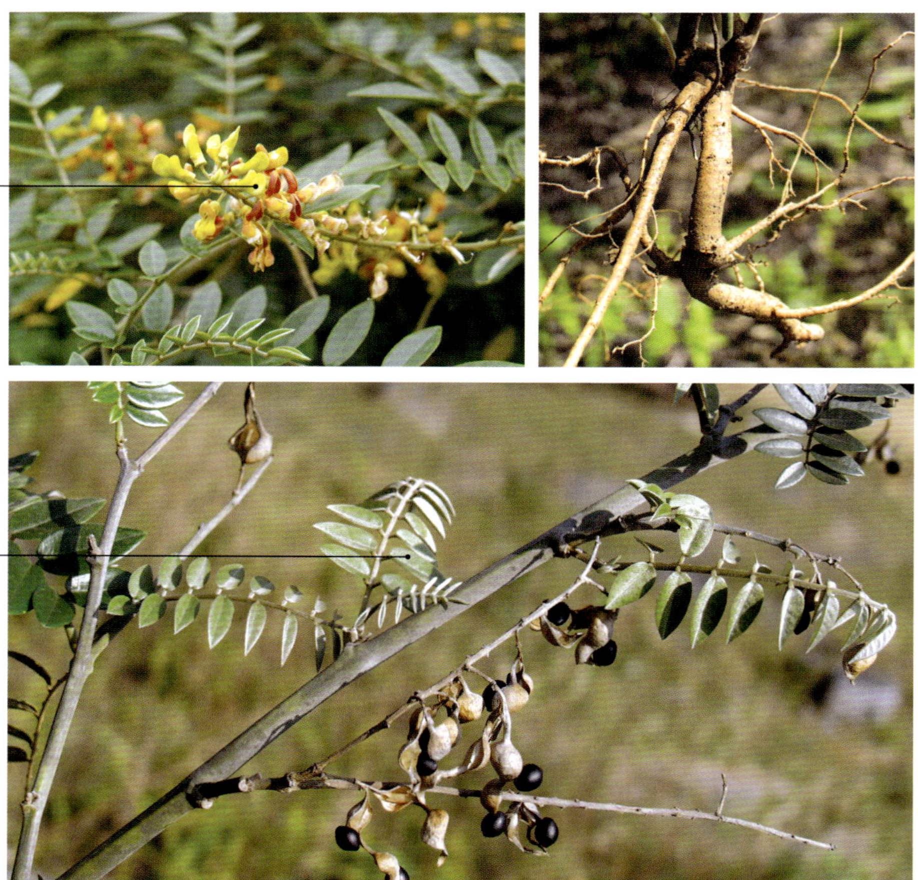

越南槐

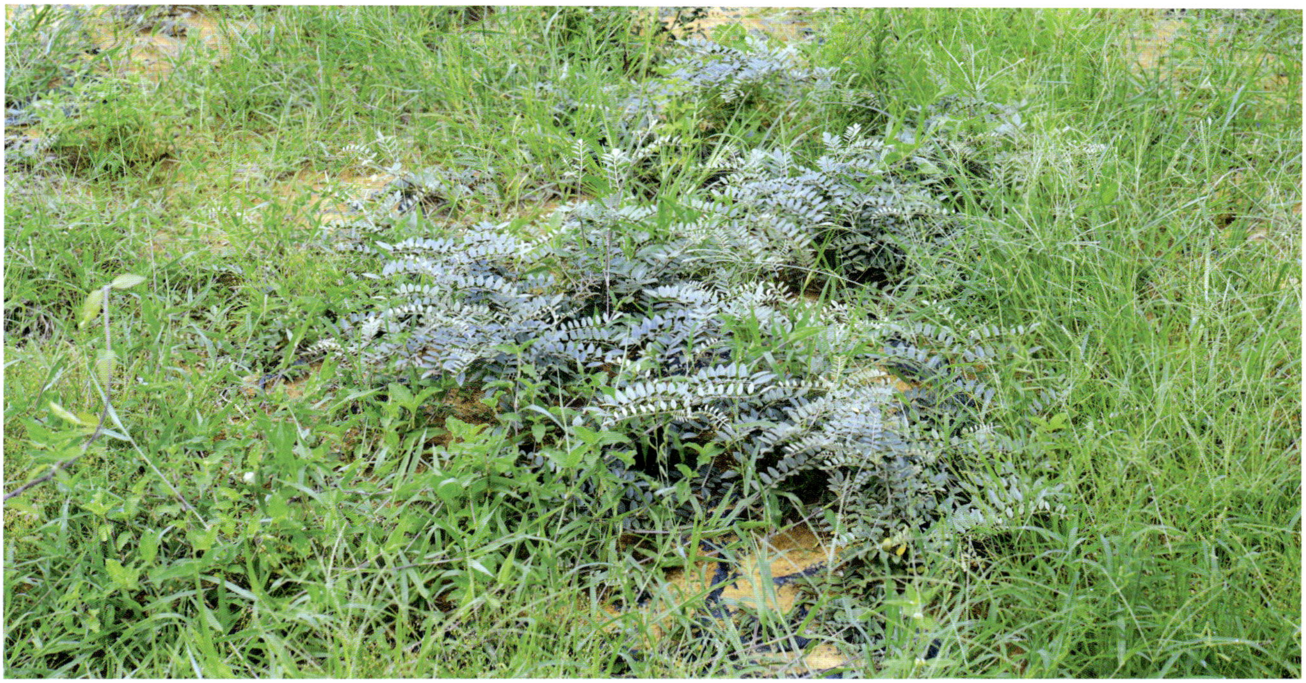

越南槐（续）

对比鉴别

《常用中药材品种整理和质量研究》（南方协作组）记载山豆根的药材商品分为4大类。①山豆根（广豆根）为越南槐的根及根茎，主产于广西，广东、贵州及云南有少量生产。②北豆根为防己科植物蝙蝠葛 *Menispermum dauricum* DC. 的干燥根茎，主产于东北、华北地区。③土豆根为木蓝属多花木蓝 *Indigofera amblyantha* Craib、苏木蓝 *Indigofera carlesii* Craib.、华东木蓝 *Indigofera fortunei* Craib.、花木蓝 *Indigofera kirilowii* Maxim. ex Palibin 等多种植物的根，在陕西、河南、湖北、山西部分地区作山豆根使用，多自产自销。④滇豆根为毛茛科植物铁破锣（单叶升麻）*Beesia calthifolia* (Maxim.) Ulbr. 的根茎，仅在云南的部分地区作山豆根使用。

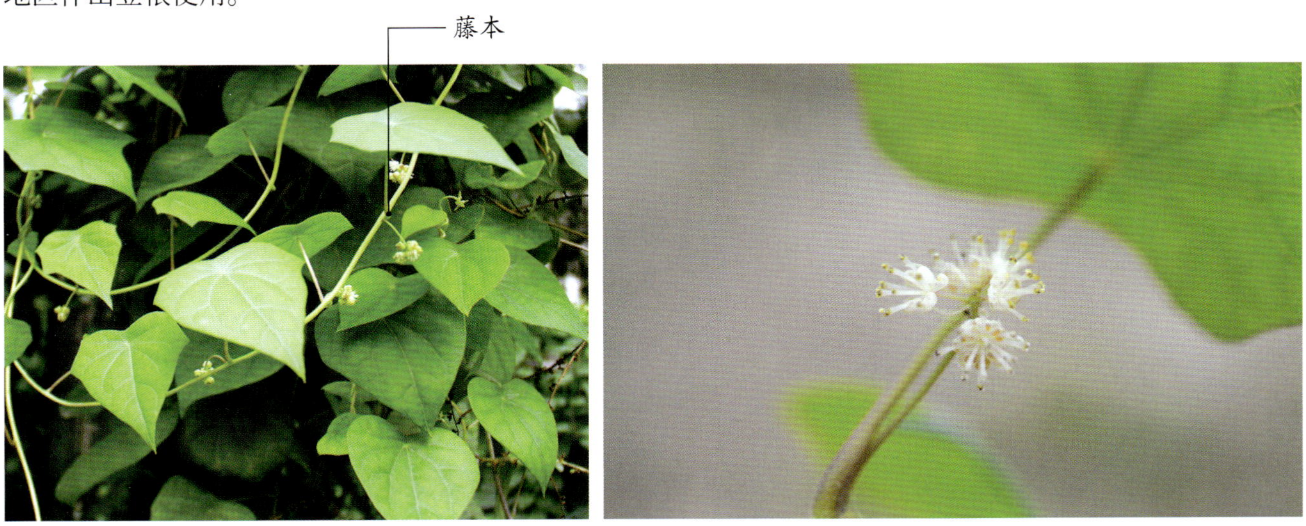

蝙蝠葛

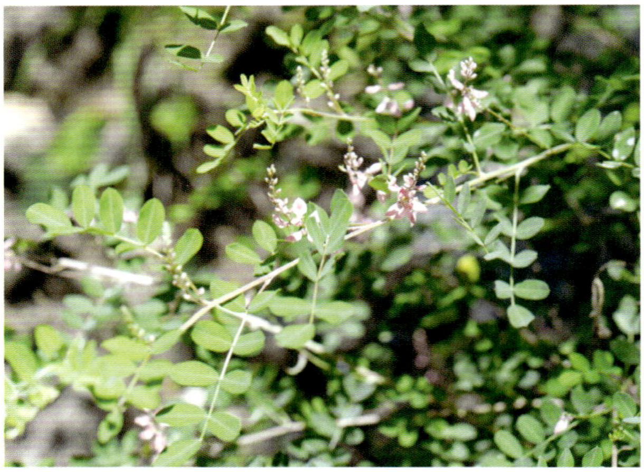

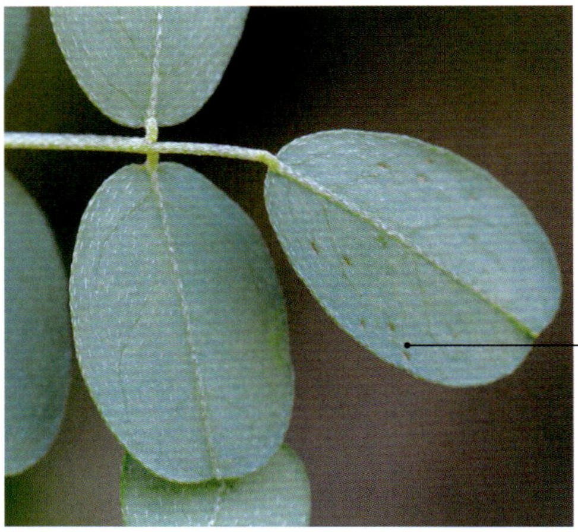
叶片下面具丁字毛

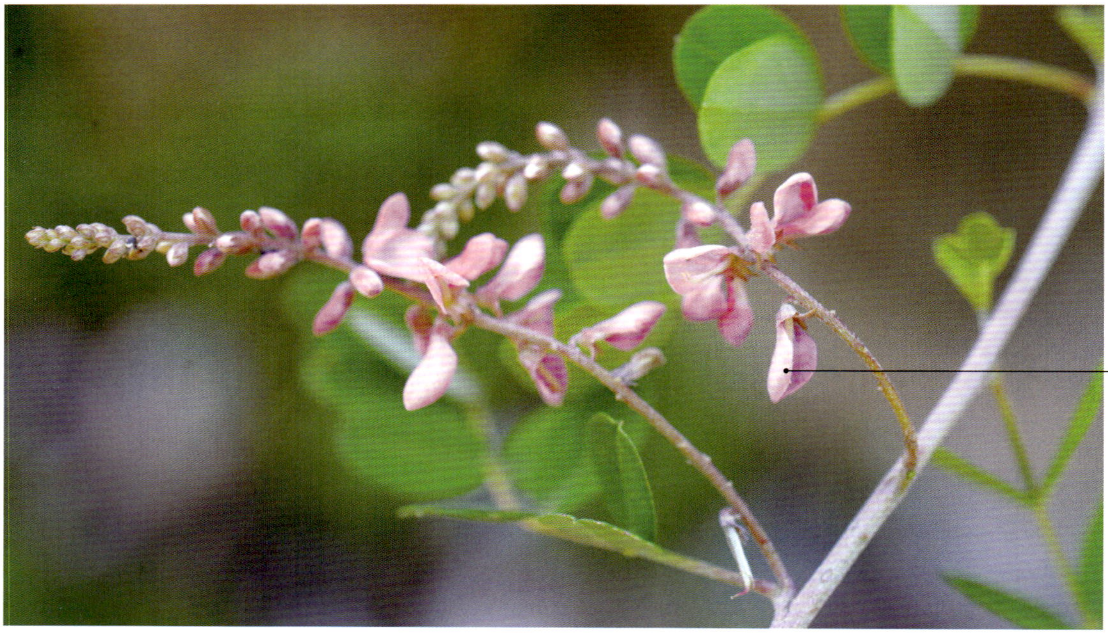
花小，长 6~6.5mm

多花木蓝

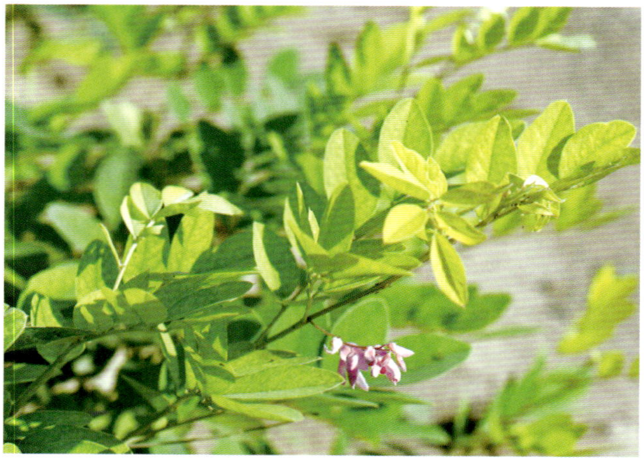

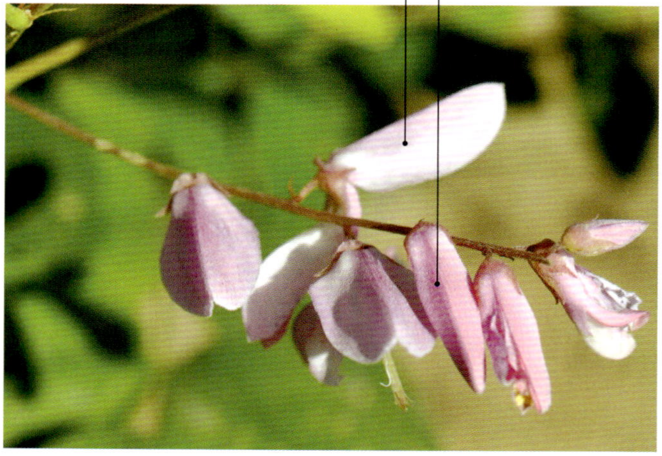
旗瓣外面具毛
花大，长 1cm 以上

苏木蓝

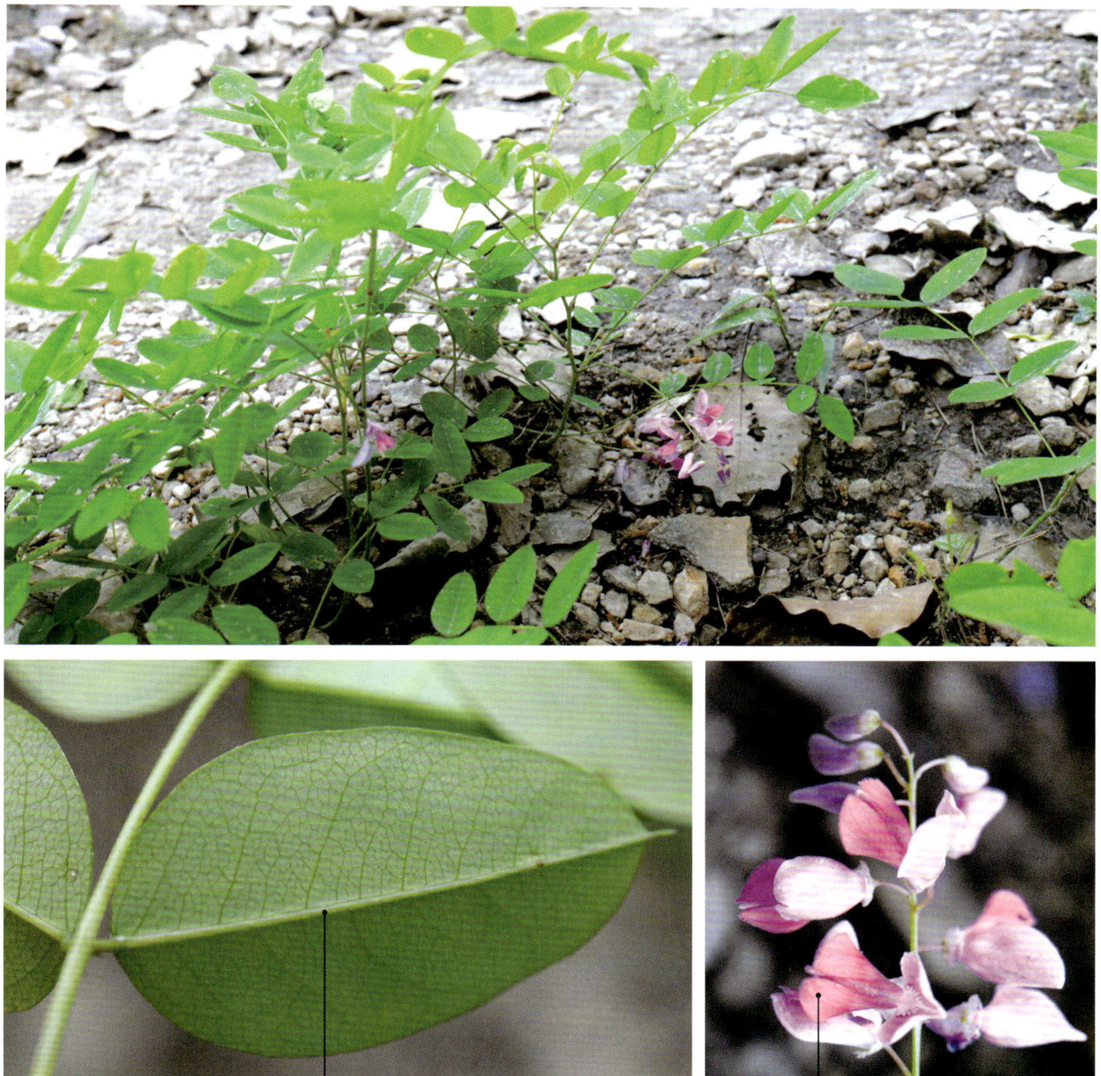

叶片下面中脉上被少量丁字毛

花小，长 8.5~10mm

华东木蓝

花大，长 1cm 以上

旗瓣外面近无毛

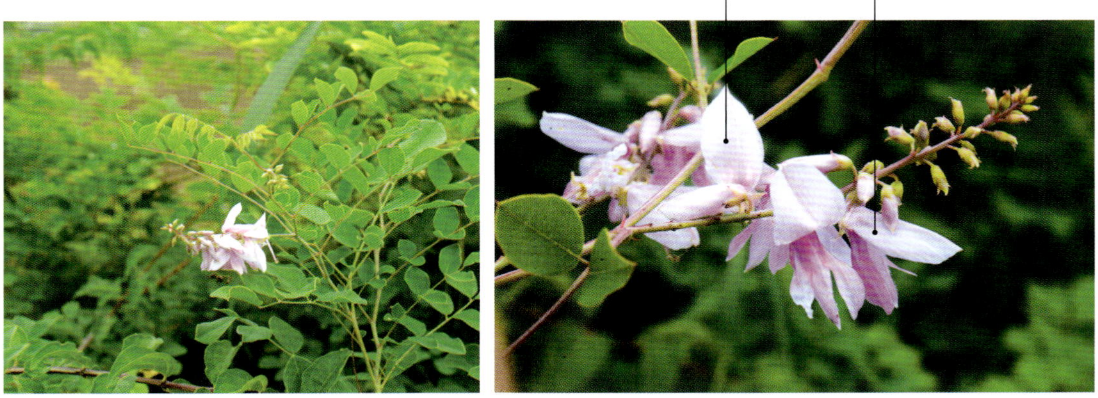

花木蓝

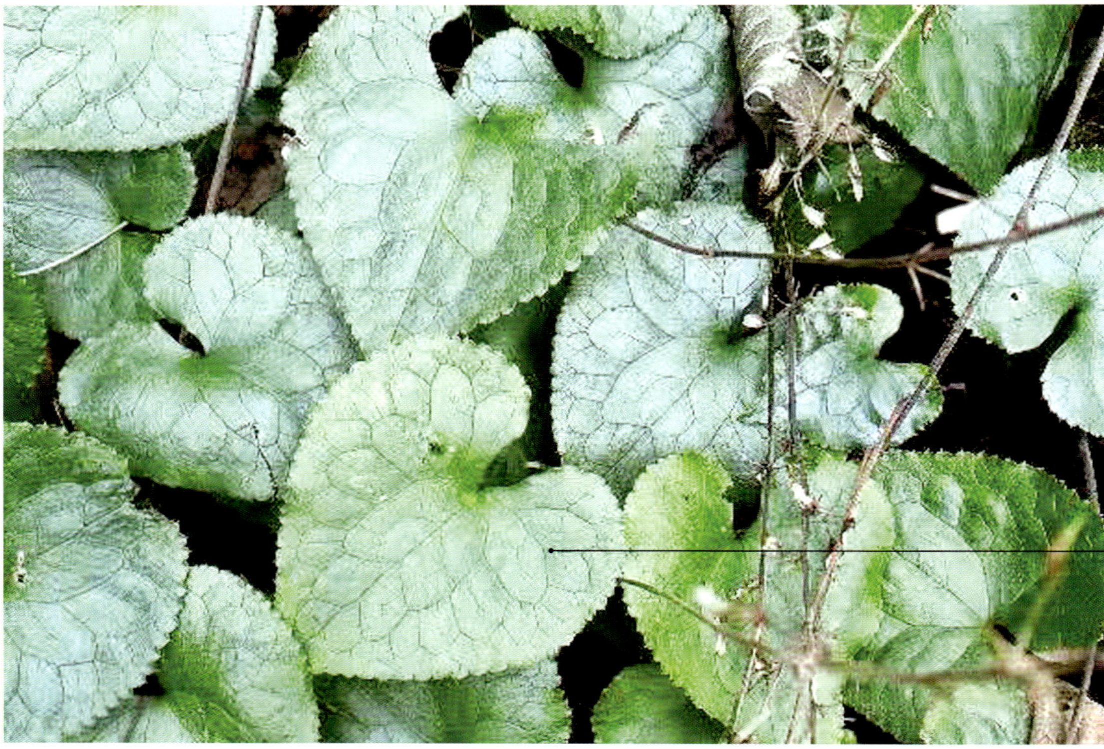

铁破锣

检索表

1. 藤本……………………………………………………………蝙蝠葛
1. 小灌木或草本……………………………………………………2
2. 草本；单叶……………………………………………………铁破锣
2. 小灌木；羽状复叶………………………………………………3
3. 花丝全部分离，或在近基部处部分连合…………………………越南槐
3. 雄蕊二体，对旗瓣的1枚花丝与其余合生的9枚分离或部分连合………4
4. 花大，长1cm以上…………………………………………………5
4. 花小，长1cm以下，稀达1.2cm……………………………………6
5. 旗瓣外面近无毛…………………………………………………花木蓝
5. 旗瓣外面具毛……………………………………………………苏木蓝
6. 茎、叶轴、花序轴及荚果通常无毛；小叶仅幼时在叶缘及下面中脉上被少量丁字毛，细脉显著；花长8.5~10（~11.5)mm……………………………………………………华东木蓝
6. 茎、叶轴、花序轴至少在幼时具平贴丁字毛；小叶两面至少在下面具丁字毛；花长6~6.5（~7）mm……………………………………………………………多花木蓝

山茱萸 Shanzhuyu CORNI FRUCTUS

本品为山茱萸科植物山茱萸 *Cornus officinalis* Sieb. et Zucc. 的干燥成熟果肉。

基原植物

■ 山茱萸 *Cornus officinalis* Sieb. et Zucc. 别名：萸肉、药枣

生于海拔 400~1500(~2100) m 的林下、林缘、山坡。分布于陕西、山西、河南、山东、安徽、浙江、四川等地，浙江、河南及陕西有大量栽培。

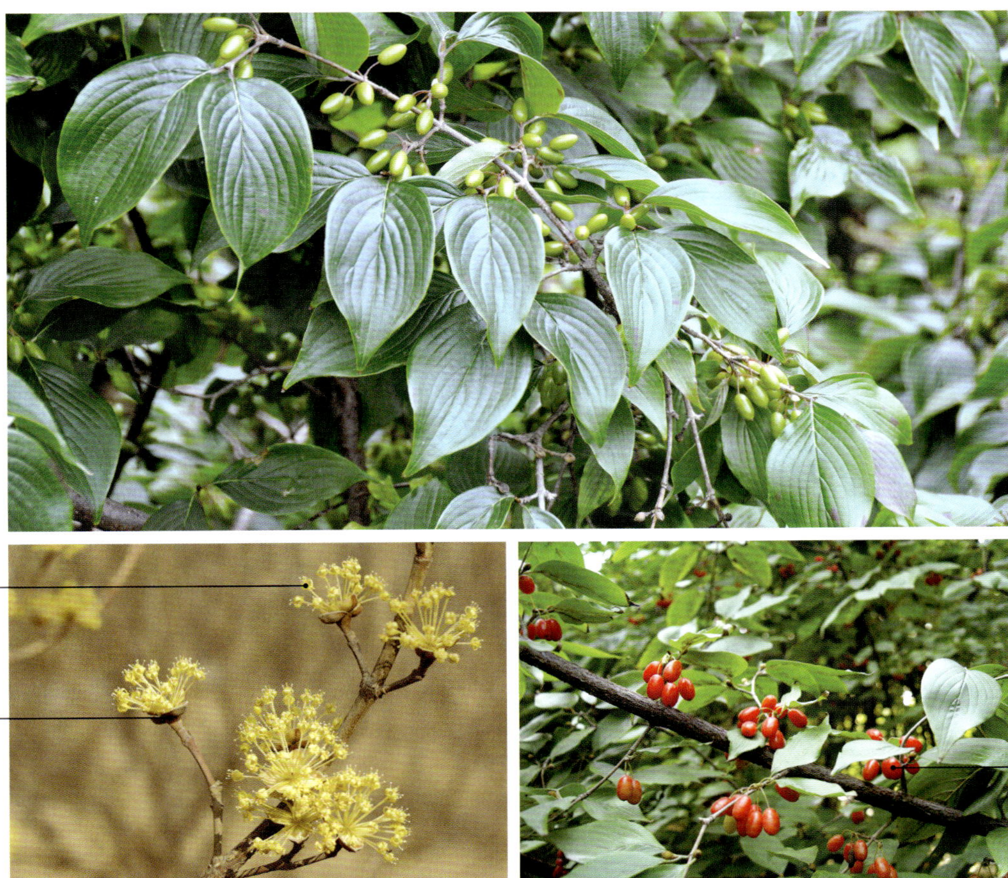
伞形花序
先叶开放
花序下具
4 枚小型
的苞片
核果椭圆
形，成熟
时红色

山茱萸

山 药

Shanyao

DIOSCOREAE RHIZOMA

本品为薯蓣科植物薯蓣 *Dioscorea opposita* Thunb. 的干燥根茎。

基原植物

■ **薯蓣** *Dioscorea opposita* Thunb. 别名：怀山药（通称）、毛山药

《中国药典》1963 年版记载薯蓣的拉丁学名为 *Dioscorea batatas* Decne.。*Flora of China* 记载薯蓣的拉丁学名为 *Dioscorea polystachya* Turcz.。

生于海拔 100~2500m 的山坡、山谷林下，或溪边、路旁灌丛中或杂草中。几乎全国都有野生，河南有大量栽培。

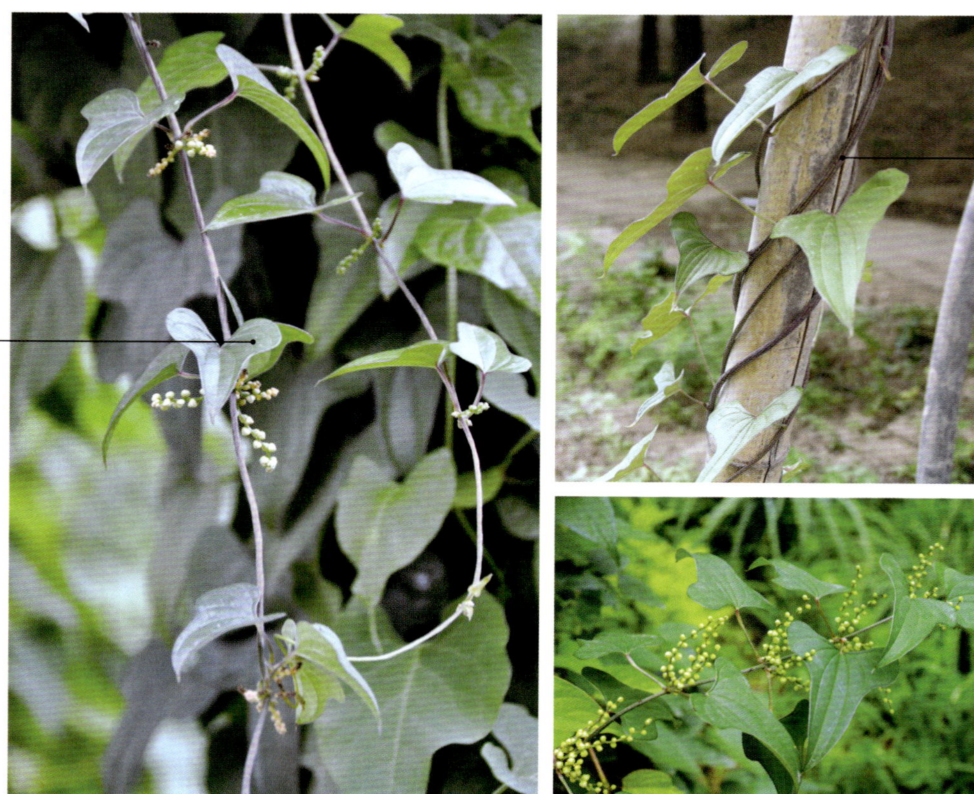

薯蓣

雄花

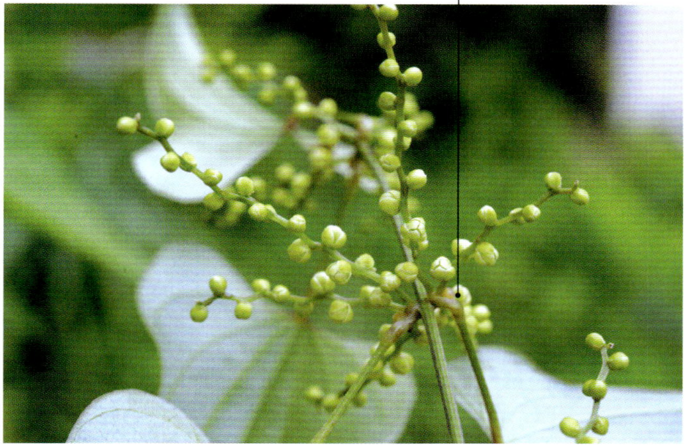

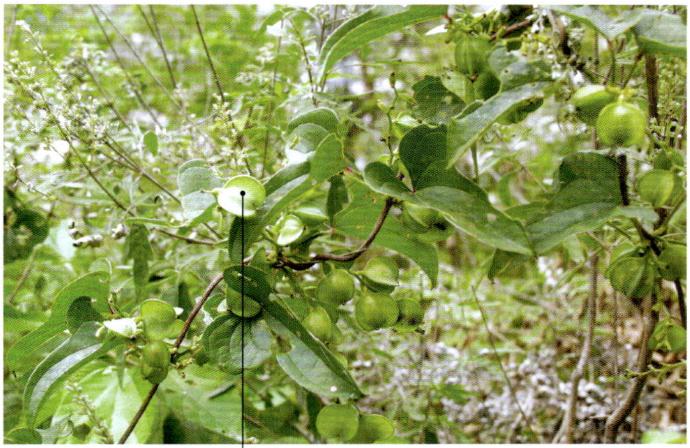

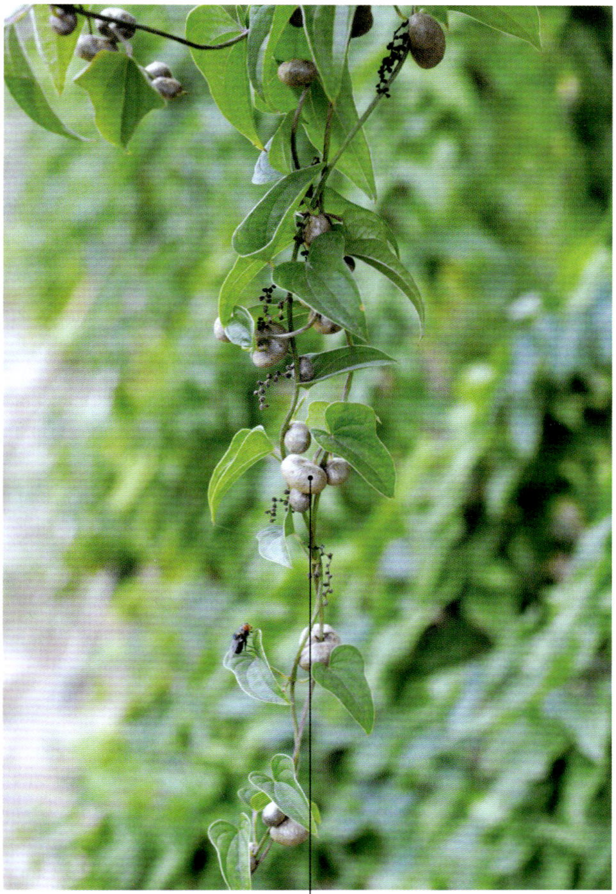

果实

珠芽

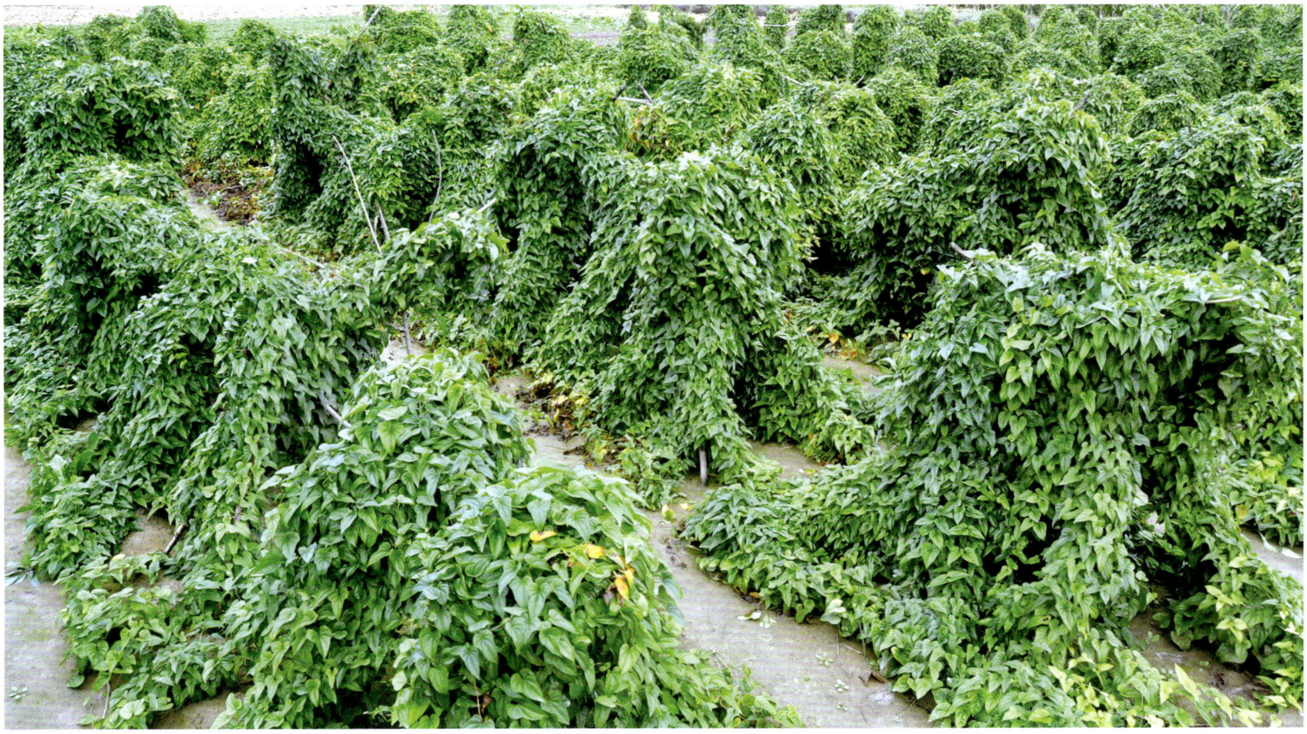

薯蓣（续）

对比鉴别

山药类植物在野生或栽培情况下，它们植物形态及地下块茎相似，各地常以当地种植的或习用的不同种薯蓣的长圆柱形块茎混称山药、淮山、山薯，其中栽培供食用和药用的物种除薯蓣外，还有参薯 *Dioscorea alata* L.、褐苞薯蓣 *Dioscorea persimilis* Prain et Burk.、山薯 *Dioscorea fordii* Prain et Burkill、日本薯蓣 *Dioscorea japonica* Thunb.、薯莨 *Dioscorea cirrhosa* Lour.、黄独 *Dioscorea bulbifera* L.，后三者多为野生。个别地区以绵萆薢 *Dioscorea spongiosa* J. Q. Xi, M. Mizuno et W. L. Zhao 的根茎及大戟科木薯 *Manihot esculenta* Crantz 的块根充当药材山药使用。

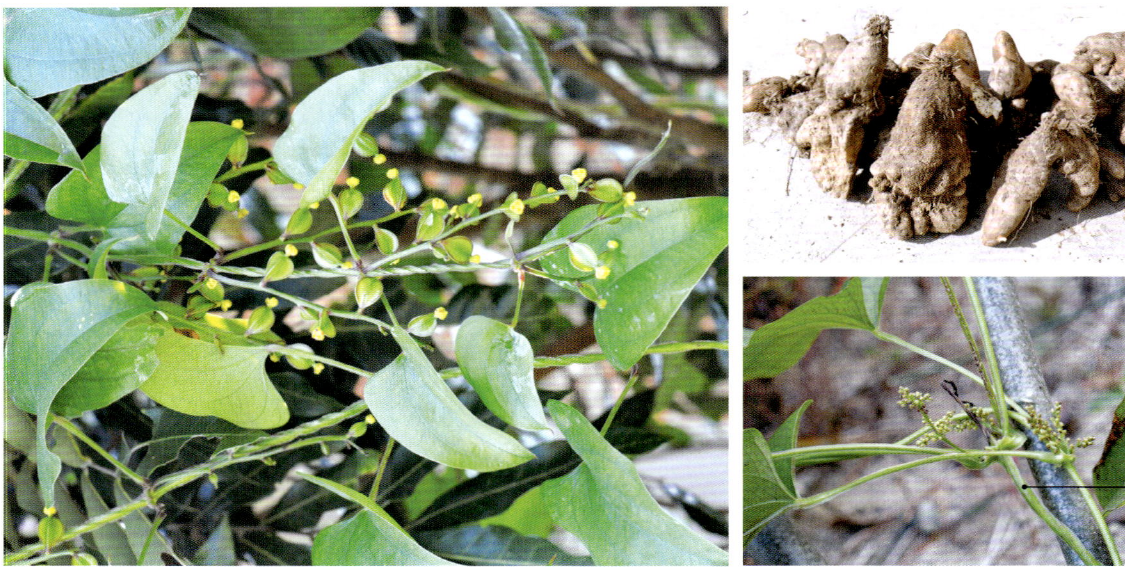

参薯

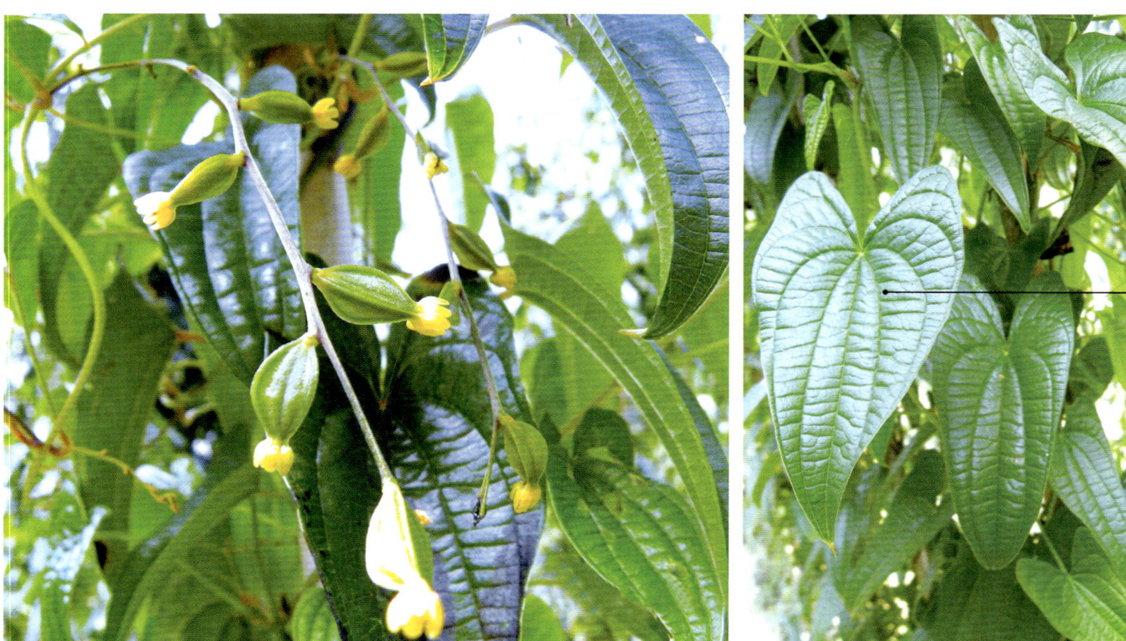

褐苞薯蓣

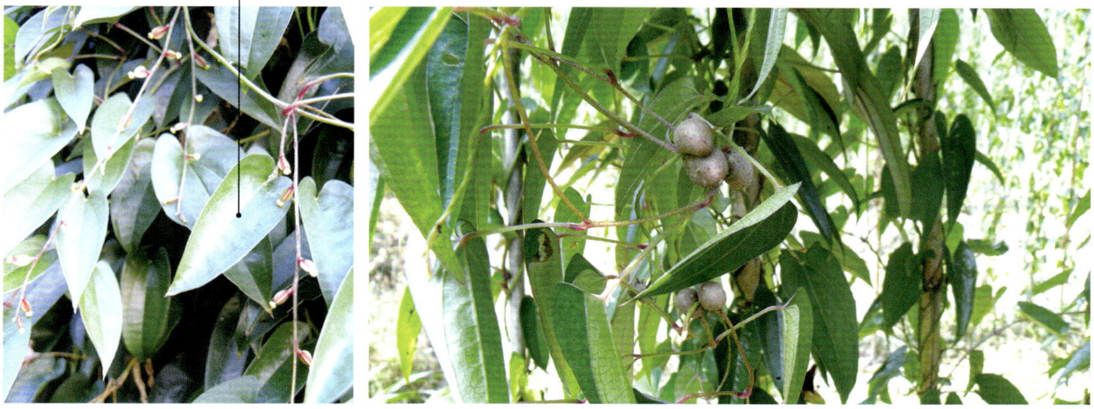
叶上面网脉不明显

山薯

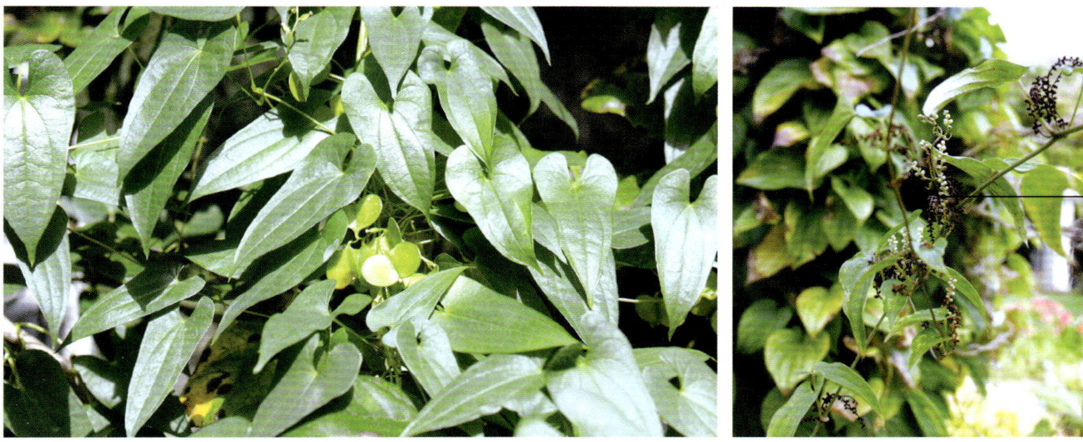
穗状花序常单生或聚生于叶腋

日本薯蓣

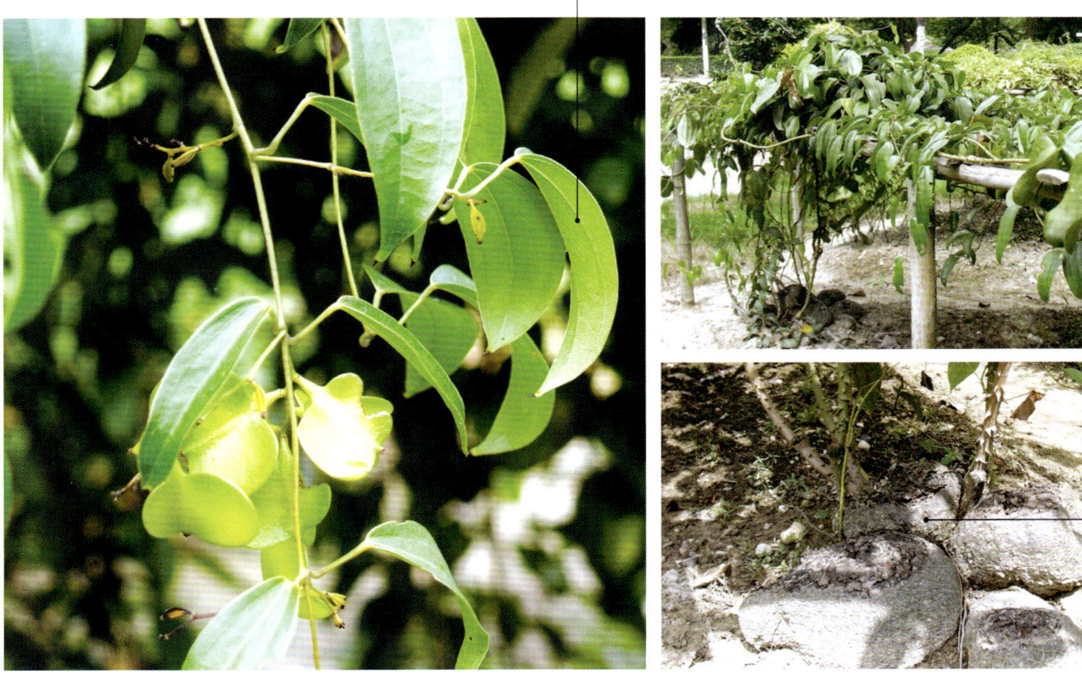
叶革质或近革质
块茎一般生长在表土层

薯莨

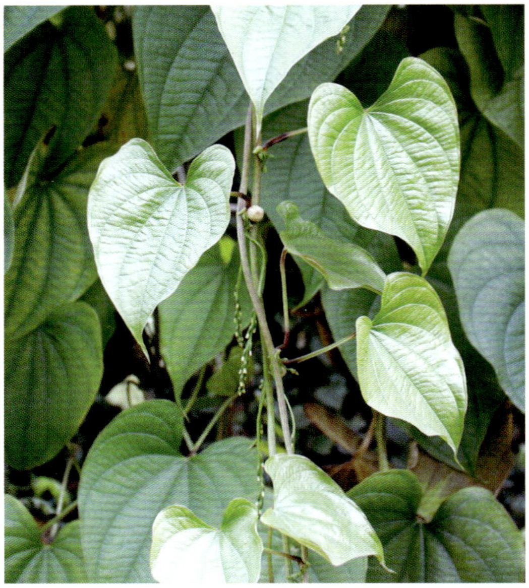

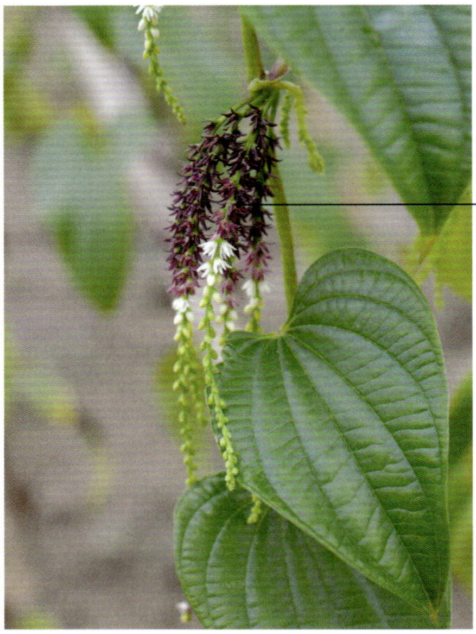

黄独

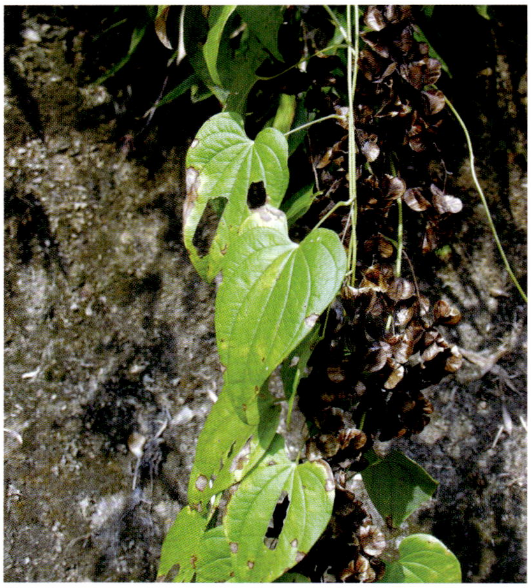

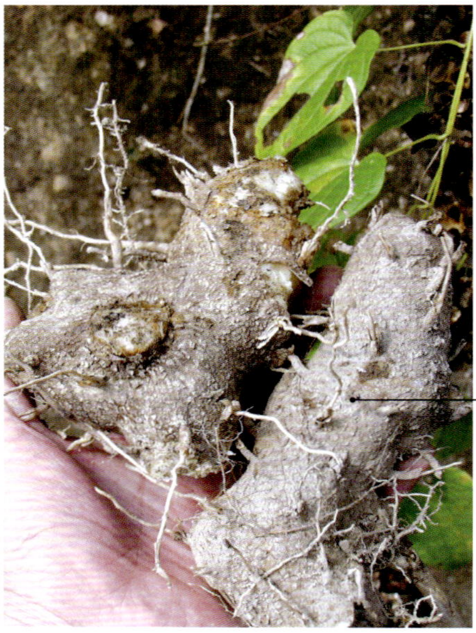

绵萆薢

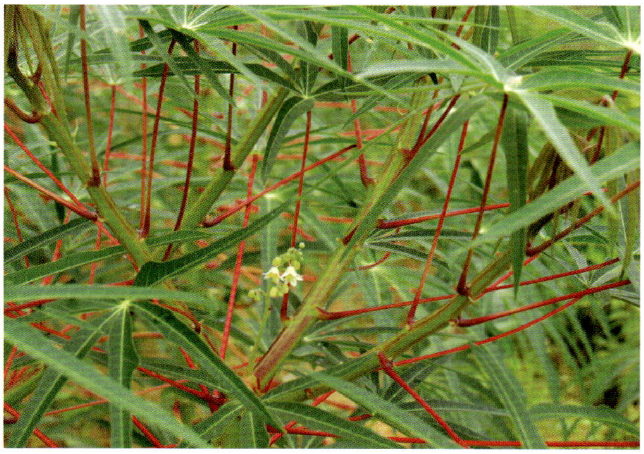

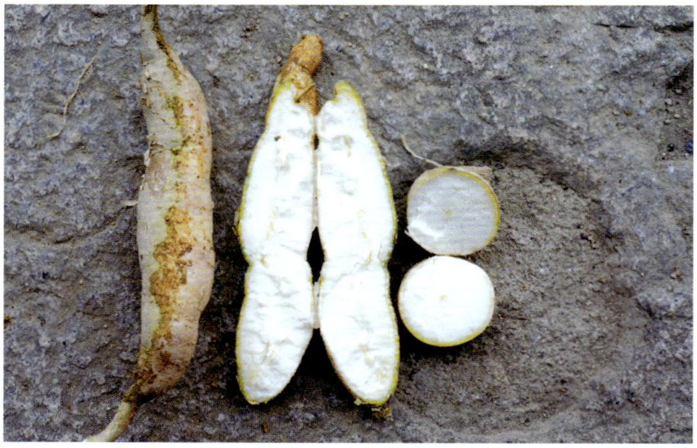

木薯

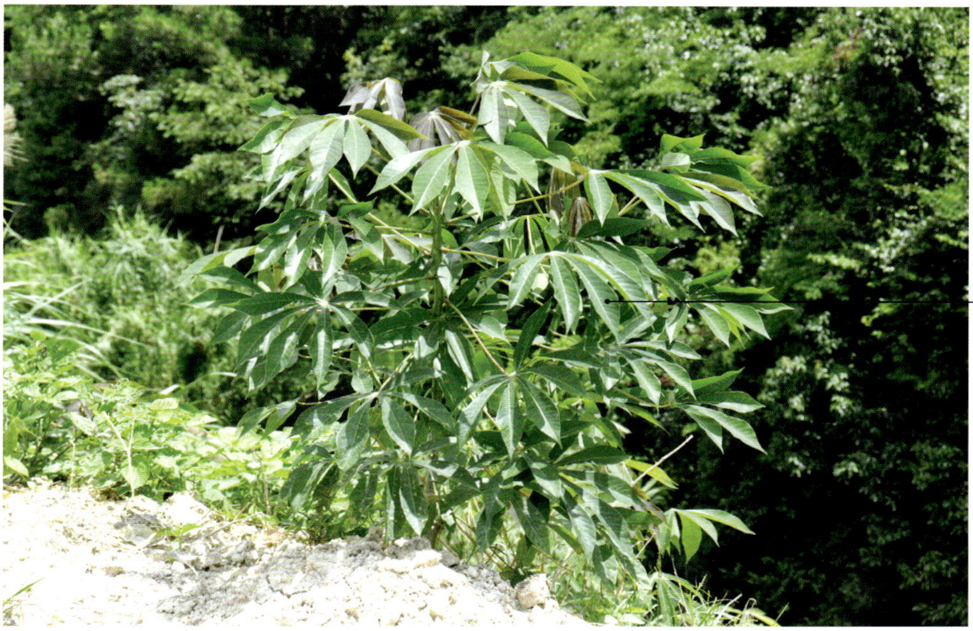

木薯（续）

检索表

1. 直立灌木；叶掌状深裂几达基部，裂片3~7片 .... 木薯
1. 缠绕藤本；单叶 2
2. 茎右旋 3
2. 茎左旋 8
3. 茎有4条窄翅 .... 参薯
3. 茎无翅 4
4. 叶革质或近革质 .... 薯莨
4. 叶纸质 5
5. 叶常3浅裂至3深裂 .... 薯蓣
5. 叶缘无明显3裂 6
6. 穗状花序常单生或聚生于叶腋 .... 日本薯蓣
6. 穗状花序常排列成圆锥花序 7
7. 叶两面网脉明显；茎有4~8纵棱 .... 褐苞薯蓣
7. 叶上面网脉不明显；茎常无棱 .... 山薯
8. 地下部分为块茎；雄花的花被片紫色 .... 黄独
8. 地下部分为根状茎；雄花的花被片紫色或橙黄色 .... 绵萆薢

山　柰 Shannai KAEMPFERIAE RHIZOMA

本品为姜科植物山柰 *Kaempferia galanga* L. 的干燥根茎。

基原植物

■ **山柰** *Kaempferia galanga* L.　别名：三柰、沙姜

生于山坡、林下、草丛中，多为栽培。分布于广东、广西、云南、福建、台湾。

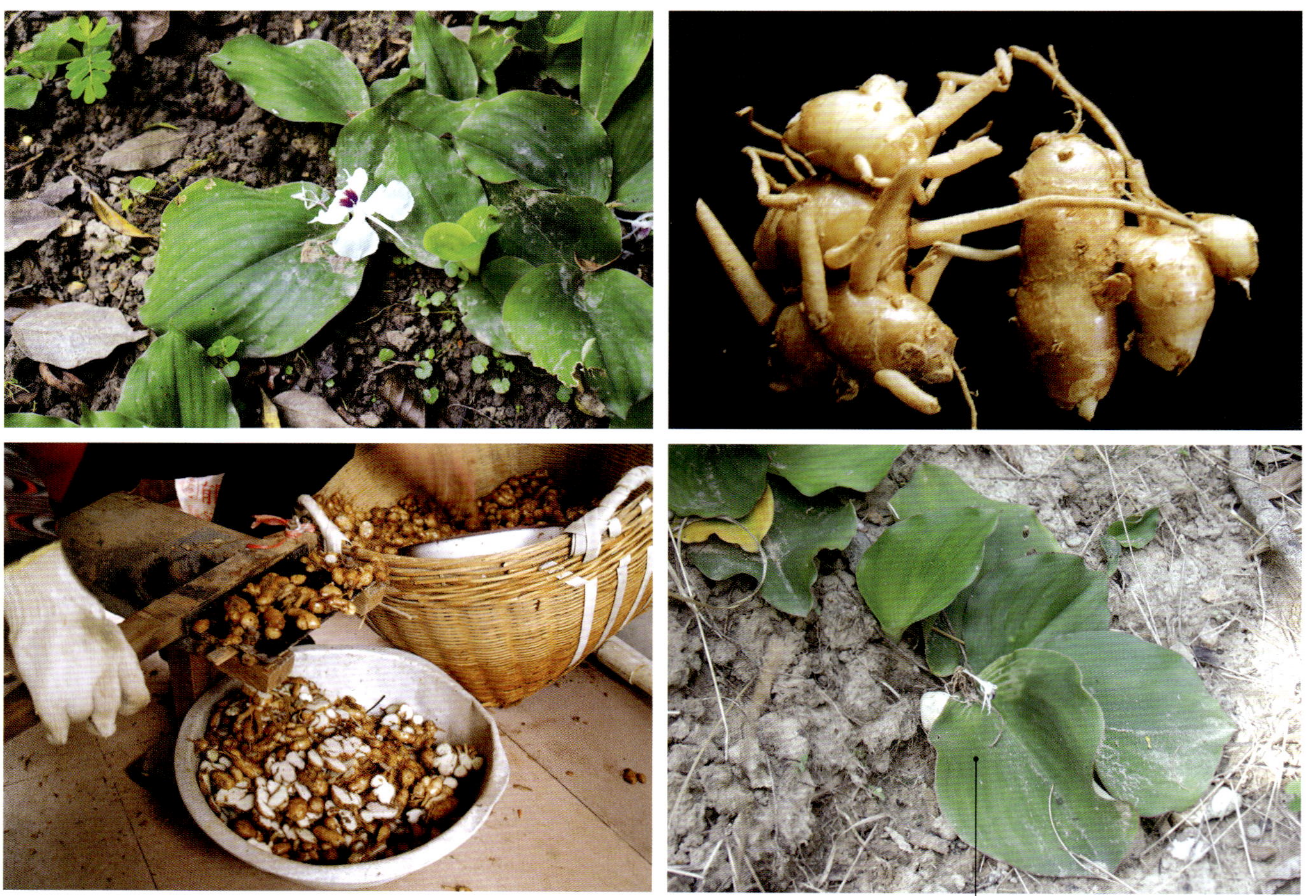

叶片近圆形或宽卵形

山柰

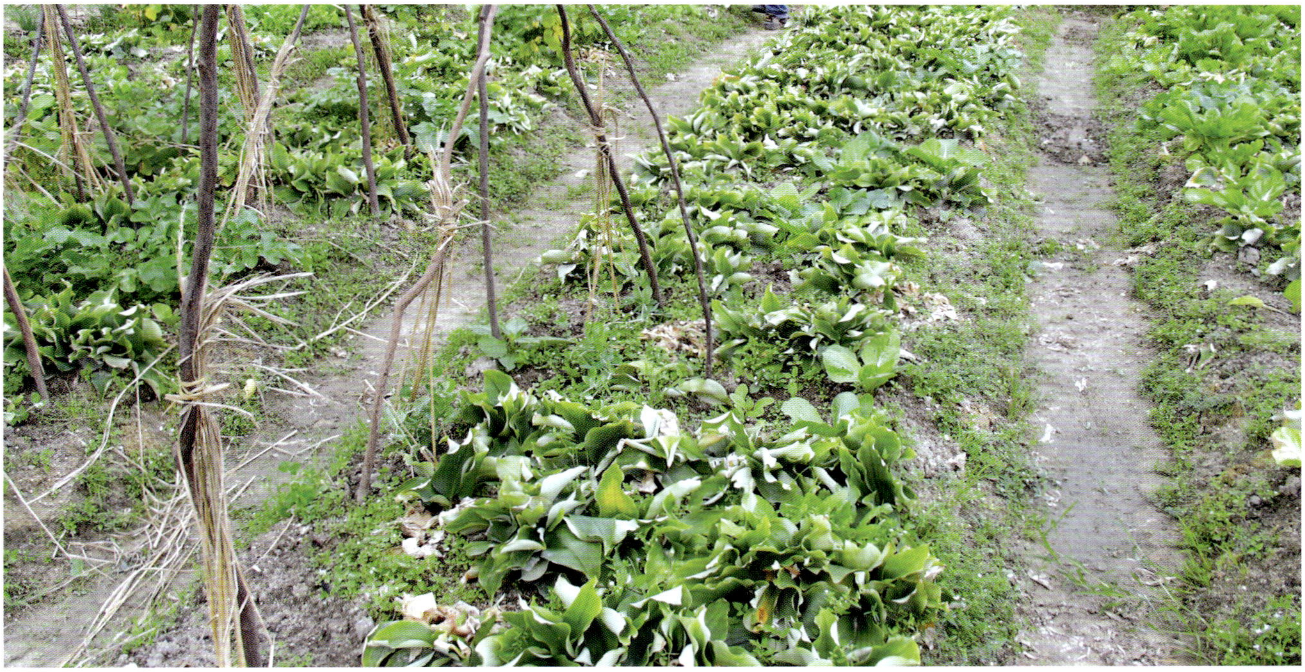

山柰（续）

对比鉴别

海南三七 *Kaempferia rotunda* Linnaeus 别名海南山柰，其因别名与山柰相近而易混淆。

海南三七与山柰主要区别点：叶片长椭圆形，长 17~27cm，中脉两侧有深绿色斑，叶背紫色；花紫色，花先叶开放。

叶片长椭圆形，中脉两侧有深绿色斑

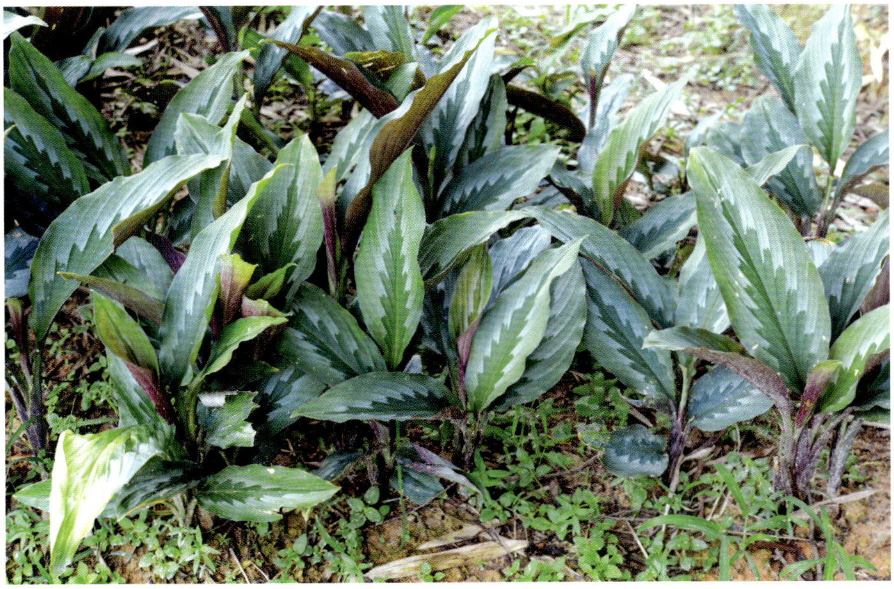

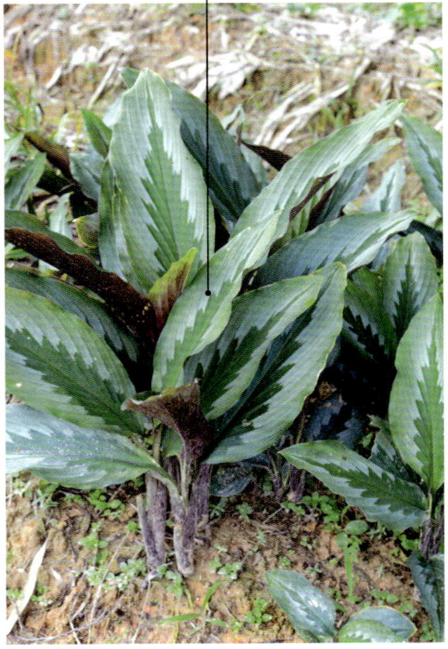

海南三七

山香圆叶

Shanxiangyuanye

TURPINIAE FOLIUM

本品为省沽油科植物山香圆 *Turpinia arguta* Seem. 的干燥叶。

基原植物

■ 山香圆　*Turpinia arguta* Seem.　别名：两指剑、千打锤

生于海拔 400~700m 的林下、灌木丛及路旁。分布于浙江、福建、江西、湖北西部、湖南、广东、广西、贵州及四川东部。

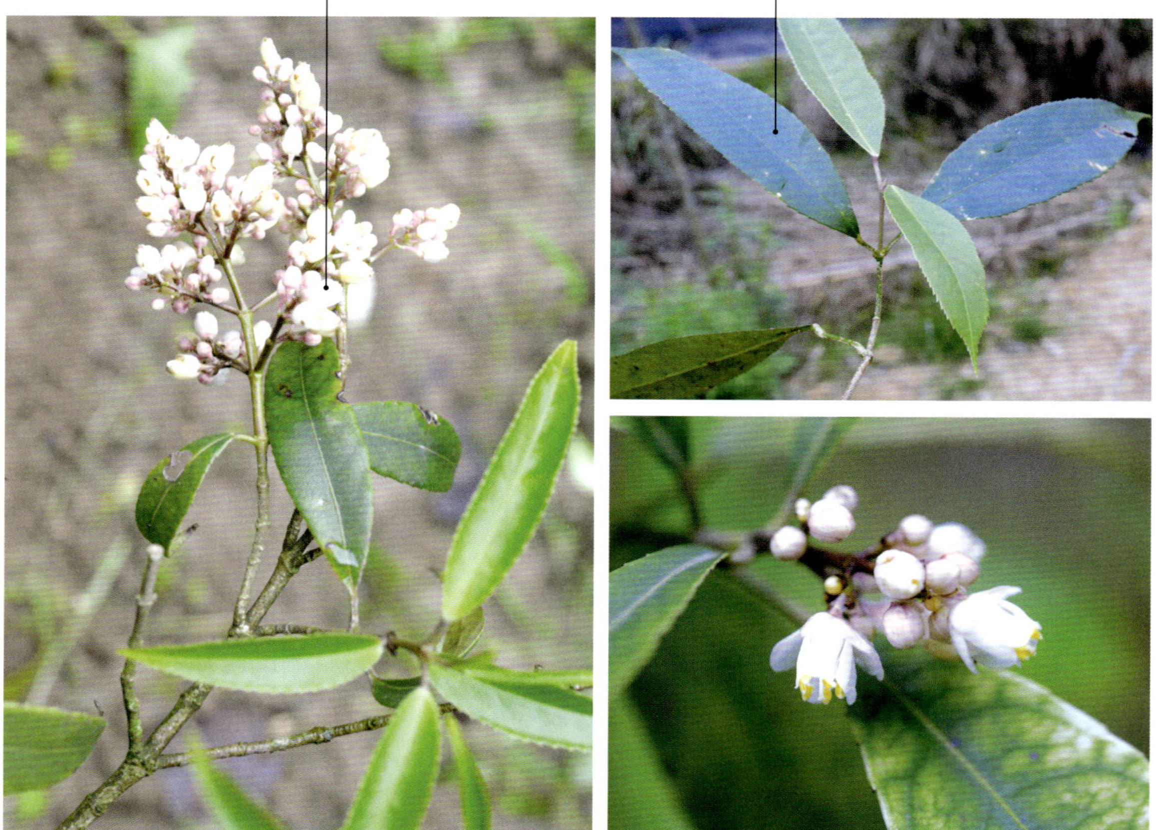

山香圆

山银花

Shanyinhua

LONICERAE FLOS

本品为忍冬科植物灰毡毛忍冬 *Lonicera macranthoides* Hand.-Mazz.、红腺忍冬 *Lonicera hypoglauca* Miq.、华南忍冬 *Lonicera confusa* DC. 或黄褐毛忍冬 *Lonicera fulvotomentosa* Hsu et S. C. Cheng 的干燥花蕾或带初开的花。

基原植物

■ 灰毡毛忍冬 *Lonicera macranthoides* Hand. -Mazz. 别名：拟大花忍冬

生于海拔 500~1800m 的山谷溪旁、山坡或山顶混交林、灌丛中。分布于安徽、浙江、福建、江西、湖南、广东、广西、云南、贵州、四川、湖北。

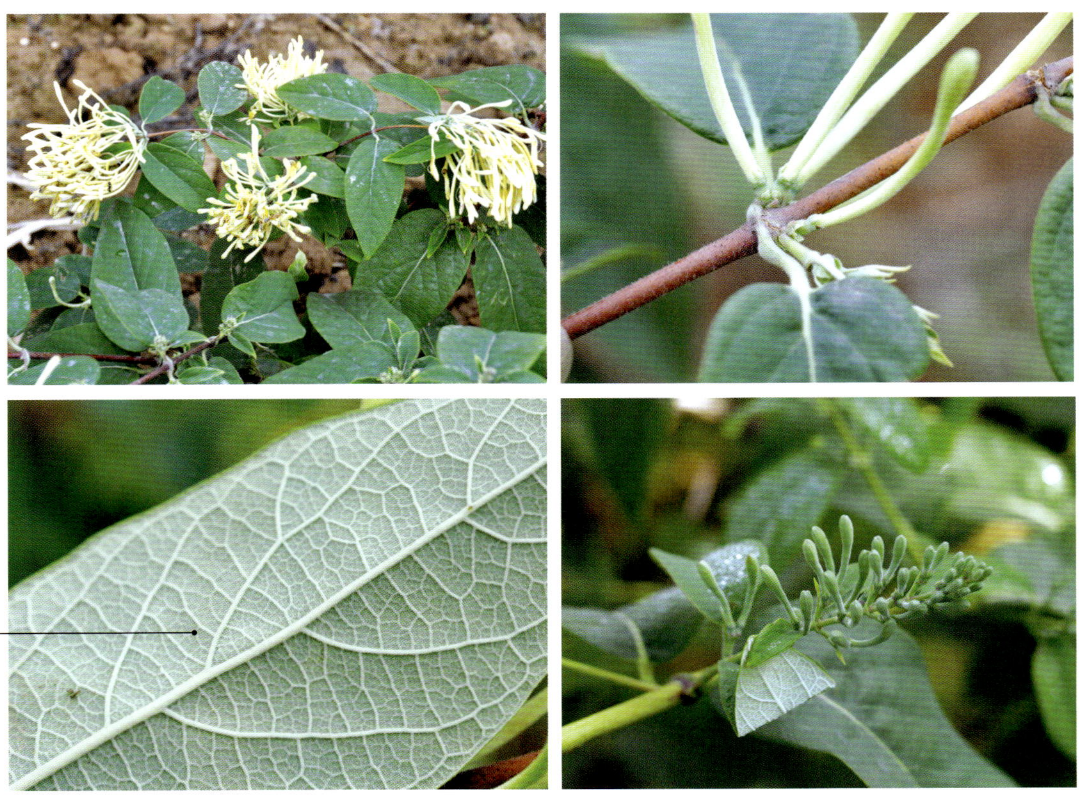
叶背面被极短糙毛，并散生暗橘黄色微腺毛，网脉明显隆起

灰毡毛忍冬

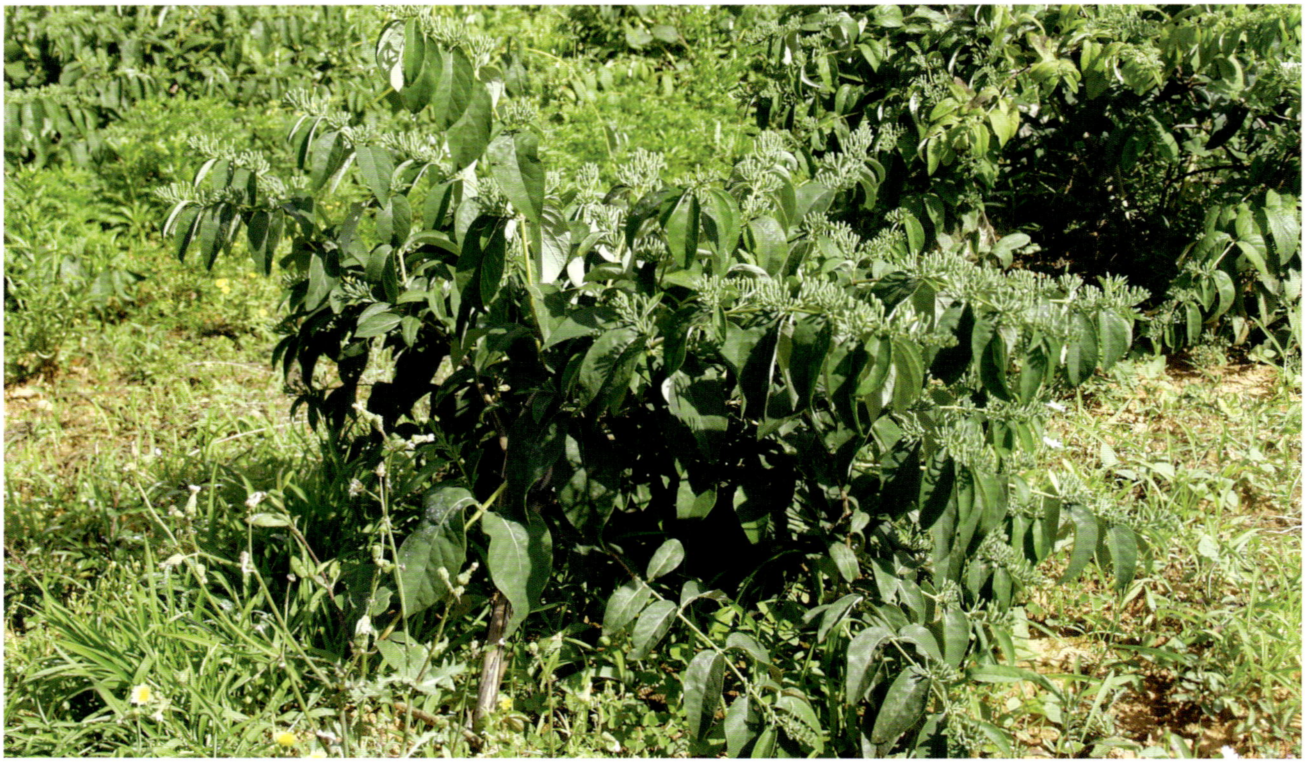

灰毡毛忍冬（续）

■ **红腺忍冬** *Lonicera hypoglauca* Miq. 别名：菰腺忍冬、大银花

生于海拔 200~700（~1800）m 的灌丛或疏林中。分布于浙江、安徽、江西、福建、台湾、湖南、湖北、广东、广西、贵州、四川、云南。

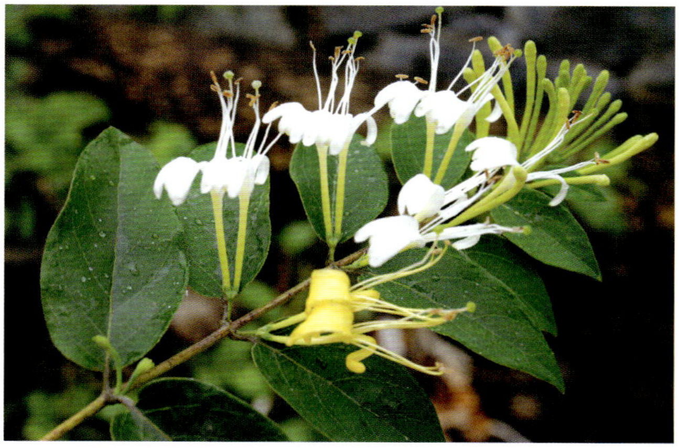

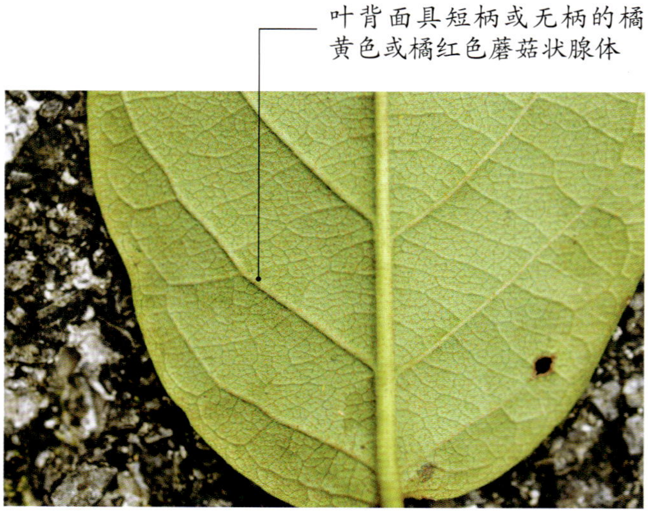

叶背面具短柄或无柄的橘黄色或橘红色蘑菇状腺体

红腺忍冬

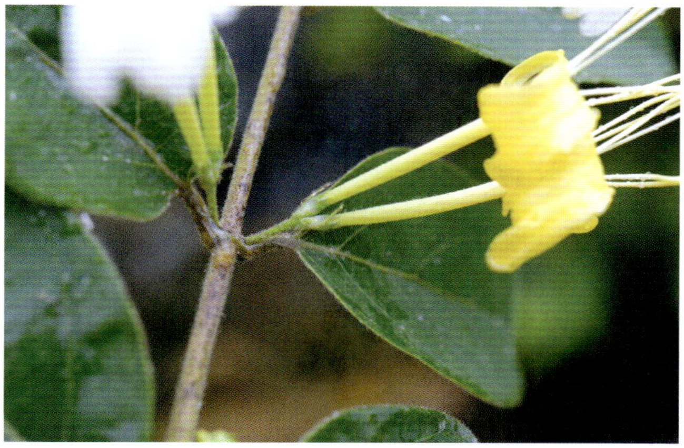
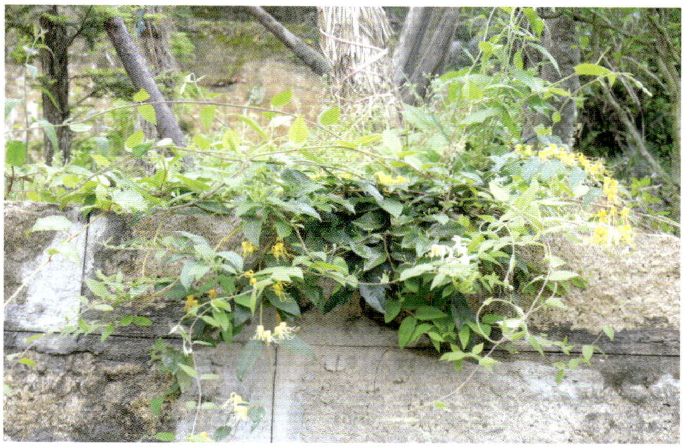

红腺忍冬（续）

■ 华南忍冬 *Lonicera confusa* DC. 别名：山银花

生于丘陵地的山坡杂木林、灌丛中、平原旷野、路旁或河边，为野生或栽培。分布于广东、广西、贵州、海南。

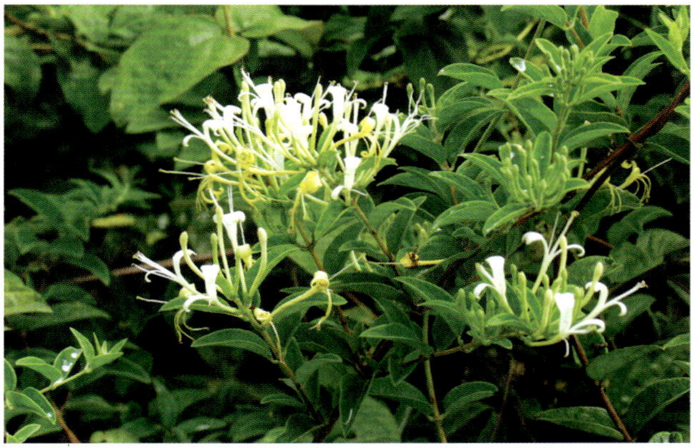
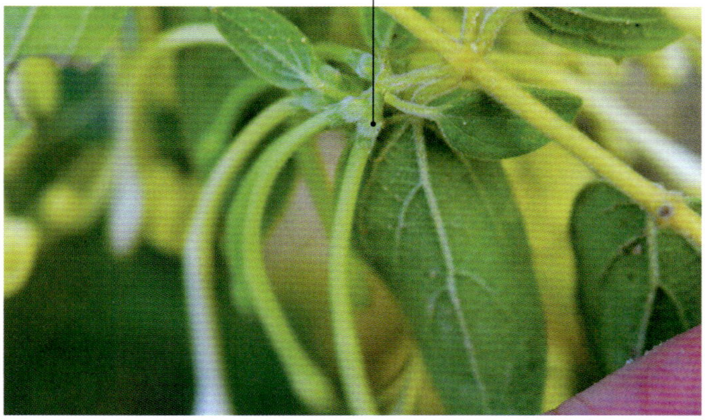

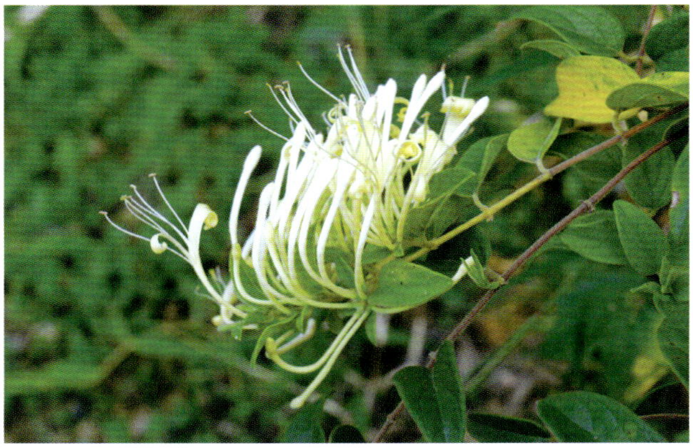
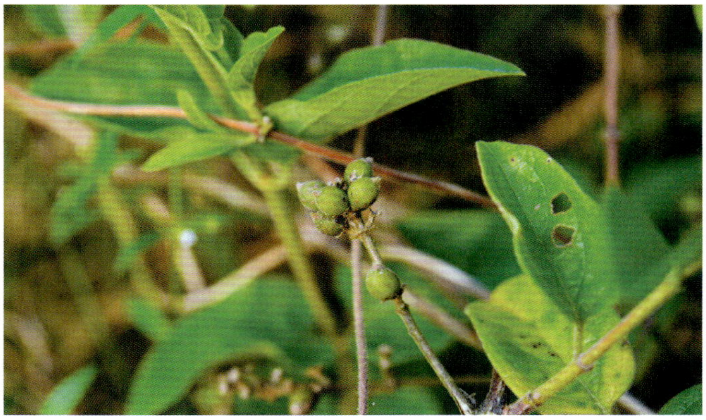

华南忍冬

■ 黄褐毛忍冬 *Lonicera fulvotomentosa* Hsu et S. C. Cheng

生于海拔 850~1300m 的山坡岩石旁灌木林中。分布于湖南、广西、贵州及云南。

叶背面具开展或弯伏黄褐色毡毛状糙毛

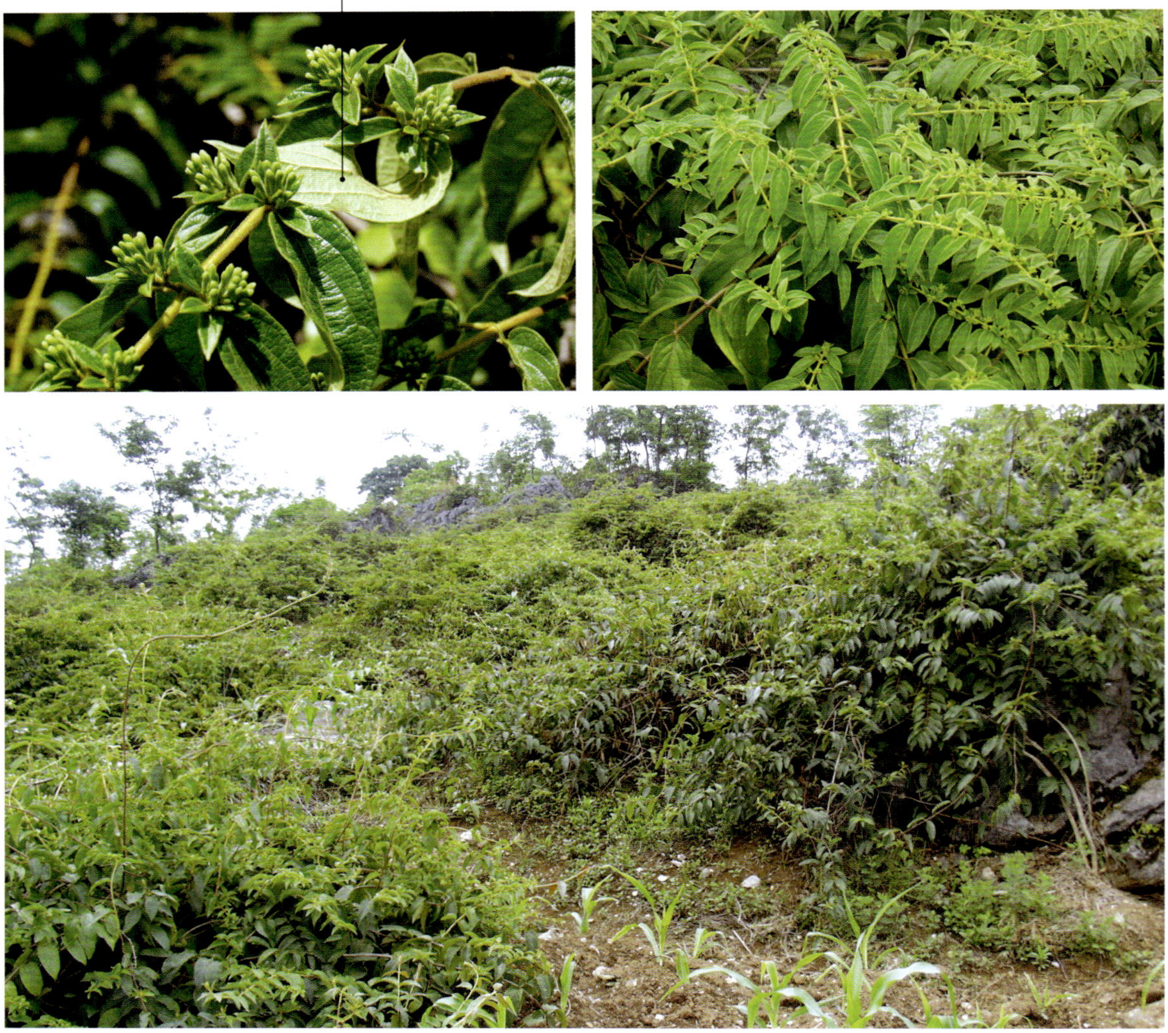

黄褐毛忍冬

对比鉴别

参见“金银花”项。

检索表

参见“金银花”项。

山　楂 Shanzha CRATAEGI FRUCTUS

山楂叶

Shanzhaye
CRATAEGI FOLIUM

山楂为蔷薇科植物山里红 *Crataegus pinnatifida* Bge. var. *major* N. E. Br. 或山楂 *Crataegus pinnatifida* Bge. 的干燥成熟果实；山楂叶为山里红或山楂的干燥叶。

基原植物

■ **山里红** *Crataegus pinnatifida* Bge. var. *major* N. E. Br.　别名：红果、大山楂

多为栽培，分布于东北、华北及西北。

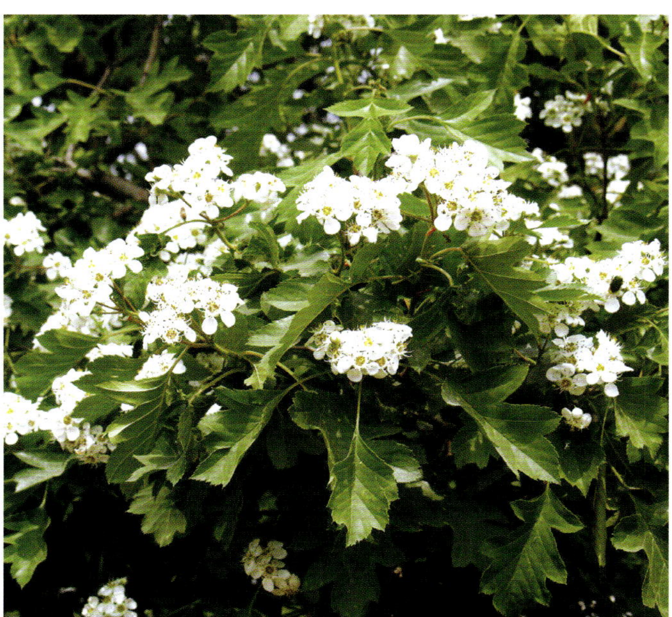

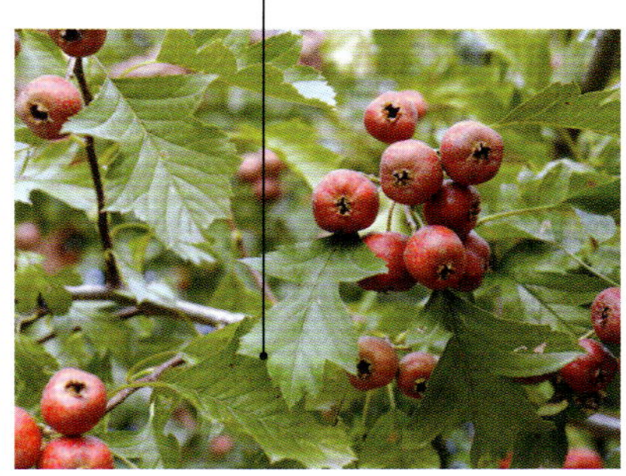
侧脉伸到裂片分裂处

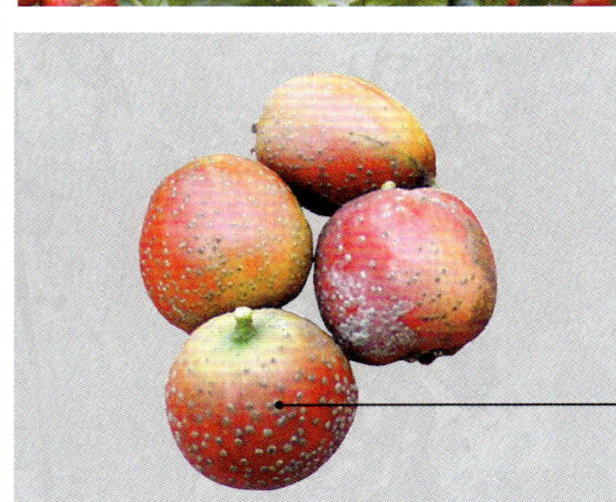
山里红果实较山楂的大，直径达2.5cm

山里红

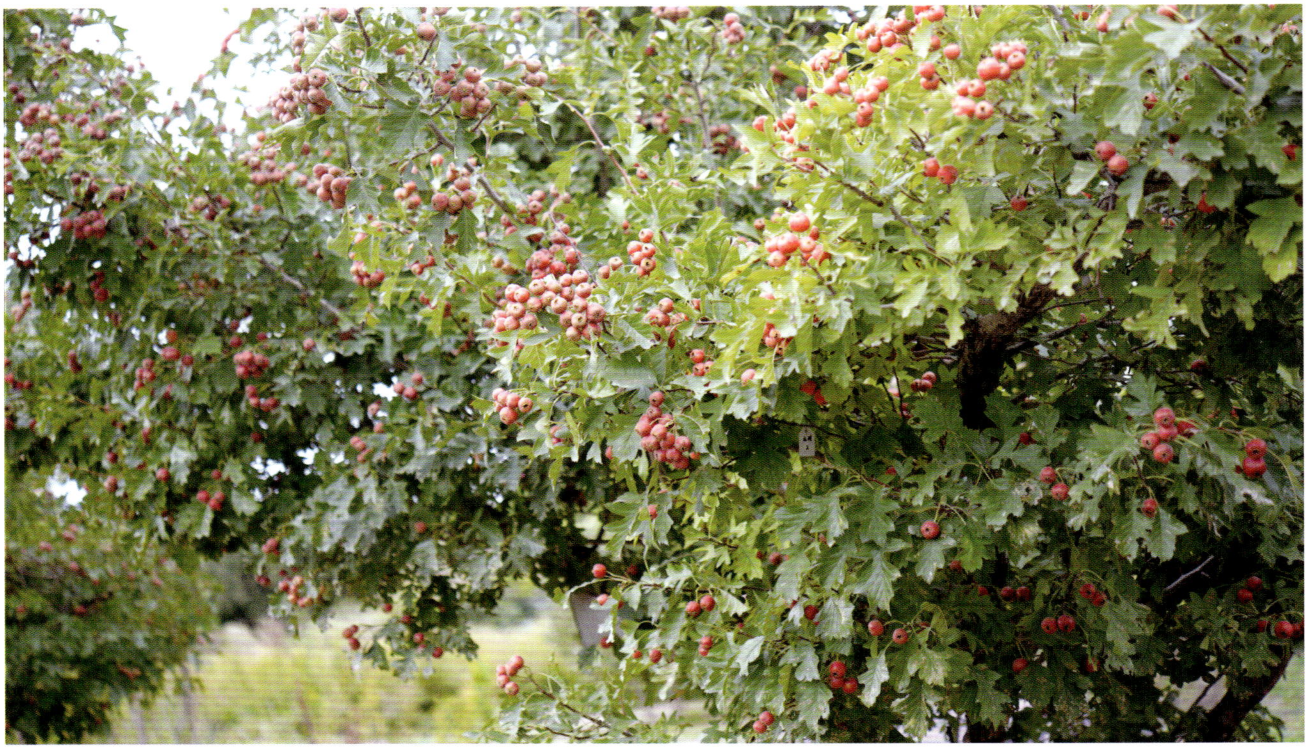

山里红（续）

■ 山楂 *Crataegus pinnatifida* Bge. 别名：北山楂

生于海拔 100~1500m 的山坡林边或灌木丛中。分布于黑龙江、吉林、辽宁、河北、山西、内蒙古、陕西、河南、江苏、山东、浙江。

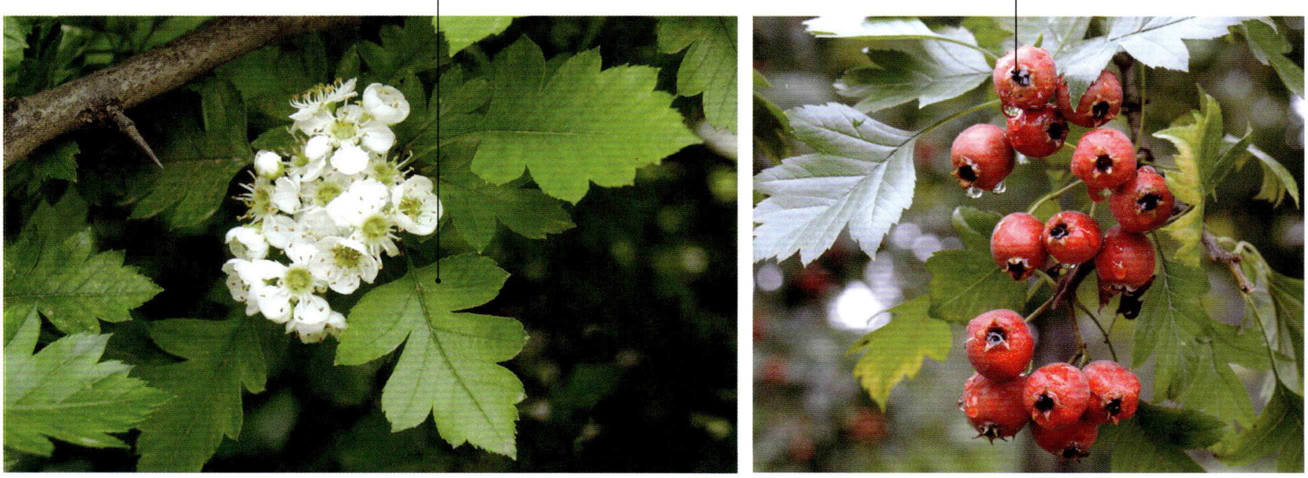
侧脉伸到裂片分裂处
山楂果实较山里红的小，直径 1~1.5cm

山楂

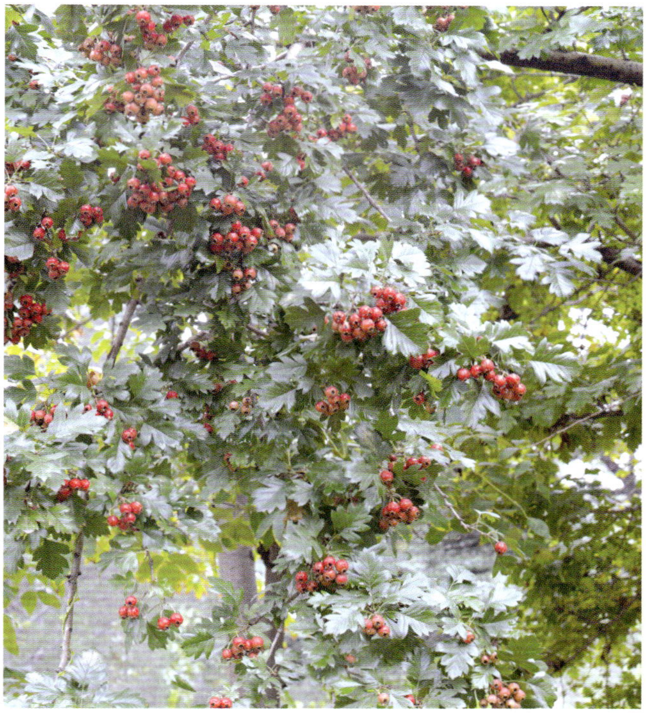

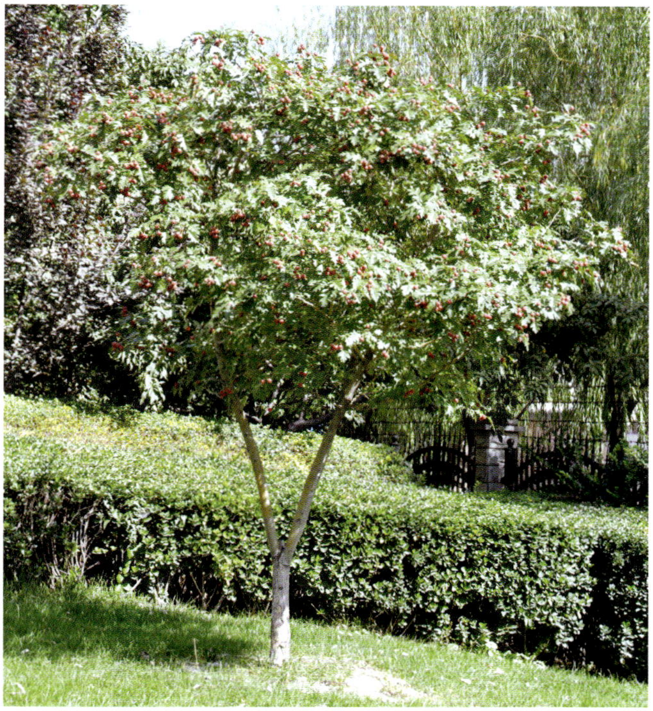

山楂（续）

对比鉴别

我国蔷薇科山楂属植物共 18 种。1963~1985 年间的几版《中国药典》还收载植物野山楂作为药材山楂的基原。药材山楂主产于华中、华北及华东地区，该地区除正品山里红、山楂外，资源量较大的还有野山楂 *Crataegus cuneata* Sieb. et Zucc.、湖北山楂 *Crataegus hupehensis* Sarg.、华中山楂 *Crataegus wilsonii* Sarg.、甘肃山楂 *Crataegus kansuensis* Wils.、云南山楂 *Crataegus scabrifolia* (Franchet) Rehder 和毛山楂 *Crataegus maximowiczii* C. K. Schneider，它们的果实分别在产区作为药材山楂使用。

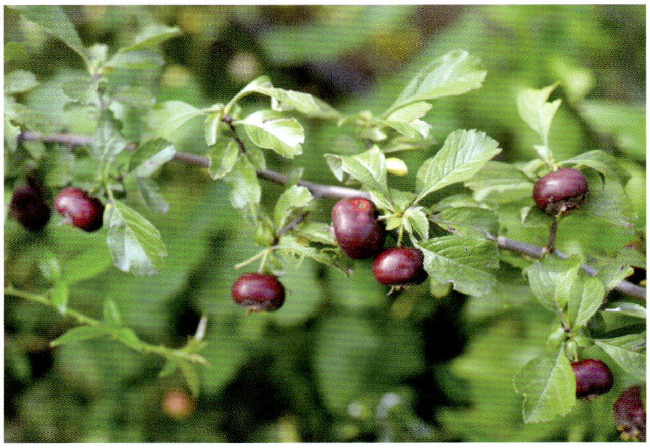

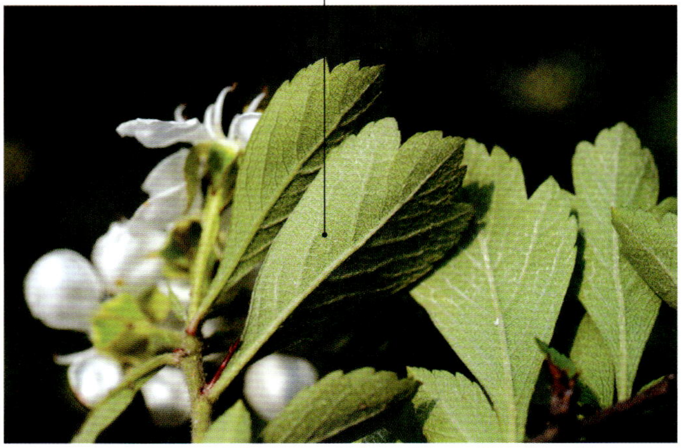
叶片宽倒卵形至倒卵状长圆形，基部楔形，顶端有缺刻或 3~7 浅裂

野山楂

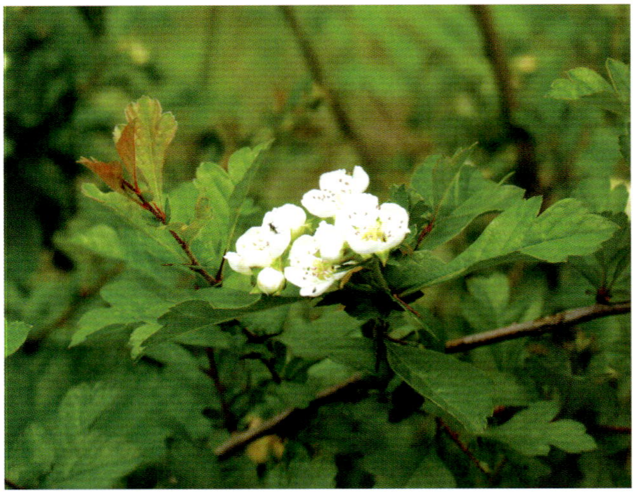

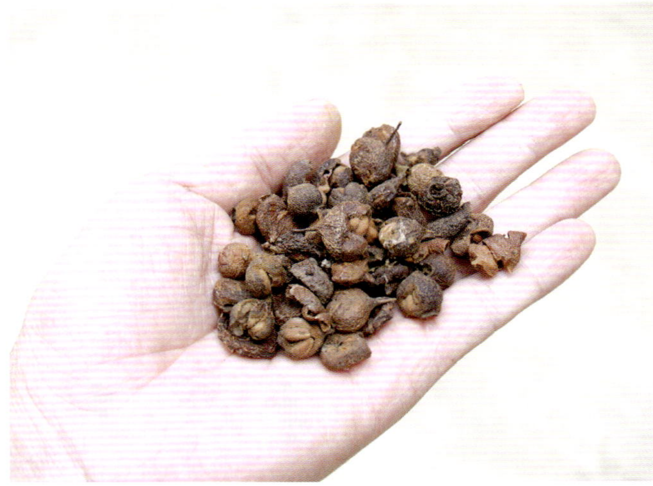

野山楂（续）

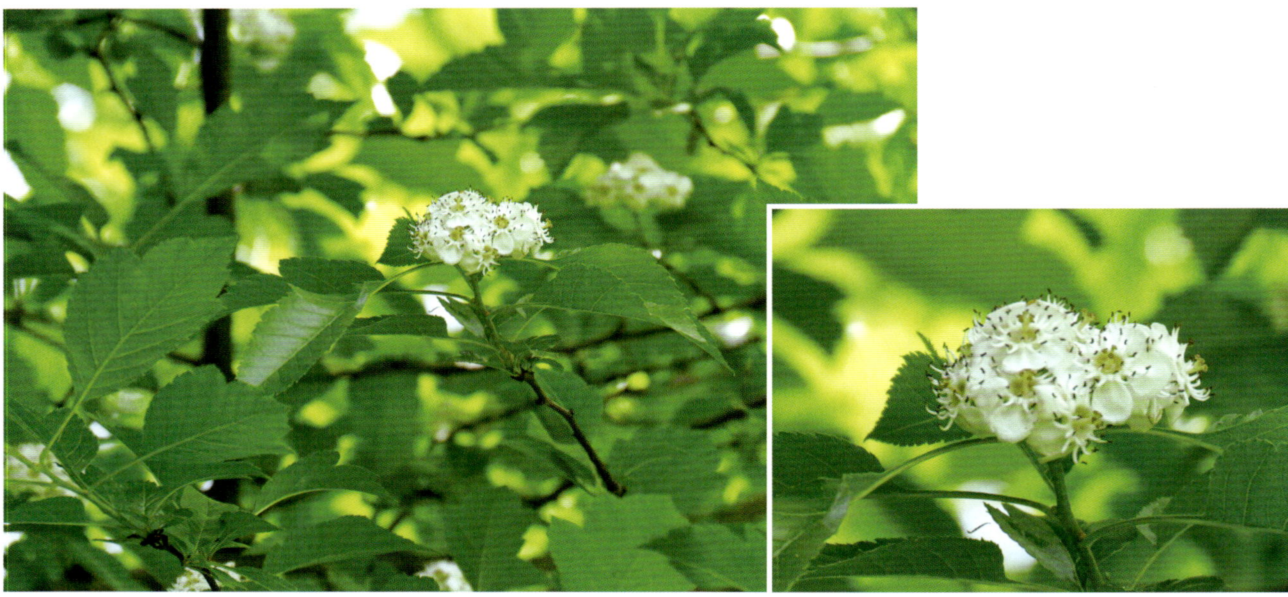

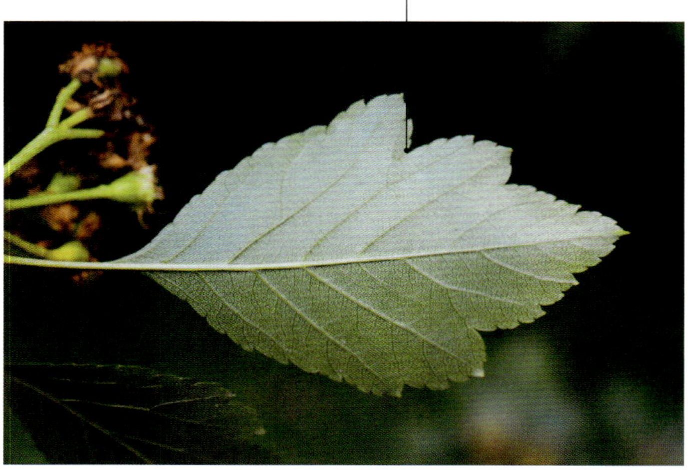
叶边锯齿圆钝，中部以上有 2~4 对
浅裂片；裂片分裂处无侧脉

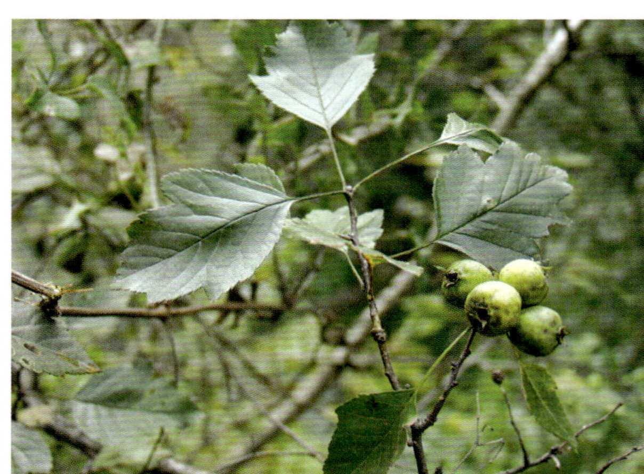

湖北山楂

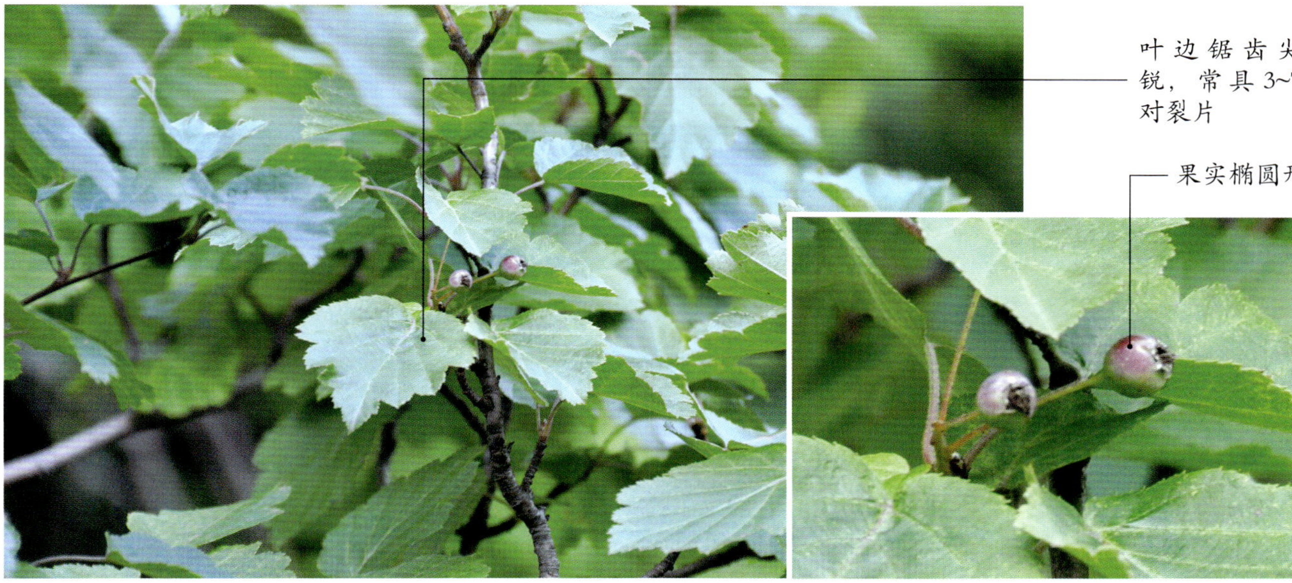
叶边锯齿尖锐，常具3~7对裂片
果实椭圆形

华中山楂

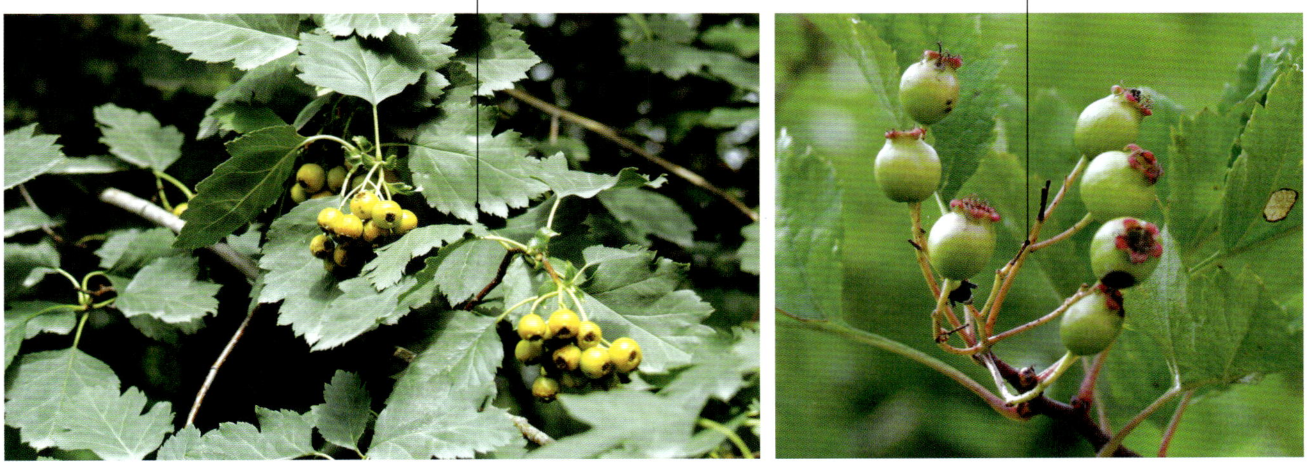
裂片分裂处无侧脉
果序梗及果柄均无毛

甘肃山楂

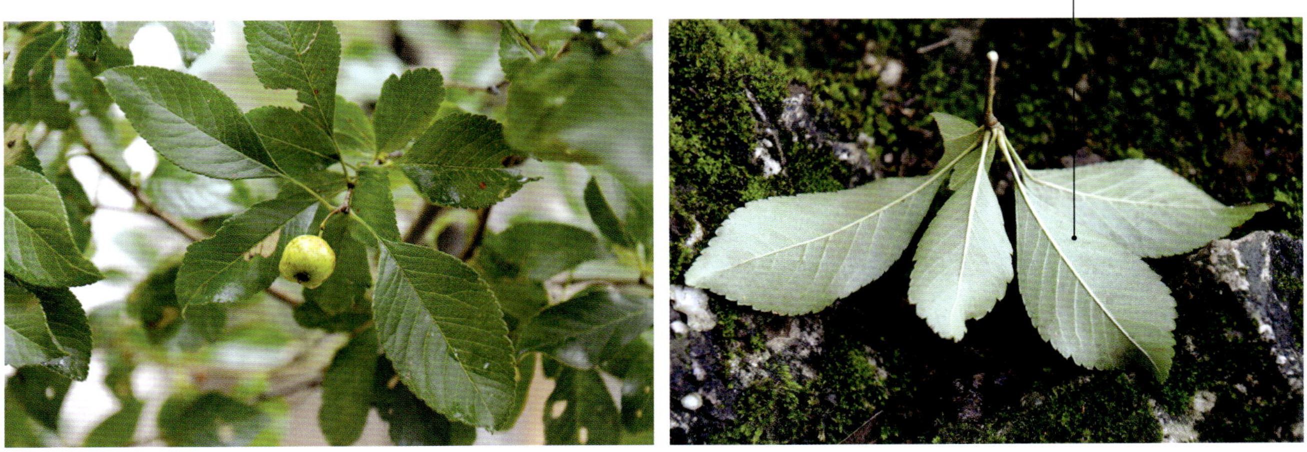
叶片常不分裂

云南山楂

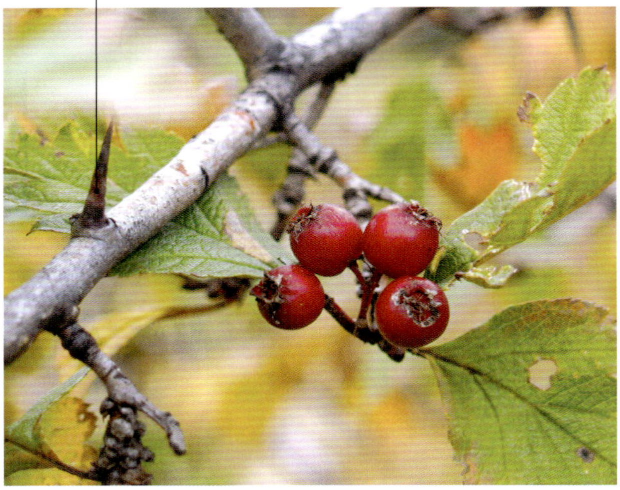

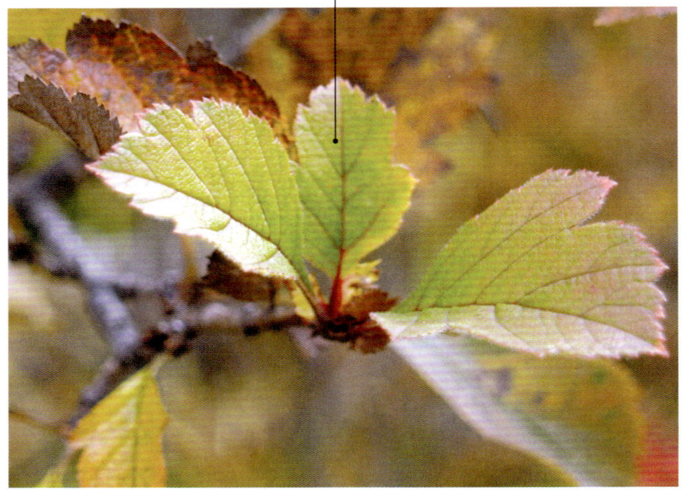

毛山楂

检索表

1. 叶片羽状深裂，侧脉有的伸到裂片先端，有的伸到裂片分裂处 2
1. 叶片浅裂或不分裂，侧脉伸至裂片先端，裂片分裂处无侧脉 3
2. 果实较大，直径达 2.5cm；叶片大，分裂较浅 .... 山里红
2. 果实较小，直径 1~1.5cm；叶片小，分裂较深 .... 山楂
3. 枝上常无刺；叶片常不分裂或仅在不孕枝上有少数叶具 3~5 浅裂 .... 云南山楂
3. 枝上常具刺；叶片常分裂 4
4. 叶边锯齿圆钝，中部以上有（1~）2~4 对浅裂片 .... 湖北山楂
4. 叶边锯齿尖锐，常具 3~7 对裂片，稀仅顶端 3 浅裂 5
5. 花梗及总花梗均无毛；叶片有 5~7 对浅裂片，边缘锯齿较密 .... 甘肃山楂
5. 花梗及总花梗外被柔毛或绒毛 6
6. 叶片宽倒卵形至倒卵状长圆形，基部楔形，顶端有缺刻或 3~7 浅裂 .... 野山楂
6. 叶片基部宽楔形至圆形，叶边有 3~7 对裂片 7
7. 叶片上面近无毛，下面具稀疏柔毛；果实椭圆形 .... 华中山楂
7. 叶片上下两面密被柔毛；果实球形 .... 毛山楂

山慈菇

Shancigu

CREMASTRAE PSEUDOBULBUS

PLEIONES PSEUDOBULBUS

本品为兰科植物杜鹃兰 *Cremastra appendiculata* (D. Don) Makino、独蒜兰 *Pleione bulbocodioides* (Franch.) Rolfe 或云南独蒜兰 *Pleione yunnanensis* Rolfe 的干燥假鳞茎。

基原植物

■ 杜鹃兰 *Cremastra appendiculata* (D. Don) Makino 别名：三道箍、朝天一炷香

生于海拔 500~2900m 的林下阴湿处。分布于山西、陕西、甘肃、安徽、河南、湖北、湖南、浙江、江西、江苏、广东、台湾、贵州、四川、云南、西藏。

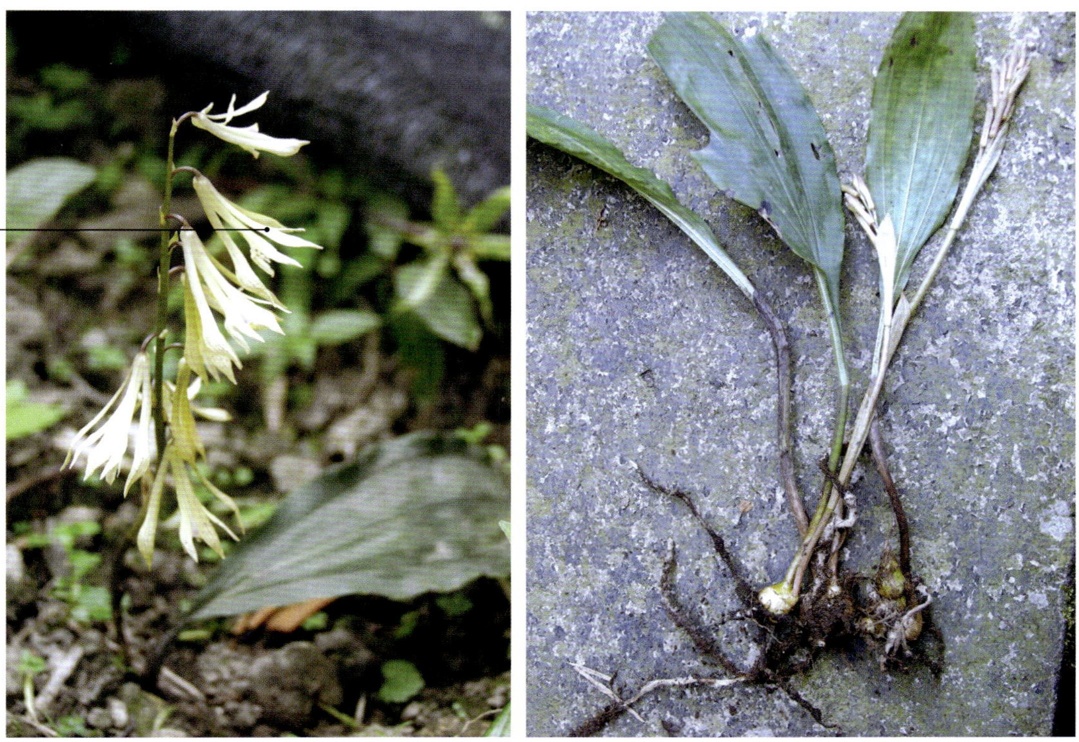

杜鹃兰

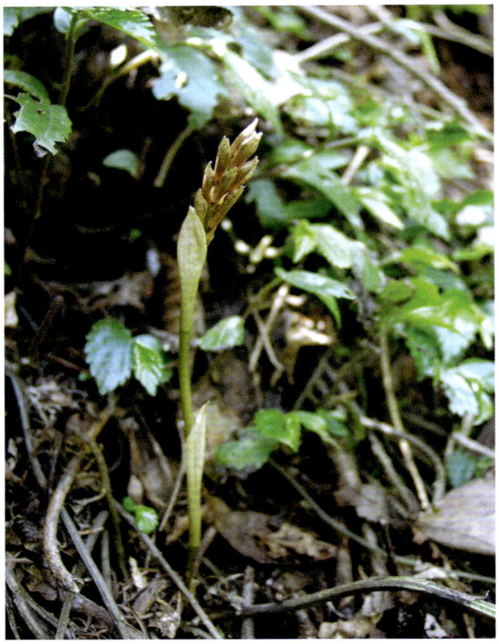
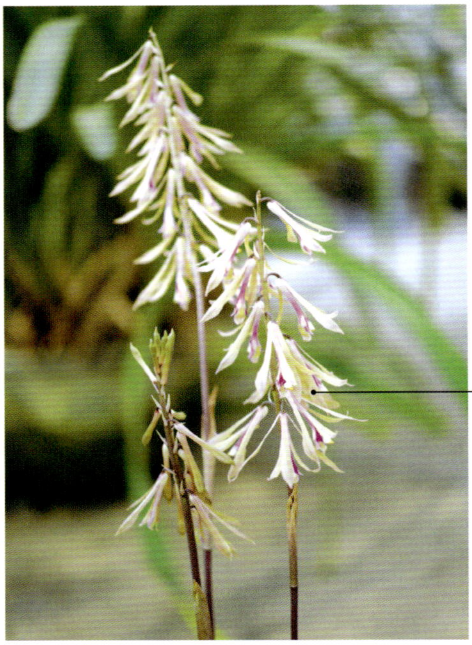

杜鹃兰（续）

■ 独蒜兰 *Pleione bulbocodioides* (Franch.) Rolfe 别名：金扣子、一粒珠

生于海拔 900~3600m 的常绿阔叶林下、灌木林缘或苔藓覆盖的岩石。分布于陕西、甘肃、安徽、浙江、江西、河南、湖北、湖南、广西、贵州、四川、云南、西藏。

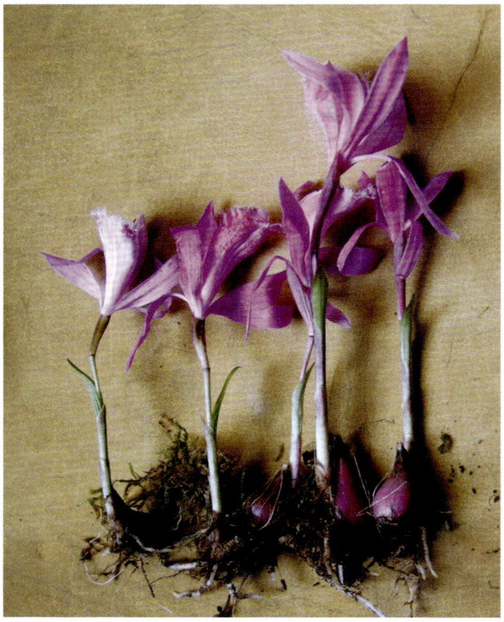
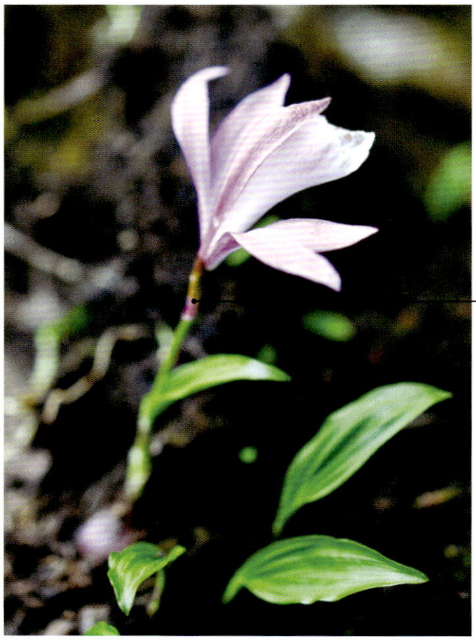

独蒜兰

苞片长于子房

唇瓣褶片啮蚀状

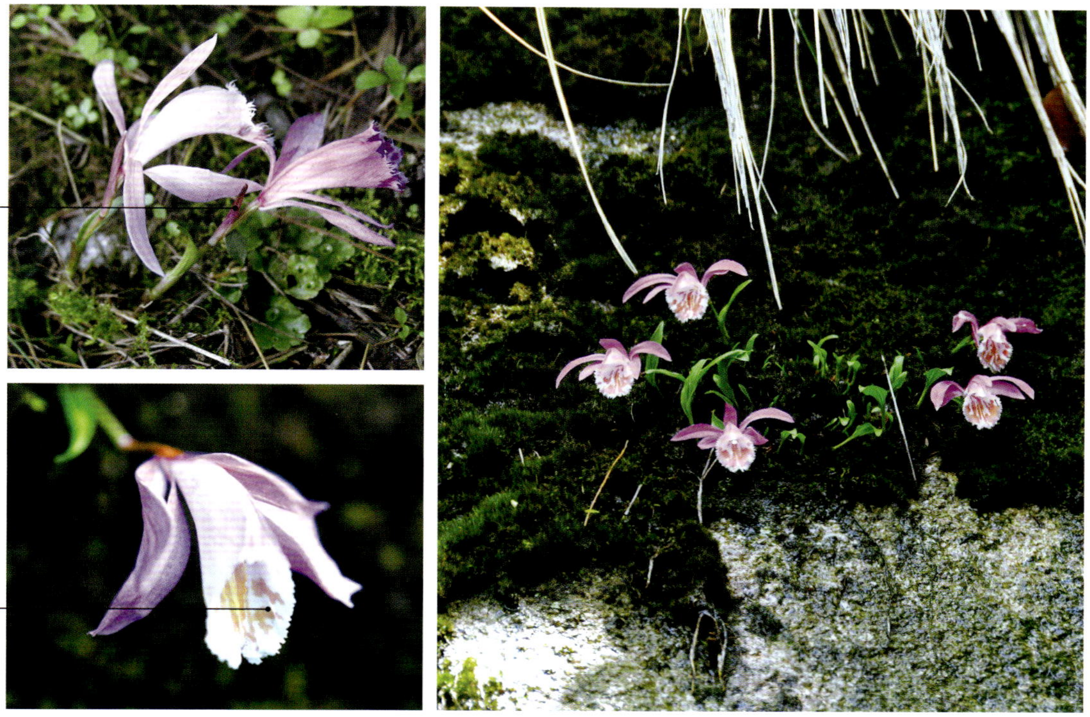

独蒜兰（续）

■ **云南独蒜兰** *Pleione yunnanensis* Rolfe　别名：滇独蒜兰、止血果

生于海拔 1100~3500m 的灌木林缘或苔藓覆盖的岩石。分布于四川、贵州、西藏、云南。

苞片短于子房

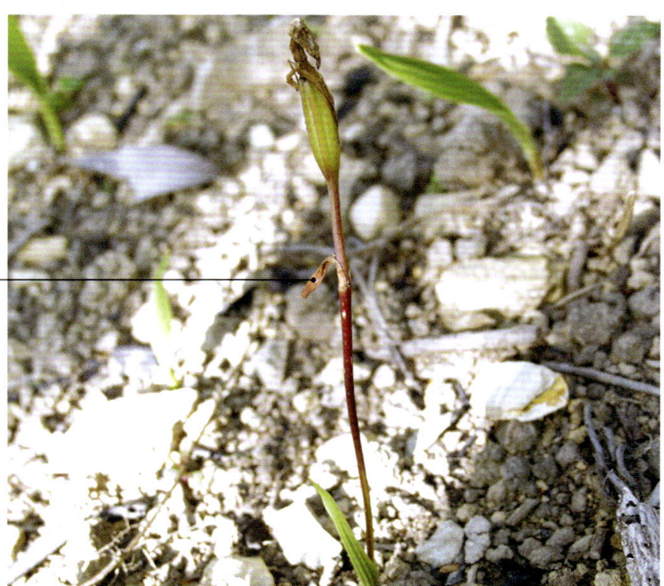

云南独蒜兰

对比鉴别

《中国药典》2020 年版记载兰科植物杜鹃兰与独蒜兰、云南独蒜兰的假鳞茎同为山慈菇的来源入药。百合科植物老鸦瓣 *Tulipa edulis* (Miq.) Honda 干燥鳞茎在民间用作光慈菇，因其与药材山慈菇名称相近而易混淆。山慈菇多为野生，由于资源减少，价格飙升，近年我国东北出现兰科植物山兰 *Oreorchis patens* (Lindl.) Lindl. 的假鳞茎混充山慈菇。

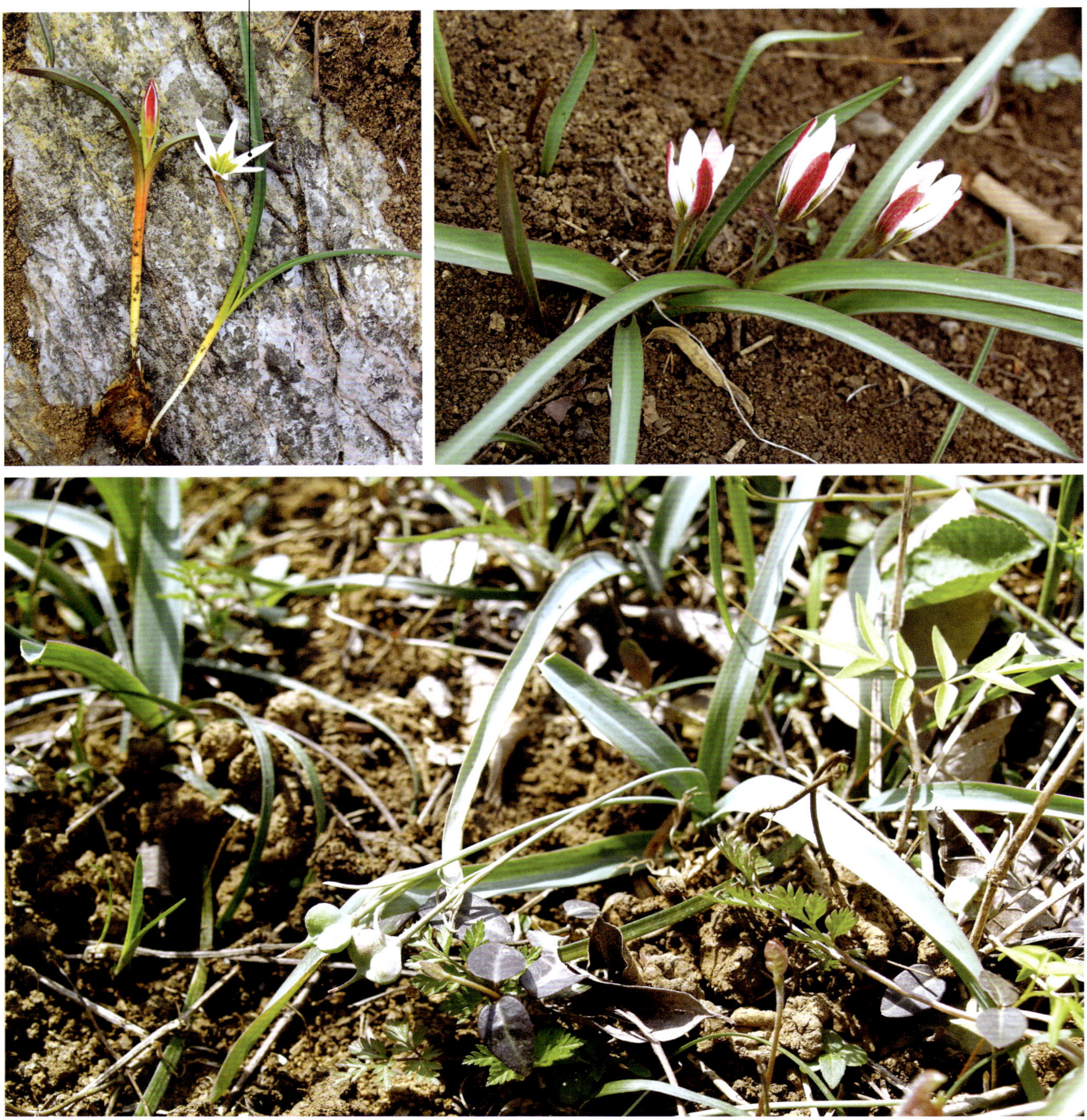

老鸦瓣

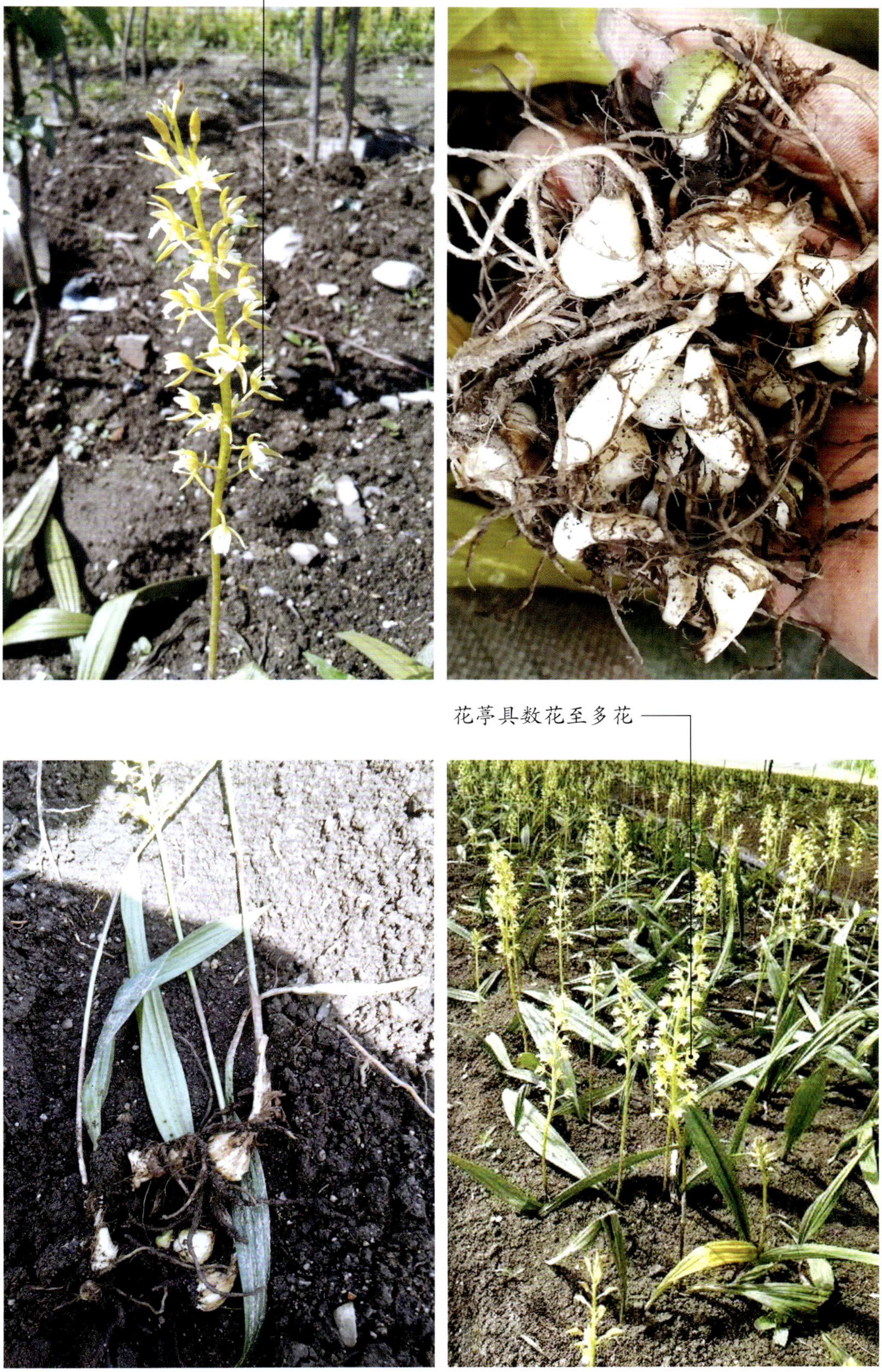

山兰

检索表

1. 花瓣同型；叶长条形……老鸦瓣
1. 花瓣不同型，中央 1 枚花瓣的形态常有较大特化……2
2. 花葶顶端具 1（2）花……3
2. 花葶具数花至多花……4
3. 苞片长于子房；唇瓣褶片啮蚀状……独蒜兰
3. 苞片短于子房；唇瓣褶片近全缘……云南独蒜兰
4. 花下垂，花梗短于花瓣……杜鹃兰
4. 花斜举，花梗长于或等长于花瓣……山兰

千年健

Qiannianjian
HOMALOMENAE RHIZOMA

本品为天南星科植物千年健 *Homalomena occulta* (Lour.) Schott 的干燥根茎。

基原植物

■ **千年健** *Homalomena occulta* (Lour.) Schott 别名：一包针、千年见

生于山谷溪边、密林下或阴湿地。分布于广西、云南。

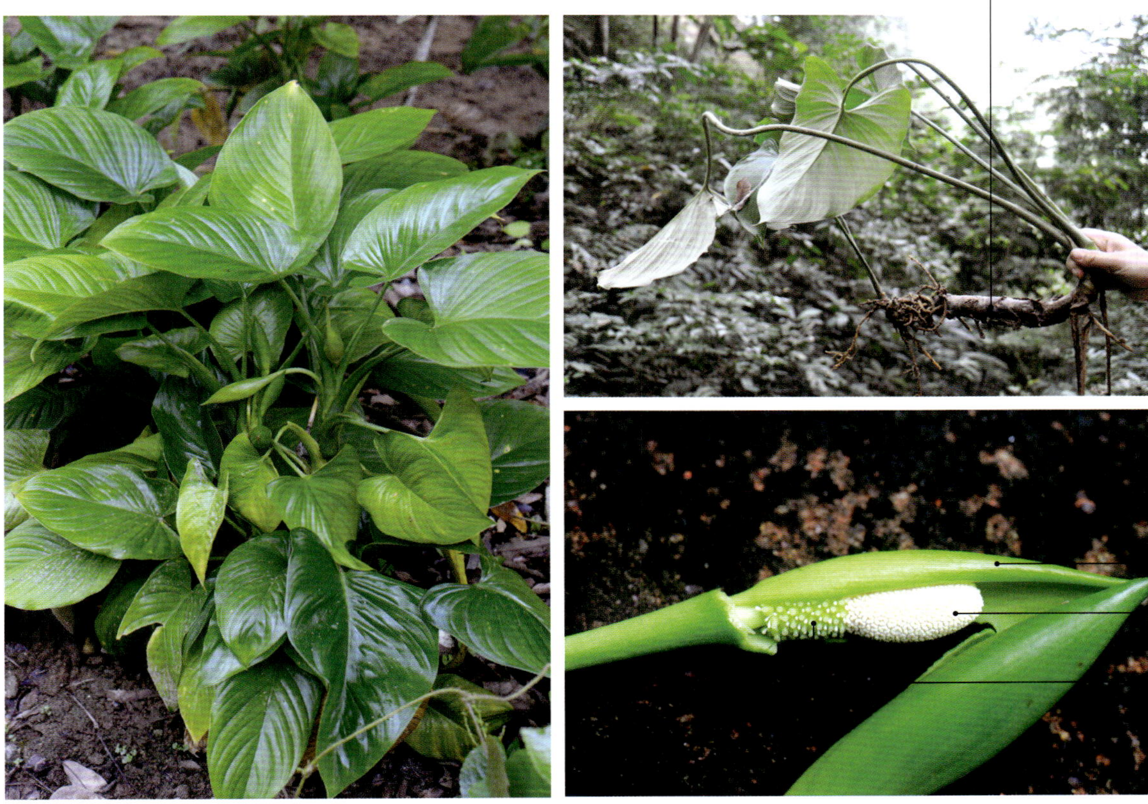

千年健

千里光

Qianliguang

SENECIONIS SCANDENTIS HERBA

本品为菊科植物千里光 *Senecio scandens* Buch.-Ham. 的干燥地上部分。

基原植物

■ **千里光** *Senecio scandens* Buch. -Ham.　别名：九里明、九里光

生于山坡、林缘、灌丛、沟边、路旁。分布于我国西北部、西南部、中部、东南部地区。

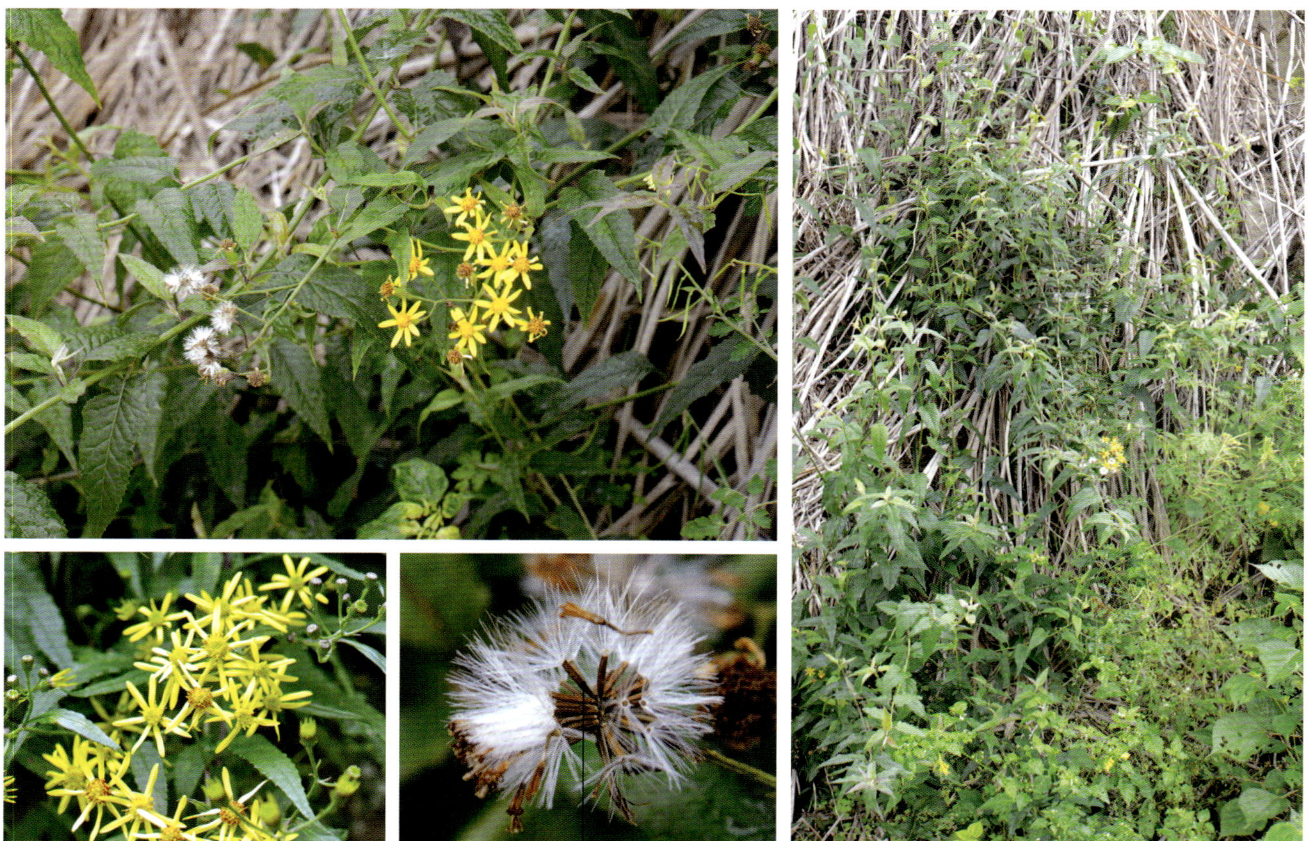

瘦果圆柱形，具5棱；冠毛白色

千里光

千金子 Qianjinzi EUPHORBIAE SEMEN

千金子霜

Qianjinzishuang
EUPHORBIAE SEMEN PULVERATUM

千金子为大戟科植物续随子 *Euphorbia lathyris* L. 的干燥成熟种子；千金子霜为千金子的炮制加工品。

基原植物

■ **续随子** *Euphorbia lathyris* L. 别名：仙人对座草、百药解

生于向阳山坡，多为栽培。分布于黑龙江、吉林、辽宁、河北、河南、山东、山西、江苏、浙江、福建、台湾、湖南、广西、云南、贵州、四川。

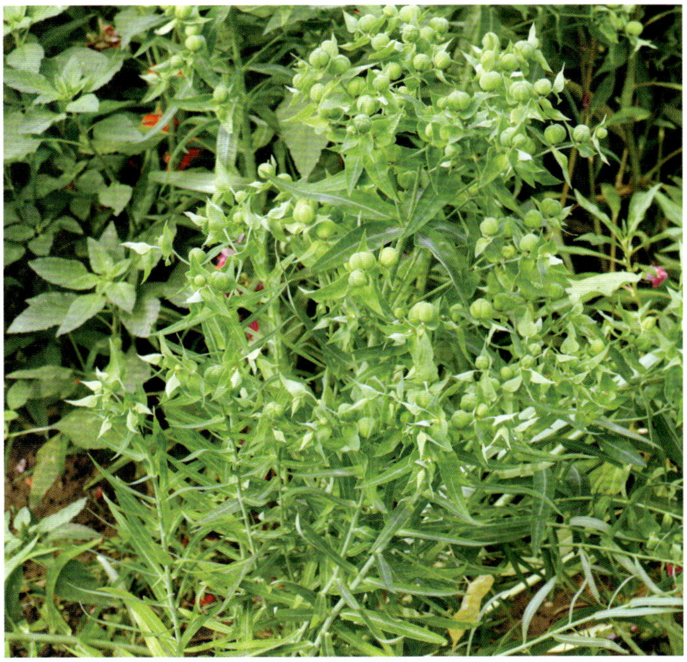

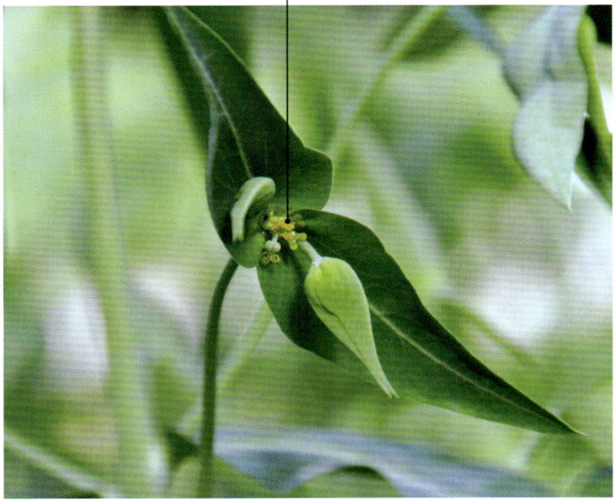

续随子

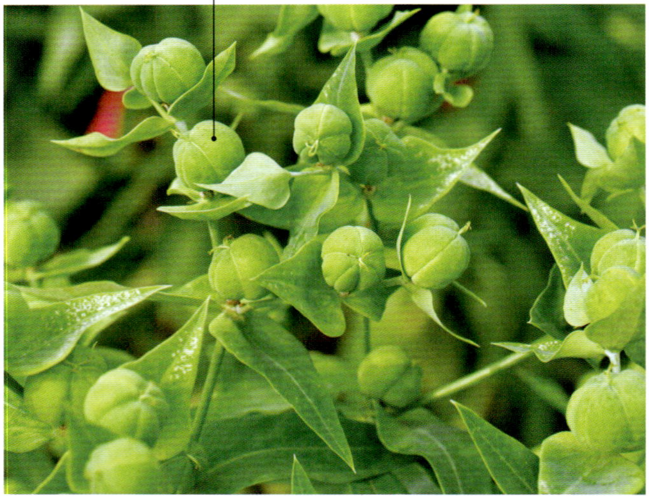

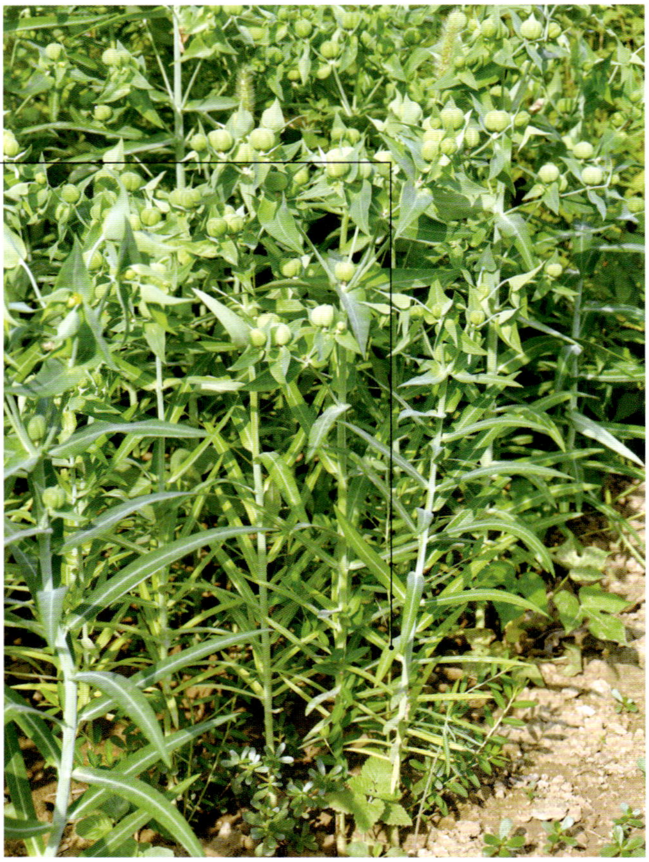

续随子（续）

川木香

Chuanmuxiang

VLADIMIRIAE RADIX

本品为菊科植物川木香 *Vladimiria souliei* (Franch.) Ling 或灰毛川木香 *Vladimiria souliei* (Franch.) Ling var. *cinerea* Ling 的干燥根。

基原植物

■ 川木香　*Vladimiria souliei* (Franch.) Ling　别名：木香

《中国药典》1963 年版记载川木香的拉丁学名为 *Jurinea souliei* Franch.,《中国植物志》、《中国高等植物》及 *Flora of China* 记载的拉丁学名为 *Dolomiaea souliei* Shih。

生于海拔 3700~4800m 的高山草地。分布于四川、西藏。

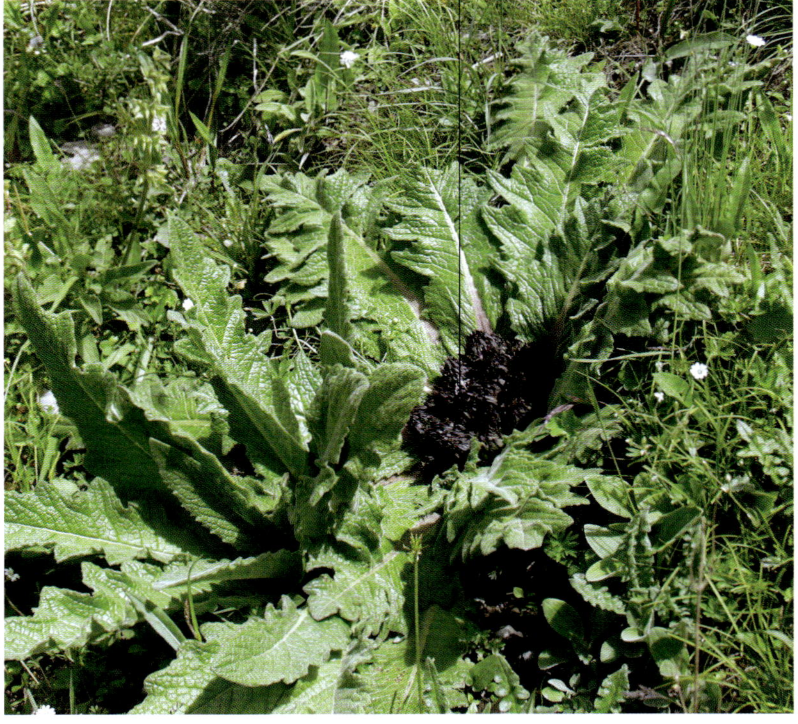
头状花序数个集生于枝顶;
花全为管状花，紫色

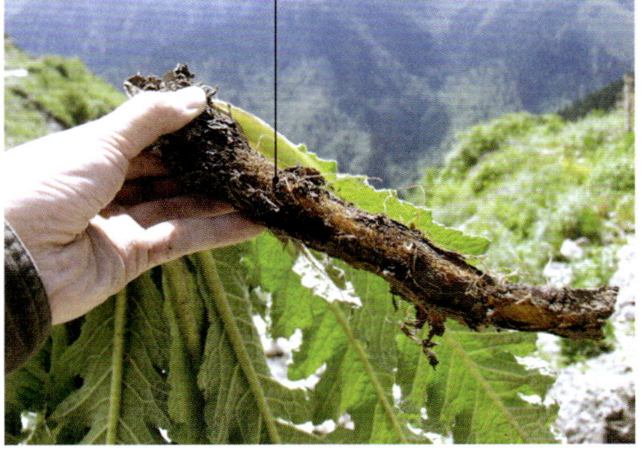
根坚硬粗壮，圆柱
形，通常不分枝

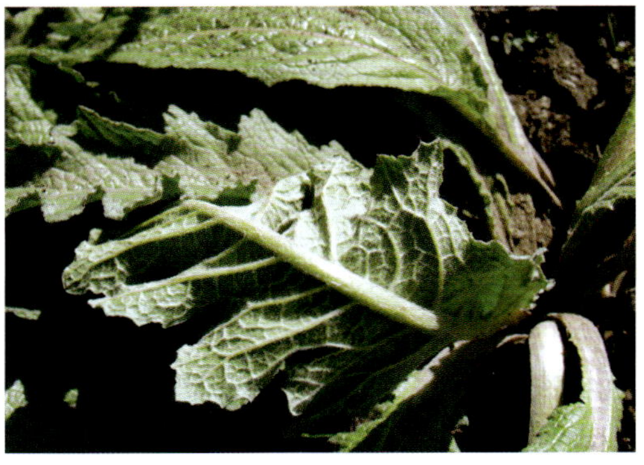

川木香

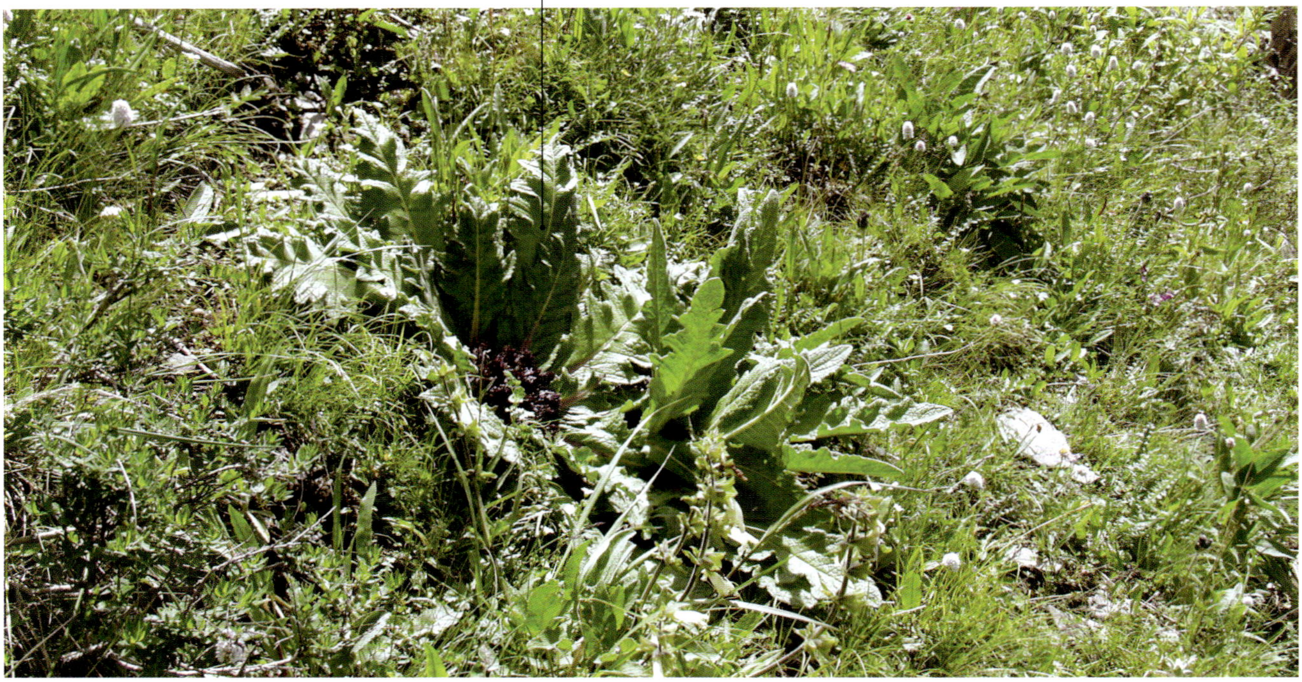
叶呈莲座状平铺地面

川木香（续）

■ 灰毛川木香 *Vladimiria souliei* (Franch.) Ling var. *cinerea* Ling 别名：木里木香

《中国植物志》及 *Flora of China* 记载灰毛川木香的拉丁学名为 *Dolomiaea souliei* var. *cinerea* (Y. Ling) Q. Yuan。

与川木香主要区别点：叶背面灰白色，密被灰白色蛛丝状毛。花果期 7~10 月。

生于海拔 3800m 左右的高山草地。分布于四川、西藏、云南。

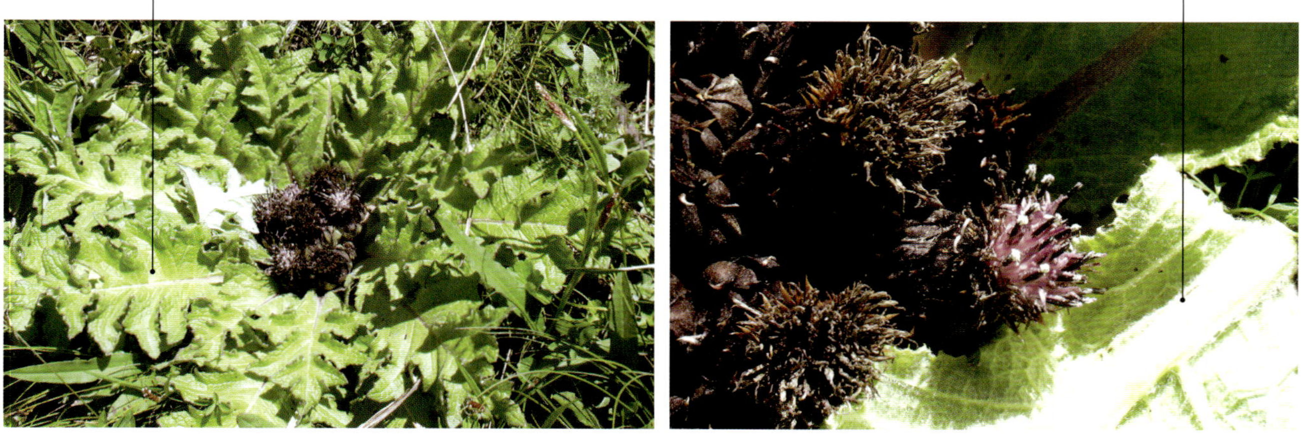
叶呈莲座状平铺地面
背面灰白色，密被灰白色蛛丝状毛

灰毛川木香

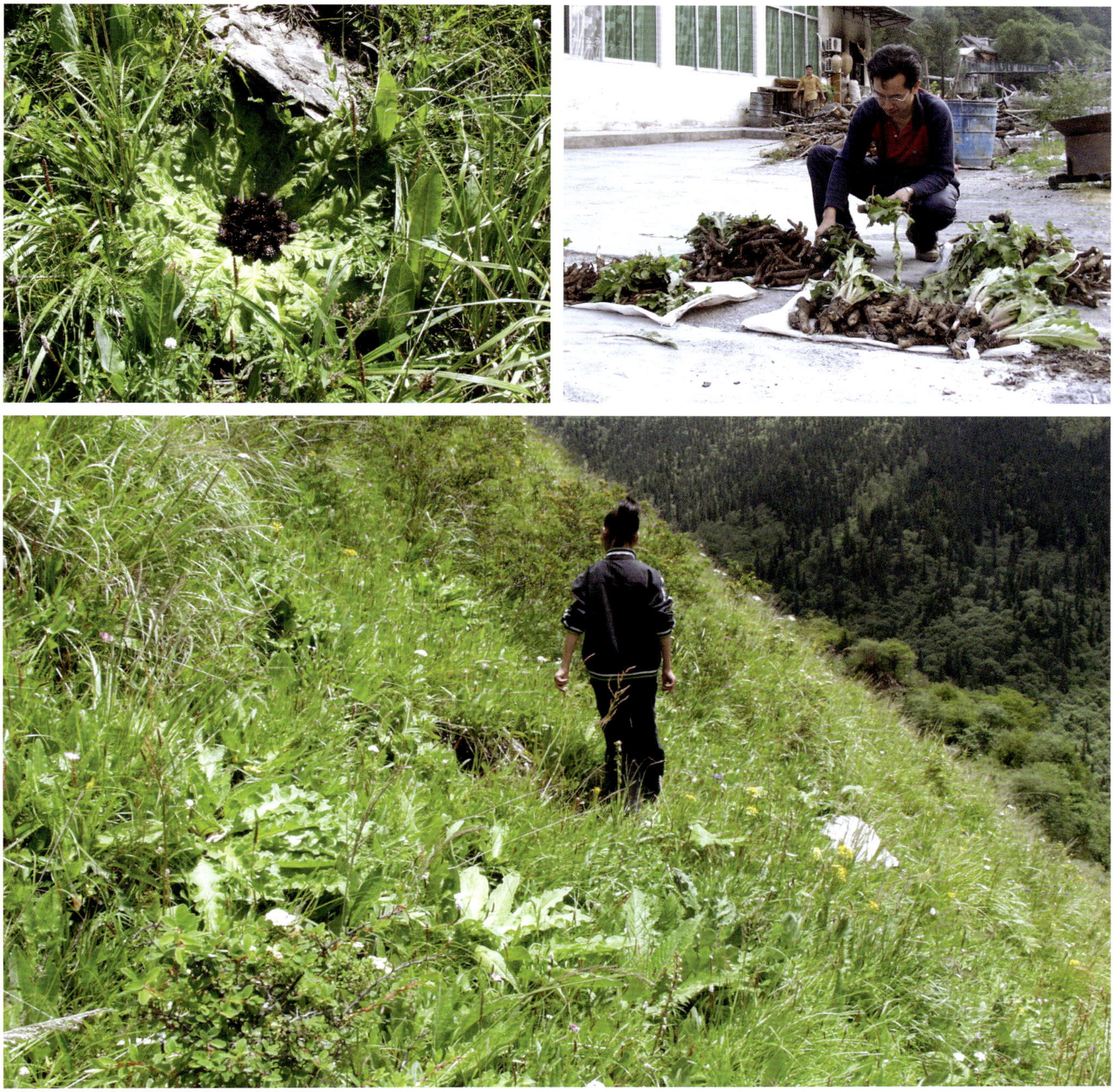

灰毛川木香（续）

对比鉴别

参见“木香”项。

检索表

参见“木香”项。

川木通

Chuanmutong

CLEMATIDIS ARMANDII CAULIS

本品为毛茛科植物小木通 *Clematis armandii* Franch. 或绣球藤 *Clematis montana* Buch. -Ham. 的干燥藤茎。

基原植物

■ 小木通 *Clematis armandii* Franch. 别名：川木通、花木通

生于海拔 100~2400m 的山地林边、路边灌丛、水沟旁。分布于甘肃、陕西、江西、湖北、湖南、浙江、福建、广东、广西、四川、贵州、云南、西藏。

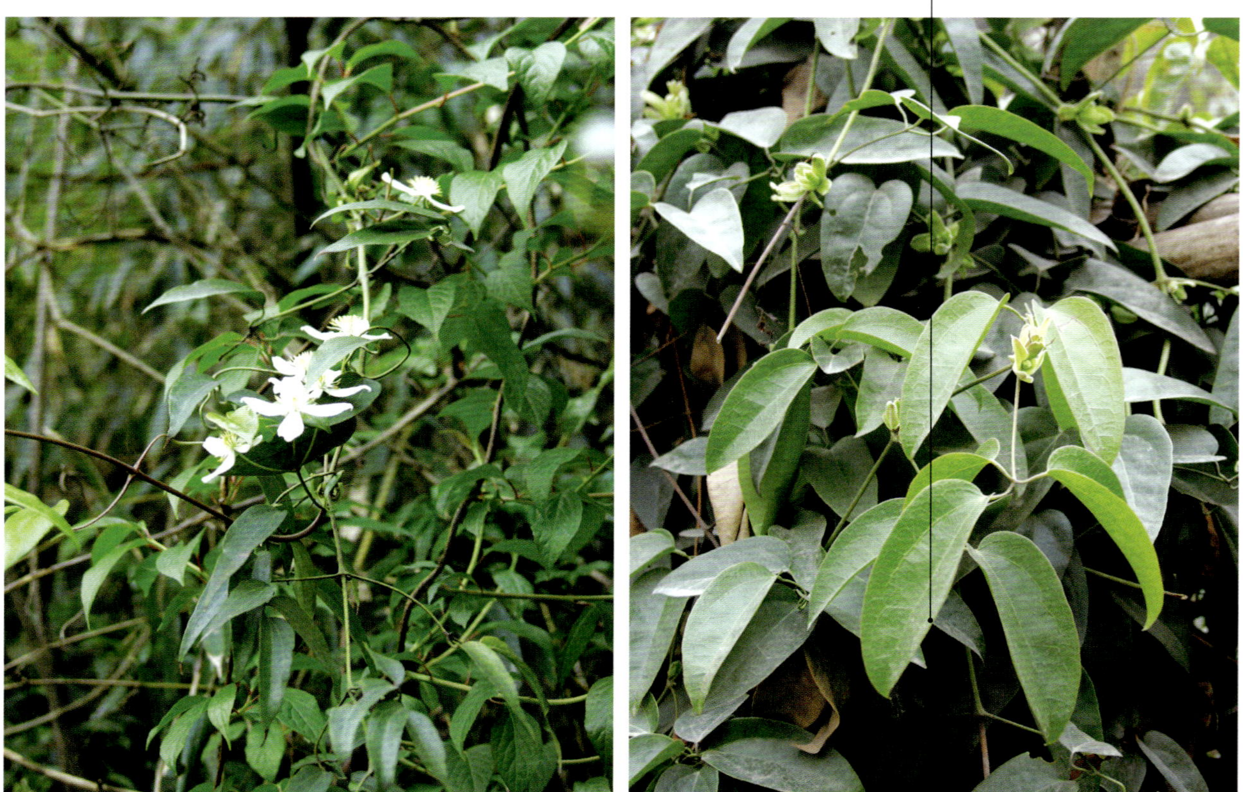

小木通

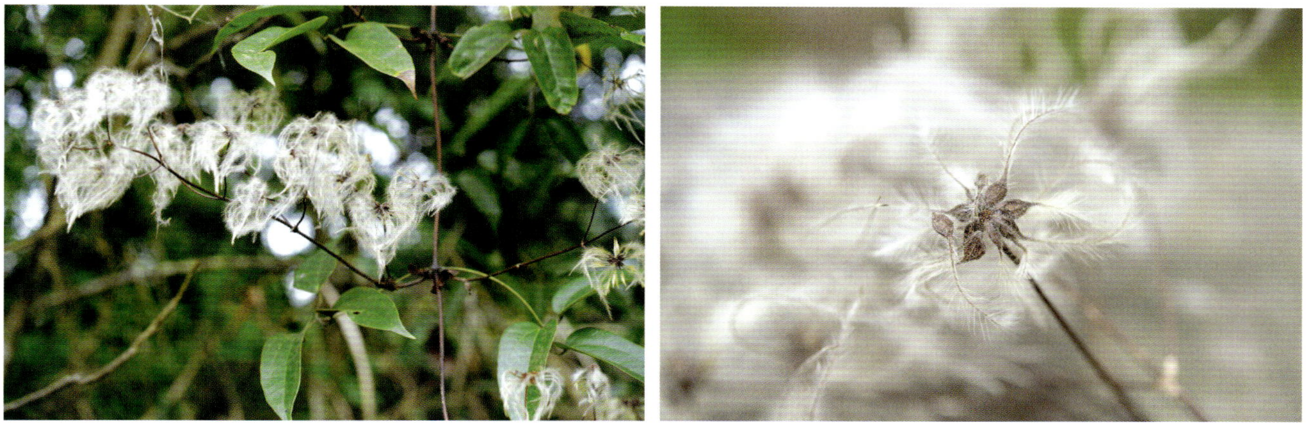

小木通（续）

■ 绣球藤　*Clematis montana* Buch.-Ham.　别名：淮木通、山铁线莲

生于海拔 1800~2400m 的山坡林中。分布于宁夏、青海、甘肃、陕西、河南、湖北、湖南、江西、浙江、安徽、福建、台湾、广西、贵州、四川、西藏、云南。

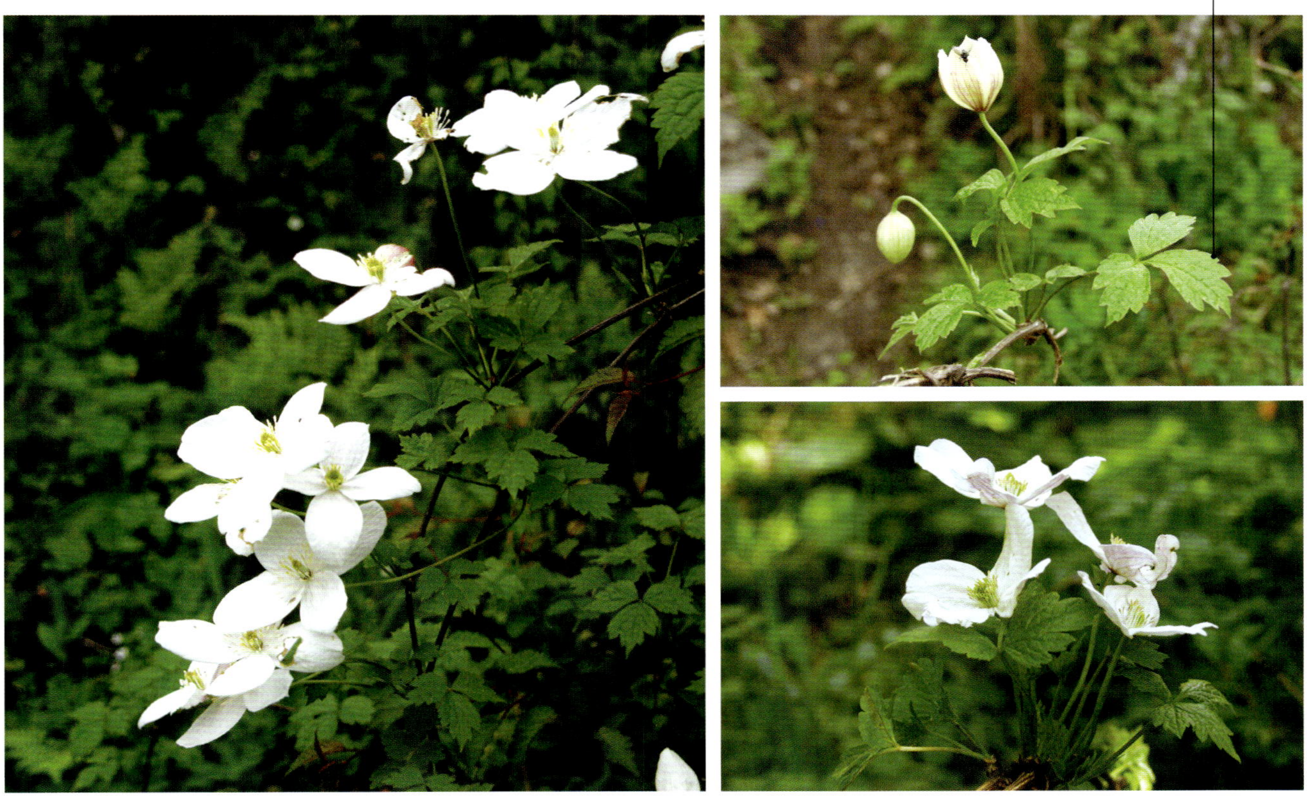

绣球藤

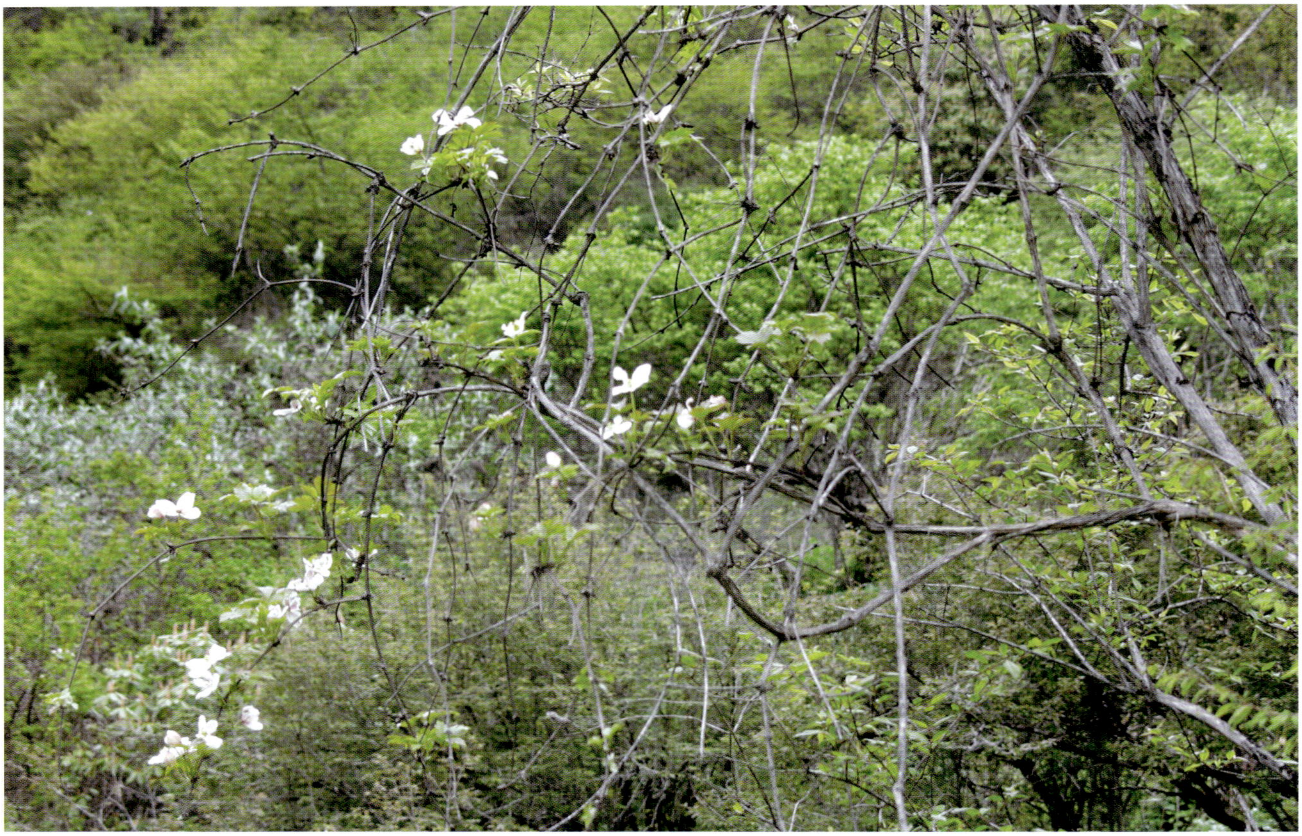

绣球藤（续）

对比鉴别

参见“木通”项。

检索表

参见“木通”项。

川贝母

Chuanbeimu

FRITILLARIAE CIRRHOSAE BULBUS

本品为百合科植物川贝母 *Fritillaria cirrhosa* D. Don、暗紫贝母 *Fritillaria unibracteata* Hsiao et K. C. Hsia、甘肃贝母 *Fritillaria przewalskii* Maxim.、梭砂贝母 *Fritillaria delavayi* Franch.、太白贝母 *Fritillaria taipaiensis* P. Y. Li 或瓦布贝母 *Fritillaria unibracteata* Hsiao et K. C. Hsia var. *wabuensis* (S. Y. Tang et S. C. Yue) Z. D. Liu, S. Wang et S. C. Chen 的干燥鳞茎。

基原植物

■ 川贝母 *Fritillaria cirrhosa* D. Don　别名：卷叶贝母

生于海拔 3200~4600m 的林中、灌丛、草地、河滩、山谷或岩缝中。分布于甘肃、青海、四川、西藏、云南。

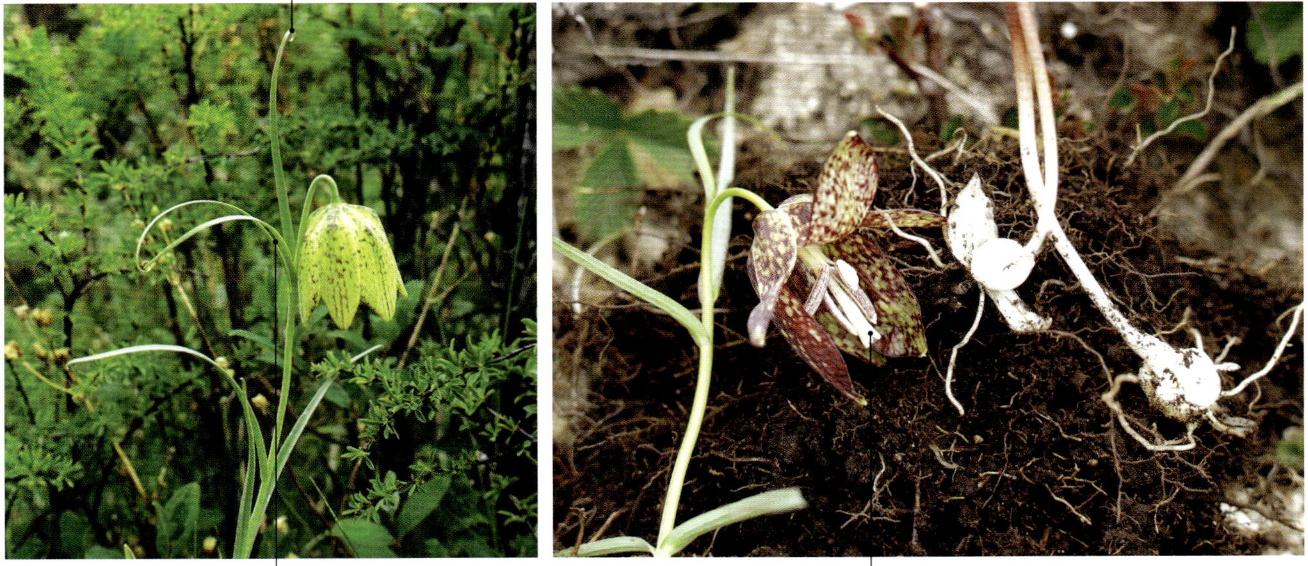
叶状苞片先端明显卷曲
每花具叶状苞片 2~4 枚
柱头裂片长 3~5mm

川贝母

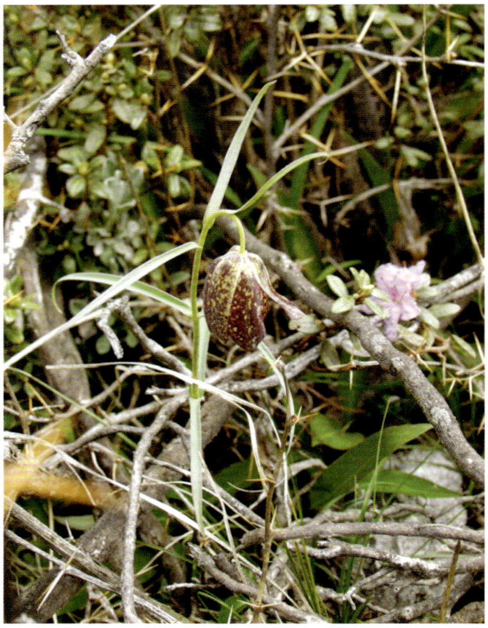

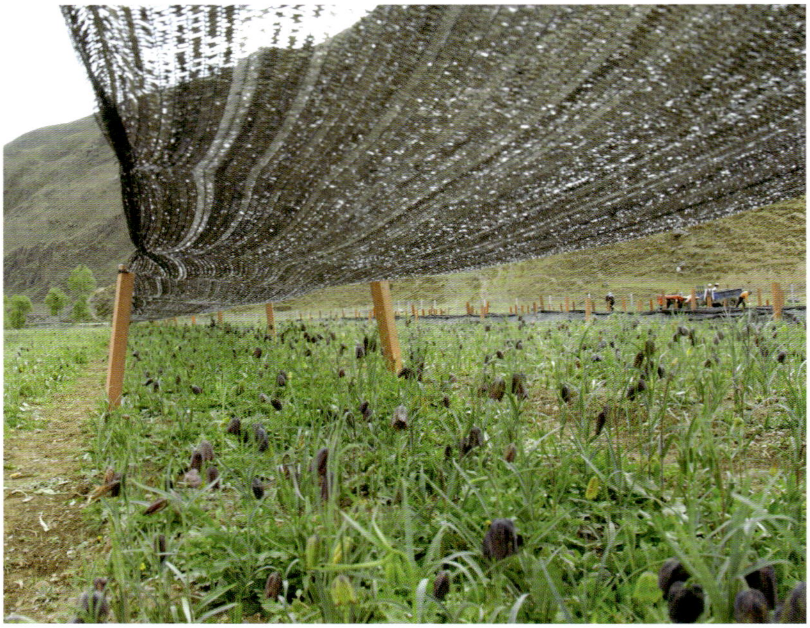

川贝母（续）

■ 暗紫贝母 *Fritillaria unibracteata* Hsiao et K. C. Hsia 别名：松贝母、乌花贝母

生于海拔 3200~4500m 的灌丛、草地。分布于四川、青海、甘肃。

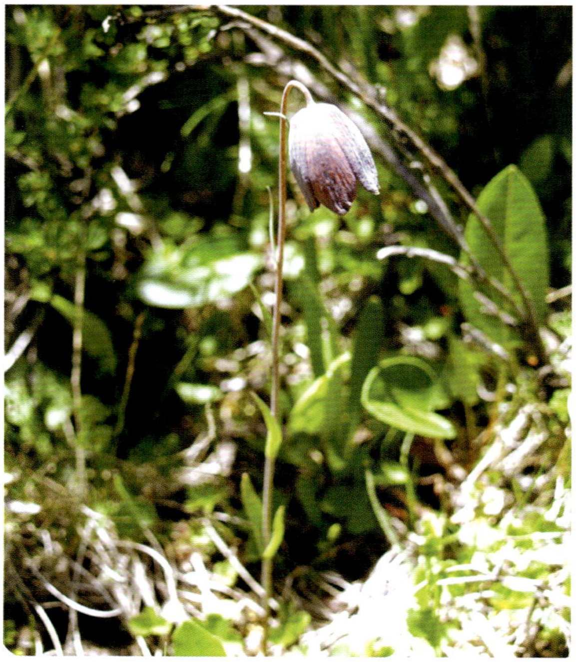

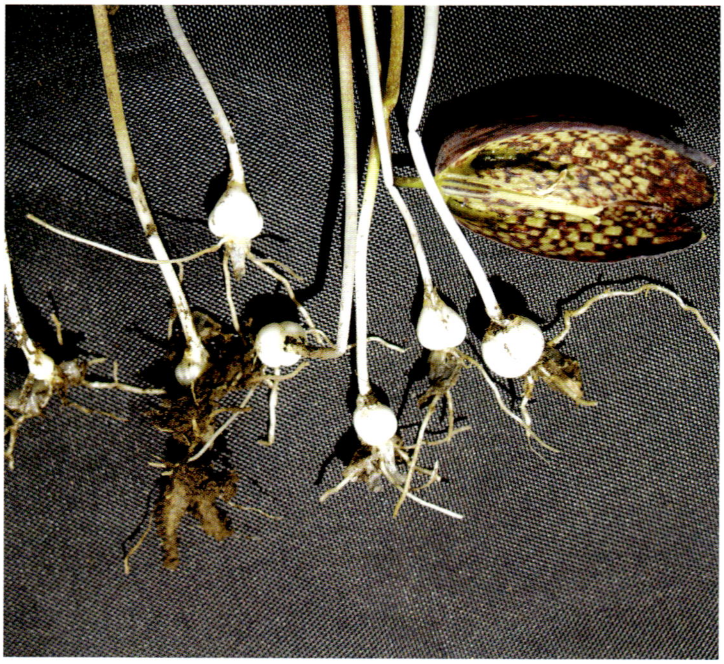

暗紫贝母

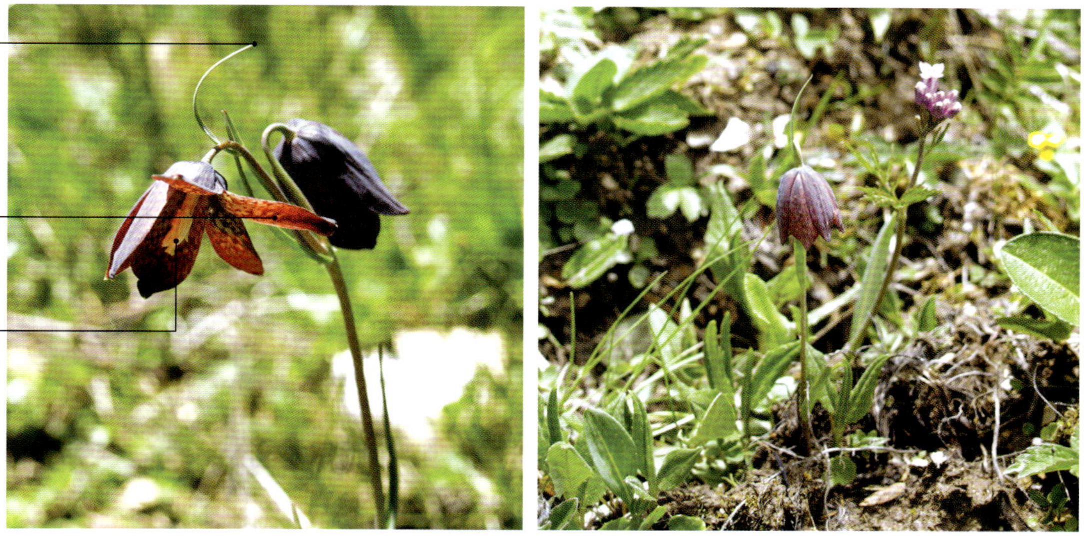

暗紫贝母（续）

■ 甘肃贝母 *Fritillaria przewalskii* Maxim. 别名：岷贝

生于海拔 2800~4400m 的灌丛、草地。分布于甘肃、青海、四川。

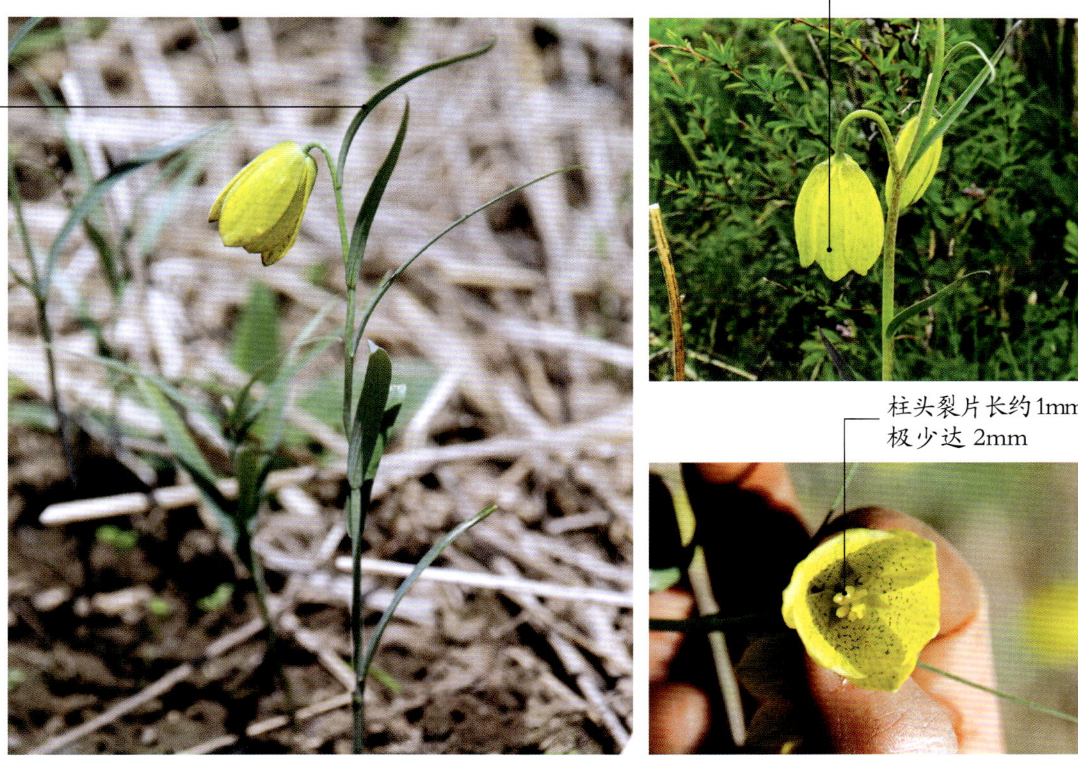

甘肃贝母

■ 梭砂贝母　*Fritillaria delavayi* Franch.　别名：炉贝

生于海拔 3400~5600m 的砂石地上。分布于青海、四川、西藏、云南。

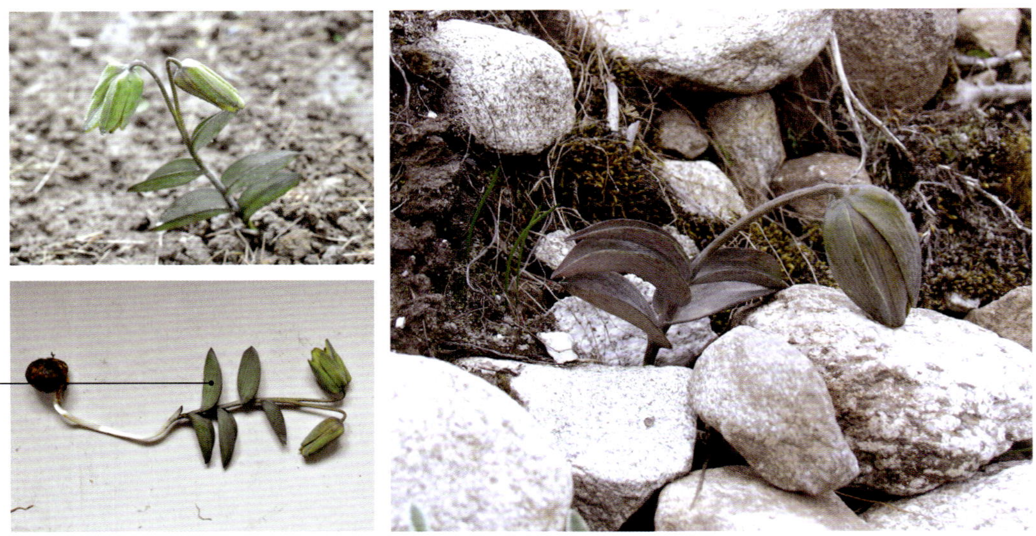

梭砂贝母

■ 太白贝母　*Fritillaria taipaiensis* P. Y. Li

生于海拔 2400~3150m 的山坡草丛或水边。分布于陕西、甘肃、四川、湖北。

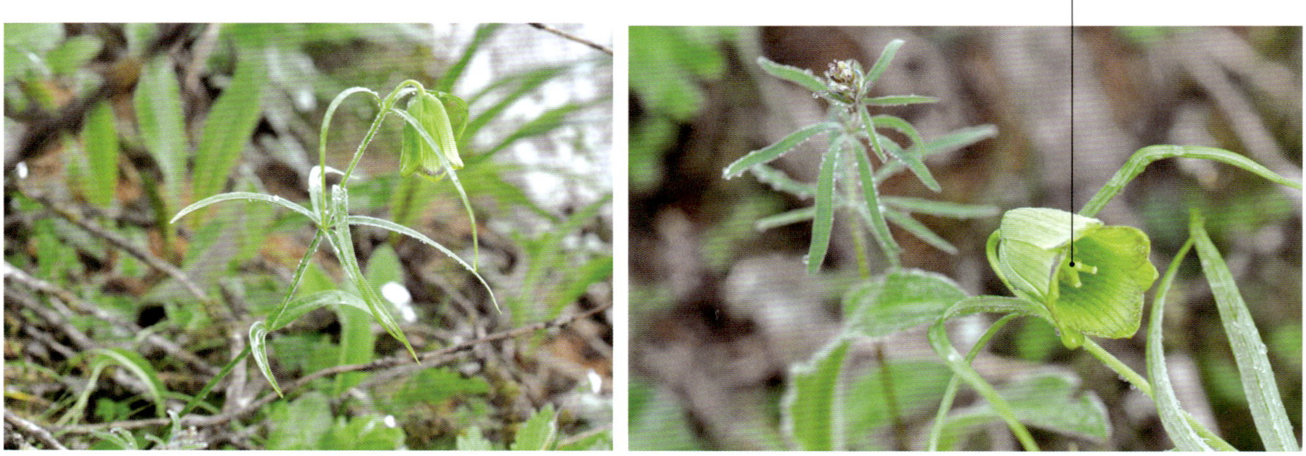

太白贝母

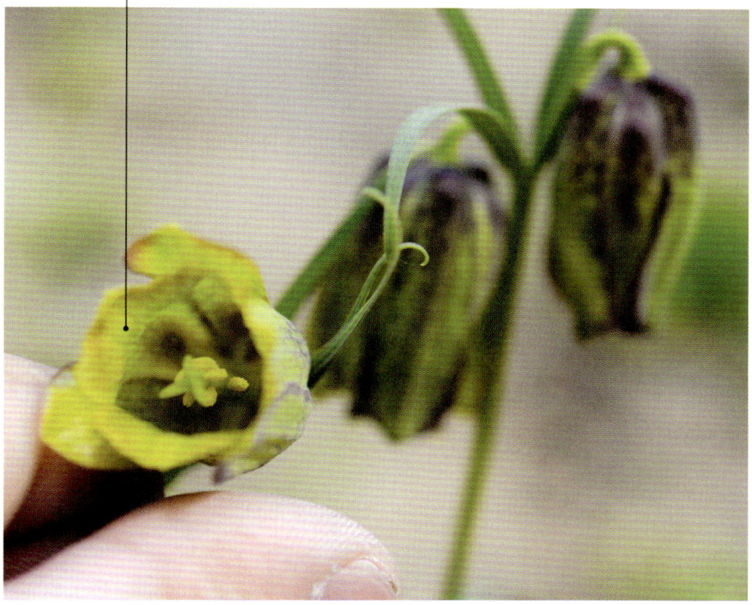
内花被片近匙形，先端
两侧边缘有紫褐色斑带

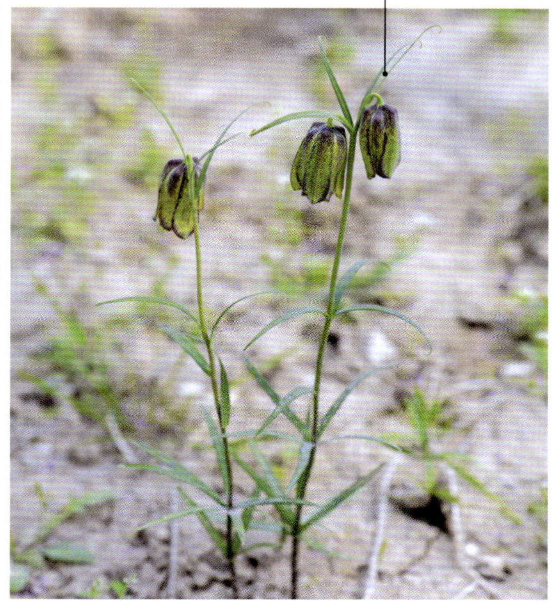
叶状苞片先端伸直或有时
稍弯曲，但绝不卷曲成圈

太白贝母（续）

■ 瓦布贝母 *Fritillaria unibracteata* Hsiao et K. C. Hsia var. *wabuensis* (S. Y. Tang et S. C. Yue) Z. D. Liu, S. Wang et S. C. Chen

生于海拔 2500~3000m 的灌木林。分布于四川岷江上游山区。

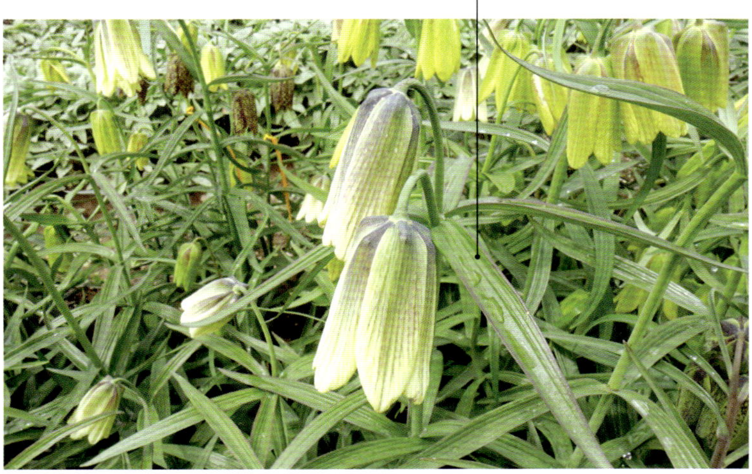
叶宽 0.9~2cm

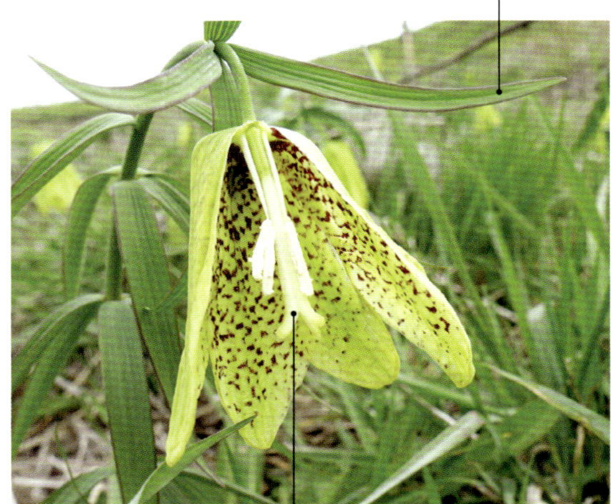
叶状苞片先端不卷曲
柱头裂片长 2~5m

瓦布贝母

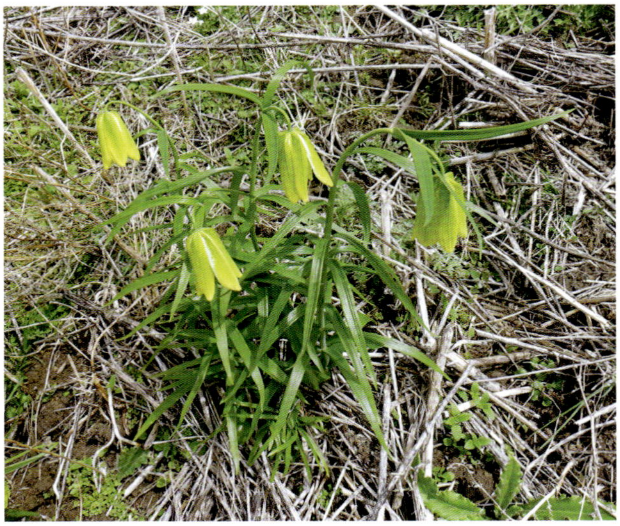
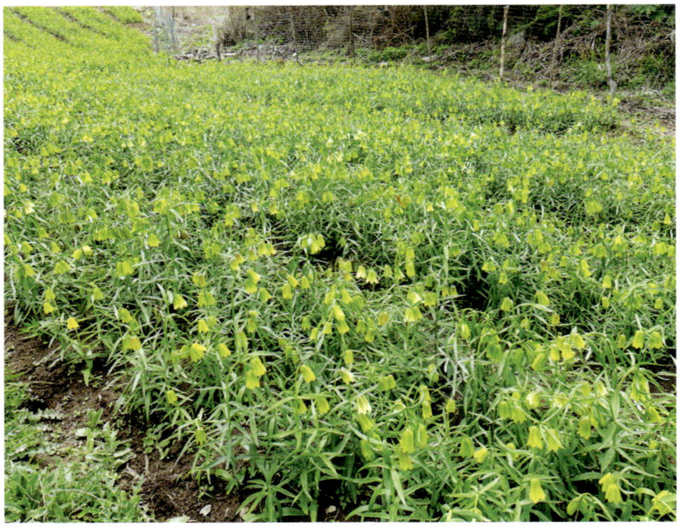

瓦布贝母（续）

对比鉴别

Flora of China 记载我国贝母属植物有24种，多数物种的鳞茎可入药，载于2020年版《中国药典》就达11种之多。贝母类药材中，川贝母（松贝、青贝）价格昂贵，商品中常有其他贝母属植物的小型鳞茎混入。贝母属内物种间不易鉴别，为便于比较，将《中国药典》记载的川贝母基原植物（川贝母、暗紫贝母、甘肃贝母、梭砂贝母、太白贝母、瓦布贝母）、伊贝母基原植物（伊犁贝母 *Fritillaria pallidiflora* Schrenk、新疆贝母 *Fritillaria walujewii* Regel），以及平贝母 *Fritillaria ussuriensis* Maxim.、浙贝母 *Fritillaria thunbergii* Miq.、湖北贝母 *Fritillaria hupehensis* Hsiao et K. C. Hsia、地方习用品安徽贝母 *Fritillaria anhuiensis* S. C. Chen et S. F. Yin 一同进行对比鉴别。另外，偶见葫芦科植物土贝母 *Bolbostemma paniculatum* (Maxim.) Franquet 及百合科植物老鸦瓣 *Amana edulis* (Miq.) Honda 的鳞茎混作药用。

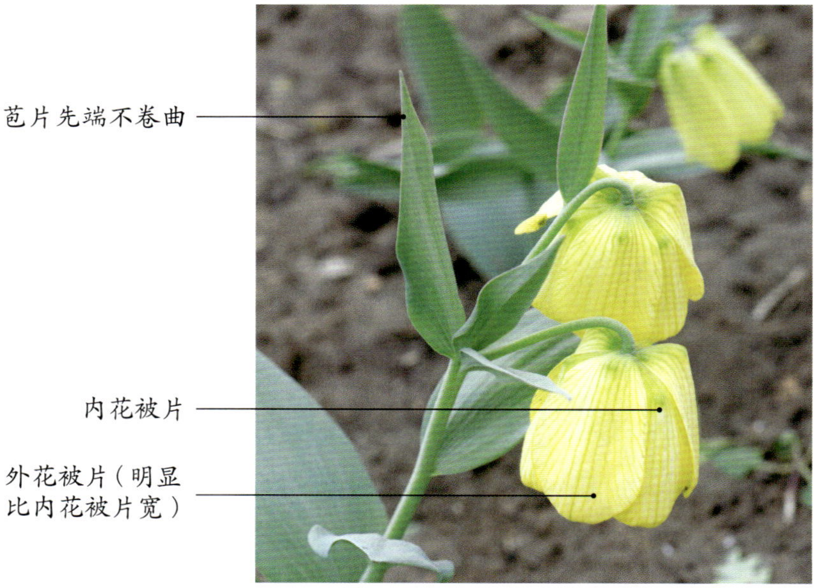

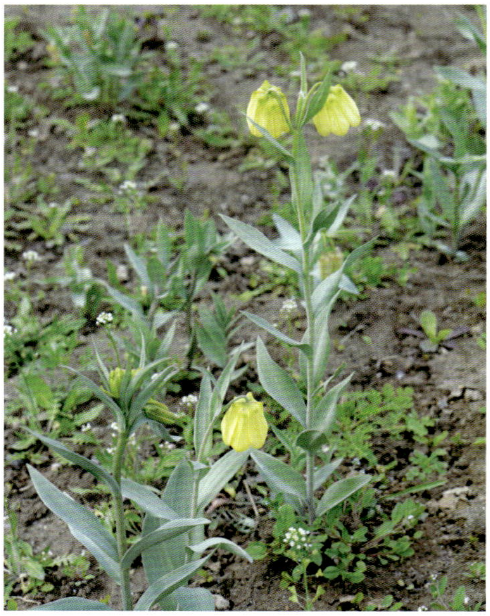

伊犁贝母

每花具叶状苞片 2~4 枚；
苞片先端明显卷曲

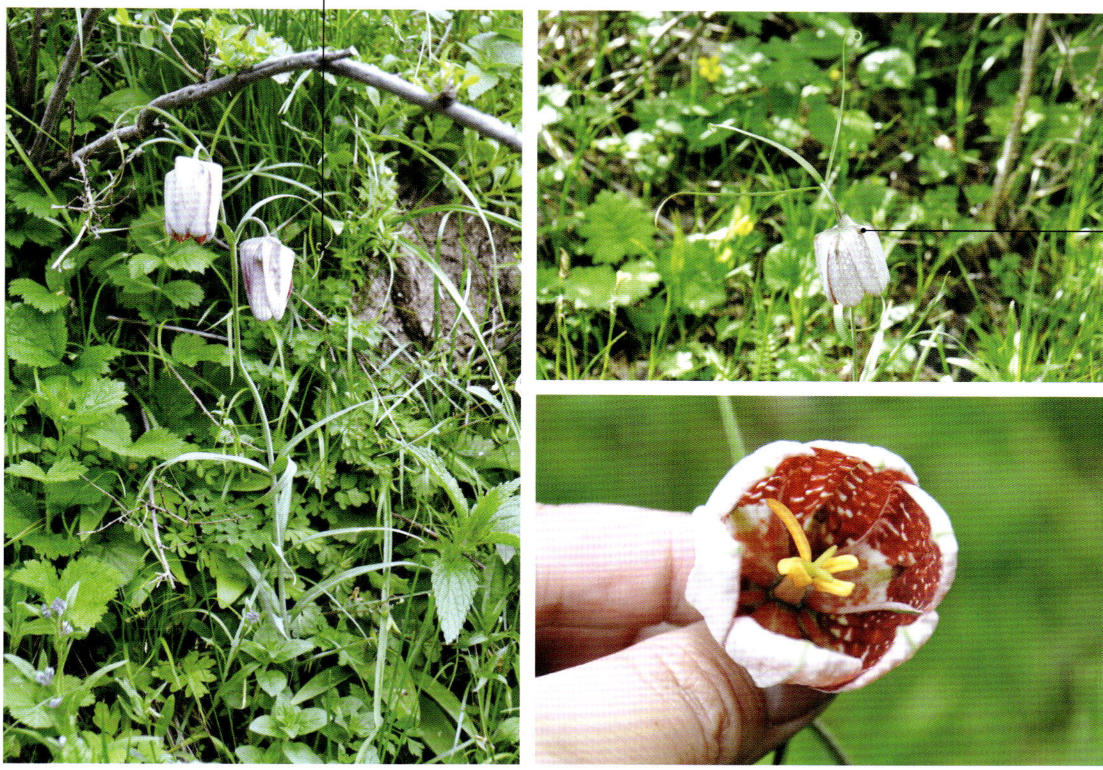

花被片上蜜腺窝在背面，明显凸出，几呈直角

新疆贝母

顶端的花具 4~6 枚叶状苞片

花柱具乳突

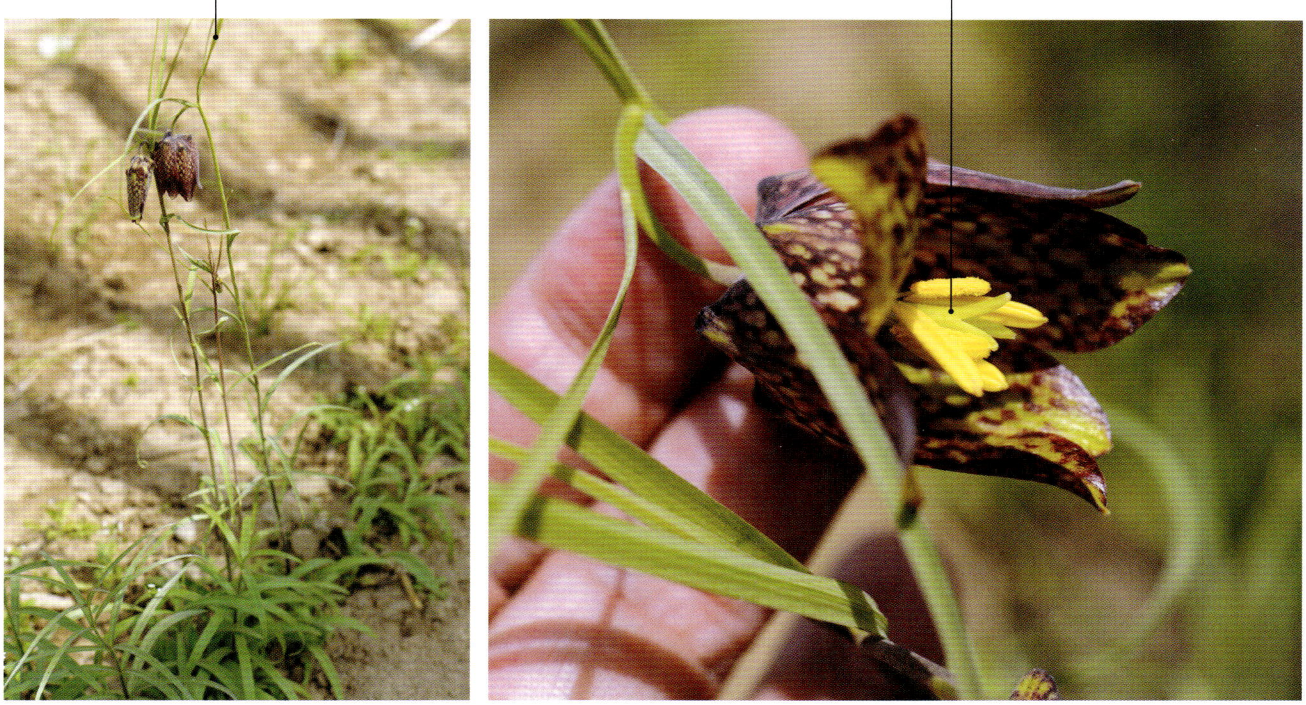

平贝母

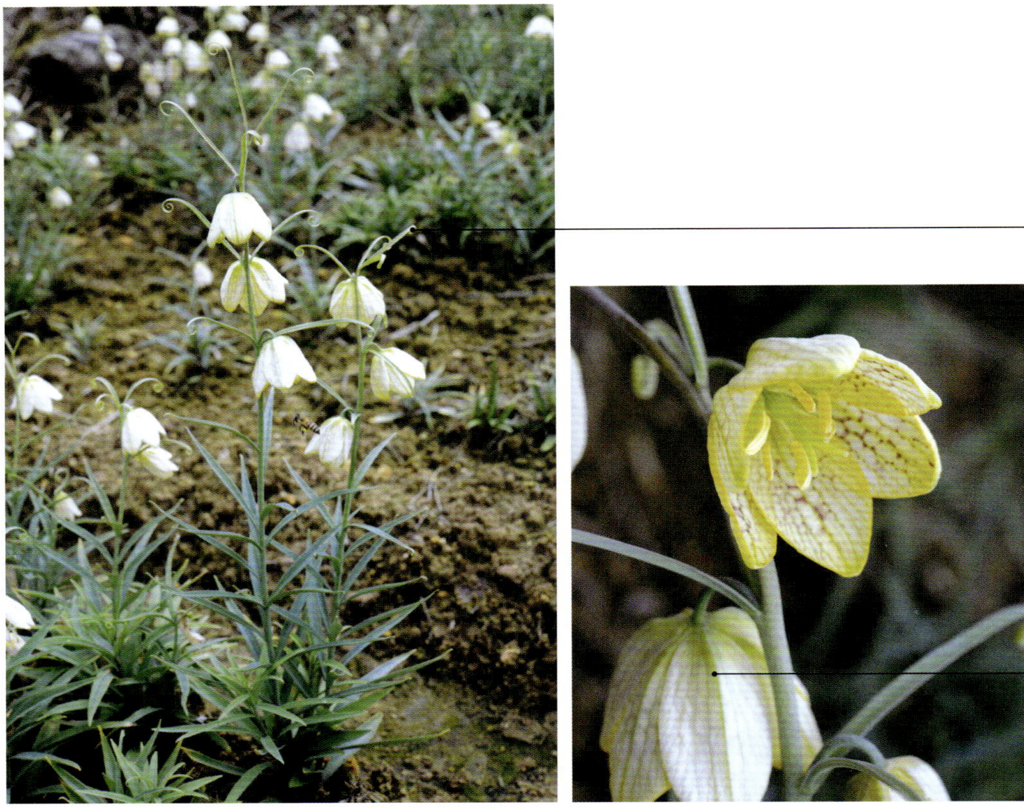
叶状苞片先端明显卷曲
花被片上蜜腺窝在背面，不明显

浙贝母

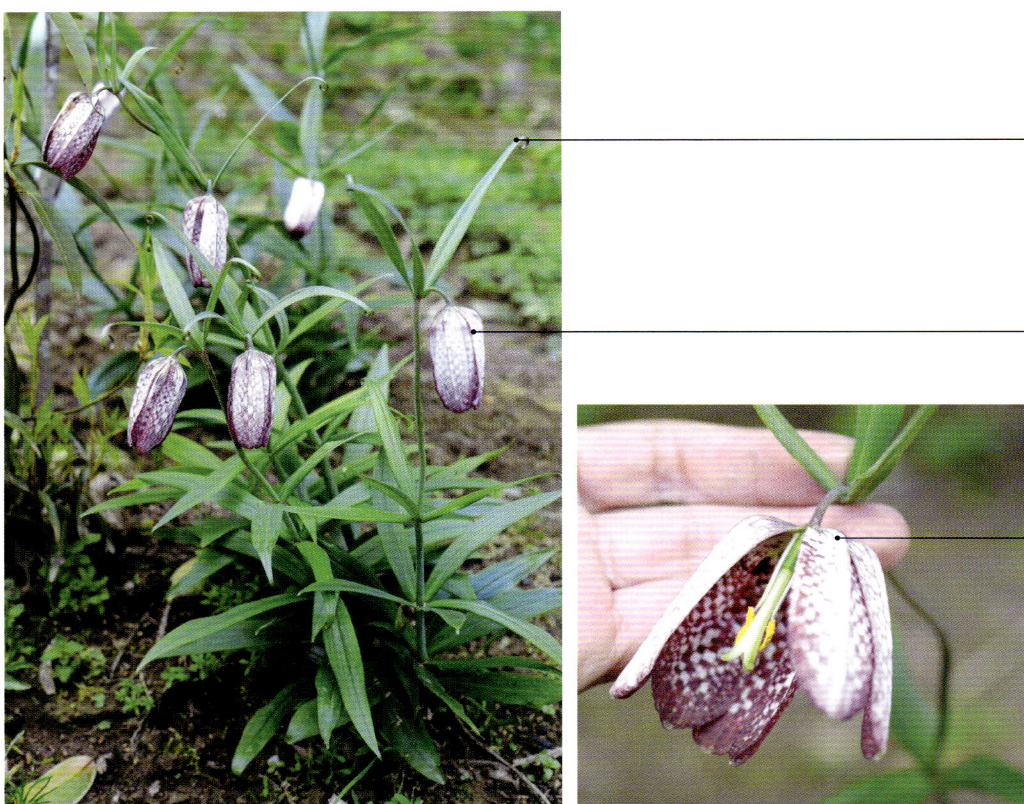
叶状苞片先端明显卷曲
花紫红色；通常每个植株只具单朵花
花被片上蜜腺窝在背面，稍凸出

湖北贝母

鳞茎由 2（3）鳞片包住 6~50 小鳞片

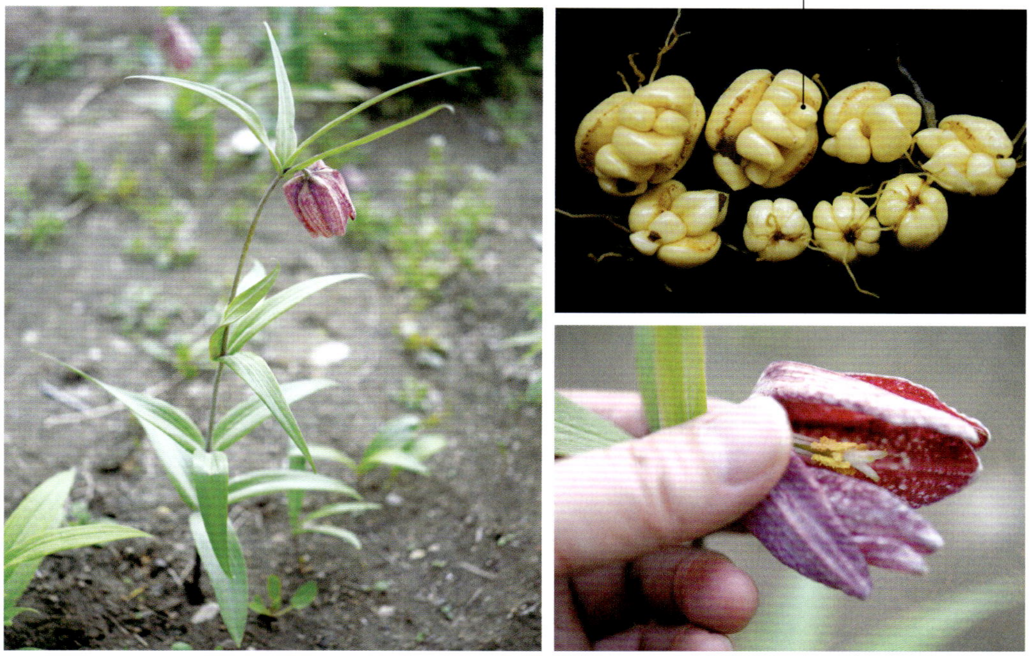

安徽贝母

攀缘草本

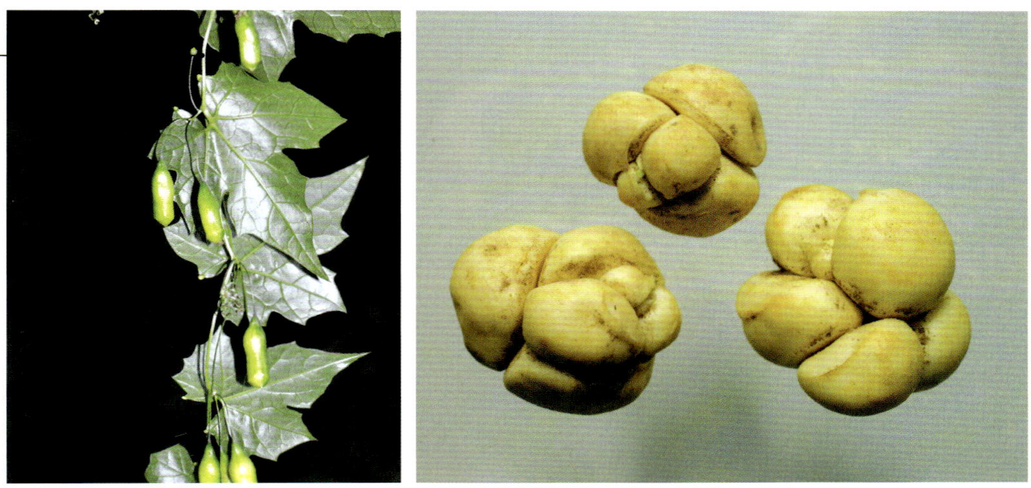

土贝母

花仰立或平展

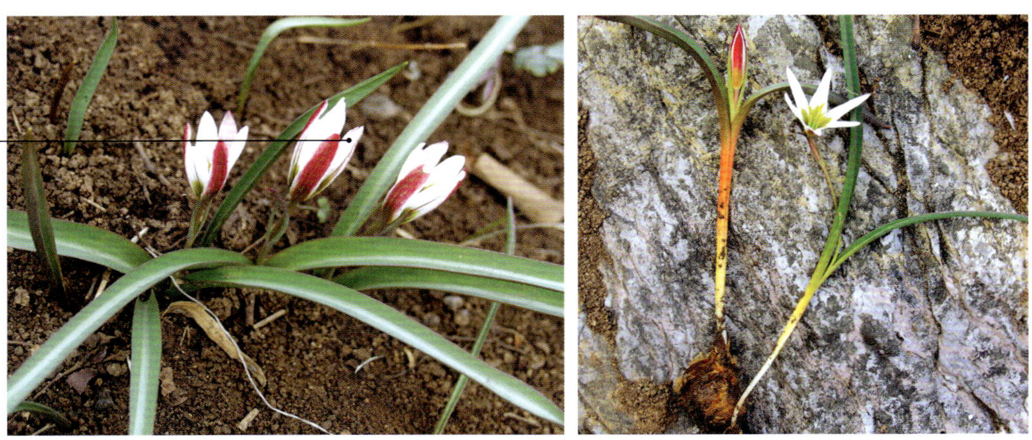

老鸦瓣

检索表

1. 攀缘草本；叶片轮廓心形或卵形……土贝母
1. 直立草本；叶片条形或条状披针形……2
2. 花仰立或平展；花被片基部无蜜腺窝（凹穴）……老鸦瓣
2. 花俯垂；花被片基部有蜜腺窝（凹穴）……3
3. 鳞茎由2（3）鳞片包住6~50小鳞片……安徽贝母
3. 鳞茎由2（3）枚白粉质鳞片互抱而成（其内常有2~3对小鳞片）……4
4. 茎生叶（连同叶状苞片）3~5枚，较紧密地生于植株中部或上部1/3处……梭砂贝母
4. 茎生叶（连同叶状苞片）5枚以上，较均匀地生于植株中部或上部……5
5. 花柱具乳突；顶端的花具4~6枚叶状苞片……平贝母
5. 花柱不具乳突；顶端的花通常具1~3枚叶状苞片，极少达4~5枚……6
6. 外花被片明显比内花被片宽；叶常散生或以散生为主……伊犁贝母
6. 外花被片比内花被片狭或近等宽；叶一般对生或轮生……7
7. 叶状苞片先端明显卷曲……8
7. 叶状苞片先端伸直或有时稍弯曲，但不卷曲成圈……12
8. 柱头裂片长约1mm，极少达2mm；叶状苞片1枚……甘肃贝母
8. 柱头裂片长（1.5~）2~5mm，每花具叶状苞片2~4枚，罕为1枚……9
9. 花淡黄色或有时稍带极浅的紫色，无斑点或斑点极不明显；通常每个植株具2~6朵花；背面花被片上的蜜腺窝不明显……浙贝母
9. 花紫红色或绿黄色；通常每个植株只具单朵花，较少为2~3朵……10
10. 蒴果棱上的翅很狭，宽1~1.5mm；柱头裂片长3~5mm；叶以对生为主……川贝母
10. 蒴果棱上的翅较宽，宽3~7mm；柱头裂片长2~3mm；叶常兼有轮生与对生，较少以对生为主……11
11. 叶较宽大，宽1~3cm；花被片上蜜腺窝在背面，稍凸出……湖北贝母
11. 叶较狭，宽2~9mm；花被片上蜜腺窝在背面，明显凸出，几呈直角……新疆贝母
12. 柱头裂片长2~5mm……13
12. 柱头近不裂或稍3裂，裂片长约1mm……15
13. 内花被片近匙形，基部蜜腺窝在背面不凸出或稍凸出，先端两侧边缘有紫褐色斑带……太白贝母
13. 内花被片其他形状，基部蜜腺窝在背面明显凸出，有紫色小方格或仅有少数纵条纹和斑点……14
14. 叶宽0.9~2cm；叶状苞片先端不卷曲……瓦布贝母
14. 叶宽0.3~1.5cm；叶状苞片先端多少弯曲成钩状……川贝母
15. 花被片浅黄色，有黑紫色斑点……甘肃贝母
15. 花被片深紫色，有黄褐色小方格……暗紫贝母

川牛膝 Chuanniuxi CYATHULAE RADIX

本品为苋科植物川牛膝 *Cyathula officinalis* Kuan 的干燥根。

基原植物

■ 川牛膝 *Cyathula officinalis* Kuan 别名：甜牛膝、大牛膝

生于海拔 1500m 以上的山区。分布于四川、云南、贵州等地，四川有大量栽培。

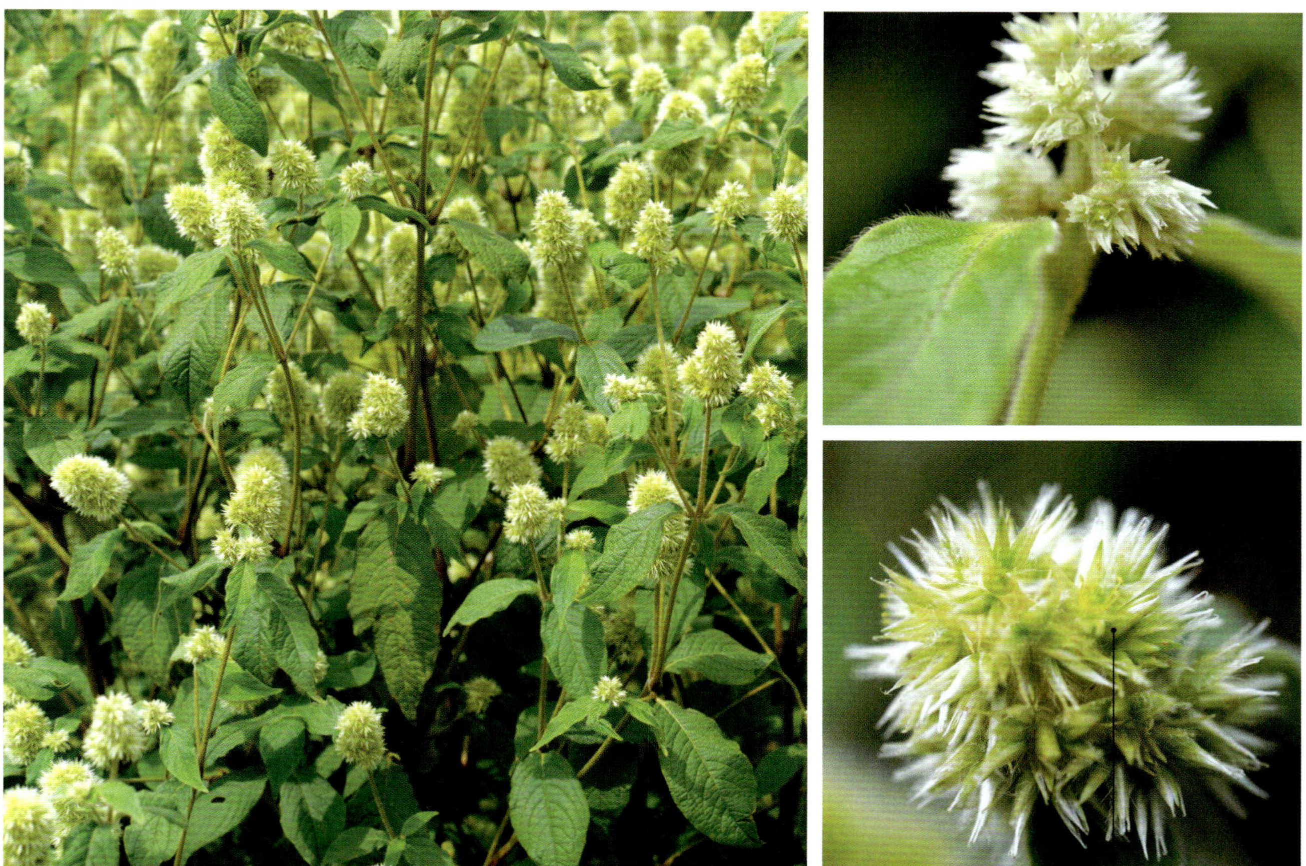

多数复聚伞花序密集成花球团

川牛膝

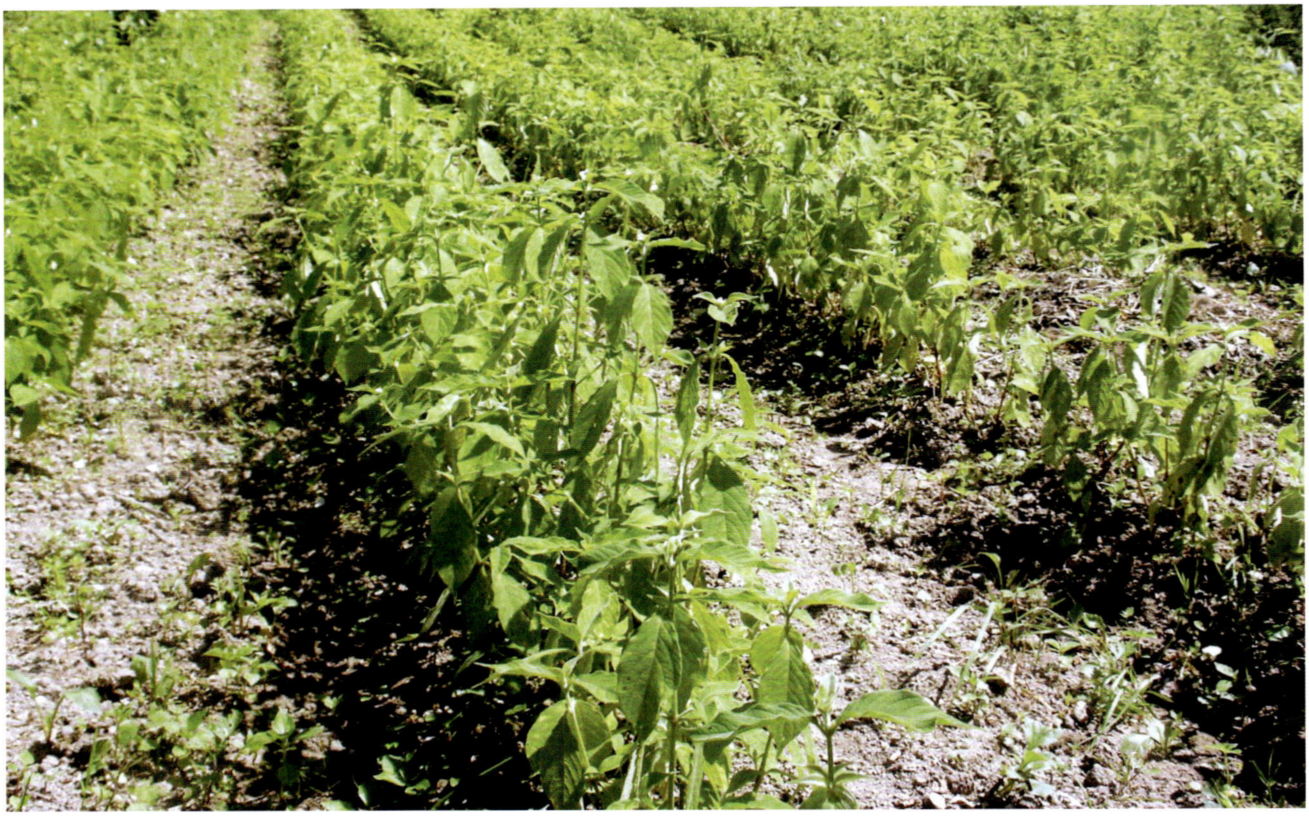

川牛膝（续）

对比鉴别

参见“牛膝”项。

检索表

参见“牛膝”项。

川　乌

Chuanwu

ACONITI RADIX

制川乌

Zhichuanwu

ACONITI RADIX COCTA

川乌为毛茛科植物乌头 *Aconitum carmichaelii* Debx. 的干燥母根；制川乌为川乌的炮制加工品。

基原植物

■ **乌头** *Aconitum carmichaelii* Debx.　别名：鹅儿花、草乌

生于山地、丘陵地、林缘。分布于辽宁、河南、山东、江苏、安徽、浙江、江西、广西、四川，四川有大量栽培。

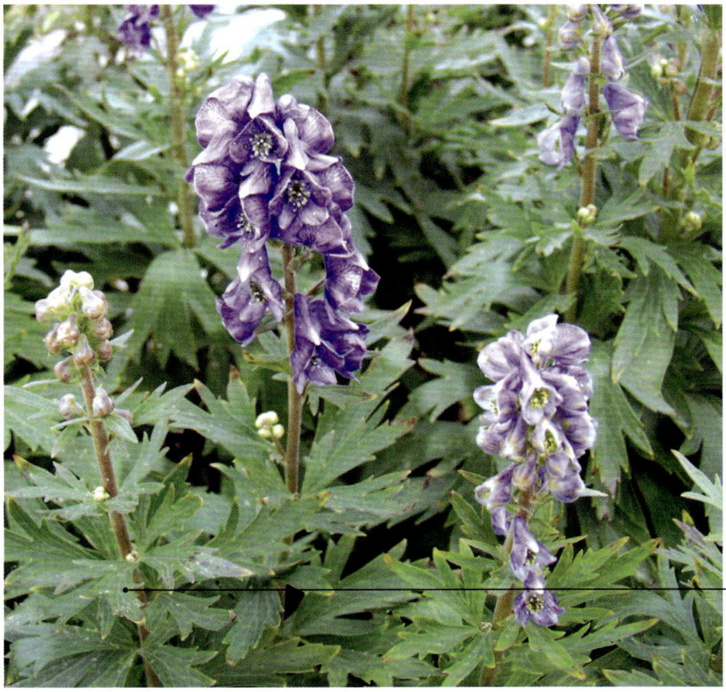

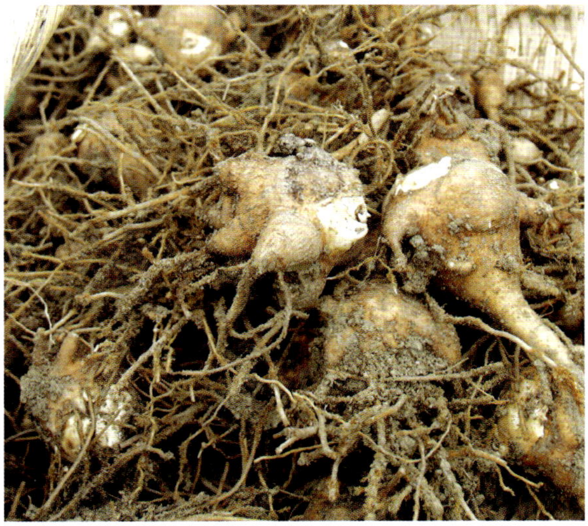

叶掌状 3 裂几乎达基部，两侧裂片再 2 裂

乌头

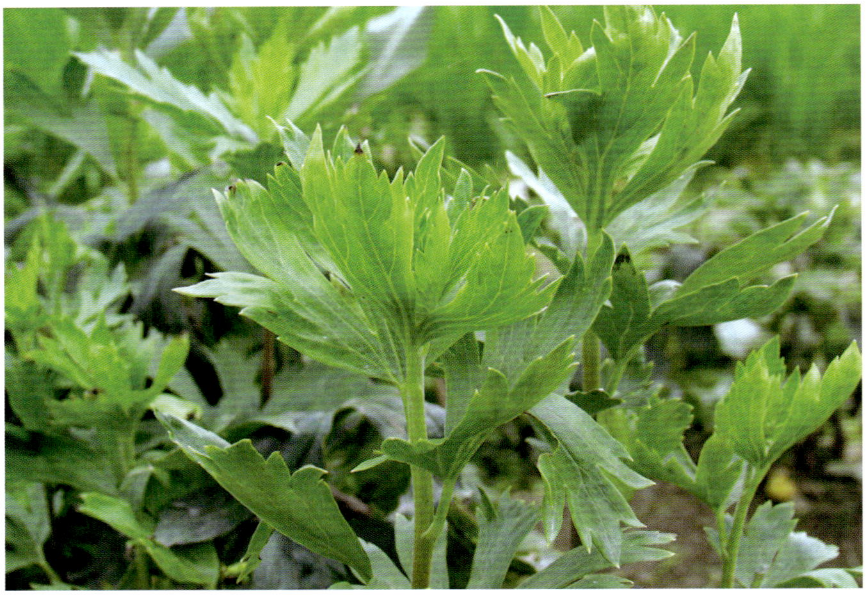

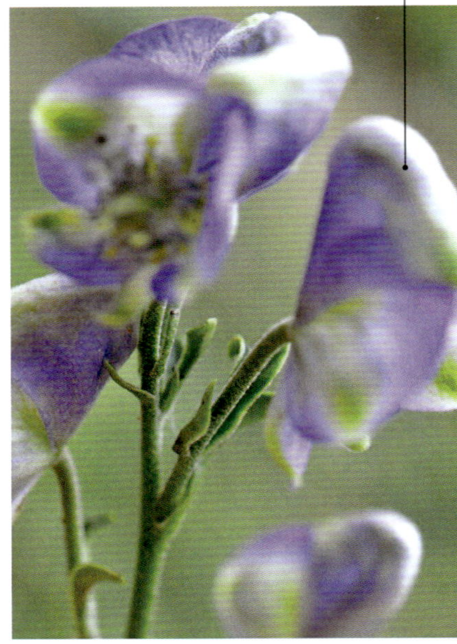

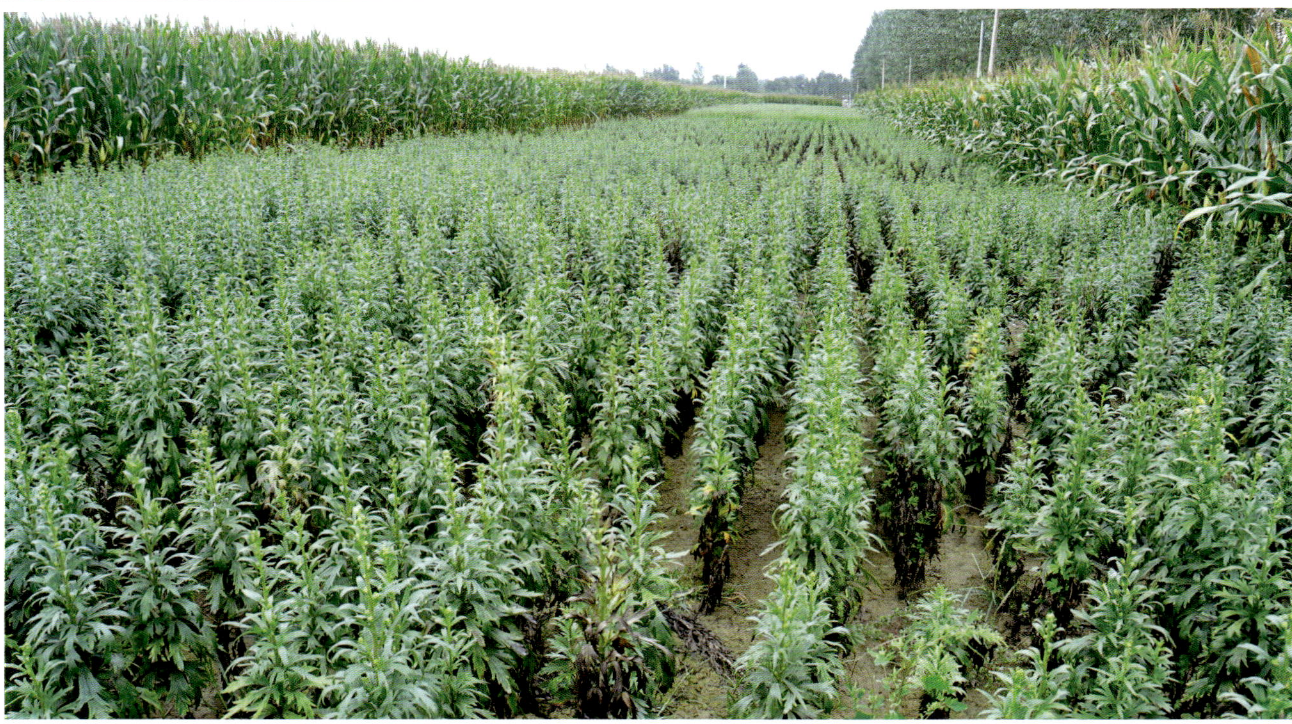

乌头（续）

对比鉴别

参见“附子”项。

检索表

参见“附子”项。

川　芎 Chuanxiong CHUANXIONG RHIZOMA

本品为伞形科植物川芎 *Ligusticum chuanxiong* Hort. 的干燥根茎。

基原植物

■ 川芎 *Ligusticum chuanxiong* Hort.　别名：小叶川芎

《中国药典》1963 年版记载川芎的拉丁学名为 *Ligusticum wallichii* Franch.，《中国高等植物》及 *Flora of China* 记载其拉丁学名为 *Ligusticum sinense* 'Chuanxiong'。

均为栽培，大量栽培于四川。

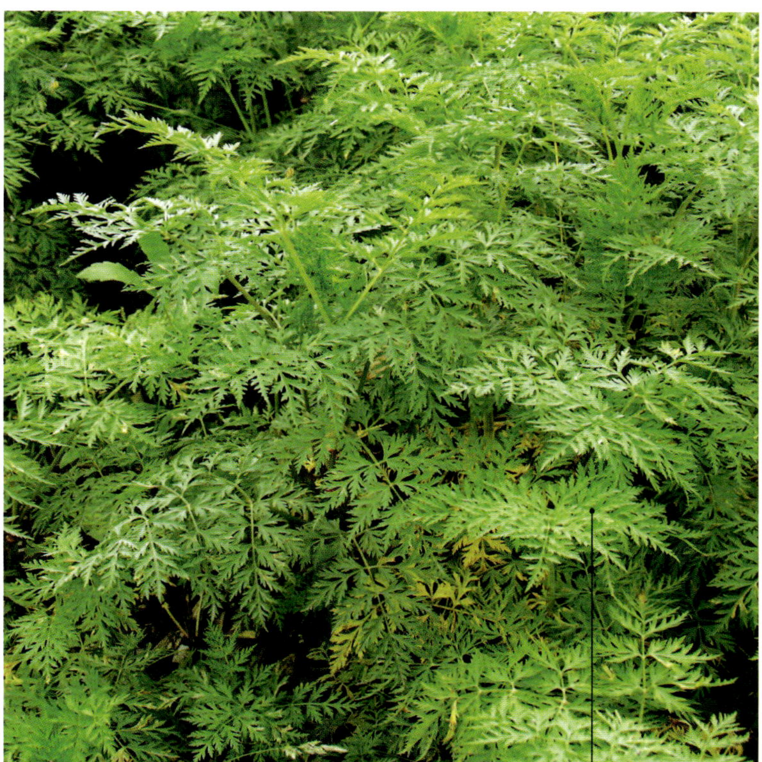

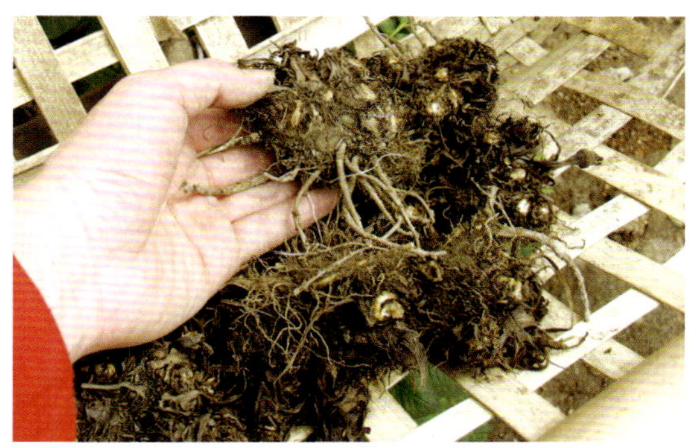

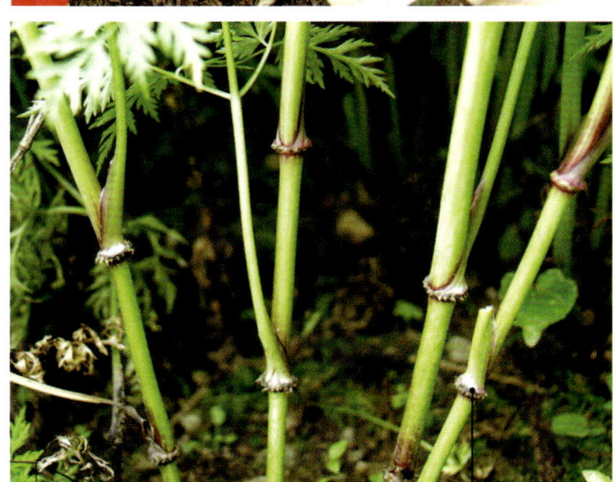

叶三至四回三出羽状全裂　　节显著膨大

川芎

川射干

Chuanshegan

IRIDIS TECTORI RHIZOMA

本品为鸢尾科植物鸢尾 *Iris tectorum* Maxim. 的干燥根茎。

基原植物

■ **鸢尾** *Iris tectorum* Maxim. 别名：紫蝴蝶、扁竹花

生于海拔 500~3500m 的向阳坡地、林缘及水边湿地。分布于山西、陕西、甘肃、湖北、湖南、江西、江苏、浙江、安徽、福建、广东、广西、西藏、云南、四川、贵州。

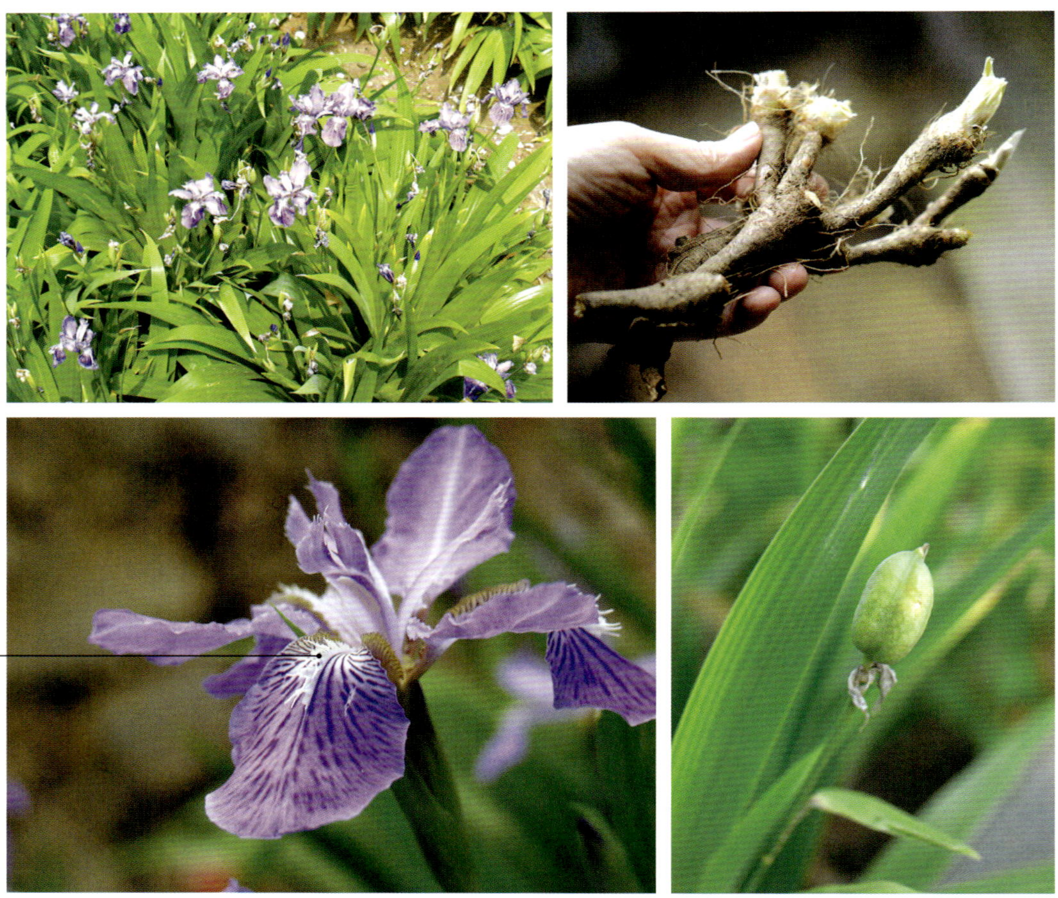

鸢尾

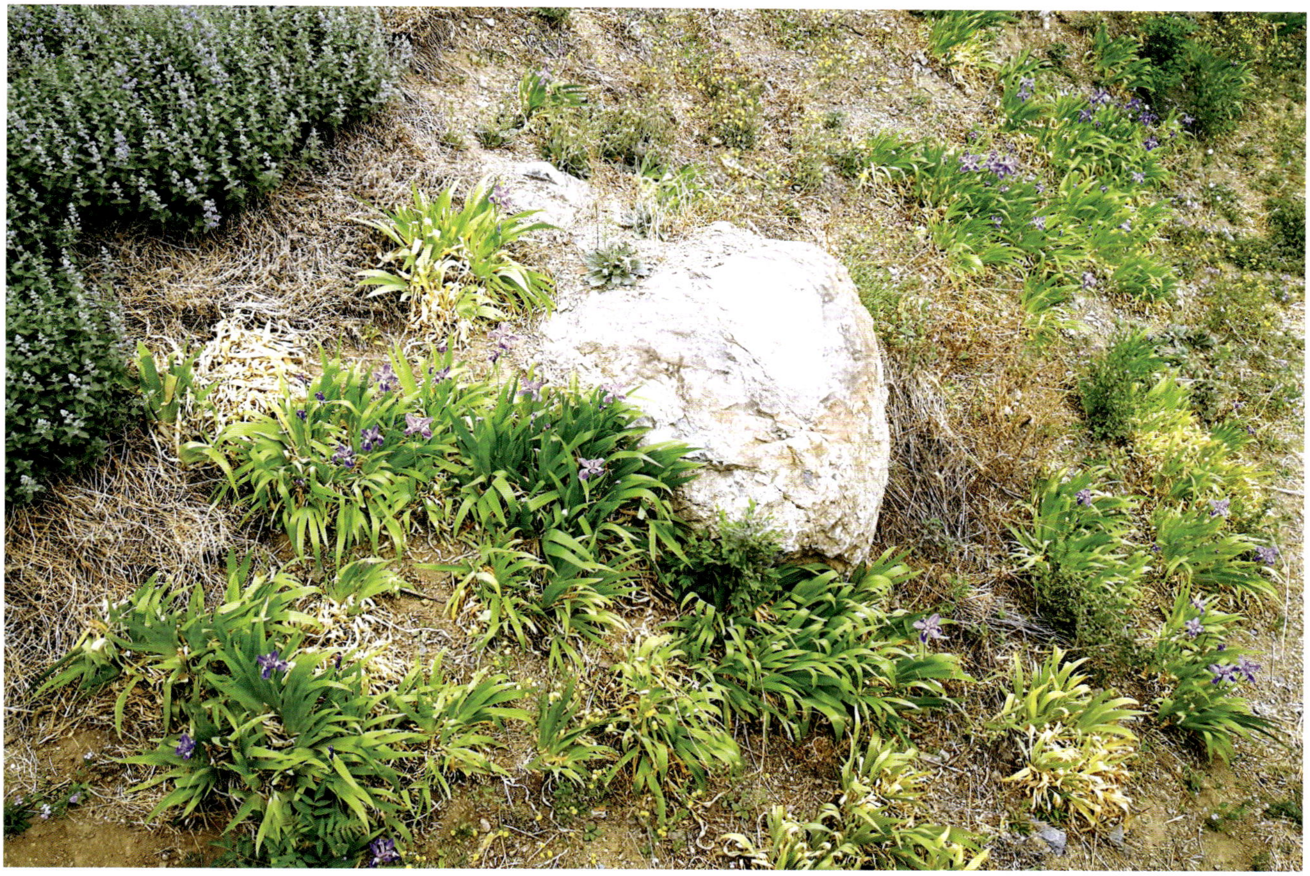

鸢尾（续）

对比鉴别

参见“射干”项。

检索表

参见“射干”项。

川楝子 Chuanlianzi TOOSENDAN FRUCTUS

本品为楝科植物川楝 *Melia toosendan* Sieb. et Zucc. 的干燥成熟果实。

基原植物

■ 川楝 *Melia toosendan* Sieb. et Zucc. 别名：川楝树（通称）、川楝实

生于平原、丘陵，或为栽培。分布于陕西、甘肃、河南、湖北、湖南、贵州、四川、云南等地。

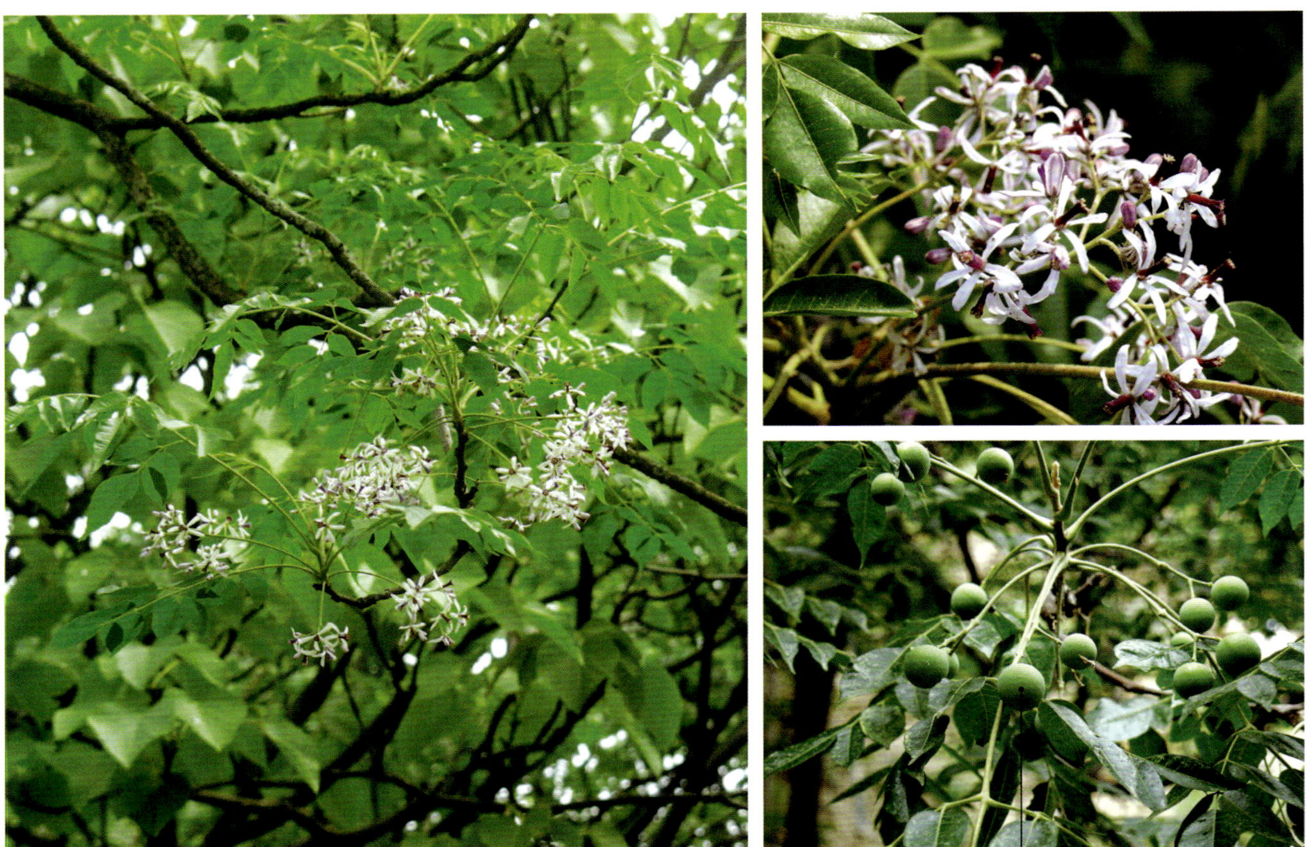

核果大，长约 3cm

川楝

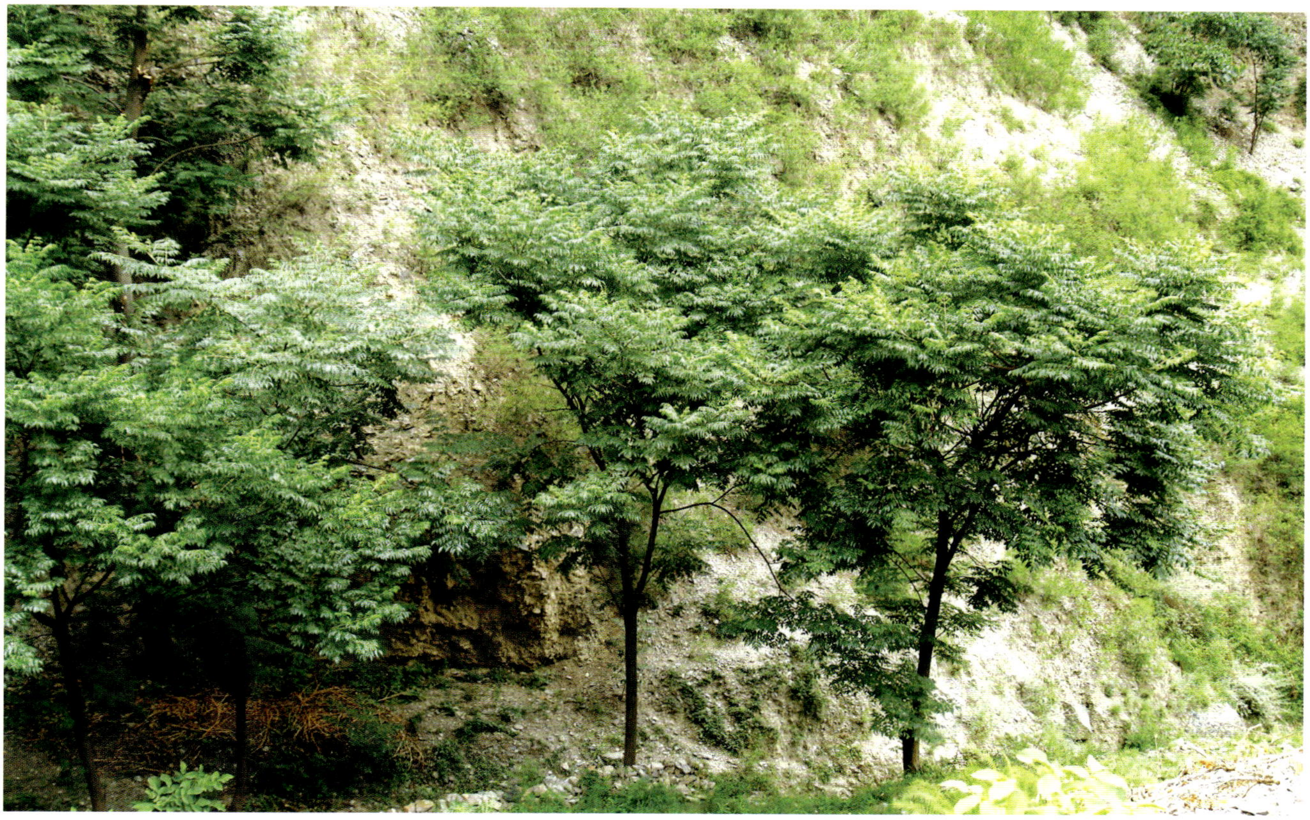

川楝（续）

对比鉴别

参见“苦楝皮”项。

广东紫珠

Guangdongzizhu

CALLICARPAE CAULIS ET FOLIUM

本品为马鞭草科植物广东紫珠 *Callicarpa kwangtungensis* Chun 的干燥茎枝和叶。

基原植物

■ **广东紫珠** *Callicarpa kwangtungensis* Chun 别名：珍珠风、臭常山

生于海拔 300~1600m 的山坡林下或灌丛中。分布于福建、江西、湖北、湖南、广东、广西及贵州。

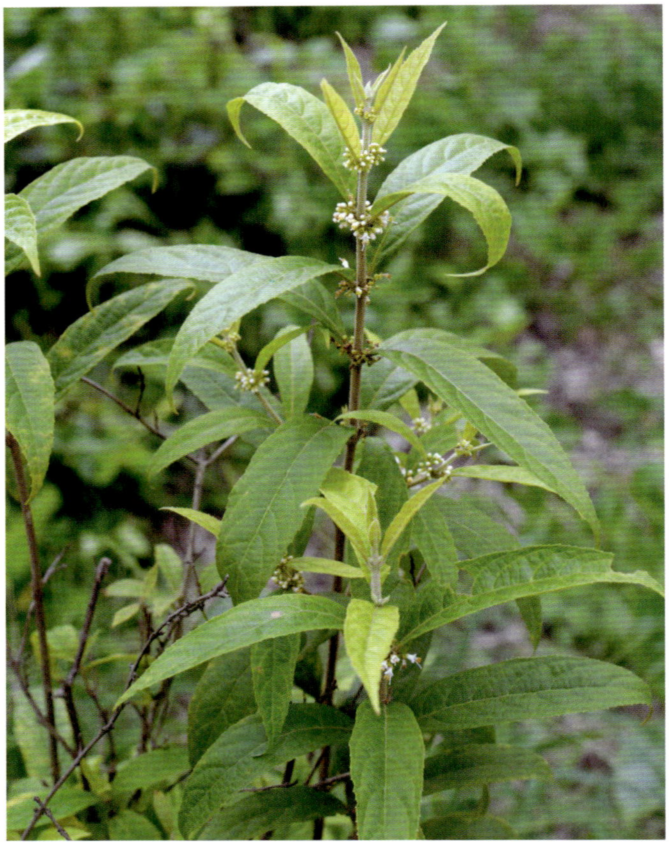

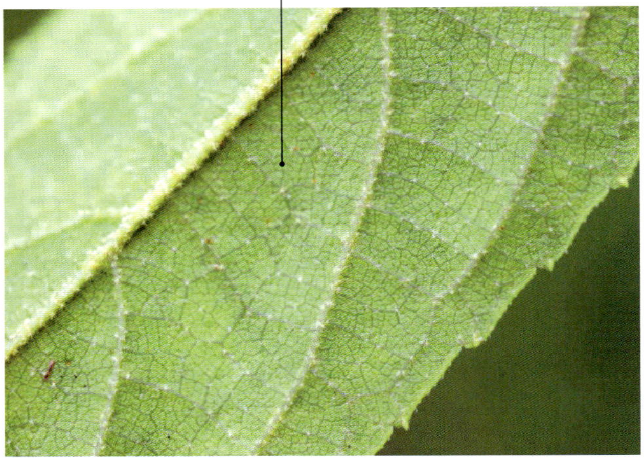

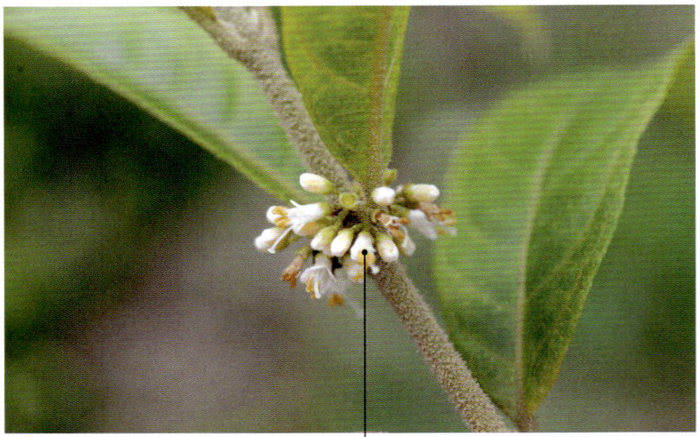

广东紫珠

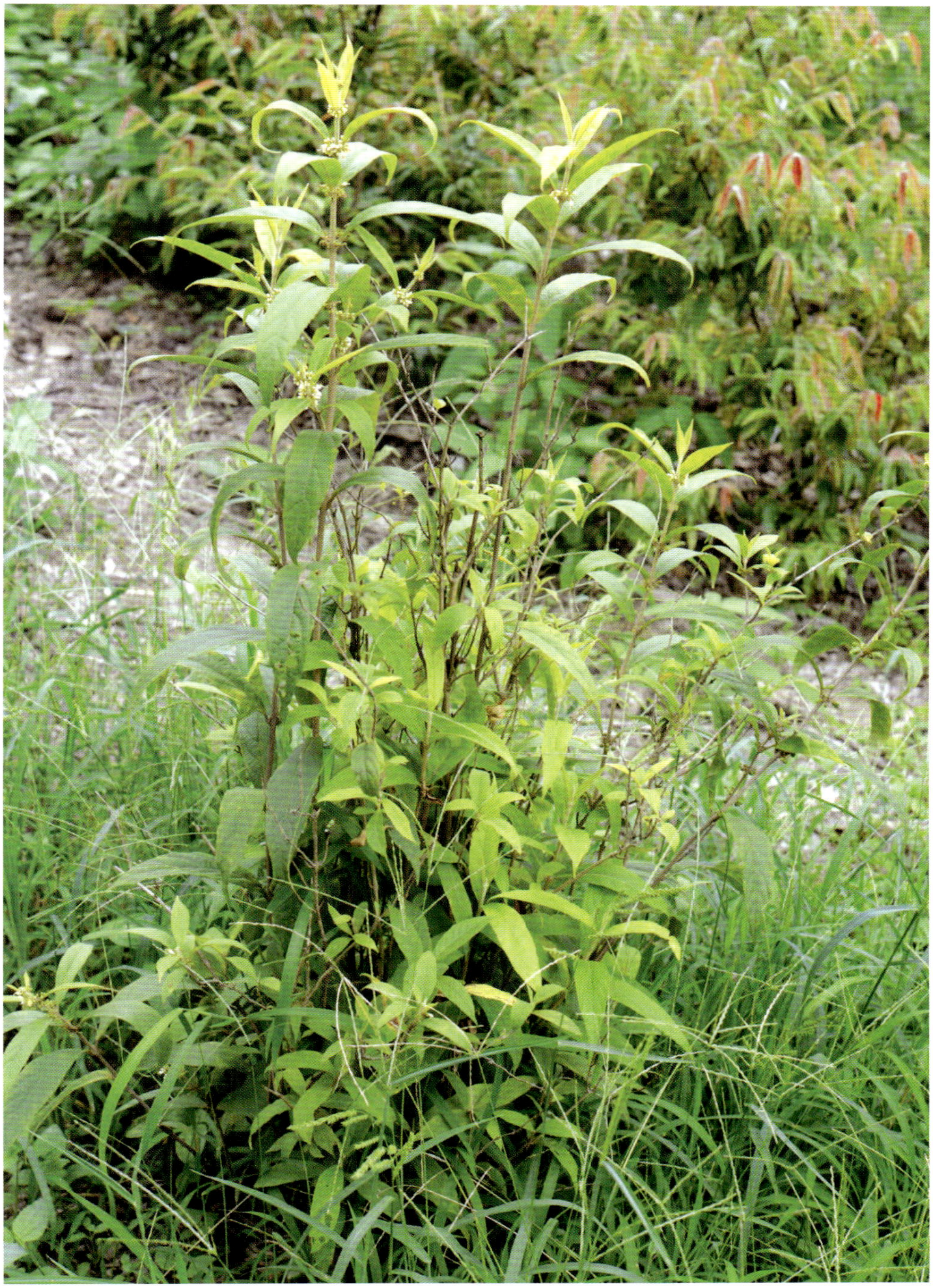

广东紫珠（续）

对比鉴别

参见“紫珠叶”项。

检索表

参见“紫珠叶”项。

广　枣

Guangzao

CHOEROSPONDIATIS FRUCTUS

本品系蒙古族习用药材。为漆树科植物南酸枣 *Choerospondias axillaris* (Roxb.) Burtt et Hill 的干燥成熟果实。

基原植物

■ **南酸枣** *Choerospondias axillaris* (Roxb.) Burtt et Hill　别名：山枣、酸枣

生于村边或山间沟谷疏林中。分布于浙江、福建、湖北、湖南、广东、广西、贵州、四川、云南等地。

核果状浆果椭圆形或近卵形

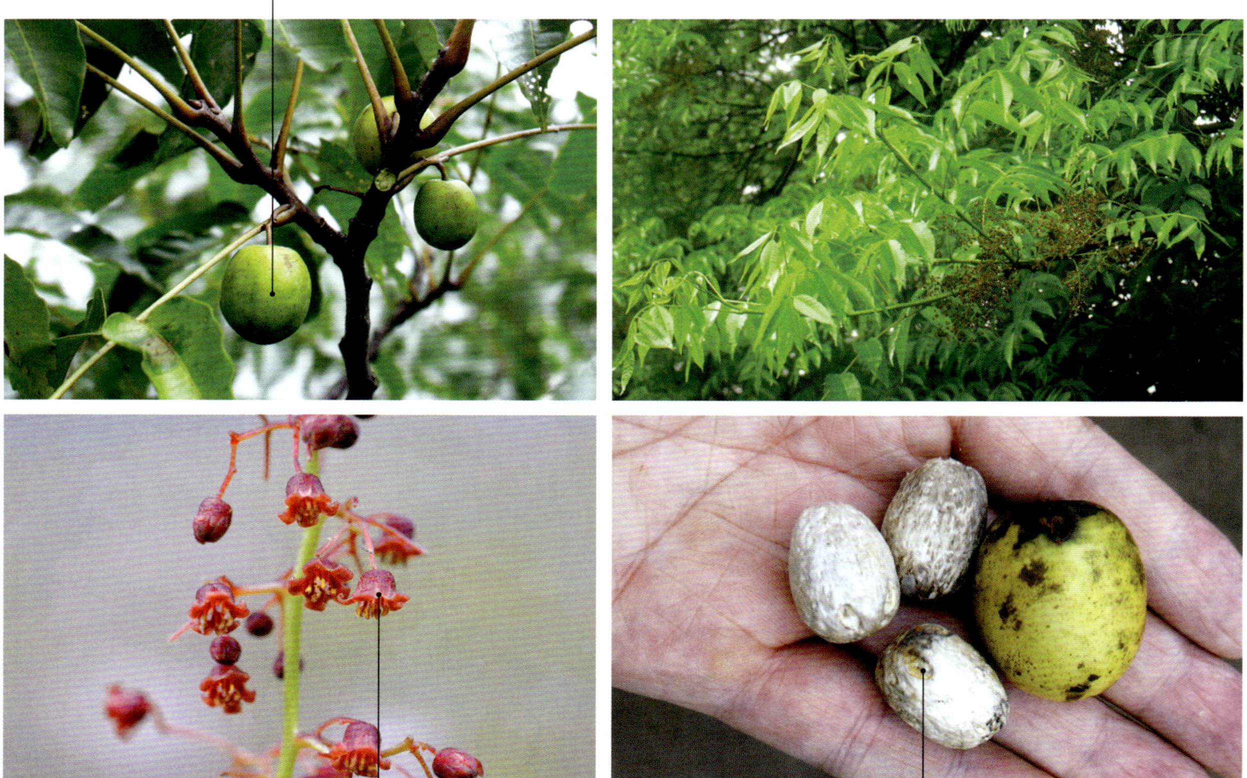

雄花和假两性花排成聚伞圆锥花序，淡紫红色

果核顶端有 5 个小孔

南酸枣

广金钱草

Guangjinqiancao

DESMODII STYRACIFOLII HERBA

本品为豆科植物广金钱草 *Desmodium styracifolium* (Osb.) Merr. 的干燥地上部分。

基原植物

■ 广金钱草 *Desmodium styracifolium* (Osb.) Merr. 别名：大金钱草、铜钱草

生于山坡草地或丘陵灌丛中。分布于福建、湖南、广西和广东等地，其中广西和广东有大量栽培。

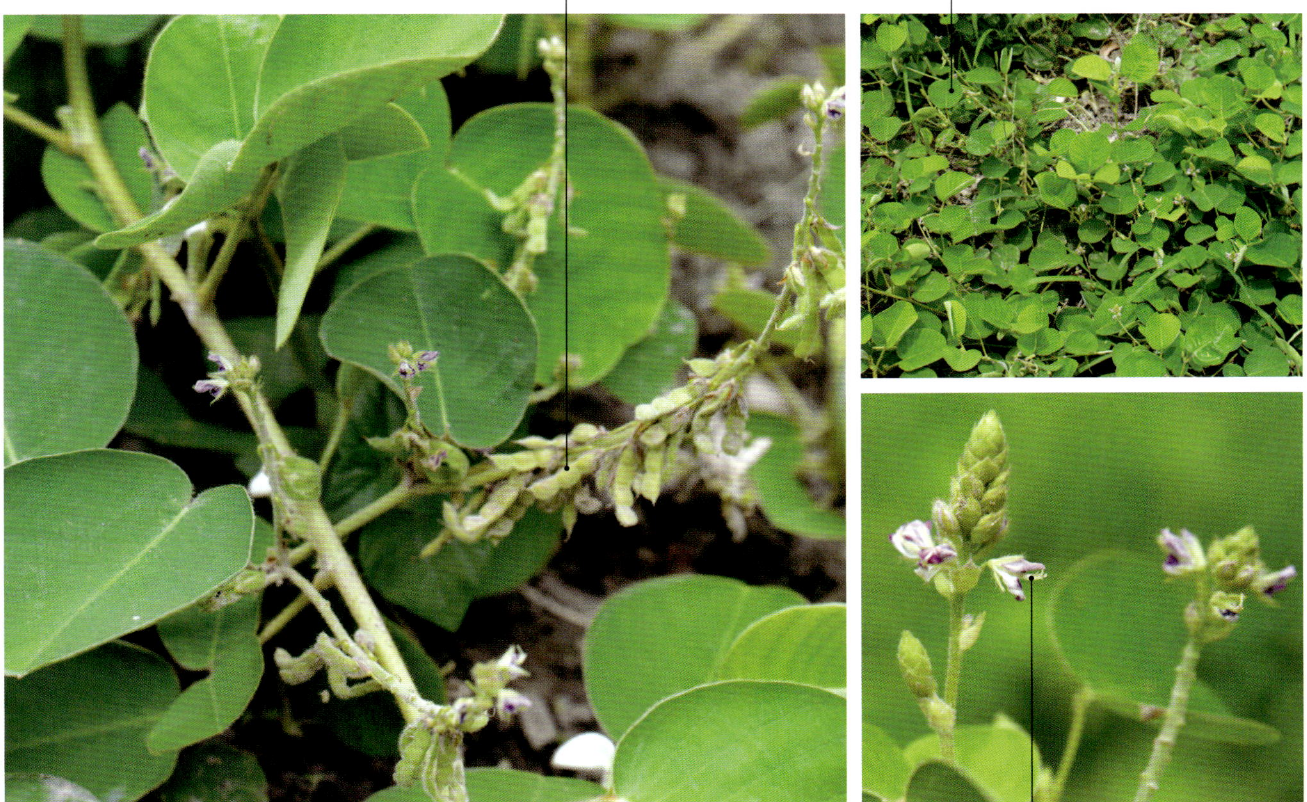

广金钱草

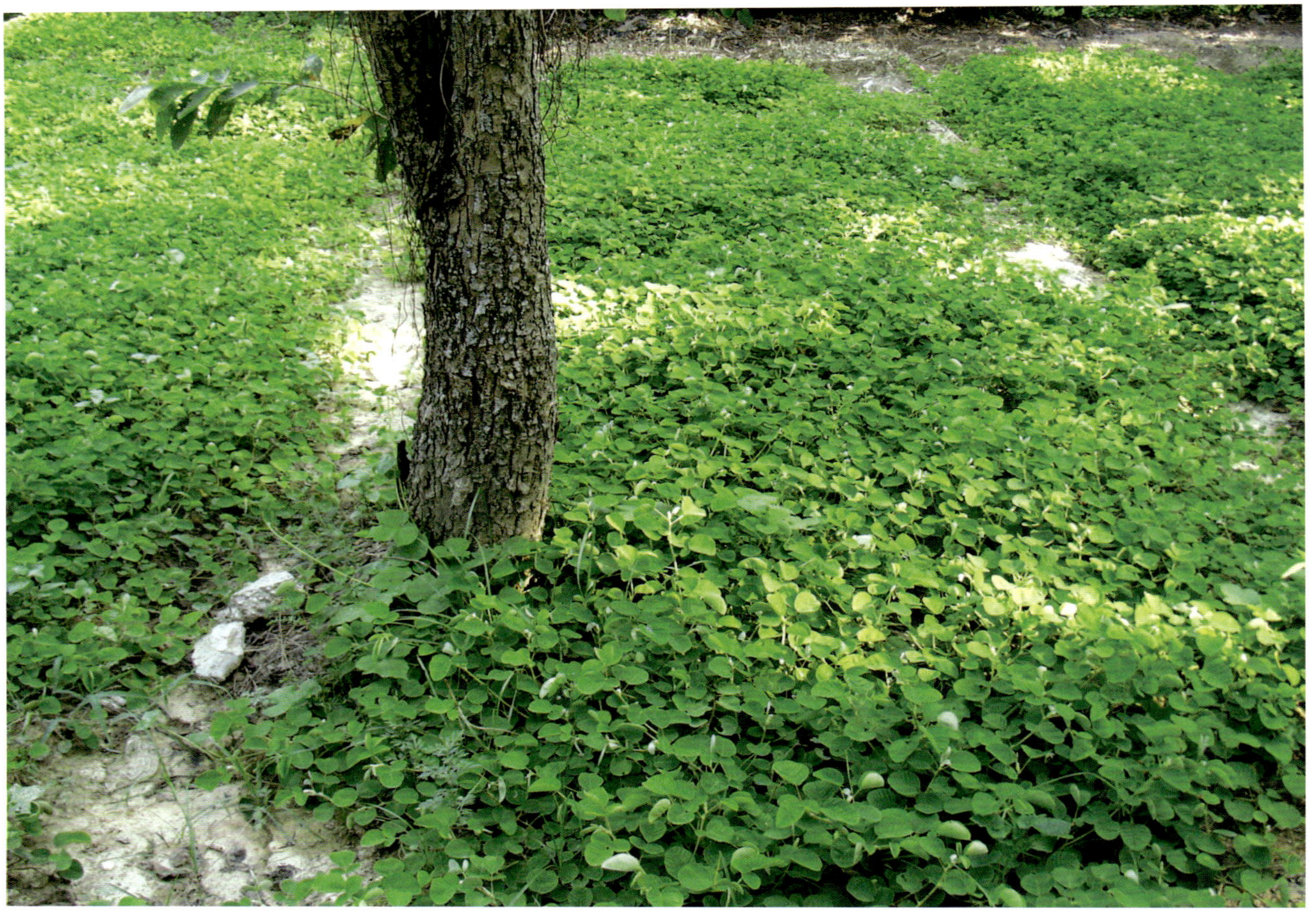

广金钱草（续）

对比鉴别

参见“金钱草”项。

检索表

参见“金钱草”项。

广藿香

Guanghuoxiang

POGOSTEMONIS HERBA

本品为唇形科植物广藿香 *Pogostemon cablin* (Blanco) Benth. 的干燥地上部分。

基原植物

■ 广藿香 *Pogostemon cablin* (Blanco) Benth.　别名：藿香

喜温暖湿润环境。原产菲律宾，我国台湾、广东、广西、海南、云南等地有栽培。

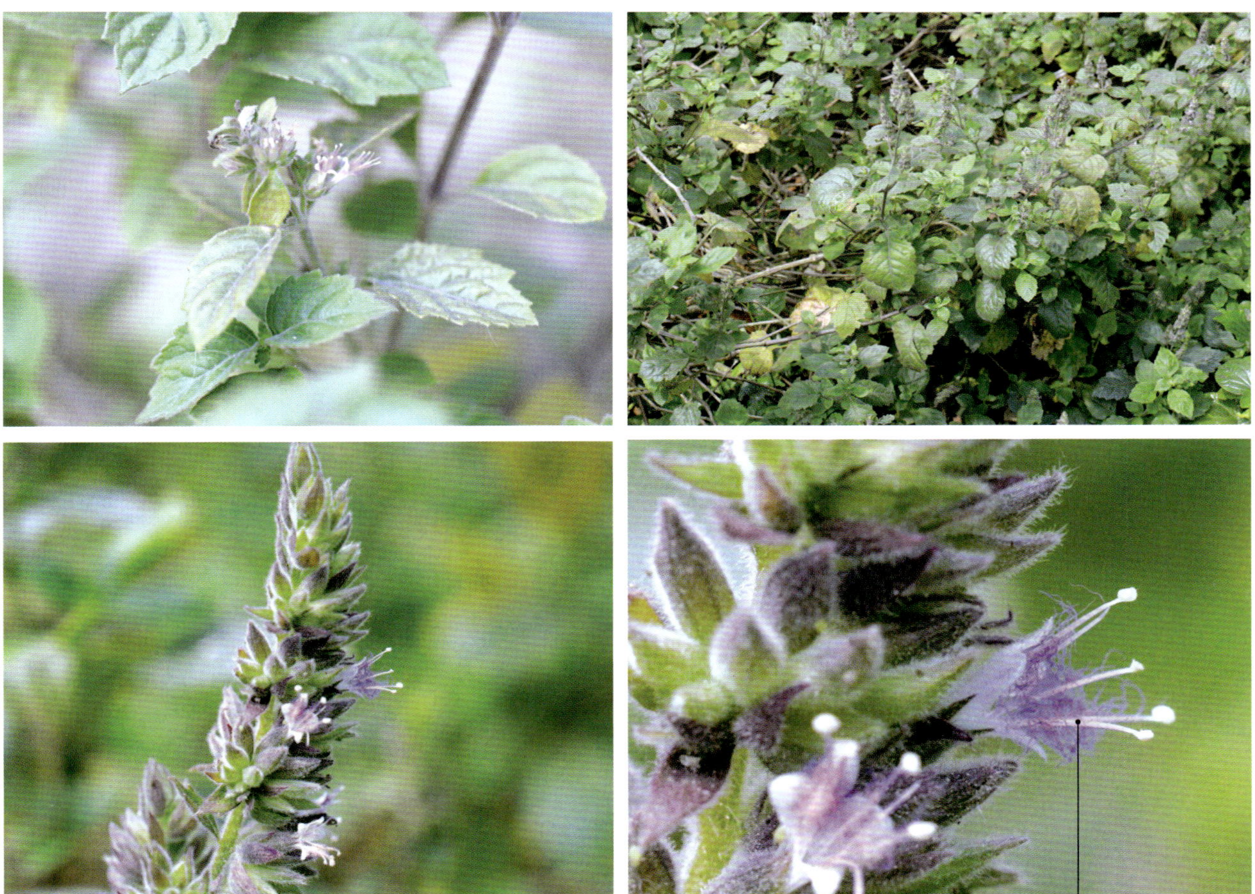

广藿香

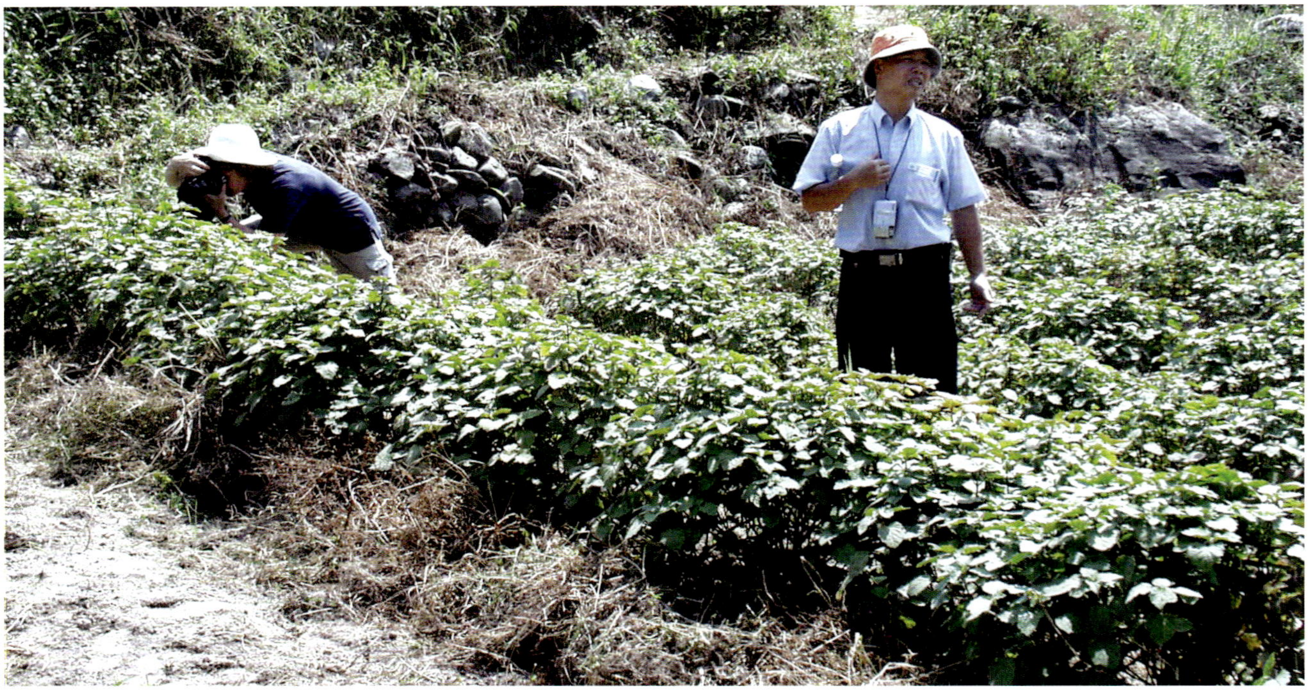

广藿香（续）

对比鉴别

《中国药典》1977 年版收载的药材土藿香为唇形科植物藿香 *Agastache rugosa* (Fisch. et Mey.) O. Ktze. 的干燥地上部分，目前在北方仍然习用。唇形科植物广防风 *Anisomeles indica* (Linn.) Kuntze 也称土藿香，由于名称类似，植物形态也相近，易与植物广藿香混淆。

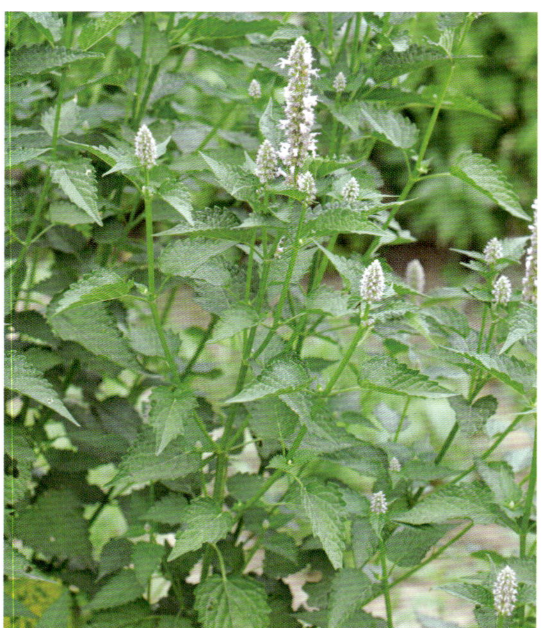

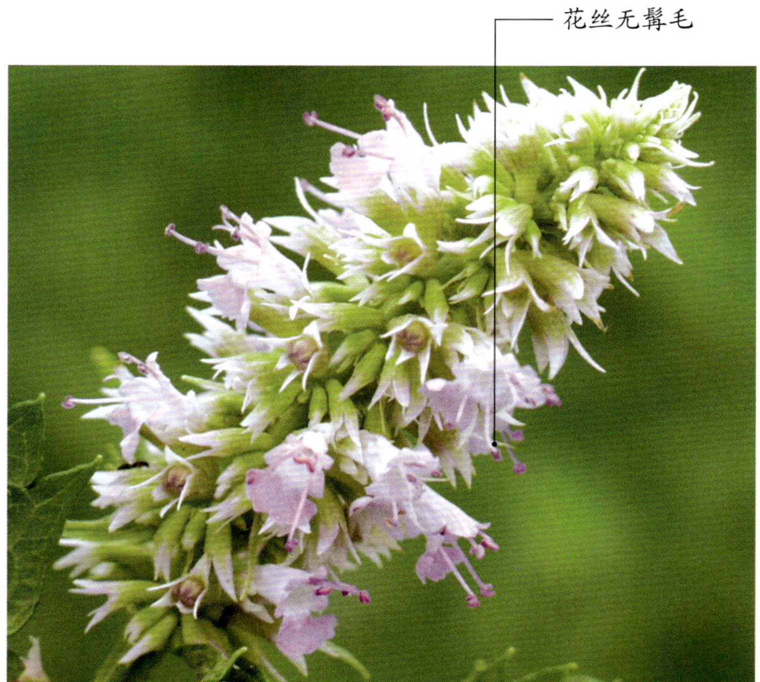

藿香

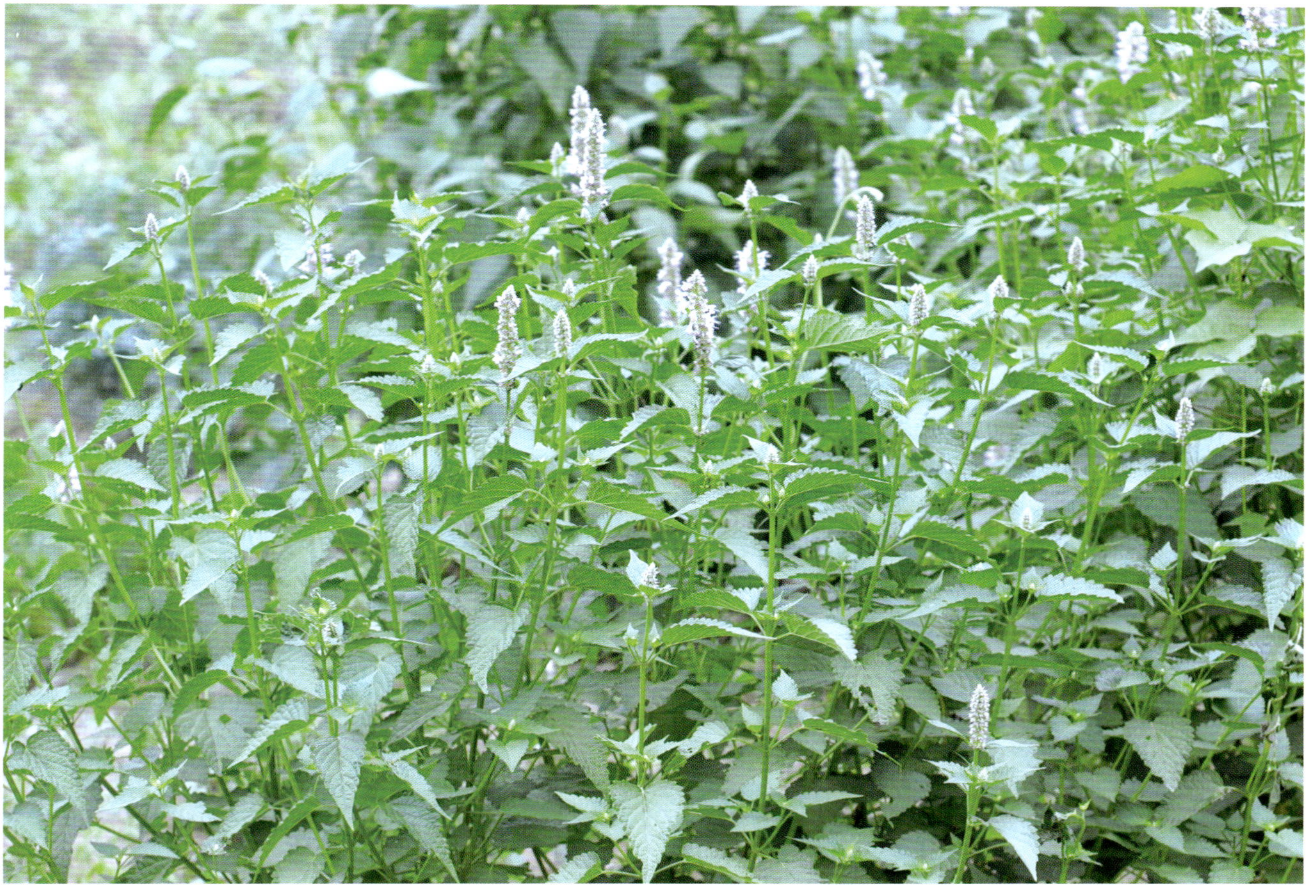

藿香（续）

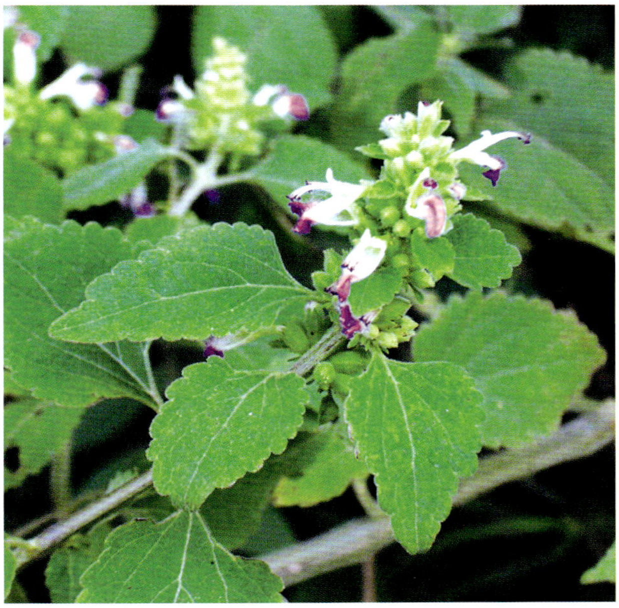

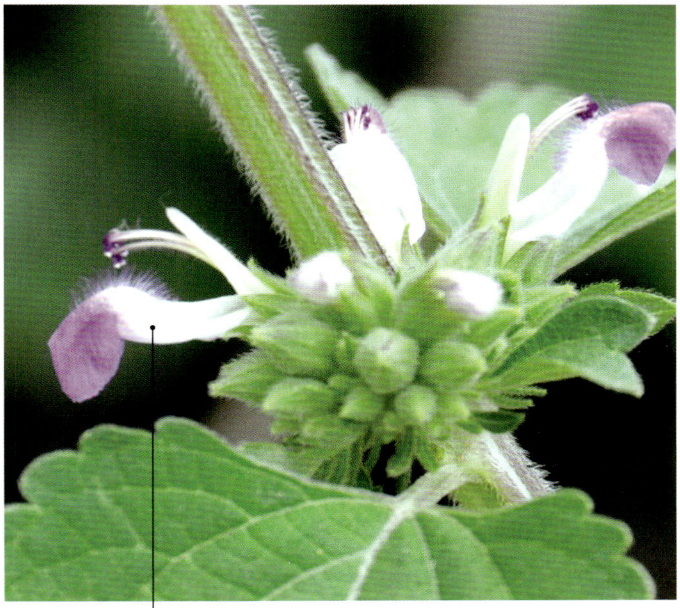

广防风

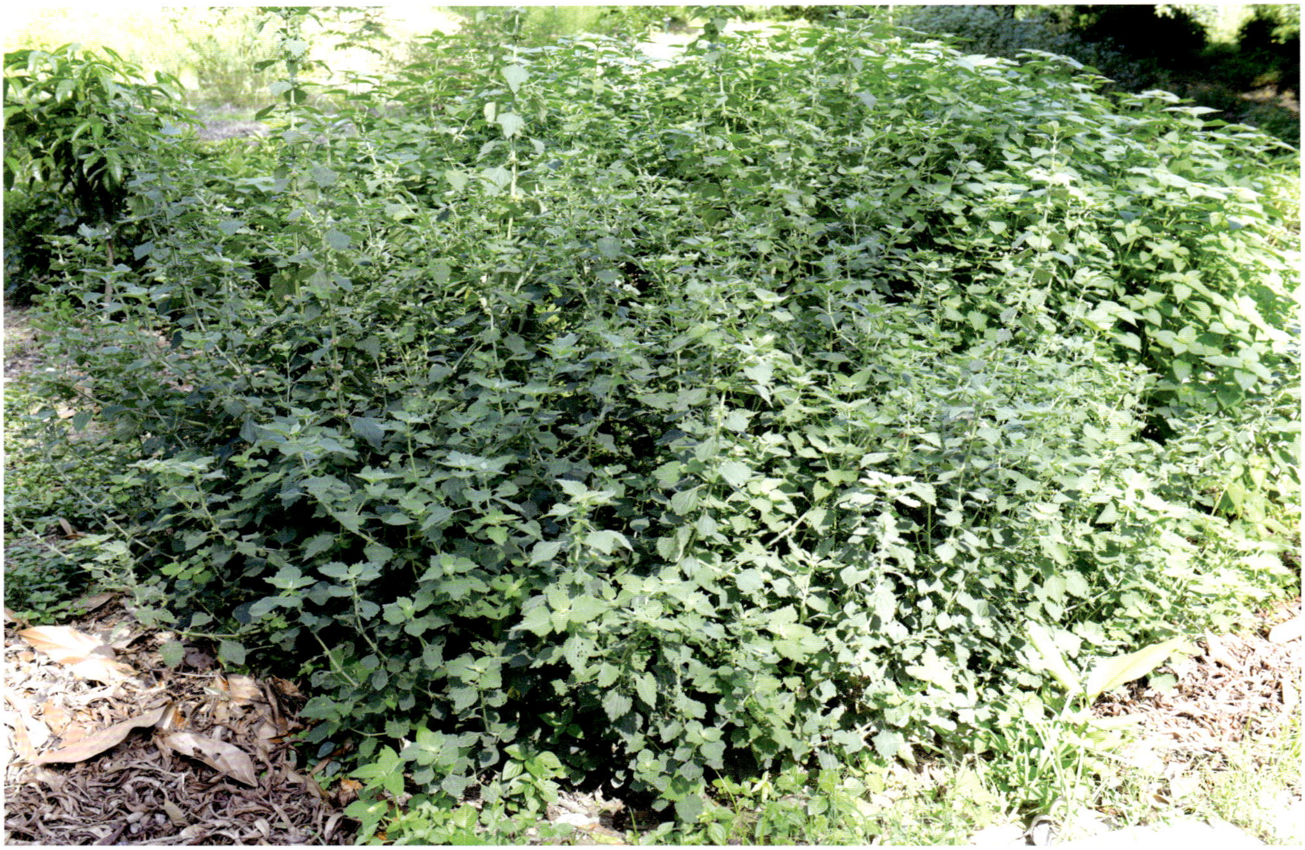

广防风（续）

检索表

1. 花冠檐部上唇全缘；花冠下唇的中裂片中部内面被髯毛……广防风
1. 花冠檐部上唇2或3裂；花冠下唇的中裂片中部内面无髯毛……2
2. 花冠檐部上唇2裂；花丝无髯毛……藿香
2. 花冠檐部上唇3裂；花丝被髯毛……广藿香

女贞子

Nüzhenzi

LIGUSTRI LUCIDI FRUCTUS

本品为木犀科植物女贞 *Ligustrum lucidum* Ait. 的干燥成熟果实。

基原植物

■ **女贞** *Ligustrum lucidum* Ait.　别名：冬青、蜡树

生于温暖潮湿地区或山坡向阳处，常栽培于庭园或田埂旁。分布于全国大部分地区。

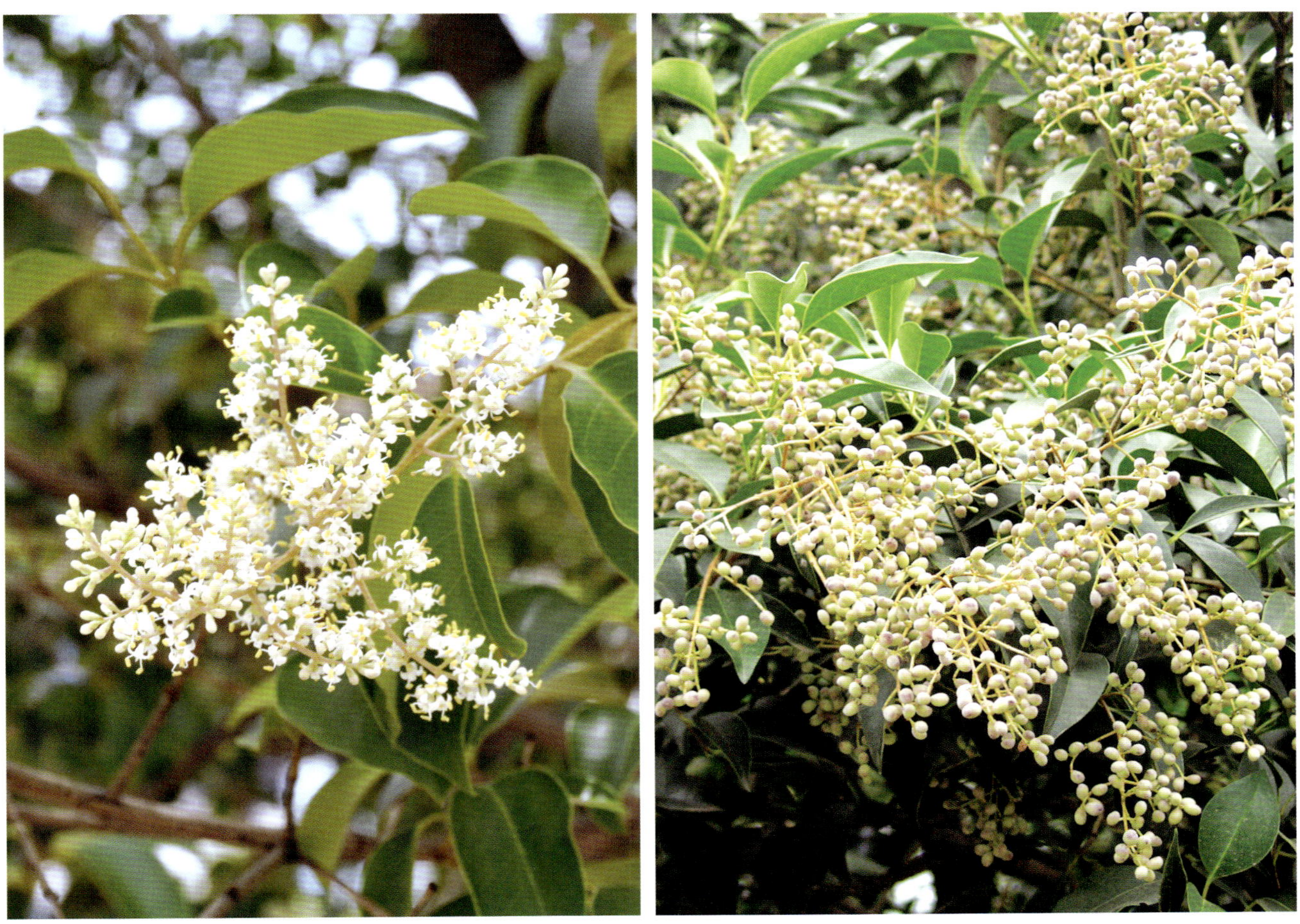

女贞

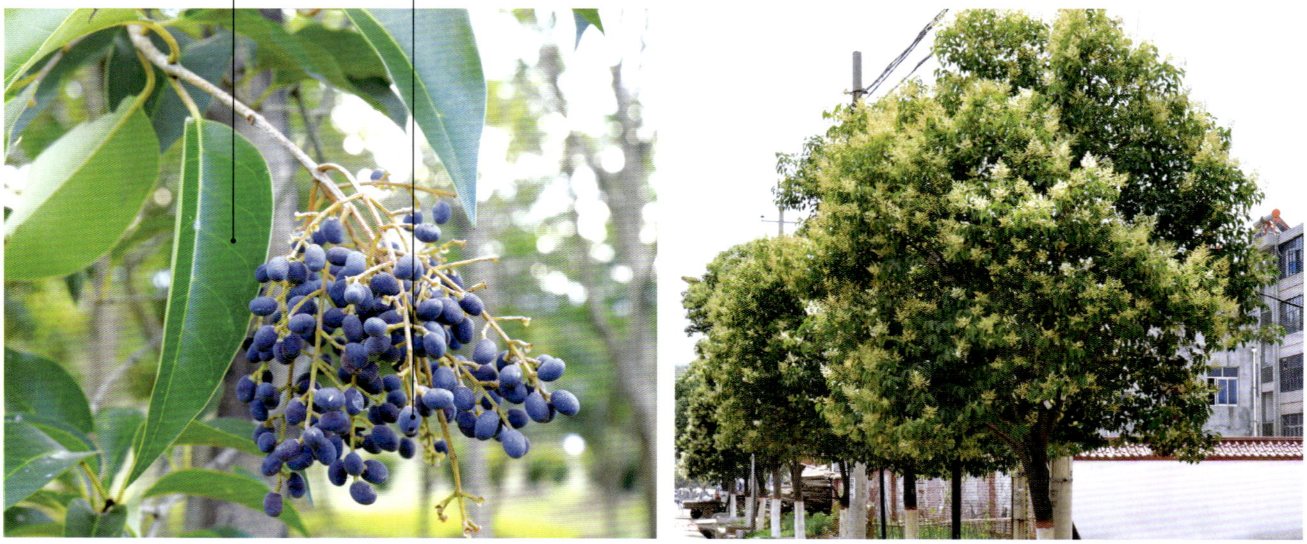

女贞（续）

小叶莲 Xiaoyelian SINOPODOPHYLLI FRUCTUS

本品系藏族习用药材。为小檗科植物桃儿七 *Sinopodophyllum hexandrum* (Royle) Ying 的干燥成熟果实。

基原植物

■ **桃儿七** *Sinopodophyllum hexandrum* (Royle) Ying　别名：鬼臼

《中国药典》1977 年版记载桃儿七的拉丁学名为 *Podophyllum emodi* Wall. var. *chinensis* Sprague，1985~1995 年间的几版记载其拉丁学名为 *Podophyllum emodi* Wall.，2000 年版记载其拉丁学名为 *Sinopodophyllum emodi* (Wall.) Ying，2005 年版及《中国植物志》记载其拉丁学名为 *Podophyllum hexandrum* Royle。

生于海拔 2000~3000m 的山地草丛中或林下。分布于陕西、甘肃、青海、四川、云南、西藏。

花单一，花着生于叶柄的交叉处或稍上方

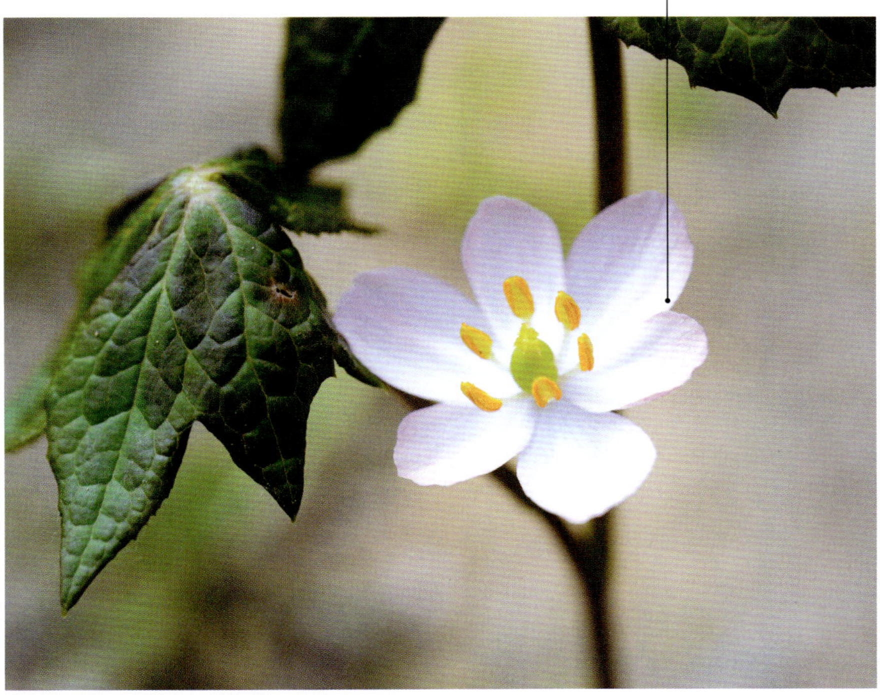

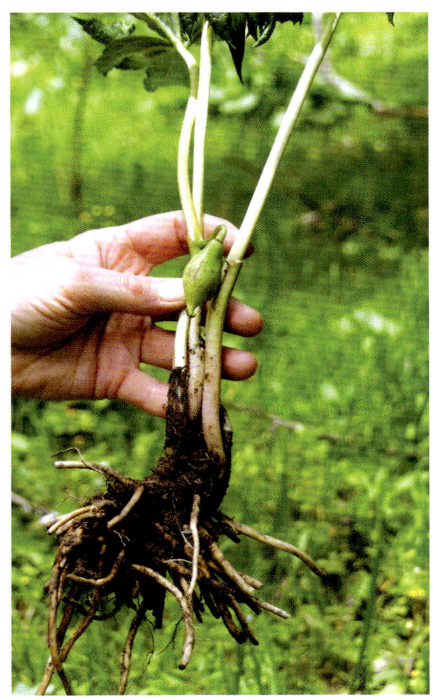

桃儿七

叶片近圆形，3~5 深裂，裂片常再次分裂至中部

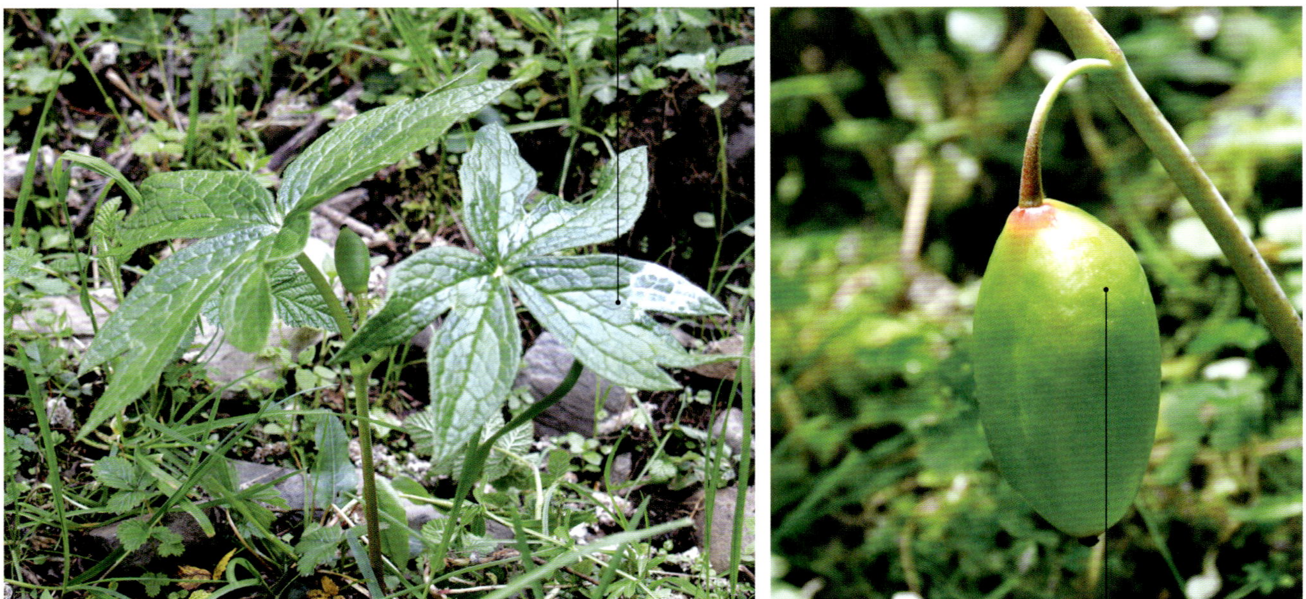

浆果卵圆形

桃儿七（续）

小驳骨 Xiaobogu GENDARUSSAE HERBA

本品为爵床科植物小驳骨 *Gendarussa vulgaris* Nees 的干燥地上部分。

基原植物

■ 小驳骨 *Gendarussa vulgaris* Nees 别名：接骨草、四季花

生于村旁或路边的灌丛中，或为栽培。分布于台湾、福建、广东、香港、海南、广西、云南。

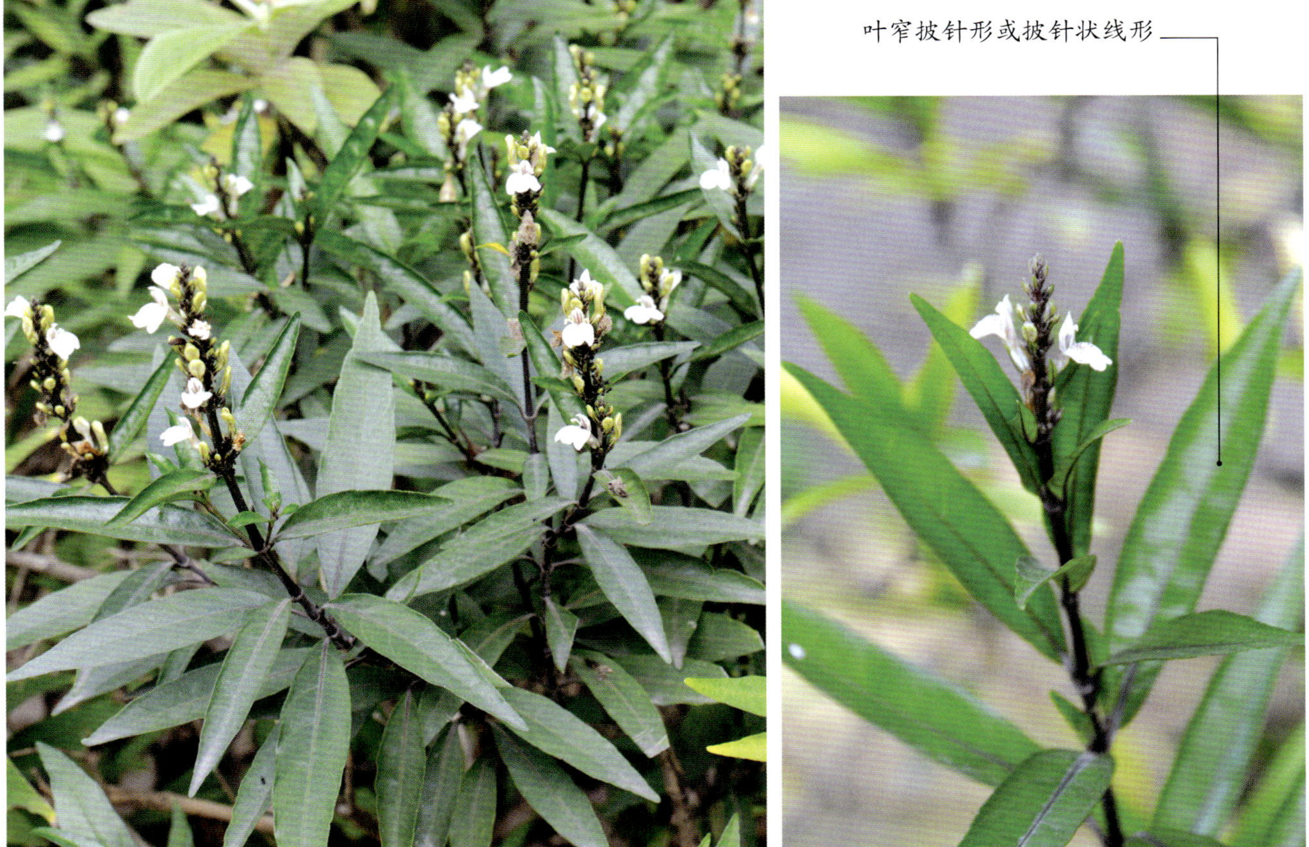

小驳骨

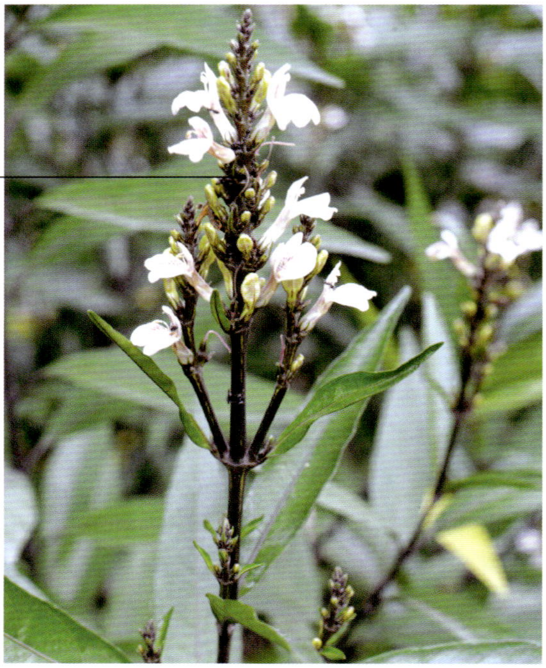

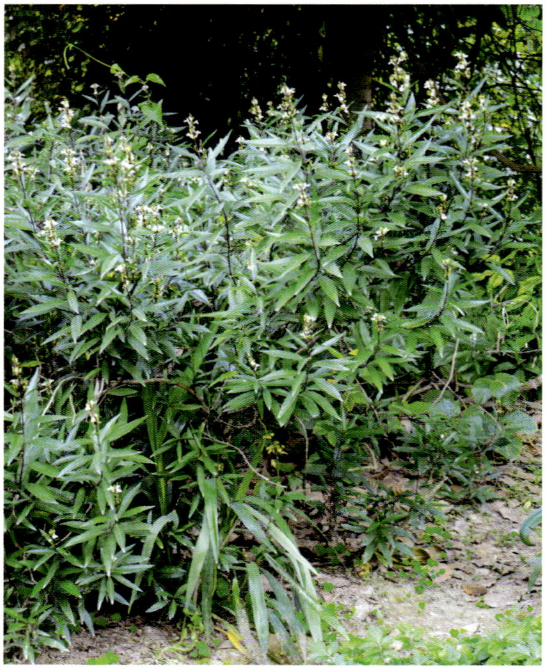

小驳骨（续）

对比鉴别

植物小驳骨与其同属植物黑叶小驳骨 *Justicia ventricosa* Wall. ex Sims. 容易相混淆。

黑叶小驳骨与小驳骨主要区别点：叶椭圆形或倒卵形，长 10~17cm；苞片宽卵形或近圆形，覆瓦状重叠。

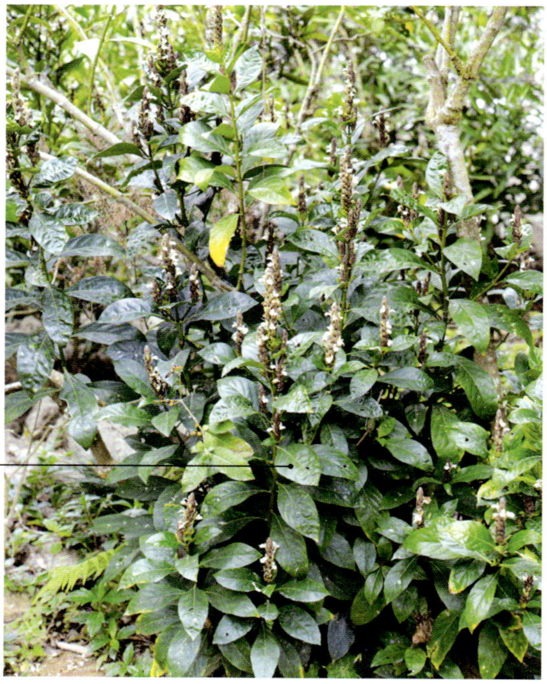

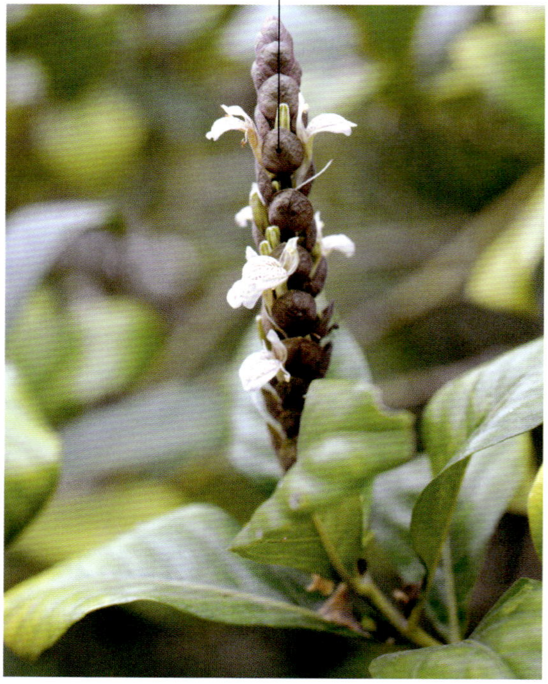

黑叶小驳骨

小茴香

Xiaohuixiang

FOENICULI FRUCTUS

本品为伞形科植物茴香 *Foeniculum vulgare* Mill. 的干燥成熟果实。

基原植物

■ 茴香 *Foeniculum vulgare* Mill. 别名：小茴、香丝菜

全国各地均有栽培。

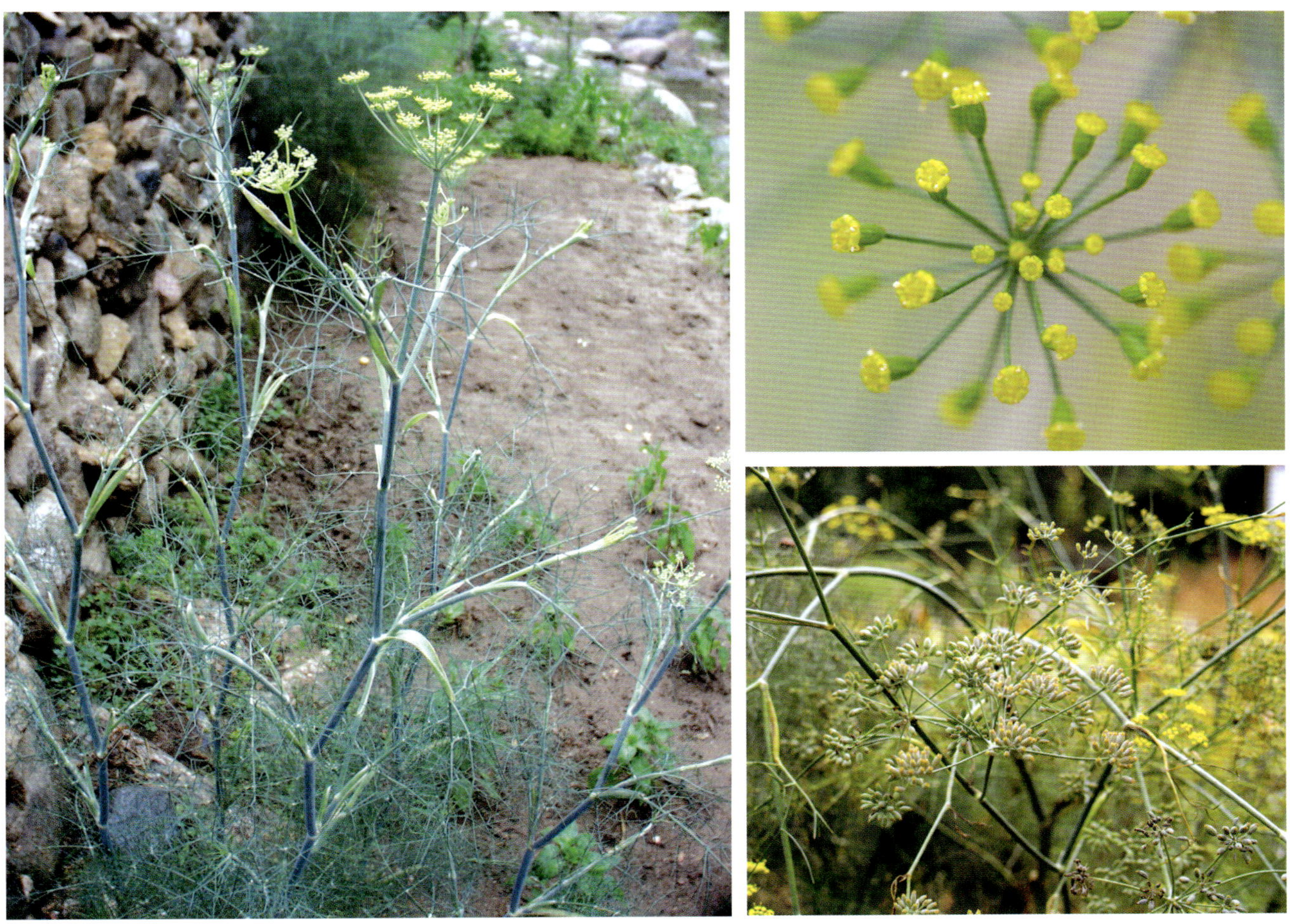

茴香

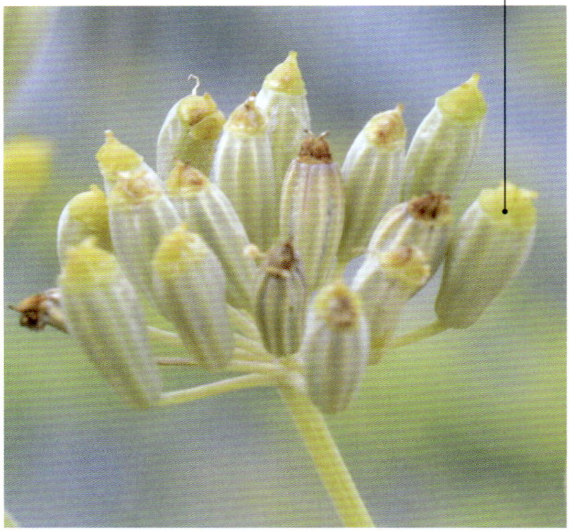

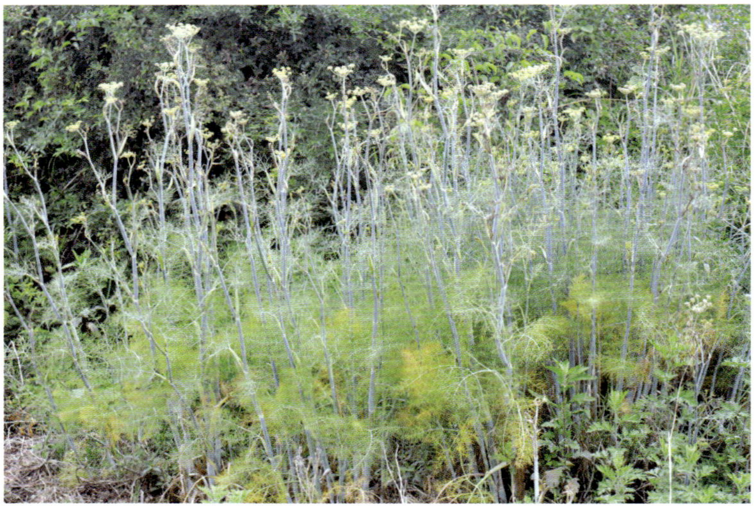

茴香（续）

对比鉴别

木兰科植物八角茴香 *Illicium verum* Hook. f. 的果实入药，简称茴香，常与植物茴香相混淆，参见“八角茴香”项。伞形科植物莳萝 *Anethum graveolens* L. 的茎叶及果实有茴香味，尤以果实较浓，嫩茎叶也供作蔬菜食用，其形态、气味、应用均与植物茴香相似，也易相混淆。

莳萝与茴香主要区别点：果侧槽较背槽宽 1 倍多，背腹扁。

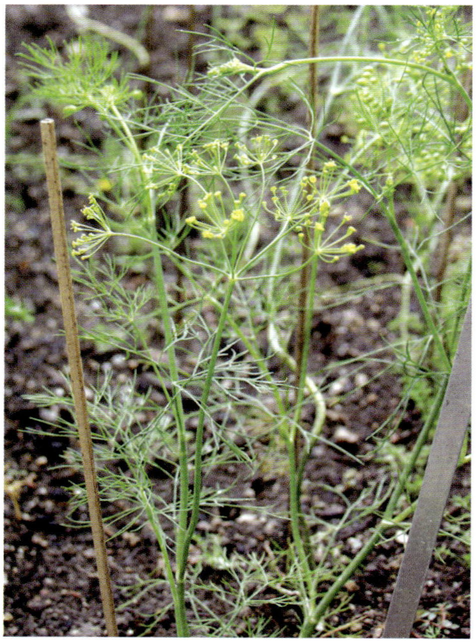

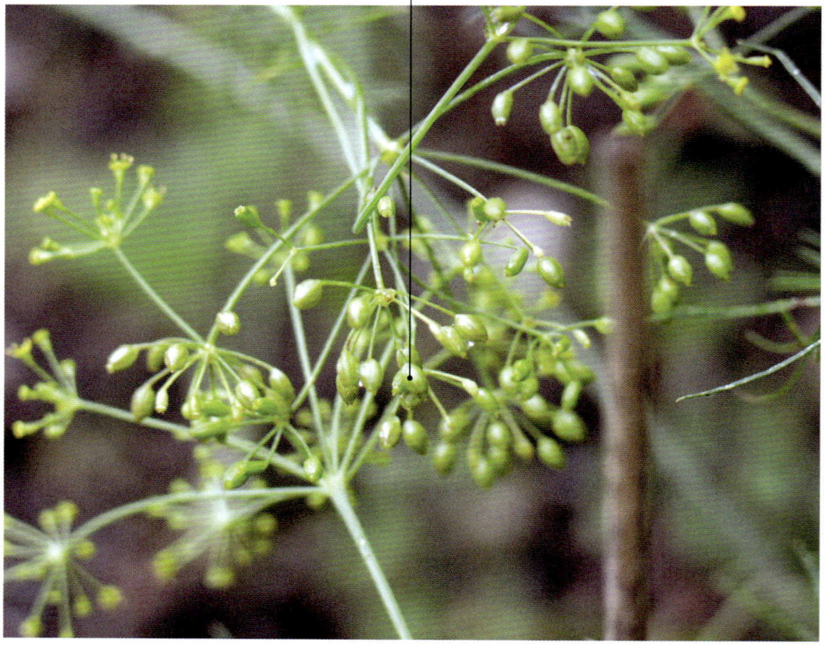

莳萝

小通草

Xiaotongcao
STACHYURI MEDULLA
HELWINGIAE MEDULLA

本品为旌节花科植物喜马山旌节花 *Stachyurus himalaicus* Hook. f. et Thoms.、中国旌节花 *Stachyurus chinensis* Franch. 或山茱萸科植物青荚叶 *Helwingia japonica* (Thunb.) Dietr. 的干燥茎髓。

基原植物

■ 喜马山旌节花 *Stachyurus himalaicus* Hook. f. et Thoms. 别名：西域旌节花

生于山坡丛林中。分布于江西、台湾、湖北、湖南、广西、广东、四川、贵州、云南、西藏等地。

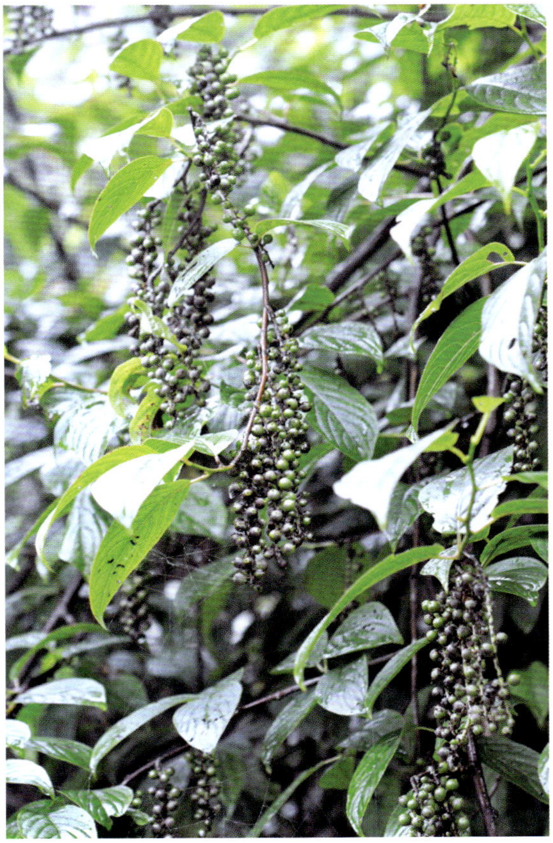

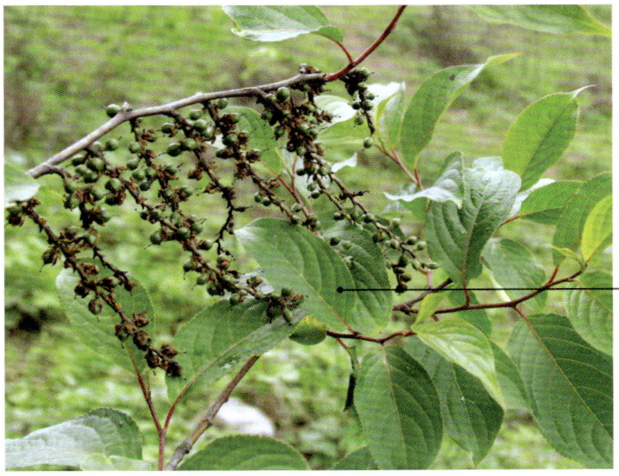

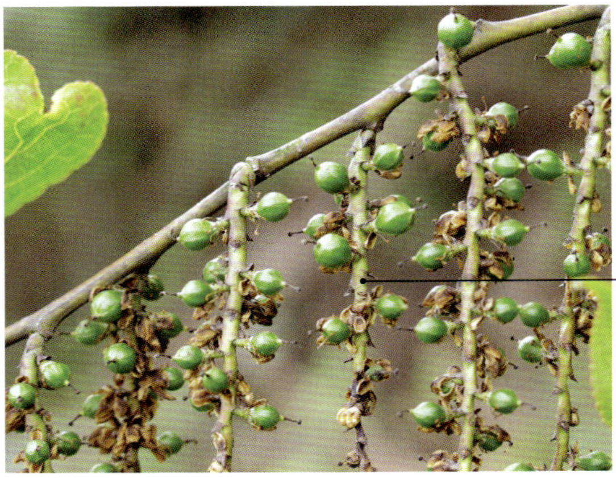

叶片披针形或长圆状披针形；长为宽的2倍或2倍以上

穗状果（花）序

喜马山旌节花

■ 中国旌节花　*Stachyurus chinensis* Franch.　别名：旌节花

生于山谷、沟边、林缘或林中。分布于陕西、甘肃、安徽、浙江、江西、福建、湖北、湖南、广东、广西、贵州、四川、云南等地。

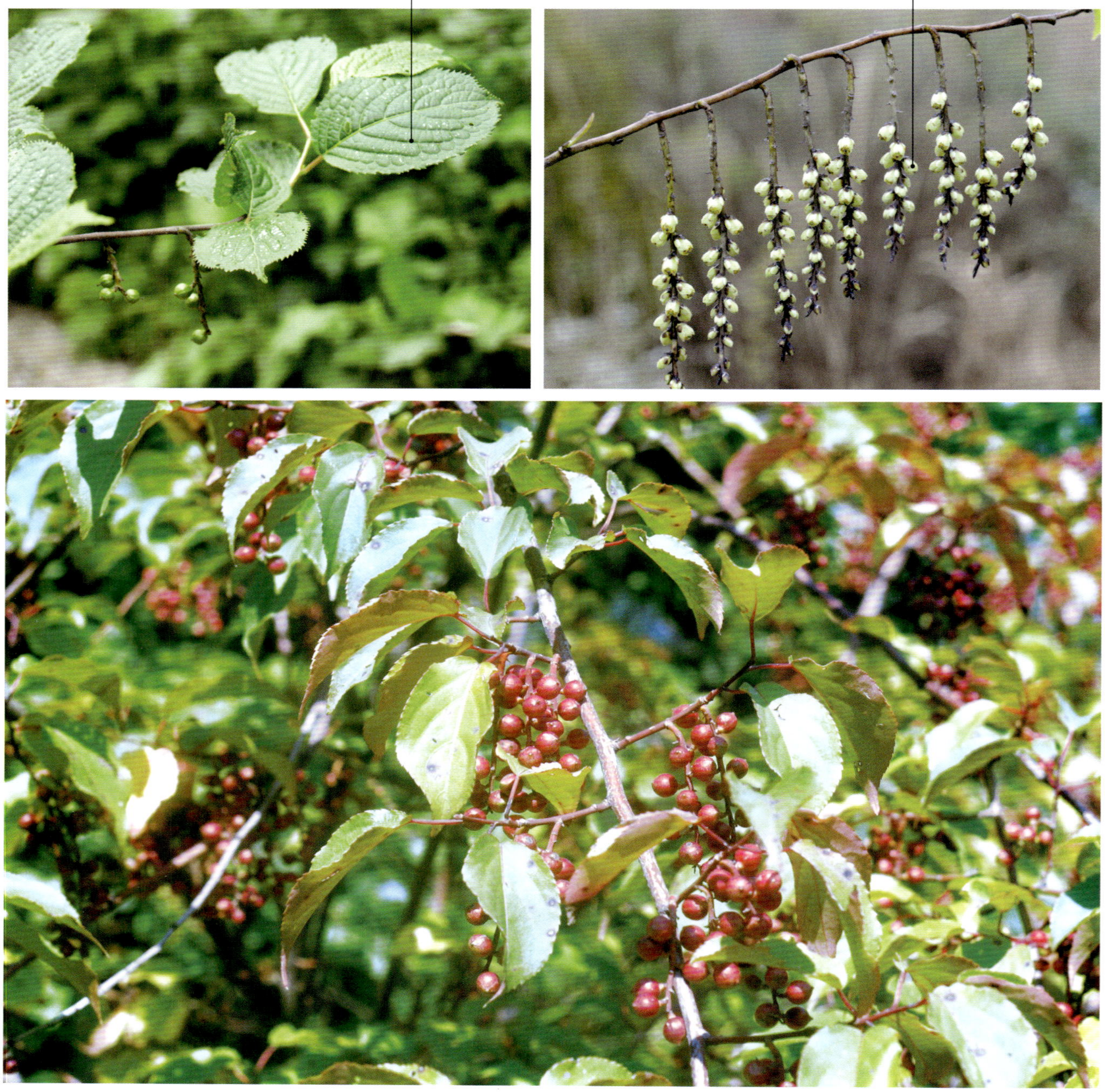

中国旌节花

■ 青荚叶 *Helwingia japonica* (Thunb.) Dietr. 别名：叶山珠

生于山坡林缘。分布于陕西、河南、安徽、浙江、江西、福建、台湾、湖北、湖南、广东、广西、四川、贵州等地。

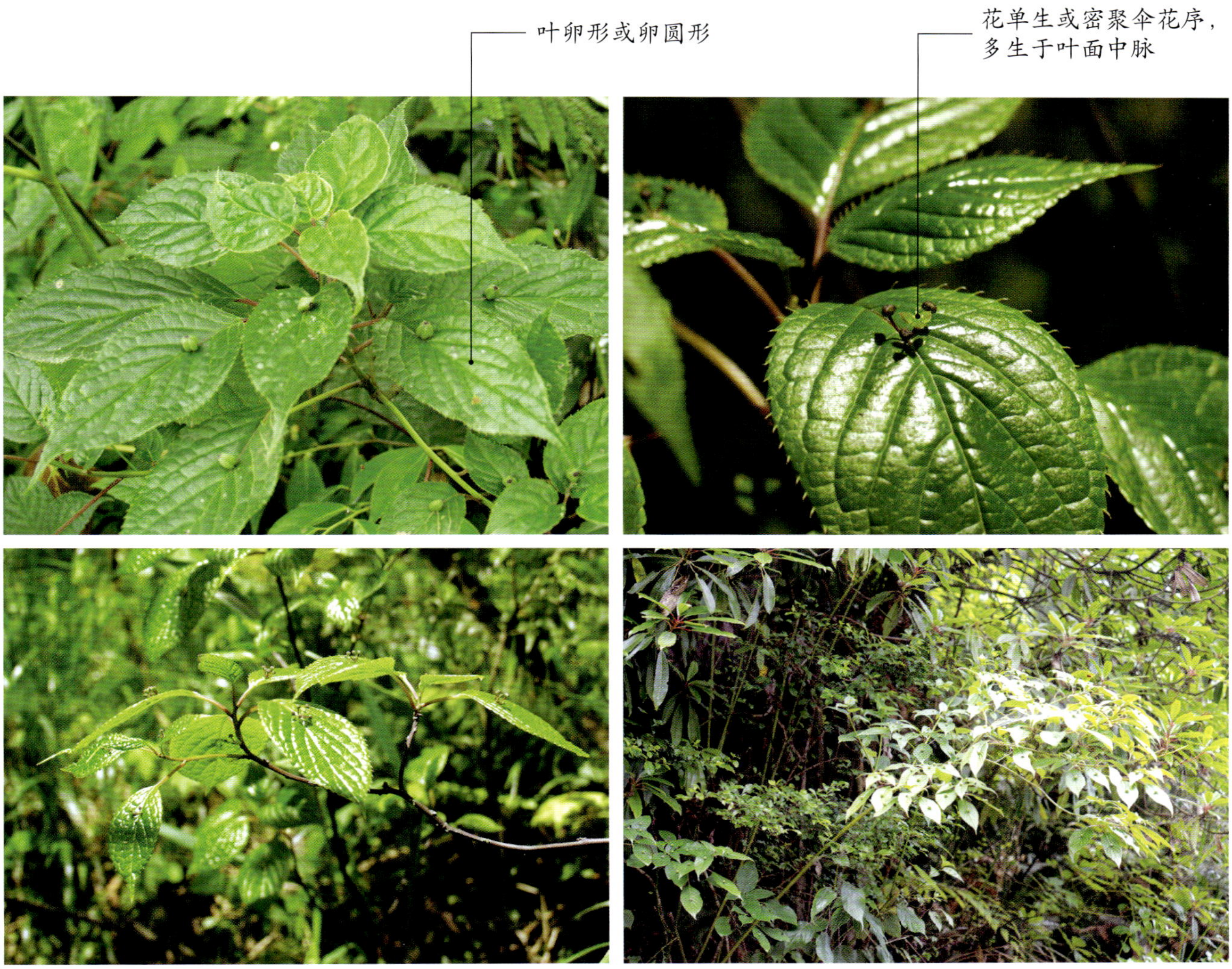
叶卵形或卵圆形
花单生或密聚伞花序，
多生于叶面中脉

青荚叶

对比鉴别

通草类药材分小通草和通草（大通草）两类。小通草为喜马山旌节花、中国旌节花或青荚叶的干燥茎髓，通草为五加科植物通脱木 *Tetrapanax papyrifer* (Hook.) K. Koch 的干燥茎髓。

《常用中药材品种整理和质量研究》（南方协作组）记载，商品小通草类药材的基原植物十分混乱，有川西北主产的中国旌节花小通草类、少量的棣棠花 *Kerria japonica* DC.，川西南（四川会理）主产的西

南绣球 *Hydrangea davidii* Franchet，西部四川盆周山区主产的以喜马山旌节花（西域旌节花）为主的旌节花属植物小通草等多种。贵州的毕节地区主产西南绣球，该省还产棣棠花、旌节花类和青荚叶类。陕西安康地区主产以中国旌节花为主的旌节花属植物的茎髓，也收少量的棣棠花。湖南产区以旌节花属为主，还用穗序鹅掌柴 *Schefflera delavayi* (Franchet) Harms ex Diels 的叶柄髓充小通草用。云南彝良主产西南绣球的茎髓。在四川、贵州还出现掺伪品，为猫儿屎 *Decaisnea insignis* Griff. Hook. f. et Thoms. 的茎髓。山茱萸科植物中华青荚叶 *Helwingia chinenis* Batal. 因与同属植物青荚叶的名称相近、植物形态相似而易相混淆。

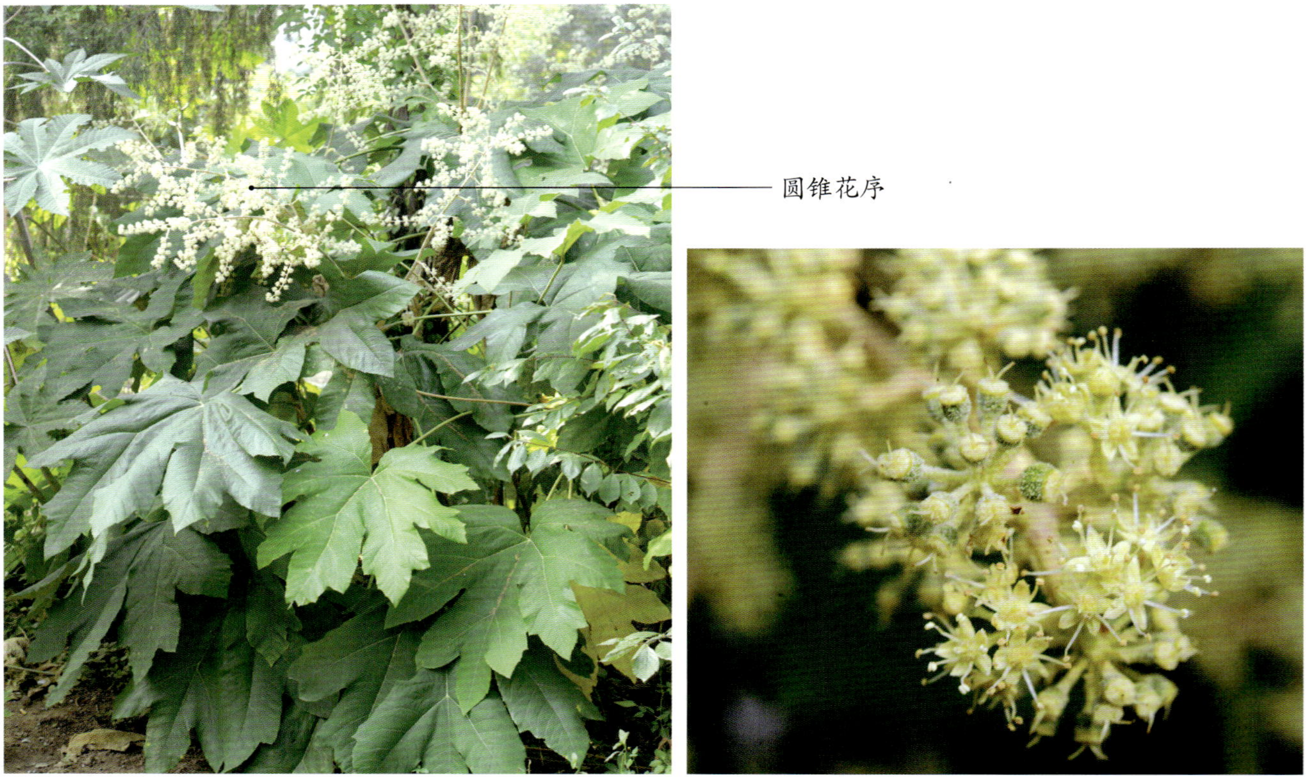

通脱木

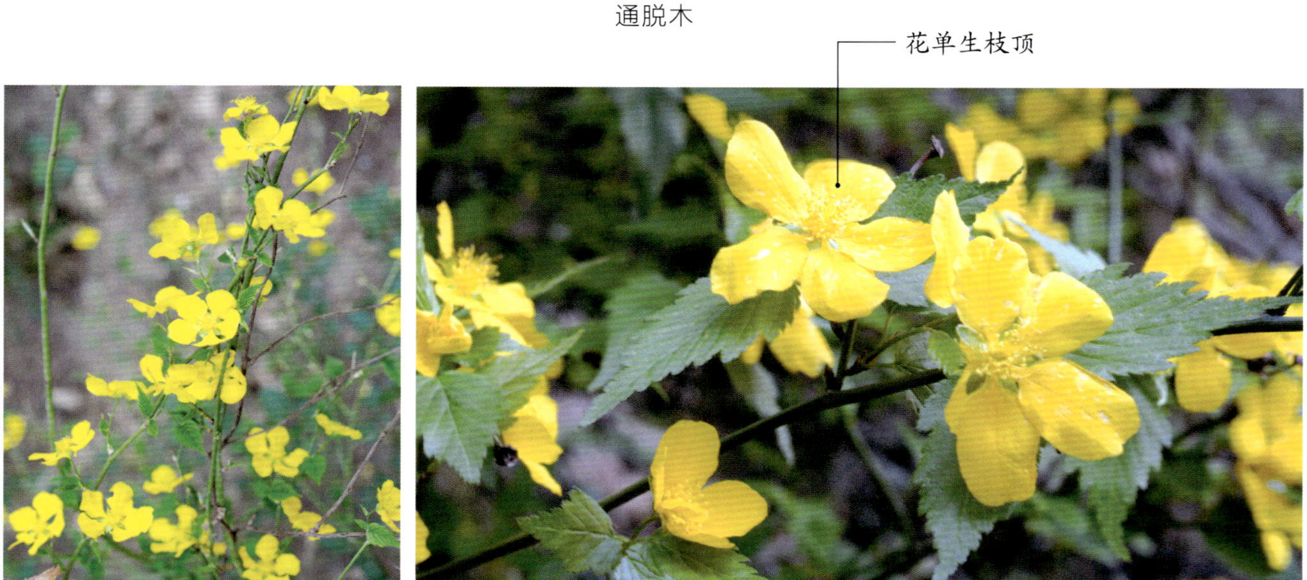

棣棠花

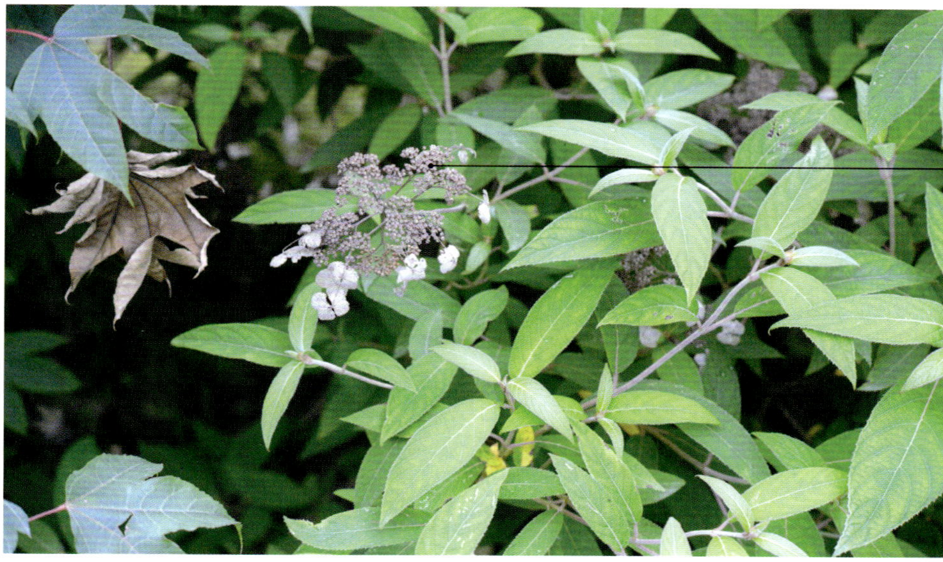

西南绣球

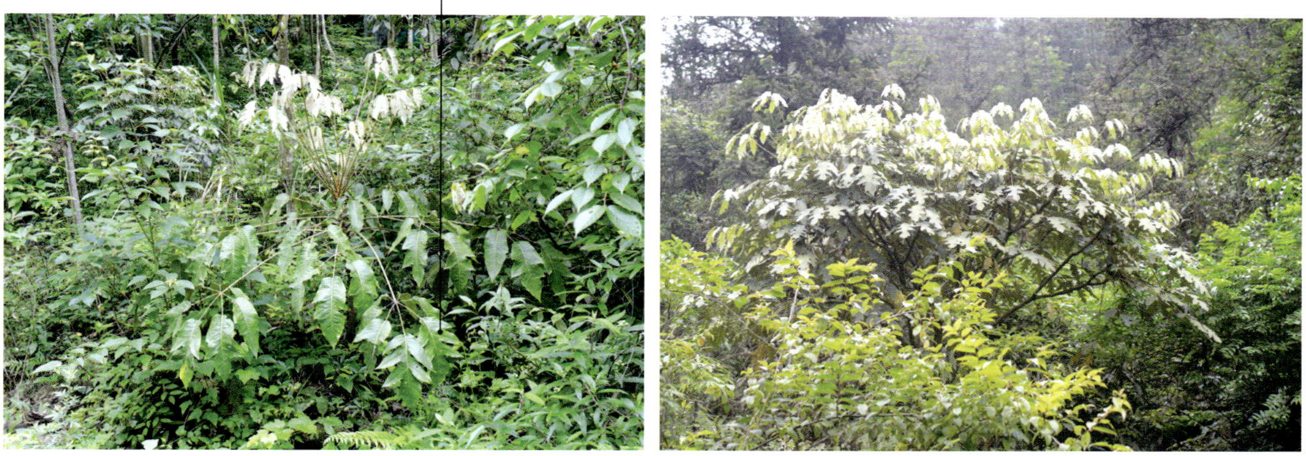

穗序鹅掌柴

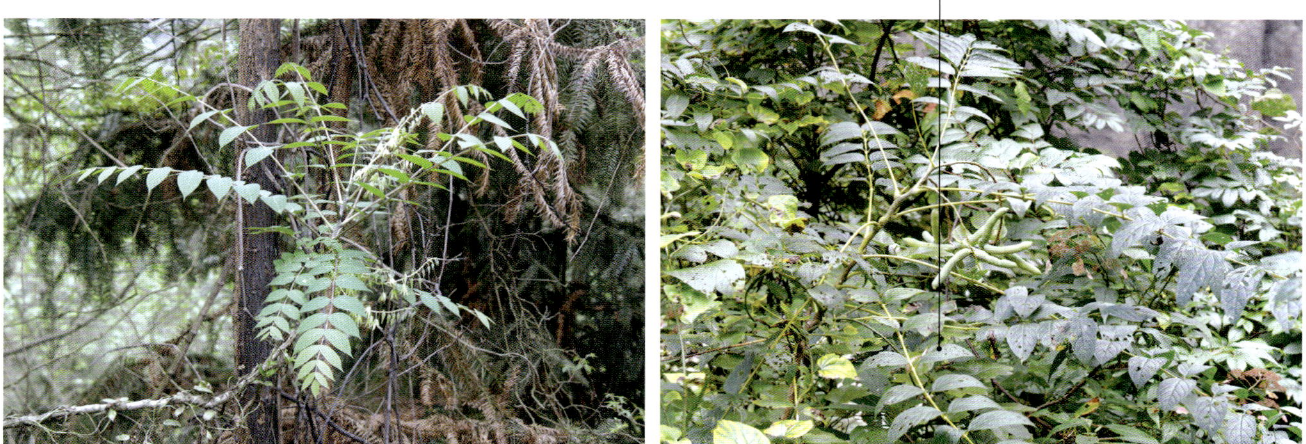

猫儿屎

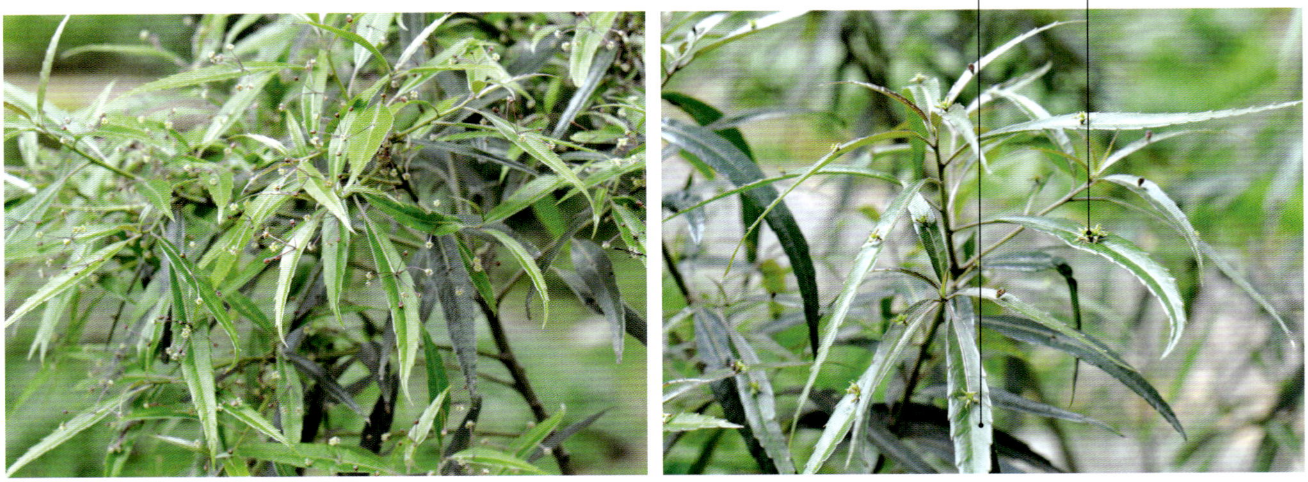

中华青荚叶

检索表

1. 掌状或羽状复叶 …… 2
1. 单叶 …… 3
2. 掌状复叶，小叶片 4~7 枚 …… 穗序鹅掌柴
2. 羽状复叶，小叶片 13~25 枚 …… 猫儿屎
3. 花二型；聚伞花序顶生 …… 西南绣球
3. 花一型 …… 4
4. 花单生或为密聚伞花序 …… 5
4. 穗状花序或圆锥花序 …… 7
5. 花单生枝顶；瘦果 …… 棣棠花
5. 花单生或为密聚伞花序，多生于叶面中脉 …… 6
6. 落叶灌木；叶卵形或卵圆形 …… 青荚叶
6. 常绿灌木；叶线状披针形或披针形 …… 中华青荚叶
7. 圆锥花序 …… 通脱木
7. 穗状花序 …… 8
8. 叶片卵形至卵状矩圆形；长与宽近相等，稀长为宽的 2 倍 …… 中国旌节花
8. 叶片披针形或长圆状披针形；长为宽的 2 倍或 2 倍以上 …… 喜马山旌节花

小　蓟 Xiaoji CIRSII HERBA

本品为菊科植物刺儿菜 *Cirsium setosum* (Willd.) MB. 的干燥地上部分。

基原植物

■ **刺儿菜** *Cirsium setosum* (Willd.) MB.　别名：刺刺菜、刺草

《中国药典》1977 年版及 1985 年版记载刺儿菜的拉丁学名为 *Cephalanoplos setosum* (Willd.) Kitam.，*Flora of China* 记载其拉丁学名为 *Cirsium arvense* var. *integrifolium* Wimmer & Grabowski。

生于荒地、田间和路旁。全国各地均有分布。

总苞片 6 层，外层甚短

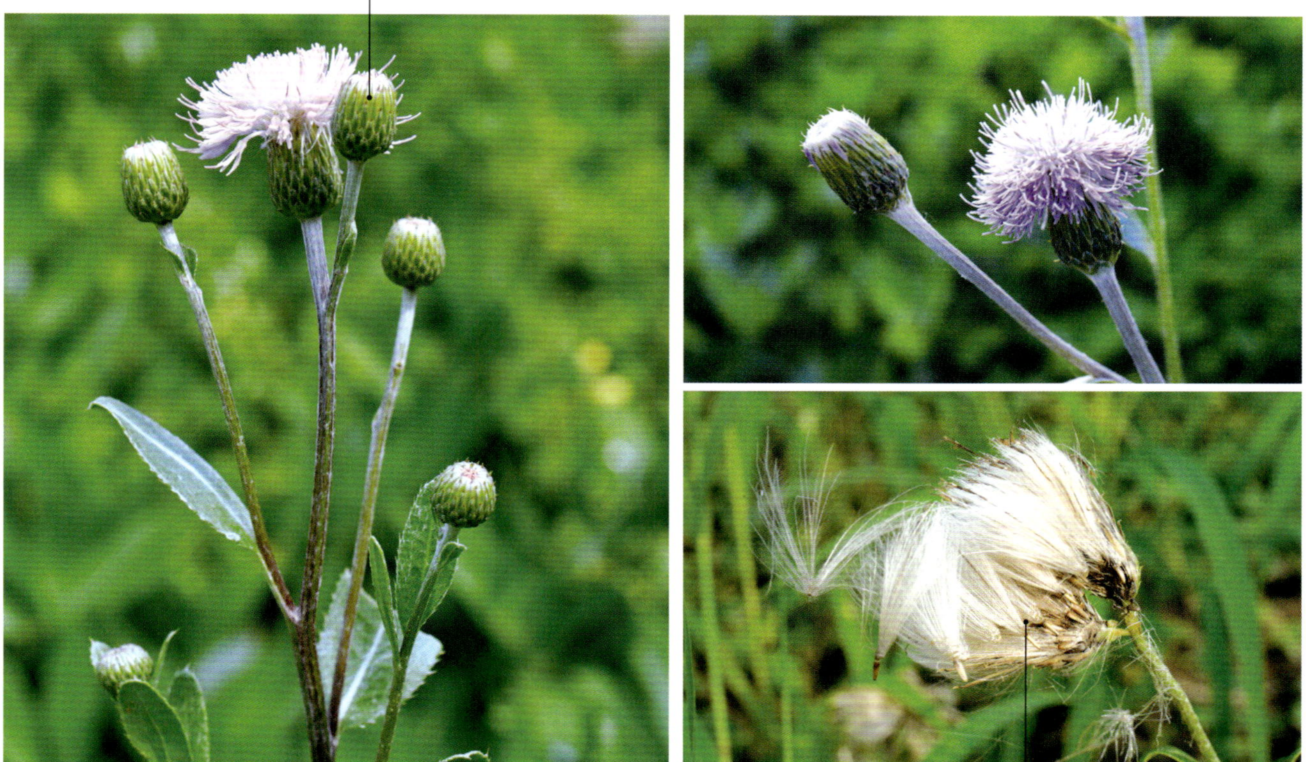

果椭圆形或卵形，略扁平，冠毛羽状

刺儿菜

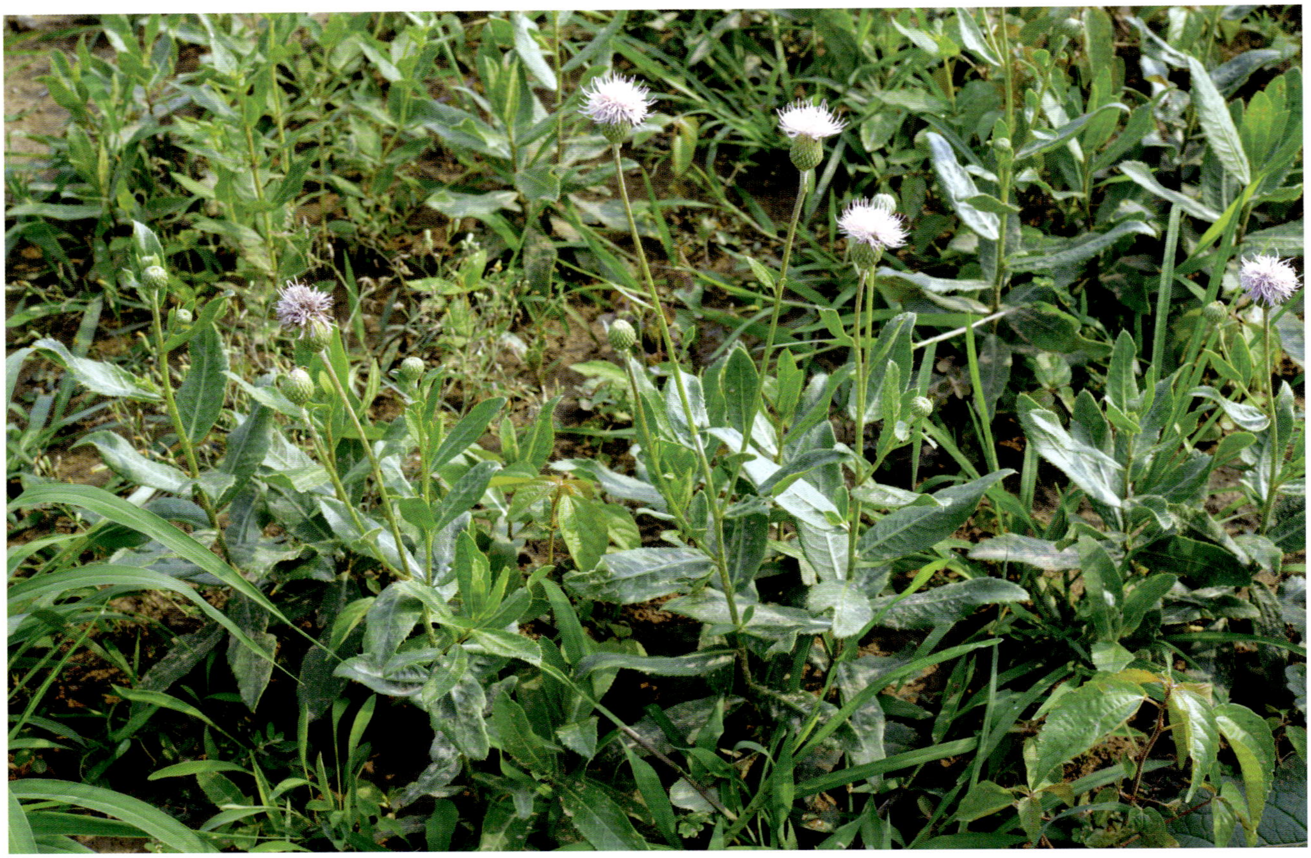

刺儿菜（续）

对比鉴别

参见“大蓟”项。

飞扬草 Feiyangcao EUPHORBIAE HIRTAE HERBA

本品为大戟科植物飞扬草 *Euphorbia hirta* L. 的干燥全草。

基原植物

■ 飞扬草 *Euphorbia hirta* L. 别名：大飞扬草、大乳汁草

生于荒地、路旁、田野或村边。分布于浙江、江西、广东、广西、福建、台湾、湖南、云南等地。

叶对生，披针状长圆形至近菱形；中部常有紫斑

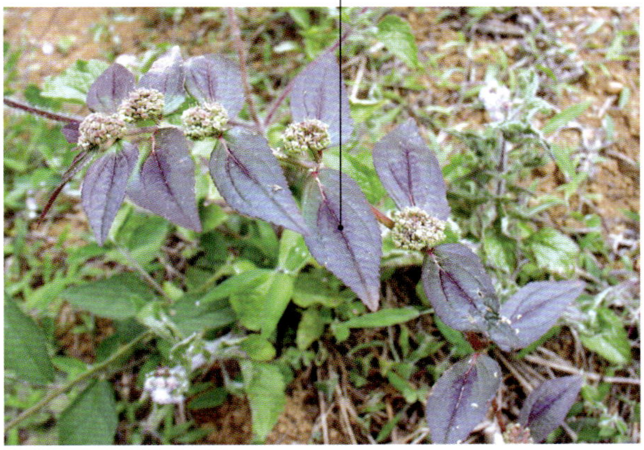

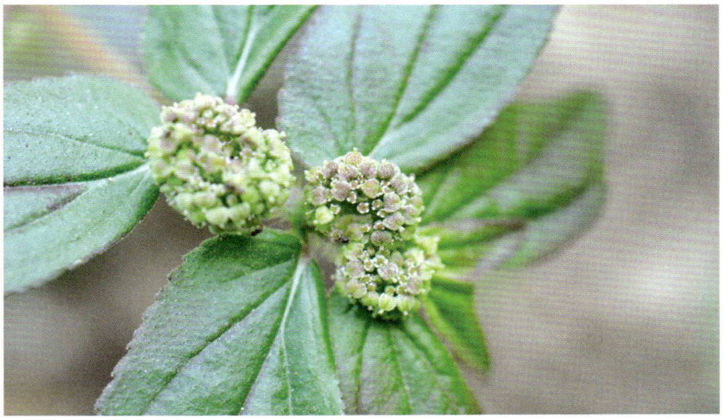

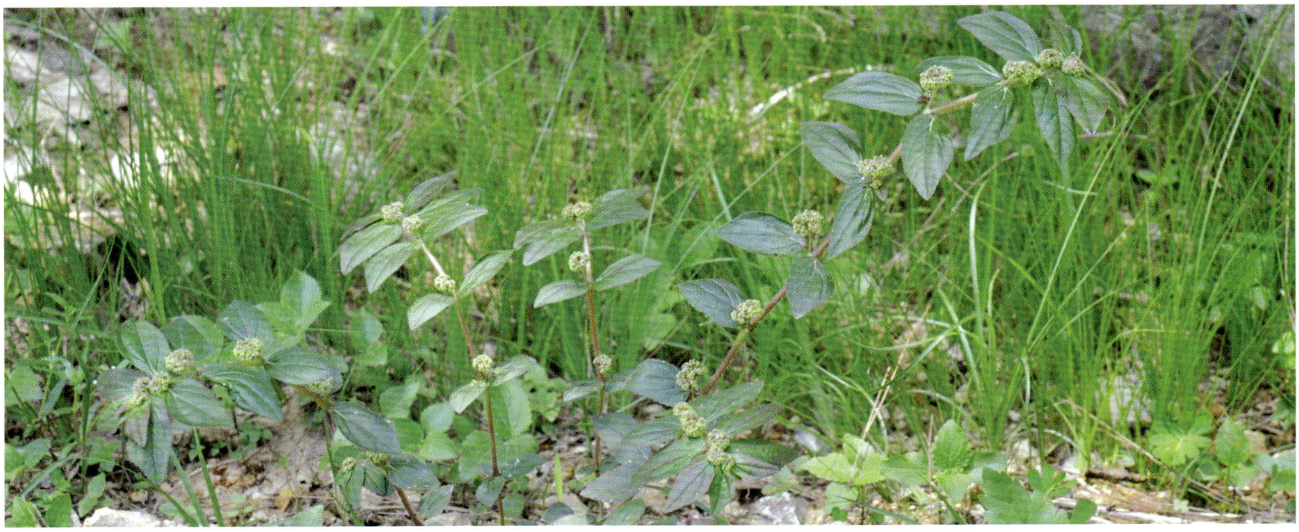

飞扬草

对比鉴别

植物飞扬草与其同属植物通奶草（小飞扬草），*Euphorbia hypericifolia* Linn. 容易相混淆。

通奶草与飞扬草主要区别点：一年生草本；茎无毛或被少许短柔毛；叶狭长圆形或倒卵形；两面被稀疏的柔毛，或上面的毛早脱落；蒴果无毛。

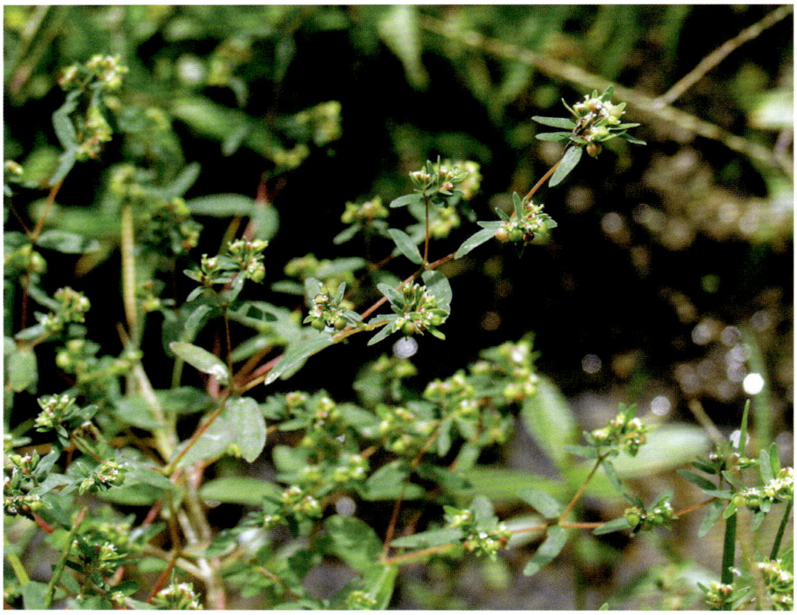

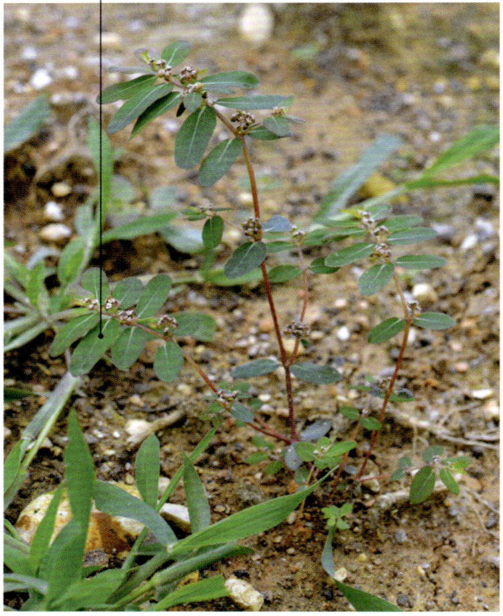

通奶草

马齿苋 Machixian PORTULACAE HERBA

本品为马齿苋科植物马齿苋 *Portulaca oleracea* L. 的干燥地上部分。

基原植物

■ **马齿苋** *Portulaca oleracea* L. 别名：猪母菜、瓜子菜

生于田野、路旁及荒地。分布于全国各地。

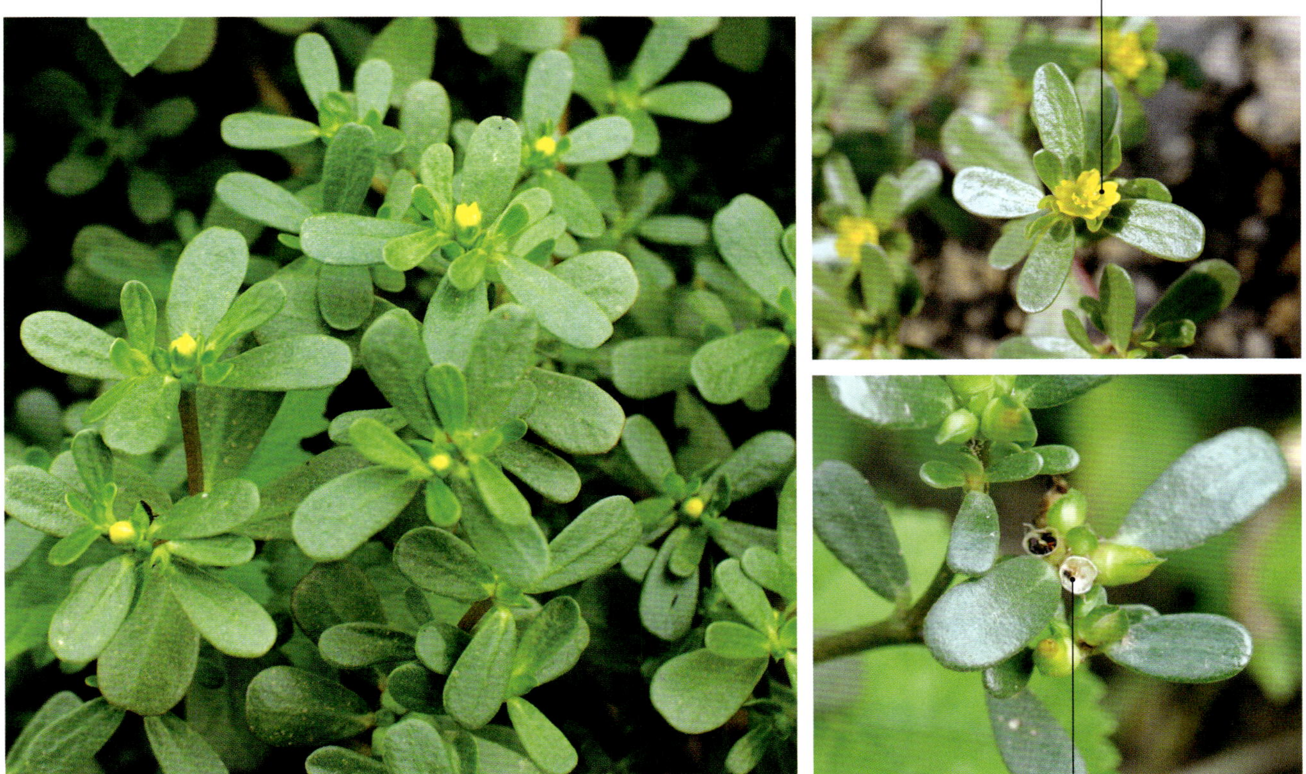

马齿苋

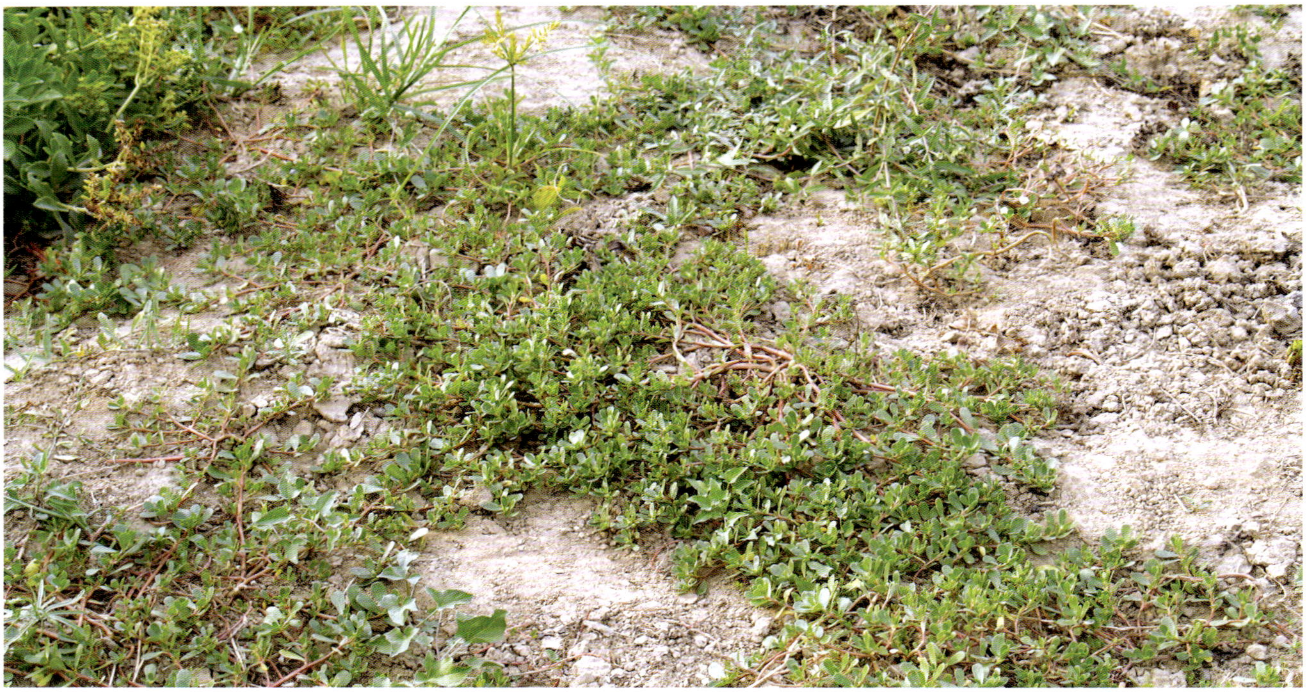

马齿苋（续）

对比鉴别

玄参科植物假马齿苋 *Bacopa monnieri* (L.) Wettst. 容易与马齿苋相混淆。

假马齿苋与马齿苋主要区别点：茎长；叶对生；花单生叶腋，花梗长 0.5~3.5cm；花冠钟状，蓝色、紫色或白色。

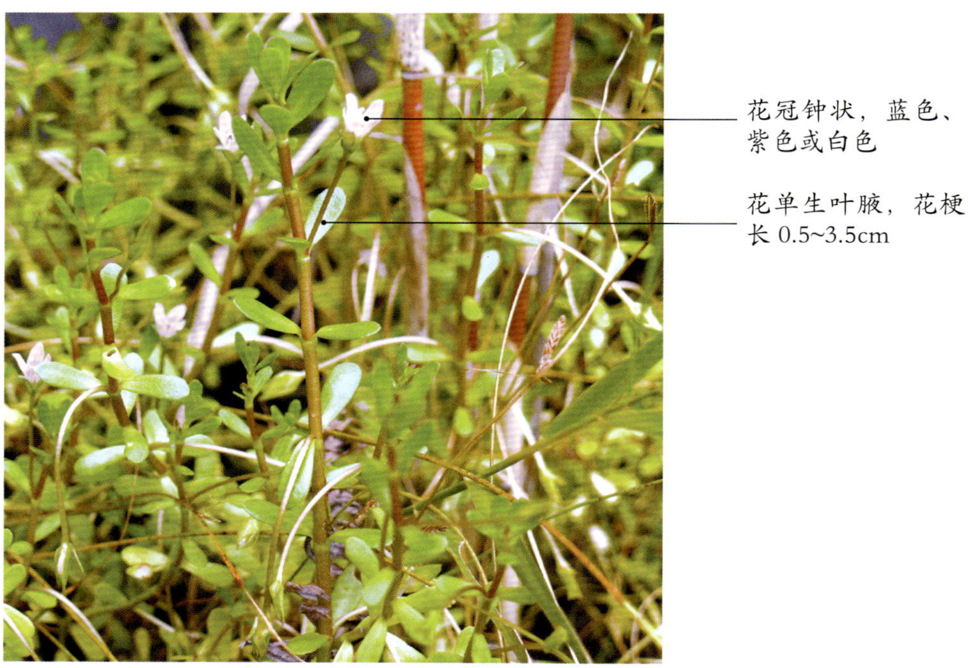

假马齿苋

马　勃

Mabo

LASIOSPHAERA CALVATIA

本品为灰包科真菌脱皮马勃 *Lasiosphaera fenzlii* Reich.、大马勃 *Calvatia gigantea* (Batsch ex Pers.) Lloyd 或紫色马勃 *Calvatia lilacina* (Mont. et Berk.) Lloyd 的干燥子实体。

基原植物

■ 脱皮马勃　*Lasiosphaera fenzlii* Reich.

生于草地。分布于河北、内蒙古、江苏、安徽、湖北、湖南、陕西、甘肃、新疆、贵州等地。

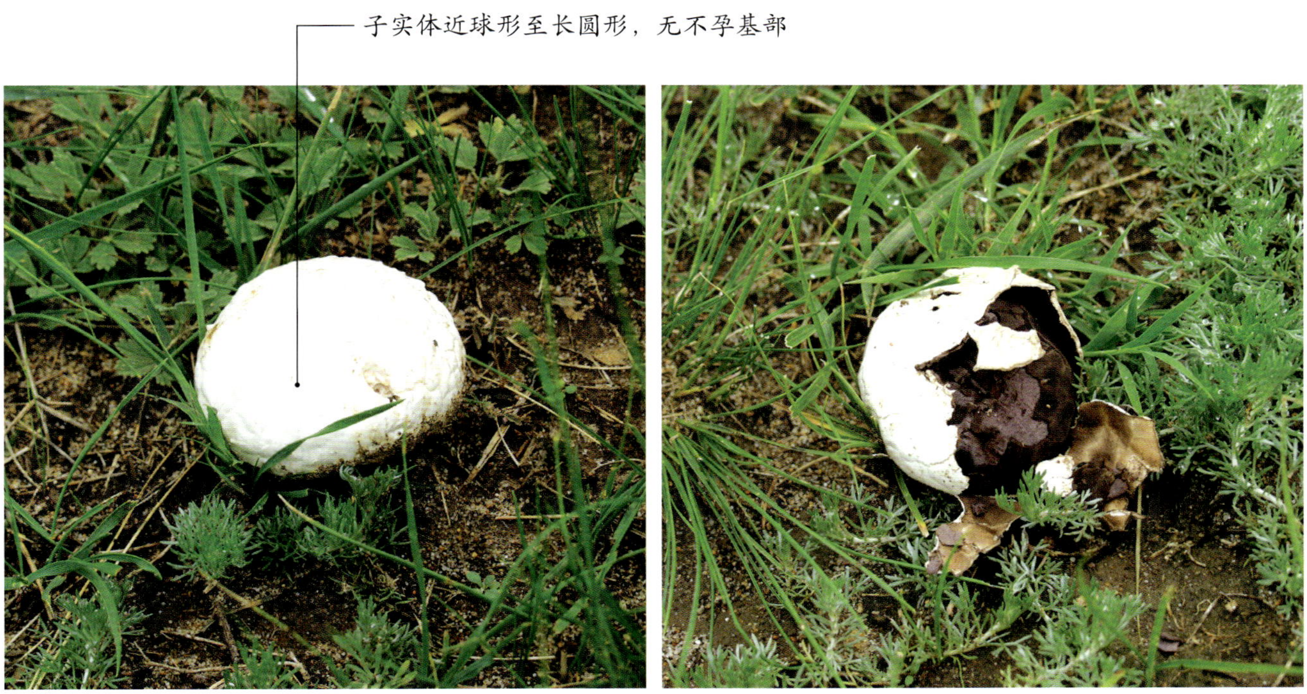

脱皮马勃

■ 大马勃 *Calvatia gigantea* (Batsch ex Pers.) Lloyd　别名：大秃马勃、巨马勃

与脱皮马勃主要区别点：子实体球形至近球形，直径 15~25cm 或更大；包被呈碎片脱落，包体松散。

生于草地。分布于辽宁、河北、山西、内蒙古、江苏、甘肃、青海、新疆等地。

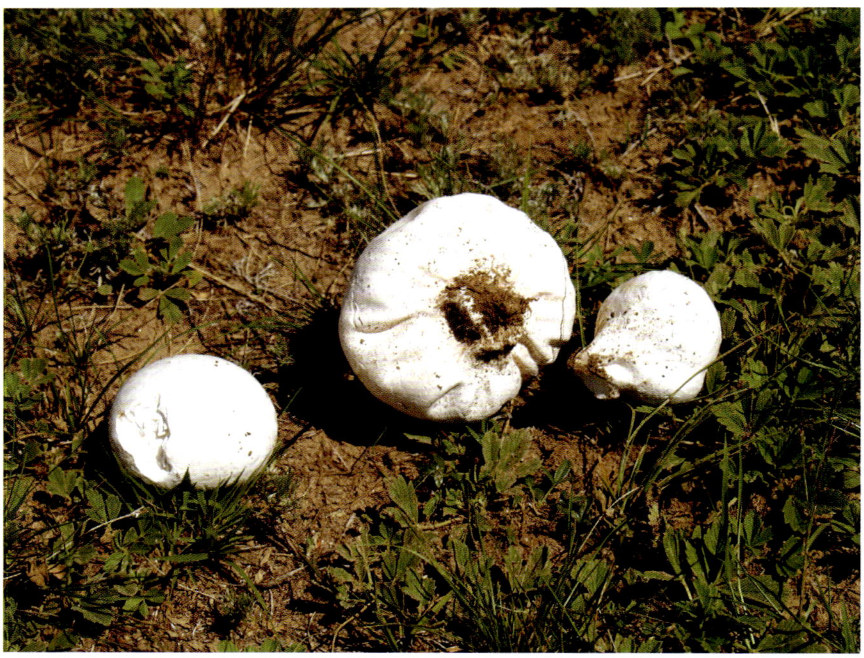

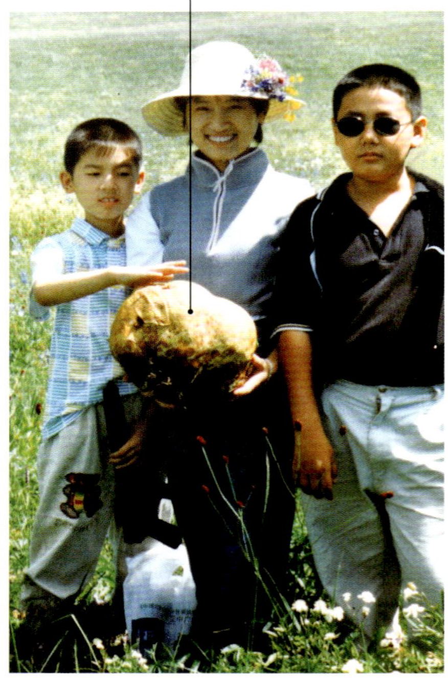

大马勃

■ 紫色马勃 *Calvatia lilacina* (Mont. et Berk.) Lloyd　别名：紫色秃马勃

与脱皮马勃主要区别点：子实体陀螺形，直径 5~12cm，不孕基部发达。

生于草地。分布于辽宁、河北、山东、山西、江苏、安徽、湖北、福建、广东、广西、青海、新疆、四川等地。

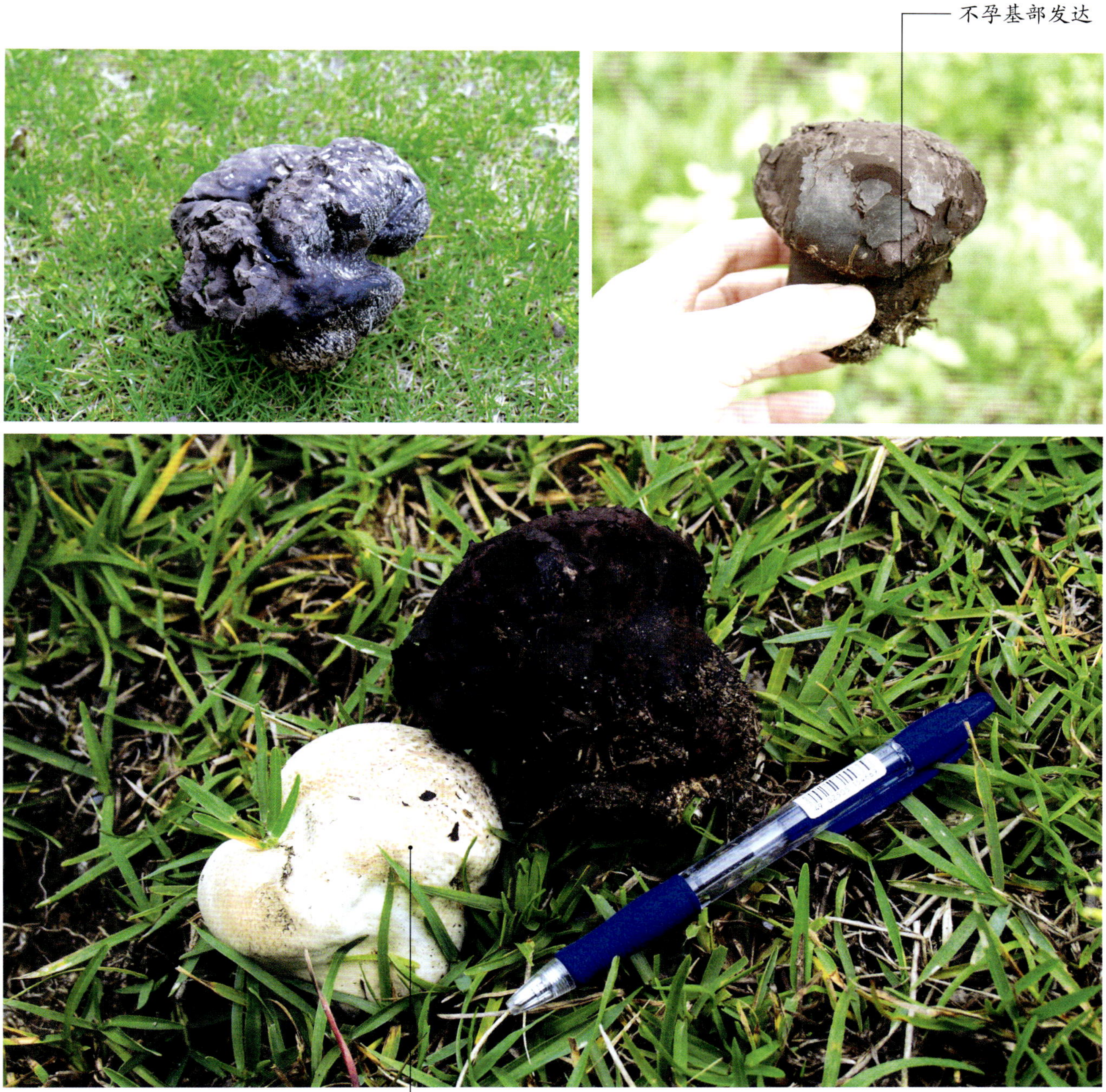

紫色马勃

马钱子

Maqianzi
STRYCHNI SEMEN

马钱子粉

Maqianzi Fen
STRYCHNI SEMEN PULVERATUM

马钱子为马钱科植物马钱 *Strychnos nux-vomica* L. 的干燥成熟种子；马钱子粉为马钱子的炮制加工品。

基原植物

■ 马钱 *Strychnos nux-vomica* L. 别名：番木鳖

生于热带山地林中，或为栽培。原产于印度、越南、泰国、缅甸、斯里兰卡，我国福建、台湾、广东、广西、海南、云南南部有栽培。

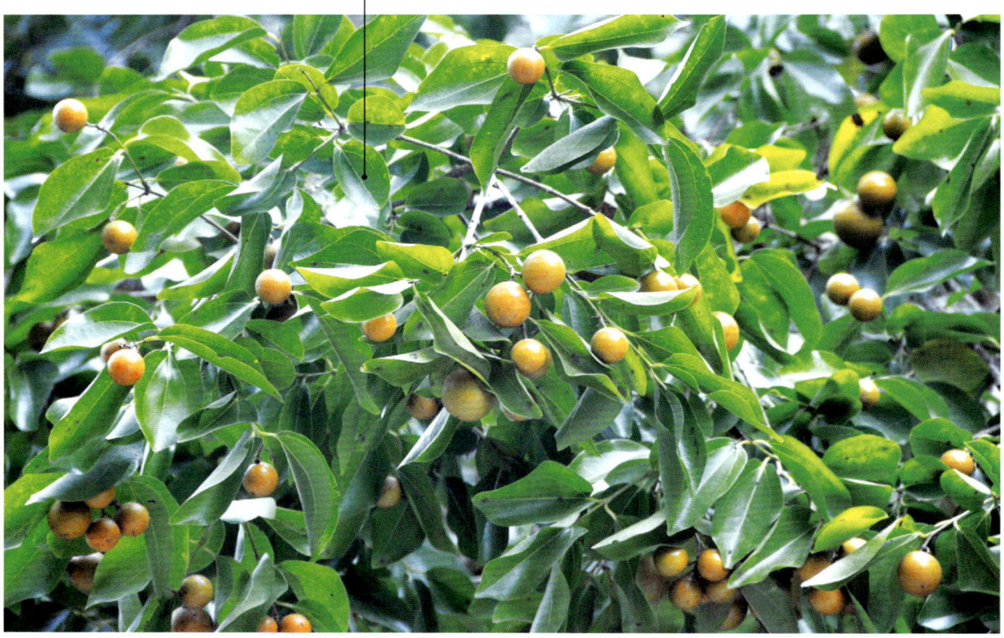

马钱

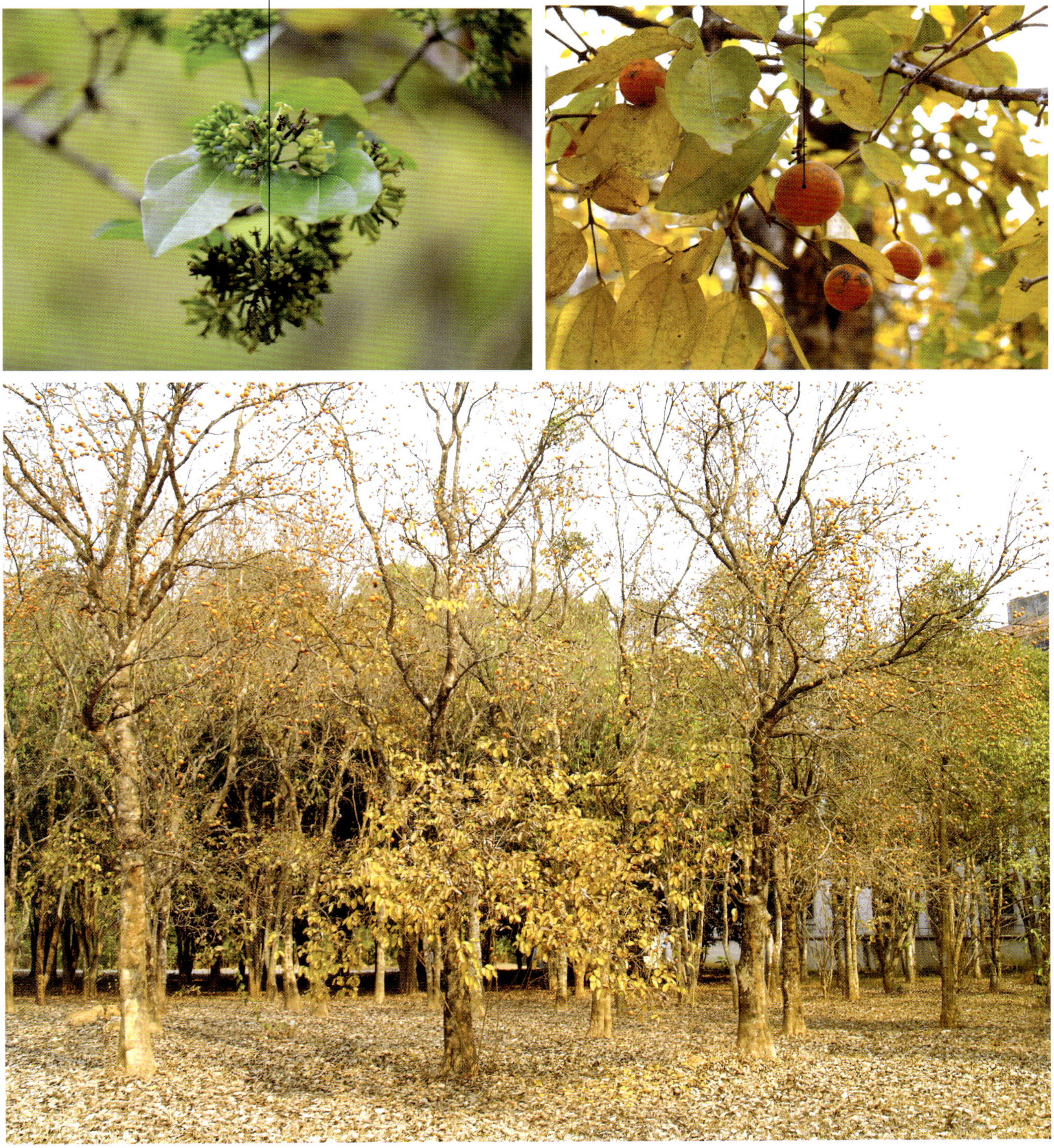

马钱（续）

马鞭草

Mabiancao

VERBENAE HERBA

本品为马鞭草科植物马鞭草 *Verbena officinalis* L. 的干燥地上部分。

基原植物

■ 马鞭草 *Verbena officinalis* L. 别名：铁马鞭、马鞭子

生于路旁、田野、山坡、溪边或村落附近。分布于山西、江苏、安徽、浙江、江西、福建、湖北、湖南、广东、广西、陕西、甘肃、新疆、四川、贵州、云南、西藏。

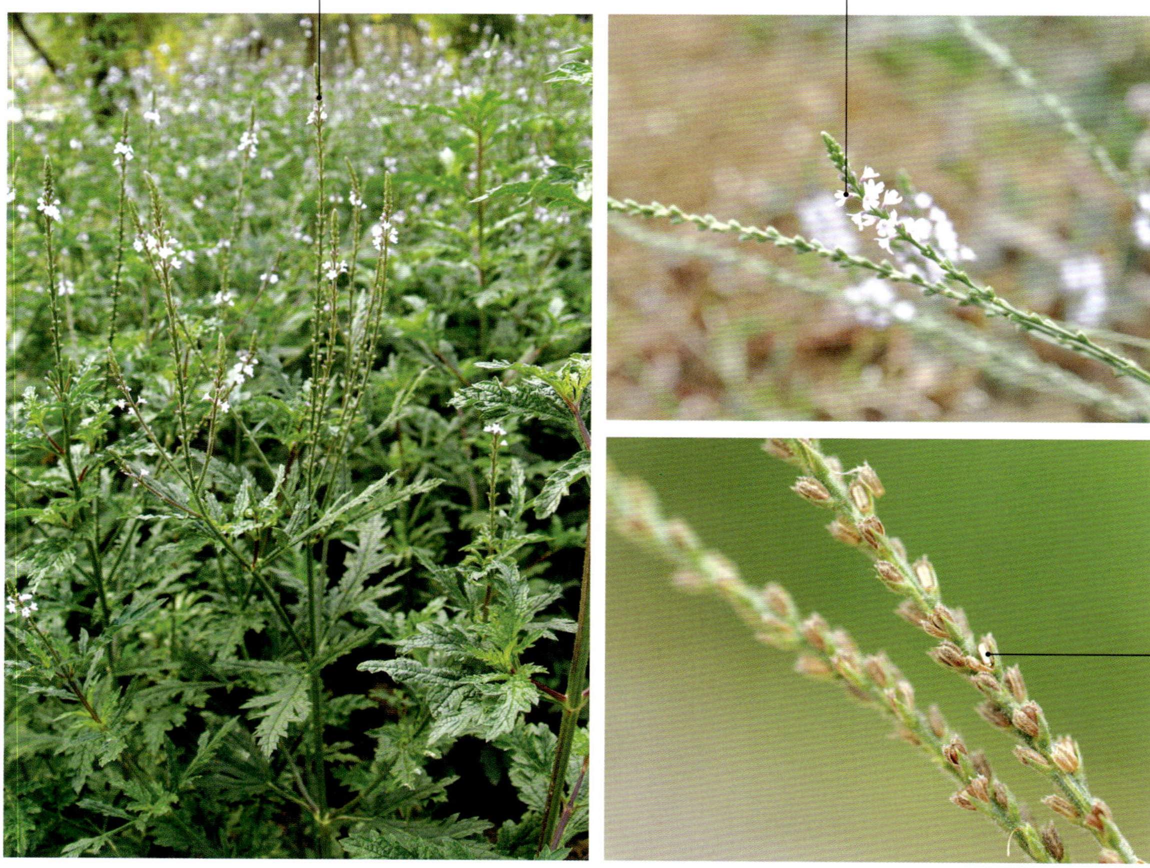
穗状花序细长，果期可达 25cm
花冠管状，淡紫色至蓝色，5 裂
蒴果长圆形

马鞭草

四画

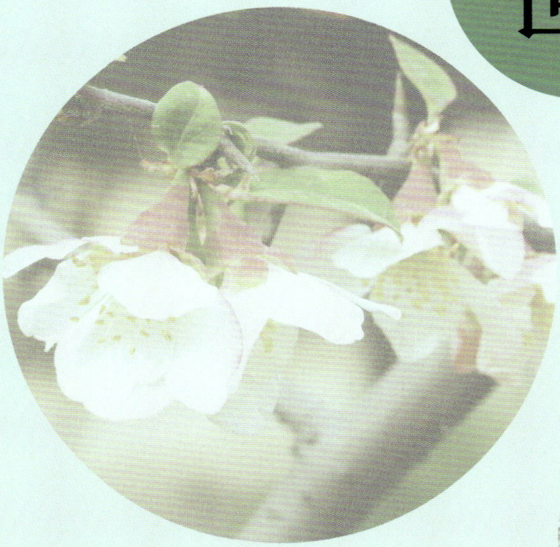

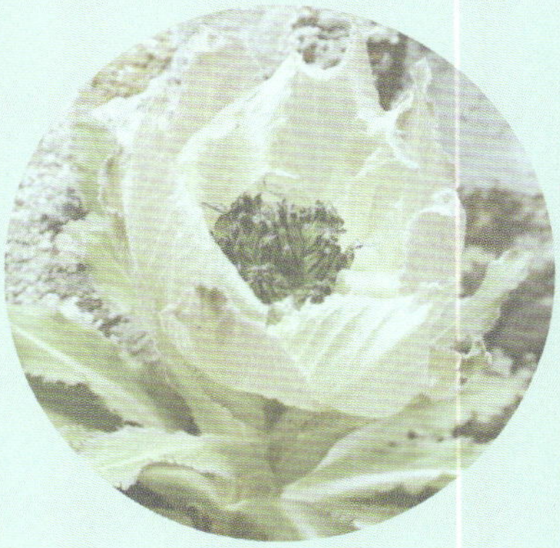

王不留行

Wangbuliuxing

VACCARIAE SEMEN

本品为石竹科植物麦蓝菜 *Vaccaria segetalis* (Neck.) Garcke 的干燥成熟种子。

基原植物

■ **麦蓝菜** *Vaccaria segetalis* (Neck.) Garcke　别名：不留子

《中国药典》1963 年版记载麦蓝菜的拉丁学名为 *Vaccaria pyramidata* Medik.，*Flora of China* 及《中国高等植物》记载其拉丁学名为 *Vaccaria hispanica* Rausch.。

生于山地、路旁、荒地。分布于全国大部分地区。

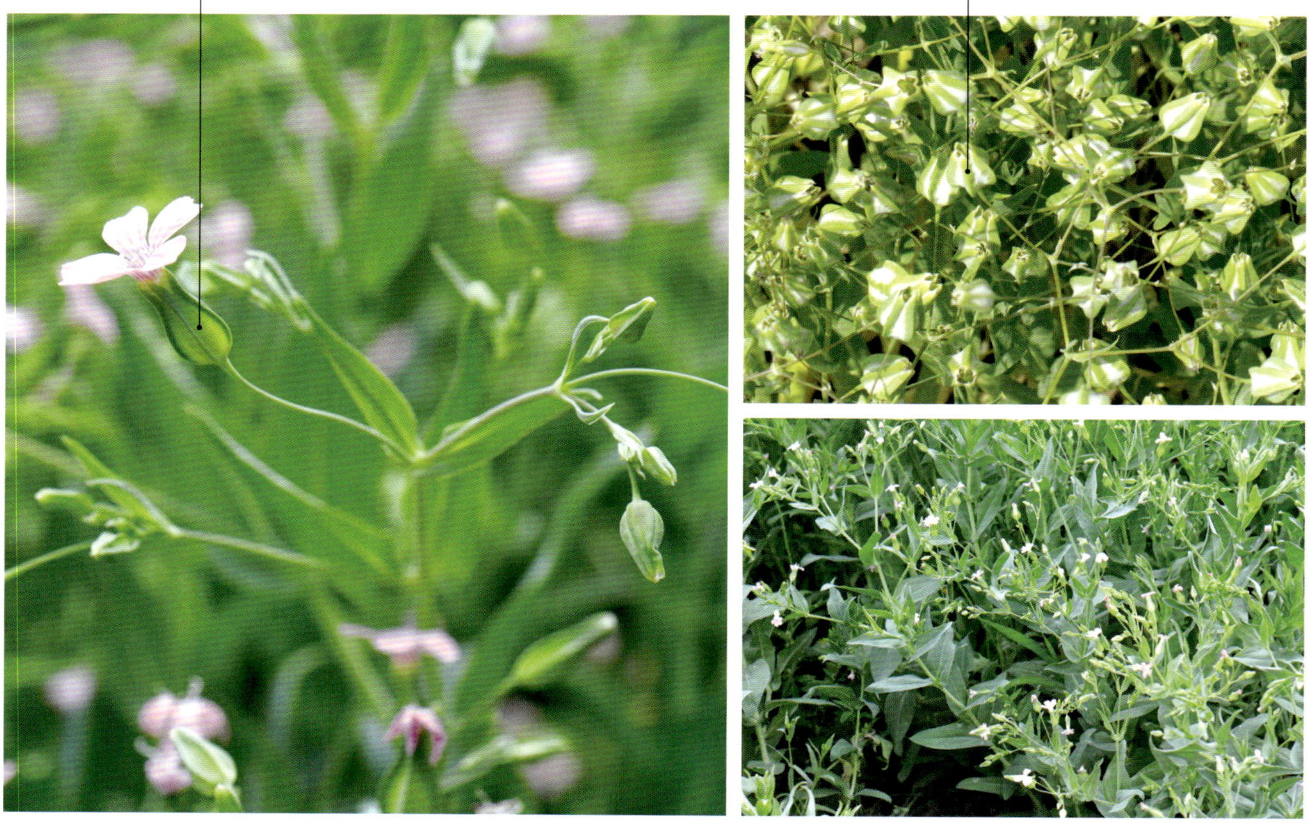

麦蓝菜

对比鉴别

广东、广西和海南习惯以桑科植物薜荔 *Ficus pumila* L. 的成熟果序托（果壳）作王不留行使用，习称“广东王不留行”。

薜荔与麦蓝菜主要区别点：攀缘或匍匐灌木，幼时以不定根攀缘于墙壁或树上；花序托具短梗，单生于叶腋，梨形或倒卵形，长约 5cm。

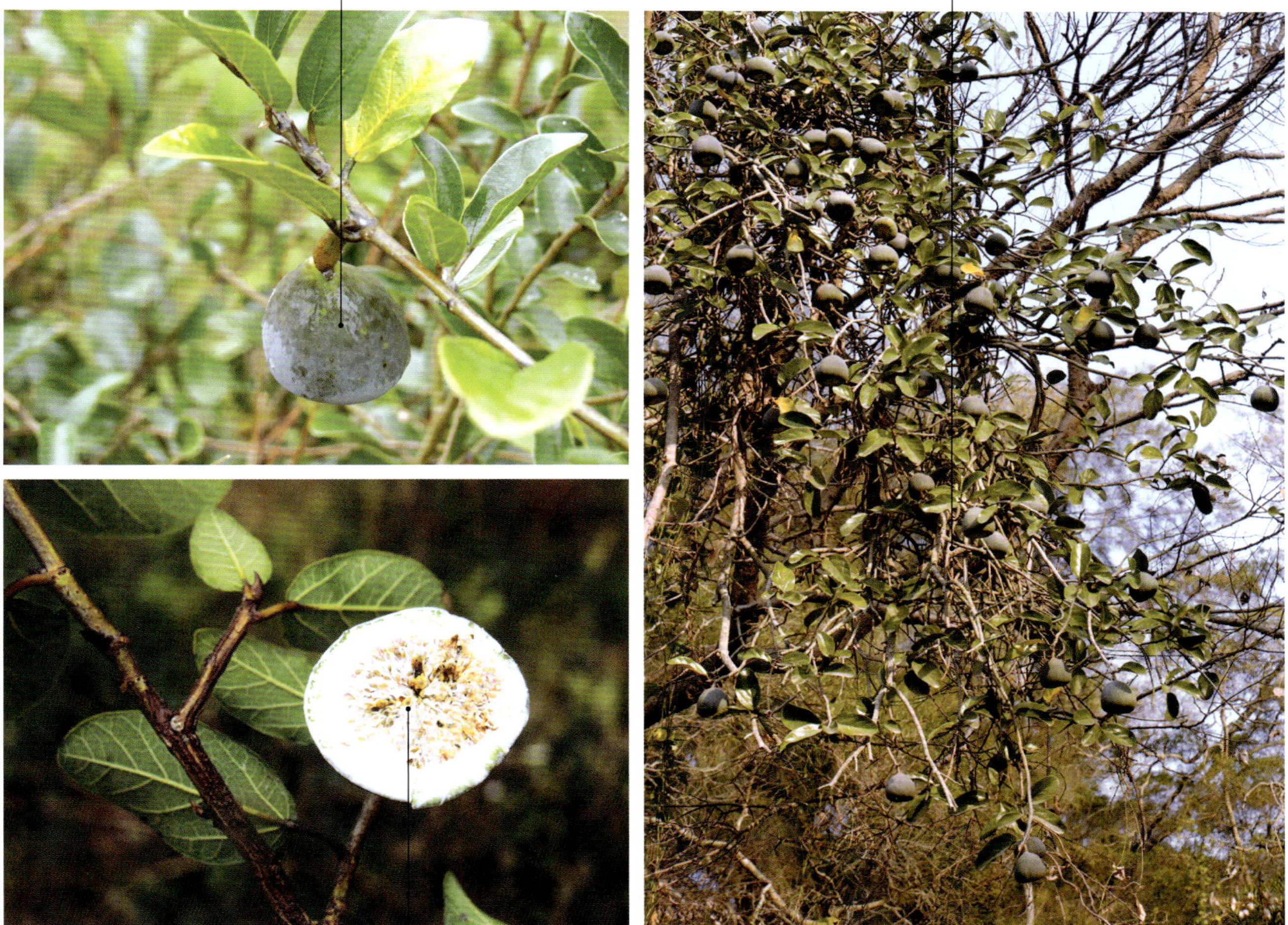

薜荔

天山雪莲

Tianshanxuelian

SAUSSUREAE INVOLUCRATAE HERBA

本品系维吾尔族习用药材。为菊科植物天山雪莲 *Saussurea involucrata* (Kar. et Kir.) Sch.-Bip. 的干燥地上部分。

基原植物

■ 天山雪莲 *Saussurea involucrata* (Kar. et Kir.) Sch.-Bip. 别名：雪莲花

生于海拔 2400~4100m 的山谷、石缝、水边、草甸。分布于新疆。

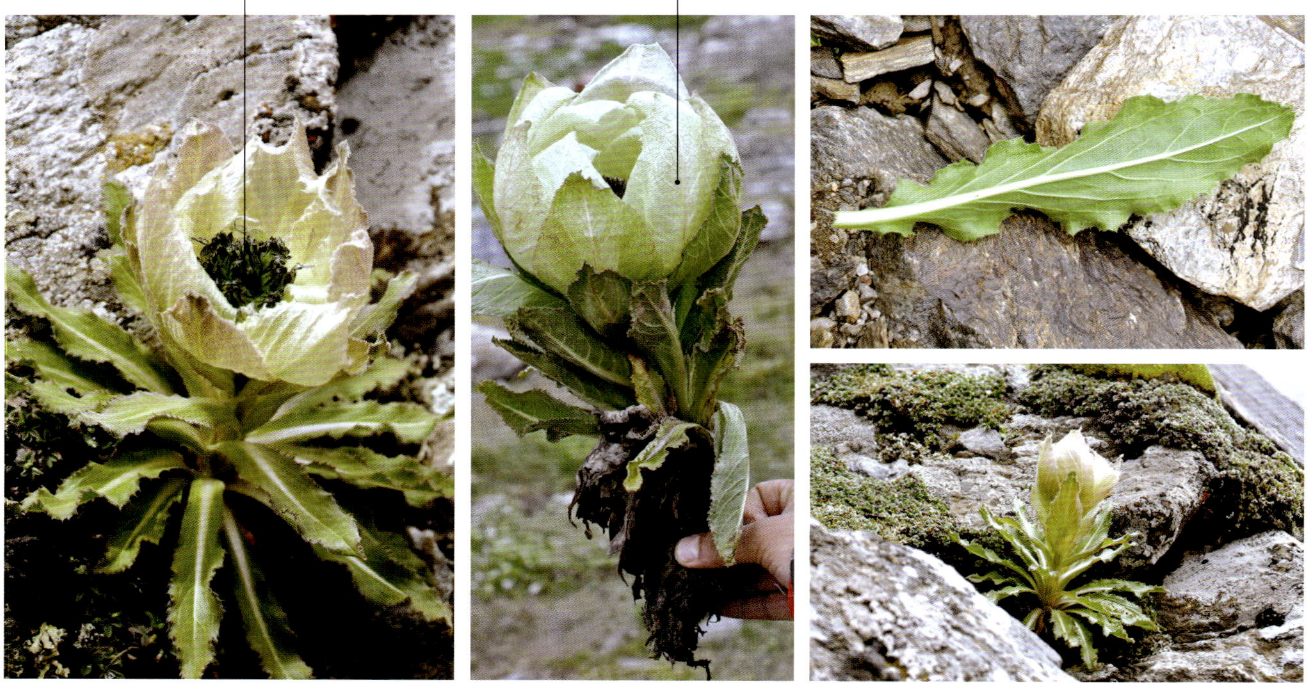
头状花序 10~20 个在茎顶密集成球形总花序
最上部叶苞叶状，膜质，淡黄色，包被总花序

天山雪莲

天仙子

Tianxianzi

HYOSCYAMI SEMEN

本品为茄科植物莨菪 *Hyoscyamus niger* L. 的干燥成熟种子。

基原植物

■ 莨菪 *Hyoscyamus niger* L. 别名：山烟

生于山地、村边、田野或宅旁，或为栽培。分布于全国大部分地区。

在茎枝的上端聚集成偏向一侧的、蝎尾状的穗状花序

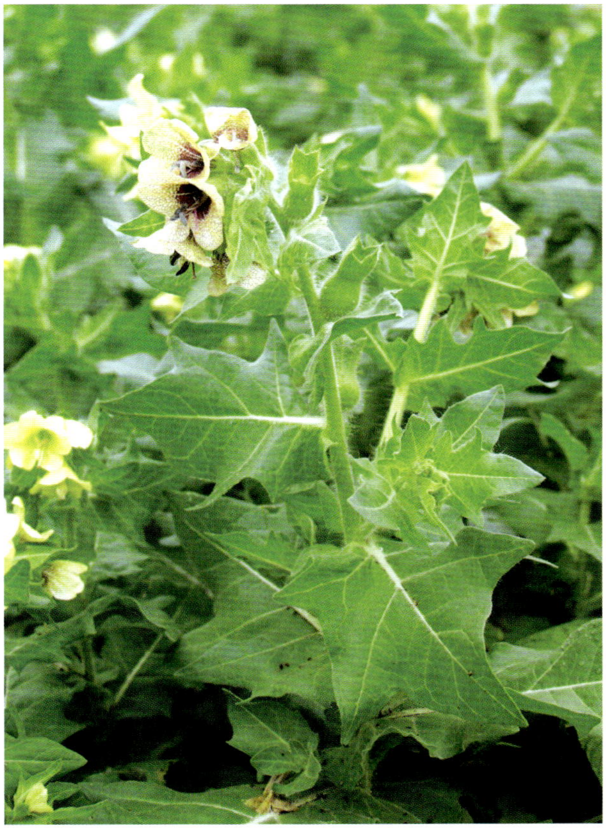

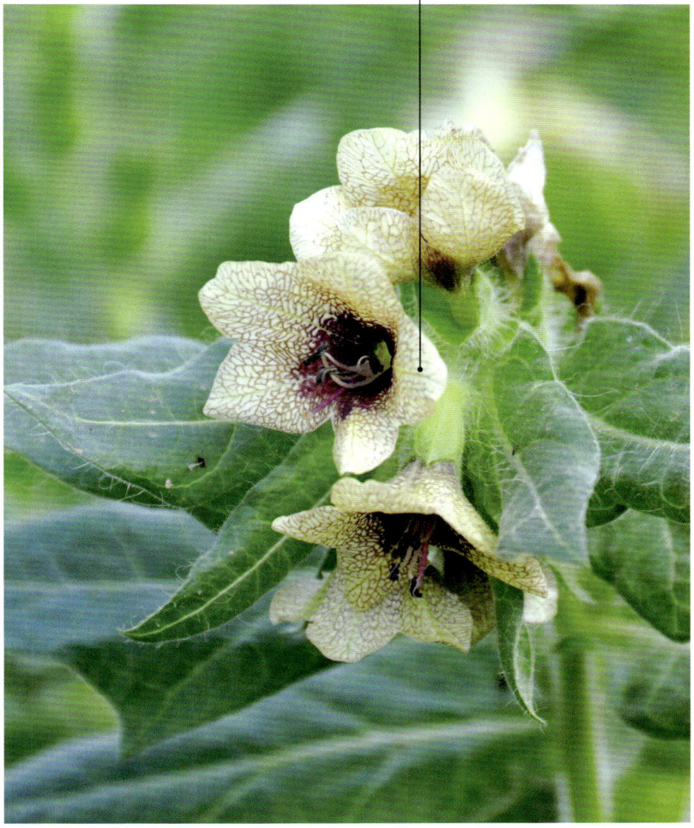

莨菪

蒴果，包藏于宿存的花萼内，长卵圆状

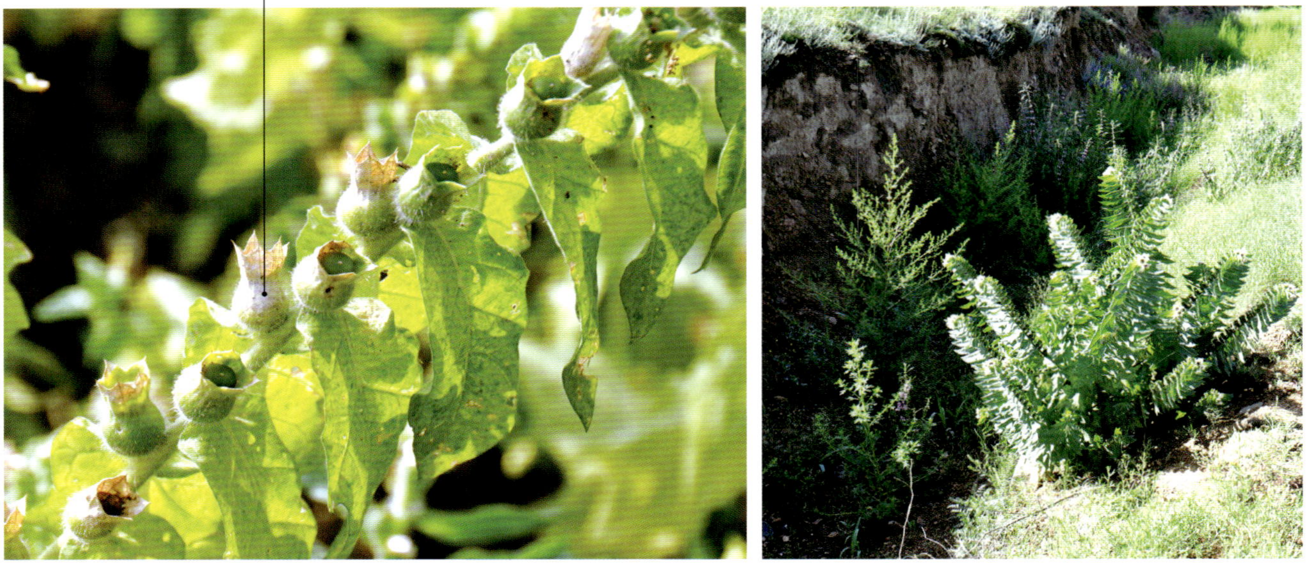

莨菪（续）

天　冬 Tiandong ASPARAGI RADIX

本品为百合科植物天冬 *Asparagus cochinchinensis* (Lour.) Merr. 的干燥块根。

基原植物

■ **天冬** *Asparagus cochinchinensis* (Lour.) Merr. 别名：小叶青、乳薯

生于山坡、路旁、林下。分布于河北、河南、山西、江苏、安徽、浙江、江西、福建、台湾、湖北、湖南、广东、广西、陕西、甘肃、四川、贵州、云南。

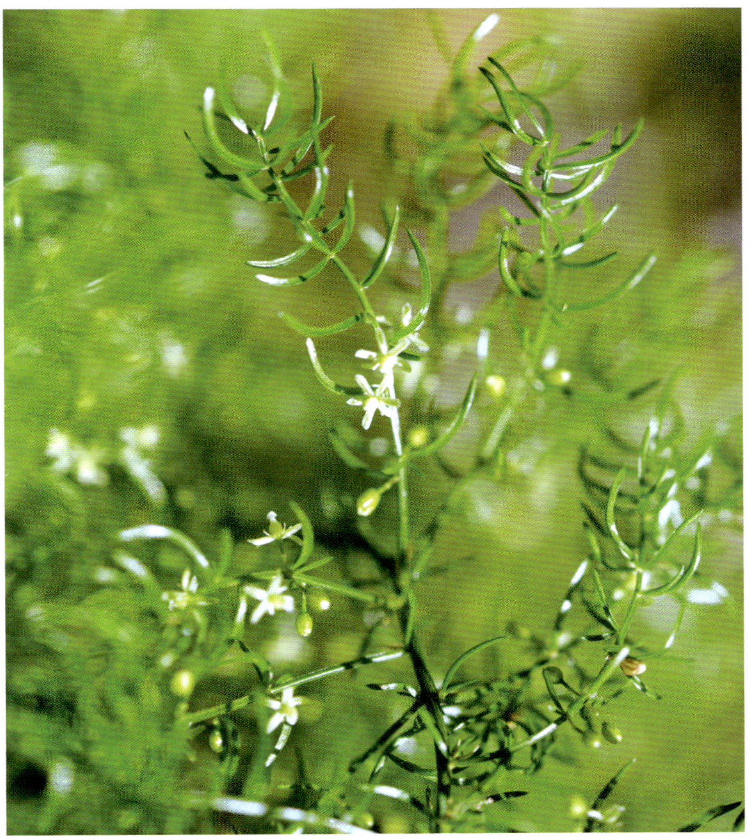

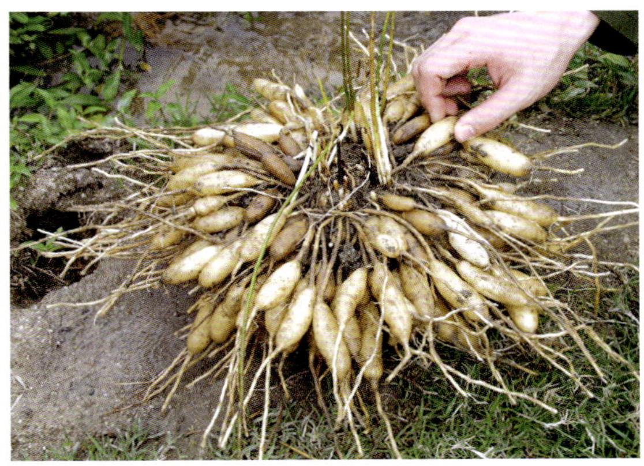

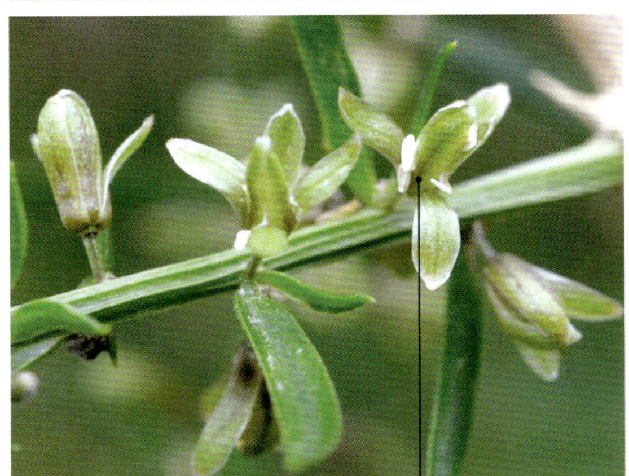

天冬

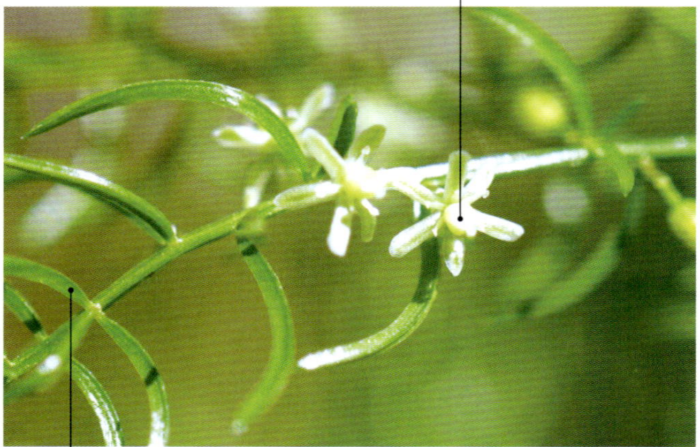
雌花
叶状枝常 3 枚成簇，扁平或略呈锐三角形，镰刀状

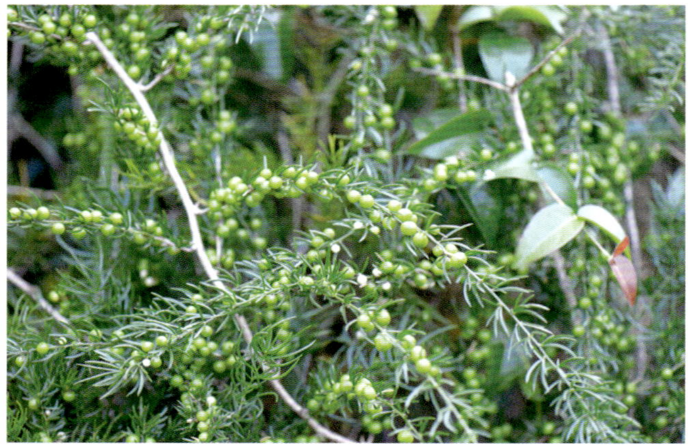

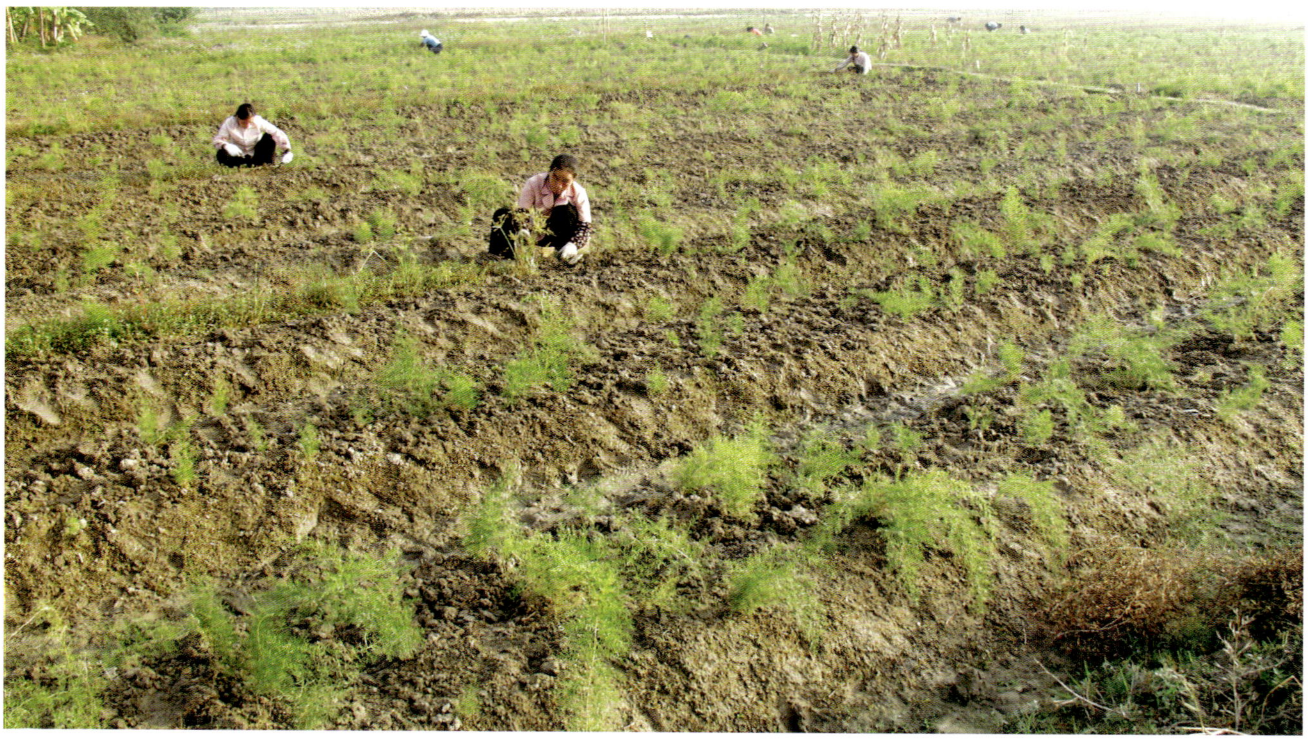

天冬（续）

对比鉴别

《常用中药材品种整理和质量研究》（南方协作组）记载，市场上流通的药用天冬的基原植物种类有天冬、密齿天门冬 *Asparagus meioclados* Lévl.、大理天门冬 *Asparagus taliensis* Wang et Tang、细枝天门冬 *Asparagus trichoclados* (Wang et Tang) Wang et S. C. Chen、西南天门冬 *Asparagus munitus* Wang et S. C. Chen、多刺天门冬 *Asparagus myriacanthus* Wang et S. C. Chen、滇南天门冬 *Asparagus subscandens* Wang et S. C. Chen 等。由于近些年推广天冬的人工种植，商品药材天冬已很少出现混伪品。

天花粉 Tianhuafen TRICHOSANTHIS RADIX

本品为葫芦科植物栝楼 *Trichosanthes kirilowii* Maxim. 或双边栝楼 *Trichosanthes rosthornii* Harms 的干燥根。

基原植物

■ **栝楼** *Trichosanthes kirilowii* Maxim. 别名：瓜蒌

生于山坡、草丛、林缘。分布于全国大部分地区。

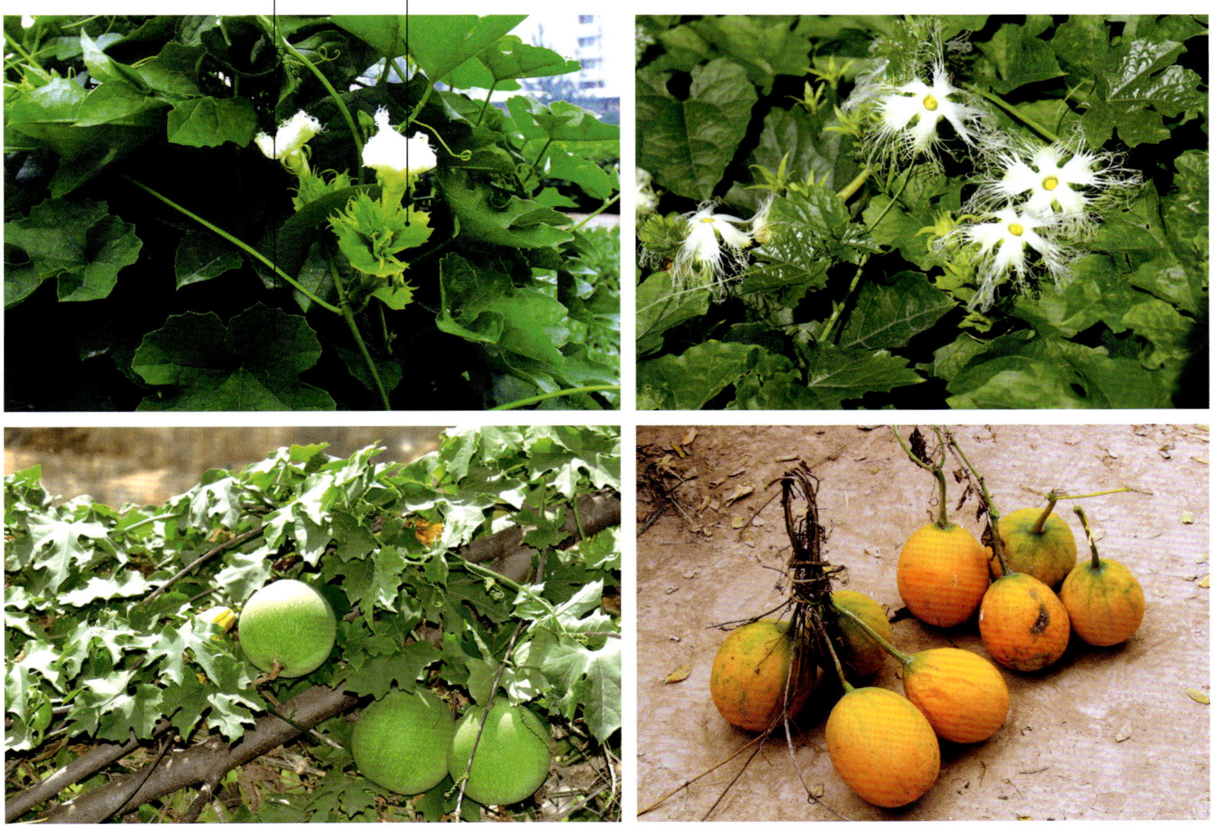

栝楼

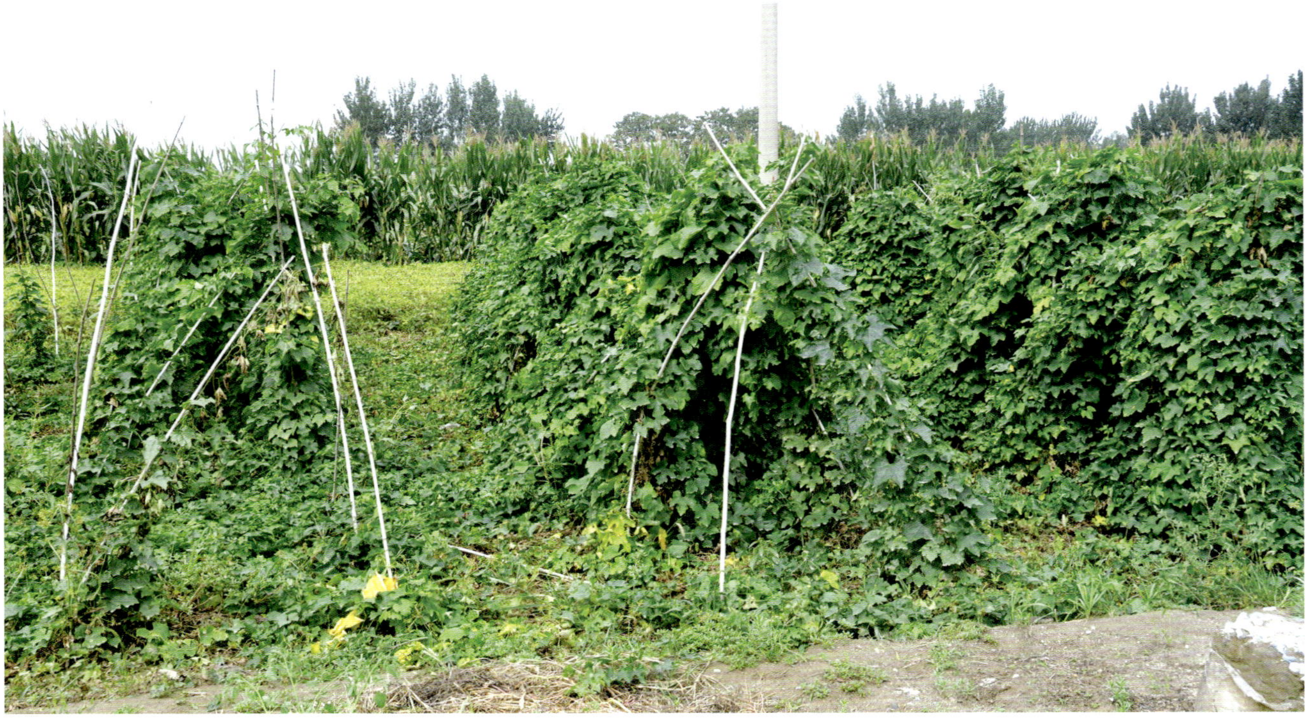

栝楼（续）

■ 双边栝楼 *Trichosanthes rosthornii* Harms　别名：中华栝楼

生于海拔 400~1850m 的山坡疏林或路边灌丛中。分布于甘肃、陕西、湖北、江西、云南、贵州、四川、安徽、广东、广西。

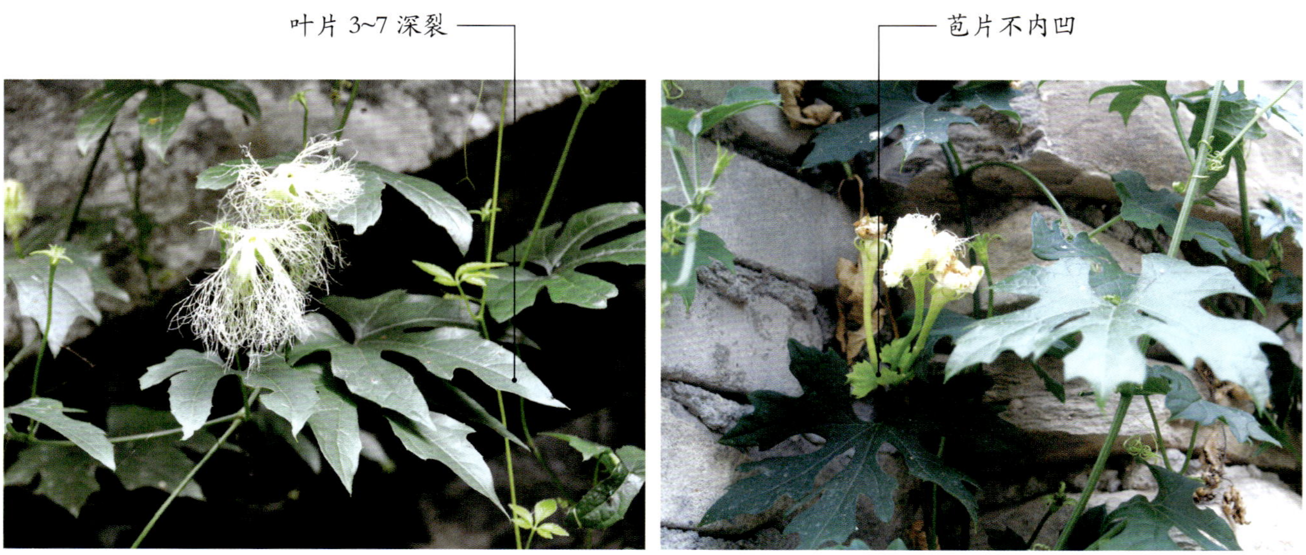

双边栝楼

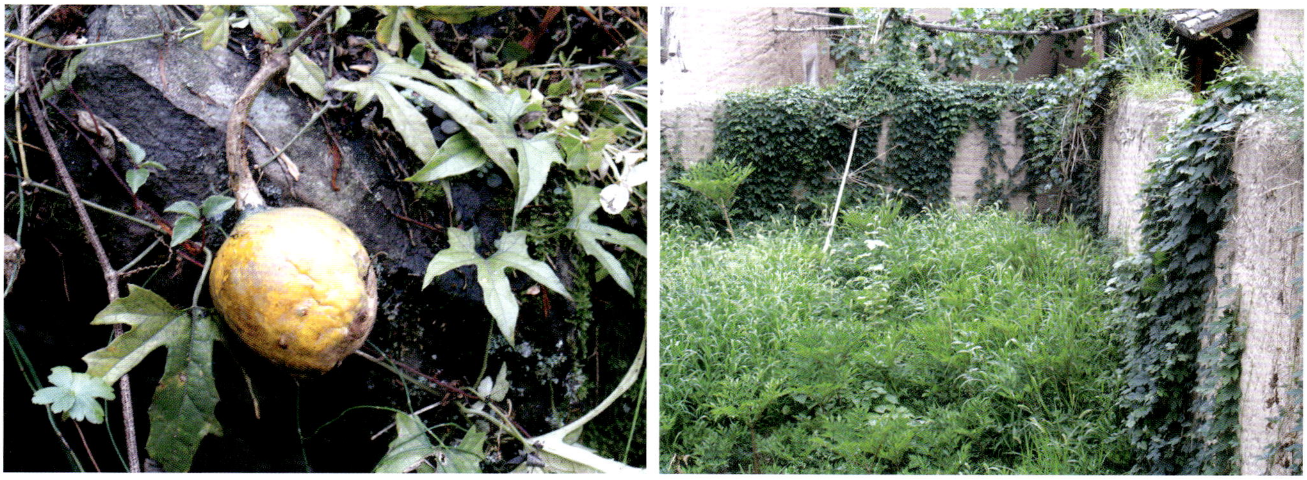

双边栝楼（续）

对比鉴别

《中国药典》2020 年版记载葫芦科植物栝楼与双边栝楼的果实、种子、果皮、根分别作为瓜蒌、瓜蒌子、瓜蒌皮和天花粉入药。此外，同属植物长萼栝楼 *Trichosanthes laceribractea* Hayata、红花栝楼 *Trichosanthes rubriflos* Thorel ex Cayla、王瓜 *Trichosanthes cucumeroides* (Ser.) Maxim. 的果皮在部分地区作瓜蒌皮使用；长萼栝楼、红花栝楼的种子在部分地区作瓜蒌子使用；长萼栝楼、王瓜、木鳖 *Momordica cochinchinensis* (Lour.) Spreng.、牛皮消 *Cynanchum auriculatum* Royle ex Wight 等植物的块根在部分地区作天花粉入药。

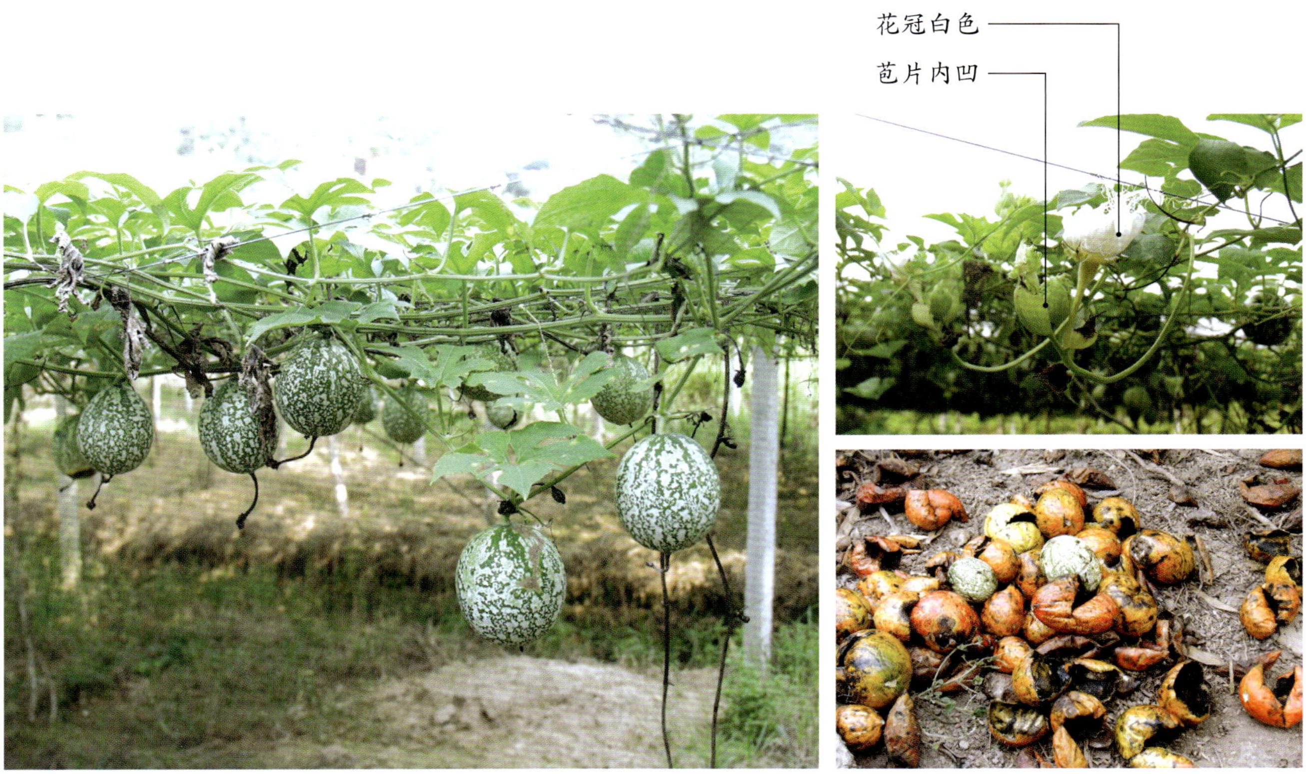

长萼栝楼

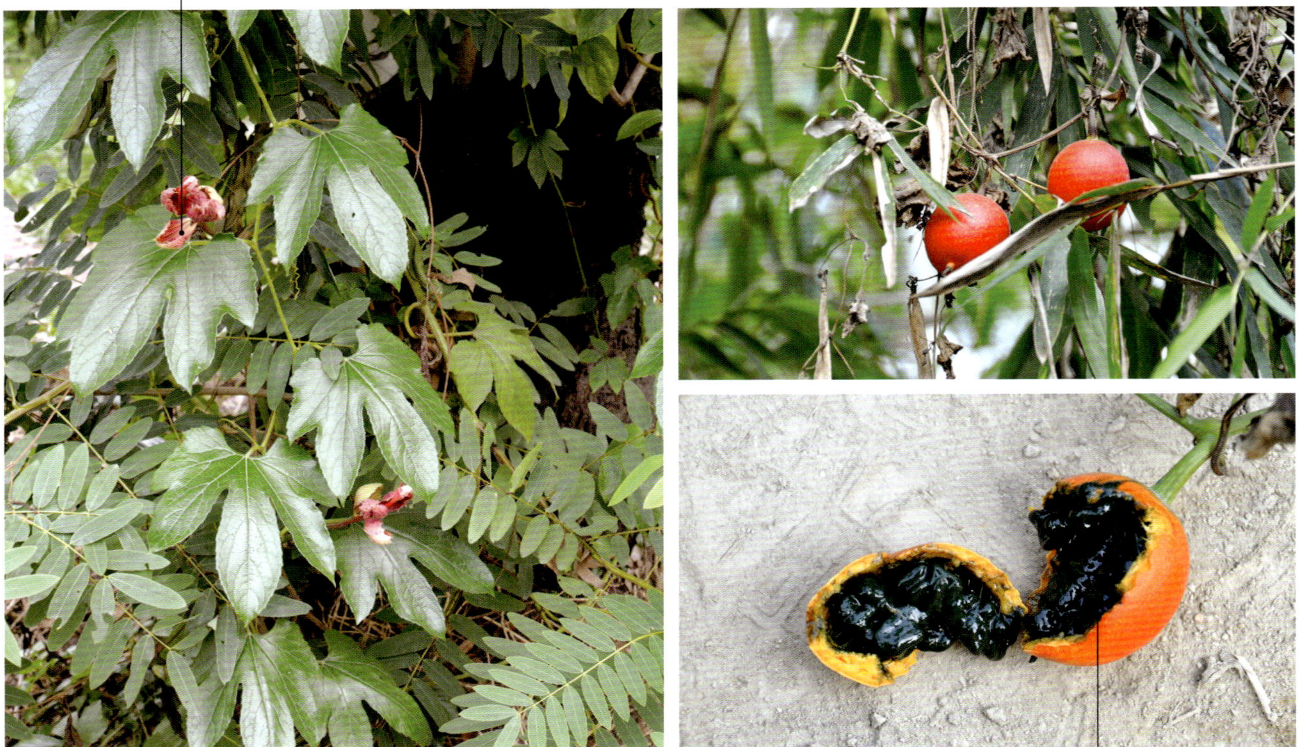
苞片内凹
果瓤墨绿色

红花栝楼

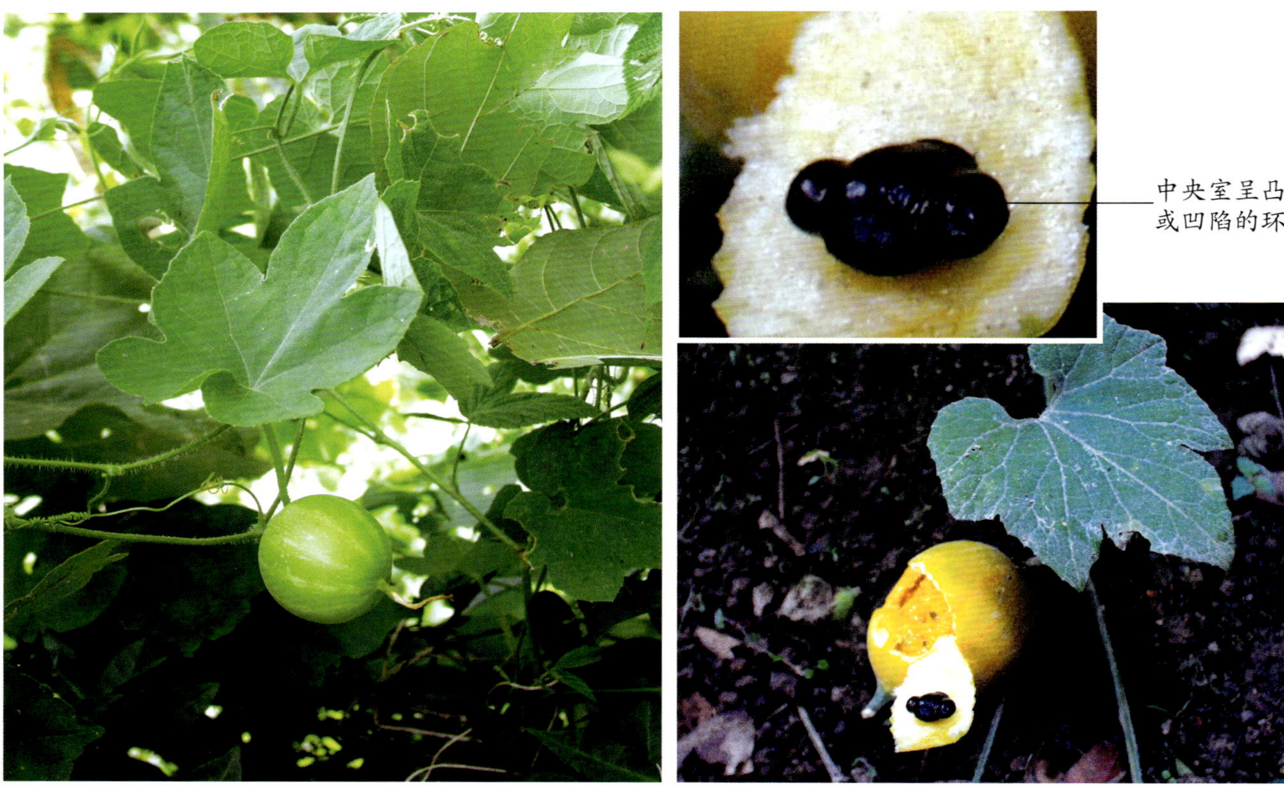
中央室呈凸起
或凹陷的环带

王瓜

果实密生刺尖突起

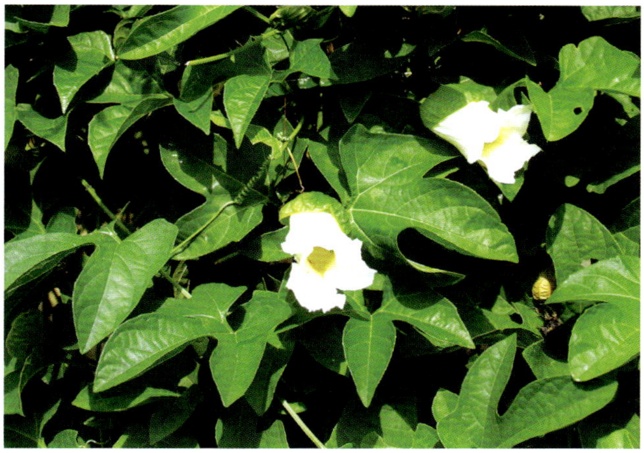

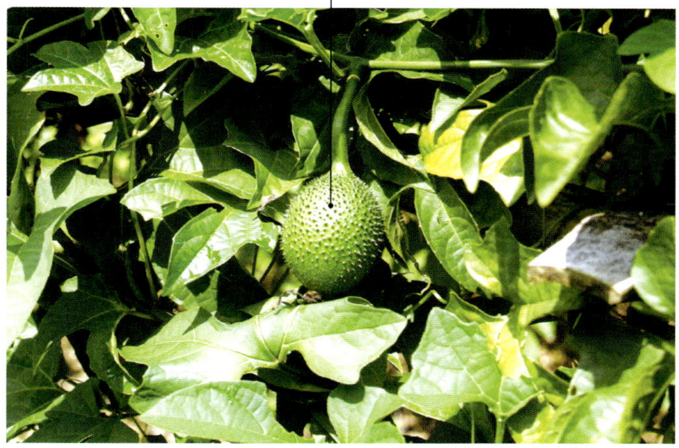

木鳖

聚伞花序伞房状，有花 30 余朵

蓇葖果双生，刺刀形

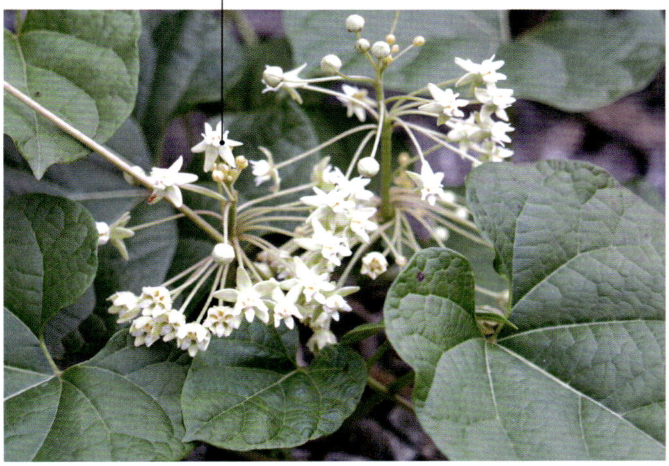

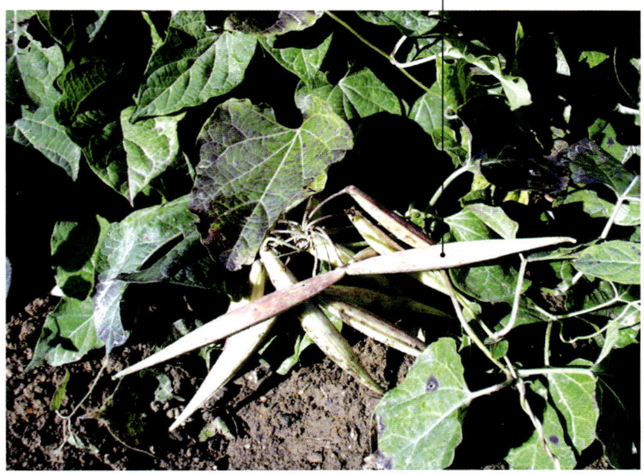

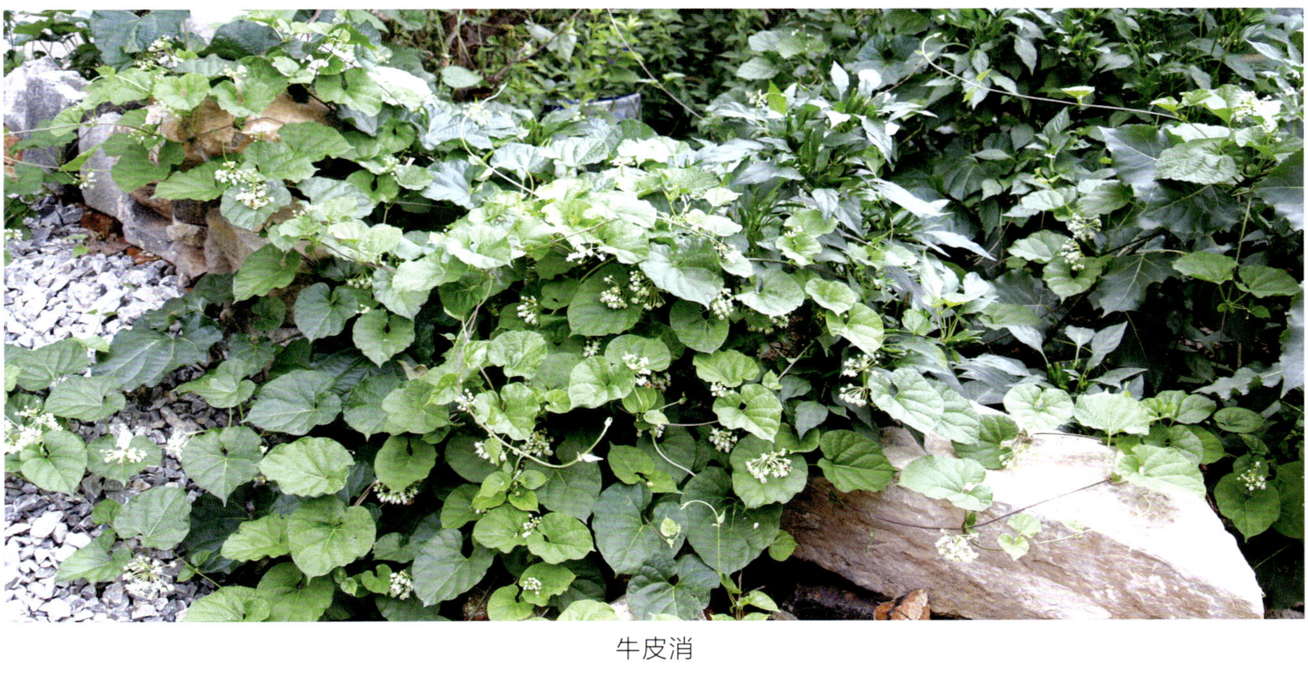

牛皮消

检索表

1. 聚伞花序伞房状，花 30 余朵；蓇葖果双生，刺刀形……牛皮消
1. 非聚伞花序，花单朵或数朵；果实大型，常为肉质浆果状……2
2. 花冠边缘无流苏状；果实密生刺尖突起……木鳖
2. 花冠边缘流苏状；果实光滑……3
3. 种子 3 室，中央室呈凸起或凹陷的环带，内有种子，两侧室空……王瓜
3. 种子 1 室，无凸起或凹陷的环带……4
4. 苞片内凹……5
4. 苞片不内凹……6
5. 花冠红色……红花栝楼
5. 花冠白色……长萼栝楼
6. 叶片通常 3~5（~7）浅裂至中裂，裂片常再分裂；种子棱线近边缘……栝楼
6. 叶片 3~7 深裂，裂片披针形或倒披针形；种子棱线距边缘较远……双边栝楼

天竺黄 Tianzhuhuang BAMBUSAE CONCRETIO SILICEA

本品为禾本科植物青皮竹 *Bambusa textilis* McClure 或华思劳竹 *Schizostachyum chinense* Rendle 等秆内的分泌液干燥后的块状物。

基原植物

■ 青皮竹 *Bambusa textilis* McClure

常栽培于低海拔的河边、村落附近。分布于云南、广东、广西等地。

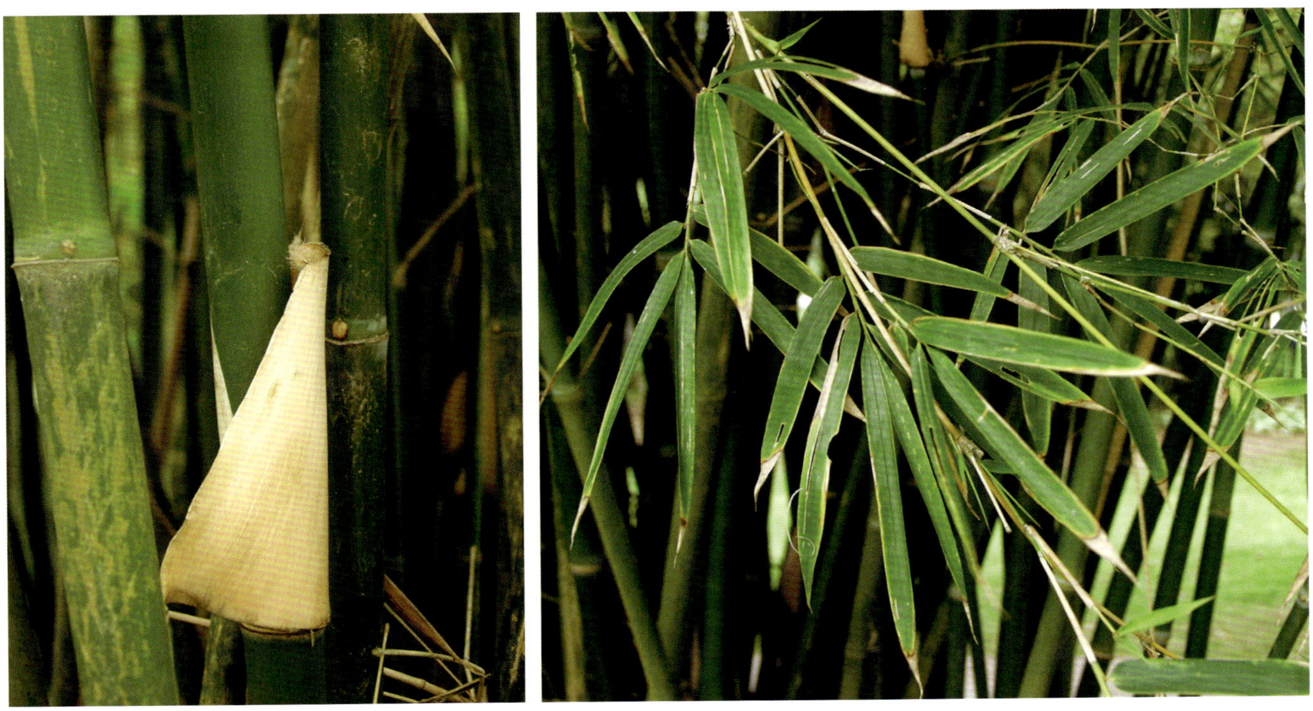

青皮竹

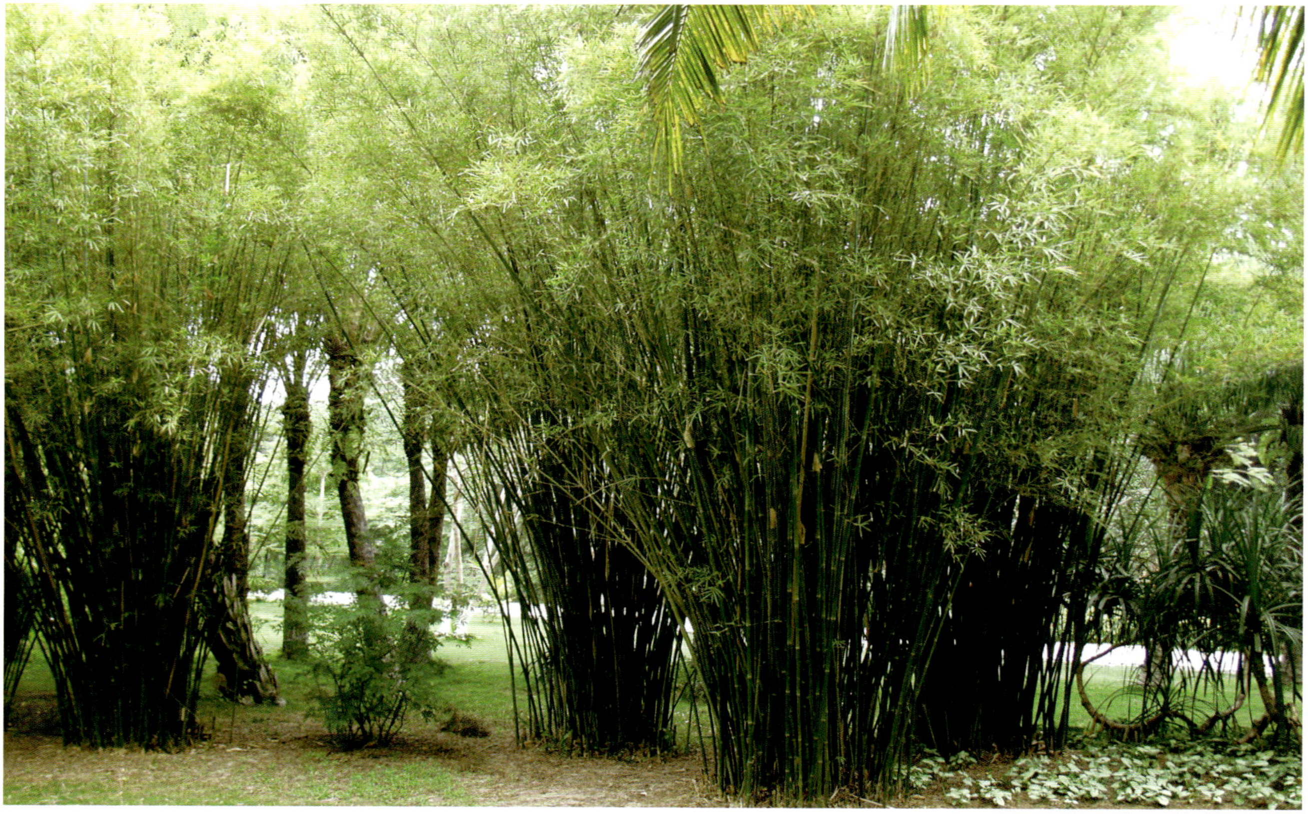

青皮竹（续）

■ 华思劳竹　*Schizostachyum chinense* Rendle　别名：薄竹

常生于海拔 1500~2500m 的山地常绿阔叶林或灌丛。分布于云南。

与青皮竹主要区别点：箨片窄三角形，先端长渐尖，基底宽约为箨鞘先端宽的 1/3，边缘在近先端部分内卷。

天南星 Tiannanxing ARISAEMATIS RHIZOMA

制天南星

Zhitiannanxing

ARISAEMATIS RHIZOMA PREPARATUM

天南星为天南星科植物天南星 *Arisaema erubescens* (Wall.) Schott、异叶天南星 *Arisaema heterophyllum* Bl. 或东北天南星 *Arisaema amurense* Maxim. 的干燥块茎；制天南星为天南星的炮制加工品。

基原植物

■ 天南星 *Arisaema erubescens* (Wall.) Schott　别名：山苞米、一把伞

1963~1977 年间几版《中国药典》记载天南星的拉丁学名为 *Arisaema consanguineum* Schott.。生于林下灌丛中。分布于全国各地。

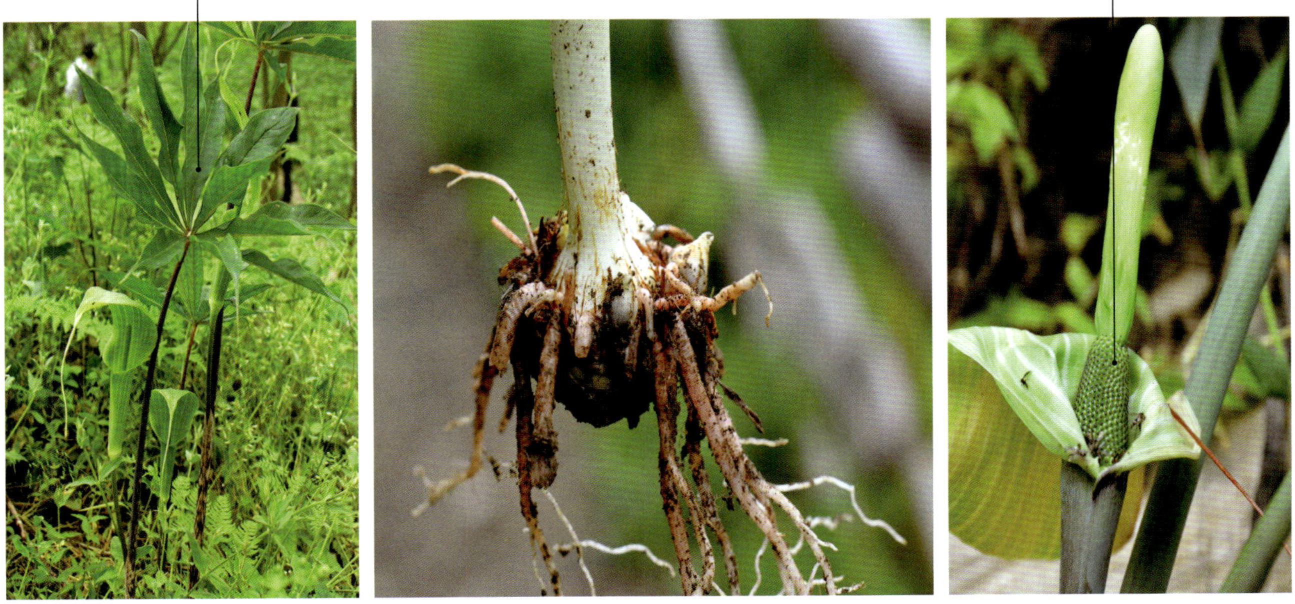

天南星

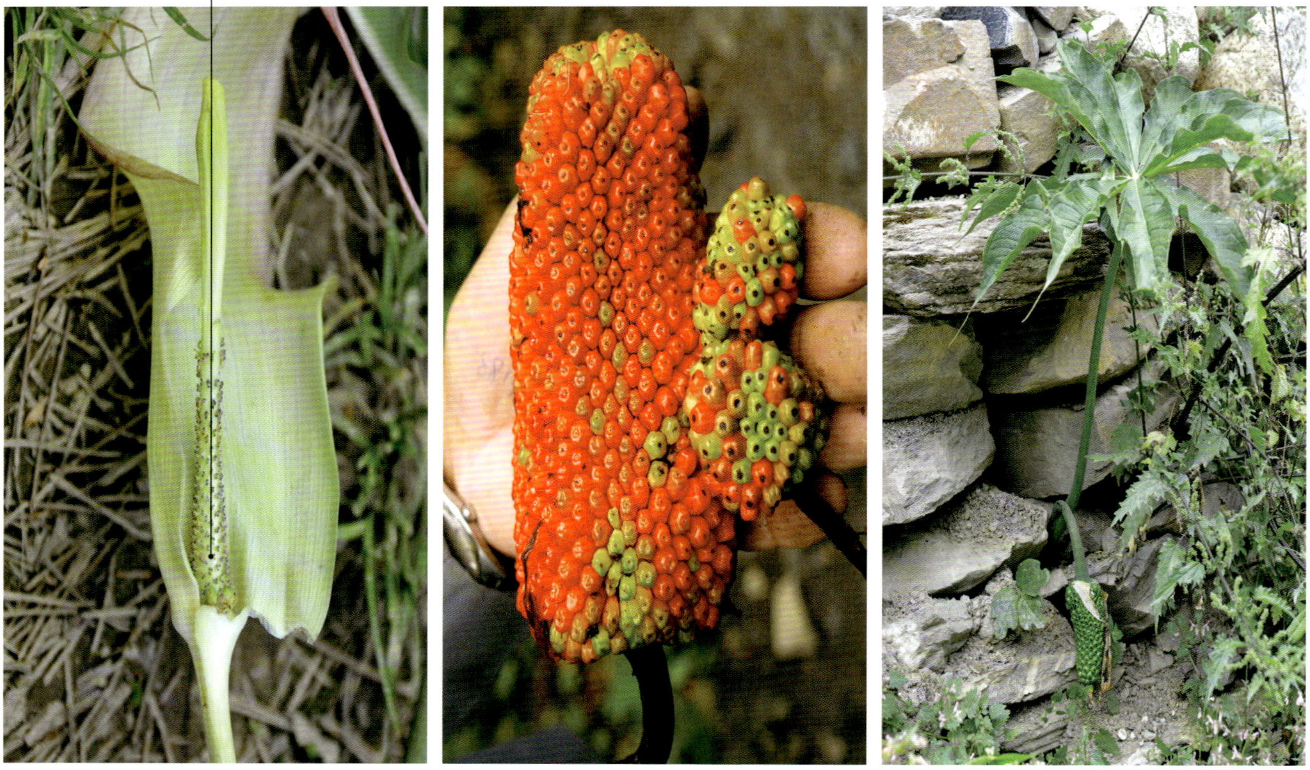

天南星（续）

■ 异叶天南星 *Arisaema heterophyllum* Bl. 别名：独脚莲、狗爪半夏

生于海拔低于 2700m 的林下、灌丛中的阴湿地。分布于除西藏外的全国各地。

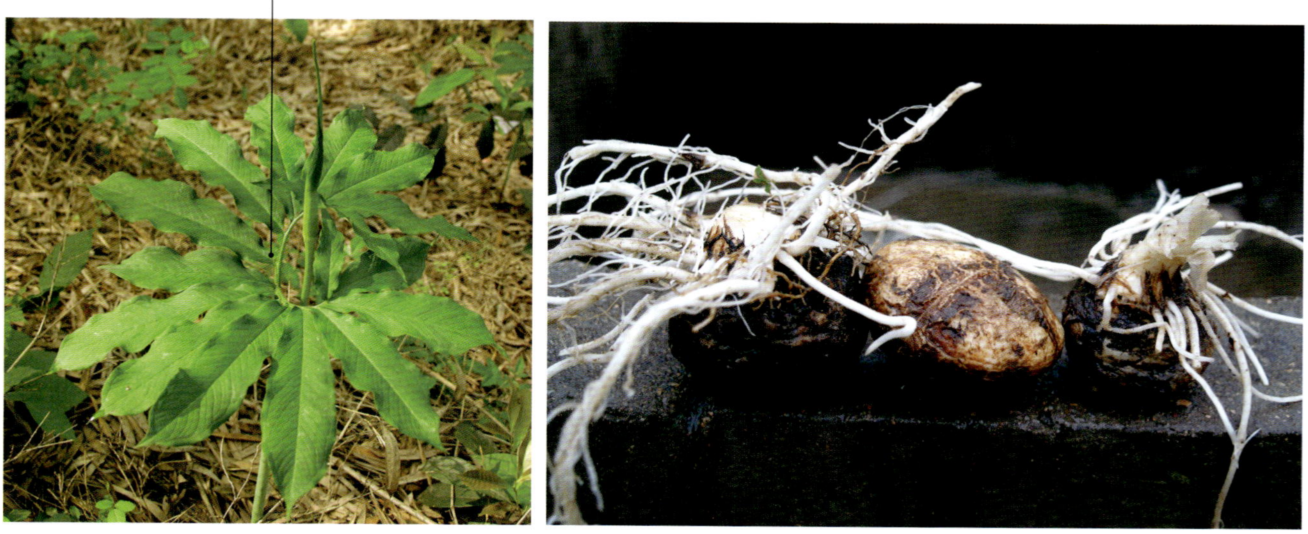

异叶天南星

附属器细长

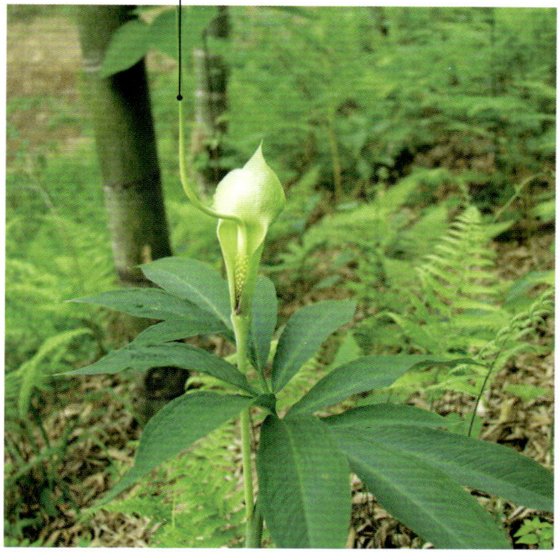

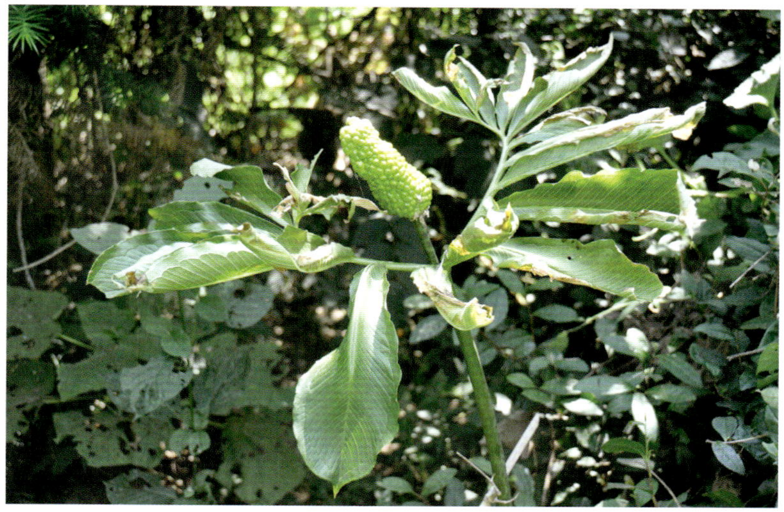

异叶天南星（续）

■ 东北天南星 *Arisaema amurense* Maxim. 别名：天老星

生于林下、沟边阴湿地。分布于全国各地。

叶片鸟足状分裂，裂片 5

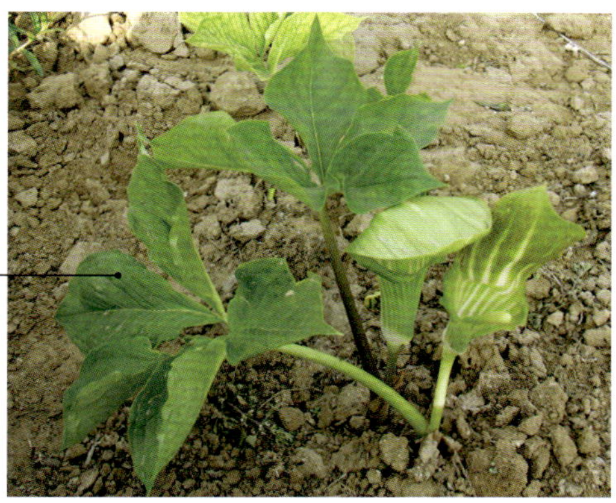

附属器棒状

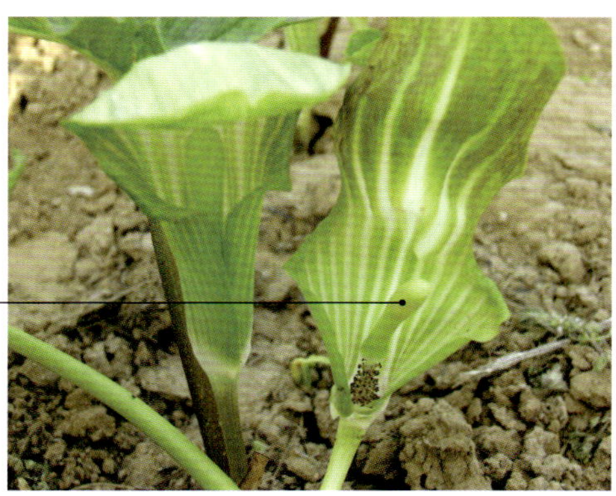

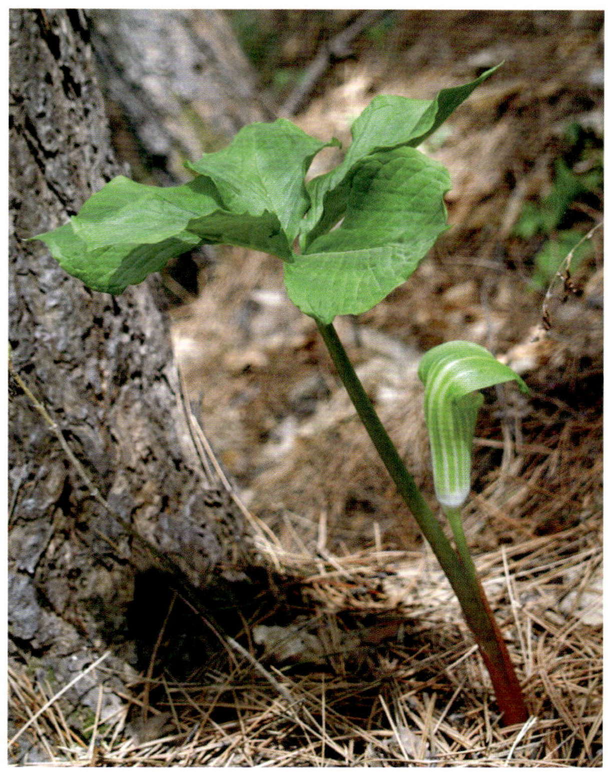

东北天南星

对比鉴别

《中国药典》2020 年版记载天南星科植物天南星、异叶天南星与东北天南星的块茎作为天南星的基原植物同等入药，商品药材却以虎掌（掌叶半夏）*Pinellia pedatisecta* Schott 的块茎为主要入药品种。此外，同属植物象头花 *Arisaema franchetianum* Engl.、山珠南星 *Arisaema yunnanense* Buchet、灯台莲 *Arisaema bockii* Engl.、花南星 *Arisaema lobatum* Engl.、象南星 *Arisaema elephas* Buchet 及细齿南星 *Arisaema peninsulae* Nakai 等植物的块茎在部分地区也作药材天南星使用。

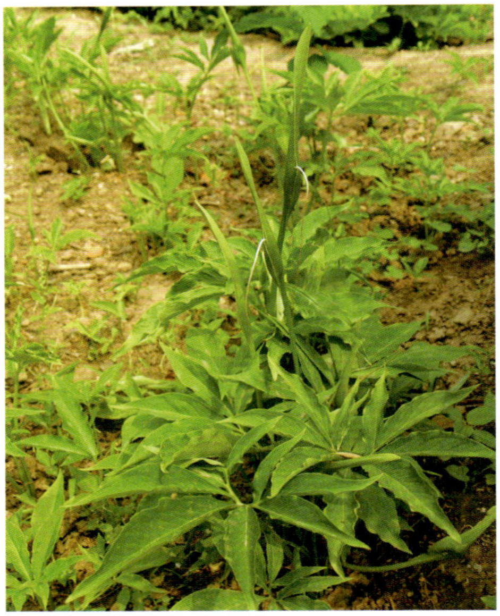

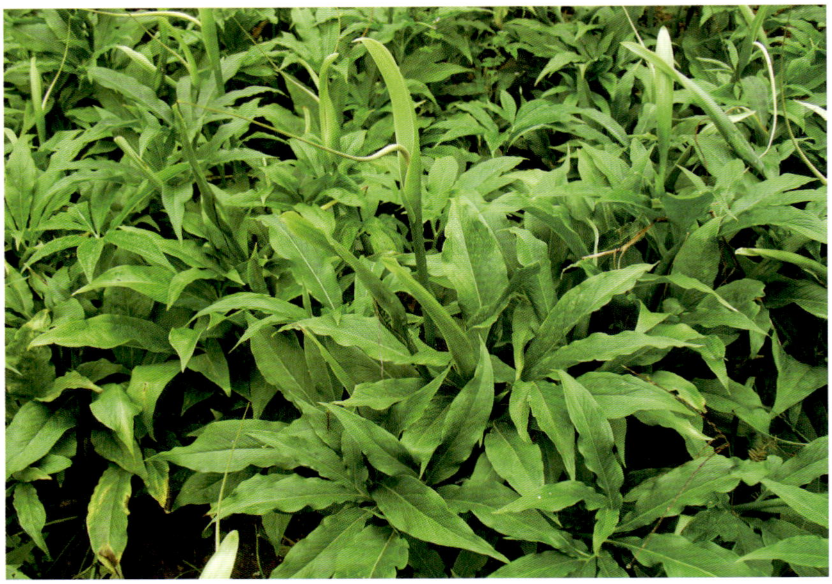

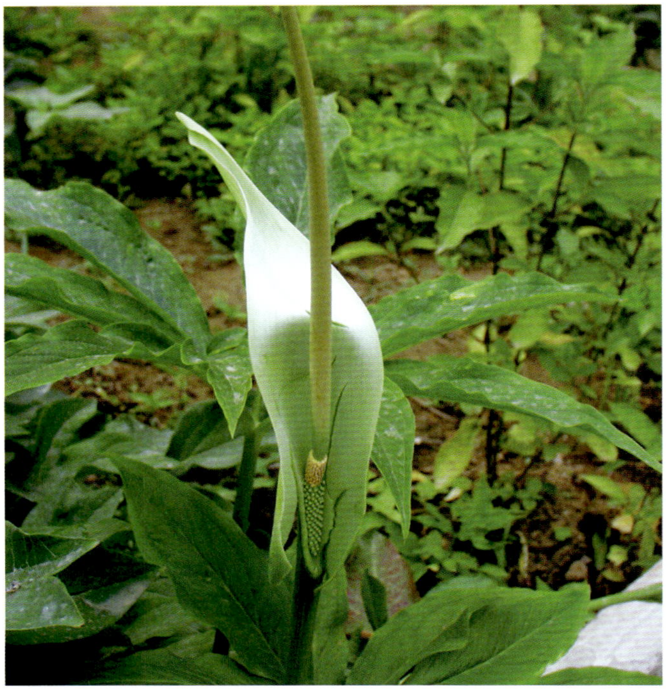

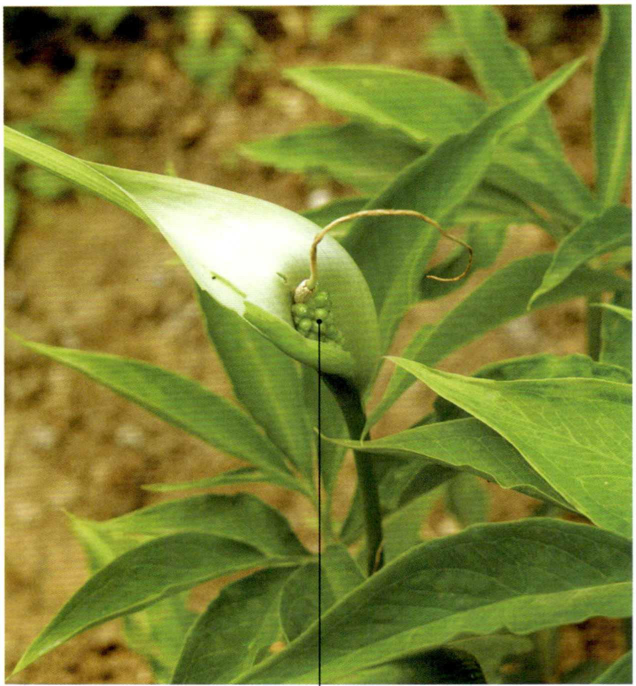

肉穗花序与佛焰苞合生，单侧着生

虎掌

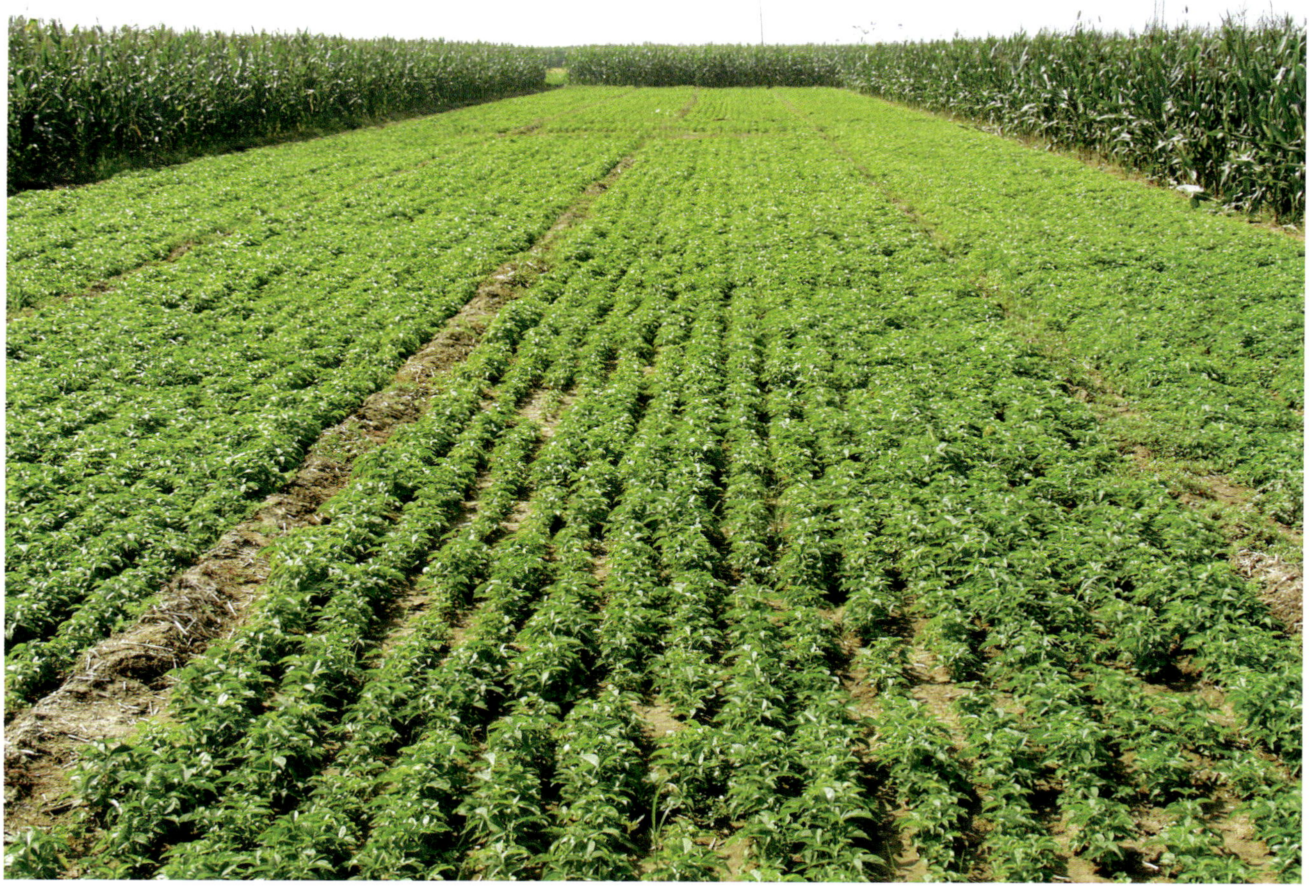

虎掌（续）

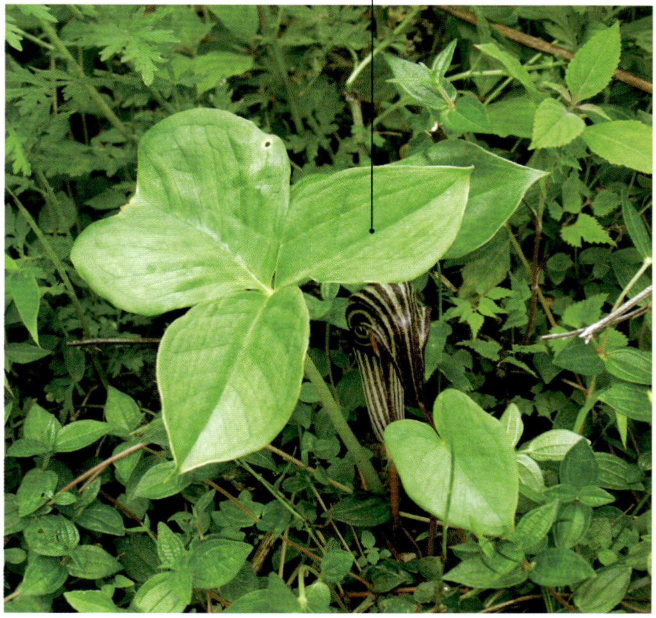

象头花

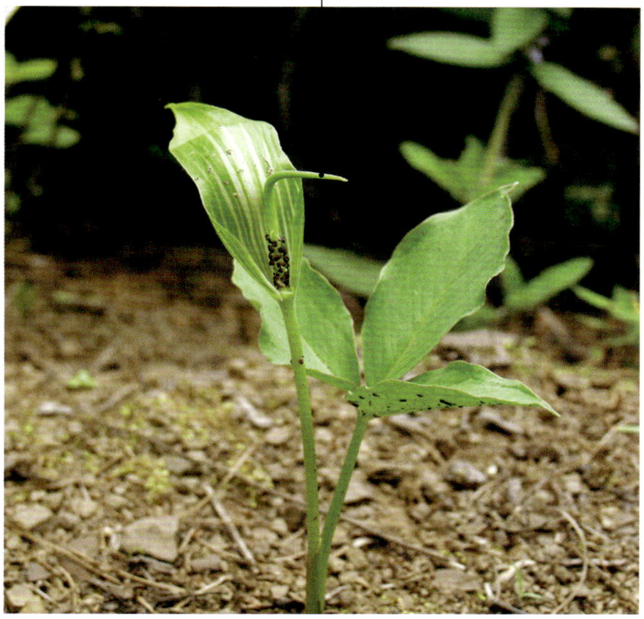

山珠南星

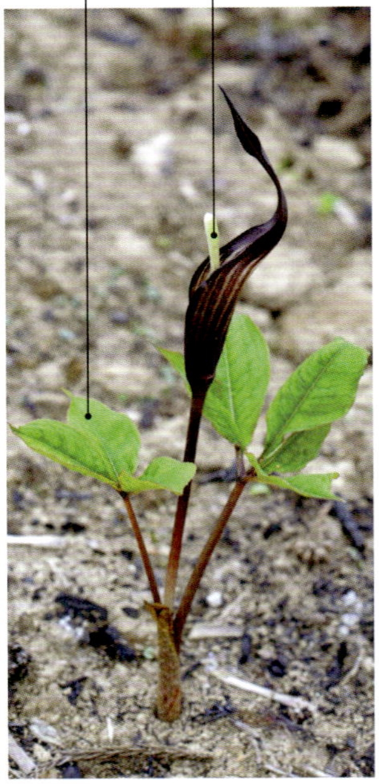
叶片鸟足状分裂，裂片 5~7
附属器棒状

灯台莲

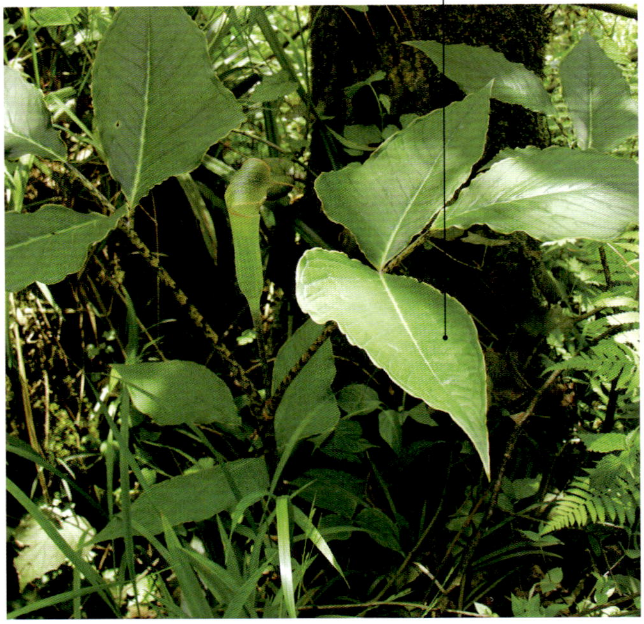
叶片掌状 3 裂

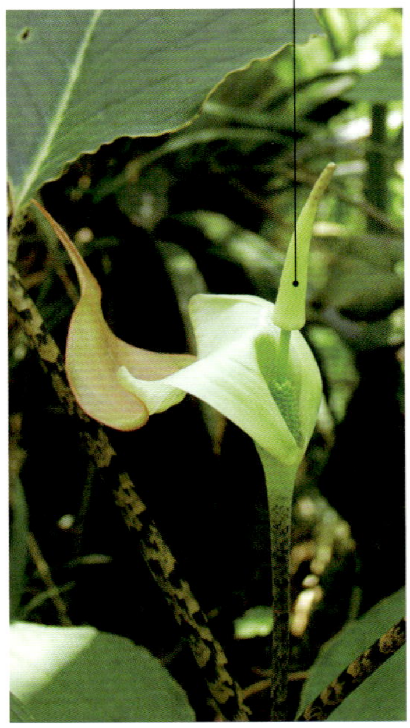
附属器粗壮，圆柱形

花南星

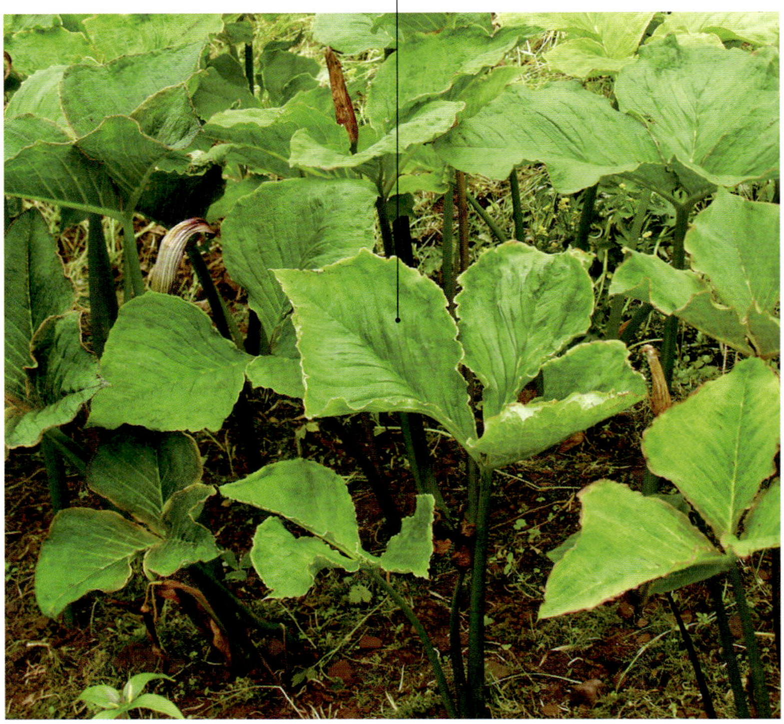
叶的中裂片倒卵形

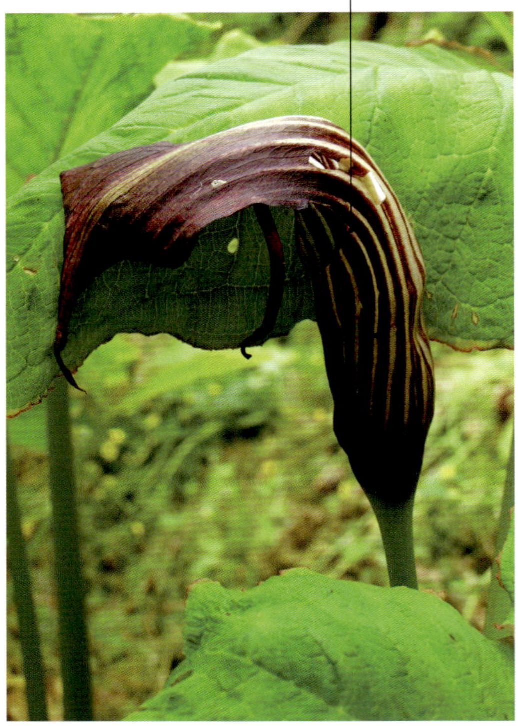
佛焰苞紫色，有白色或绿色条纹

象南星

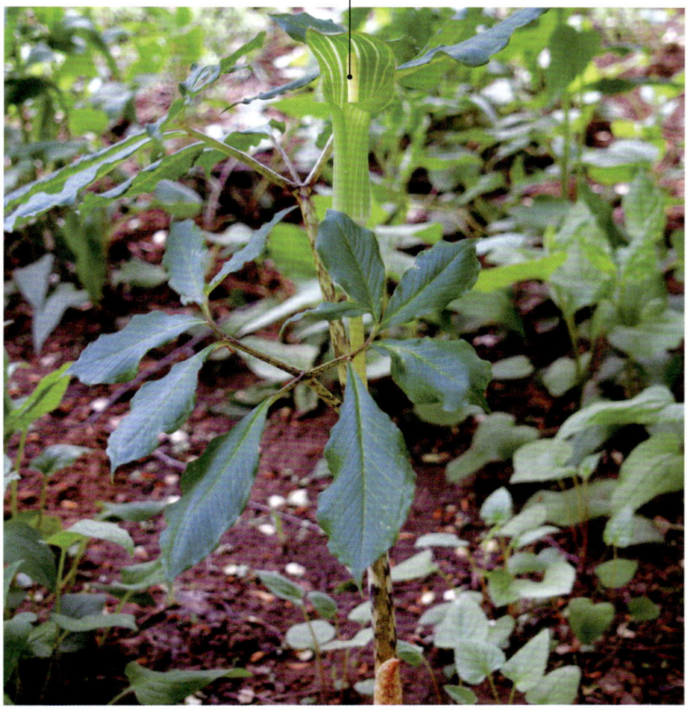

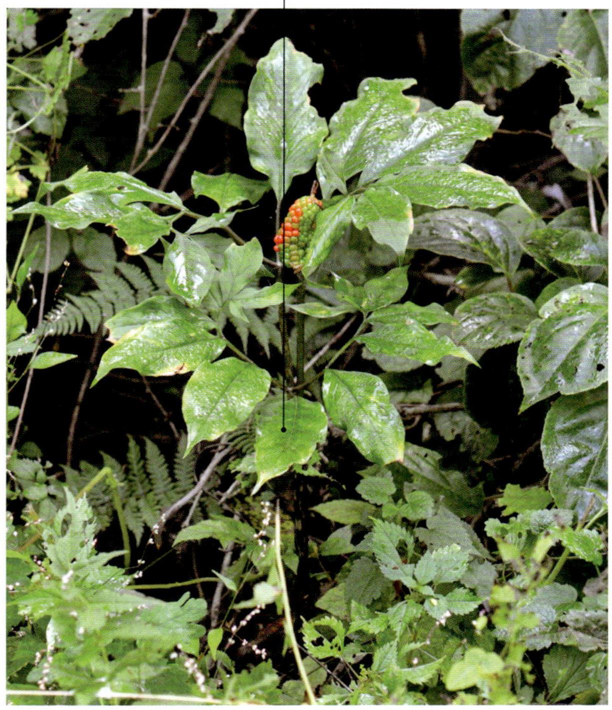

细齿南星

检索表

1. 肉穗花序与佛焰苞合生，单侧着生……………………………………………………………虎掌
1. 肉穗花序与佛焰苞分离………………………………………………………………………………2
2. 叶片放射状分裂，裂片 7~23……………………………………………………………………天南星
2. 叶片鸟足状分裂或掌状 3 裂……………………………………………………………………3
3. 叶片掌状 3 裂……………………………………………………………………………………………4
3. 叶片鸟足状分裂…………………………………………………………………………………………7
4. 佛焰苞紫色，有白色或绿色条纹………………………………………………………………5
4. 佛焰苞白色或绿色………………………………………………………………………………………6
5. 叶的中裂片倒卵形；佛焰苞先端骤狭渐尖………………………………………………象南星
5. 叶的中裂片卵形、宽椭圆形；佛焰苞先端线状尾尖…………………………………象头花
6. 附属器纤细，线形……………………………………………………………………………………山珠南星
6. 附属器粗壮，圆柱形…………………………………………………………………………………花南星
7. 附属器细长；叶片小裂片 7~19（~21）…………………………………………………异叶天南星
7. 附属器棒状…………………………………………………………………………………………………8
8. 叶片鸟足状分裂，裂片 5（幼叶 3）……………………………………………………东北天南星
8. 叶片鸟足状分裂，裂片多于 5……………………………………………………………………9
9. 叶片鸟足状分裂，裂片 5~7………………………………………………………………………灯台莲
9. 叶片鸟足状分裂，裂片 5~14……………………………………………………………………细齿南星

天　麻 Tianma GASTRODIAE RHIZOMA

本品为兰科植物天麻 *Gastrodia elata* Bl. 的干燥块茎。

基原植物

■ **天麻** *Gastrodia elata* Bl.　别名：赤箭、明天麻

生于林下阴湿、腐殖质较厚处。分布于全国大部分地区。

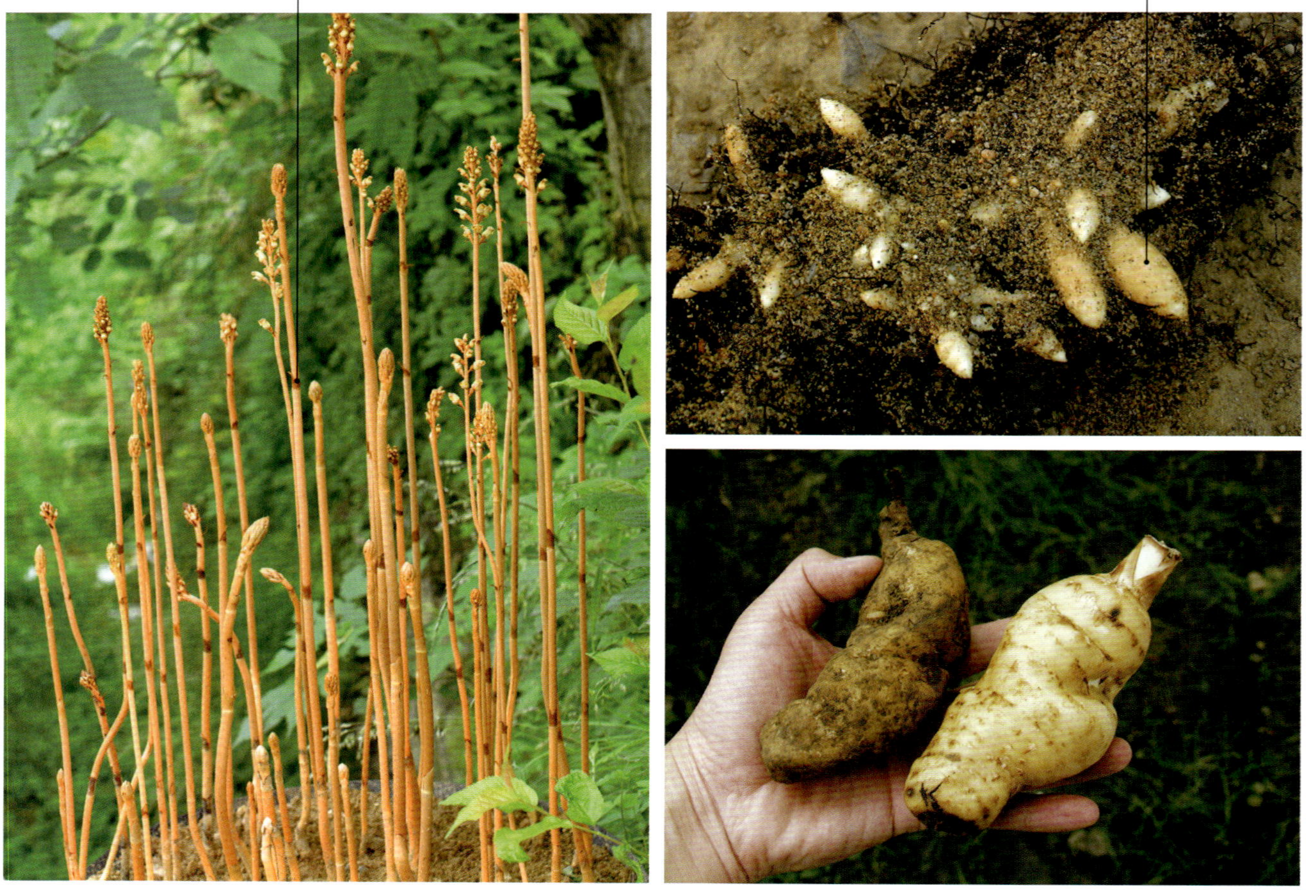

天麻

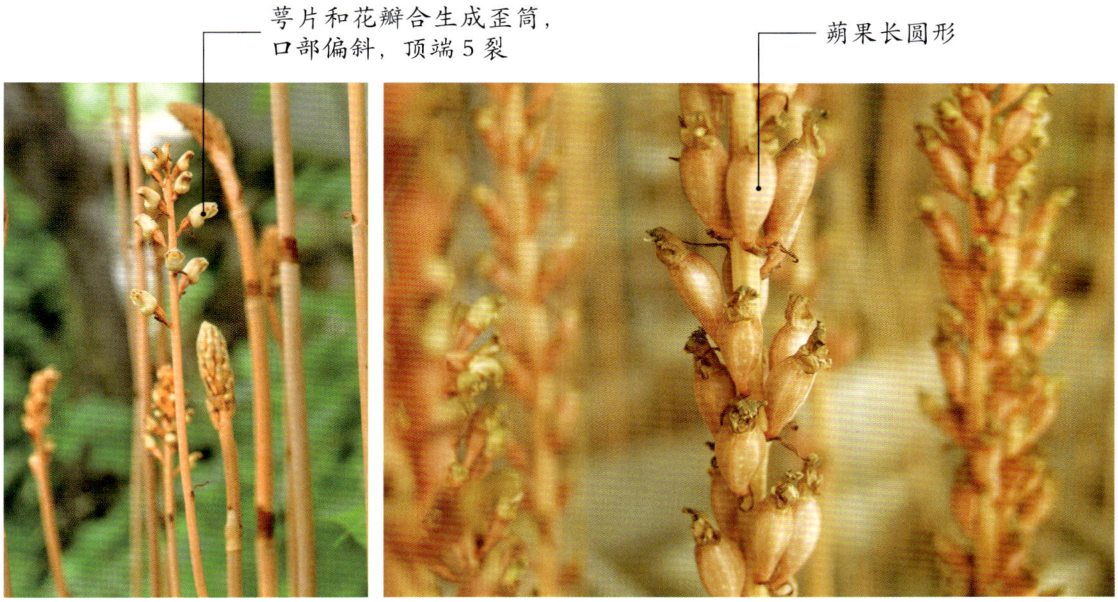
萼片和花瓣合生成歪筒，
口部偏斜，顶端5裂
蒴果长圆形

天麻（续）

对比鉴别

天麻历来为名贵药材，曾有漆树科植物羊角天麻 *Dobinea delavayi* (Baill.) Baill.、菊科华蟹甲 *Sinacalia tangutica* (Maxim.) B. Nord.、茄科植物阳芋（马铃薯、洋芋）*Solanum tuberosum* L. 的块茎，以及菊科植物大丽花 *Dahlia pinnata* Cav.、紫茉莉科植物紫茉莉 *Mirabilis jalapa* L. 的块根，美人蕉科植物蕉芋 *Canna indica* 'Edulis' 的根茎等仿照正品天麻加工后充天麻使用，现已少见。

羊角天麻与天麻主要区别点：叶心形或卵状心形，长 6~11cm，宽 3~9cm；花小，雄花序聚伞总状或聚伞圆锥状，顶生或生于上部叶腋；花瓣匙形，长约 1.8mm，基部具爪。

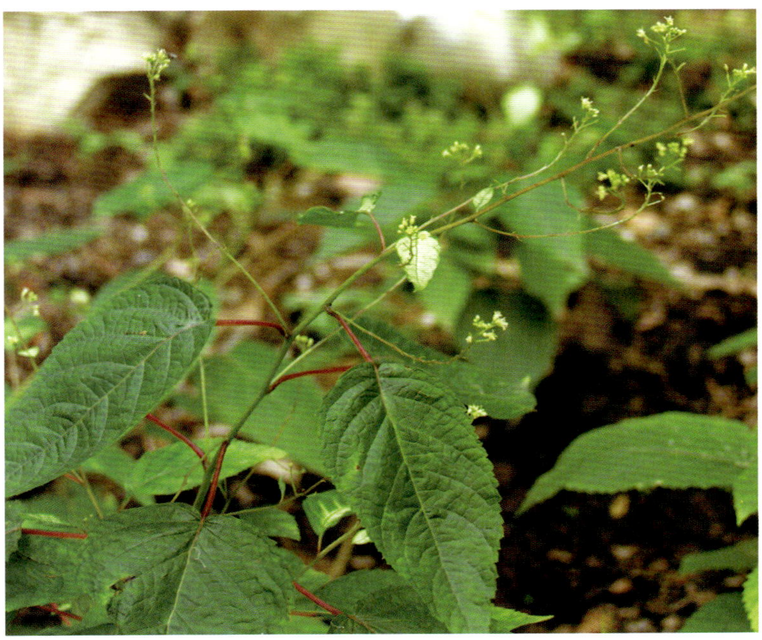

羊角天麻

华蟹甲与天麻主要区别点：卵形或卵状心形，羽状深裂，每边各有侧裂片 3~4；头状花序小，多数常排成多分枝宽塔形复圆锥状；舌状花及管状花黄色。

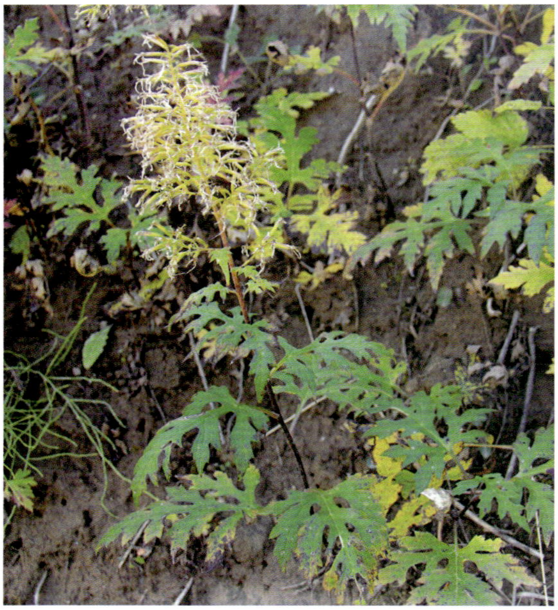
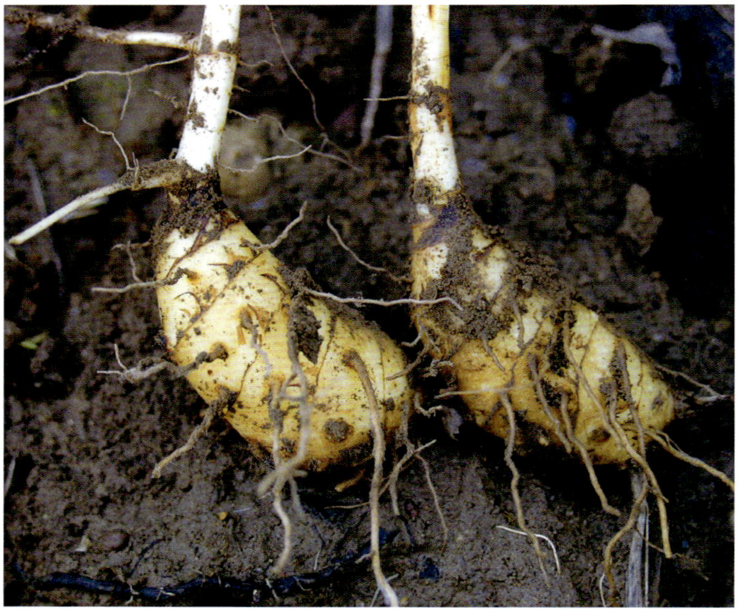

华蟹甲

阳芋与天麻主要区别点：单数羽状复叶，小叶 6~8 对，常大小相间，卵形或矩圆形；伞房花序顶生，后侧生，花白色或蓝紫色；浆果圆球状。

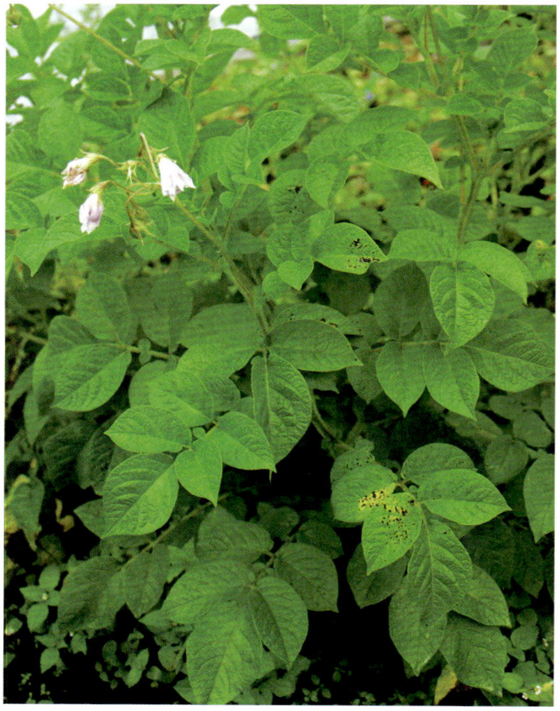
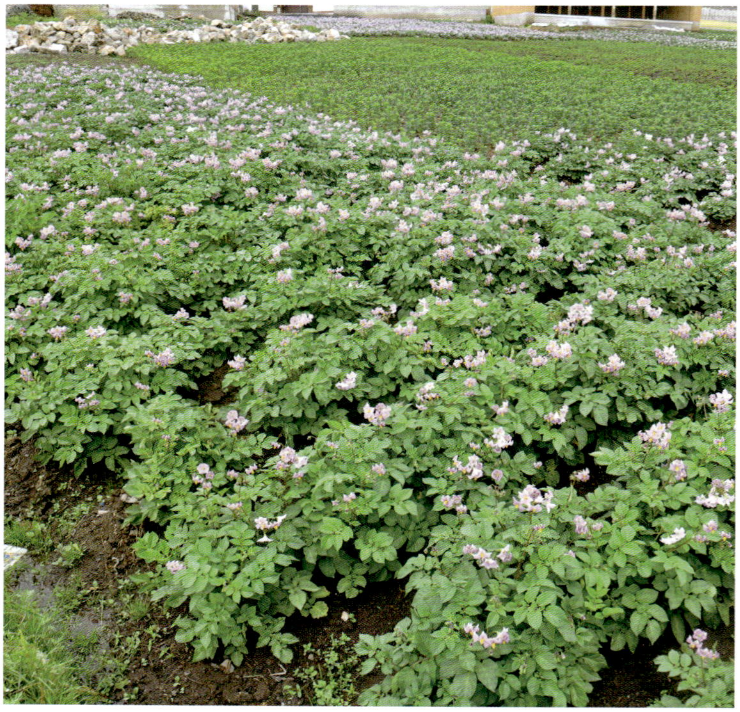

阳芋

大丽花与天麻主要区别点：叶一至三回羽状全裂，裂片卵形或长圆状卵形；头状花序大；瘦果长圆形。

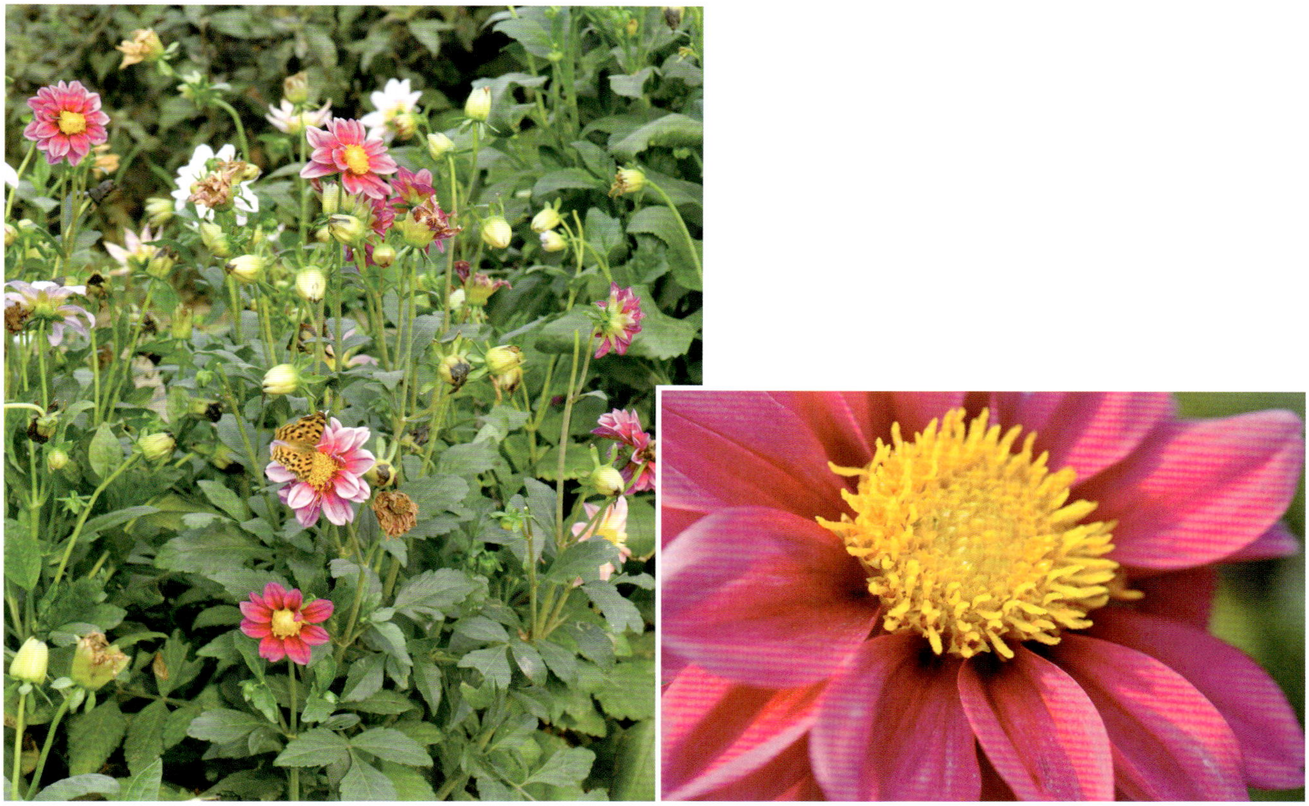

大丽花

紫茉莉与天麻主要区别点：叶纸质，卵形或卵状三角形，长 3~12cm，顶端渐尖，基部截形或心形；花单生于枝顶端，花被呈花冠状，白色、黄色、红色或粉红色，漏斗状；果实卵形，黑色，具棱。

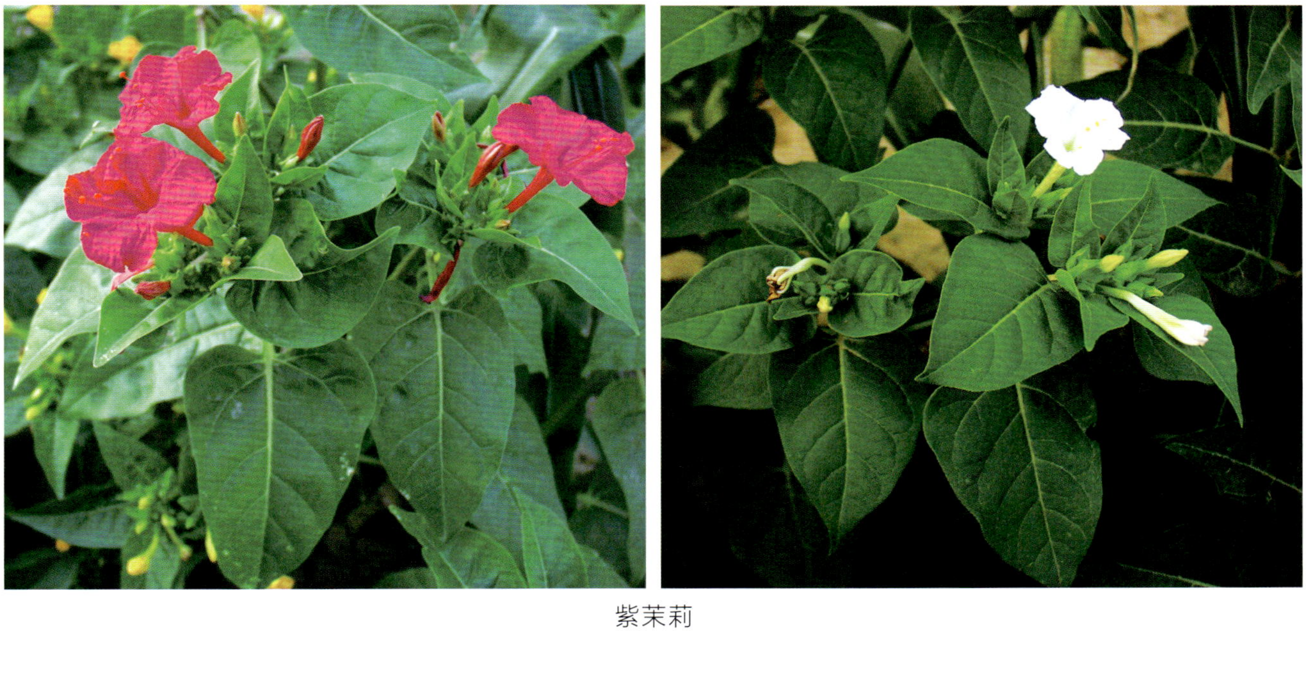

紫茉莉

蕉芋与天麻主要区别点：叶片卵状长圆形，长 10~30cm，宽达 10cm；总状花序疏花，花红色；蒴果绿色，长卵形，有软刺。

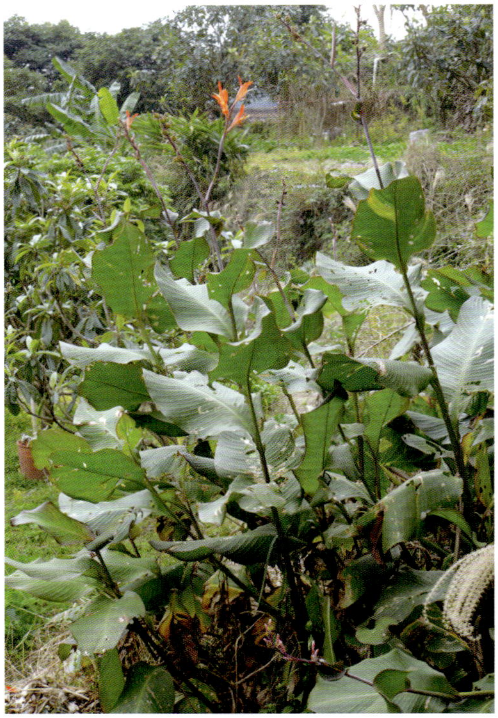

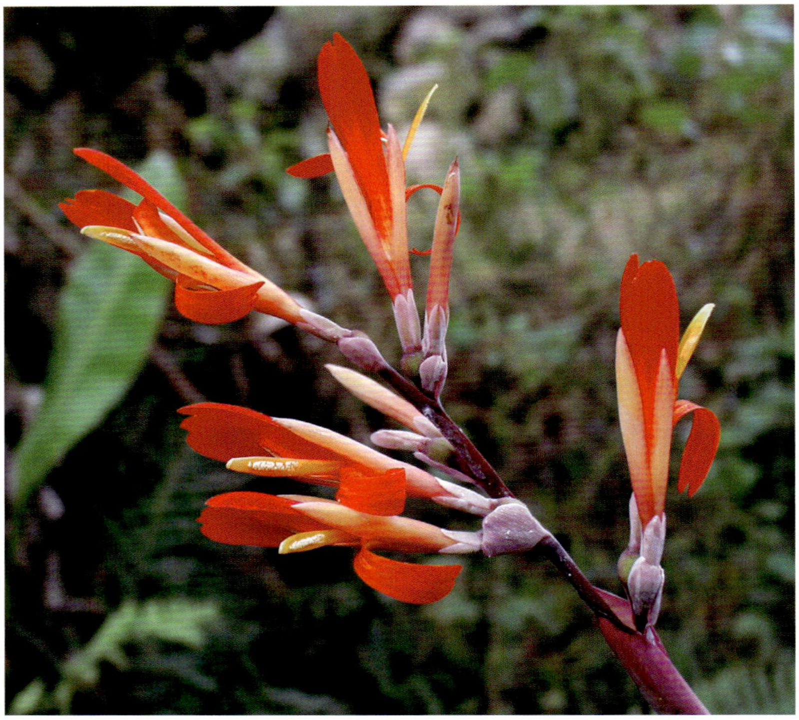

蕉芋

天葵子

Tiankuizi

SEMIAQUILEGIAE RADIX

本品为毛茛科植物天葵 *Semiaquilegia adoxoides* (DC.) Makino 的干燥块根。

基原植物

■ **天葵** *Semiaquilegia adoxoides* (DC.) Makino　别名：紫背天葵

生于海拔 100~1100m 的林下、路边。分布于陕西、安徽、河南、湖北、湖南、江西、江苏、浙江、福建、贵州、四川、云南、广西。

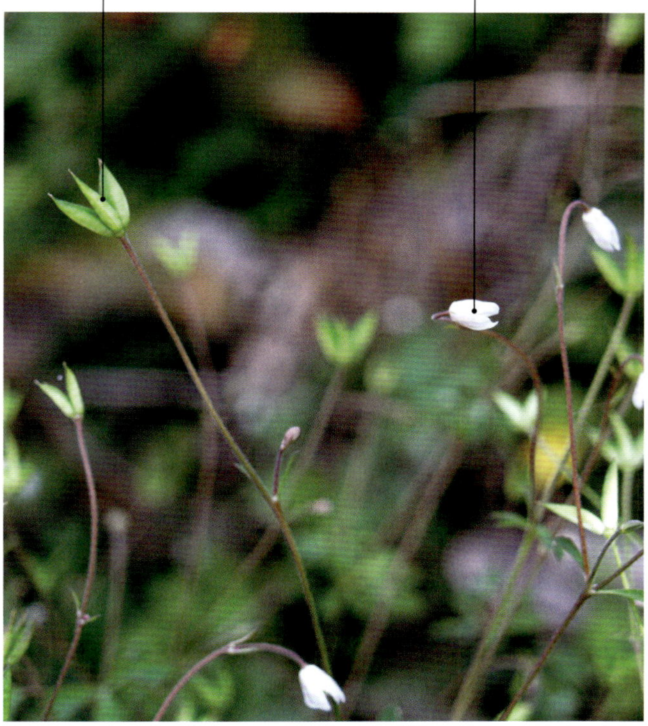

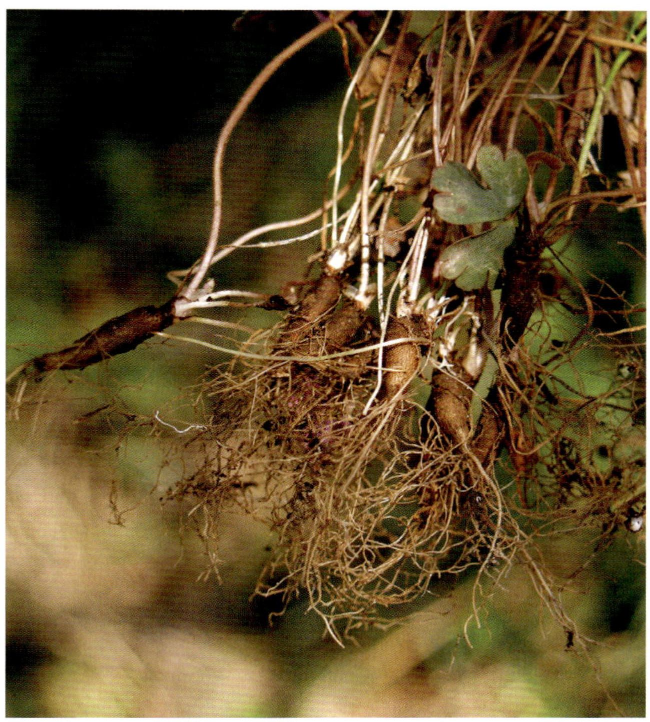

天葵

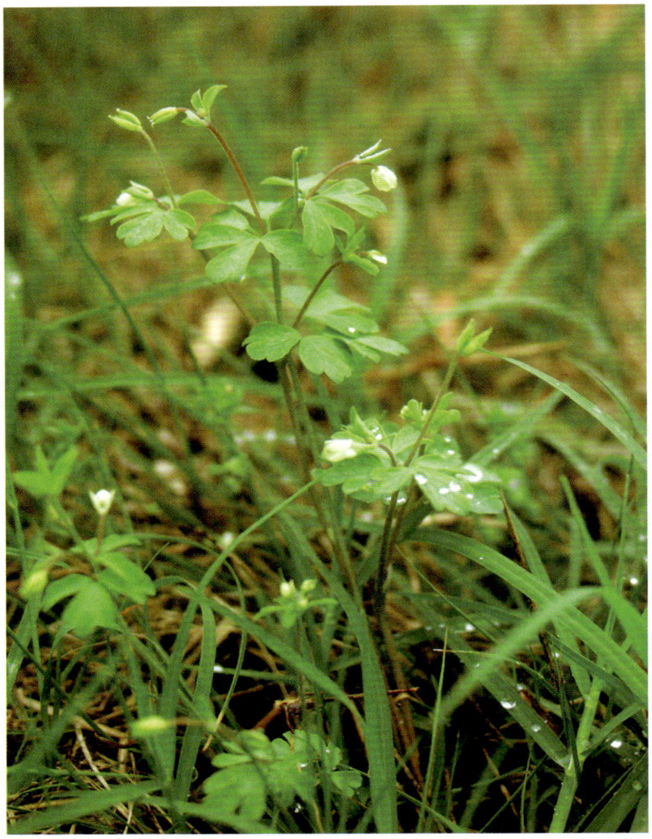

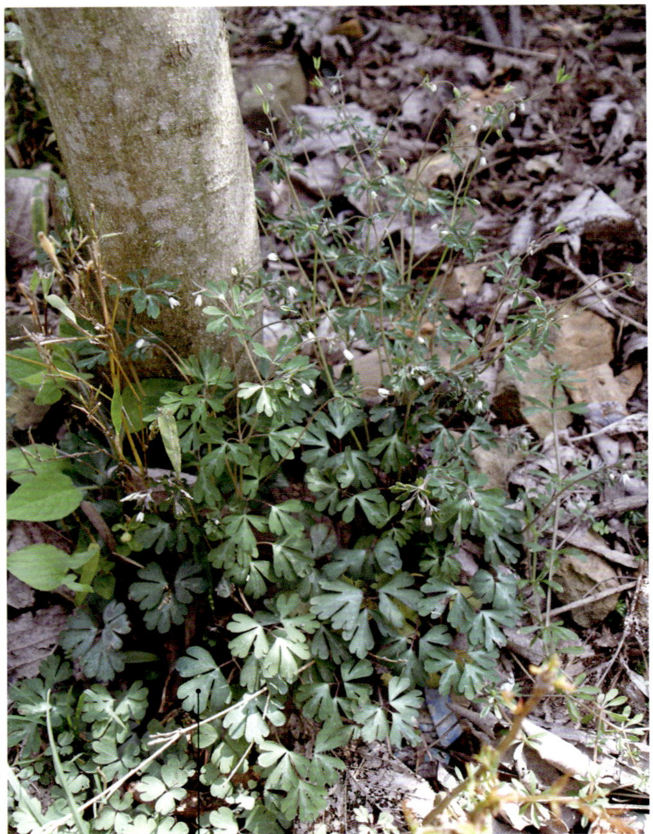

基生叶3深裂，每裂片先端又有2~3个圆齿状缺刻

天葵（续）

天然冰片 Tianranbingpian BORNEOLUM

本品为樟科植物樟 *Cinnamomum camphora* (L.) Presl 的新鲜枝、叶经提取加工制成。

基原植物

■ **樟** *Cinnamomum camphora* (L.) Presl 别名：香樟、芳樟

栽培或野生于河边或较为湿润的平地。分布于长江以南各地。

叶片离基三出脉，脉腋有腺点

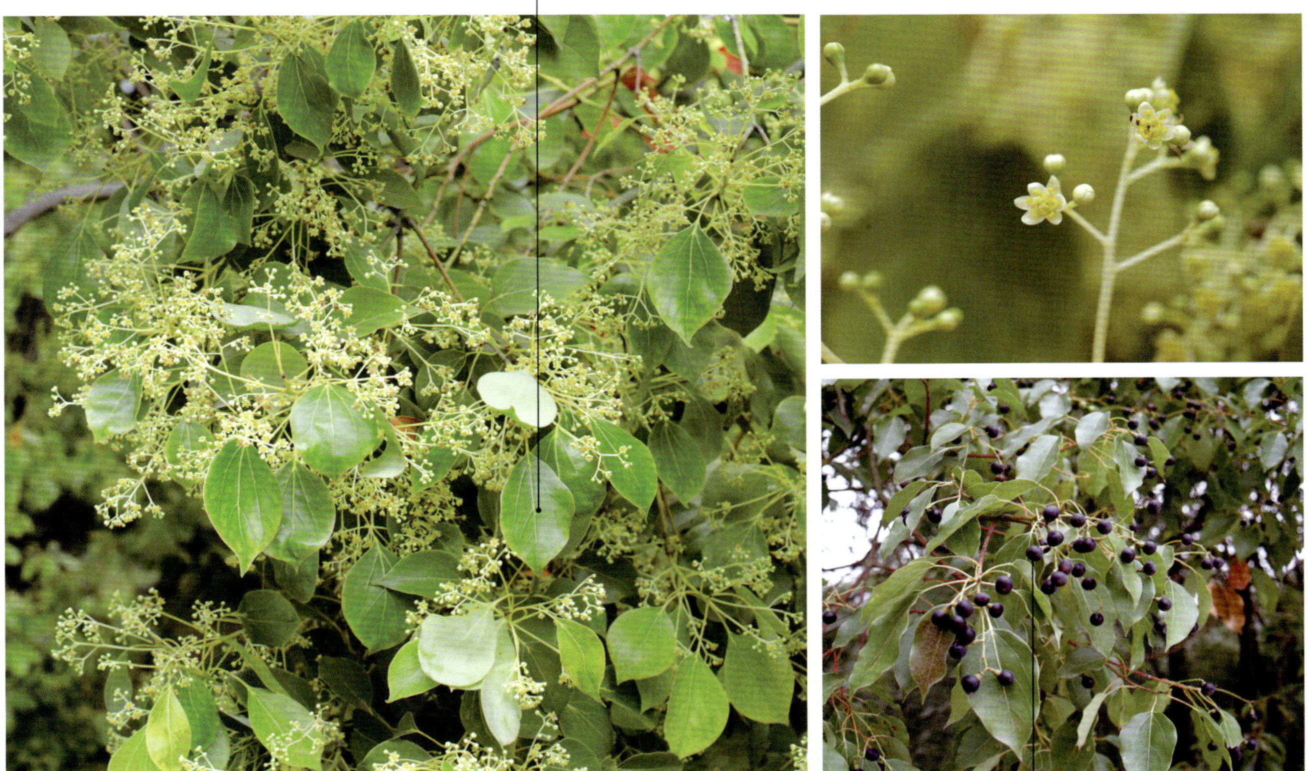

果实卵形或球形，直径 6~8mm，熟时紫黑色

樟

云　芝 Yunzhi CORIOLUS

本品为多孔菌科真菌彩绒革盖菌 *Coriolus versicolor* (L . ex Fr.) Quel 的干燥子实体。

基原植物

■ 彩绒革盖菌 *Coriolus versicolor* (L . ex Fr.) Quel　别名：杂色云芝、黄云芝

生于多种阔叶树木桩、倒木和枝上。全国各地森林中均有分布。

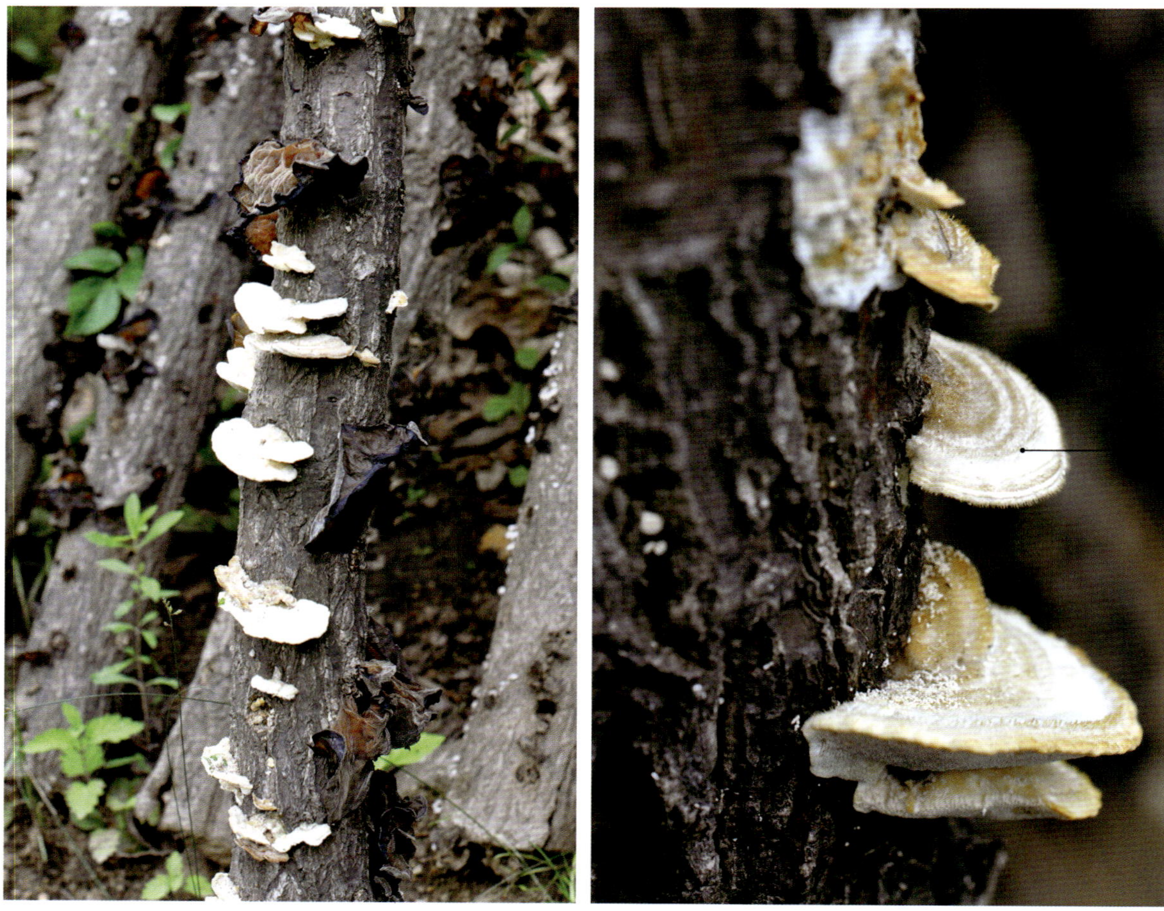

彩绒革盖菌

木　瓜 Mugua CHAENOMELIS FRUCTUS

本品为蔷薇科植物贴梗海棠 *Chaenomeles speciosa* (Sweet) Nakai 的干燥近成熟果实。

基原植物

■ 贴梗海棠 *Chaenomeles speciosa* (Sweet) Nakai　别名：皱皮木瓜、宣木瓜

《中国药典》1963 年版记载贴梗海棠的拉丁学名为 *Chaenomeles lagenaria* Koidz.。

全国各地常见栽培。主要分布于陕西、甘肃、四川、贵州、云南、广东、湖南、湖北、福建、浙江、安徽和山东。

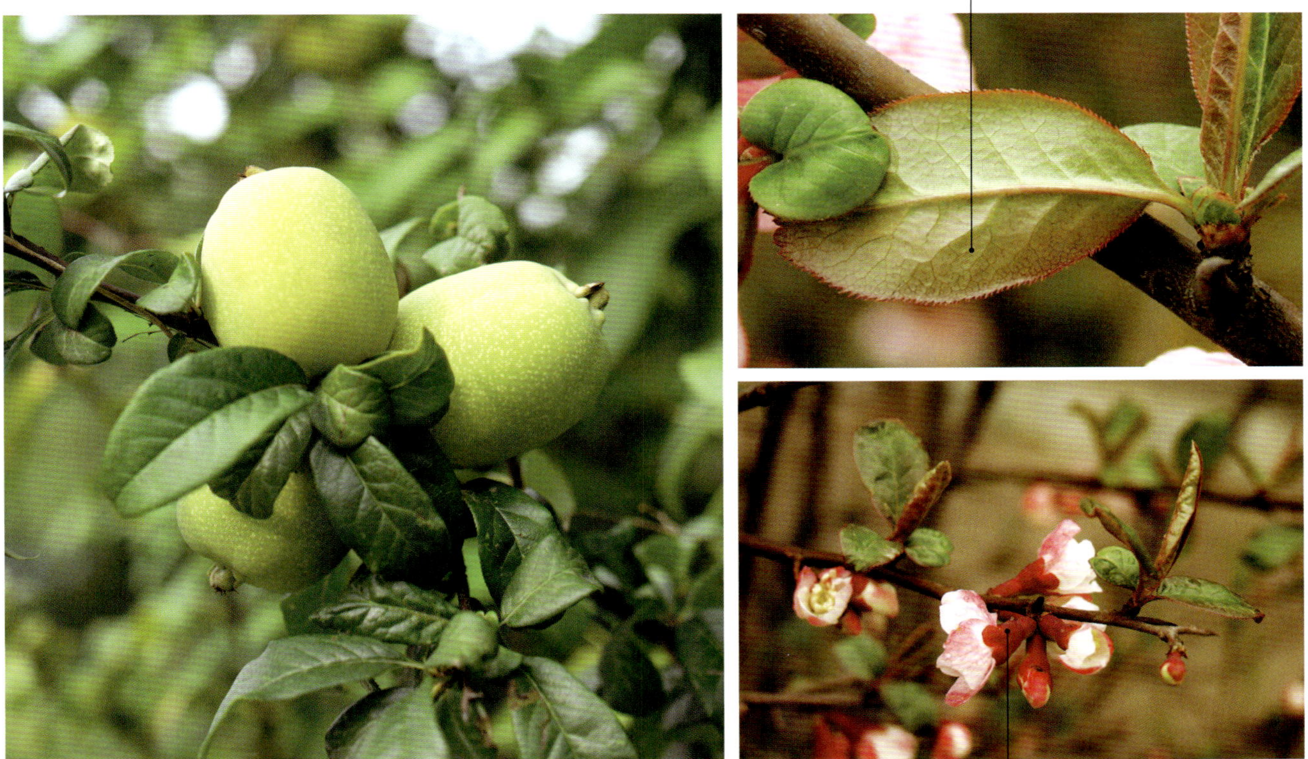

贴梗海棠

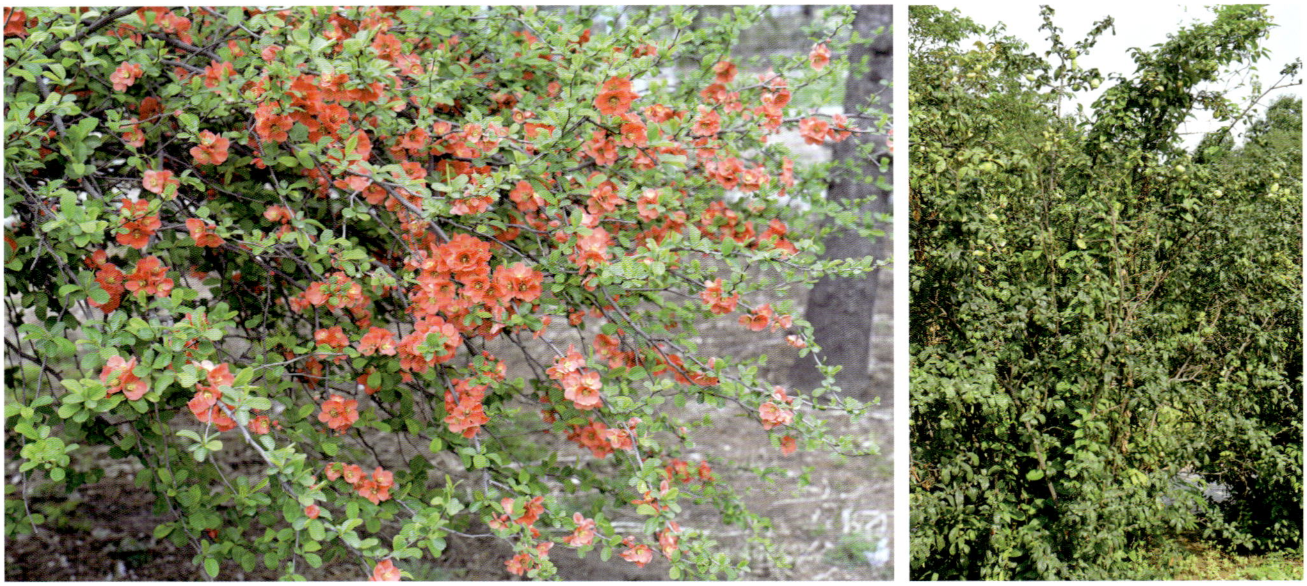

贴梗海棠（续）

对比鉴别

我国蔷薇科木瓜属植物共5种，除正品外，毛叶木瓜 *Chaenomeles cathayensis* (Hemsl.) Schneid.、木瓜 *Chaenomeles sinensis* (Thouin) Koehne 各地常见有栽培，其干燥果实作为药材木瓜习用，日本木瓜 *Chaenomeles japonica* (Thunb.) Lindl.ex Spach 多作为园艺植物。番木瓜科植物番木瓜 *Carica papaya* L. 的果实为常见水果，习称木瓜，因其名称与药材木瓜相同而易相混淆。

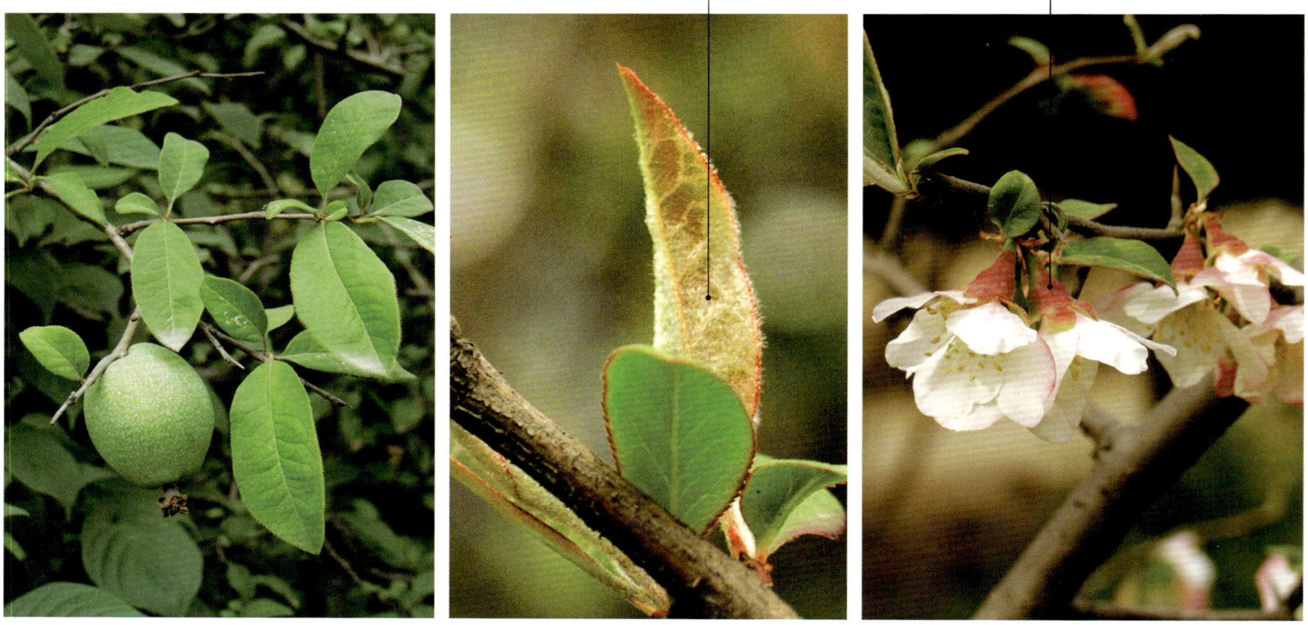

毛叶木瓜

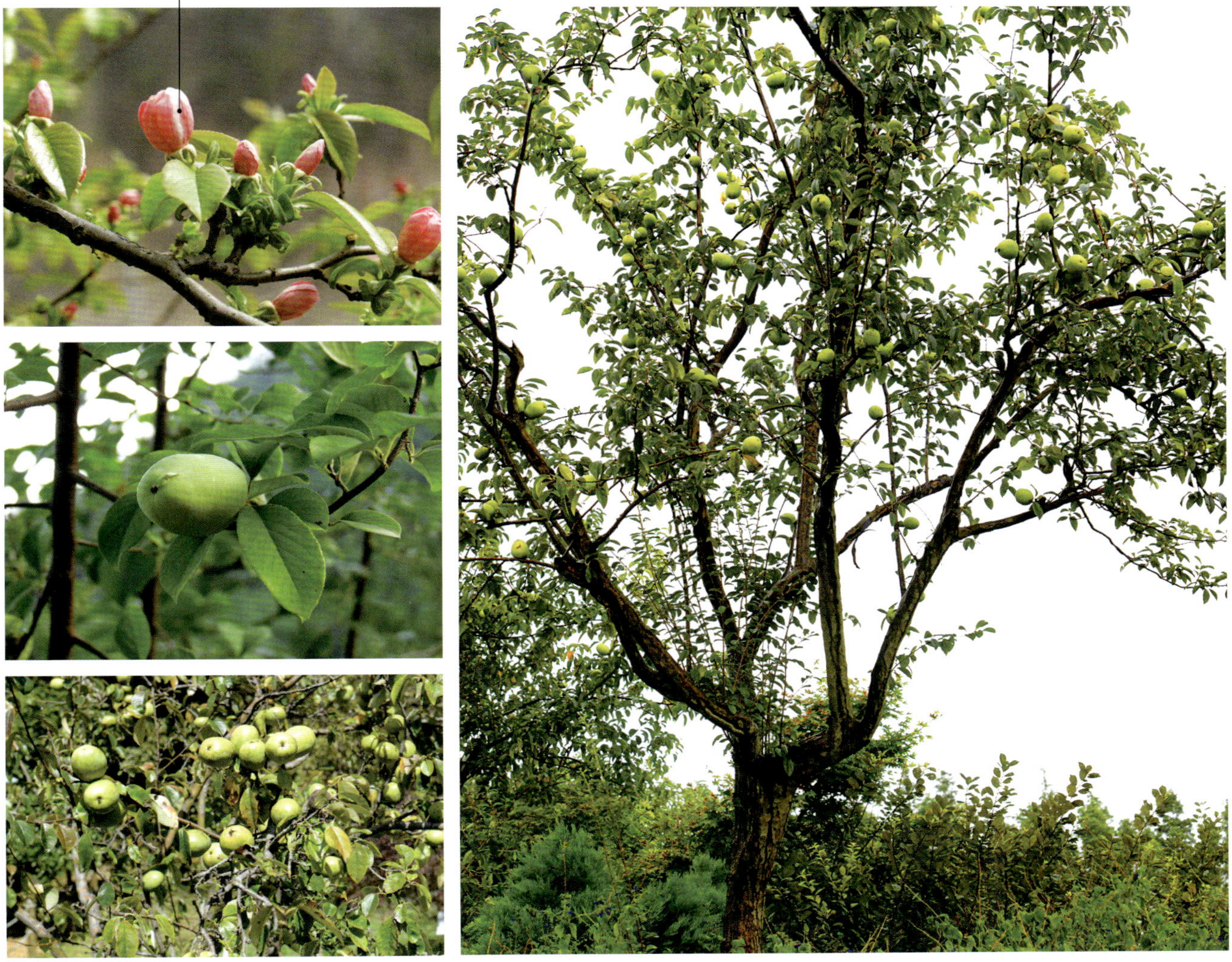

木瓜

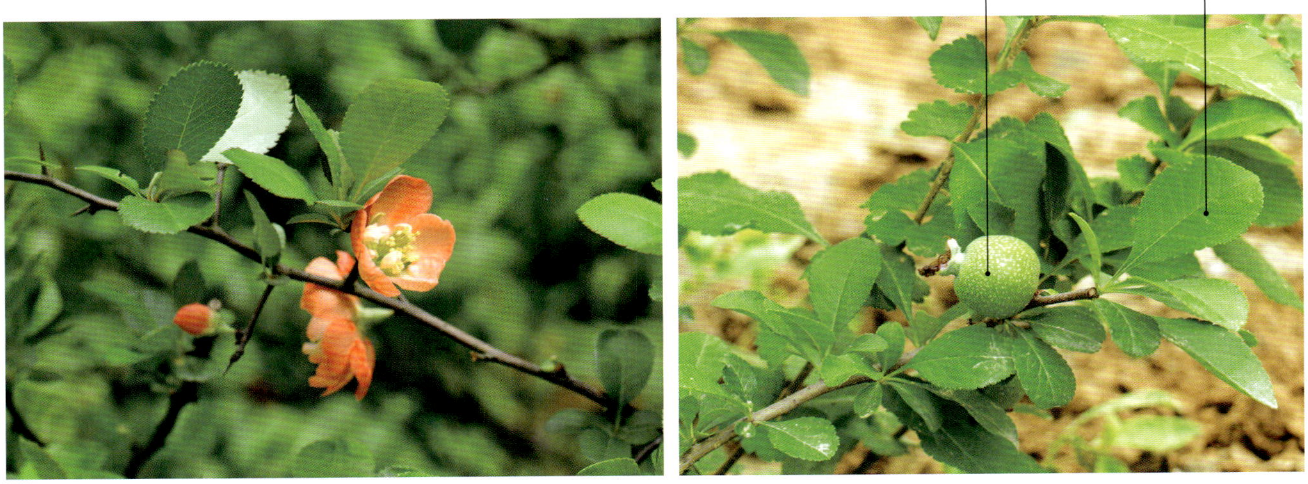

日本木瓜

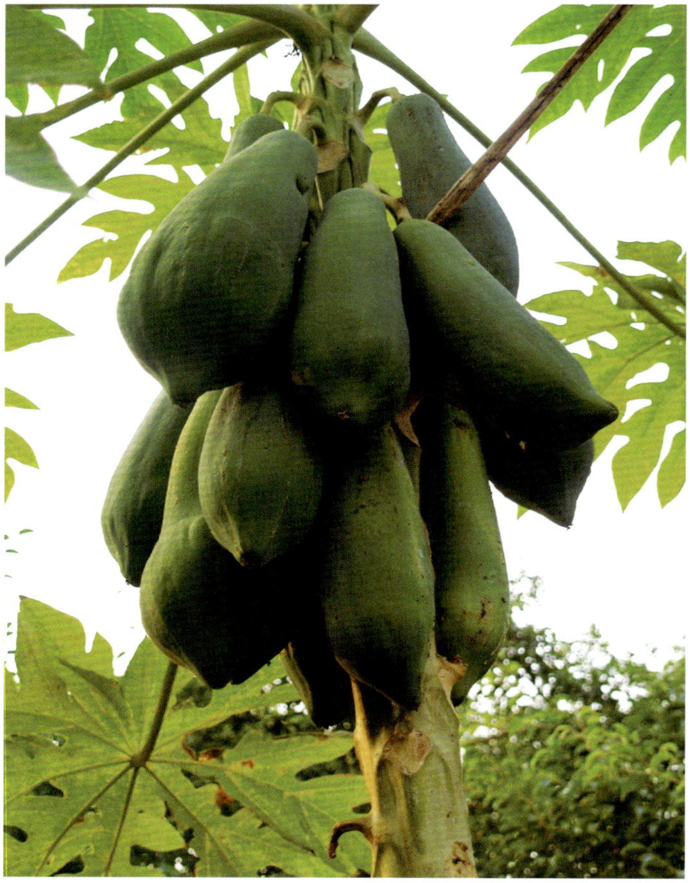

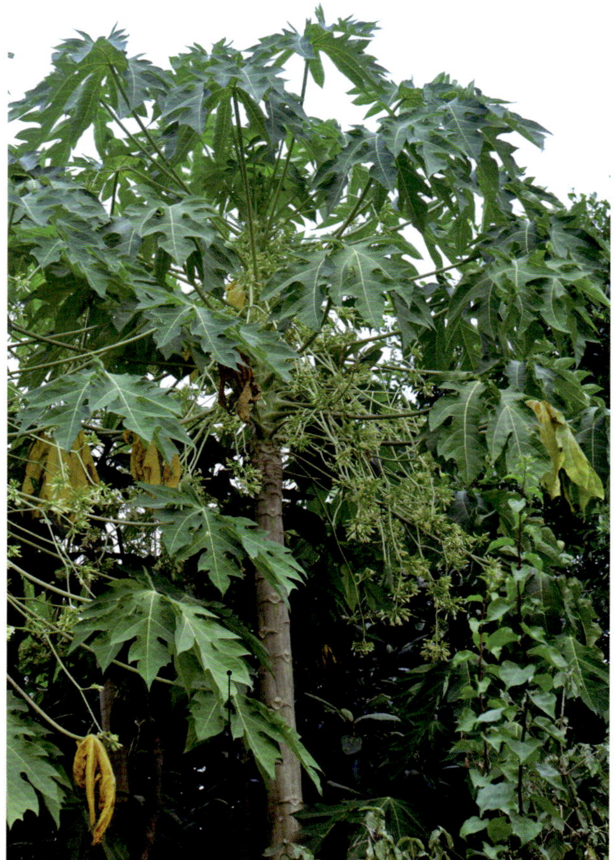

叶大，常 7~9 深裂，直径可达 60cm

番木瓜

检索表

1. 叶大，常 7~9 深裂，直径可达 60cm；浆果大，长可达 30cm .... 番木瓜
1. 叶较小，不分裂；梨果较小 2
2. 枝无刺；花单生，后于叶开放 .... 木瓜
2. 枝有刺；花簇生，先于叶或与叶同时开放 3
3. 叶片倒卵形至匙形；果实小型，直径 3~4cm .... 日本木瓜
3. 叶片椭圆形或披针形；果实较大，直径 5~8cm 4
4. 叶片幼时下面密被褐色绒毛 .... 毛叶木瓜
4. 叶片幼时下面无毛或有短柔毛 .... 贴梗海棠

木芙蓉叶

Mufurongye

HIBISCI MUTABILIS FOLIUM

本品为锦葵科植物木芙蓉 *Hibiscus mutabilis* L. 的干燥叶。

基原植物

■ 木芙蓉 *Hibiscus mutabilis* L. 别名：芙蓉花

生于山坡、路旁、水边沙质地。分布于陕西、河南及长江以南各地。

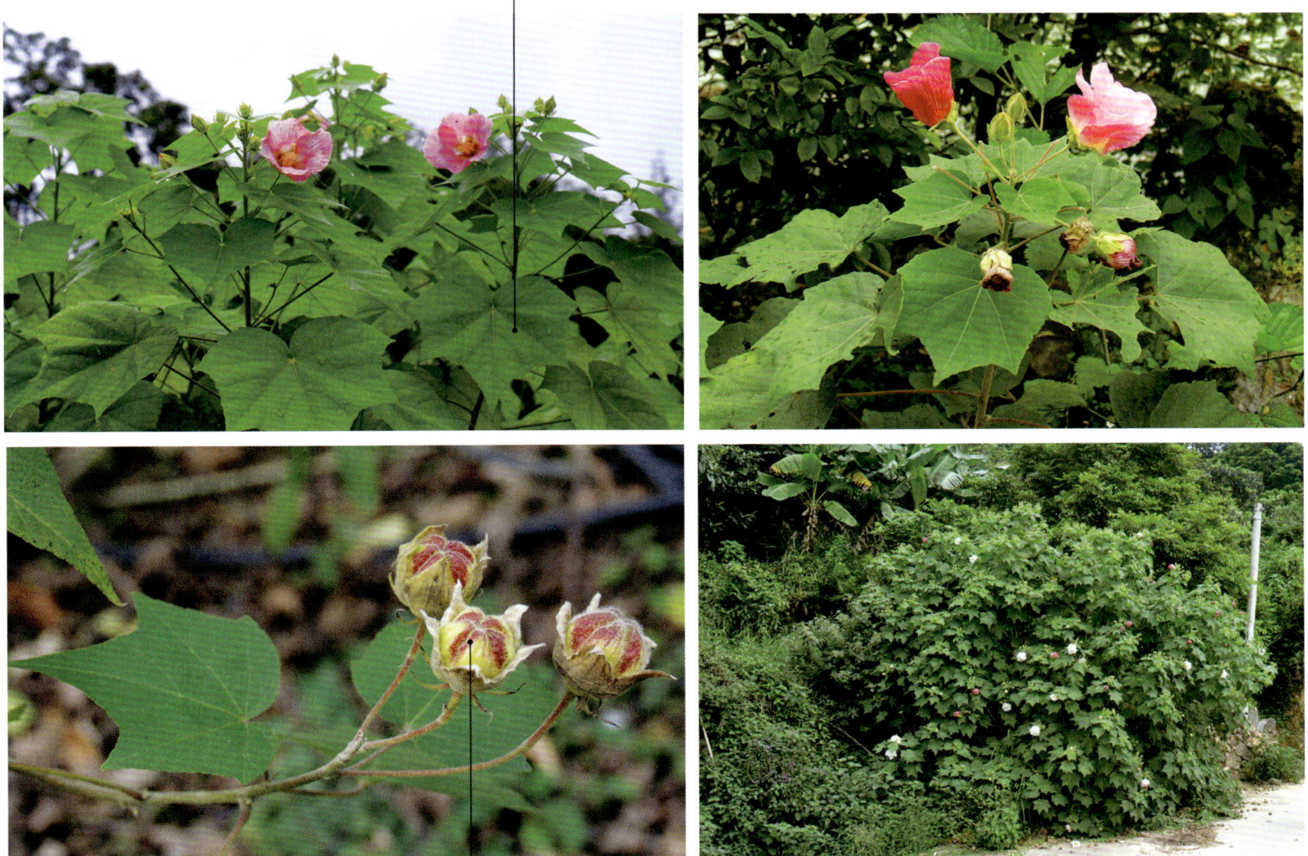
叶片宽卵形，通常 5~7 掌状分裂
蒴果扁球形，直径 2.5~3cm，被黄色粗毛及绵毛

木芙蓉

木　香　Muxiang AUCKLANDIAE RADIX

本品为菊科植物木香 *Aucklandia lappa* Decne. 的干燥根。

基原植物

■ **木香**　*Aucklandia lappa* Decne.　别名：云木香、广木香

《中国药典》1963年版记载木香的拉丁学名为 *Saussurea lappa* Clarke，《中国植物志》《中国高等植物》记载其拉丁学名为 *Saussurea costus* Lipsch.，*Flora of China* 记载其拉丁学名为 *Aucklandia costus* Falconer。

主要栽培于高山地区。原产于印度，我国陕西、甘肃、湖北、湖南、广东、广西、四川、云南、西藏等地有引种栽培。

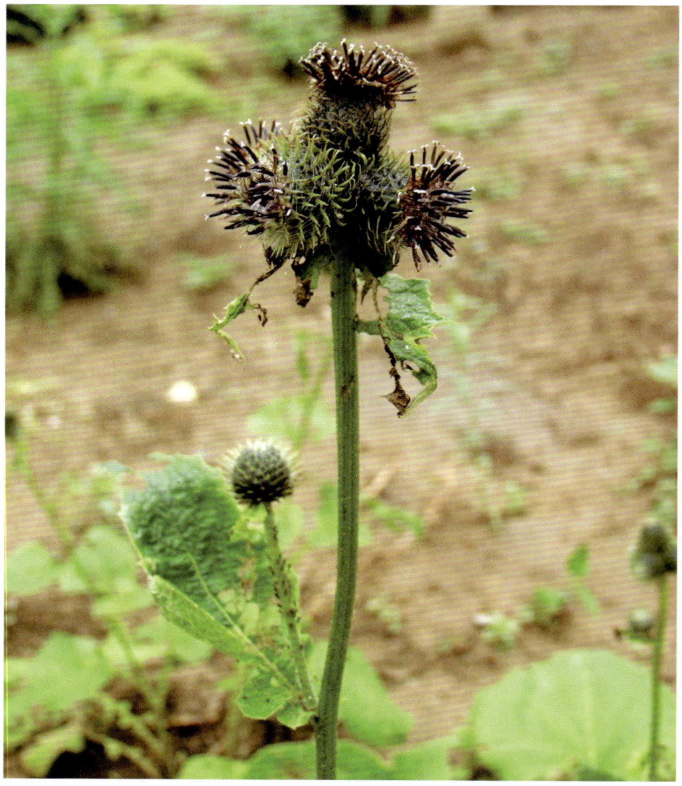

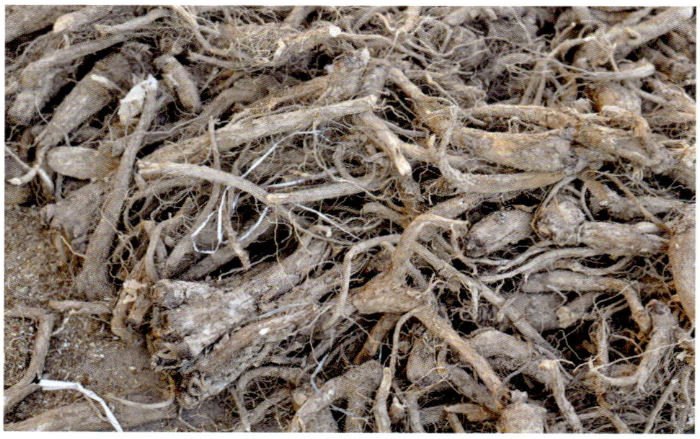

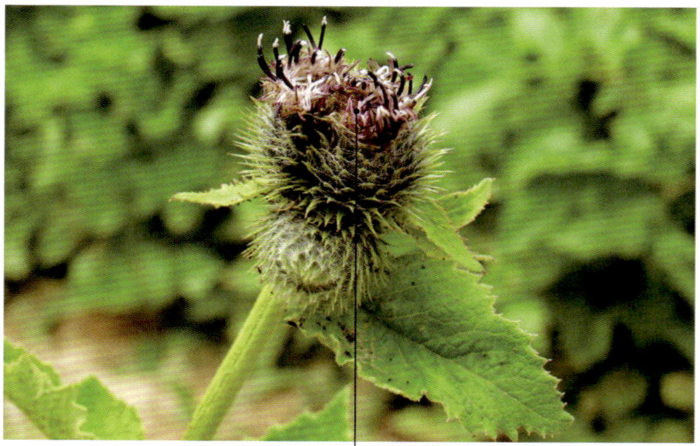

花全部管状，暗紫色

木香

具明显的茎，常高 1m 以上

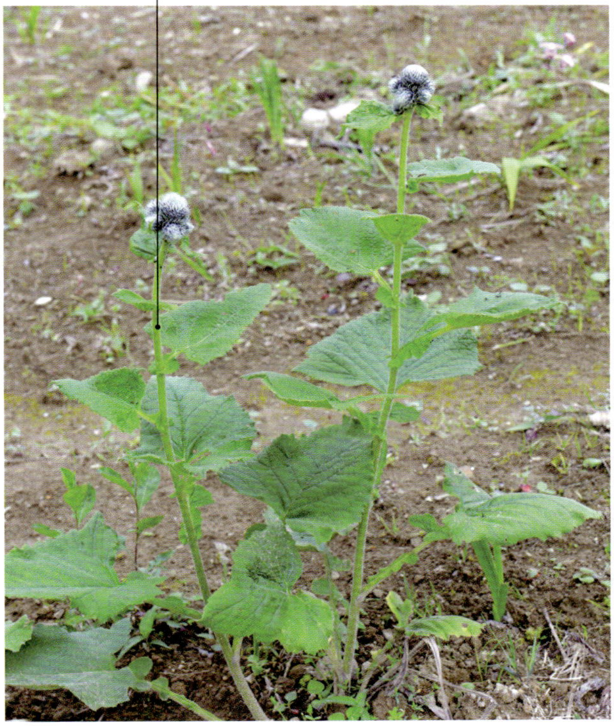

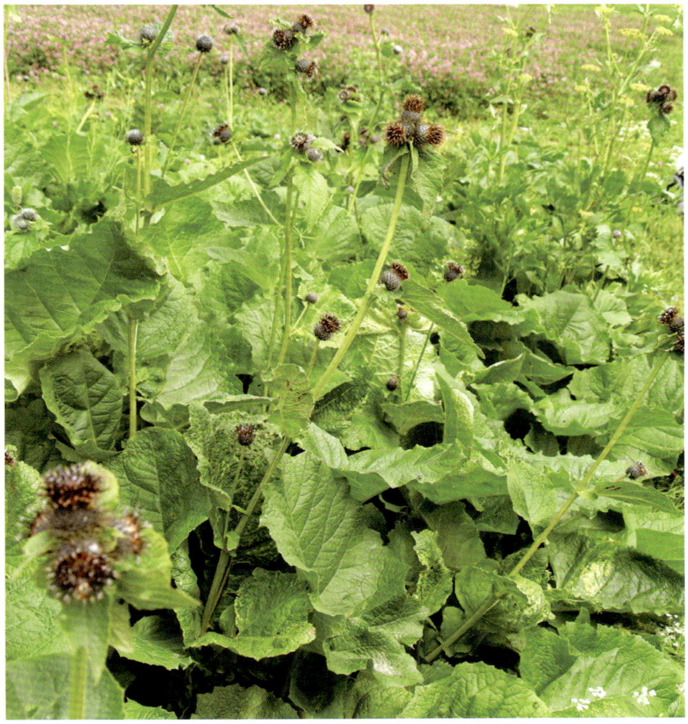

木香（续）

对比鉴别

木香类药材有 3 类，木香、川木香和土木香。木香原产于克什米尔，从广州进口，习称广木香，30 年代在云南鲁甸引种成功，又称云木香。川木香为菊科植物川木香 *Vladimiria souliei* (Franch.) Ling 及灰毛川木香 *Vladimiria souliei* (Franch.) Ling var. *cinerea* Ling 的根。土木香为菊科植物土木香 *Inula helenium* L. 的根，1977~2020 年间的几版《中国药典》版还记载了总状土木香 *Inula racemosa* Hook. f. 的根为土木香的基原植物。

茎极短或无

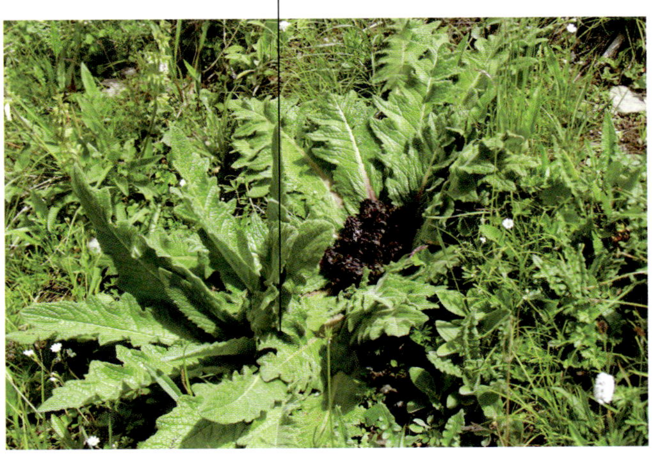

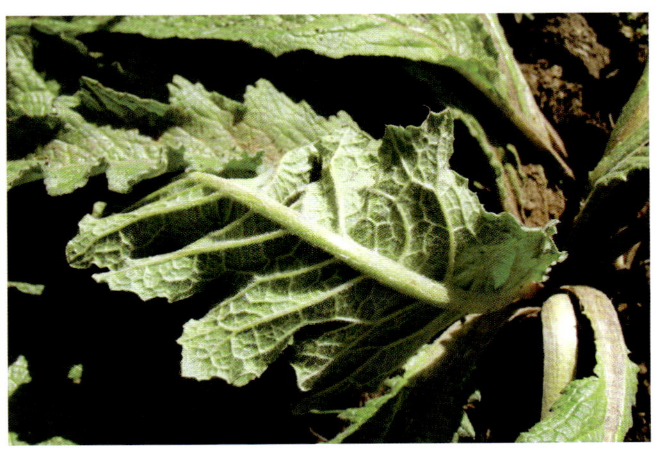

川木香

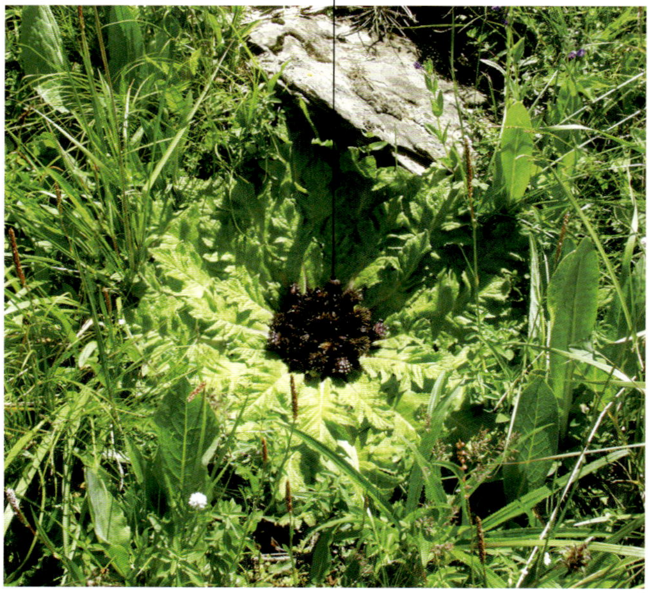

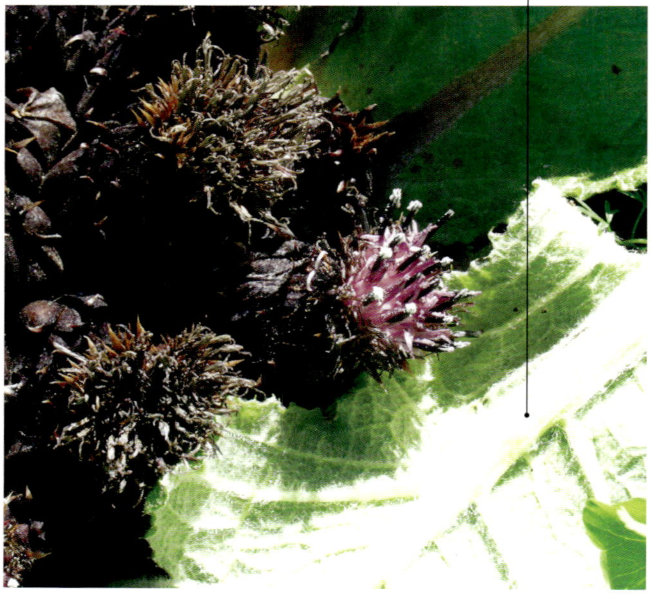

灰毛川木香

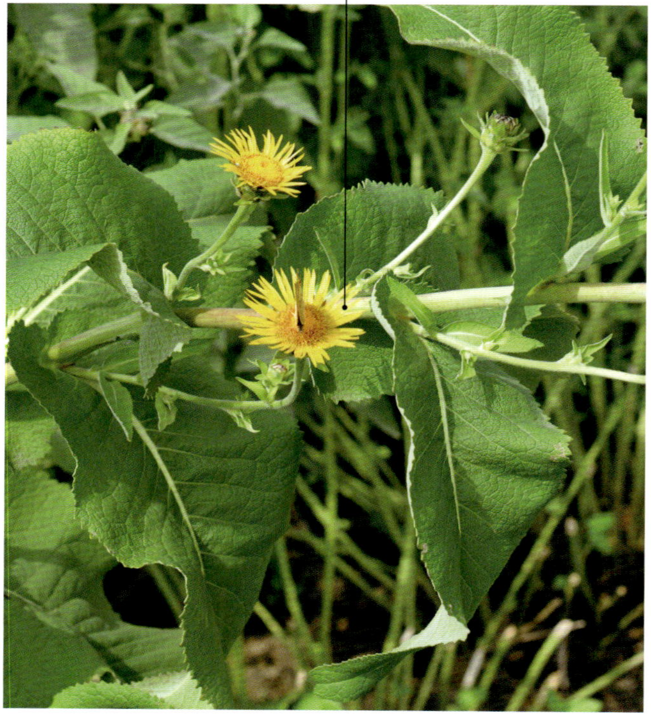

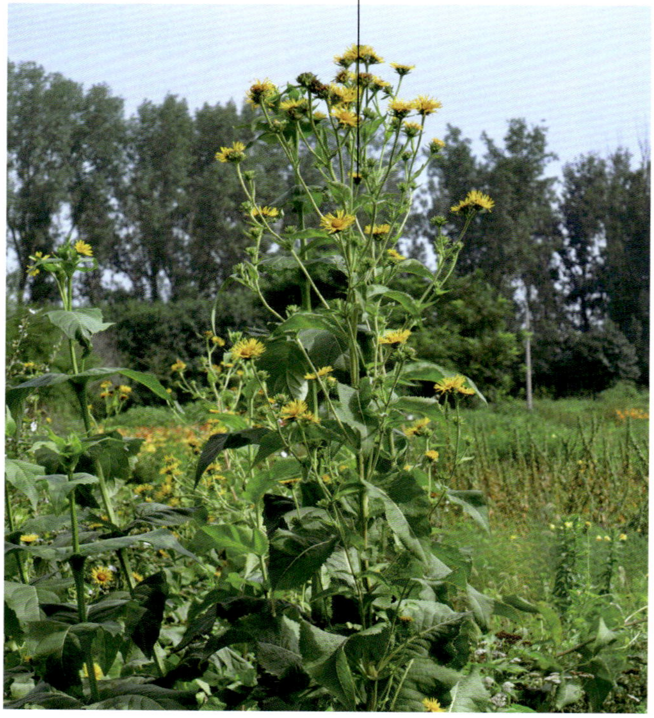

土木香

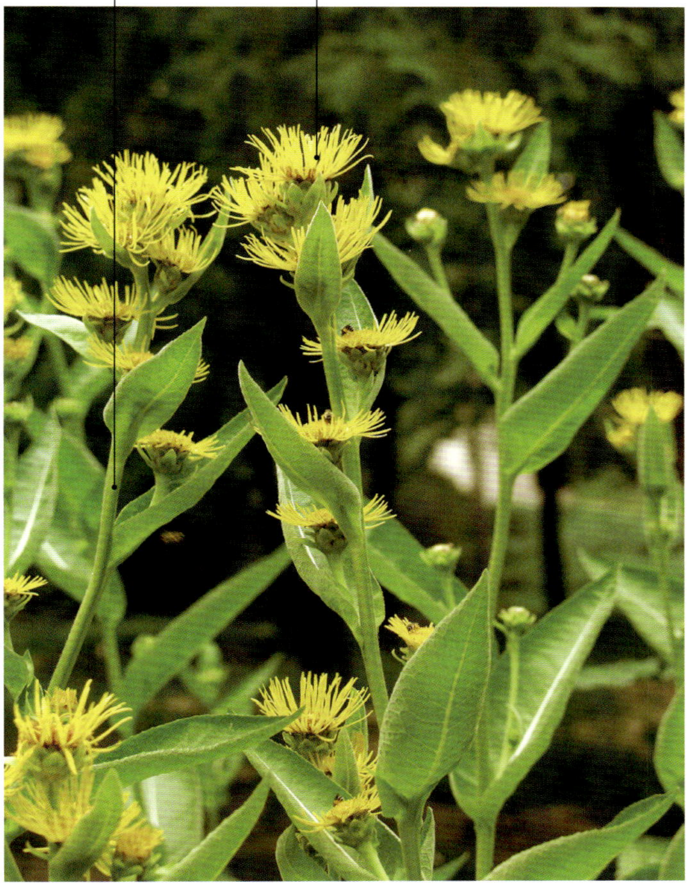

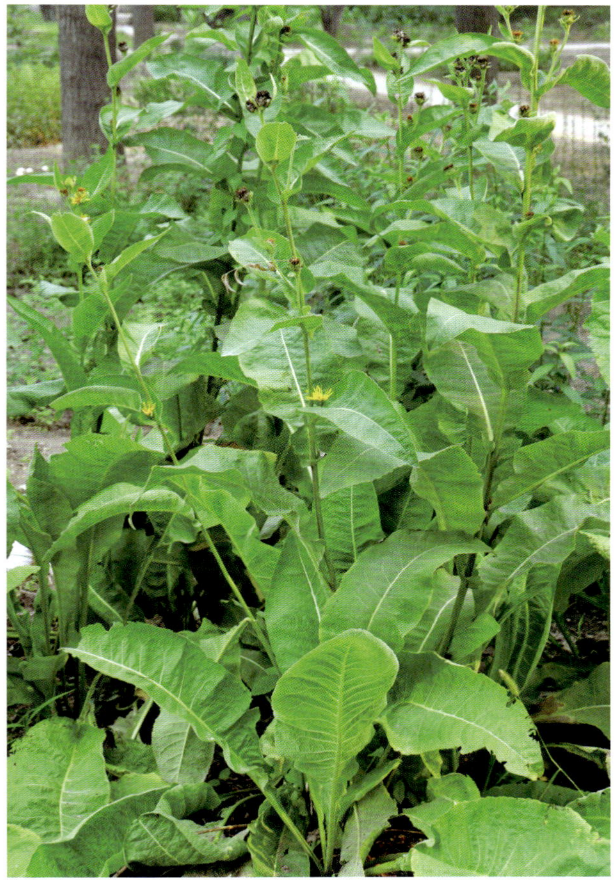

总状土木香

检索表

1. 茎极短或无……2
1. 具明显的茎，常高达 1m 以上……3
2. 叶背面灰白色，密被灰白色蛛丝状毛……灰毛川木香
2. 叶绿色或浅绿色，叶背面被稀疏的伏毛和蛛丝状毛……川木香
3. 花全部管状，暗紫色……木香
3. 边缘花（雌花）舌状，中央花（两性花）管状，均为黄色……4
4. 头状花序在茎顶排成伞房状……土木香
4. 头状花序在茎顶排成总状……总状土木香

木　贼

Muzei

EQUISETI HIEMALIS HERBA

本品为木贼科植物木贼 *Equisetum hyemale* L. 的干燥地上部分。

基原植物

■ **木贼** *Equisetum hyemale* L. 别名：锉草、笔头草

生于林下、灌丛中阴湿地。分布于东北、华北、西北、西南、河南、湖北、湖南等地。

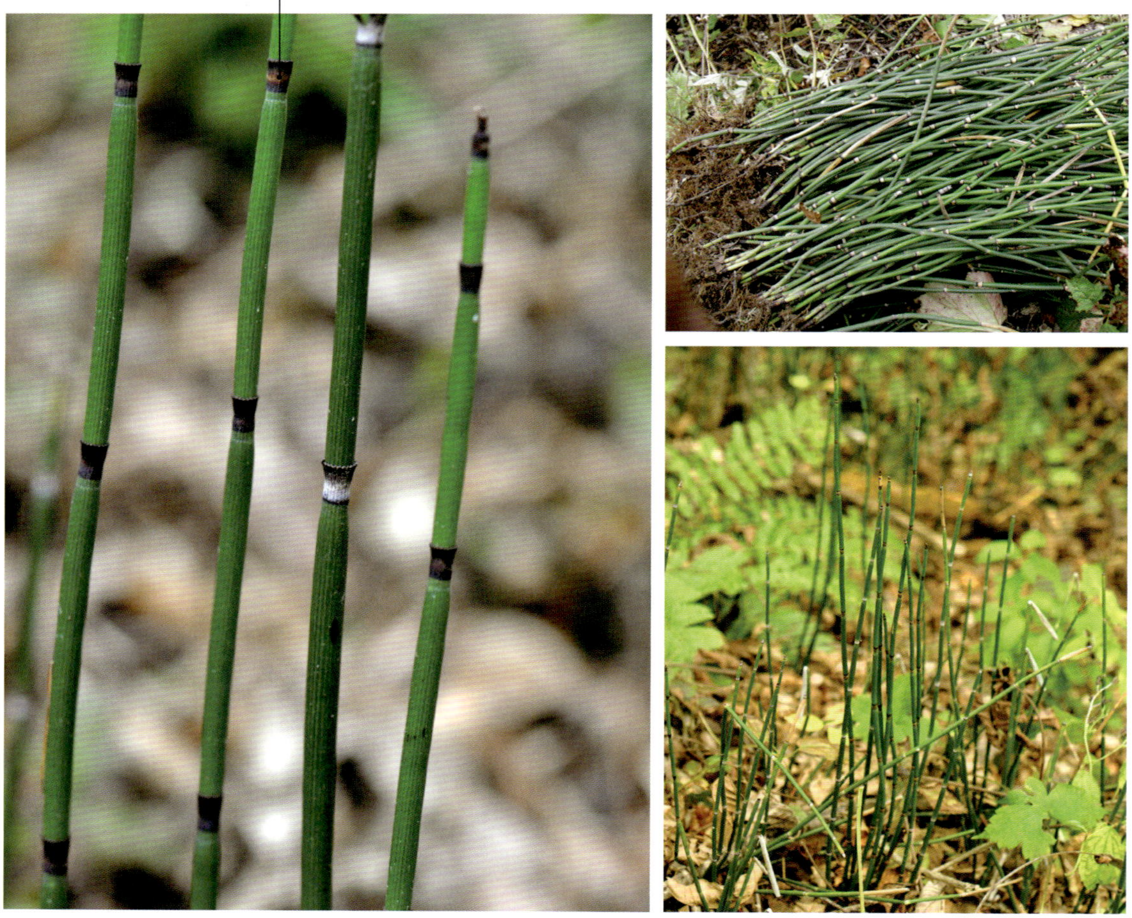

木贼

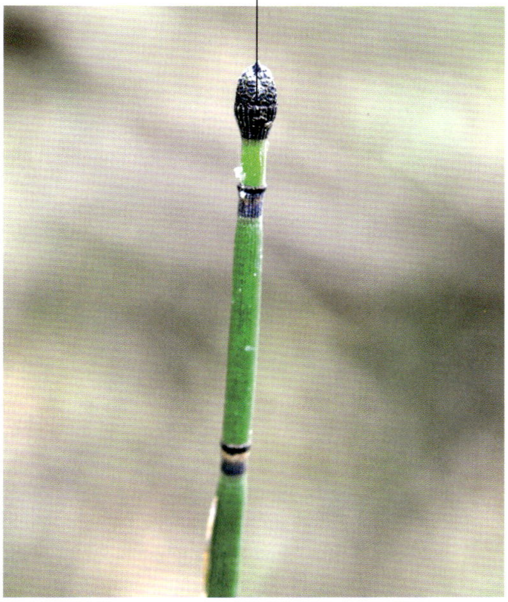
孢子囊穗

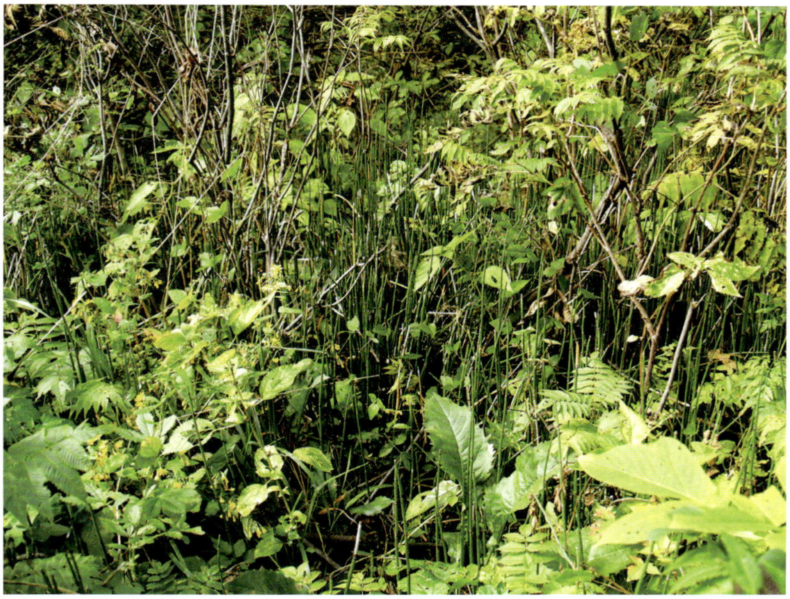

木贼（续）

对比鉴别

植物木贼与其同属植物节节草 *Equisetum ramosissimum* Desf.、笔管草 *Equisetum ramosissimum* subsp. *debile* (Roxb. ex Vauch.) Hauke 性状相似，且节节草和笔管草较为常见，容易相混淆。

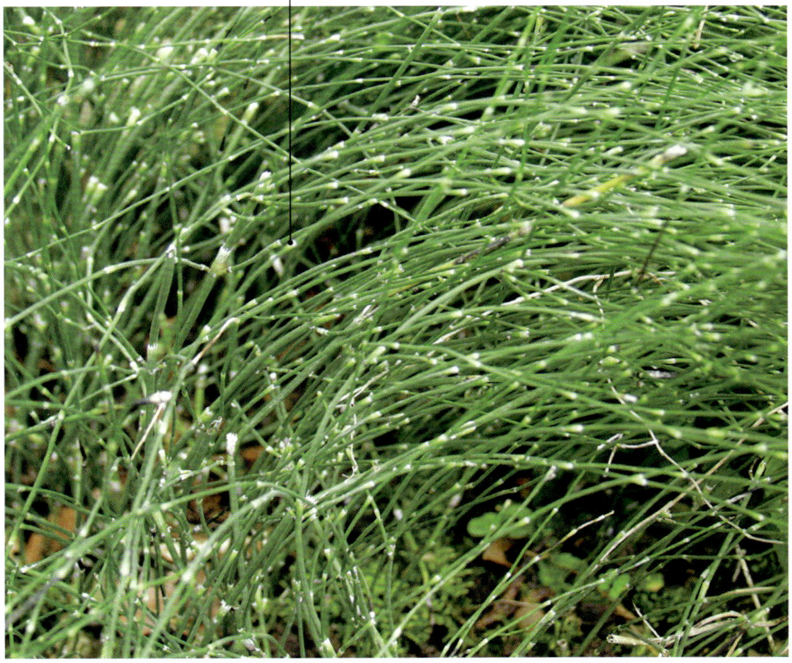
鞘筒顶部灰白色

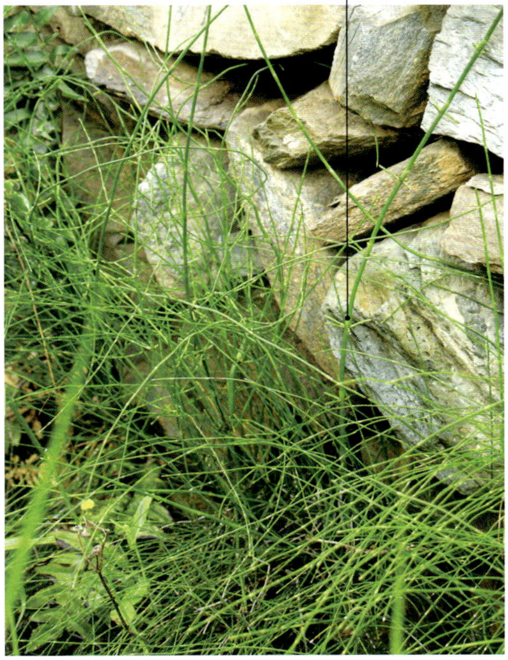
成熟主枝有轮生的分枝

节节草

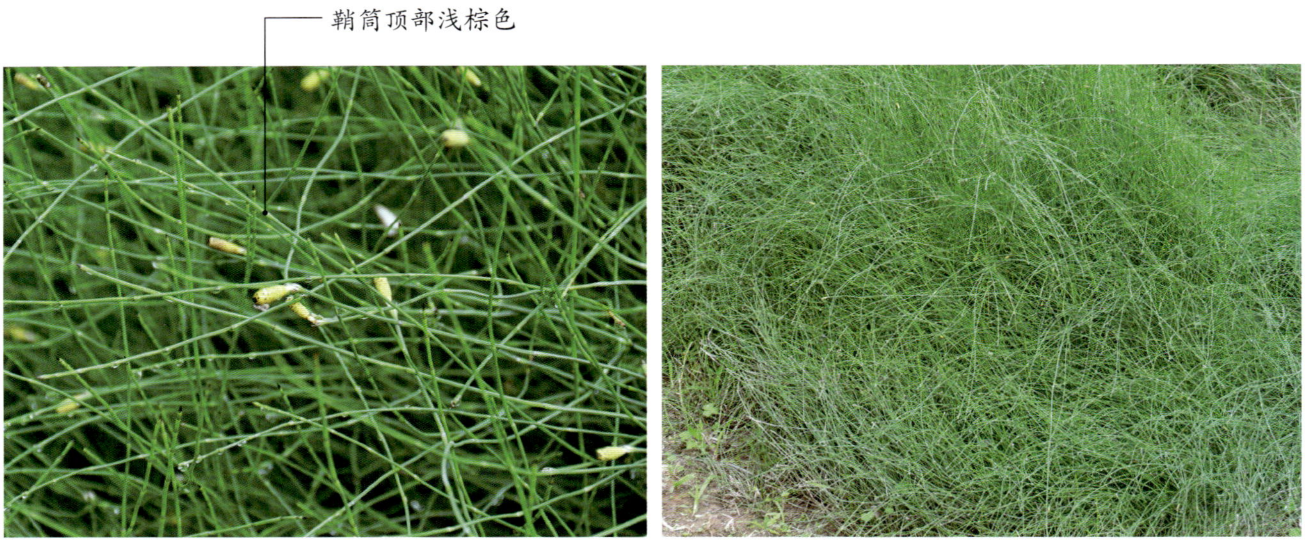

笔管草

检索表

1. 鞘筒顶部黑棕色；成熟主枝无分枝或极少数有分枝，但不形成轮生状 .... 木贼
1. 鞘筒顶部灰白色或略为红棕色；成熟主枝有轮生的分枝 2
2. 主枝较细，鞘筒长约为茎2倍；幼枝的轮生分枝明显；鞘齿灰白色或棕色 .... 节节草
2. 主枝较粗，鞘筒长与茎略等；幼枝的轮生分枝不明显；鞘齿黑棕色或浅棕色 .... 笔管草

木　通

Mutong
AKEBIAE CAULIS

本品为木通科植物木通 *Akebia quinata* (Thunb.) Decne.、三叶木通 *Akebia trifoliata* (Thunb.) Koidz. 或白木通 *Akebia trifoliata* (Thunb.) Koidz. var. *australis* (Diels) Rehd. 的干燥藤茎。

基原植物

■ **木通**　*Akebia quinata* (Thunb.) Decne.　别名：五叶木通

生于山坡、山沟、溪旁等处。分布于陕西、河南、山东、安徽、江苏、江西、湖北、湖南、广东、广西、四川等地。

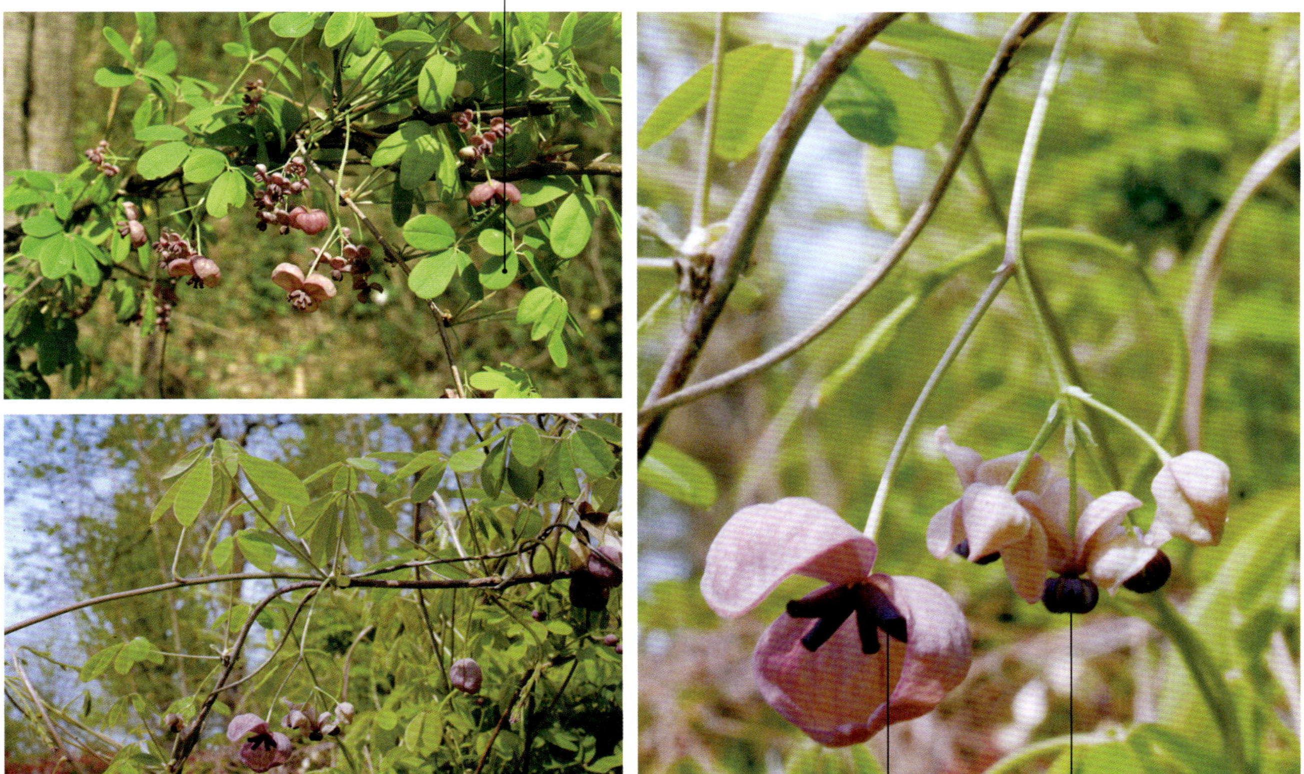

木通

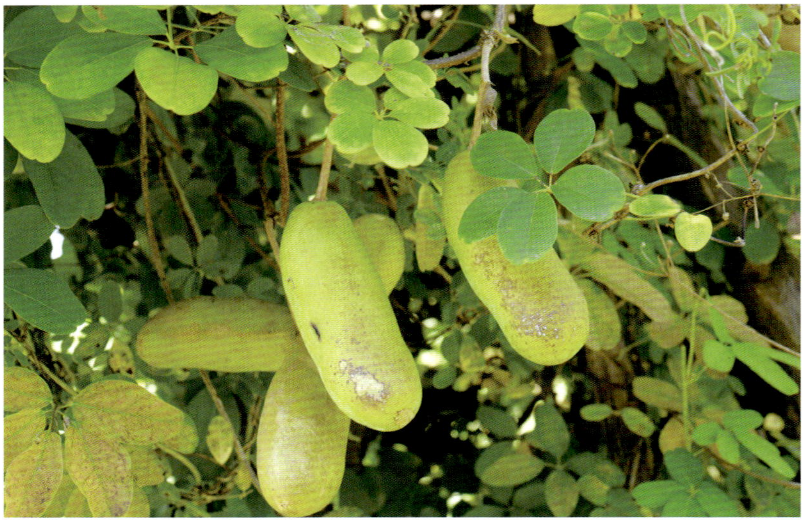

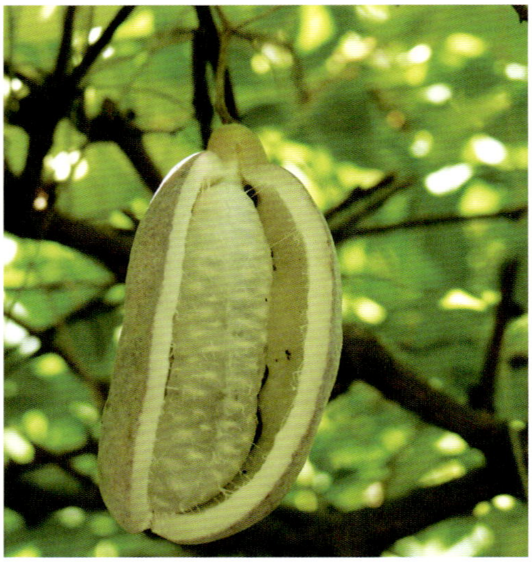

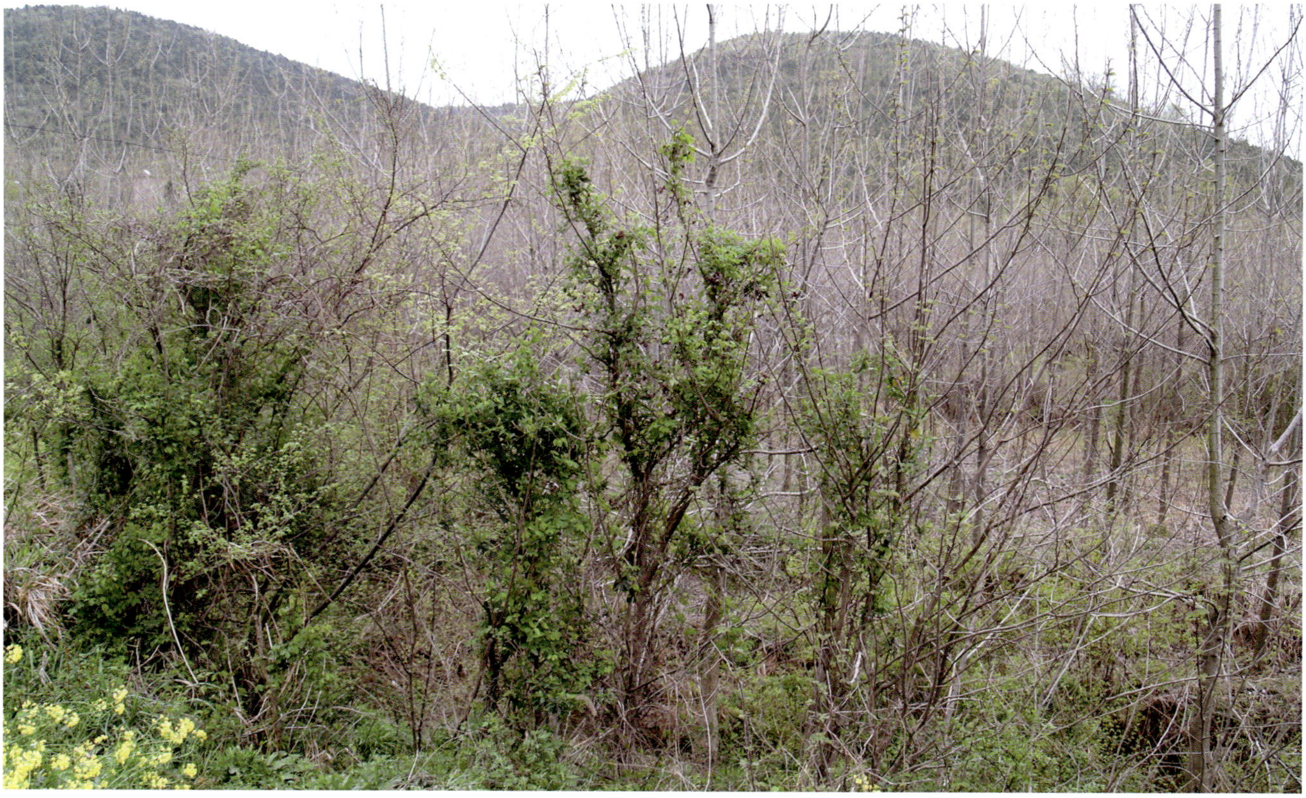

木通（续）

■ 三叶木通 *Akebia trifoliata* (Thunb.) Koidz. 别名：八月扎

生于山谷、山坡灌丛、沟缘或疏林半阴湿处。分布于河南、江苏、江西、湖北、湖南、广东、海南、陕西、四川、河北、山西、山东、安徽、甘肃、云南、贵州。

掌状复叶，小叶 3 枚

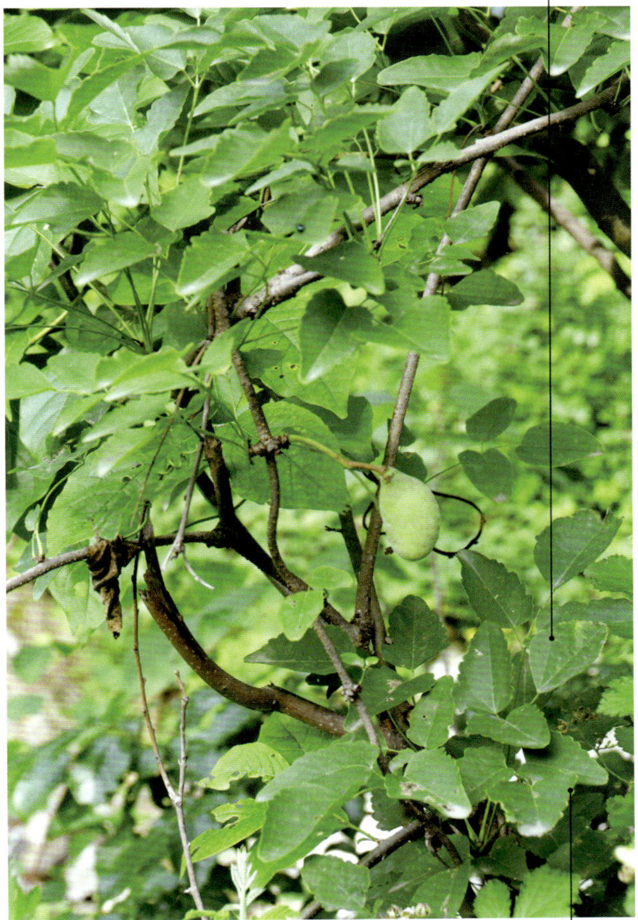

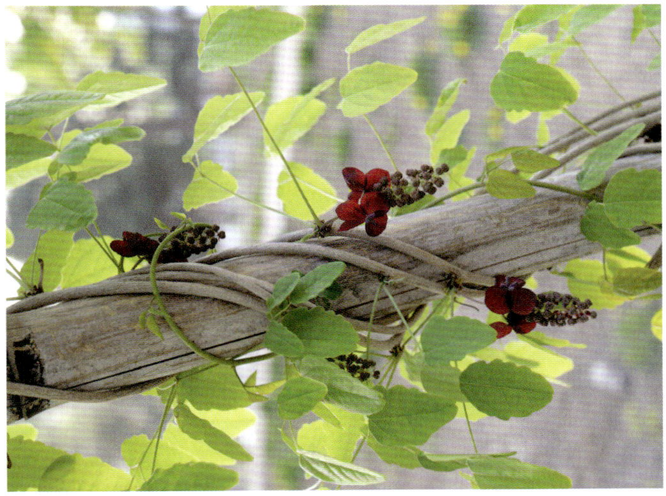

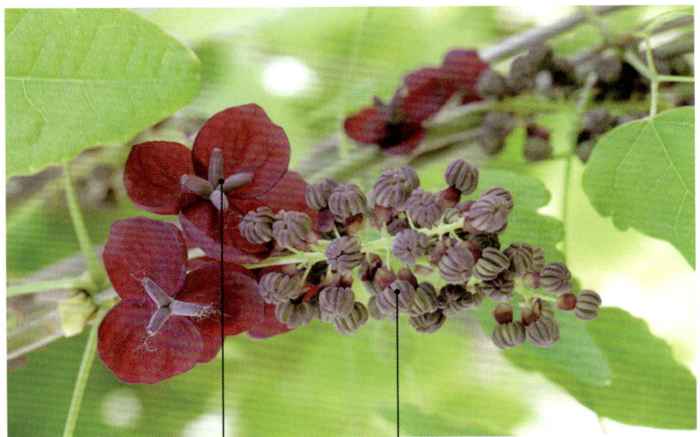

小叶边缘具波状齿或浅裂

雌花　雄花

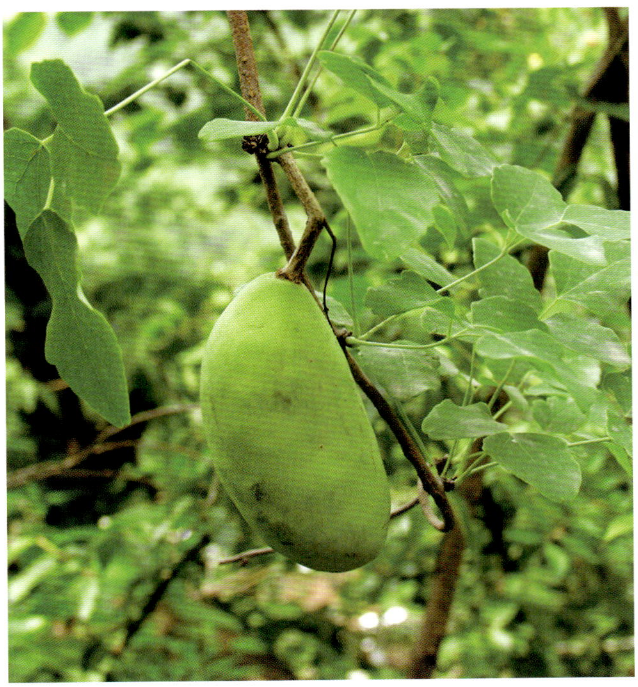

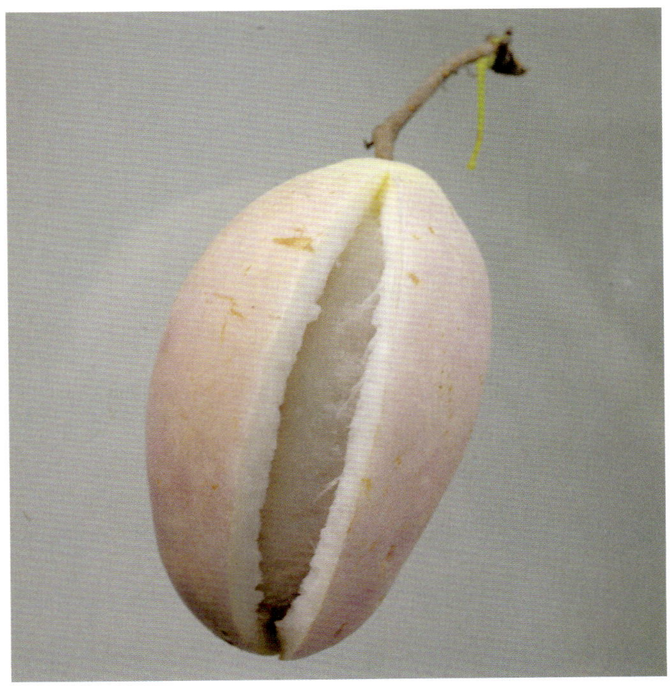

三叶木通

■ 白木通　*Akebia trifoliata* (Thunb.) Koidz. var. *australis* (Diels) Rehd.　别名：八月瓜藤

《中国植物志》《中国高等植物》及 *Flora of China* 记载白木通拉丁学名为 *Akebia trifoliata* subsp. *australis* (Diels) T. Shimizu。

生于山谷、山坡灌丛、沟缘或疏林半阴湿处。分布于河南、山西、陕西、江苏、浙江、江西、福建、湖北、湖南、贵州、四川、云南、广东、海南。

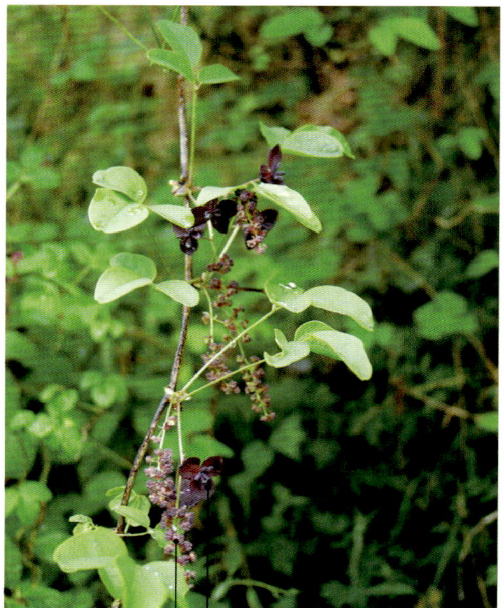

雄花　雌花

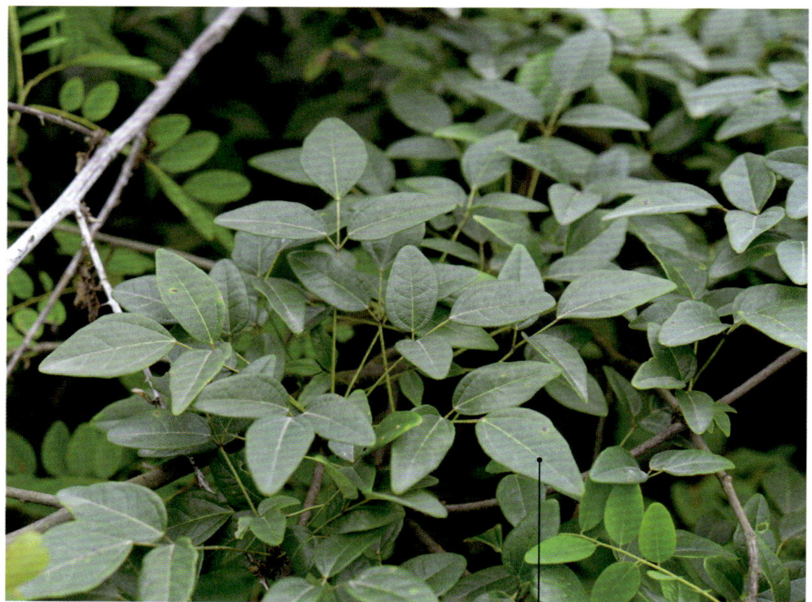

掌状复叶，小叶 3 枚；边缘通常全缘

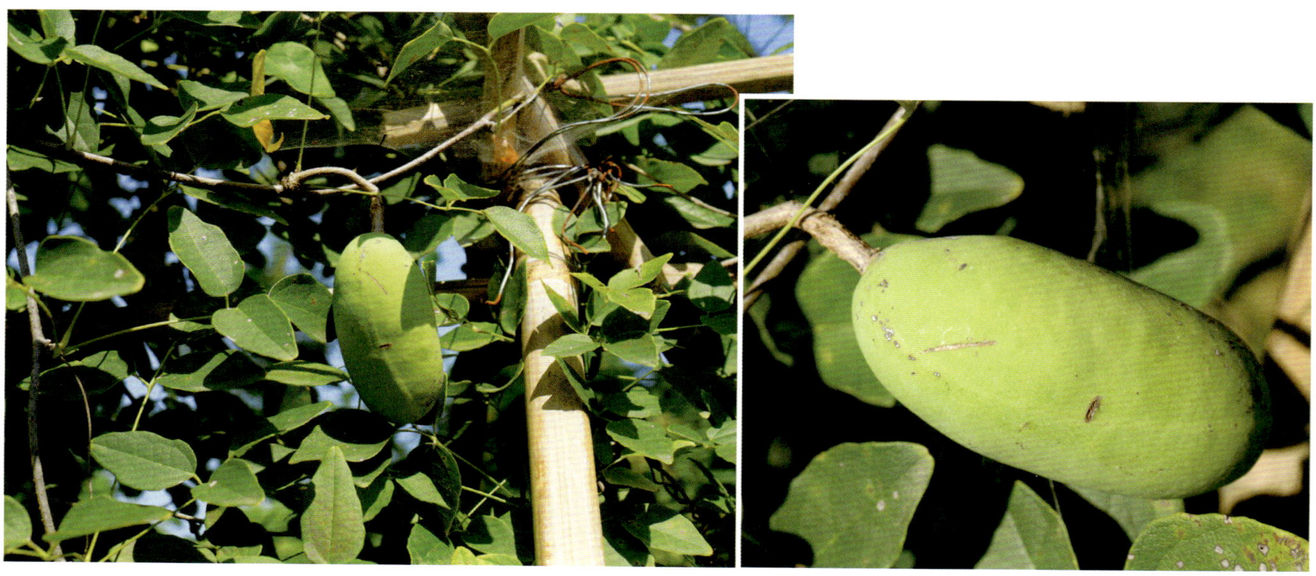

白木通

对比鉴别

木通科植物木通与三叶木通、白木通的藤茎（药材名木通）、果实（药材名预知子）同等入药。木通类药材大致分为3类：木通、川木通和关木通。《中国药典》2020年版记载木通为木通科植物木通、三叶木通与白木通的藤茎。川木通为毛茛科植物小木通 *Clematis armandii* Franch.、绣球藤 *Clematis montana* Buch. -Ham. 的藤茎，民间还使用同属其他多种大型藤本植物的藤茎作为药材川木通的来源，常见的有女萎 *Clematis apiifolia* DC.、钝齿铁线莲 *Clematis apiifolia* var. *argentilucida* W. T. Wang、粗齿铁线莲 *Clematis grandidentata* W. T. Wang、锈毛铁线莲 *Clematis leschenaultiana* DC.。《中国药典》2000年版以前各版记载关木通为马兜铃科植物东北马兜铃 *Aristolochia manshuriensis* Kom 的藤茎，由于其含有有毒成分马兜铃酸，之后的各版便不再收载。

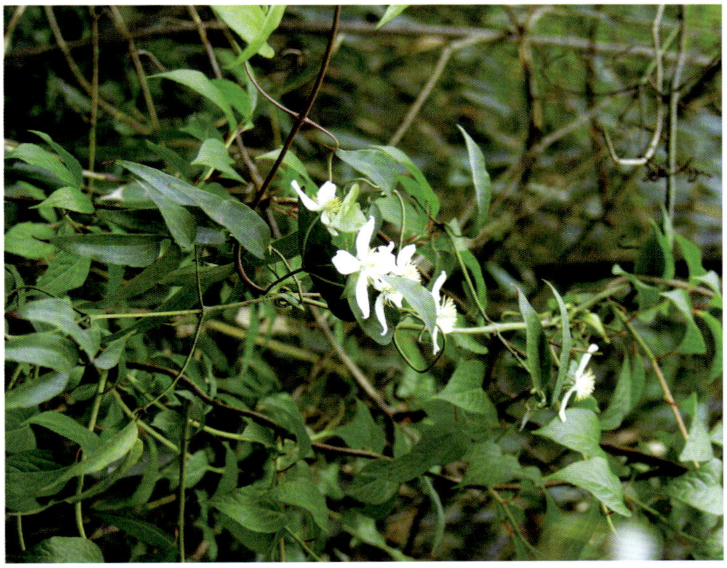

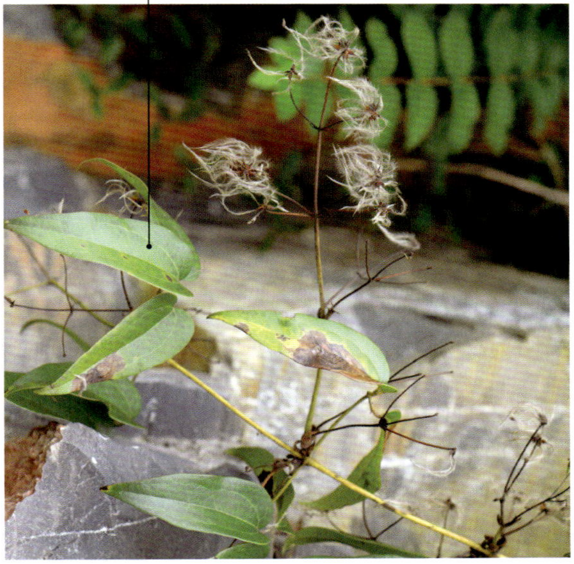

小木通

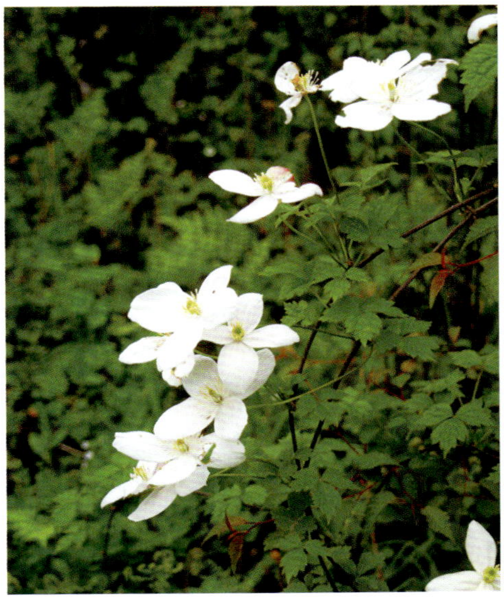

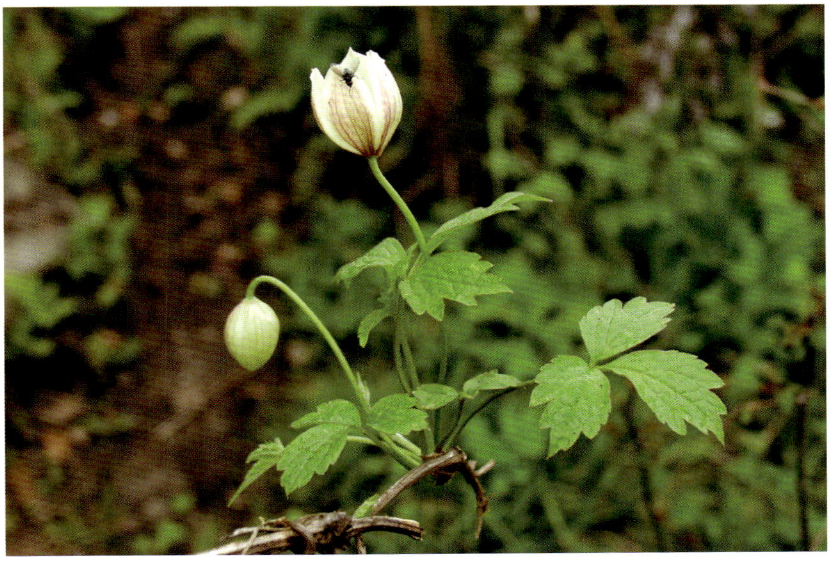

绣球藤

小叶较小，长 2~8cm，菱状卵形

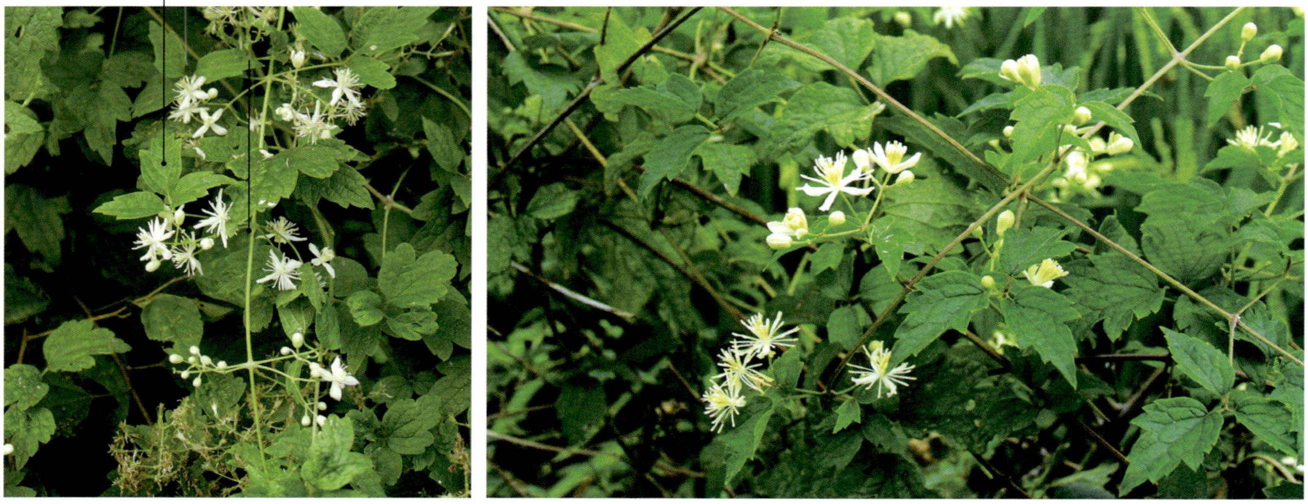

女萎

小叶较大，长 2.5~13cm，宽卵形；下面密被短柔毛

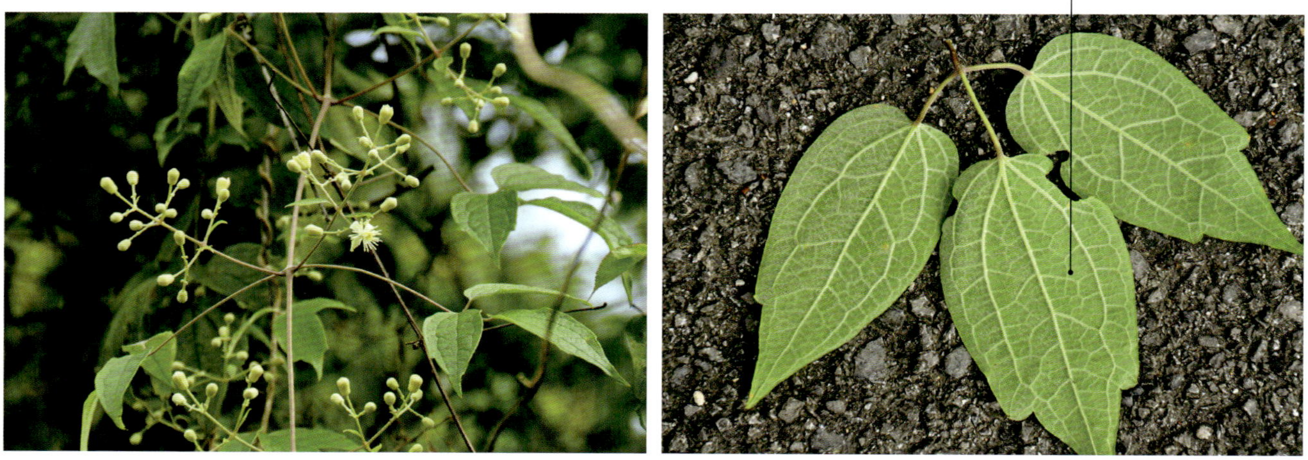

钝齿铁线莲

一回羽状复叶，5 小叶

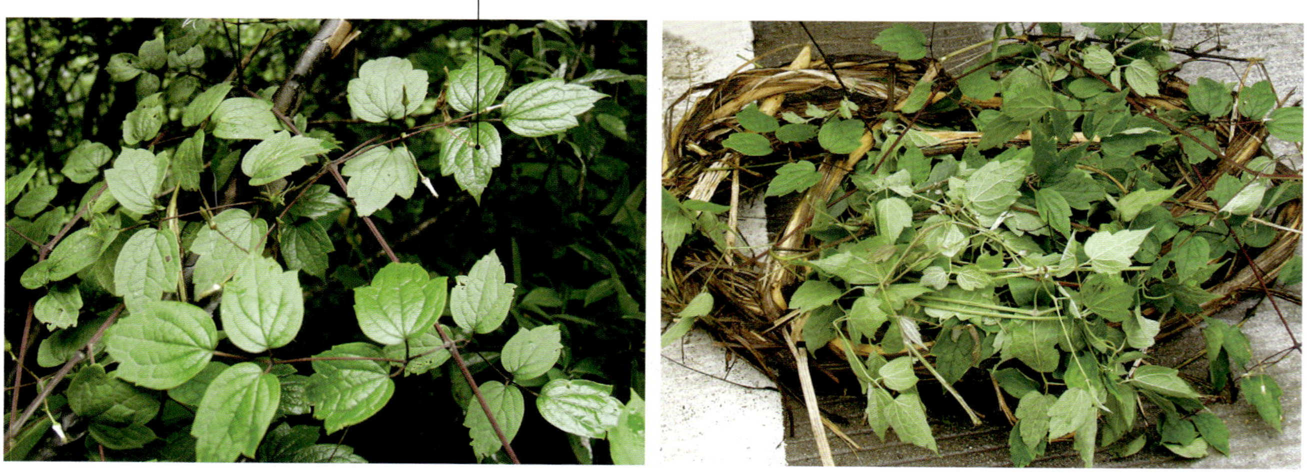

粗齿铁线莲

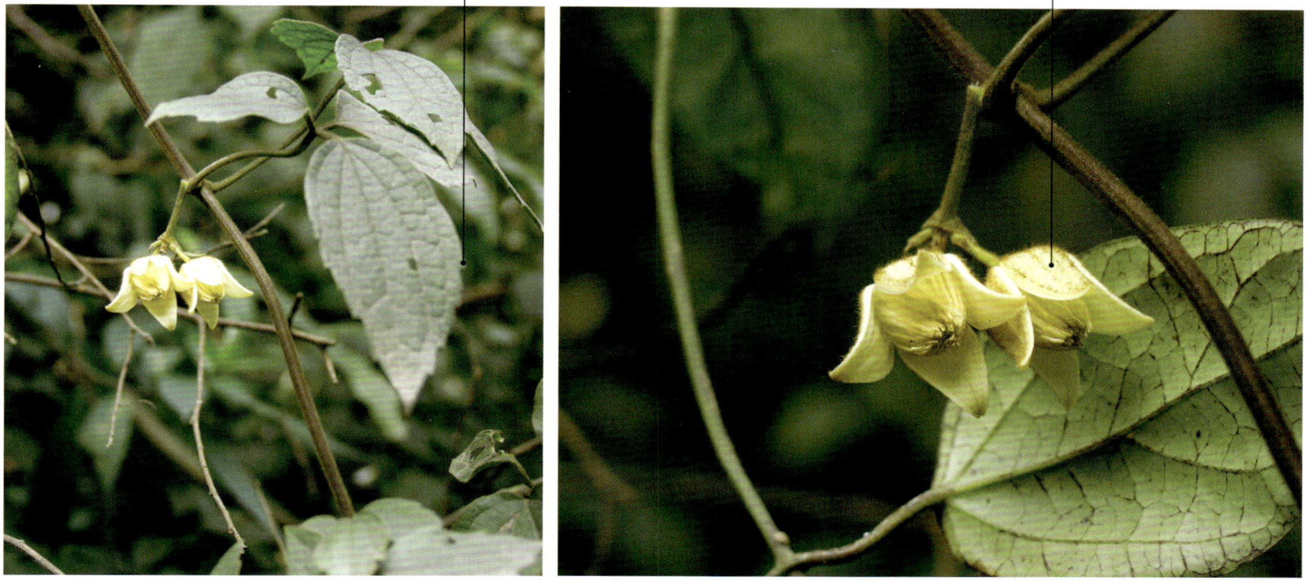

锈毛铁线莲

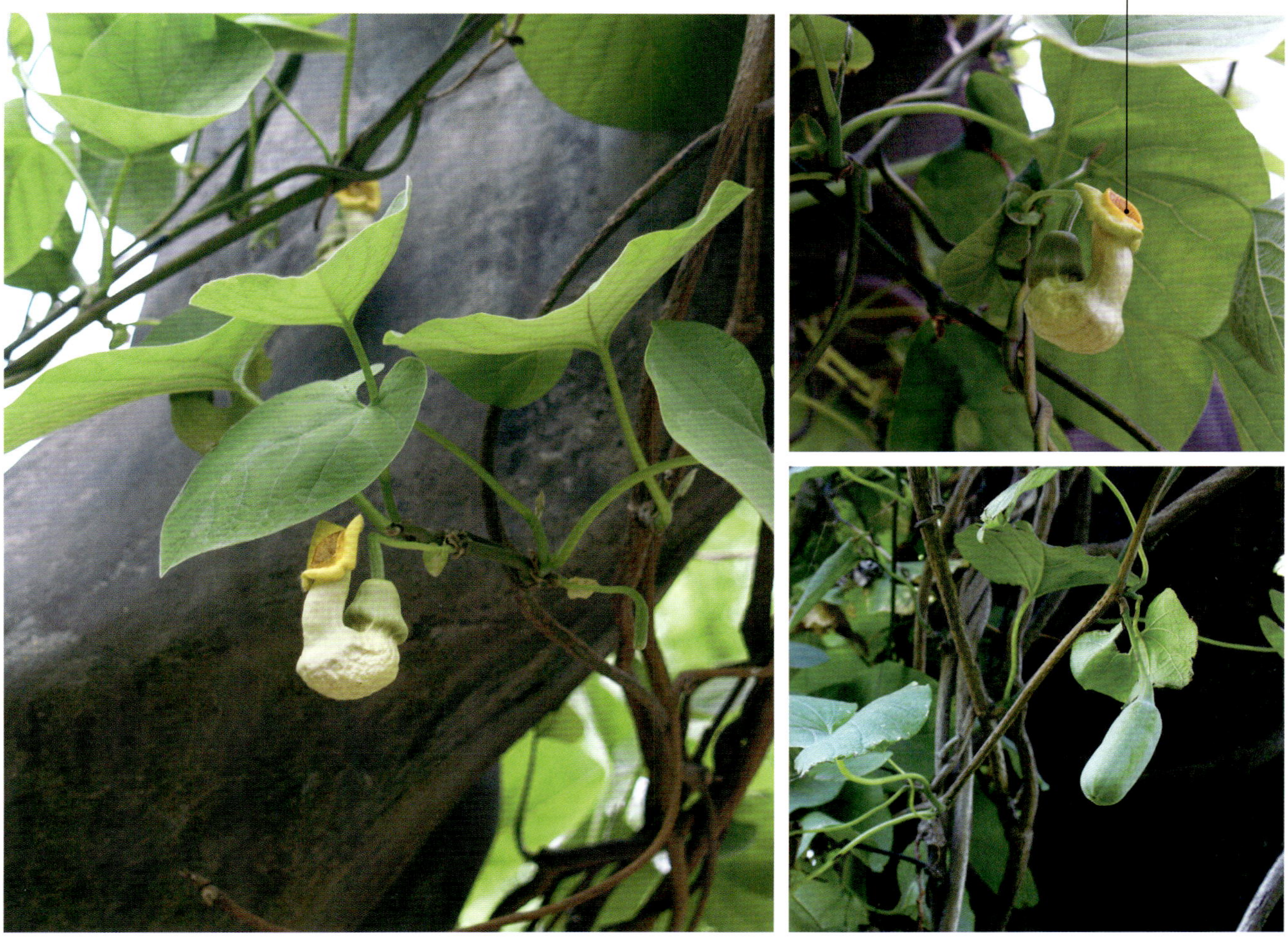

东北马兜铃

检索表

1. 花单朵，稀2朵聚生于叶腋；花被管中部马蹄形弯曲……东北马兜铃
1. 花多朵组成花序；花被片分离……2
2. 花单性；浆果状蓇葖果……3
2. 花两性；瘦果，宿存花柱伸长呈羽毛状……5
3. 掌状复叶，小叶5枚……木通
3. 掌状复叶，小叶3枚……4
4. 小叶革质，边缘通常全缘……白木通
4. 小叶纸质或薄革质，边缘具波状齿或浅裂……三叶木通
5. 一回羽状复叶，5小叶……粗齿铁线莲
5. 三出复叶……6
6. 小叶全缘……小木通
6. 小叶有锯齿……7
7. 萼片黄色……锈毛铁线莲
7. 萼片白色……8
8. 花数朵与数叶簇生于老枝上……绣球藤
8. 花序自当年生枝顶或叶腋生出……9
9. 小叶较小，长2~8cm，菱状卵形；下面疏生短柔毛……女萎
9. 小叶较大，长2.5~13cm，宽卵形；下面密被短柔毛……钝齿铁线莲

木棉花

Mumianhua

GOSSAMPINI FLOS

本品为木棉科植物木棉 *Gossampinus malabarica* (DC.) Merr. 的干燥花。

基原植物

■ 木棉 *Gossampinus malabarica* (DC.) Merr. 别名：木棉树

Flora of China 记载木棉的拉丁学名为 *Bombax ceiba* Linnaeus。

生于向阳坡地、村边、路旁或栽培于庭园。分布于福建、台湾、广东、海南、广西、贵州、四川、云南等地。

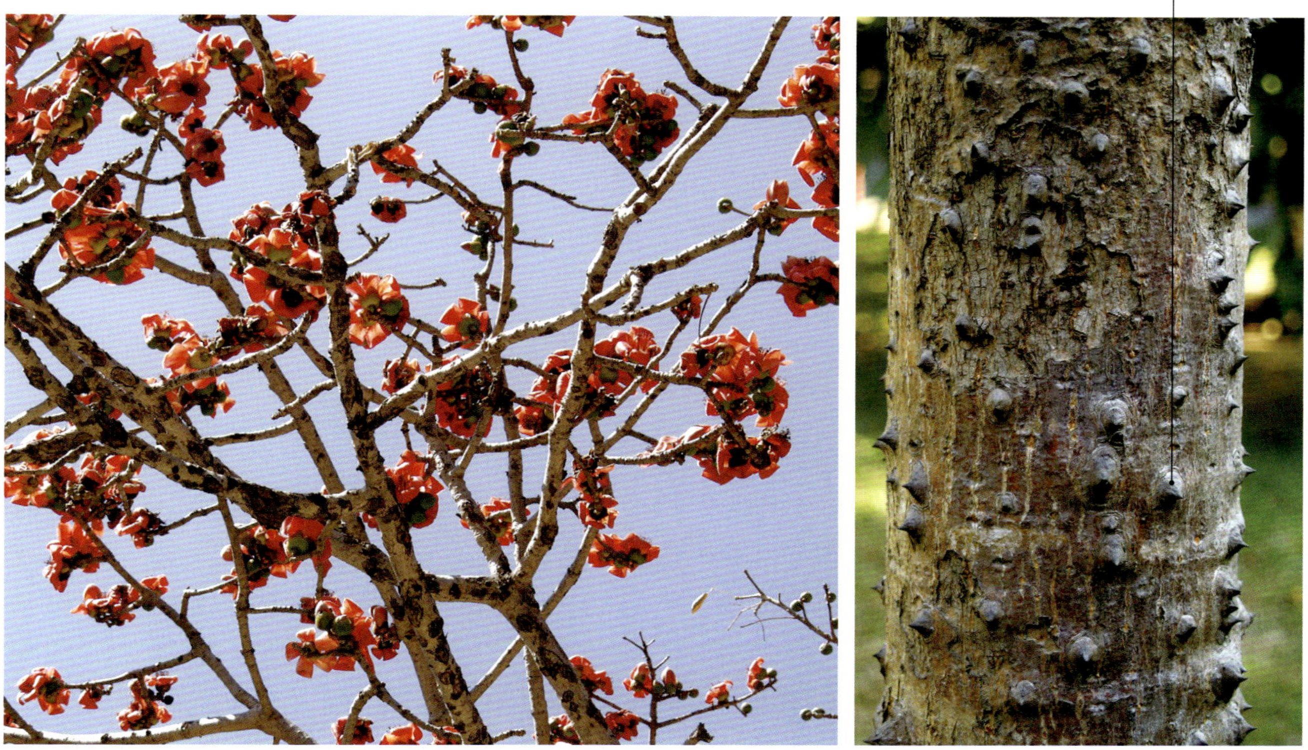

木棉

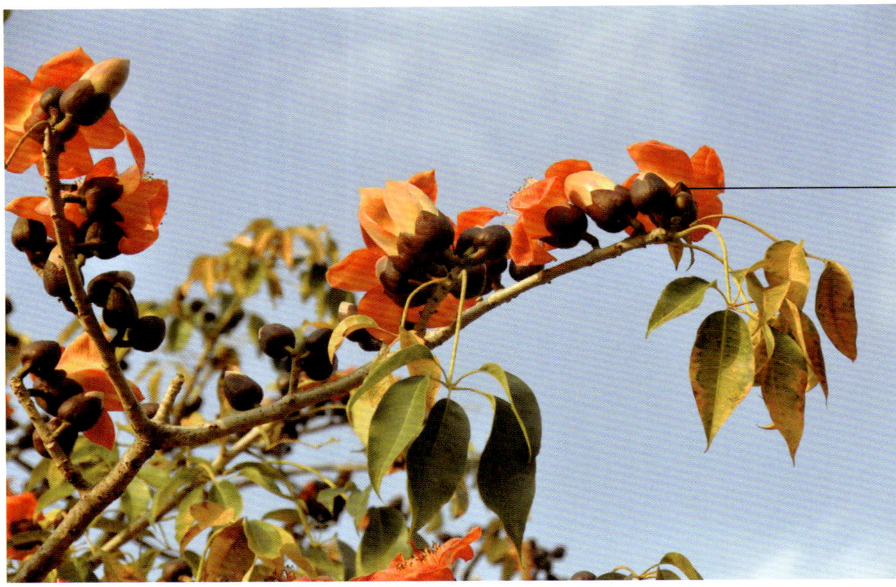

花大，红色，直径约 12cm

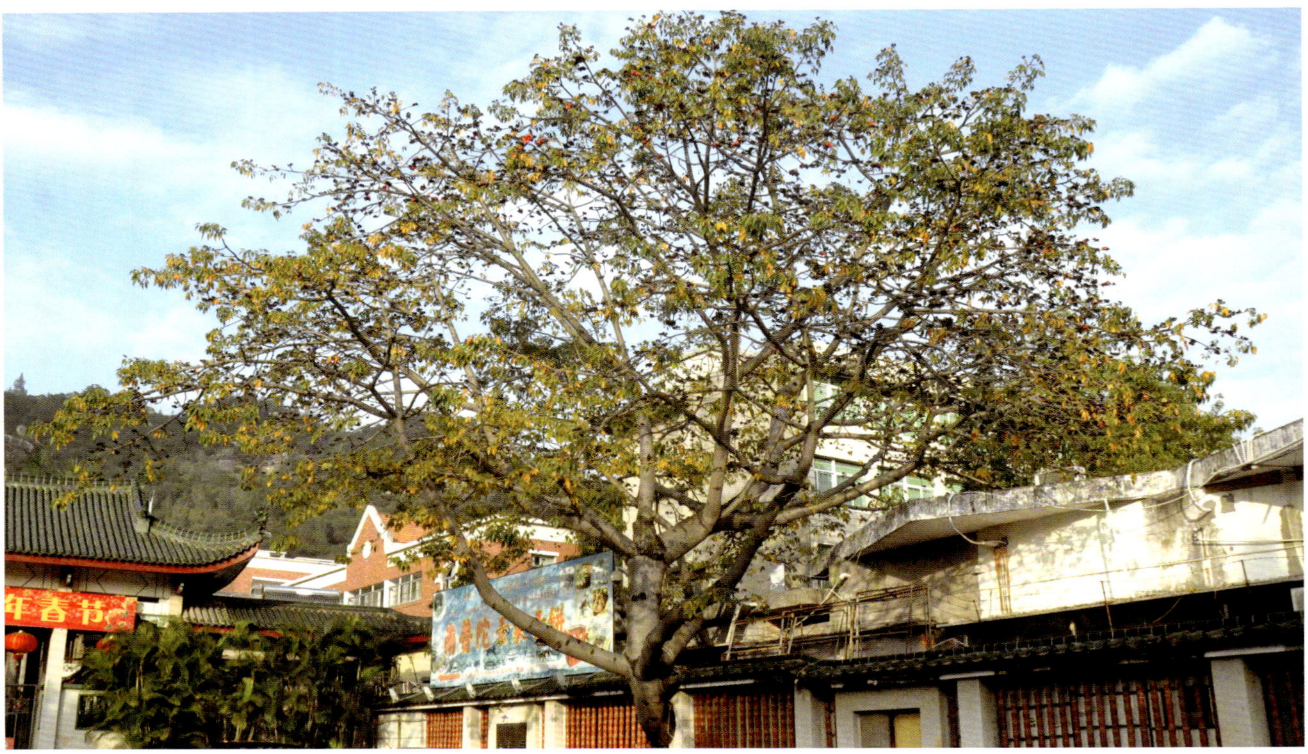

木棉（续）

木蝴蝶 Muhudie OROXYLI SEMEN

本品为紫葳科植物木蝴蝶 *Oroxylum indicum* (L.) Vent. 的干燥成熟种子。

基原植物

■ **木蝴蝶** *Oroxylum indicum* (L.) Vent. 别名：千张纸、白故纸

生于低海拔山坡、溪边、山谷或灌木丛中。分布于福建、海南、广东、广西、云南、贵州、四川。

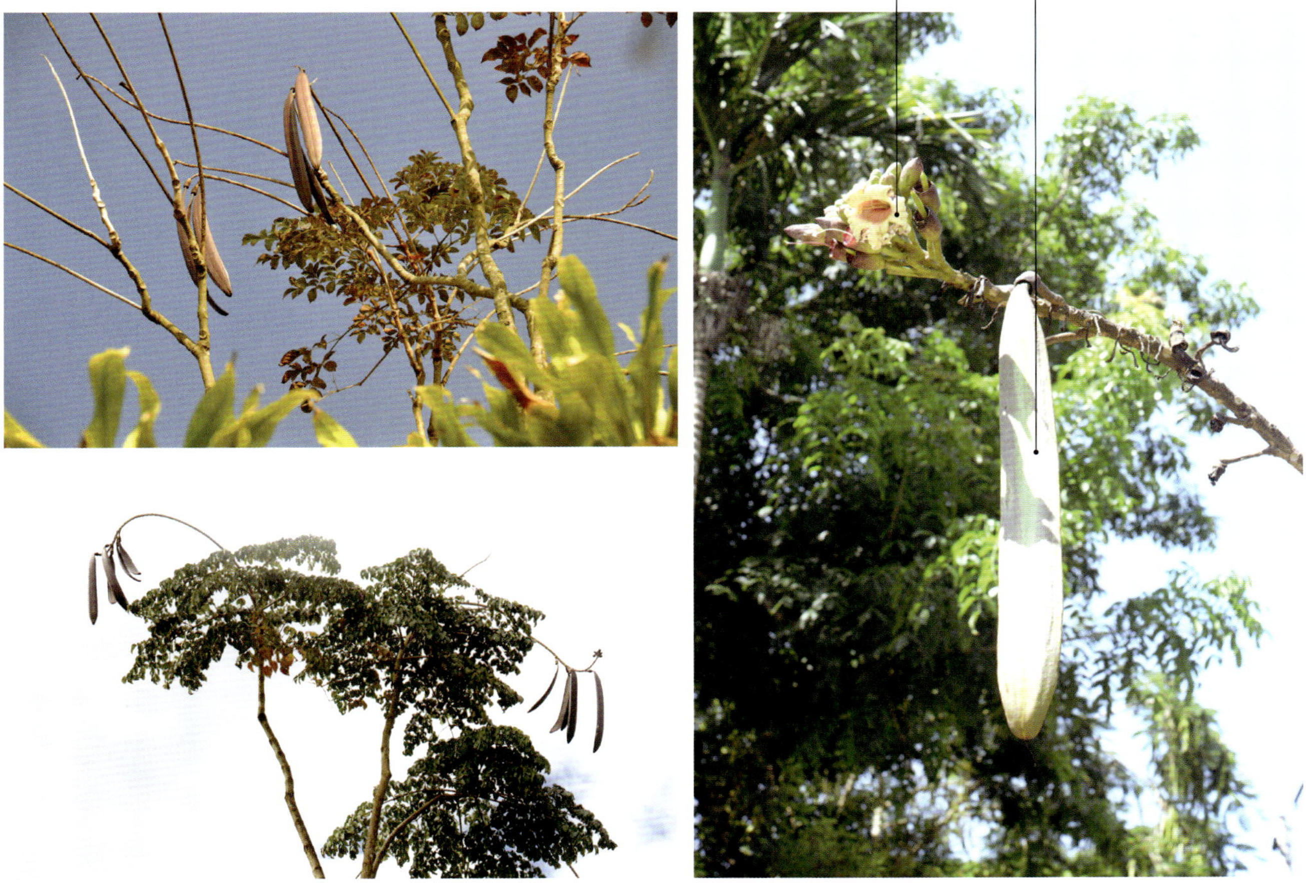

木蝴蝶

木鳖子

Mubiezi

MOMORDICAE SEMEN

本品为葫芦科植物木鳖 *Momordica cochinchinensis* (Lour.) Spreng. 的干燥成熟种子。

基原植物

■ **木鳖** *Momordica cochinchinensis* (Lour.) Spreng. 别名：木别子、木鳖瓜

生于山坡灌丛中、林缘、河岸，亦有栽培。分布于四川、江西、湖南、广东、广西、海南。

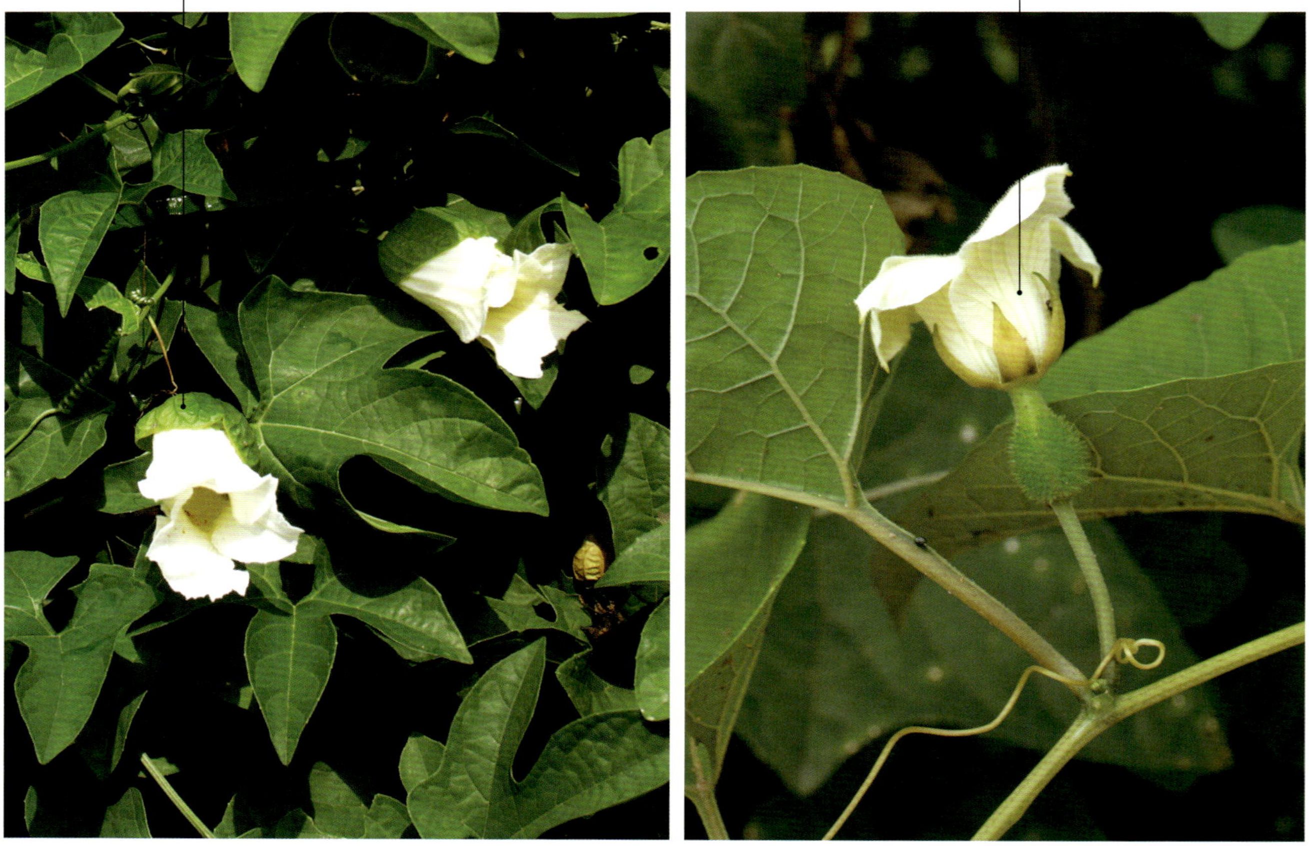

木鳖

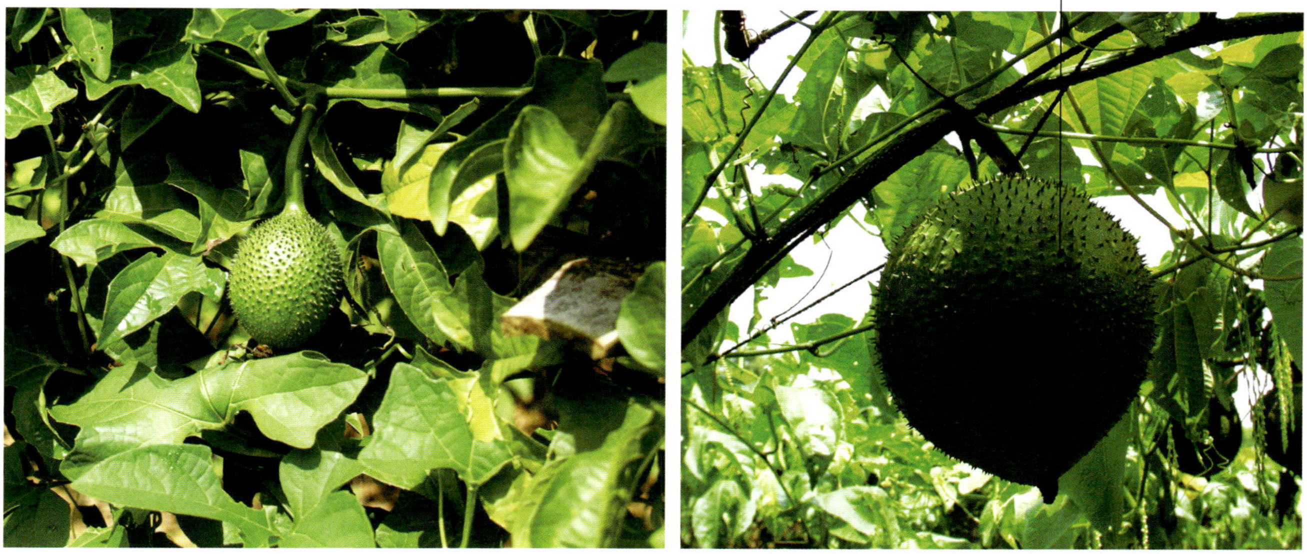

木鳖（续）

对比鉴别

参见“天花粉”项。

检索表

参见“天花粉”项。

五加皮

Wujiapi

ACANTHOPANACIS CORTEX

本品为五加科植物细柱五加 *Acanthopanax gracilistylus* W. W. Smith 的干燥根皮。

基原植物

■ 细柱五加 *Acanthopanax gracilistylus* W. W. Smith　别名：南五加皮、五加

《中国高等植物》及 *Flora of China* 记载细柱五加的学名为 *Eleutherococcus nodiflorus* (Dunn) S. Y. Hu。生于灌木丛、山坡路旁。分布于山西、陕西、山东及长江以南各地。

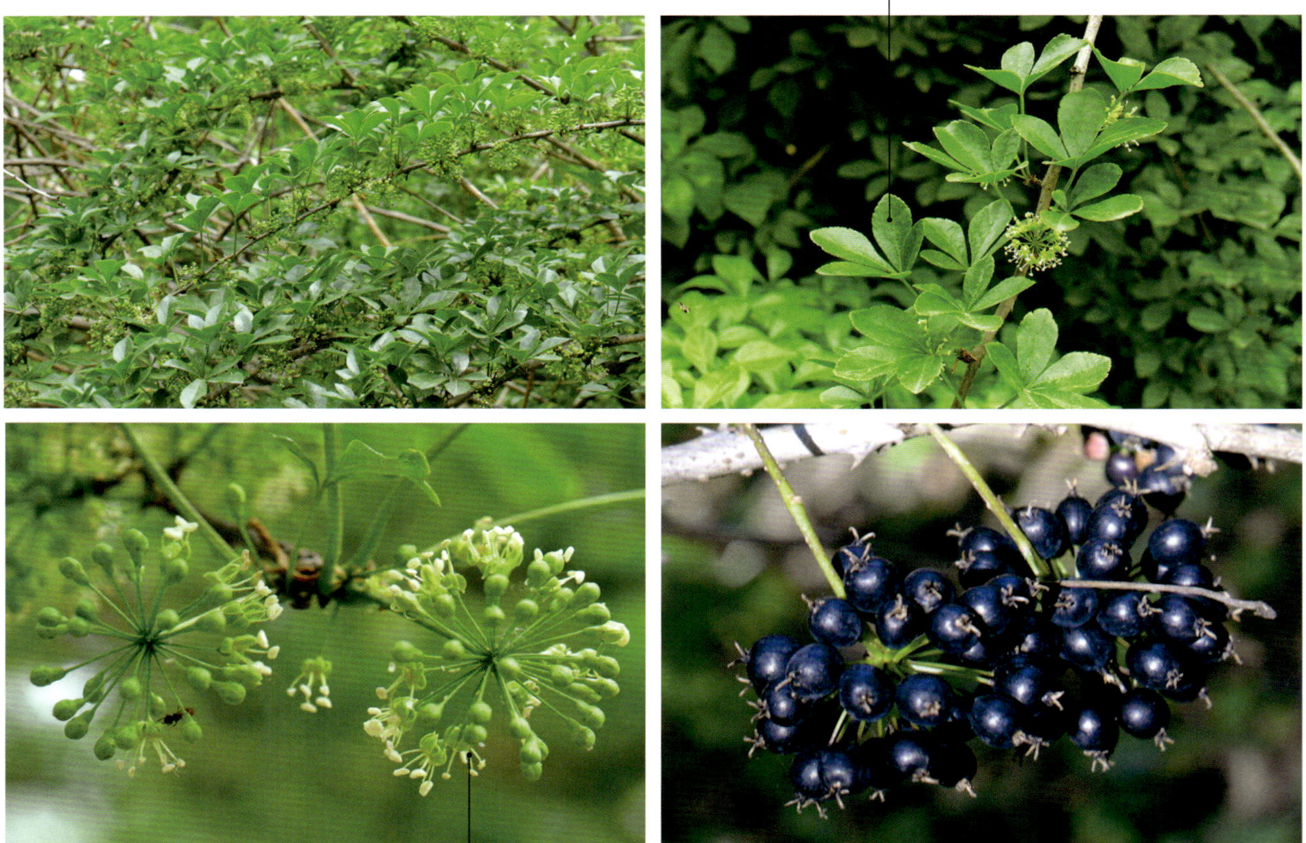

细柱五加

对比鉴别

萝藦科植物杠柳 *Periploca sepium* Bge. 的根皮作香加皮入药，常与正品五加皮混用。五加皮价高时，药农常采集五加科植物刺五加 *Eleutherococcus senticosus* (Rupr. et Maxim.) Maxim.、无梗五加 *Eleutherococcus sessiliflorus* S. Y. Hu 的根皮及茎皮混充。五加科植物白簕 *Eleutherococcus trifoliatus* S. Y. Hu 也称三加皮，其生境及分布区域与细柱五加相同，常与细柱五加的根皮一起采集作为五加皮使用。红毛五加 *Eleutherococcus giraldii* (Harms) Nakai 的茎皮在四川等地作红毛五加皮入药。

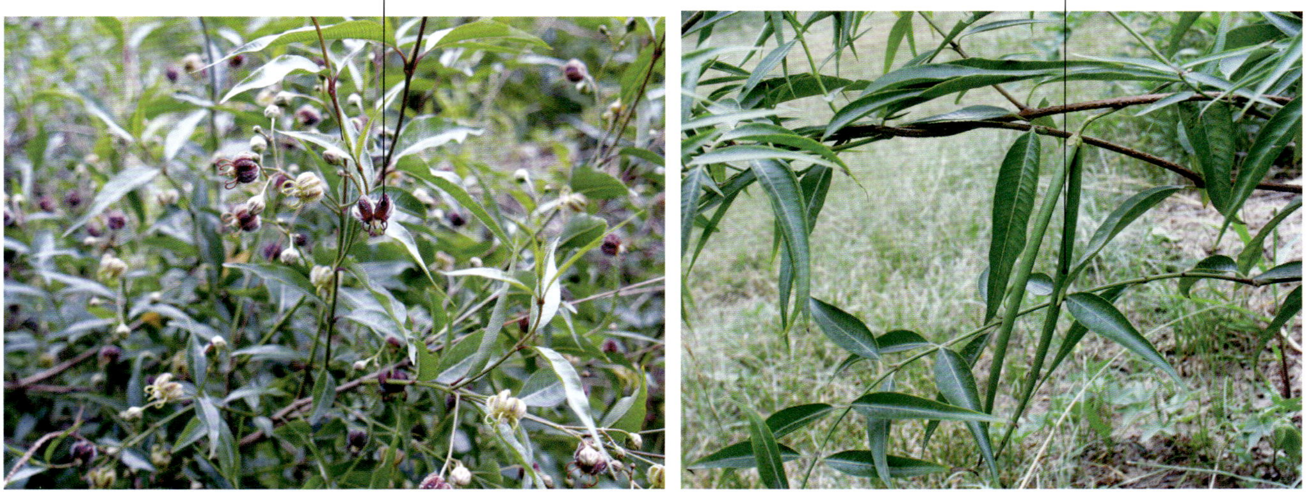
花开放后裂片向外卷
蓇葖果圆柱状
杠柳

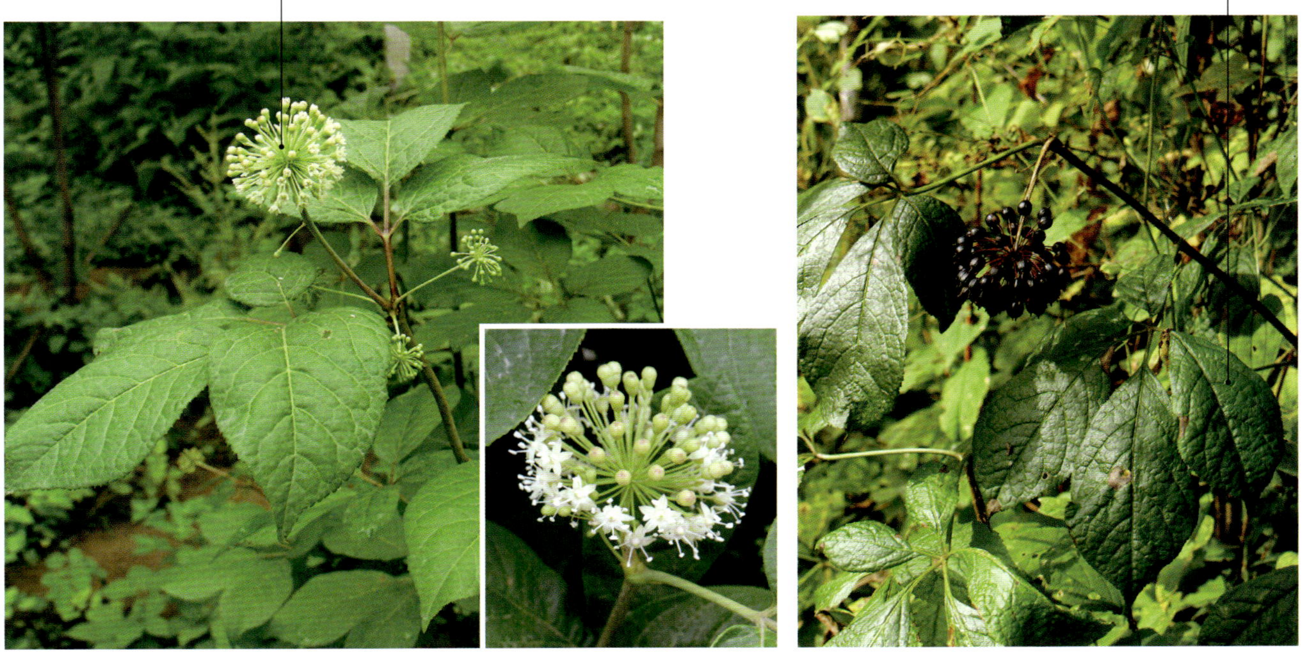
伞形花序常组成复伞形花序或短圆锥花序
掌状复叶，小叶5
刺五加

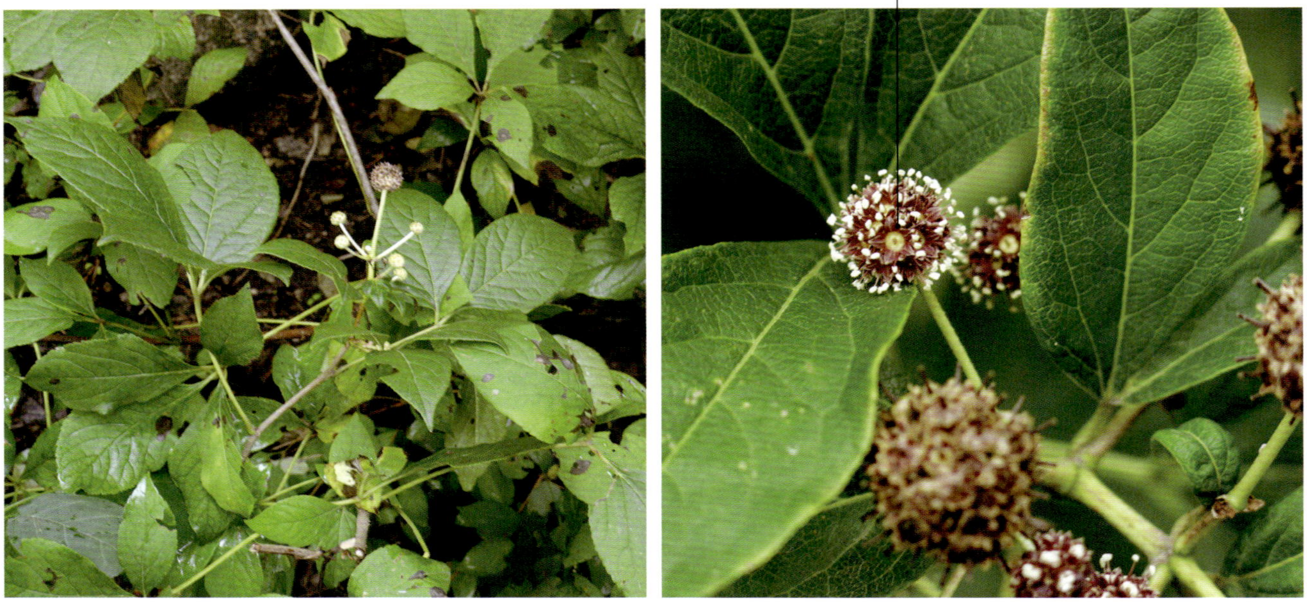

无梗五加

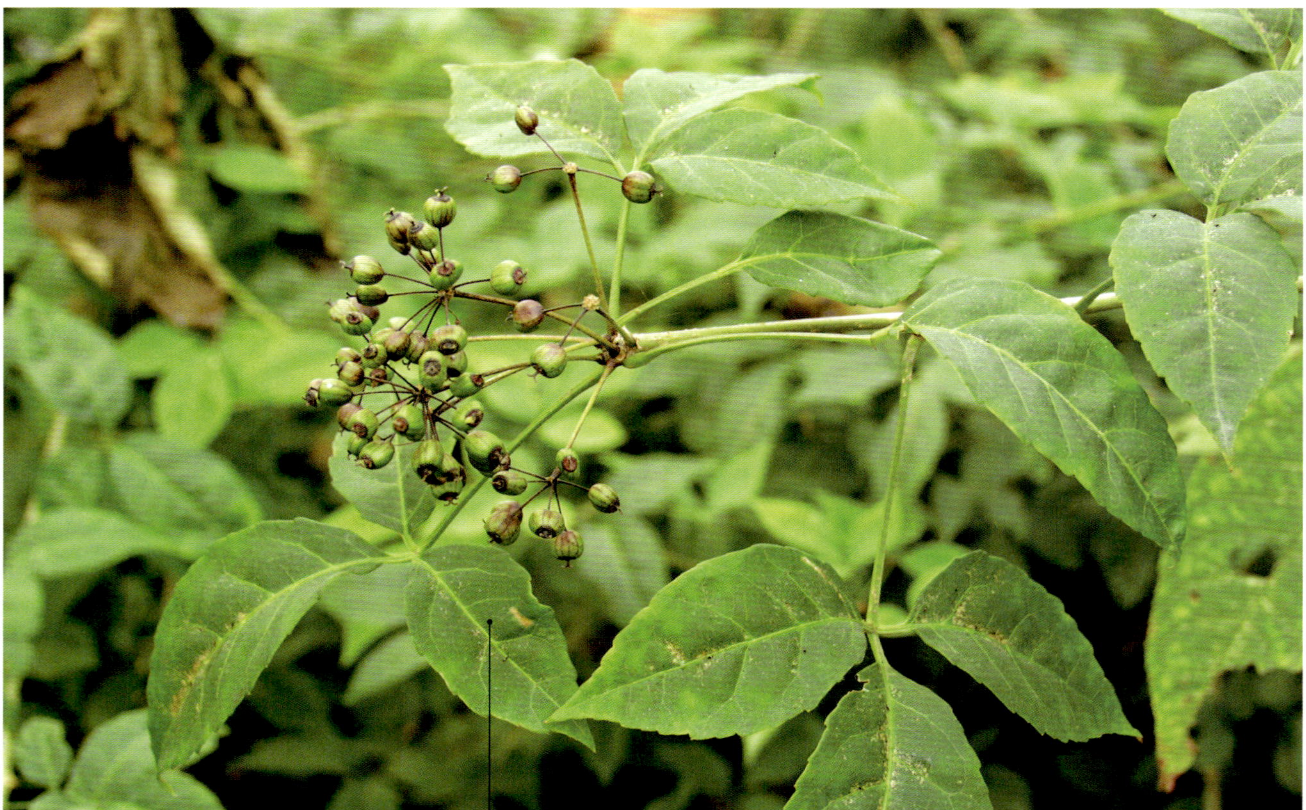

白簕

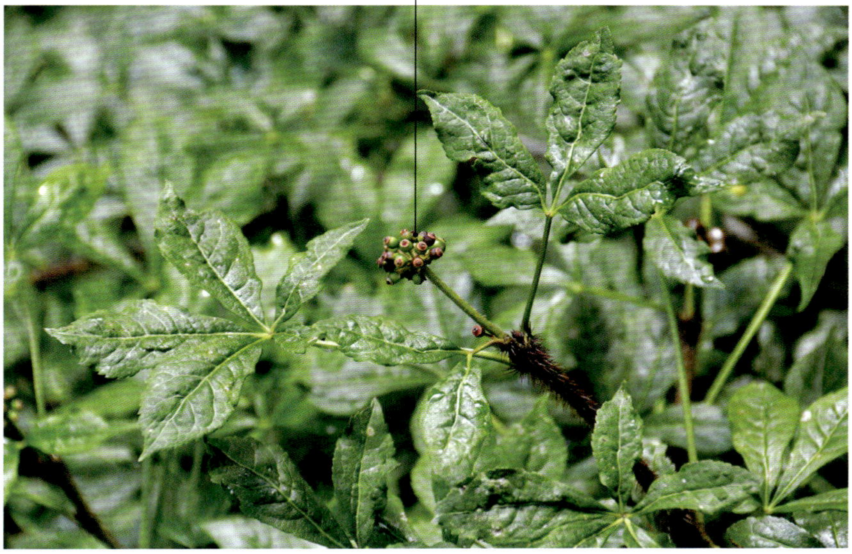

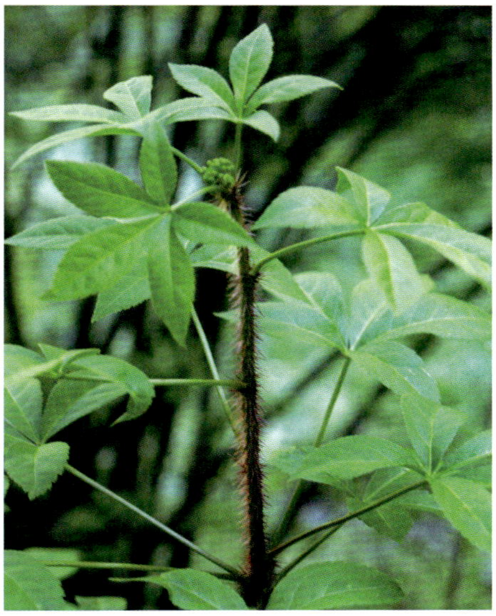

红毛五加

检索表

1. 花开放后裂片向外卷；蓇葖果圆柱状 .... 杠柳
1. 花开放后裂片不外卷；果实球形 2
2. 掌状复叶，小叶 3 .... 白簕
2. 掌状复叶，小叶 5 3
3. 子房 2 室 4
3. 子房 3~5 室 5
4. 头状花序紧密，球形；花无梗 .... 无梗五加
4. 伞形花序；花有梗 .... 细柱五加
5. 伞形花序单生 .... 红毛五加
5. 伞形花序常组成复伞形花序或短圆锥花序 .... 刺五加

五味子

Wuweizi

SCHISANDRAE CHINENSIS FRUCTUS

本品为木兰科植物五味子 *Schisandra chinensis* (Turcz.) Baill. 的干燥成熟果实。

基原植物

■ **五味子**　*Schisandra chinensis* (Turcz.) Baill.　别名：北五味子

生于山坡杂木林下，常缠绕在其他植物上。分布于黑龙江、吉林、辽宁、河北、山西、内蒙古、陕西。

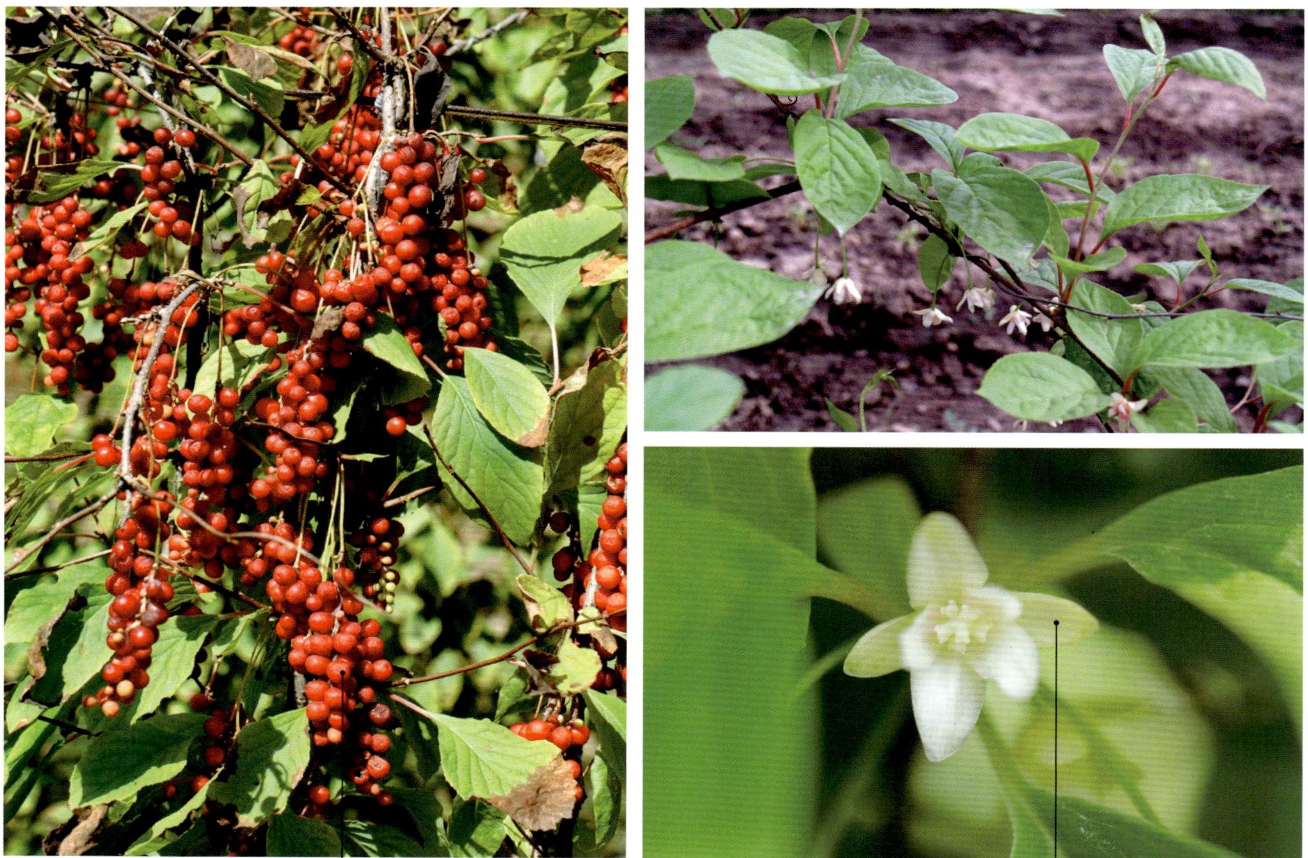

穗状聚合果　雄花

五味子

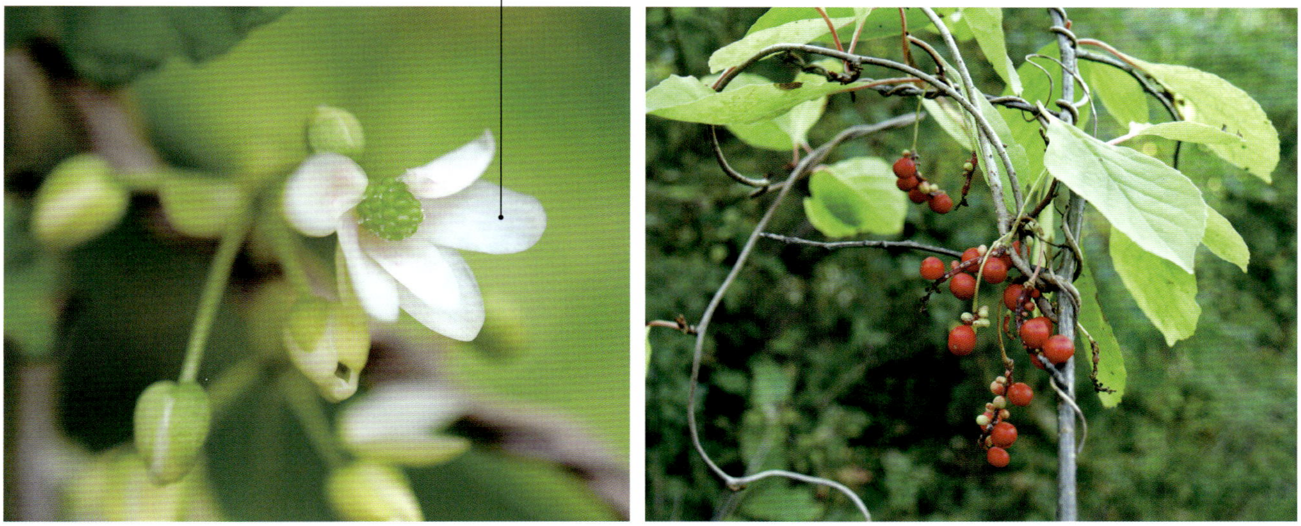
雌花；花被乳白色或粉红色

五味子（续）

对比鉴别

2000 年以前的各版《中国药典》记载植物五味子和华中五味子 *Schisandra sphenanthera* Rehd. et Wils. 的成熟果实作为药材五味子的来源同等入药，之后的各版分列药材五味子（植物五味子的果实）及南五味子（植物华中五味子的果实）。

华中五味子与五味子主要区别点：花被片黄色、橙黄色或红色；雄花有雄蕊 11~19（~23）枚，雄花花托顶端伸长，雌蕊群花托果时延长；聚合果穗状。

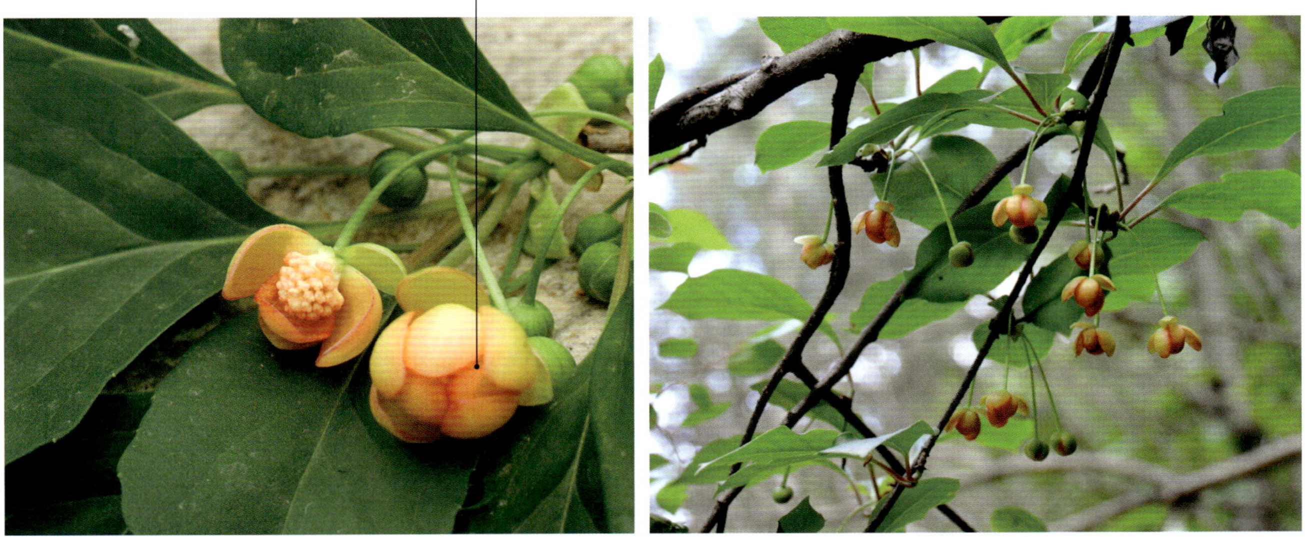
花被片黄色、橙黄色或红色

华中五味子

五倍子 Wubeizi GALLA CHINENSIS

本品为漆树科植物盐肤木 *Rhus chinensis* Mill.、青麸杨 *Rhus potaninii* Maxim. 或红麸杨 *Rhus punjabensis* Stew. var. *sinica* (Diels) Rehd. et Wils. 叶上的虫瘿，主要由五倍子蚜 *Melaphis chinensis* (Bell) Baker 寄生而形成。

基原植物

■ 盐肤木 *Rhus chinensis* Mill. 别名：五倍子树

生于向阳多沙砾的山坡上、荒野或灌丛中。分布于除青海、新疆、黑龙江、辽宁以外的各地，但能产结五倍子的只分布于四川、贵州、云南、湖南、湖北、陕西、河南、浙江。

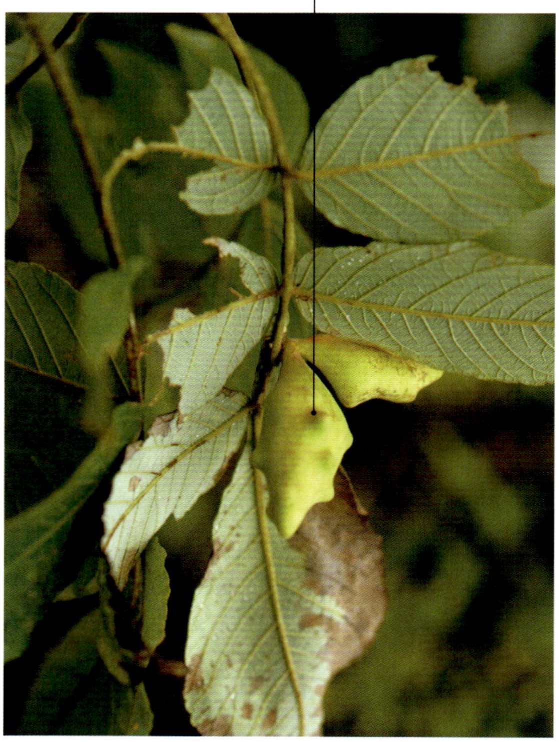

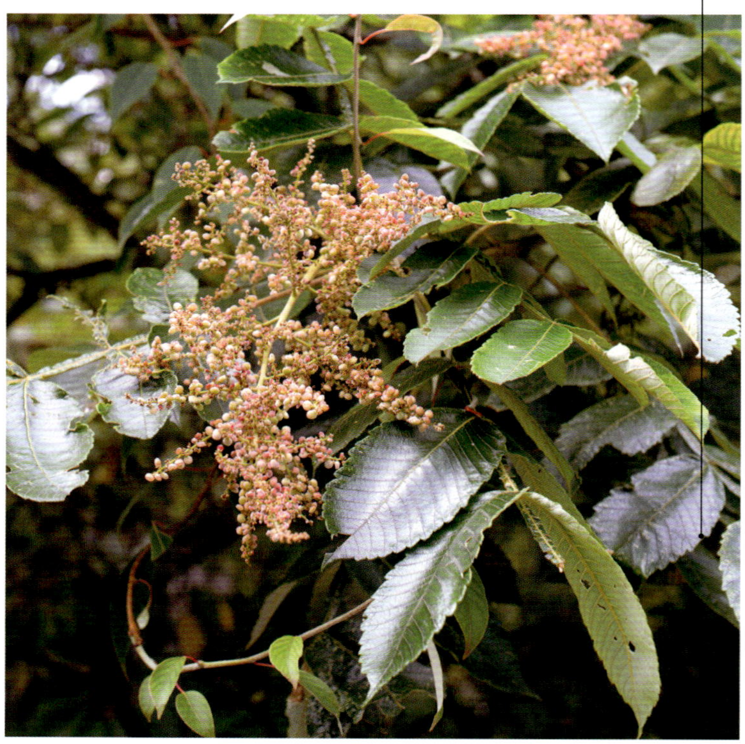

盐肤木

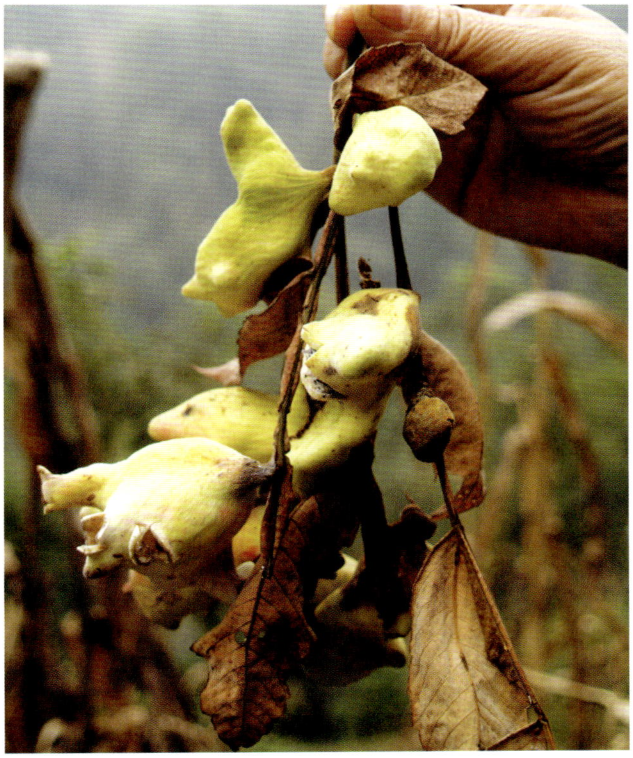
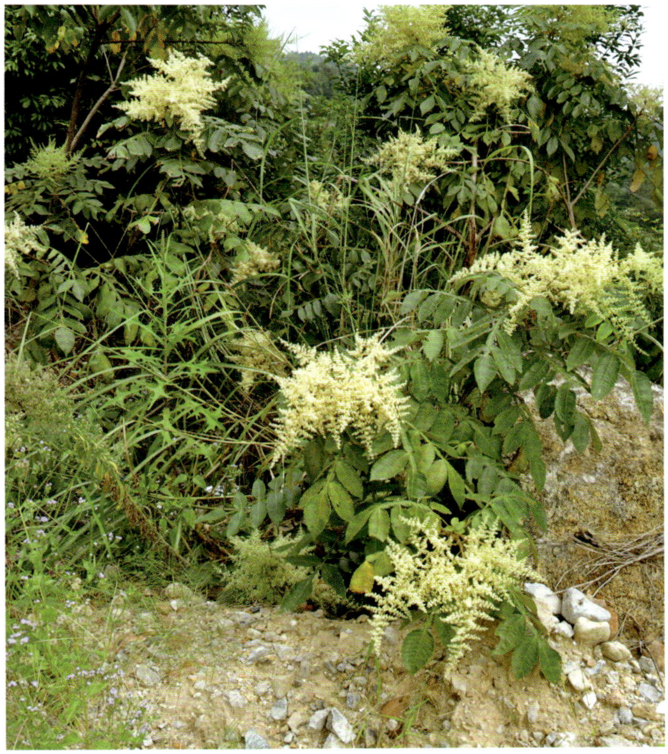

盐肤木（续）

■ 青麸杨 *Rhus potaninii* Maxim. 别名：波氏盐肤木

生于山坡干燥处灌木丛中。分布于陕西、甘肃、山西、河南、湖北、湖南、贵州、四川、西藏、云南。

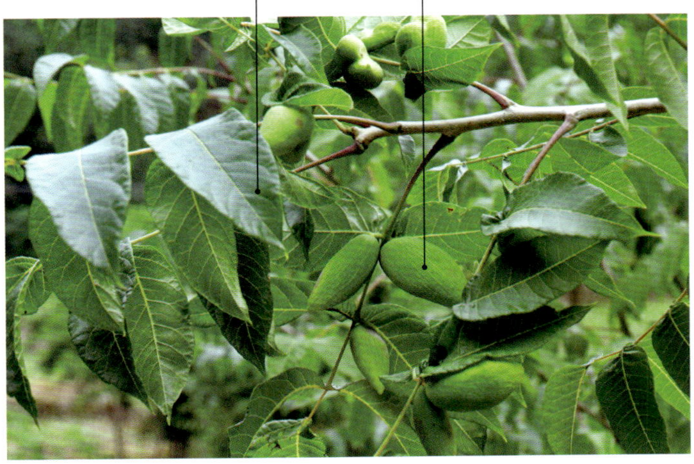

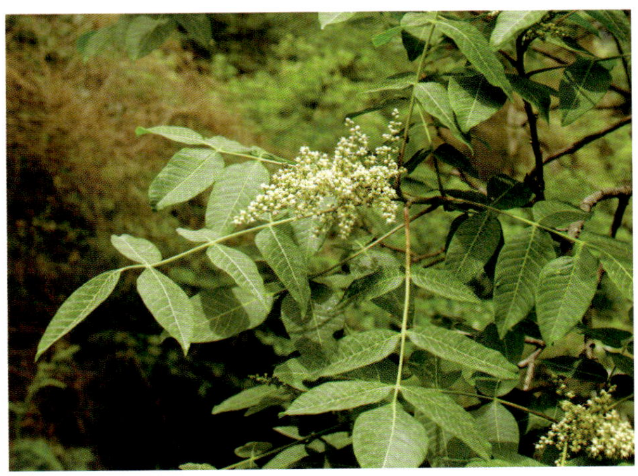

青麸杨

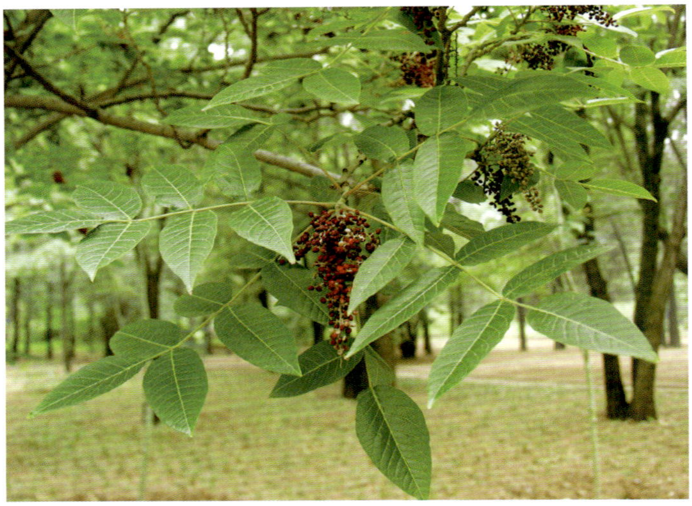

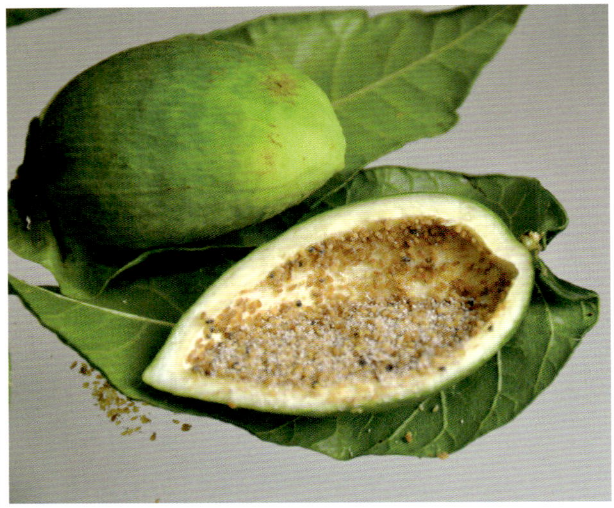

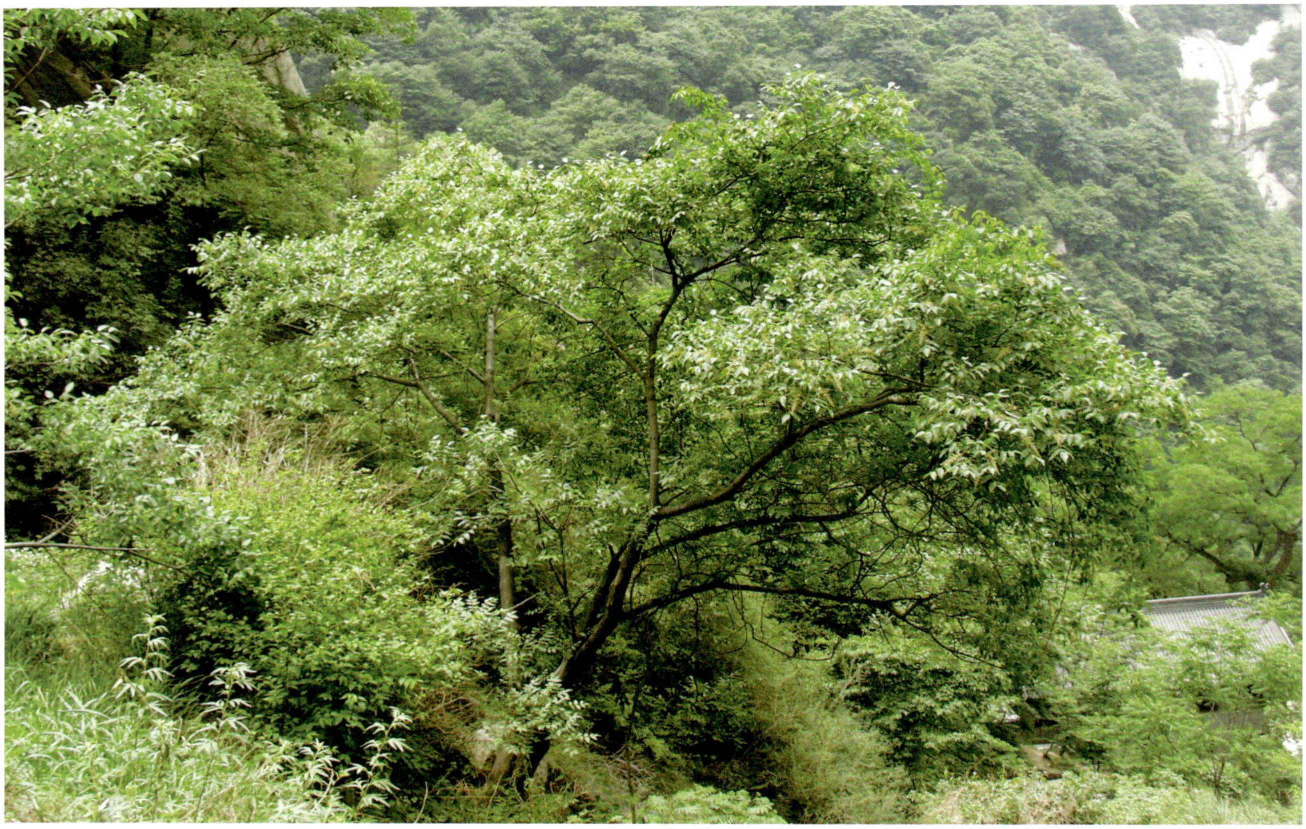

青麸杨（续）

■ **红麸杨** *Rhus punjabensis* Stew. var. *sinica* (Diels) Rehd. et Wils.　别名：铁倍树

生于向阳山坡疏林下或灌木丛中。分布于湖北、湖南、陕西、甘肃、云南、贵州、四川、西藏。

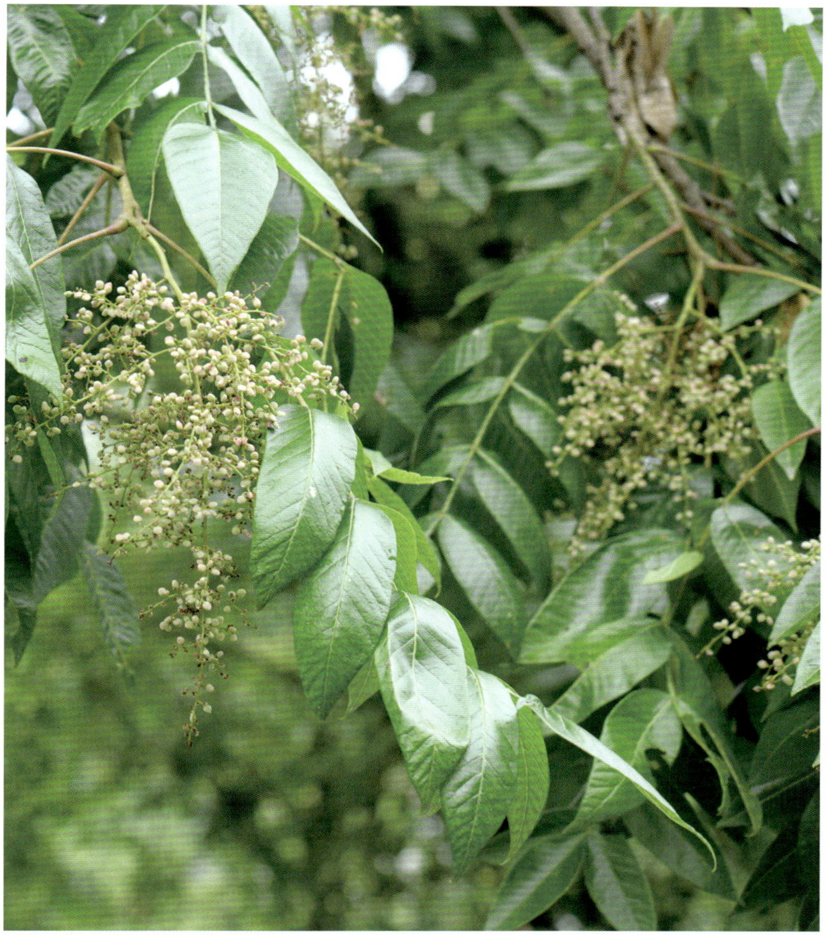

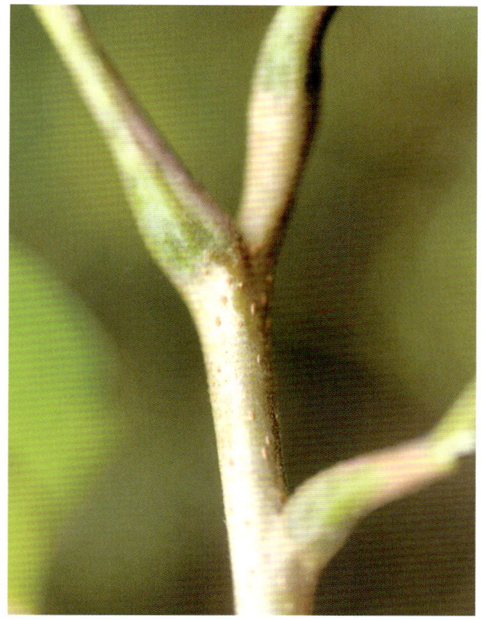

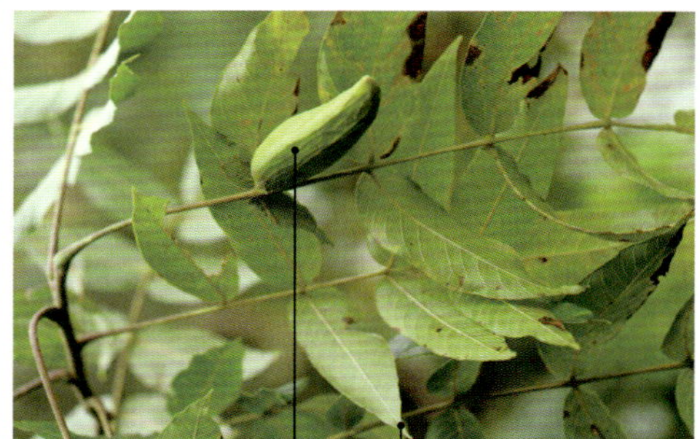

虫瘿

小叶先端渐尖或长渐尖，无柄

红麸杨

检索表

1. 叶轴与总叶柄有宽翅……………………………………………………盐肤木

1. 叶轴无翅或仅上部有狭翅……………………………………………………2

2. 小枝无毛；小叶 3~5 对，先端渐尖，明显具小叶柄……………………青麸杨

2. 小枝有短毛；小叶 3~6 对，先端渐尖或长渐尖，无柄…………………红麸杨

太子参

Taizishen

PSEUDOSTELLARIAE RADIX

本品为石竹科植物孩儿参 *Pseudostellaria heterophylla* (Miq.) Pax ex Pax et Hoffm. 的干燥块根。

基原植物

■ 孩儿参　*Pseudostellaria heterophylla* (Miq.) Pax ex Pax et Hoffm.

生于山坡林下和岩石缝中。分布于黑龙江、辽宁、吉林、河北、河南、山东、山西、江苏、安徽、浙江、江西、湖北、陕西等地。

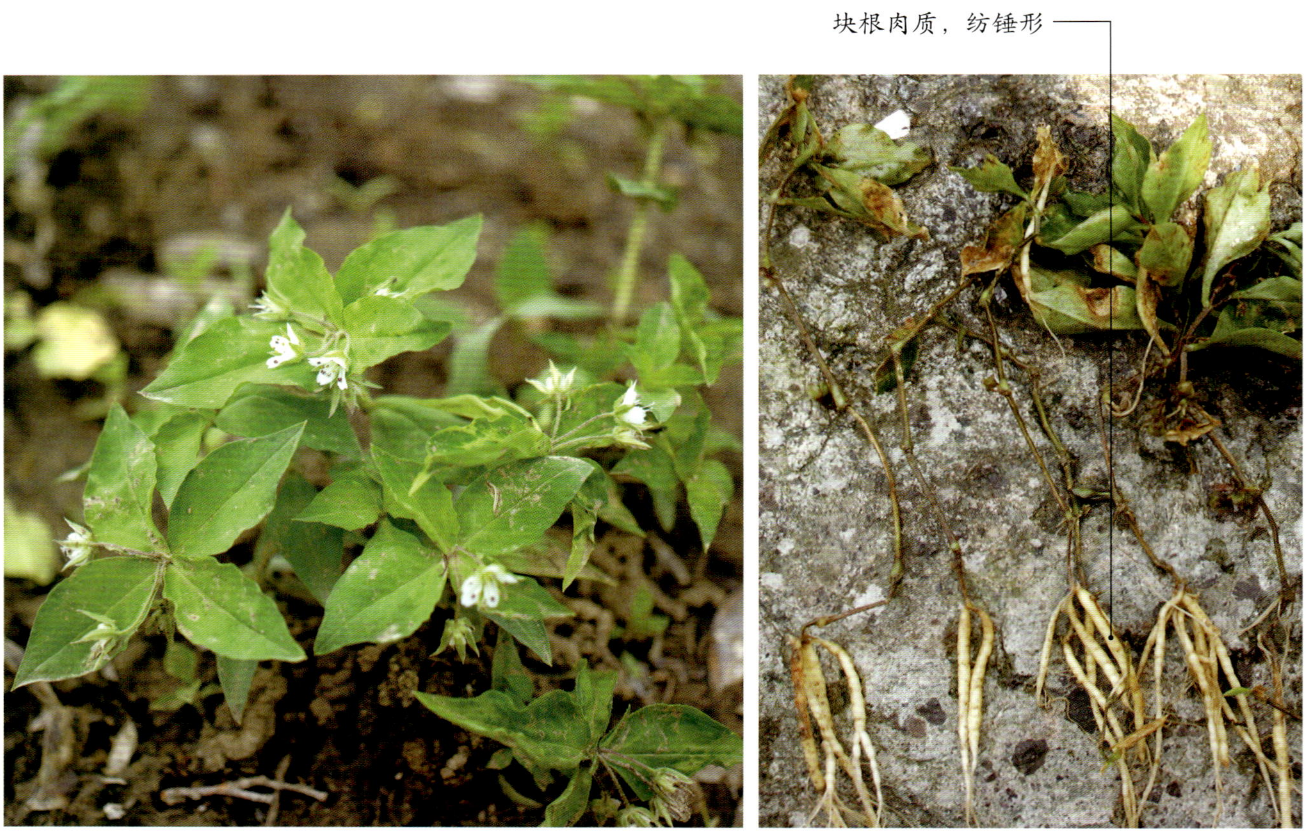

孩儿参

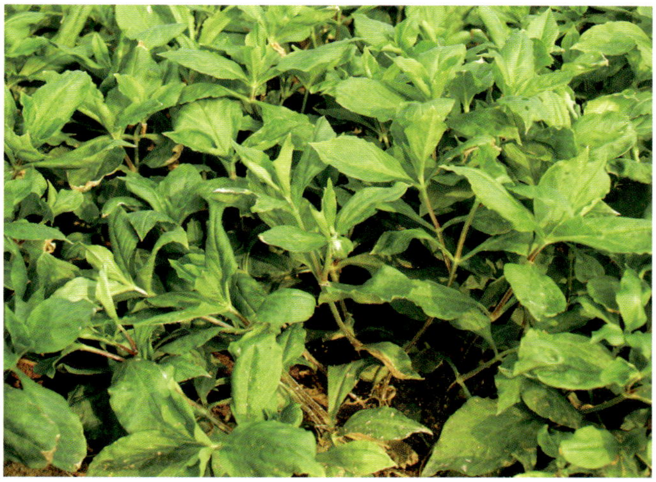

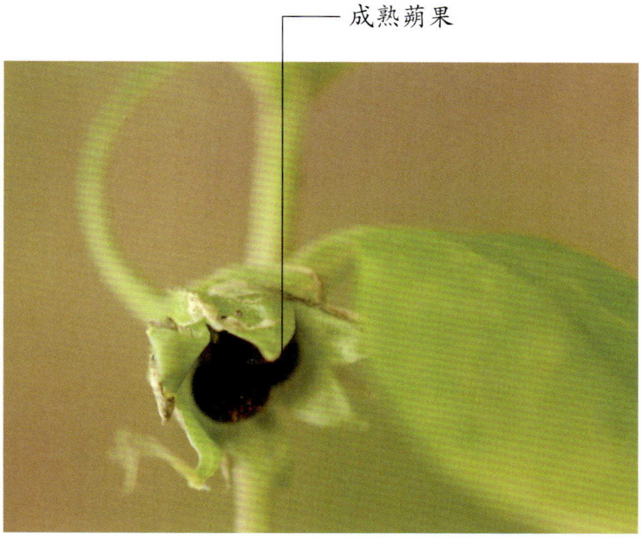

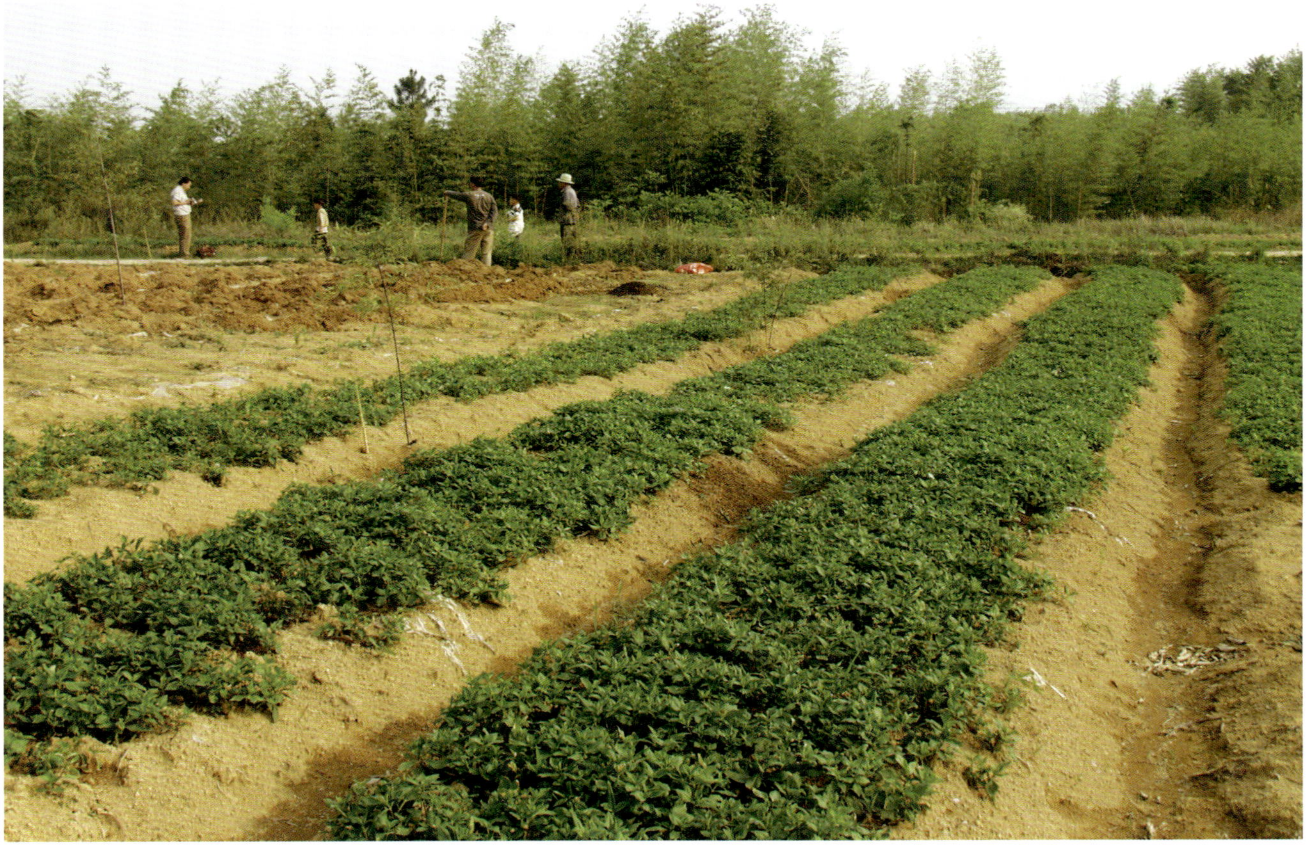

孩儿参（续）

车前子

Cheqianzi

PLANTAGINIS SEMEN

车前草

Cheqiancao

PLANTAGINIS HERBA

车前子为车前科植物车前 *Plantago asiatica* L. 或平车前 *Plantago depressa* Willd. 的干燥成熟种子；车前草为车前或平车前的干燥全草。

基原植物

■ **车前** *Plantago asiatica* L. 别名：驴耳朵草

生于平原、山坡、路旁等。分布于全国各地，江西、四川大量栽培。

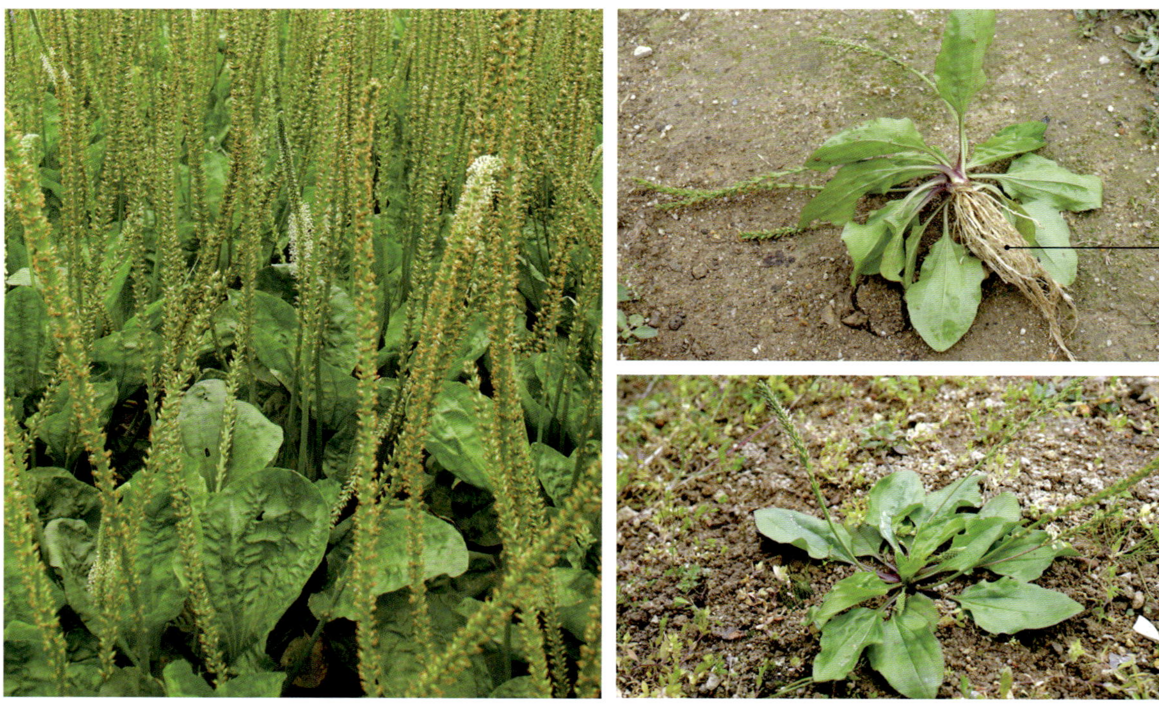

车前

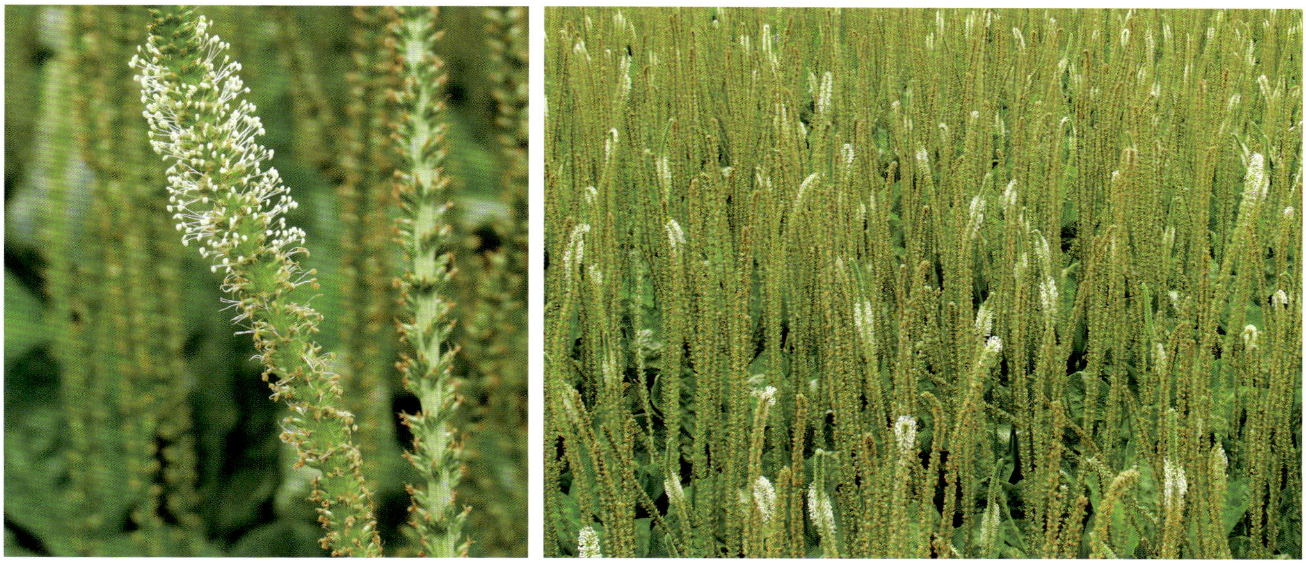

车前（续）

■ 平车前 *Plantago depressa* Willd. 别名：主根车前

生于平原、山坡、路旁等。分布于全国各地。

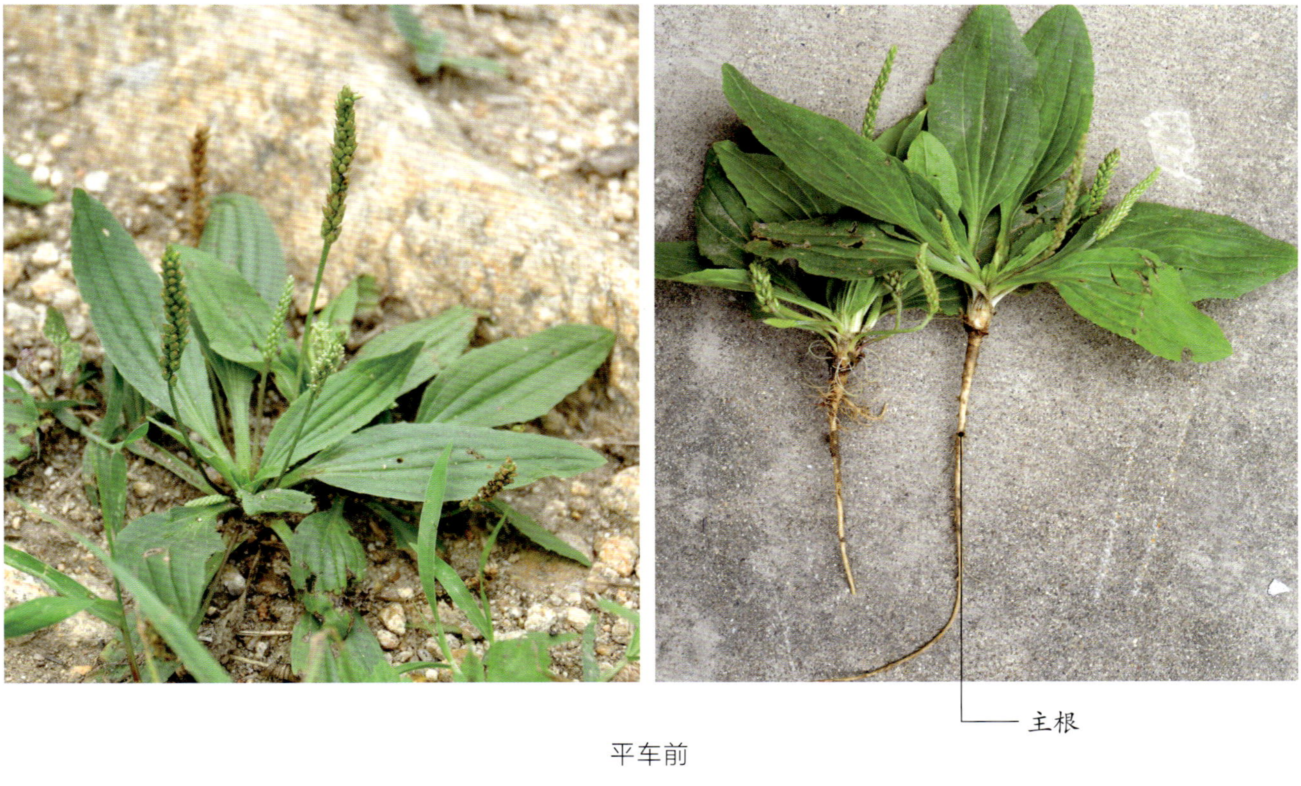

平车前

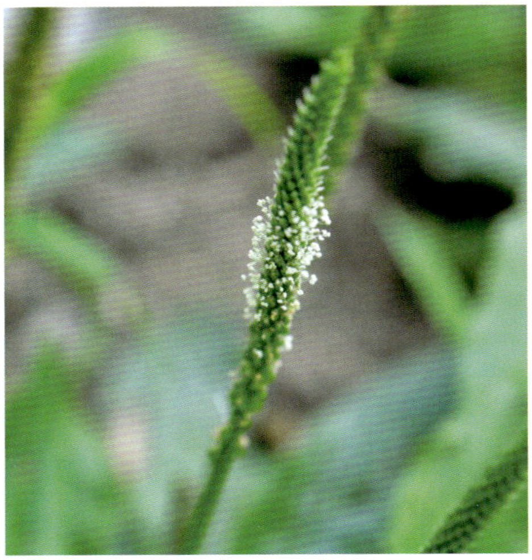
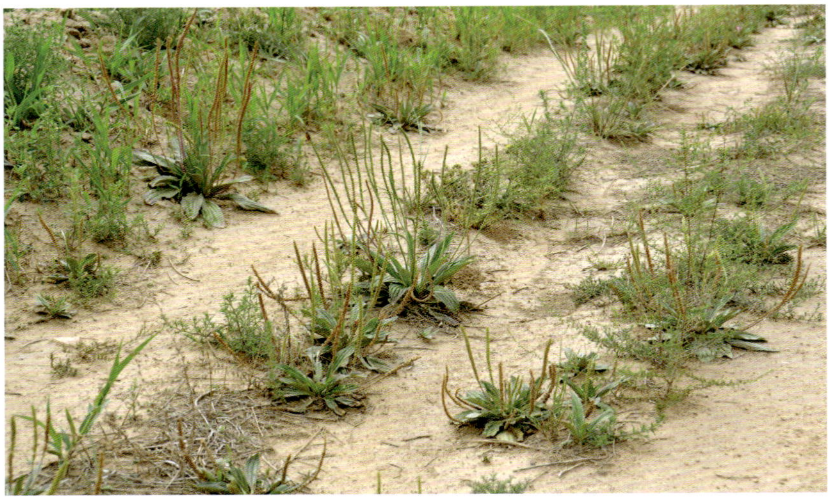

平车前（续）

对比鉴别

车前科植物平车前与车前的种子（车前子）、全草（车前草）同等入药；其同属植物大车前 *Plantago major* L. 易与之相混淆。

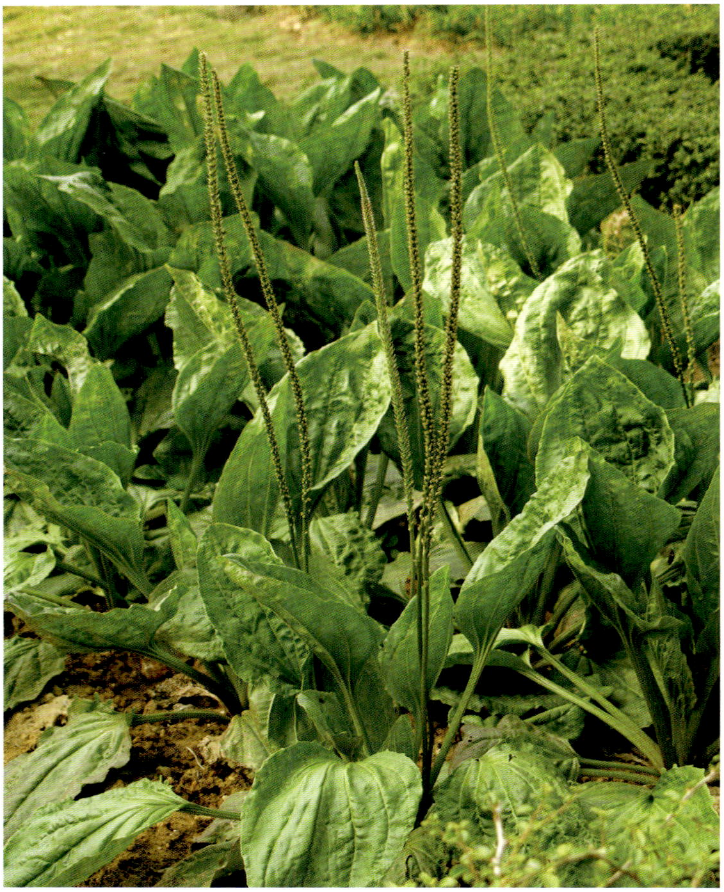
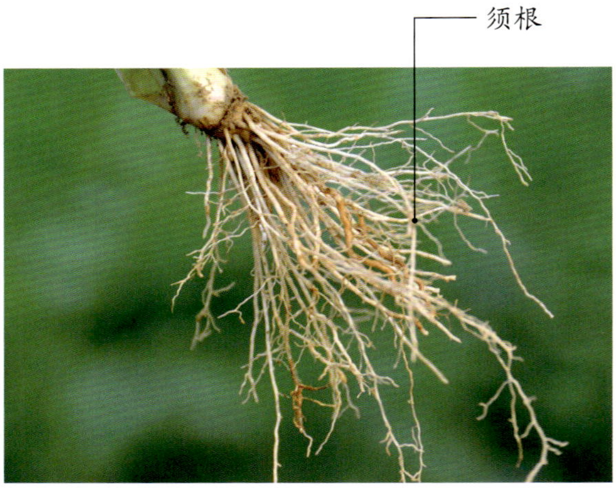

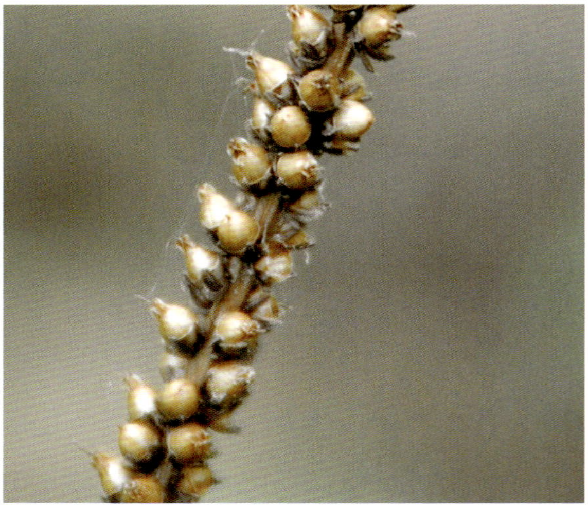

大车前

检索表

1. 植株具主根……平车前
1. 植株具须根……2
2. 每个蒴果含种子 5~6 粒……车前
2. 每个蒴果含种子 (8~)12~24 粒……大车前

瓦　松　Wasong OROSTACHYIS FIMBRIATAE HERBA

本品为景天科植物瓦松 *Orostachys fimbriata* (Turcz.) Berg. 的干燥地上部分。

基原植物

■ 瓦松　*Orostachys fimbriata* (Turcz.) Berg.　别名：瓦塔、柏塔花

生于海拔 1600m 以下（青海及甘肃可达 3500m）的屋顶瓦缝、墙头、山坡石缝及长苔藓的树干上。分布于全国各地。

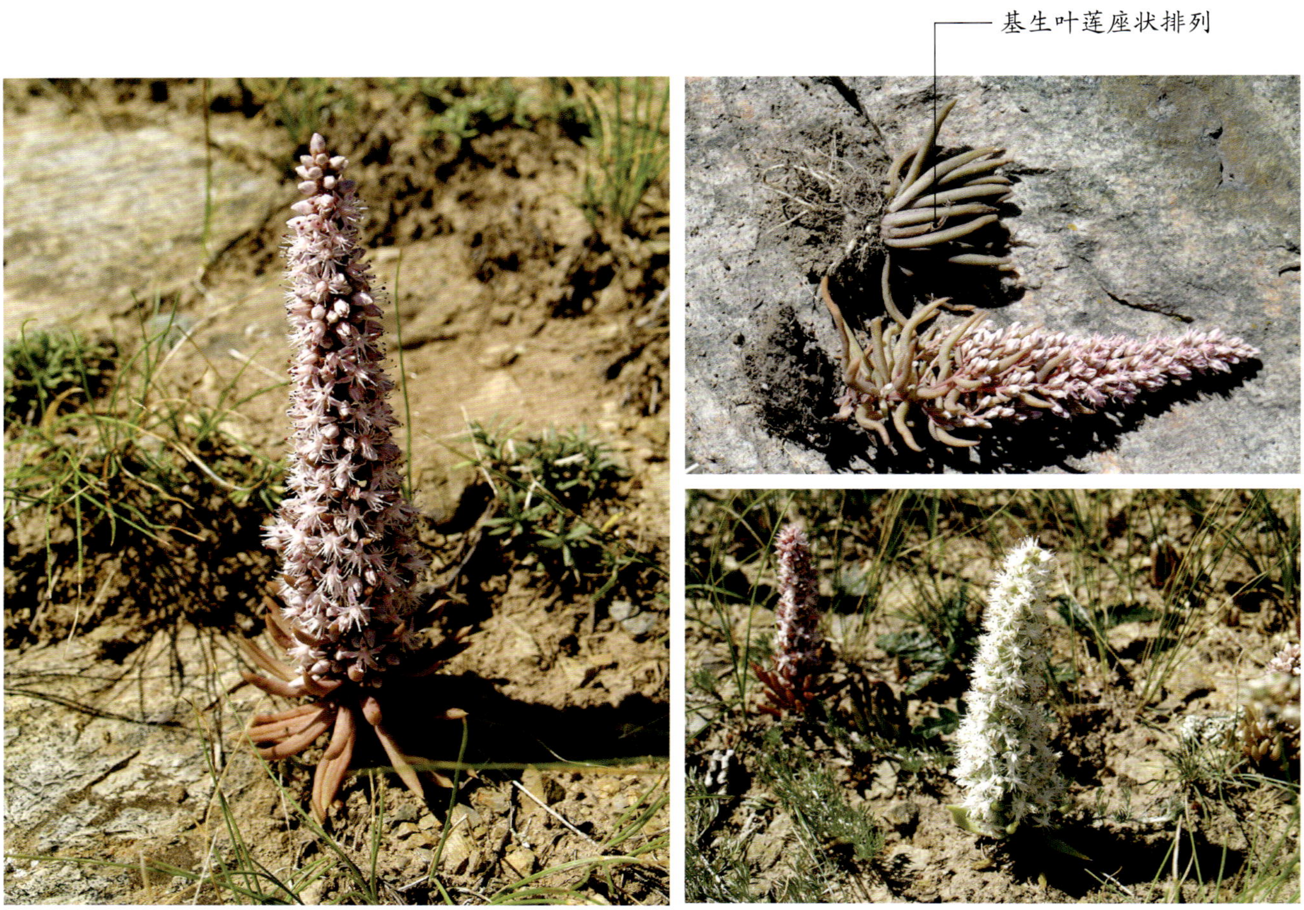

瓦松

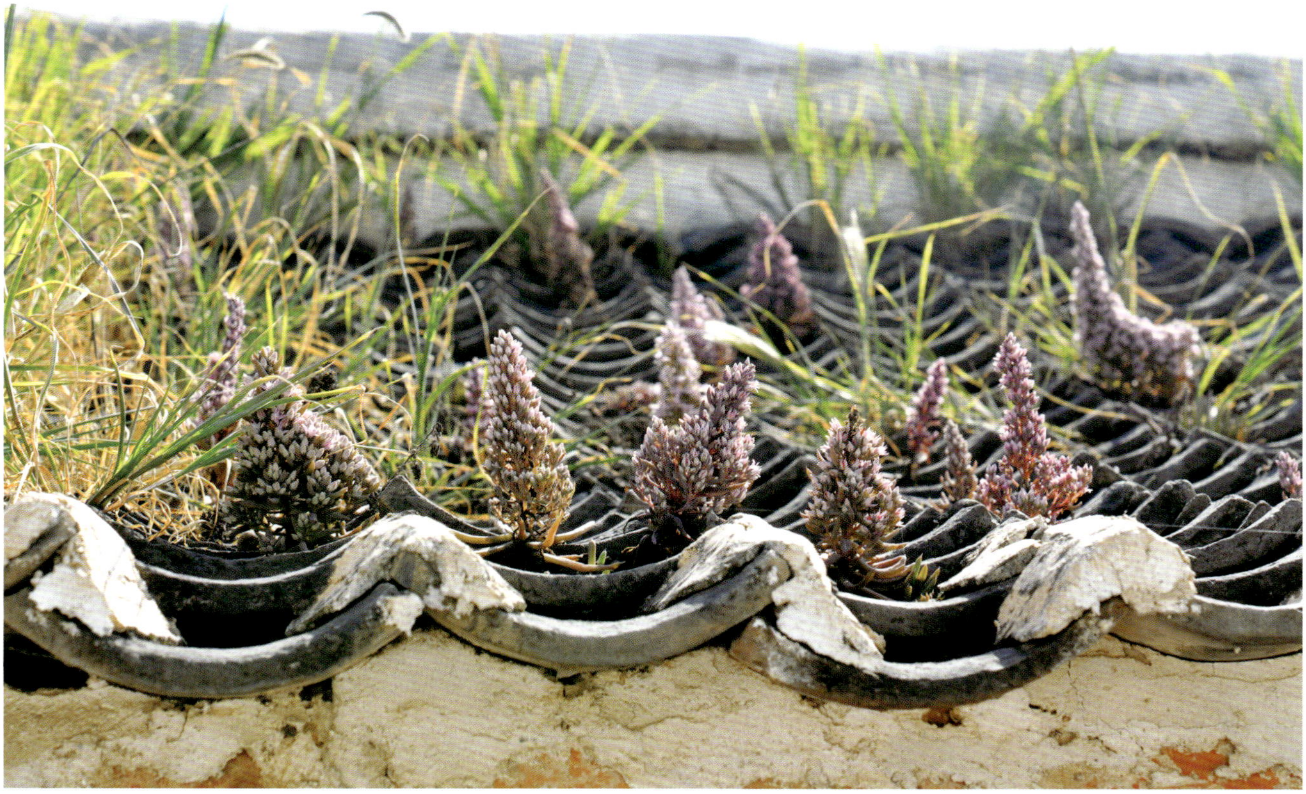

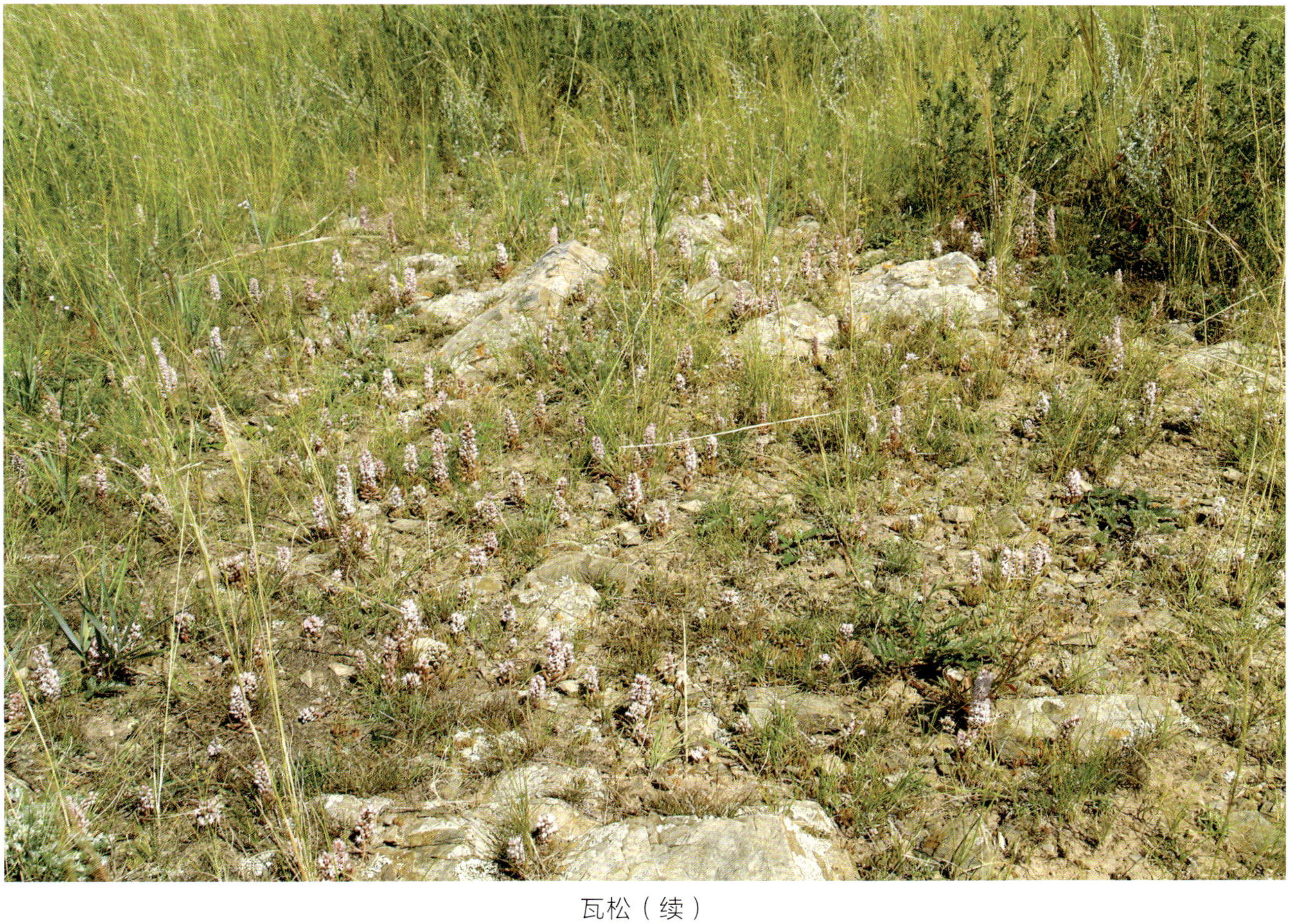

瓦松（续）

牛蒡子 Niubangzi ARCTII FRUCTUS

本品为菊科植物牛蒡 *Arctium lappa* L. 的干燥成熟果实。

基原植物

■ 牛蒡 *Arctium lappa* L. 别名：大力子

生于山野路旁、荒地、山坡或村镇附近。分布于全国各地，山东大量栽培。

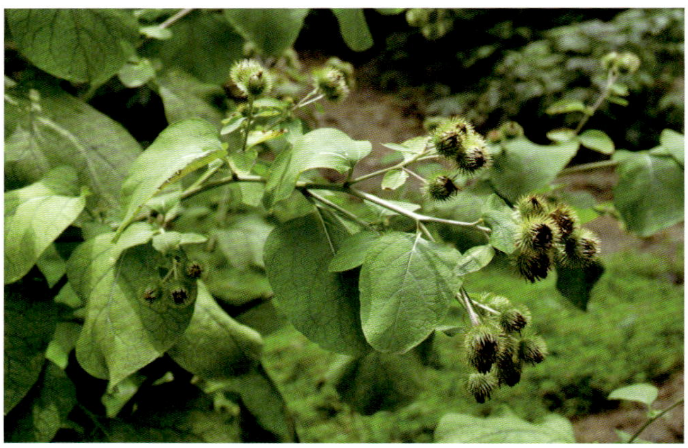

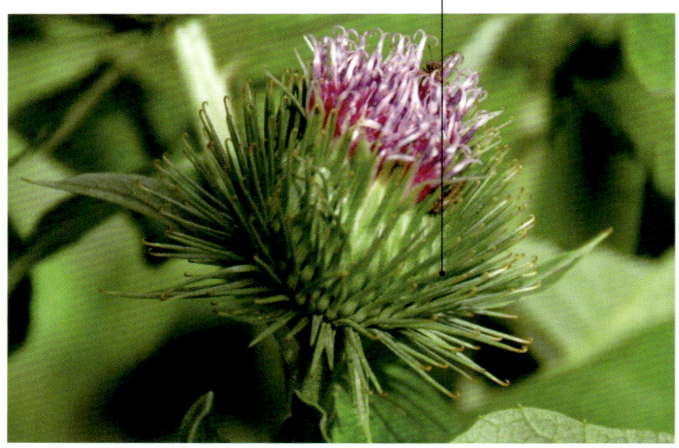

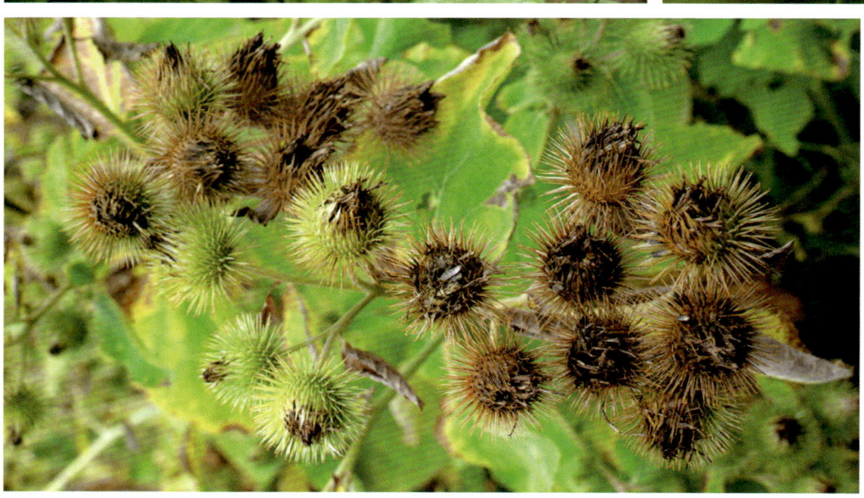

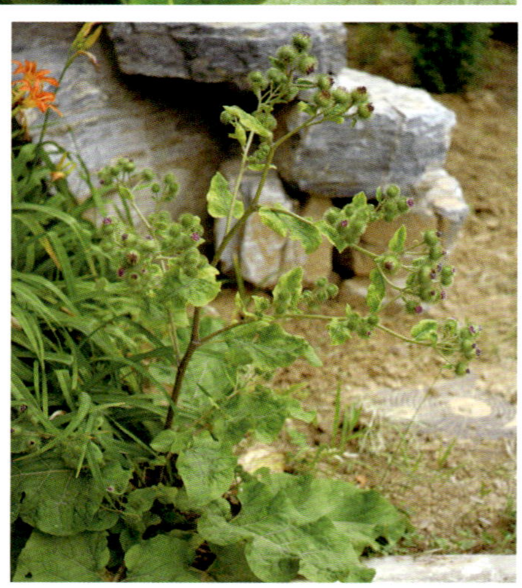

牛蒡

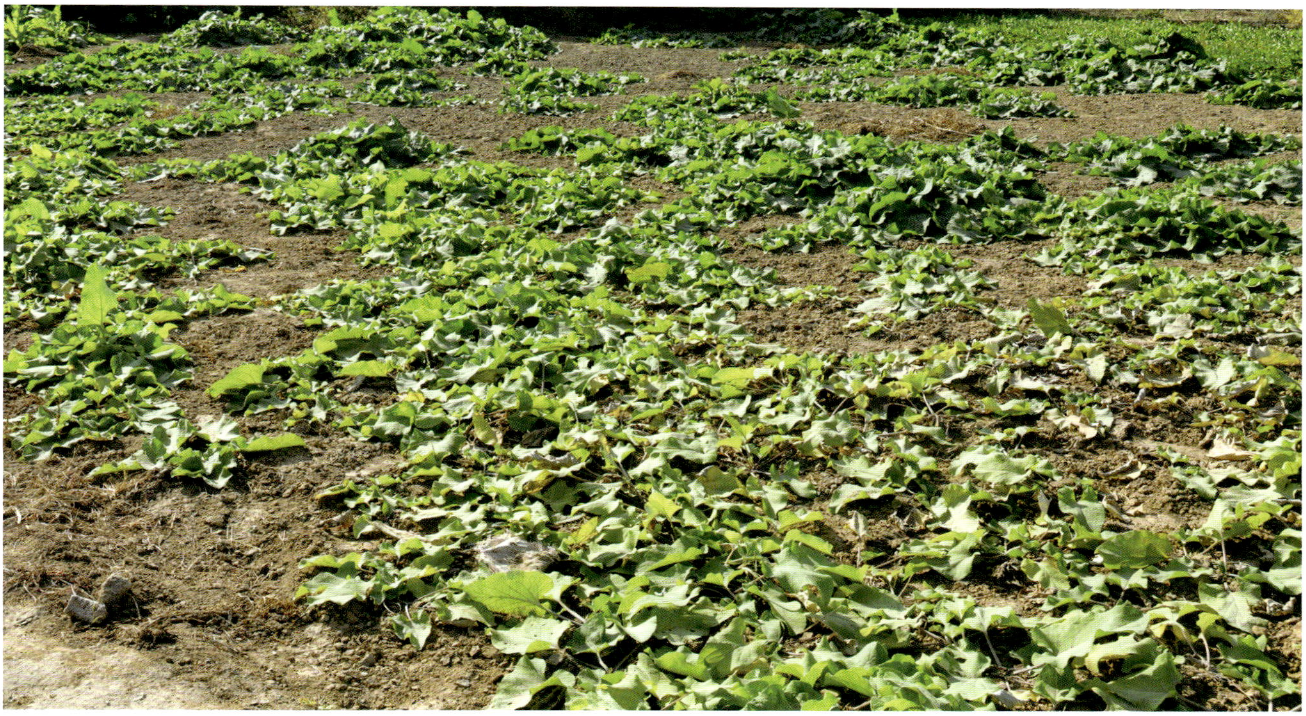

牛蒡（续）

对比鉴别

植物牛蒡与其同属植物毛头牛蒡（绒毛牛蒡）*Arctium tomentosum* Mill. 容易相混淆。

毛头牛蒡与牛蒡主要区别点：总苞片多层，全部或几乎全部苞片外面被膨松蛛丝毛。仅分布于新疆。

总苞片外面被膨松蛛丝毛

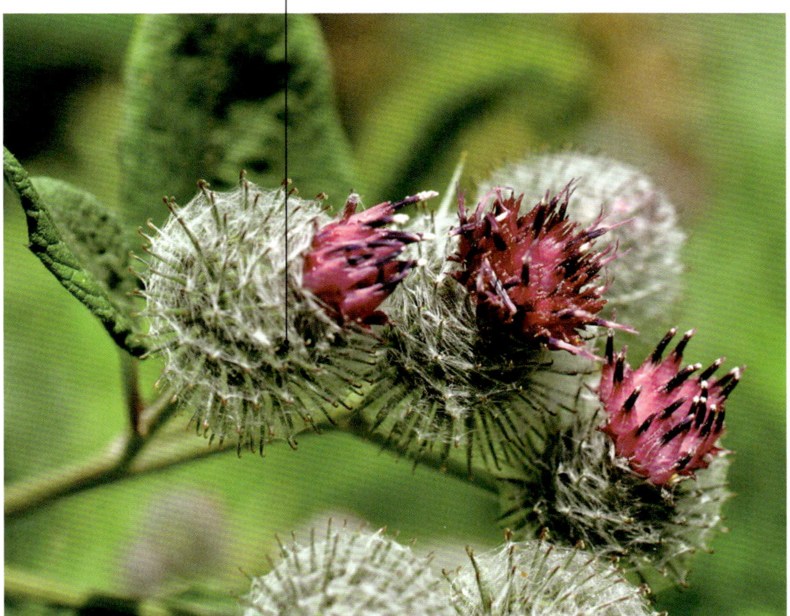

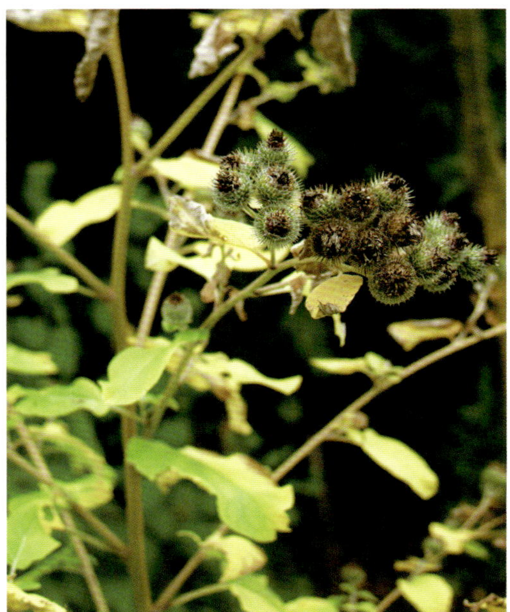

毛头牛蒡

牛　膝　Niuxi ACHYRANTHIS BIDENTATAE RADIX

本品为苋科植物牛膝 *Achyranthes bidentata* Bl. 的干燥根。

基原植物

■ 牛膝　*Achyranthes bidentata* Bl.　别名：怀牛膝

生于山野路旁。分布于山西、陕西、山东、安徽、江苏、江西、四川、贵州、浙江、湖南、湖北等地，河南、河北大量栽培。

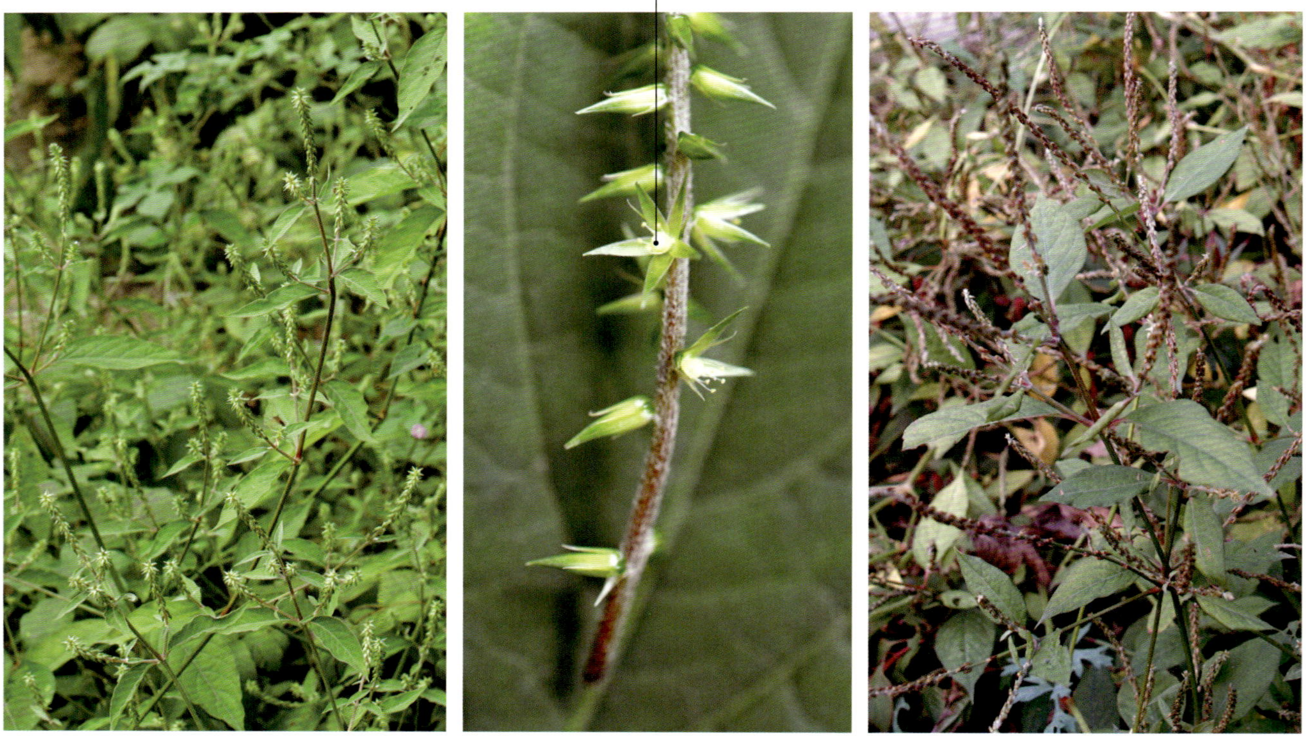

牛膝

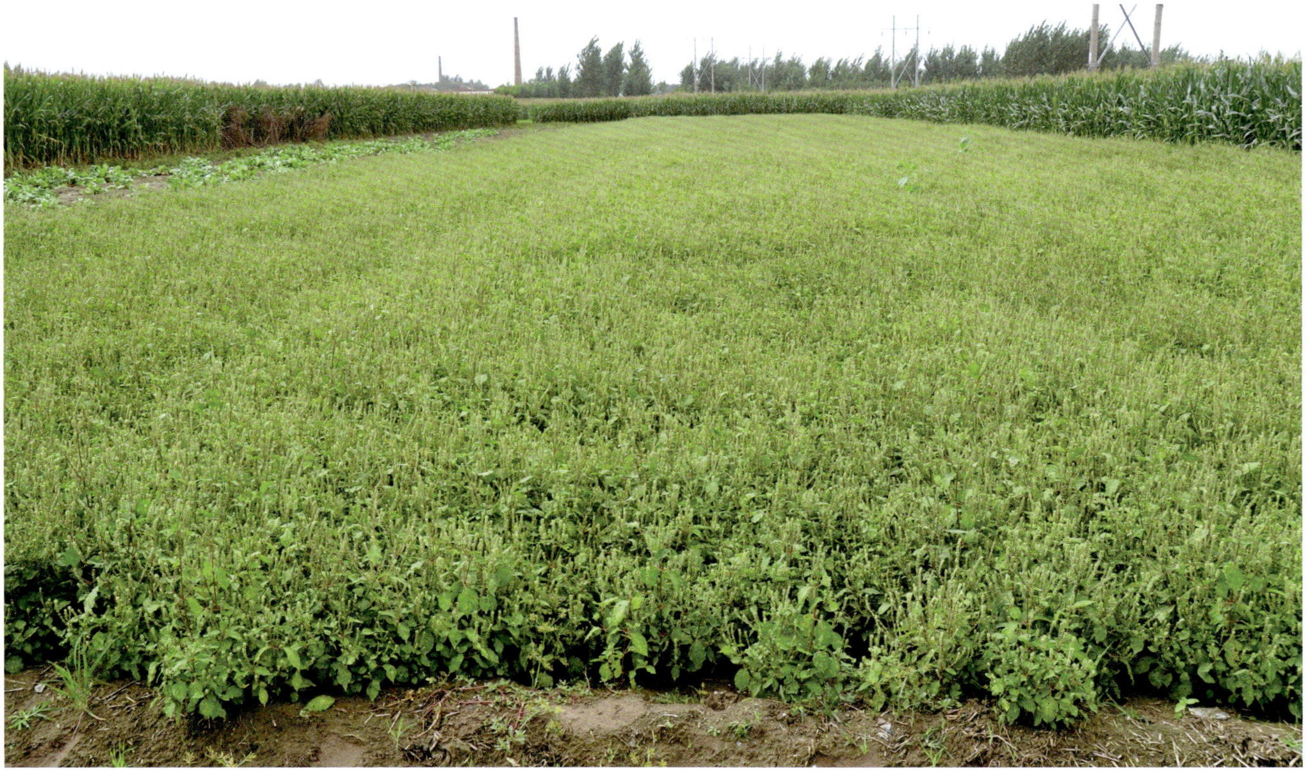

牛膝（续）

对比鉴别

植物牛膝的同属植物土牛膝 *Achyranthes aspera* L. 和柳叶牛膝 *Achyranthes longifolia* (Makino) Makino，民间常采挖使用；苋科植物川牛膝 *Cyathula officinalis* Kuan 的根为药材川牛膝，石竹科植物狗筋蔓 *Silene baccifer* (Linnaeus) Roth 的根称白牛膝；它们均容易与牛膝相混淆。

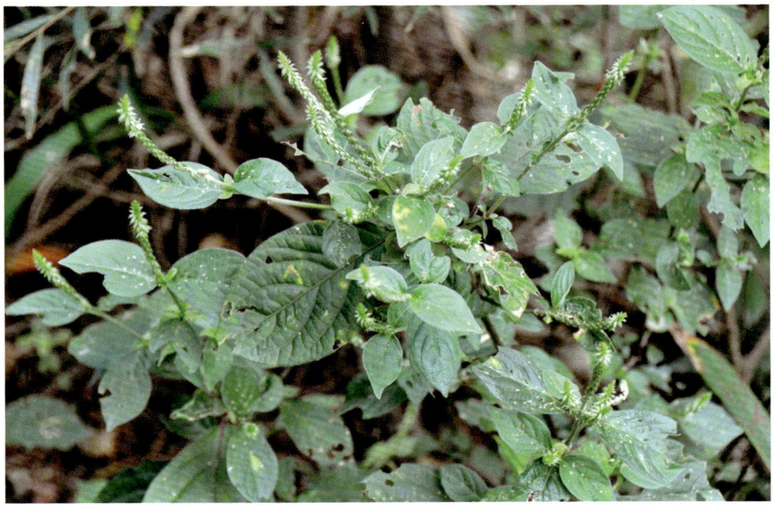

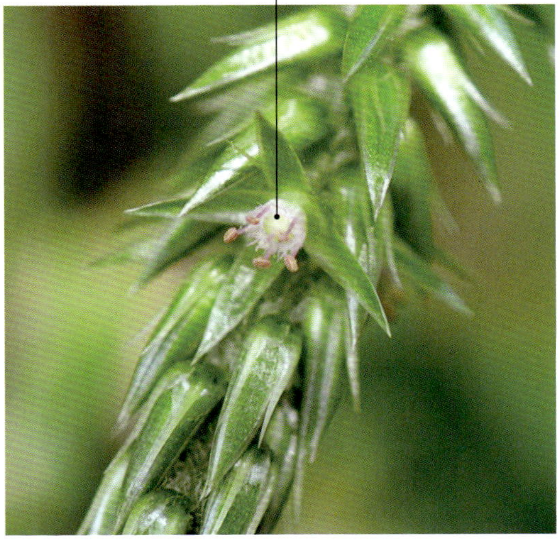

土牛膝

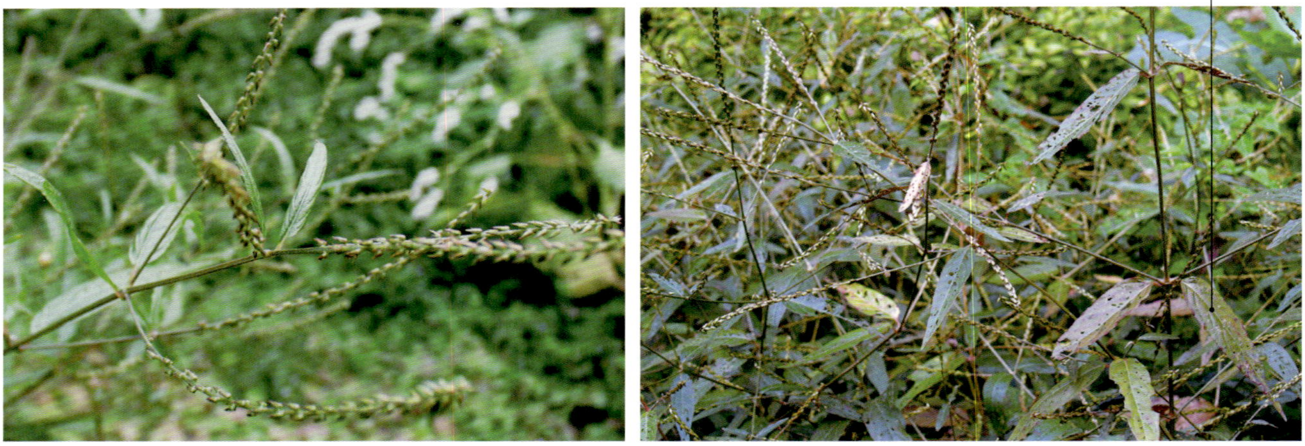

柳叶牛膝

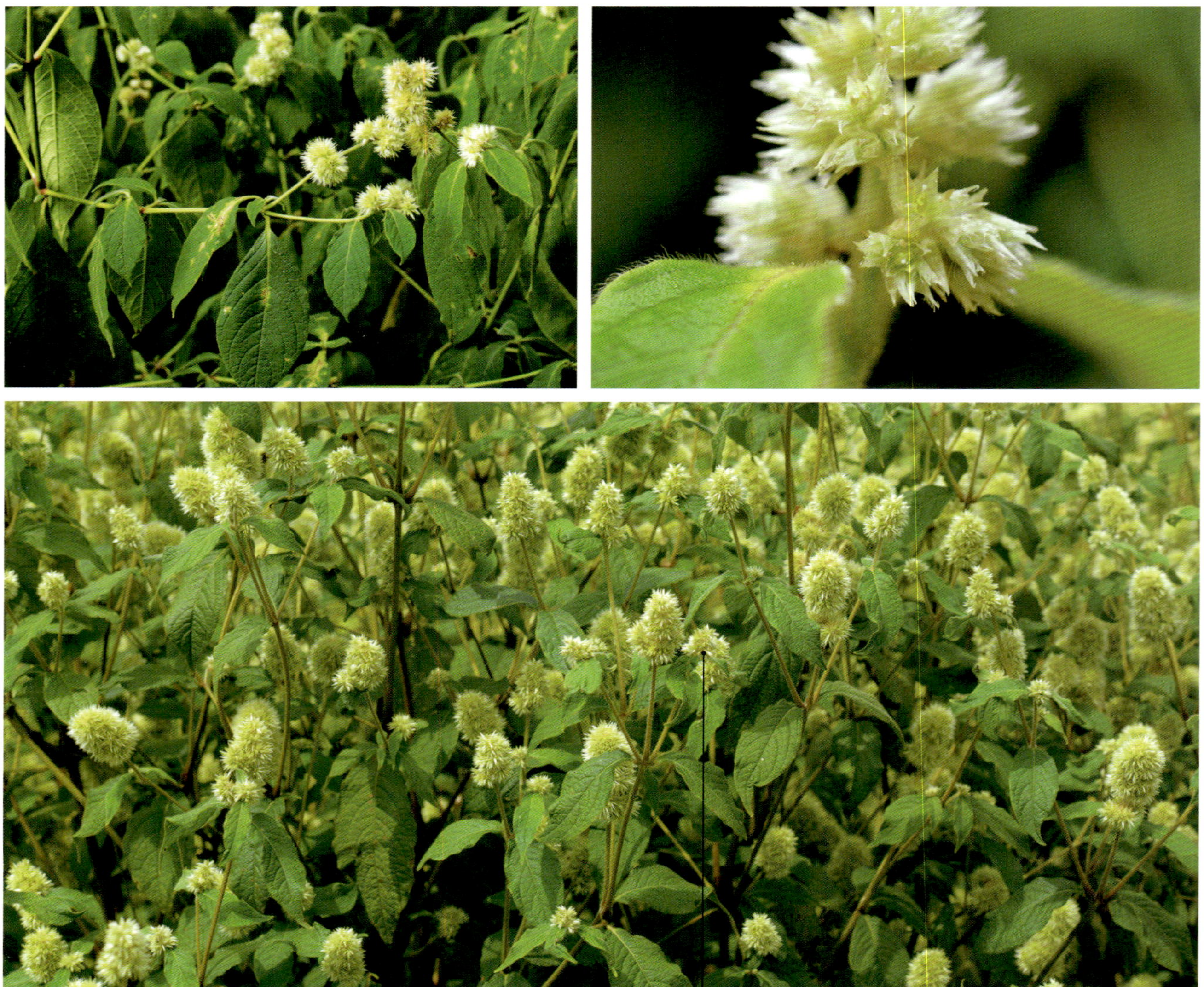

川牛膝

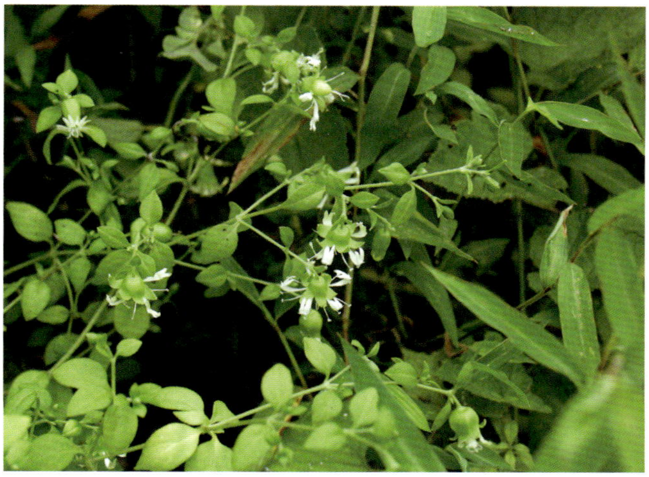

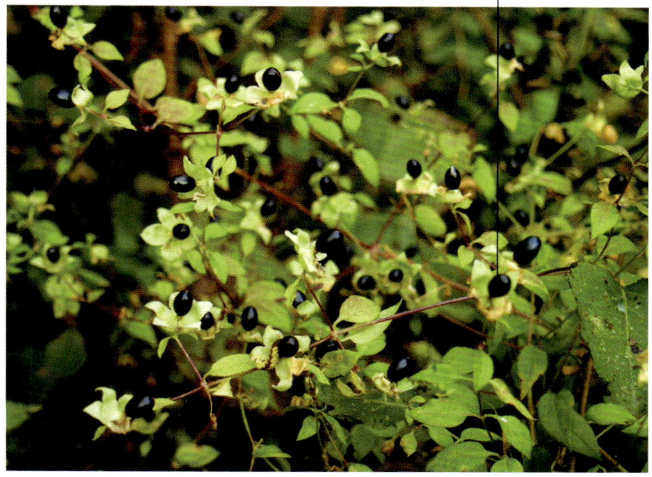

狗筋蔓

检索表

1. 花瓣长约 1.5cm，叉状 2 裂；果实球形，浆果状 …… 狗筋蔓
1. 花瓣短于 0.5cm，不分裂；胞果 …… 2
2. 花序由多数复聚伞花序密集成花球团 …… 川牛膝
2. 穗状花序 …… 3
3. 叶片披针形或宽披针形 …… 柳叶牛膝
3. 叶片倒卵形、椭圆形或矩圆形 …… 4
4. 退化雄蕊顶端有流苏状的长缘毛 …… 土牛膝
4. 退化雄蕊顶端无流苏状的长缘毛 …… 牛膝

毛诃子

Maohezi

TERMINALIAE BELLIRICAE FRUCTUS

本品系藏族习用药材。为使君子科植物毗黎勒 *Terminalia bellirica* (Gaertn.) Roxb. 的干燥成熟果实。

基原植物

■ 毗黎勒 *Terminalia bellirica* (Gaertn.) Roxb. 别名：帕如拉

生于海拔 500~1400m 的山坡阳处及疏林中。分布于云南。

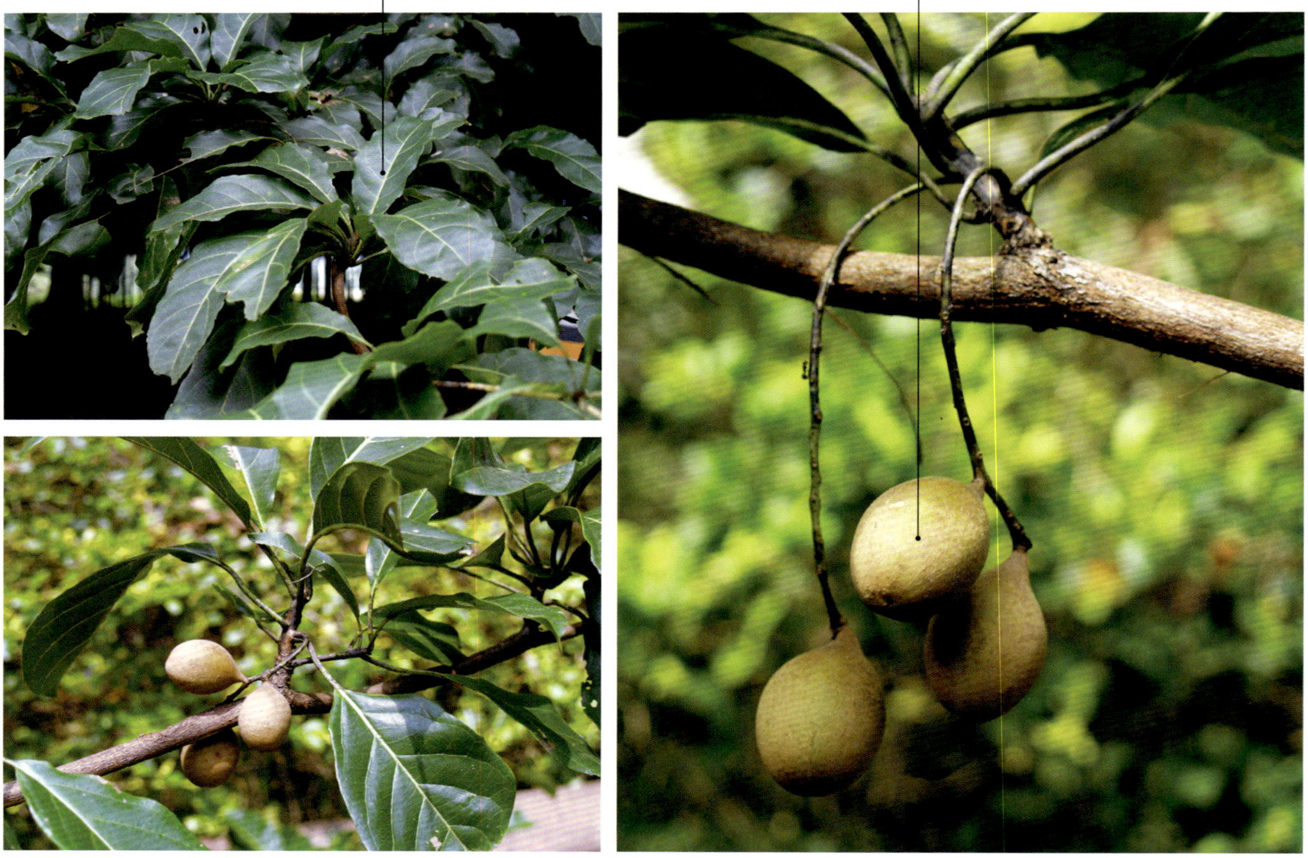

毗黎勒

对比鉴别

参见“诃子”项。

检索表

参见“诃子”项。

升　麻

Shengma

CIMICIFUGAE RHIZOMA

本品为毛茛科植物大三叶升麻 *Cimicifuga heracleifolia* Kom.、兴安升麻 *Cimicifuga dahurica* (Turcz.) Maxim. 或升麻 *Cimicifuga foetida* L. 的干燥根茎。

基原植物

■ 大三叶升麻　*Cimicifuga heracleifolia* Kom.　别名：窟窿牙根

生于海拔 1000m 以下的山坡草丛或林缘灌丛。分布于黑龙江、吉林、辽宁、内蒙古。

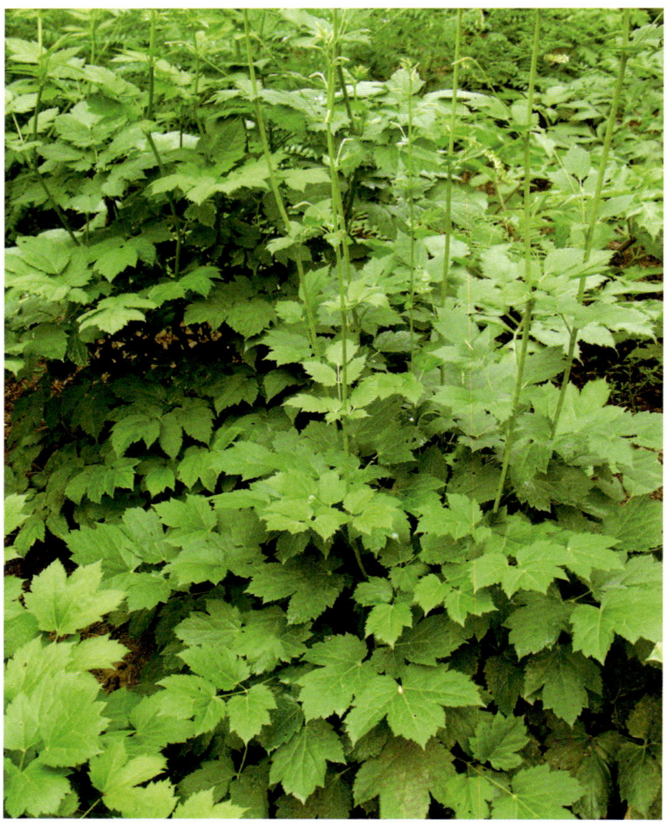

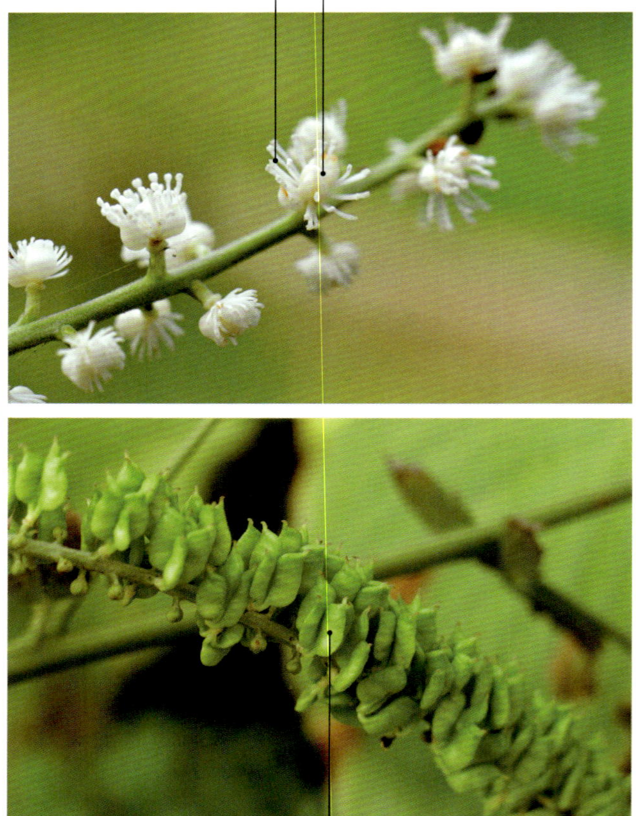

大三叶升麻

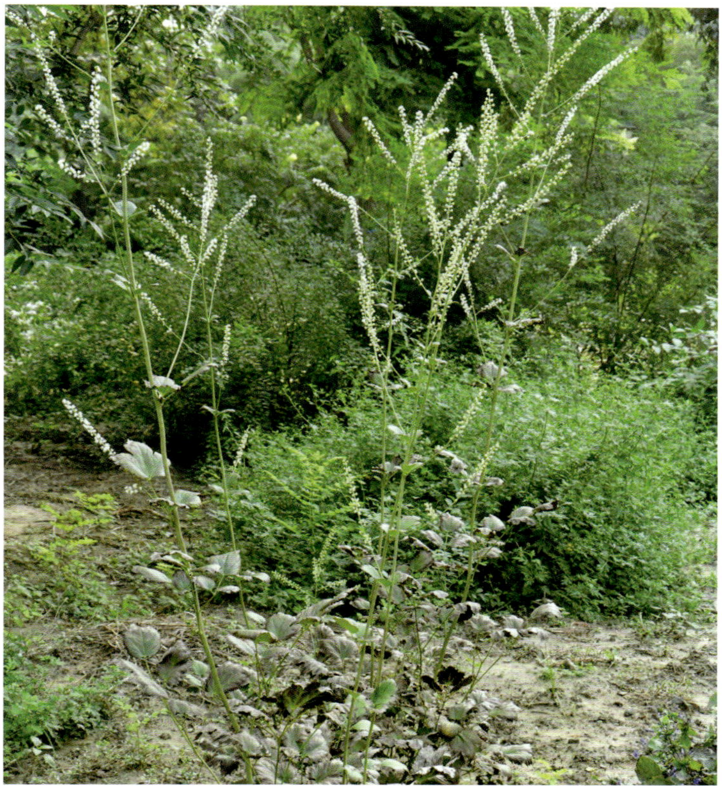

大三叶升麻（续）

■ 兴安升麻 *Cimicifuga dahurica* (Turcz.) Maxim. 别名：北升麻、龙眼根

生于山地林缘灌丛、山坡疏林或草地。分布于黑龙江、吉林、河北、山西、内蒙古等地。

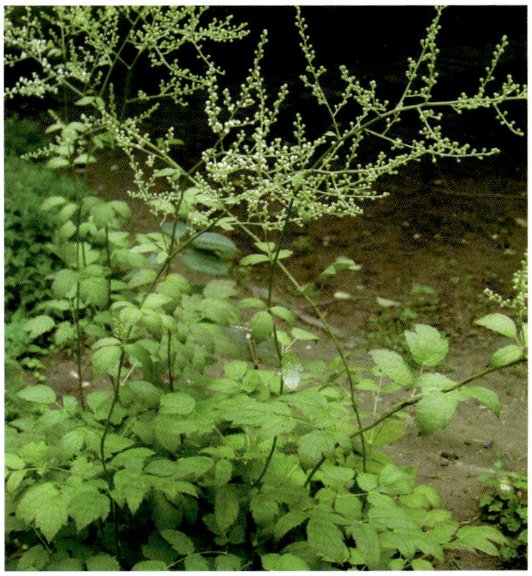

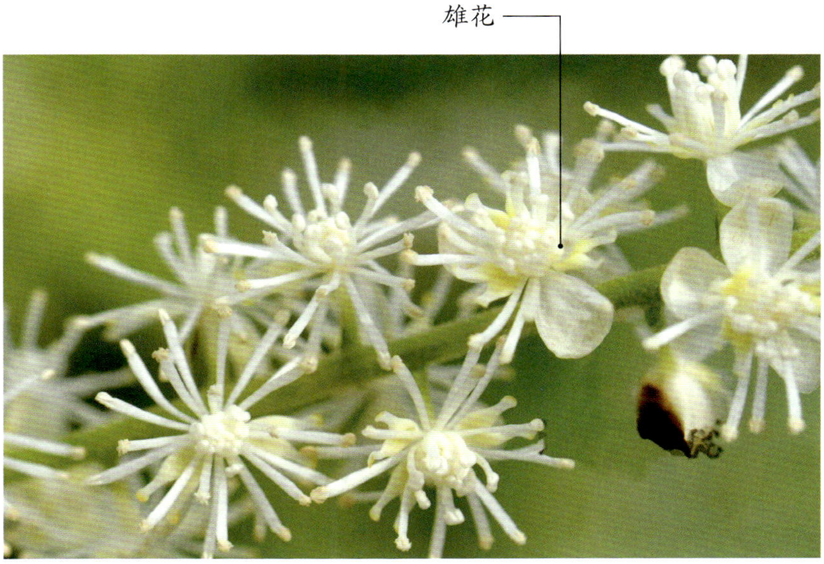

兴安升麻

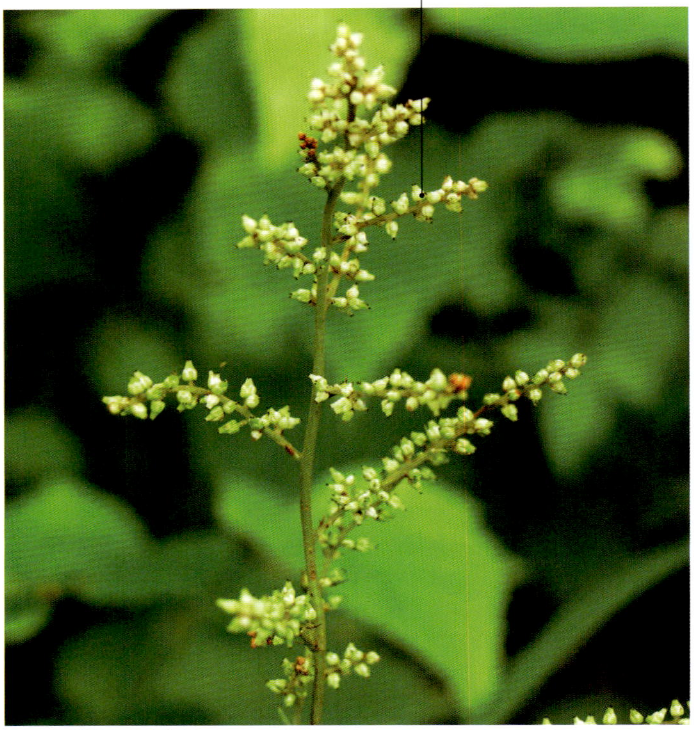

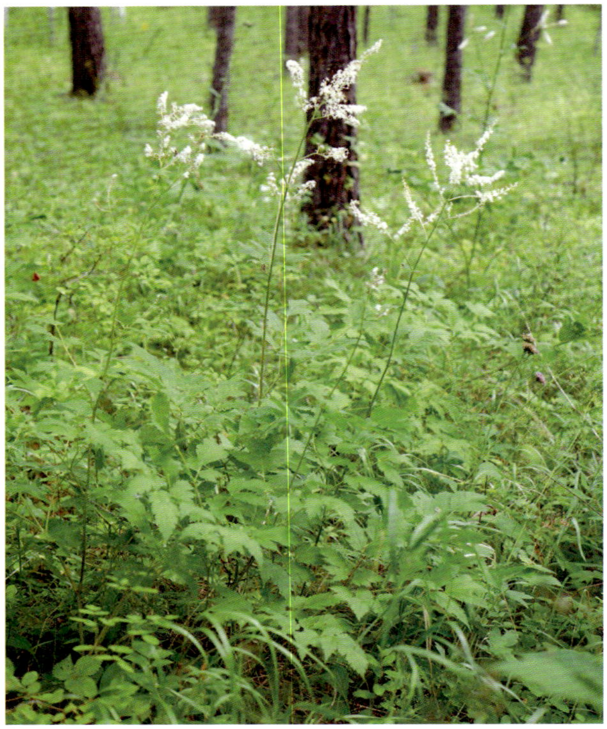

兴安升麻（续）

■ 升麻 *Cimicifuga foetida* L. 别名：西升麻、川升麻

生于山地林缘、林中或路旁草丛。分布于河南、山西、湖北、陕西、宁夏、甘肃、青海、四川、云南、西藏等地。

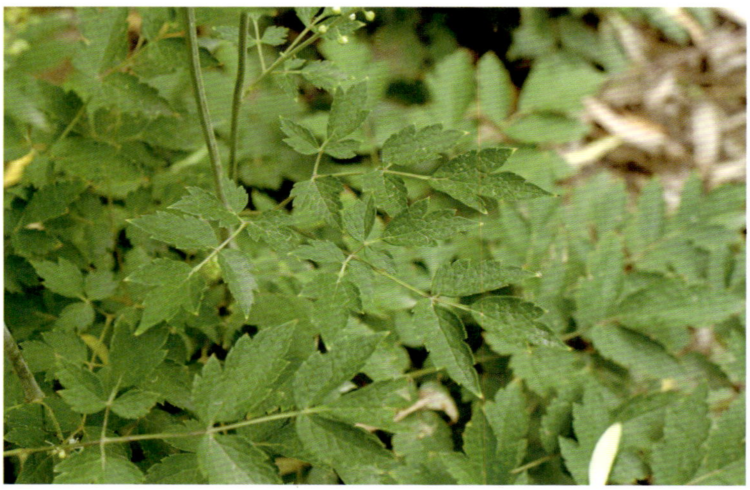

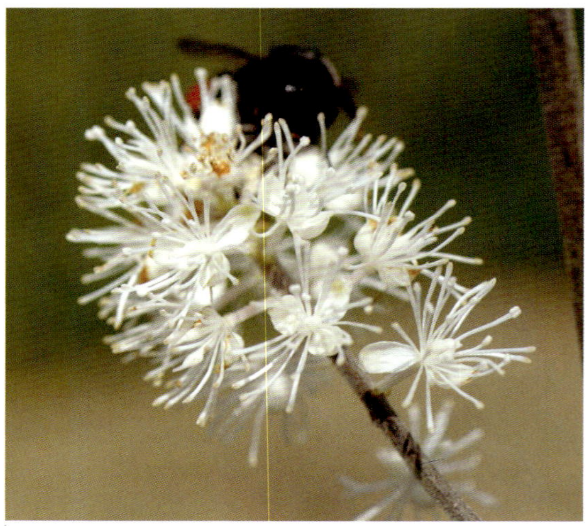

升麻

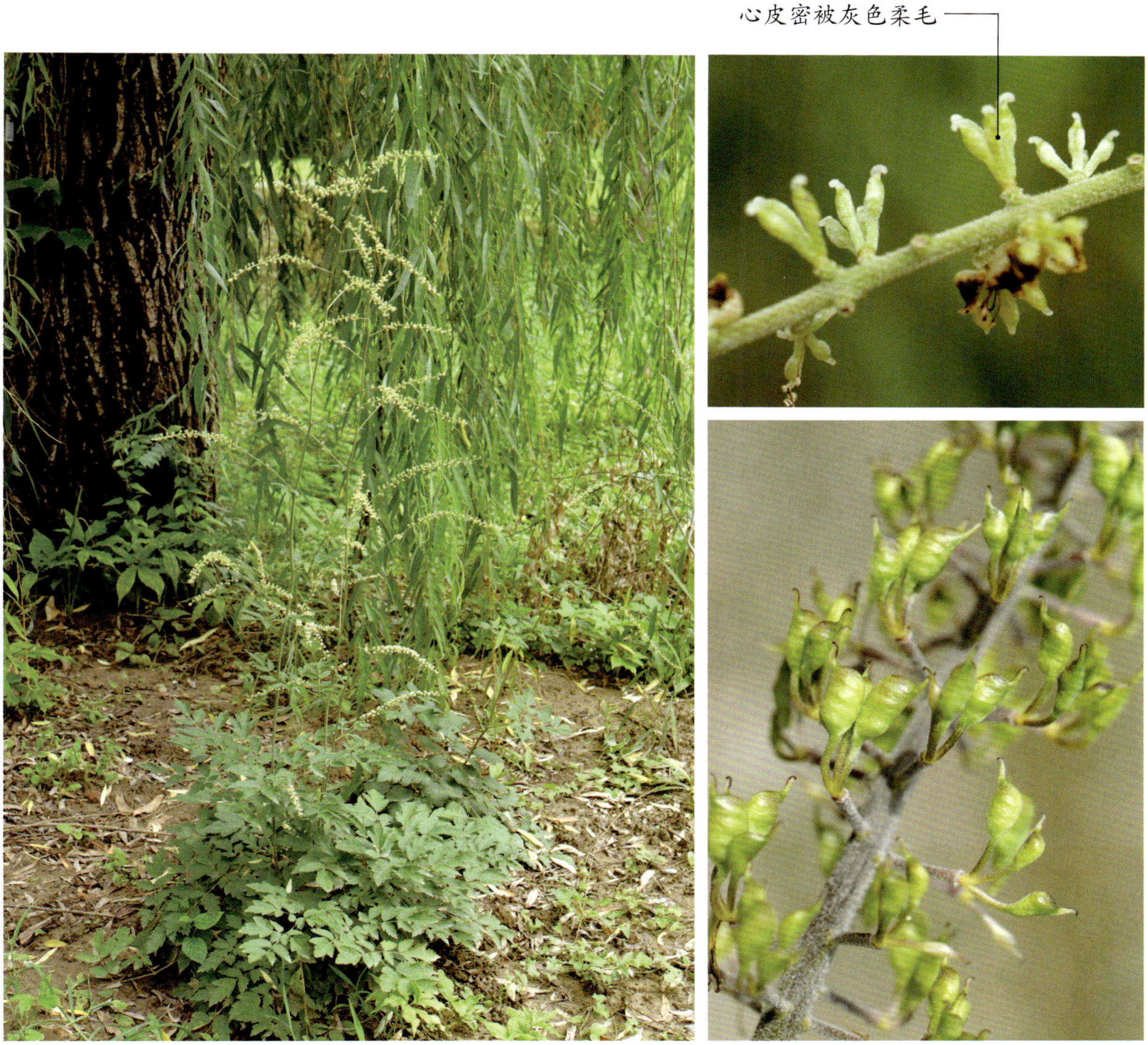

升麻（续）

对比鉴别

《中国药典》2020 年版记载毛茛科植物大三叶升麻、兴安升麻与升麻的根茎同等入药。它们与毛茛科植物小升麻 *Cimicifuga japonica* (Thunberg) Sprengel、单穗升麻 *Cimicifuga simplex* Wormsk.、类叶升麻 *Actaea asiatica* Hara，虎儿草科植物落新妇 *Astilbe chinensis* Franch.et Savat.，蔷薇科假升麻 *Aruncus sylvester* Kostel. 易混淆。另外，菊科植物华麻花头 *Serratula chinensis* S. Moore 的根（习称广升麻）、白头婆（泽兰）*Eupatorium japonicum* Thunb. 的根和根茎（习称土升麻）也在部分地区习用。

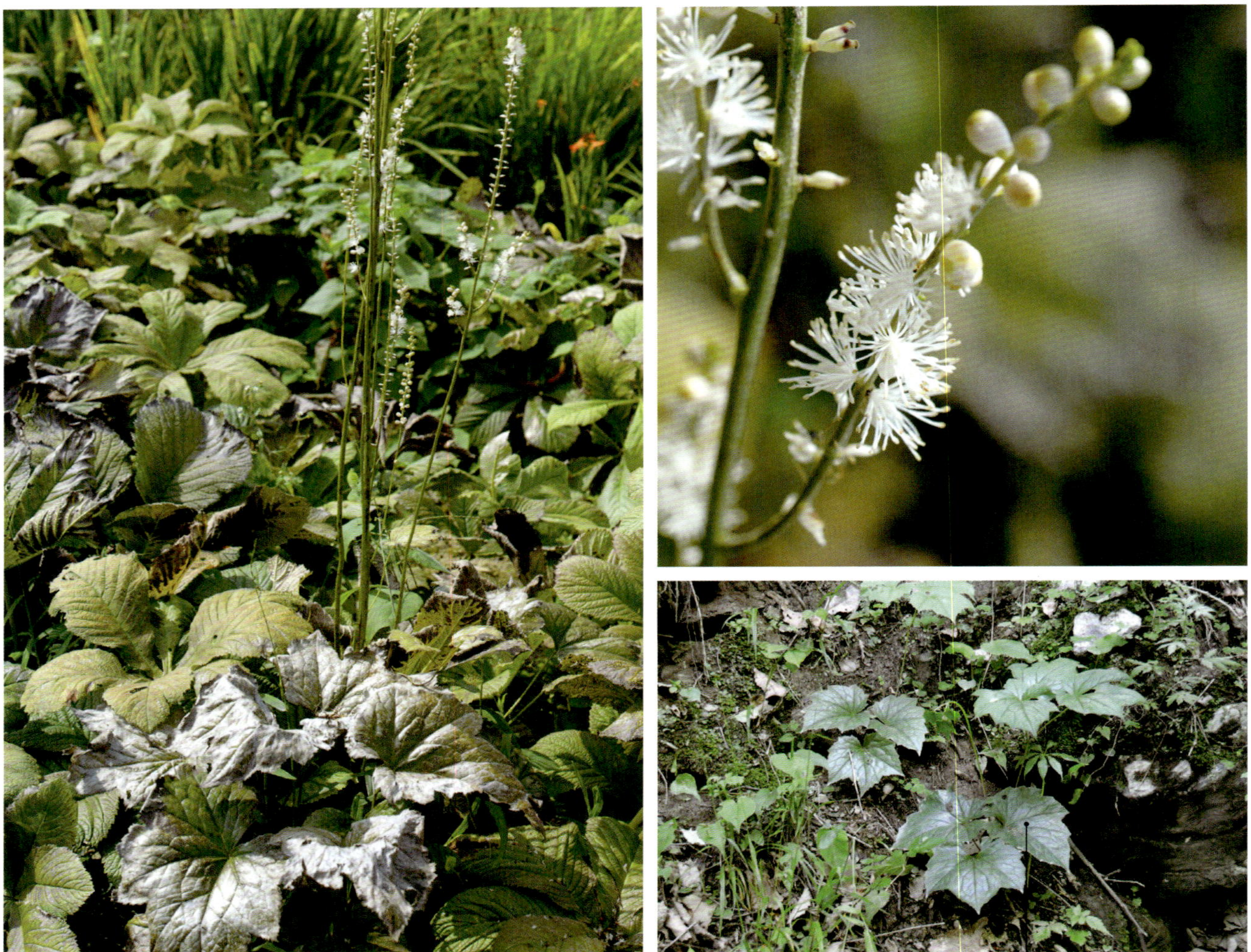

小升麻

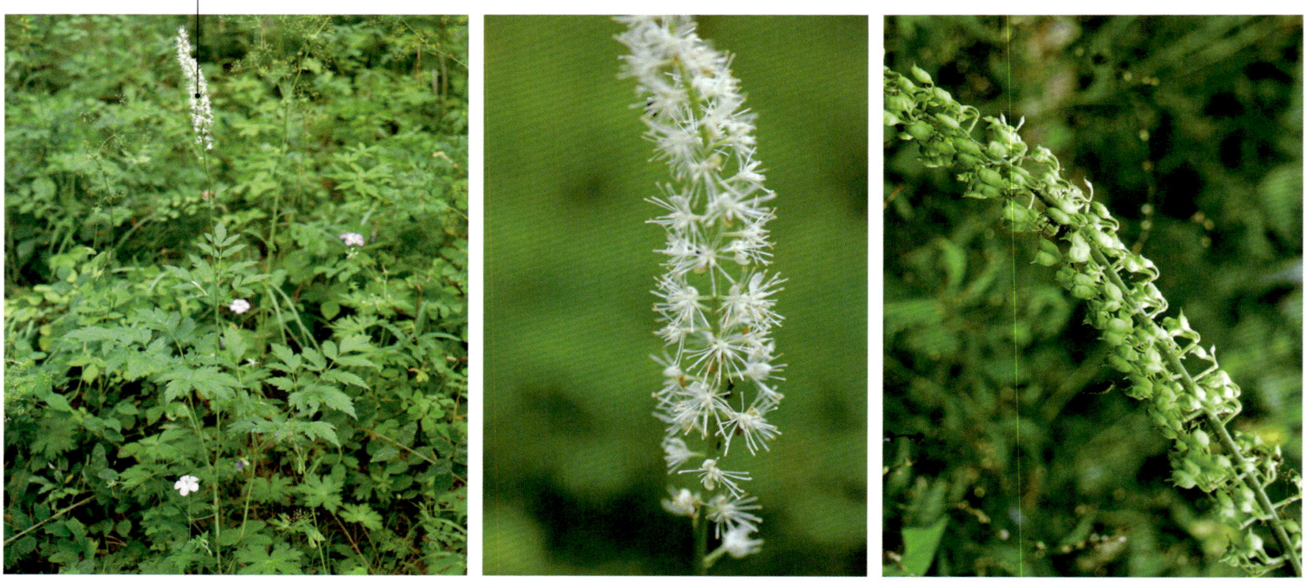

单穗升麻

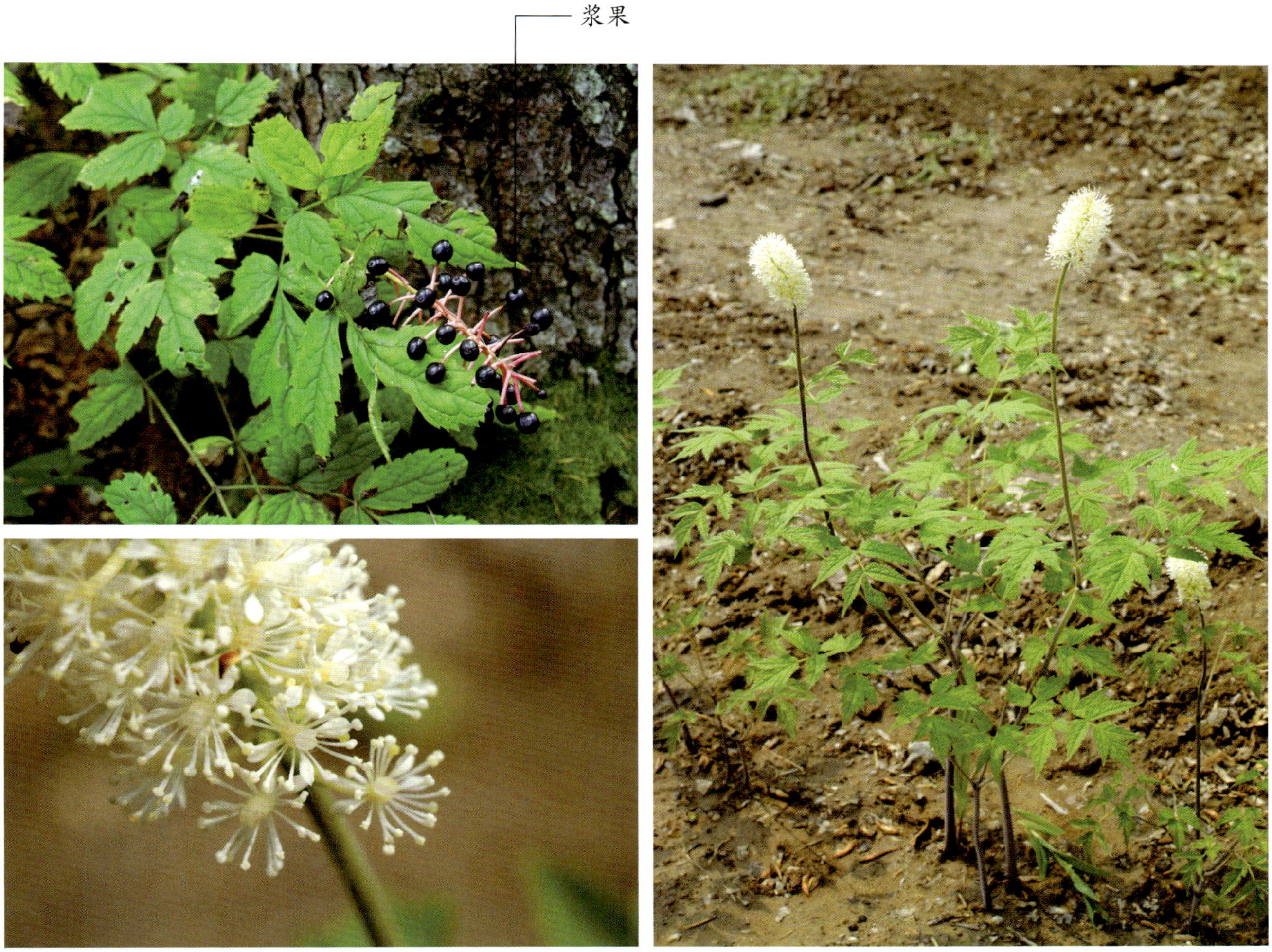

类叶升麻

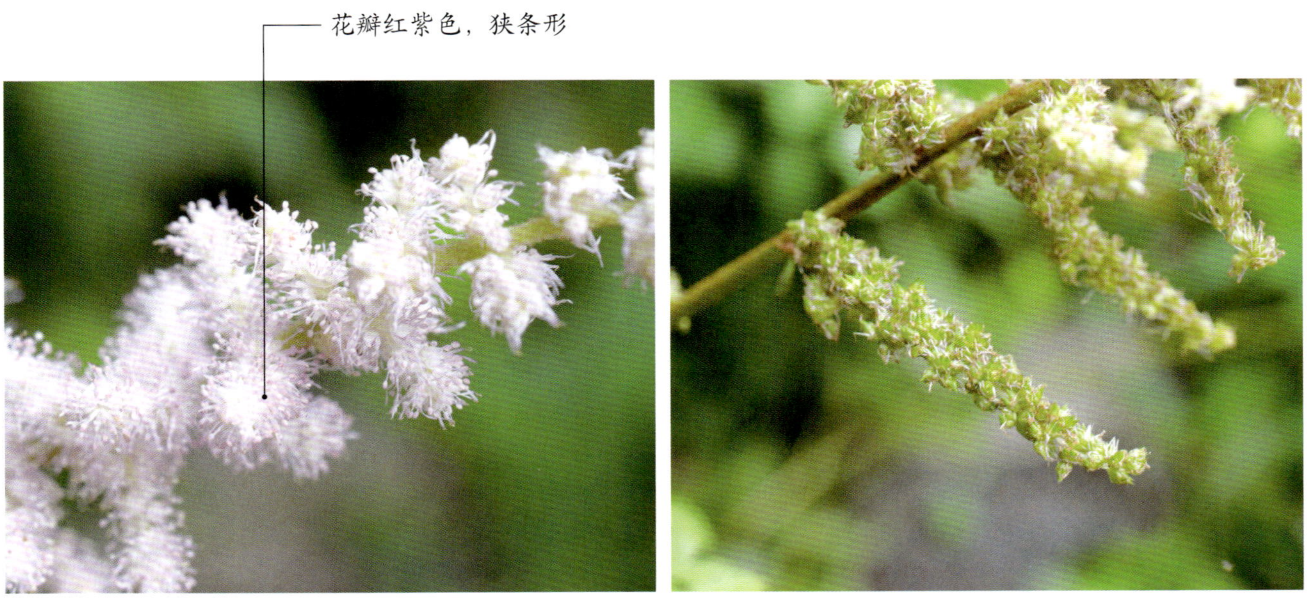

落新妇

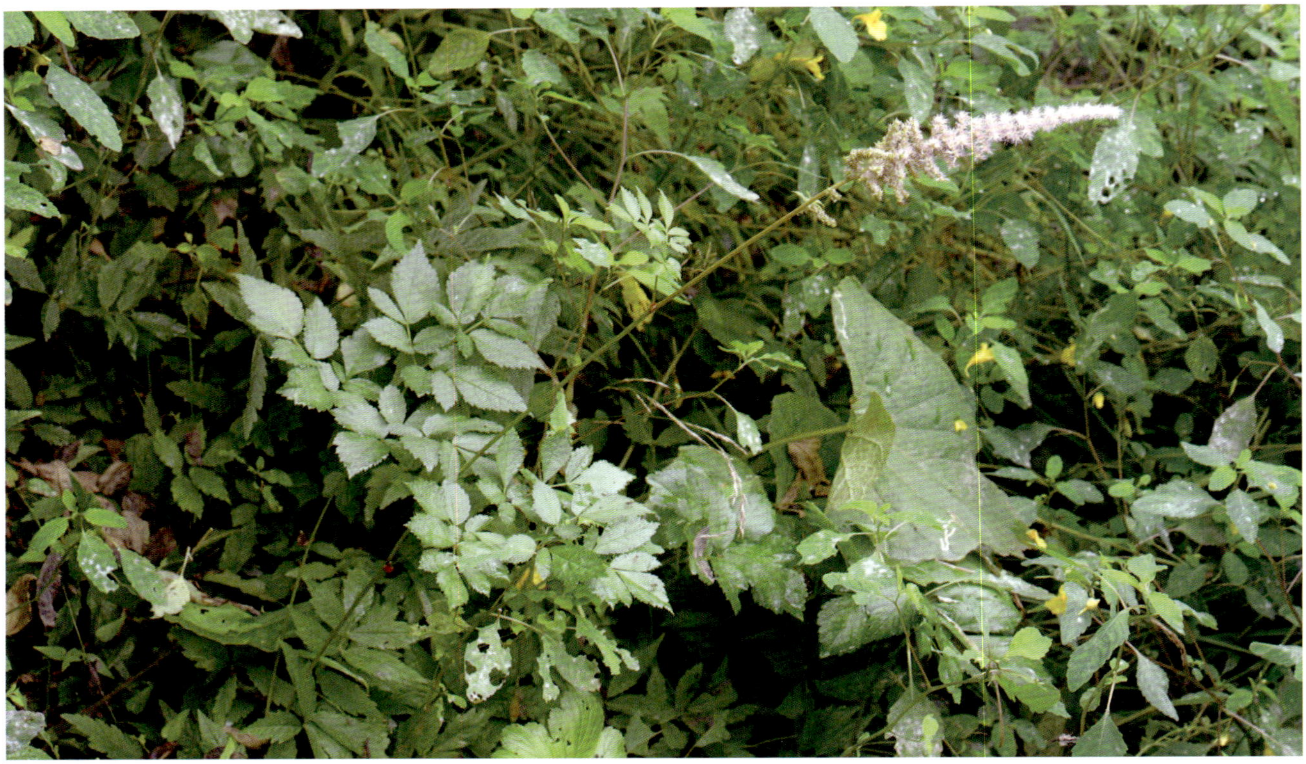

落新妇（续）

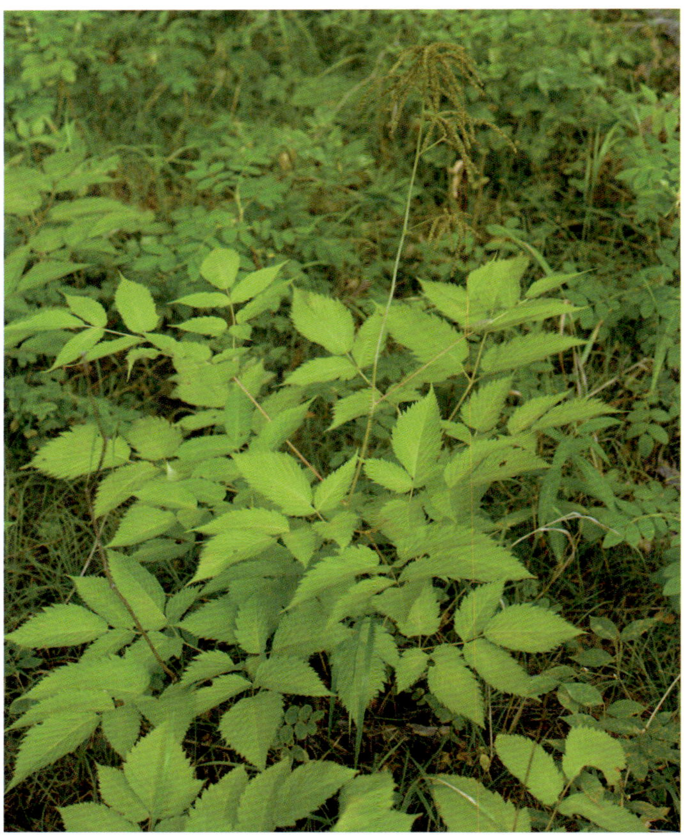

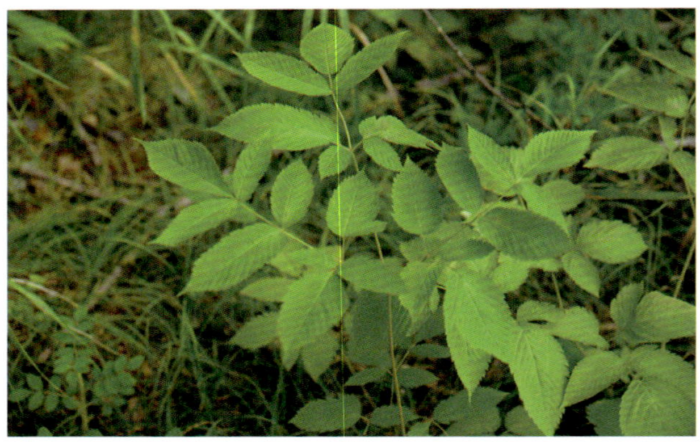

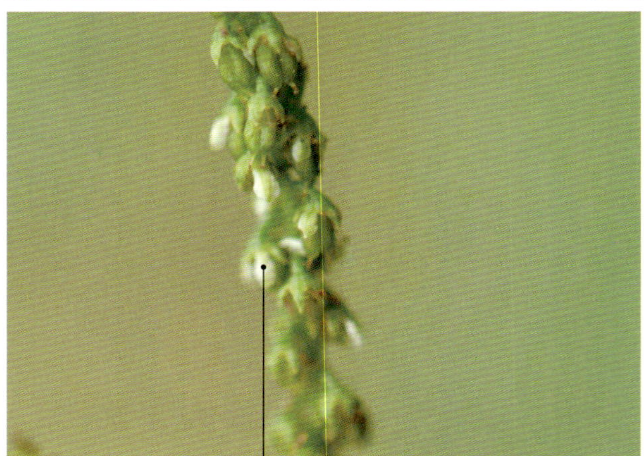

两被花，花瓣 5，萼片连合成杯状

假升麻

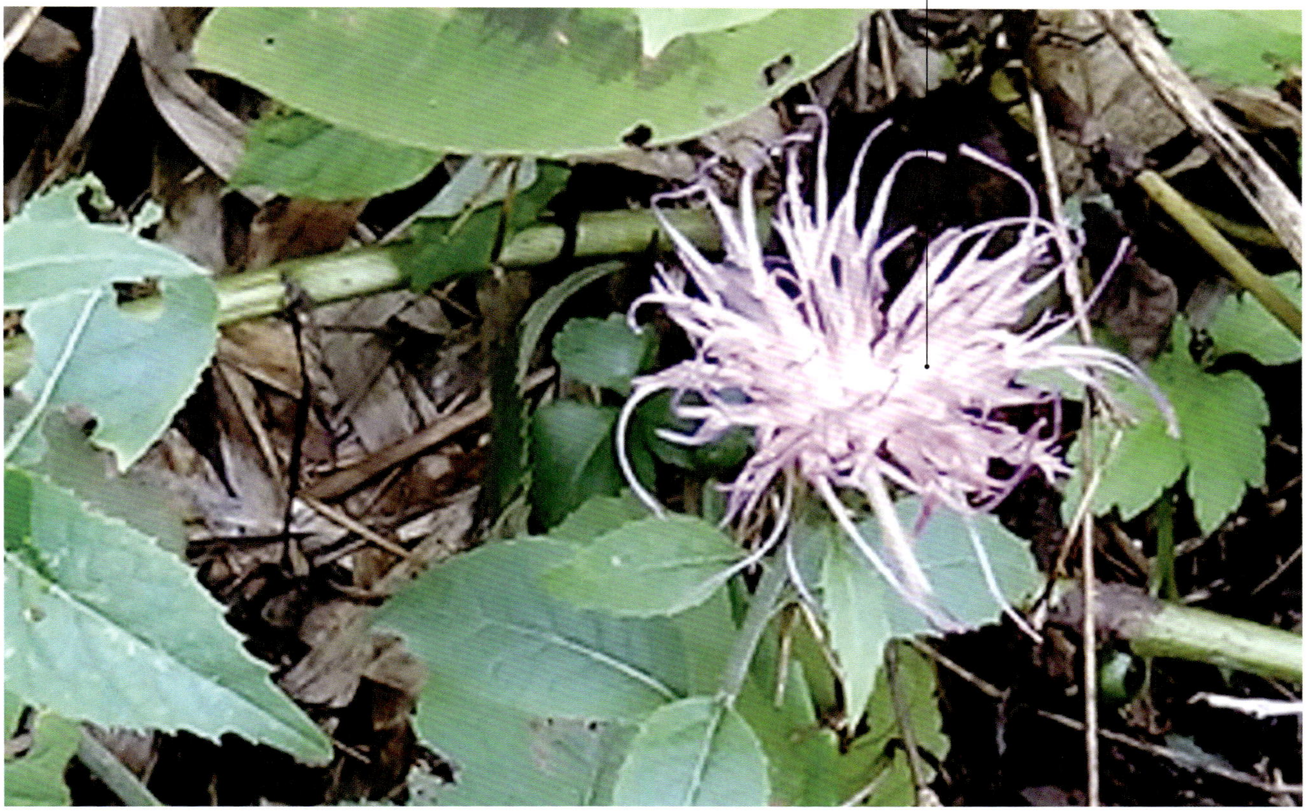

华麻花头

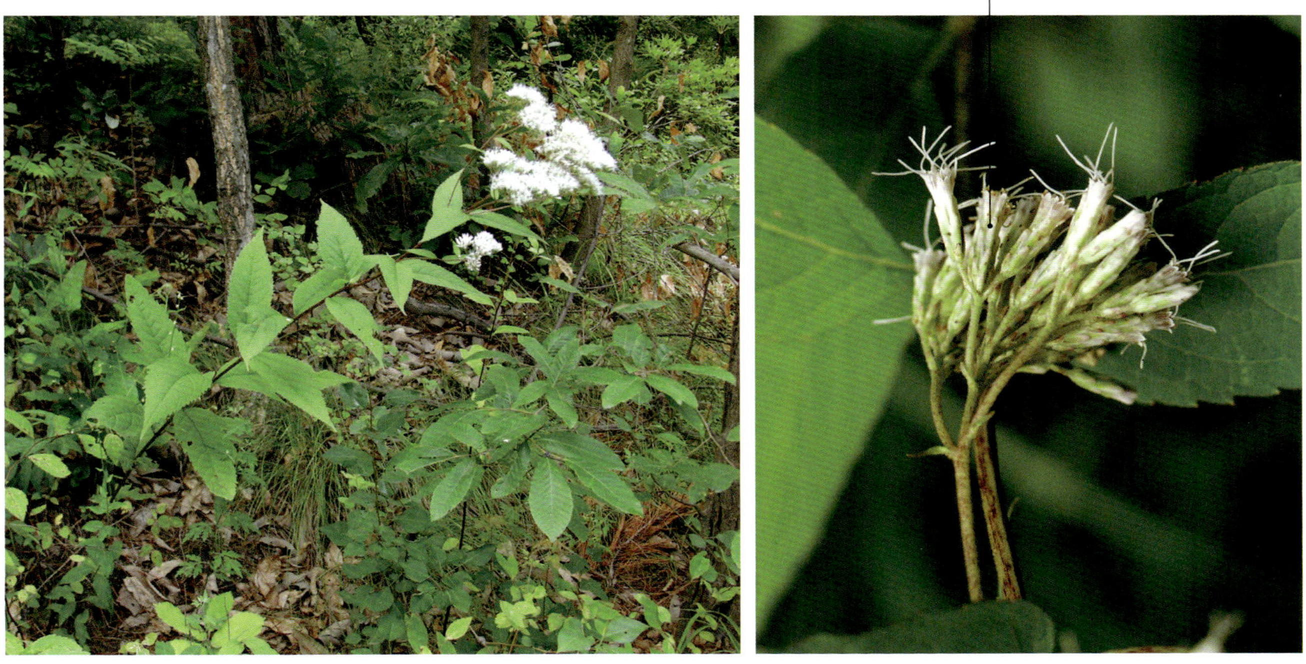

白头婆

检索表

1. 头状花序……2
1. 总状花序或圆锥花序……3
2. 头状花序直径3~4cm，总苞片7层；叶互生……华麻花头
2. 头状花序直径小于2cm，总苞片2~3层；叶对生……白头婆
3. 花单性，雌雄异株……4
3. 花两性……5
4. 两被花，花瓣5，萼片连合成杯状……假升麻
4. 单被花，无花瓣，萼片分离……兴安升麻
5. 雄蕊10；花瓣5，红紫色，狭条形；心皮2……落新妇
5. 雄蕊多数；无花瓣；心皮1~7……6
6. 浆果……类叶升麻
6. 蓇葖果……7
7. 叶为一回三出复叶；退化雄蕊与萼片同形，基部有蜜腺；心皮1~2……小升麻
7. 叶为二至三回三出羽状复叶；退化雄蕊与萼片形状不同，无蜜腺；心皮2~8……8
8. 花序不分枝，或下部有少数极短的分枝……单穗升麻
8. 花序有（2~）4~20条分枝……9
9. 心皮或蓇葖果无毛或近无毛……大三叶升麻
9. 心皮密被灰色柔毛……升麻

片姜黄

Pianjianghuang

WENYUJIN RHIZOMA CONCISUM

本品为姜科植物温郁金 *Curcuma wenyujin* Y. H. Chen et C. Ling 的干燥根茎。

基原植物

■ **温郁金** *Curcuma wenyujin* Y. H. Chen et C. Ling　别名：姜黄子

栽培或野生于广东、广西、浙江，浙江大量栽培。

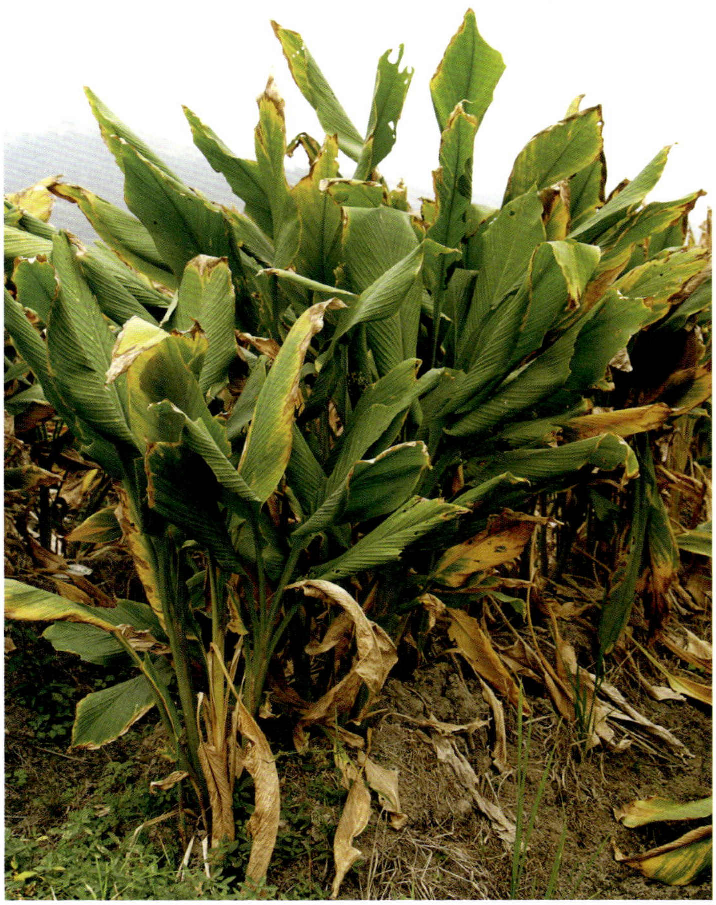

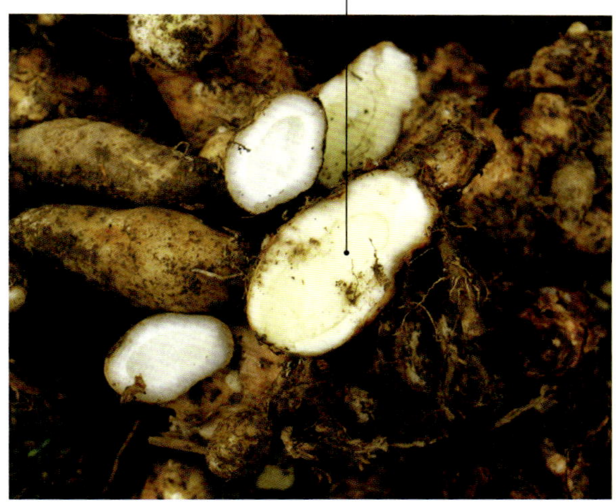

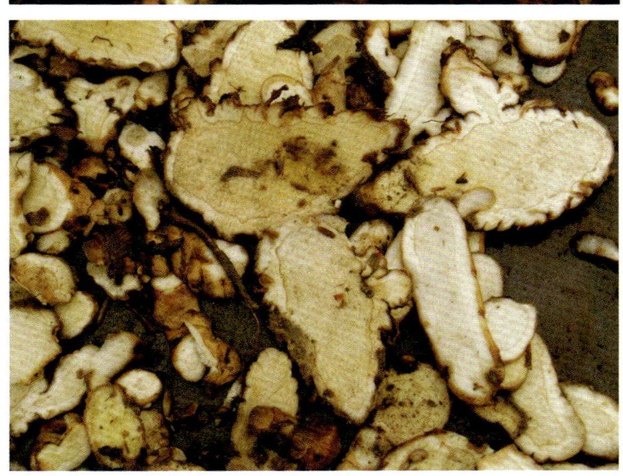

温郁金

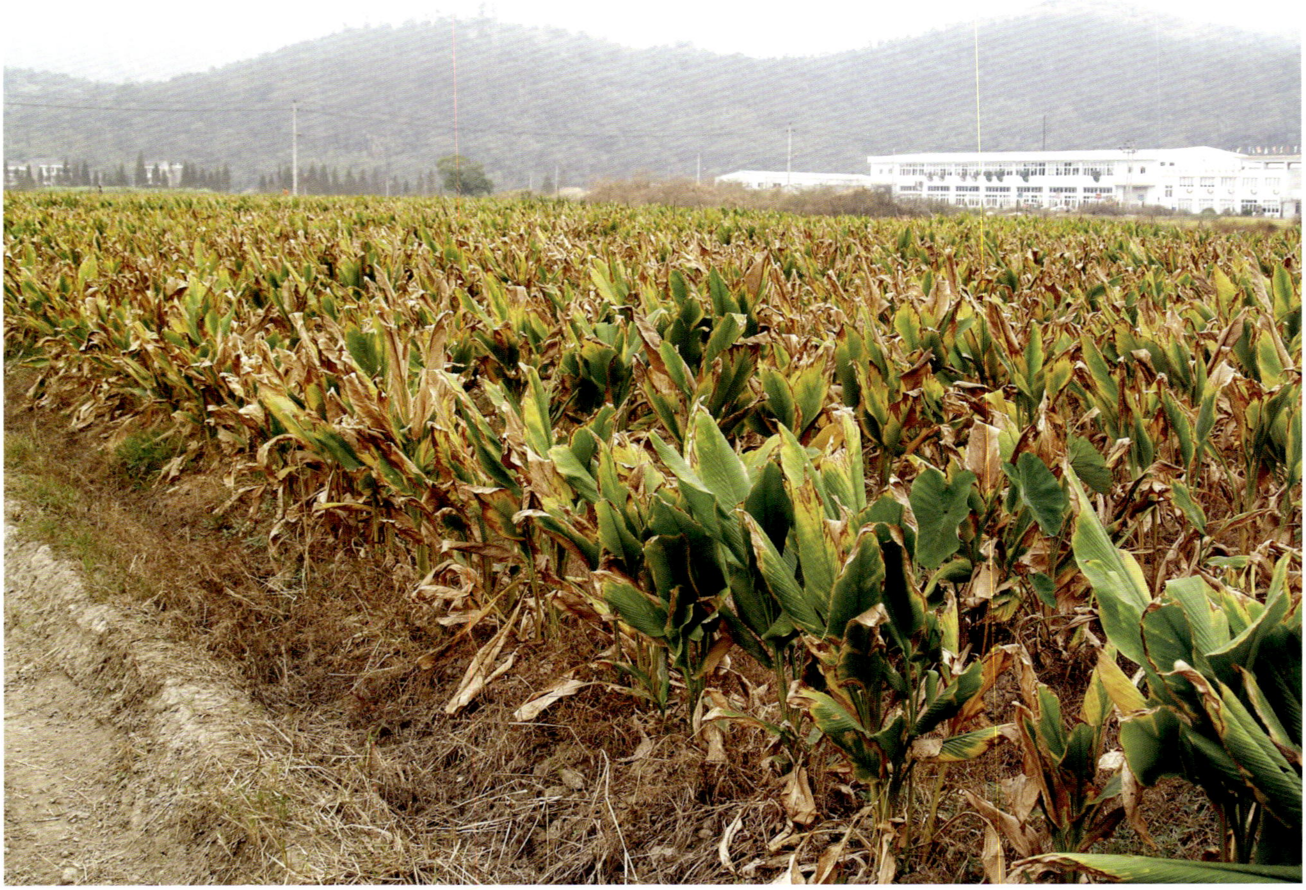

温郁金（续）

对比鉴别

参见“郁金”项。

检索表

参见“郁金”项。

化橘红 Huajuhong CITRI GRANDIS EXOCARPIUM

本品为芸香科植物化州柚 *Citrus grandis* 'Tomentosa' 或柚 *Citrus grandis* (L.) Osbeck 的未成熟或近成熟的干燥外层果皮。

基原植物

■ **化州柚** *Citrus grandis* 'Tomentosa' 别名：化州橘红、橘红

大量栽培于广东、广西。

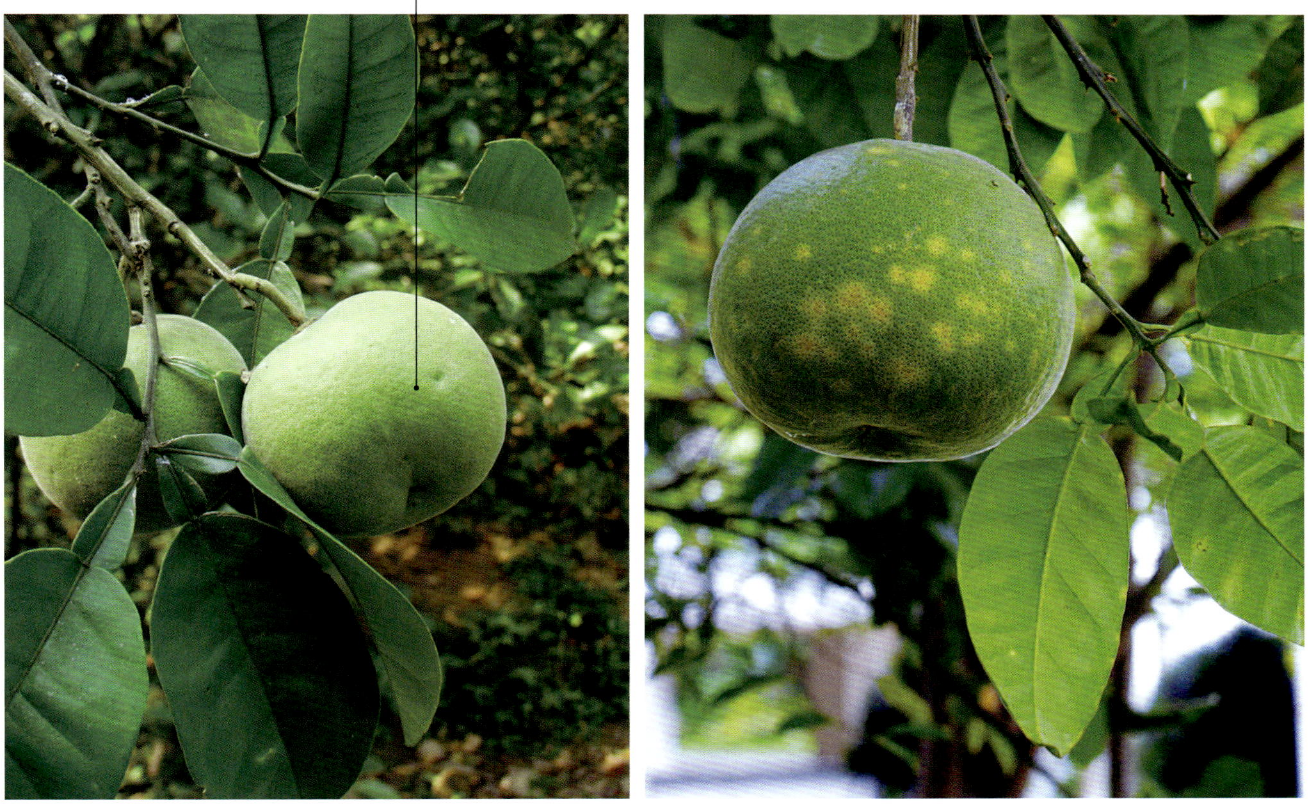

化州柚

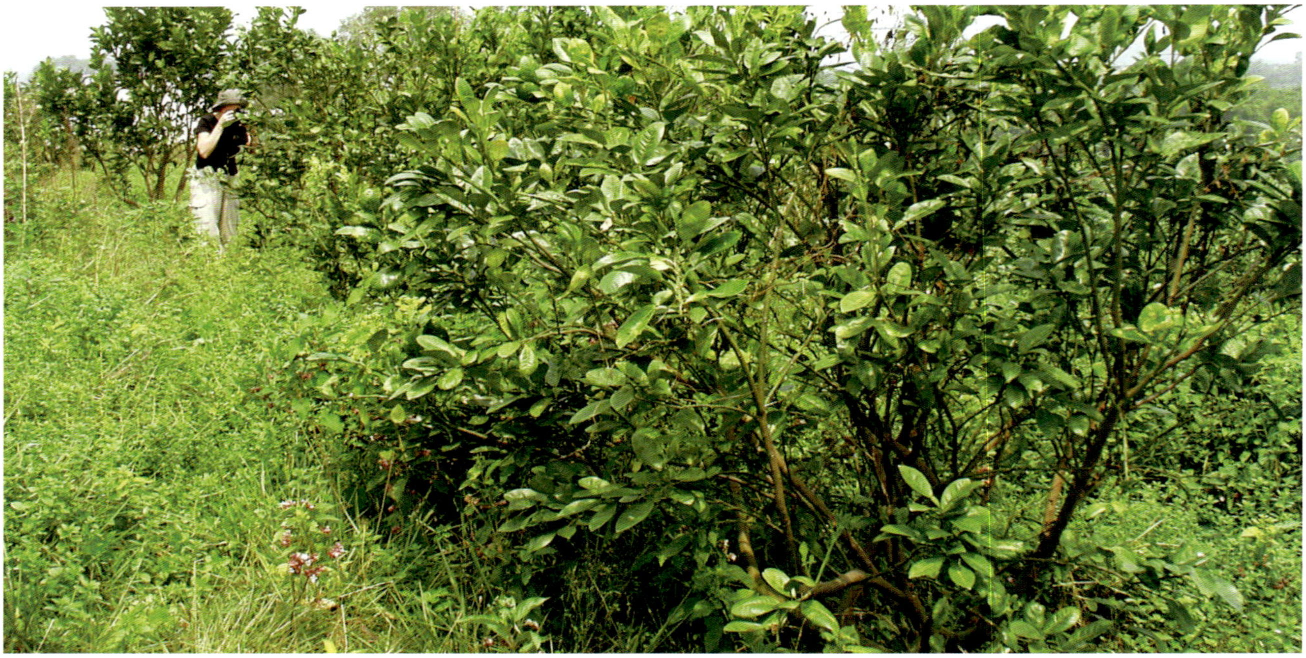

化州柚（续）

■ 柚 *Citrus grandis* (L.) Osbeck 别名：文旦

《中国植物志》、*Flora of China* 及《中国高等植物》记载的其拉丁学名为 *Citrus maxima* (Burm.) Merr.。

与化州柚主要区别点：果光滑无毛，果皮薄。

栽培于丘陵或低山地带。主要分布于浙江、江西、福建、台湾、湖北、湖南、广东、广西、四川、贵州、云南。

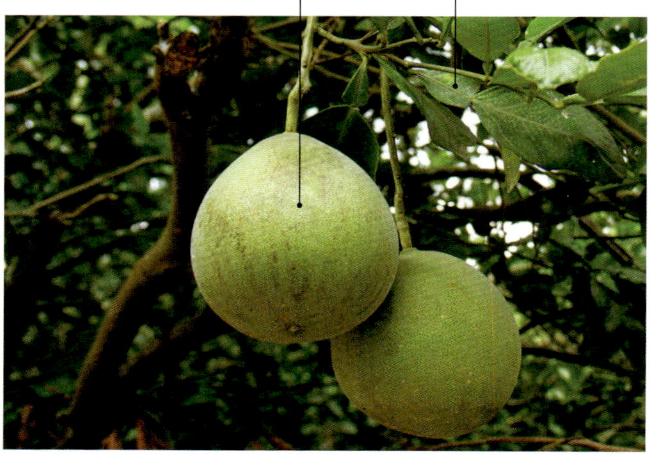

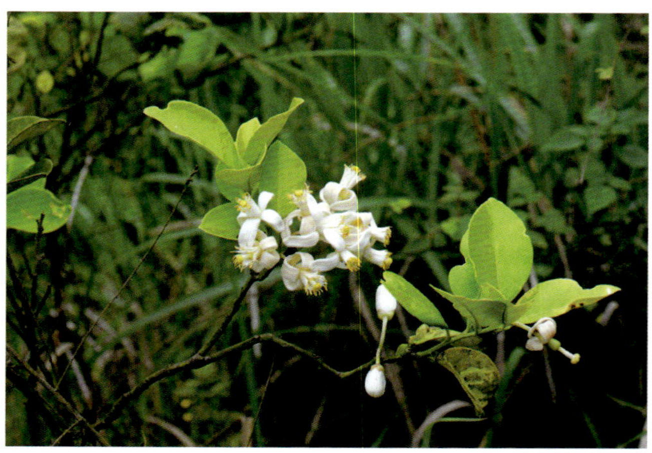

柚

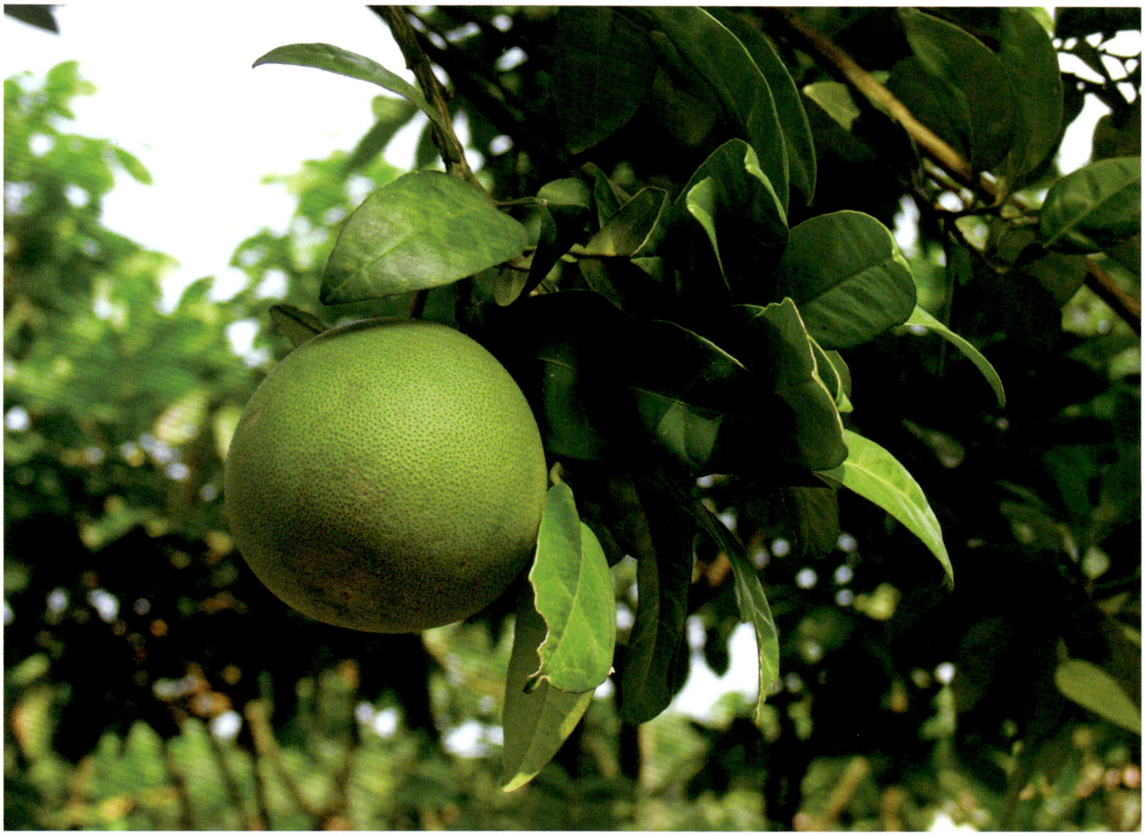

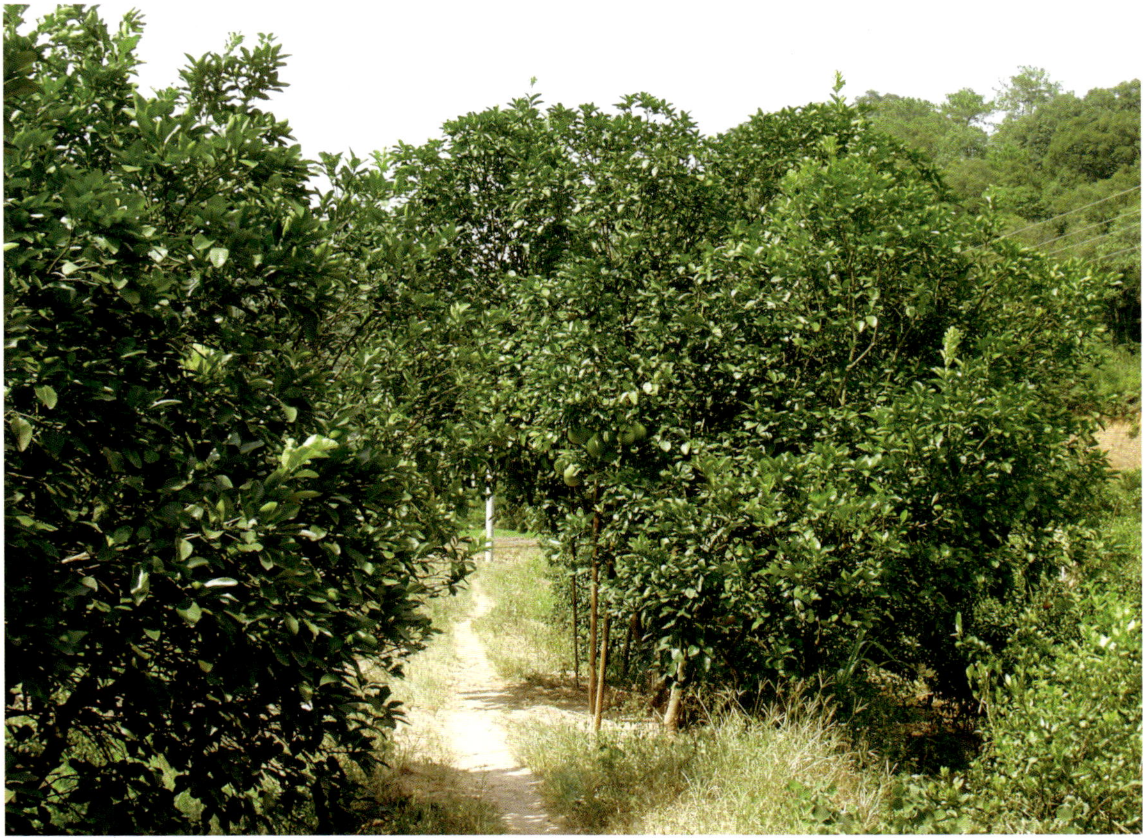

柚（续）

对比鉴别

芸香科植物橘 *Citrus reticulata* Blanco 及其栽培变种的干燥外层果皮药材名为橘红，其与药材“化橘红”因名称相近而易相混淆。

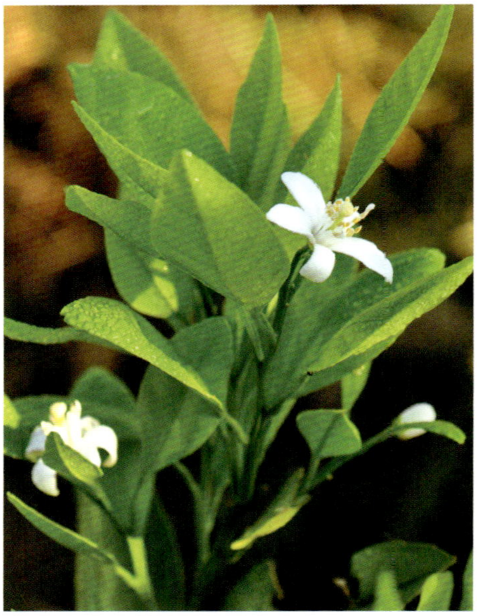

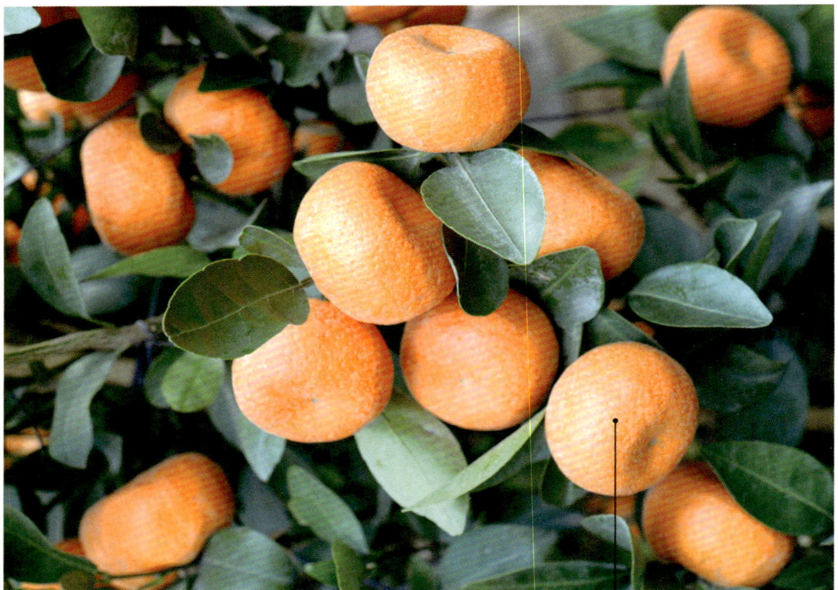

柑果扁球形或球形，橙黄色或朱红色

橘

检索表

1. 果径 10cm 以上，可育种子常呈不定形状的多面体，顶部扁平而宽阔且截平 …… 2
1. 果径 10cm 以内，可育种子的种皮圆滑，顶端尖或稍宽阔而截平 …… 橘
2. 果皮表面密被柔毛 …… 化州柚
2. 果皮表面光滑无毛 …… 柚

月季花 Yuejihua ROSAE CHINENSIS FLOS

本品为蔷薇科植物月季 *Rosa chinensis* Jacq. 的干燥花。

基原植物

■ **月季** *Rosa chinensis* Jacq. 别名：月月红

生于山坡、路旁。全国各地多有栽培。

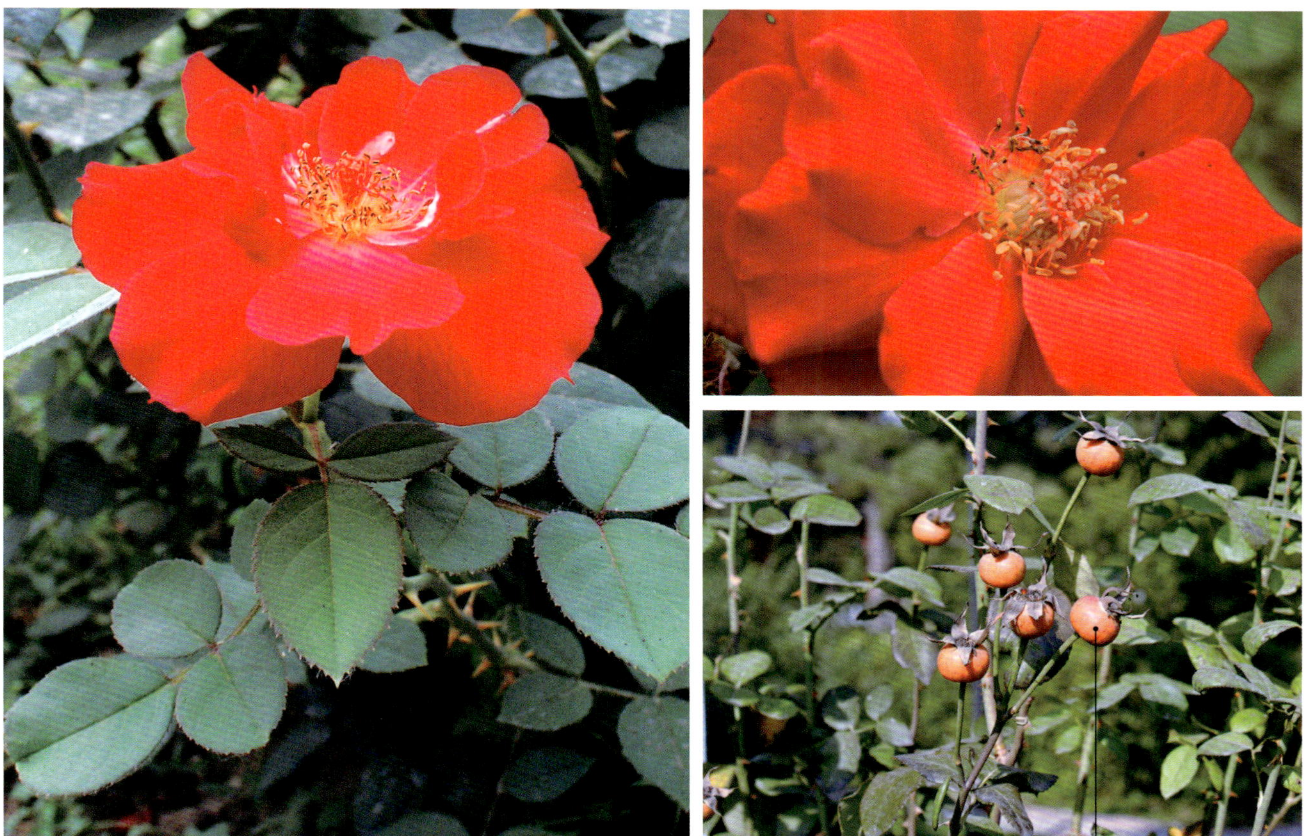

蔷薇果卵圆形或梨形

月季

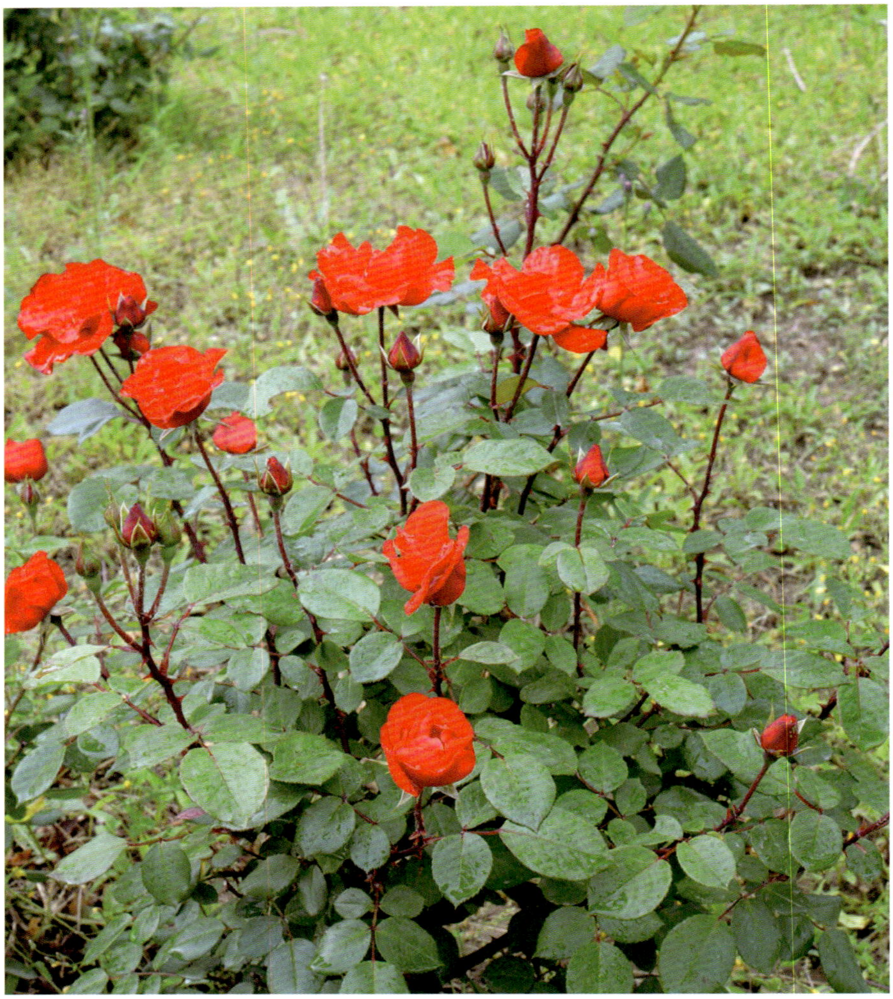

月季（续）

对比鉴别

参见“玫瑰花”项。

检索表

参见“玫瑰花”项。

丹参 Danshen SALVIAE MILTIORRHIZAE RADIX ET RHIZOMA

本品为唇形科植物丹参 *Salvia miltiorrhiza* Bge. 的干燥根和根茎。

基原植物

■ **丹参** *Salvia miltiorrhiza* Bge. 别名：血生根、血参

生于山坡、林下、溪旁。分布于全国大部分地区；主要分布于四川、陕西、山东。

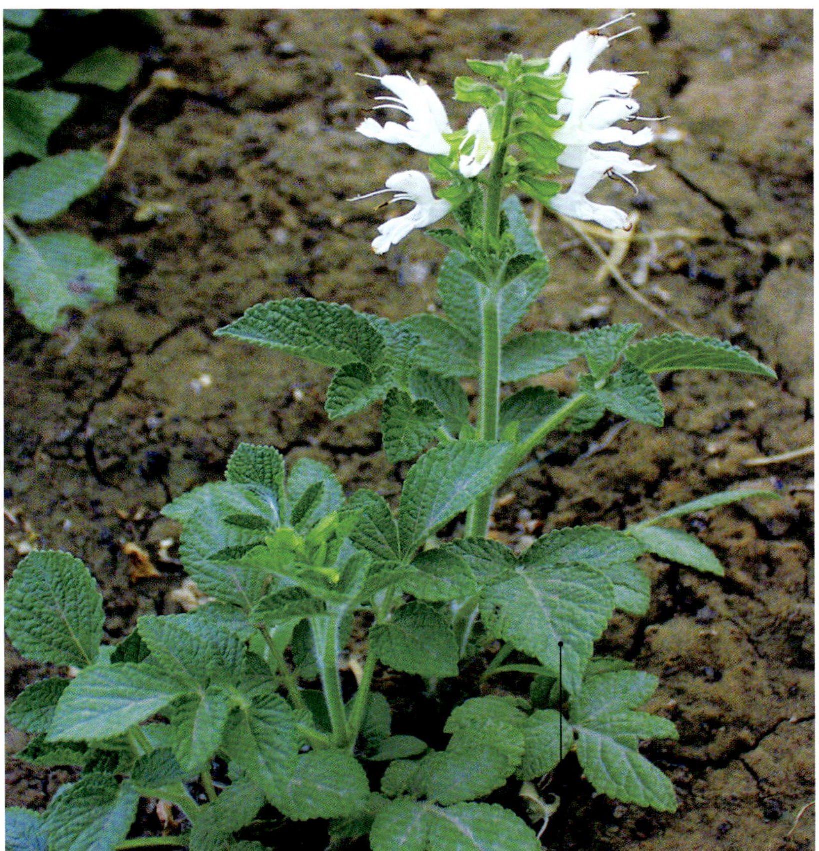

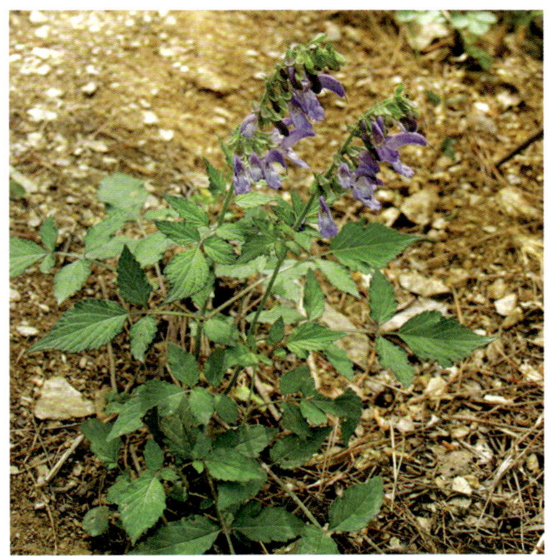

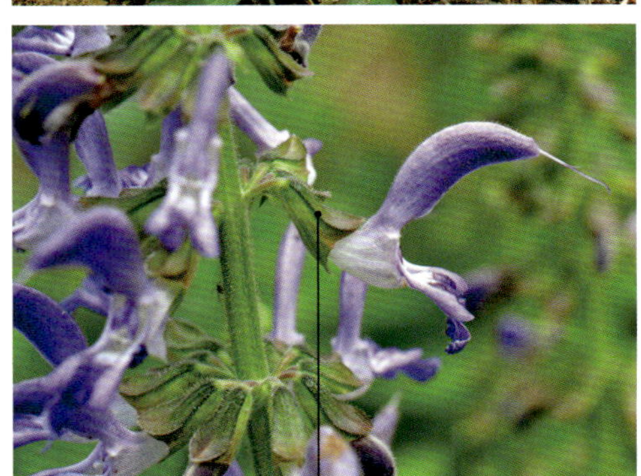

叶片两面被疏柔毛，下面较密

花萼钟形

丹参

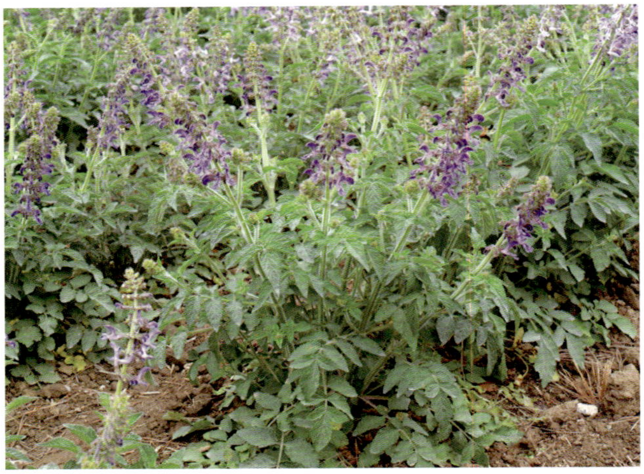

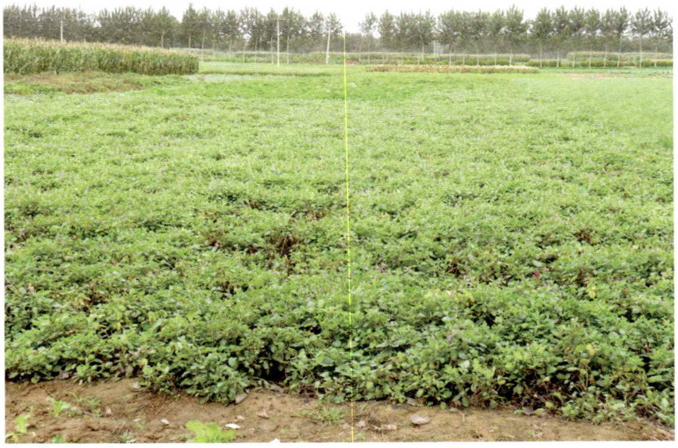

丹参（续）

对比鉴别

唇形科植物甘西鼠尾草 *Salvia przewalskii* Maxim. 在甘肃大量栽培，其根入药，称“甘肃丹参”；南丹参 *Salvia bowleyana* Dunn 植物形态与丹参相似，不易区分，常相混淆。

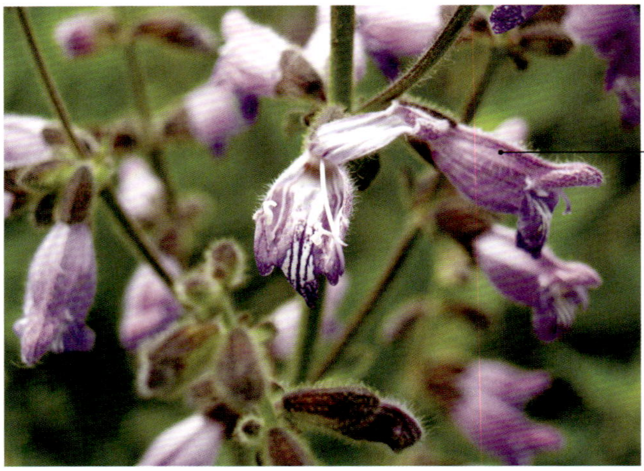

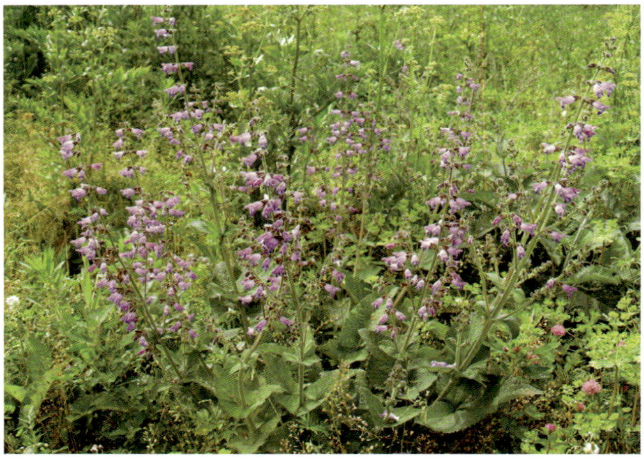

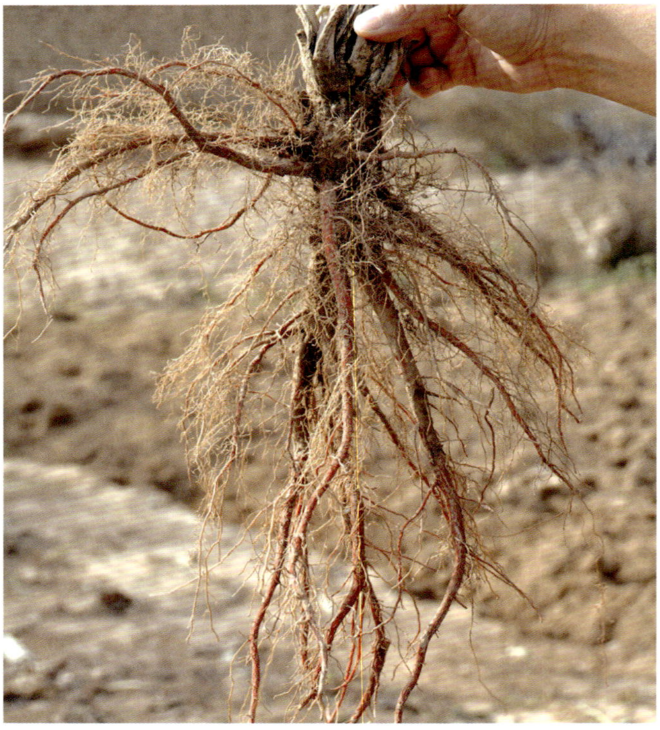

甘西鼠尾草

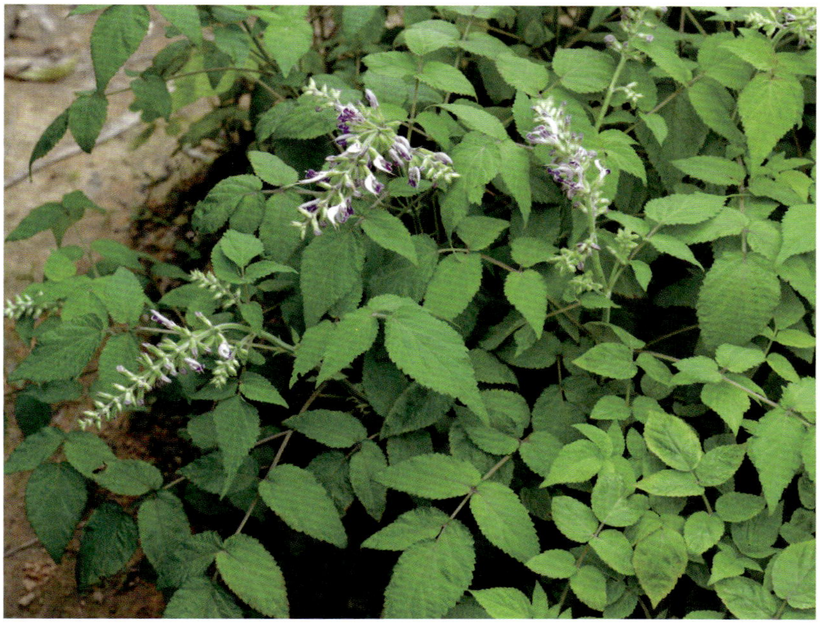

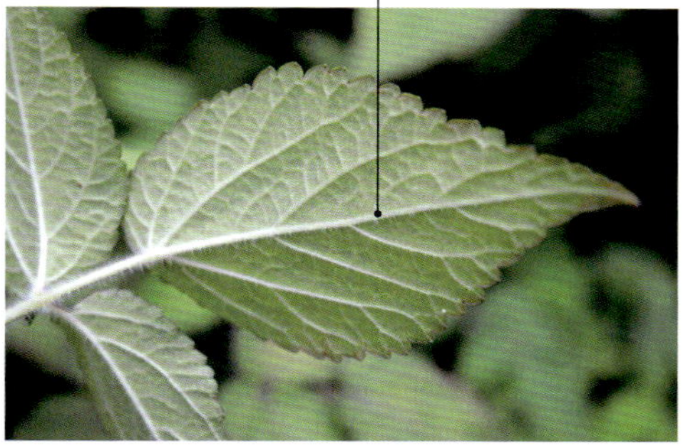

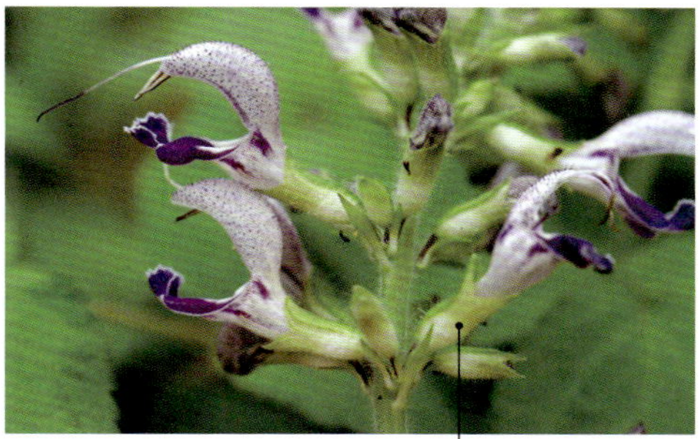

南丹参

检索表

1. 叶为单叶……………………………………………………甘西鼠尾草
1. 叶为羽状复叶……………………………………………………2
2. 花萼筒形；花冠筒内藏或微伸出花萼，平伸，上唇长 8~12mm；小叶卵圆状披针形，两面除脉上略被小疏柔毛外余部均无毛……………………………………南丹参
2. 花萼钟形；花冠较大，冠筒常外伸及向上弯曲，上唇长 12~15mm；小叶卵圆形、椭圆状卵圆形或宽披针形，两面被疏柔毛，下面较密……………………………………丹参

乌 药 Wuyao LINDERAE RADIX

本品为樟科植物乌药 *Lindera aggregata* (Sims) Kosterm. 的干燥块根。

基原植物

■ **乌药** *Lindera aggregata* (Sims) Kosterm.　别名：铜钱树、白背树

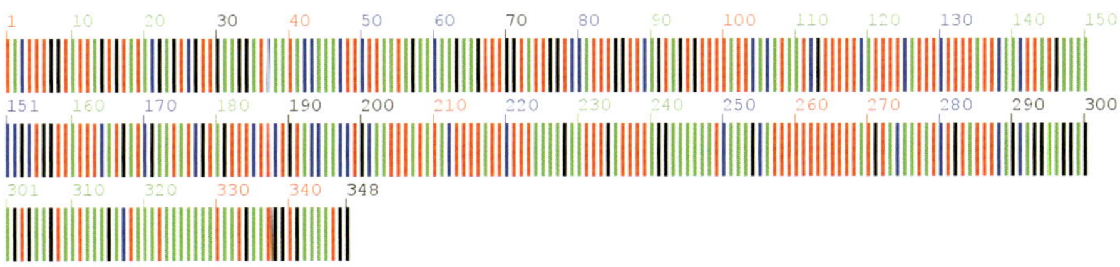

1963~1985 年间的几版《中国药典》记载乌药的拉丁学名为 *Lindera strychnifolia* F. Vill.。

生于向阳荒地灌木林或草丛。分布于陕西、安徽、江苏、浙江、江西、福建、台湾、湖北、湖南、广东、广西等地。

根木质，纺锤形，有结节膨大

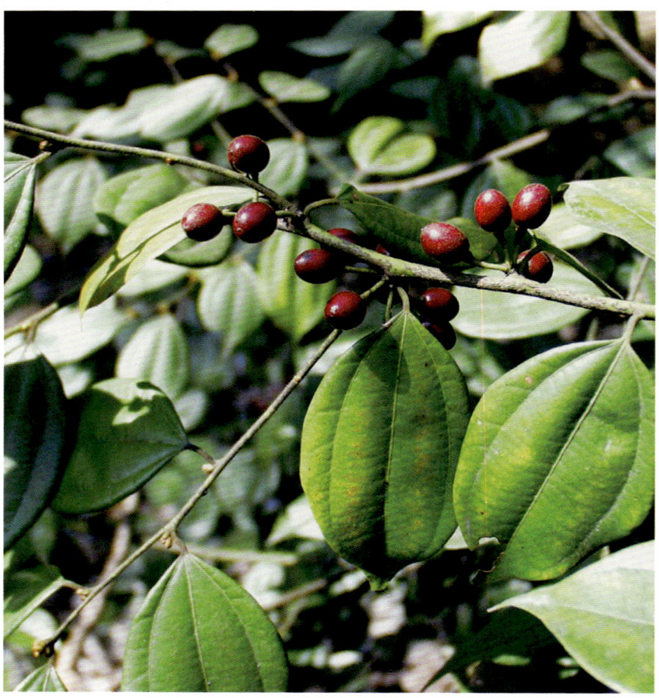

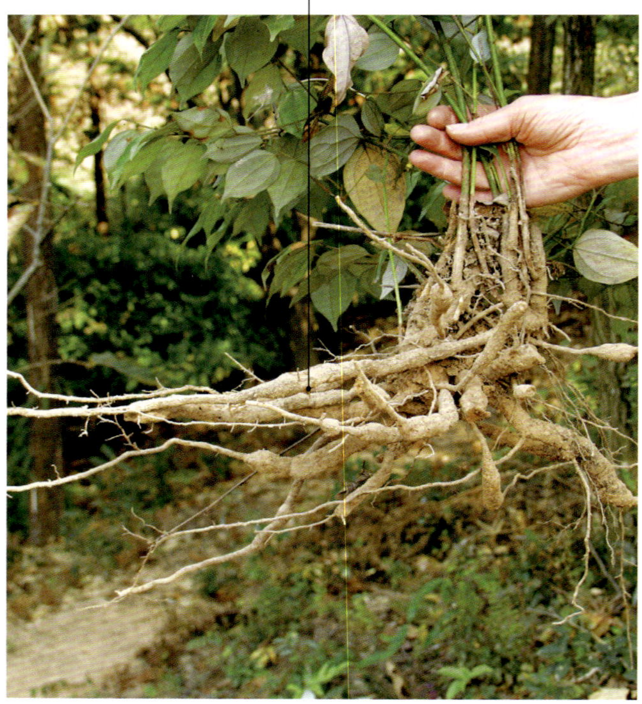

乌药

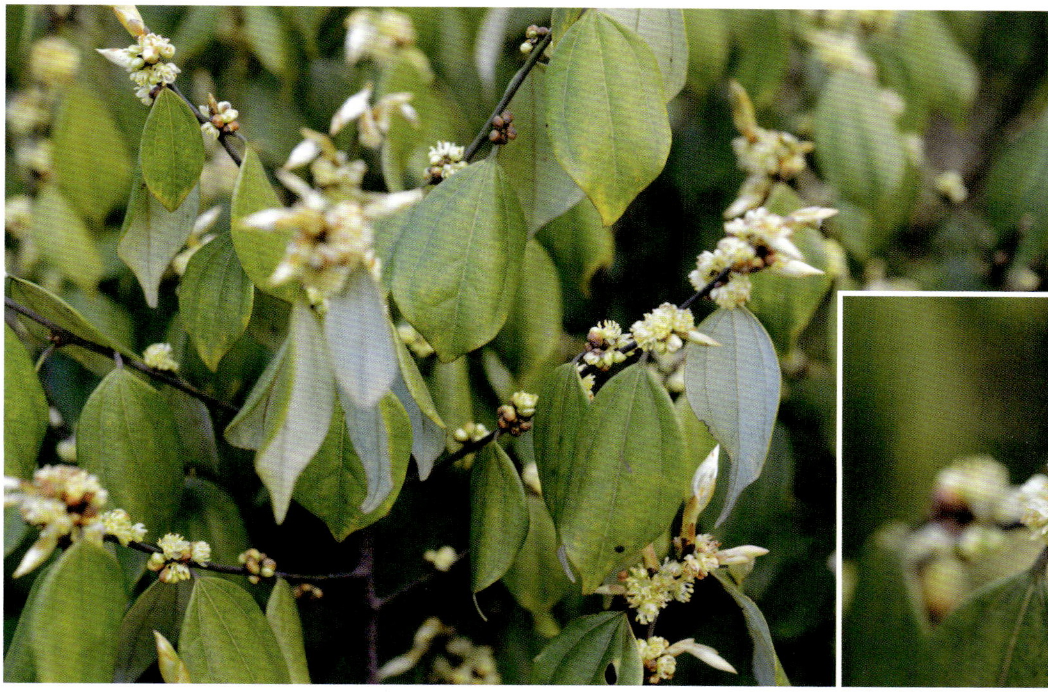

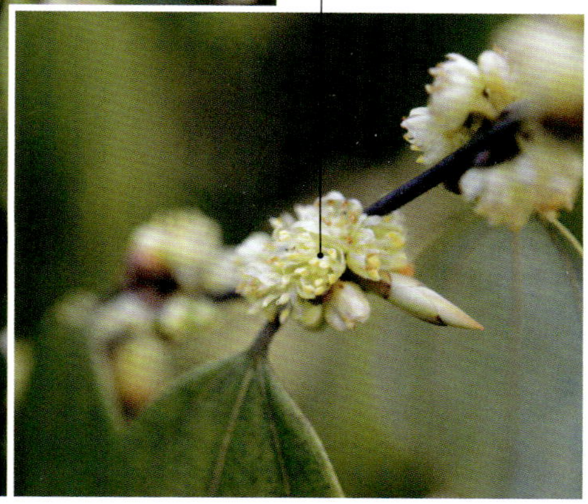

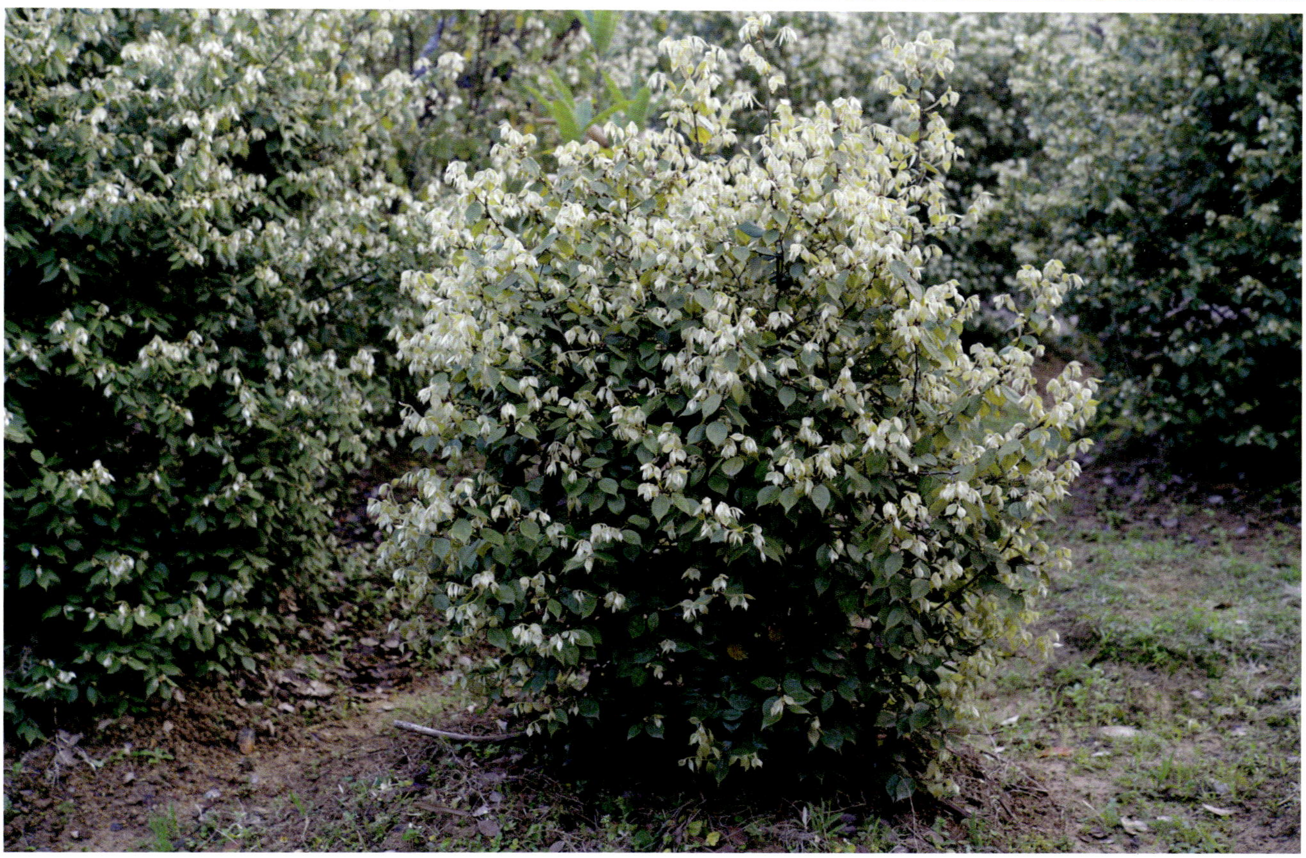

乌药（续）

乌 梅

Wumei

MUME FRUCTUS

本品为蔷薇科植物梅 *Prunus mume* (Sieb.) Sieb. et Zucc. 的干燥近成熟果实。

基原植物

■ **梅** *Prunus mume* (Sieb.) Sieb. et Zucc. 别名：酸梅

《中国植物志》、*Flora of China* 及《中国高等植物》记载酸梅的拉丁学名为 *Armeniaca mume* Sieb.。长江以南各地均有栽培或野生。

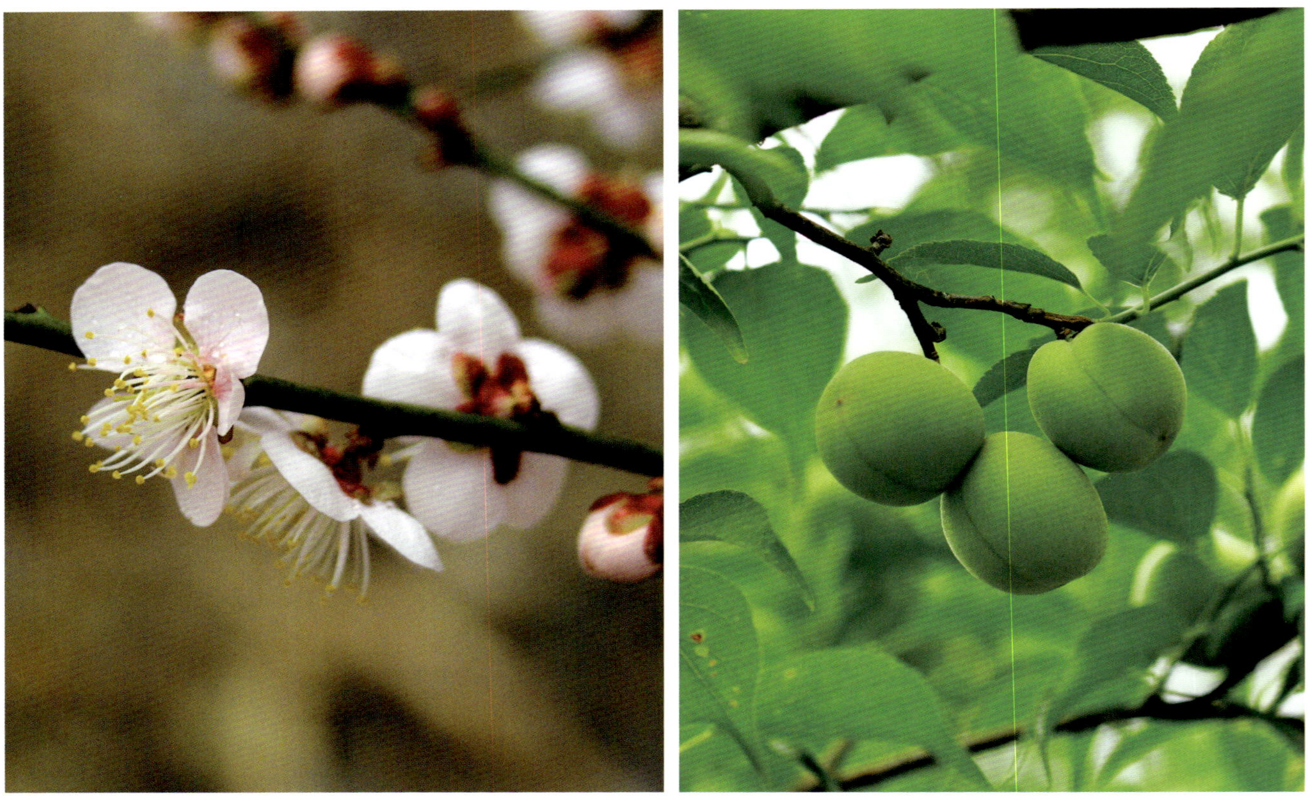

梅

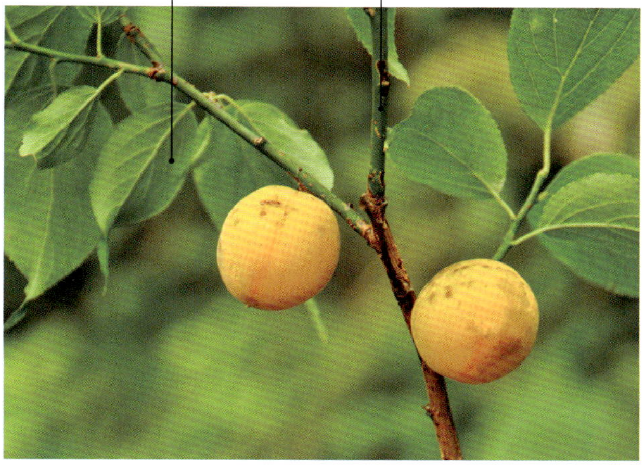

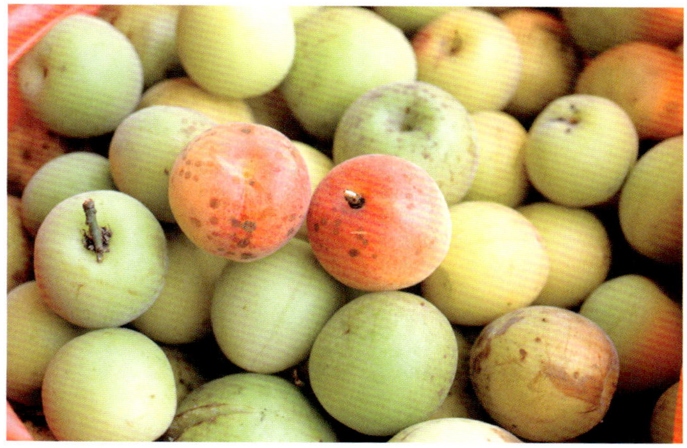

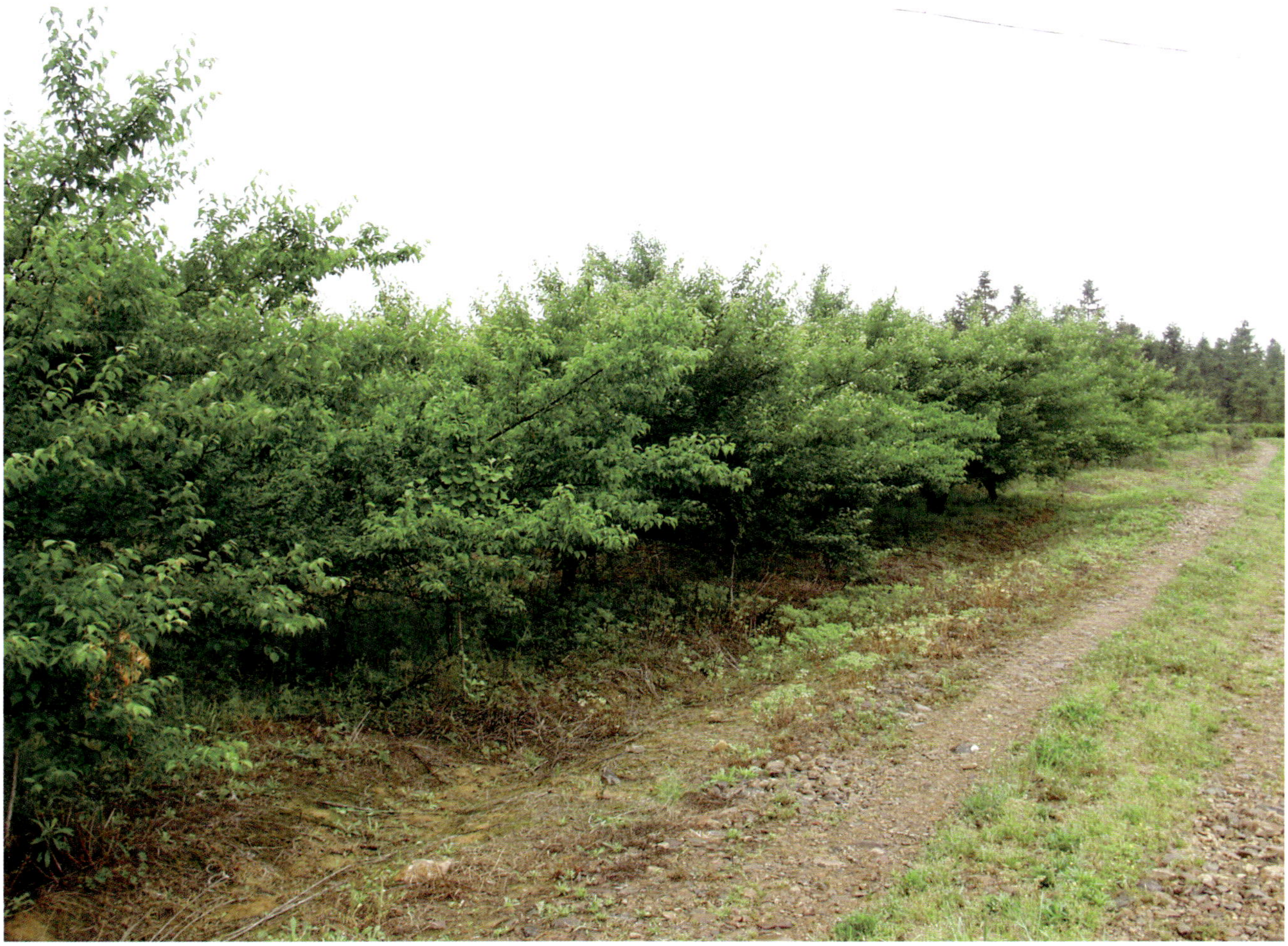

梅（续）

火麻仁

Huomaren

CANNABIS FRUCTUS

本品为桑科植物大麻 *Cannabis sativa* L. 的干燥成熟果实。

基原植物

■ **大麻** *Cannabis sativa* L. 别名：线麻

生于排水良好的沙质土壤。全国各地均有栽培。

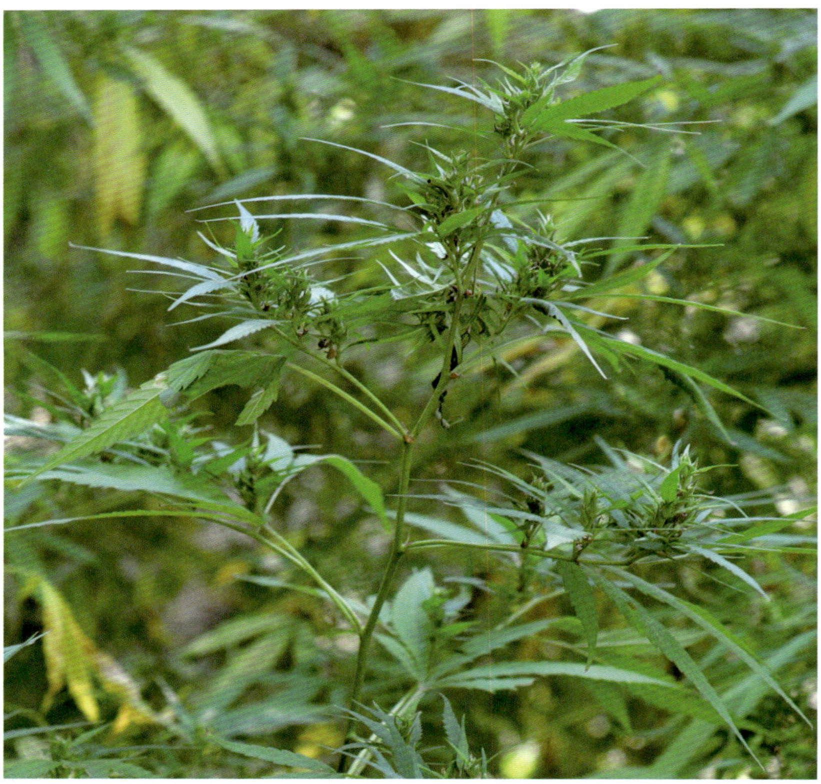

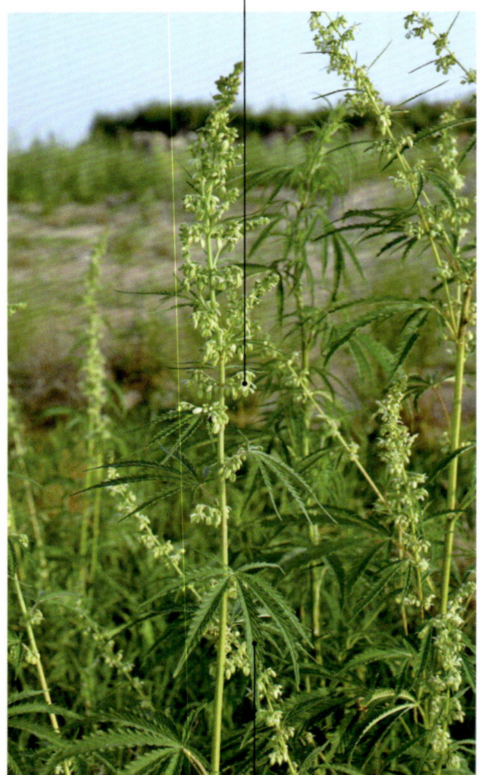

大麻

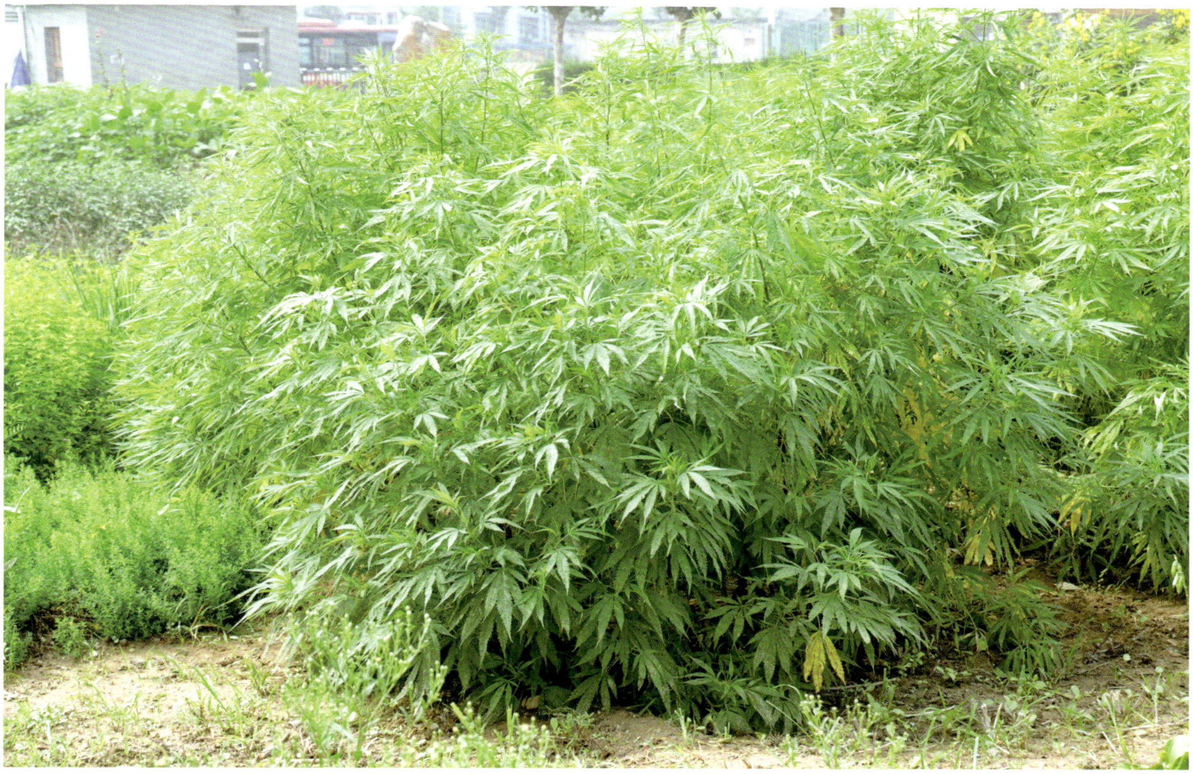

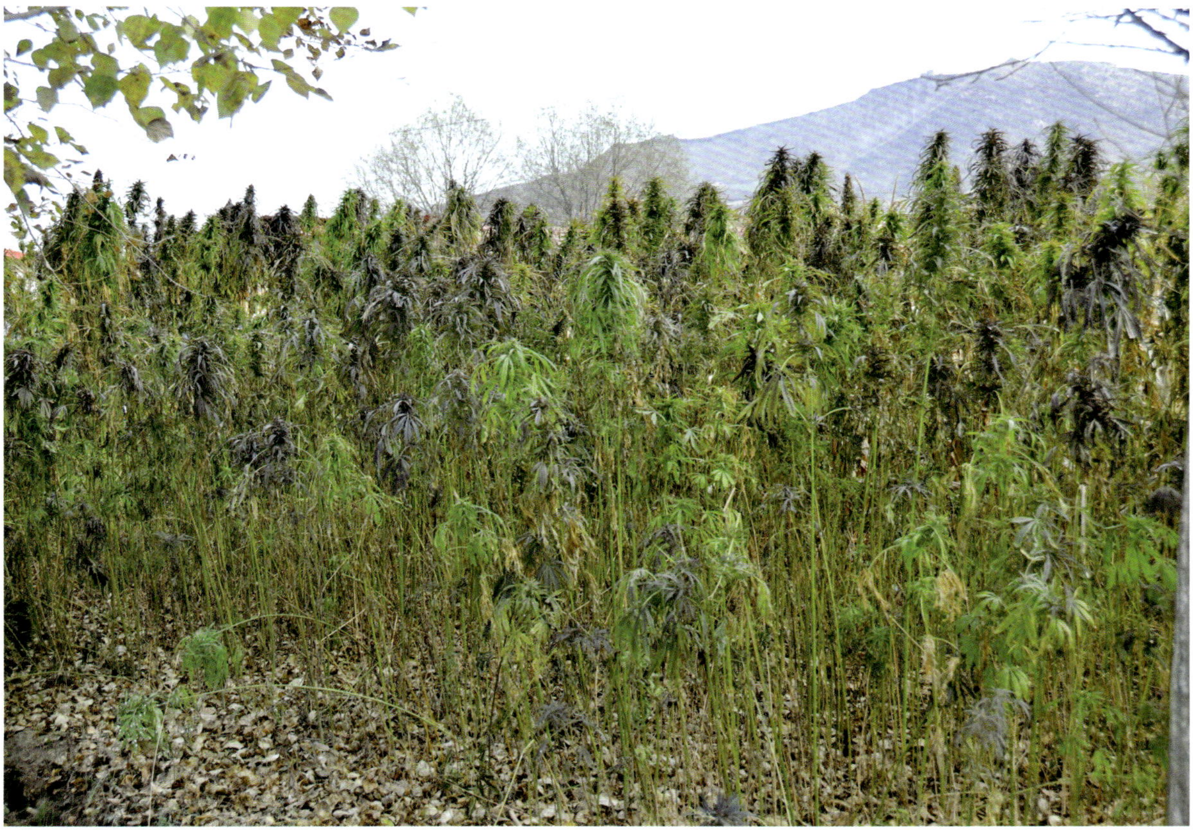

大麻（续）

巴　豆 Badou CROTONIS FRUCTUS

巴豆霜

Badoushuang
CROTONIS SEMEN PULVERATUM

巴豆为大戟科植物巴豆 *Croton tiglium* L. 的干燥成熟果实；巴豆霜为巴豆的炮制加工品。

基原植物

■ **巴豆** *Croton tiglium* L. 别名：猛子仁、巴仁

生于山谷、林缘、溪旁或密林中，多为栽培。主要分布于浙江、江苏、福建、台湾、湖南、湖北、广东、广西、云南、贵州、四川。

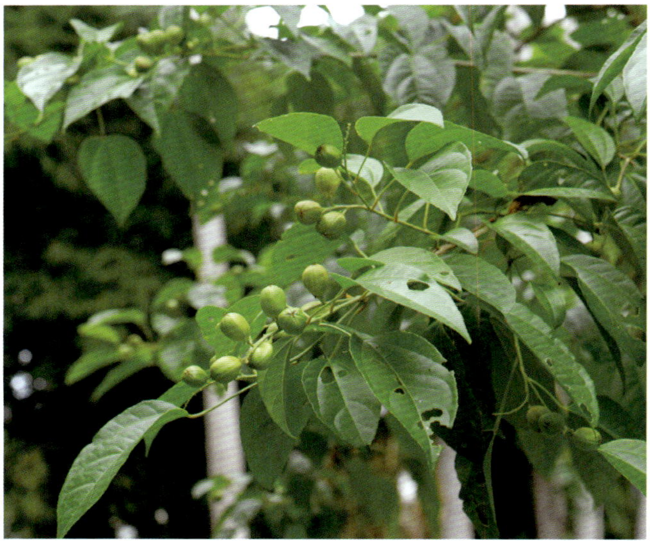

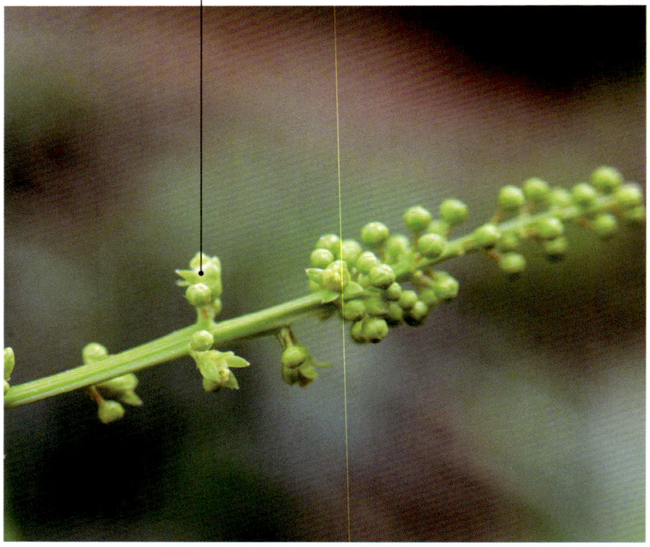

巴豆

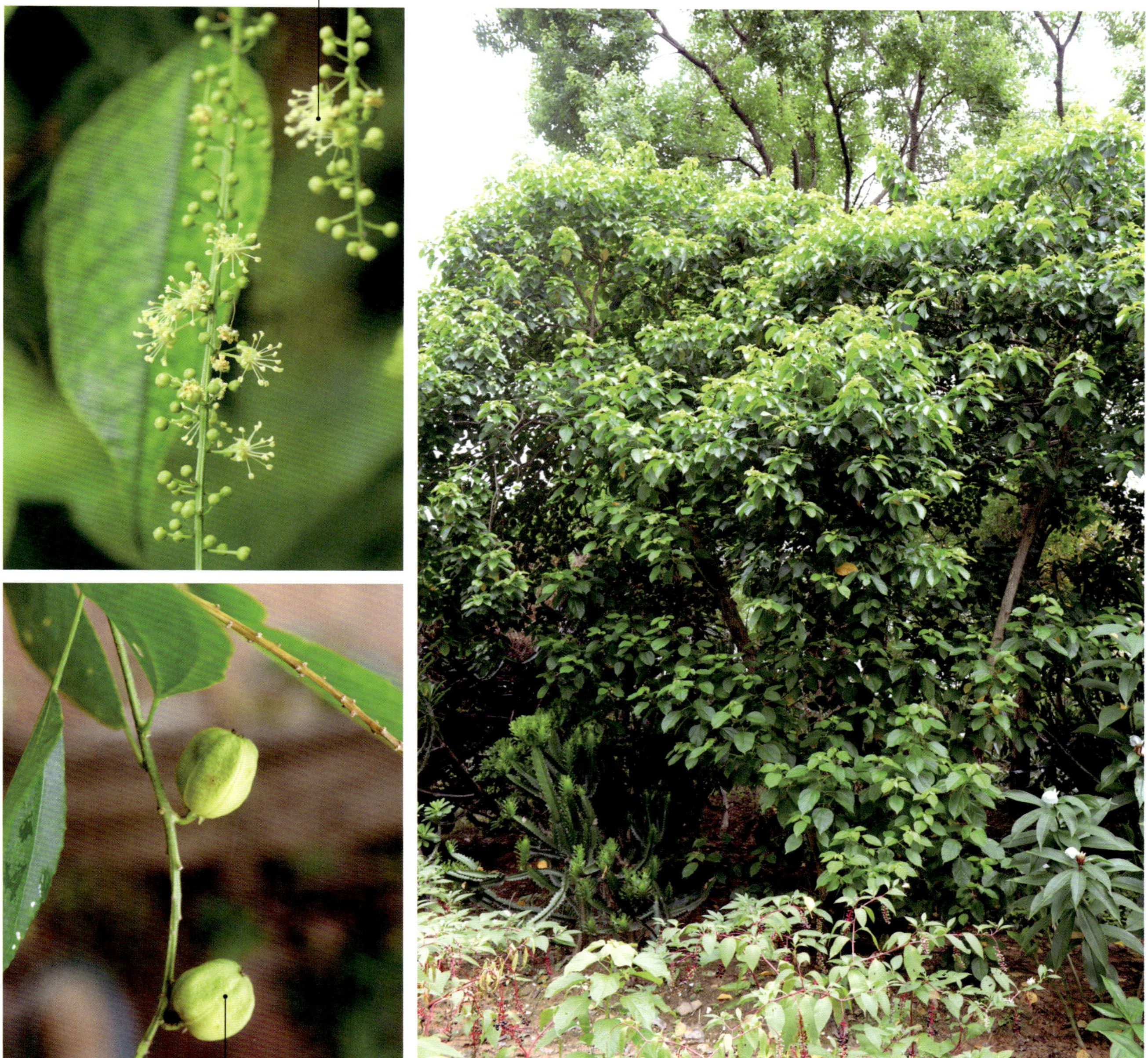

巴豆（续）

巴戟天

Bajitian
MORINDAE OFFICINALIS RADIX

本品为茜草科植物巴戟天 *Morinda officinalis* How 的干燥根。

基原植物

■ 巴戟天 *Morinda officinalis* How 别名：鸡肠风

生于山谷、溪边、山地林下。分布于福建、江西、广东、海南、广西等地，大量栽培于广东、广西。

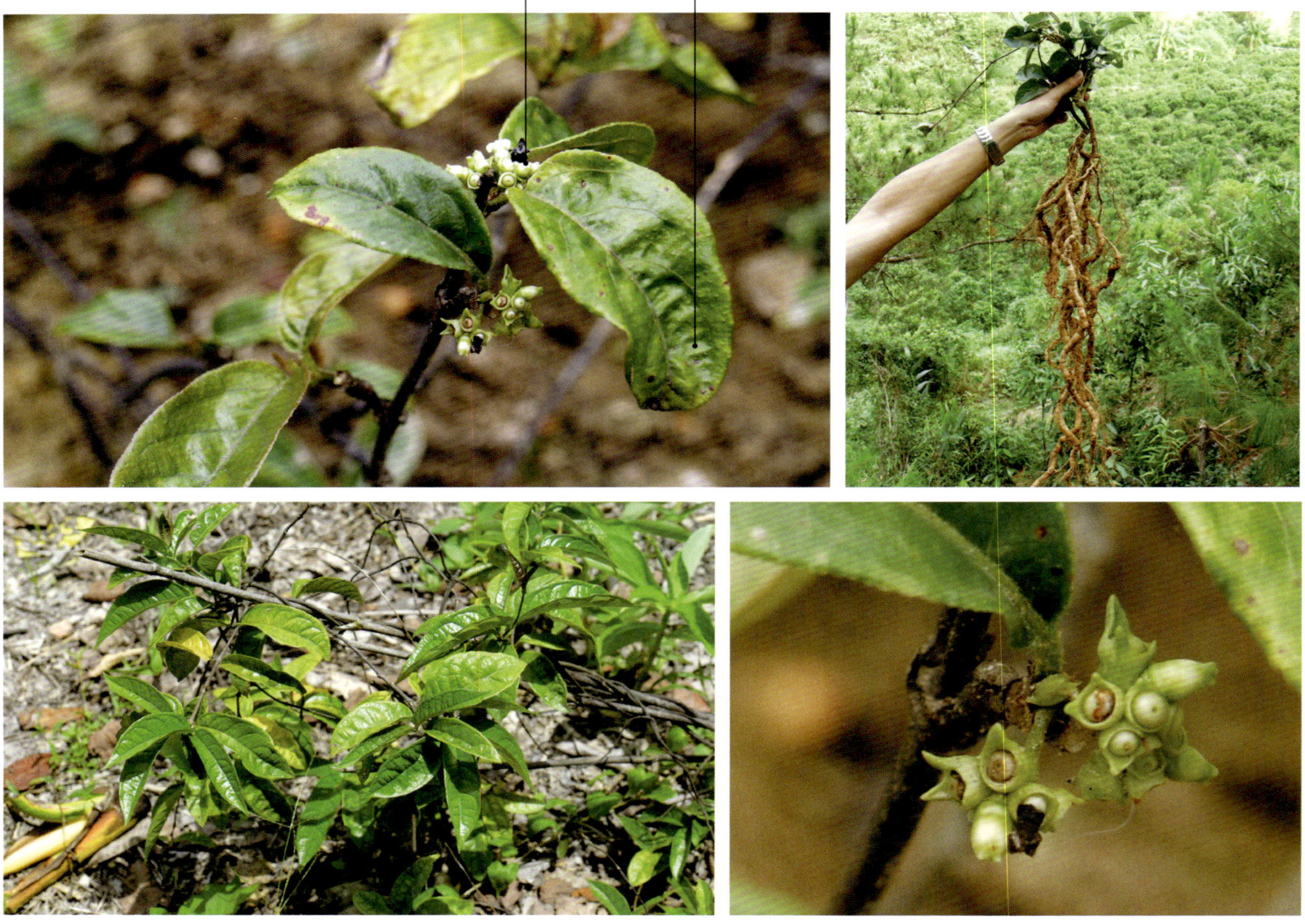
花多朵密集成头状
叶上面多少被刺状硬毛或弯毛

巴戟天

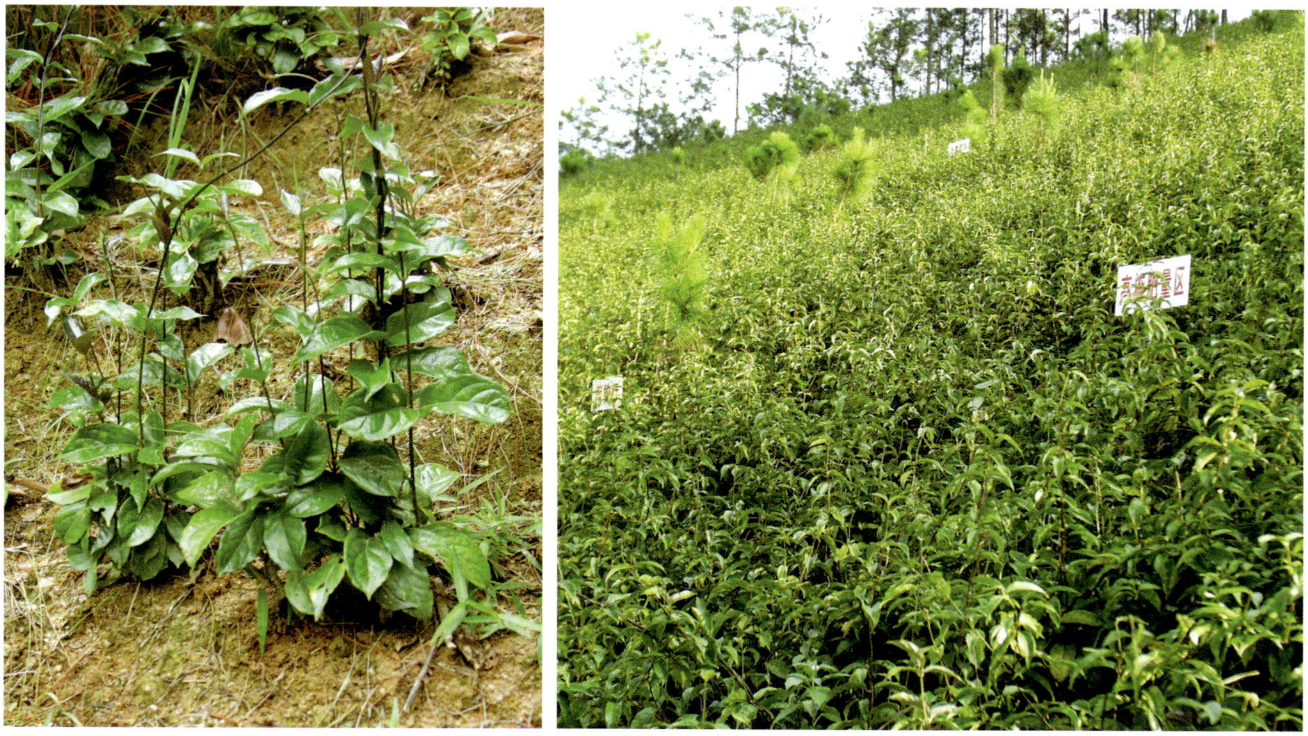

巴戟天（续）

对比鉴别

植物巴戟天与其同属植物羊角藤 *Morinda umbellata* L. subsp. *obovata* Y. Z. Ruan 形态相似，不易区分，常被误用。四川虎刺 *Damnacanthus officinarum* Huang 主产于湖北恩施，当地称“恩施巴戟天”，作为巴戟天使用，自产自销。

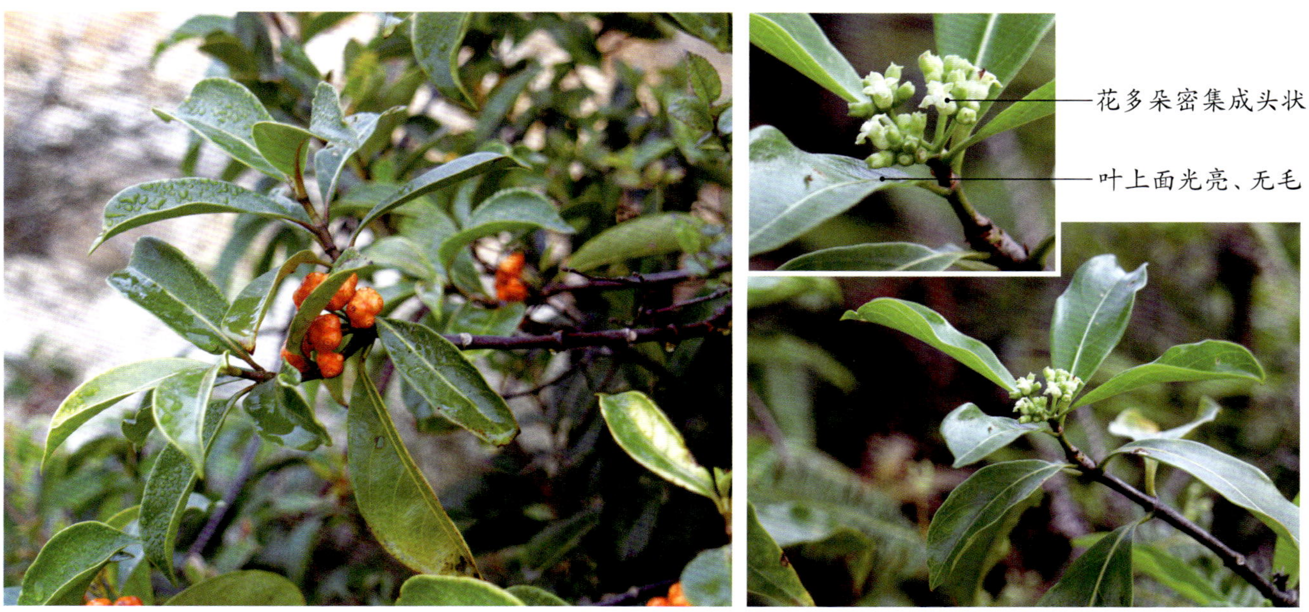

羊角藤

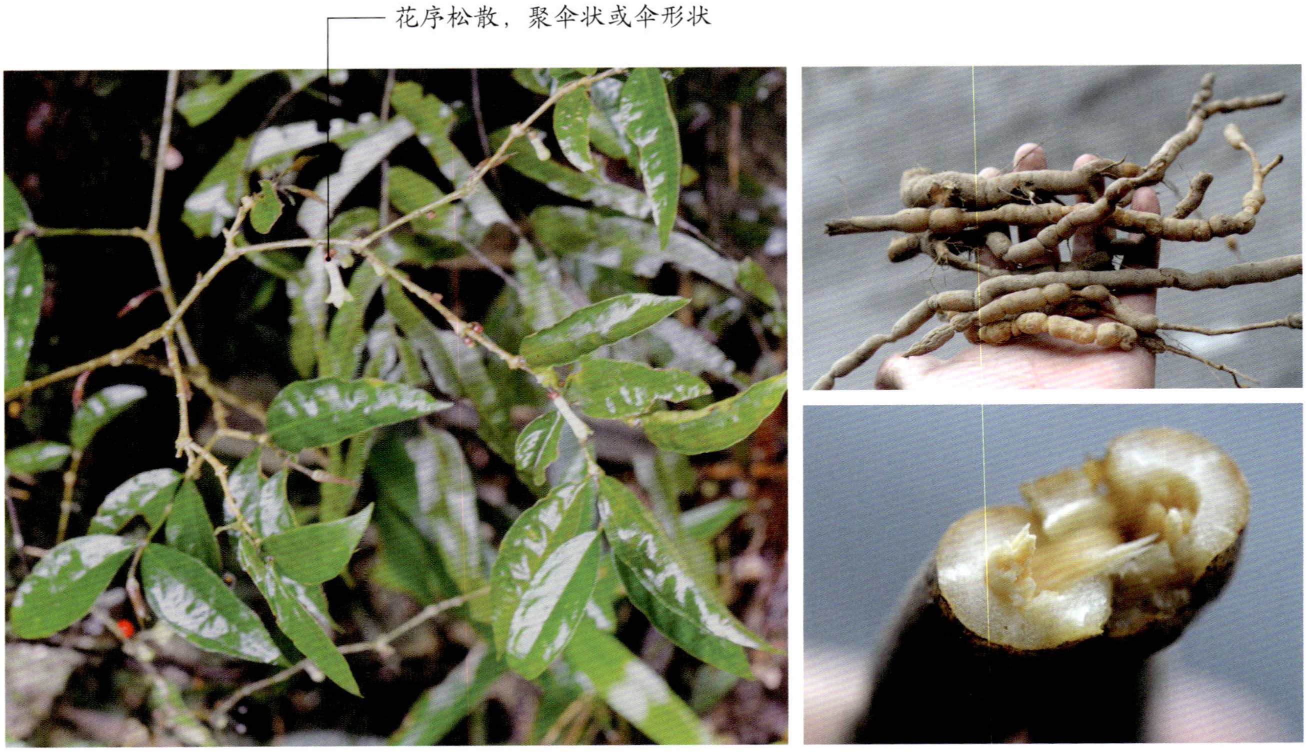

四川虎刺

检索表

1. 花序松散，聚伞状或伞形状……………………………………………四川虎刺
1. 花多朵密集成头状；萼管彼此合生；果为合心皮果……………………………………2
2. 萼顶端平，无齿；叶上面光亮、无毛……………………………………………羊角藤
2. 萼裂片三角形，不等大；叶上面多少被刺状硬毛或弯毛……………………………巴戟天

水飞蓟 Shuifeiji SILYBI FRUCTUS

本品为菊科植物水飞蓟 *Silybum marianum* (L.) Gaertn. 的干燥成熟果实。

基原植物

■ **水飞蓟** *Silybum marianum* (L.) Gaertn. 别名：奶蓟

原产欧洲，我国引种栽培。

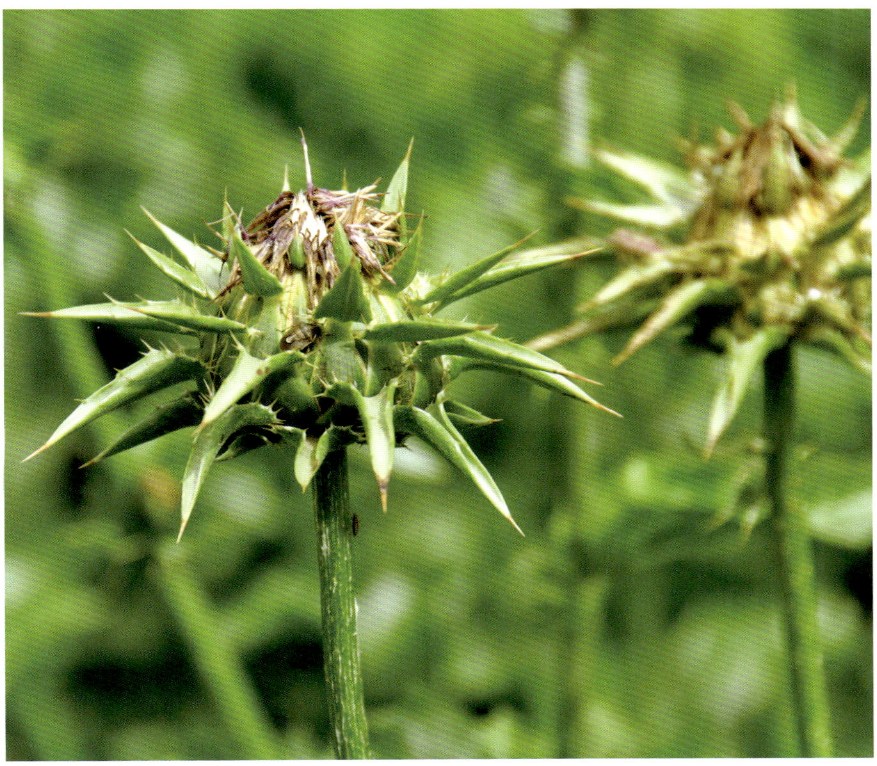

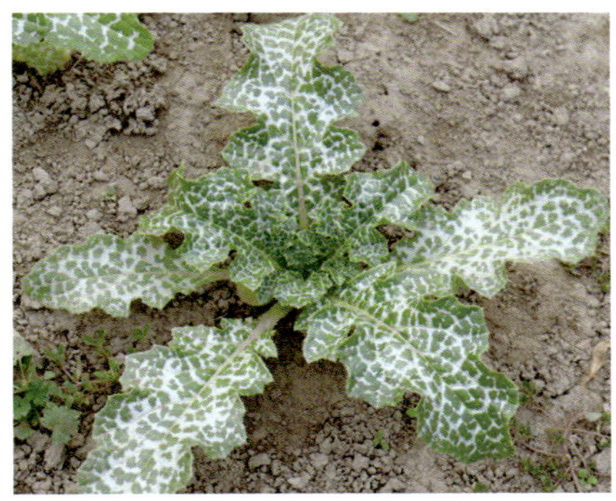

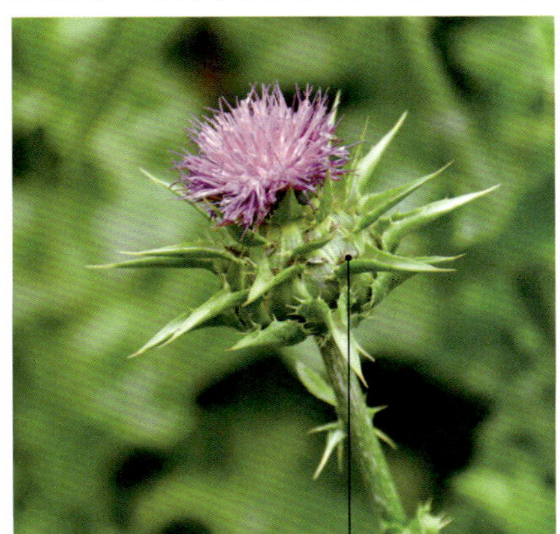

总苞片多层，质硬，具长刺

水飞蓟

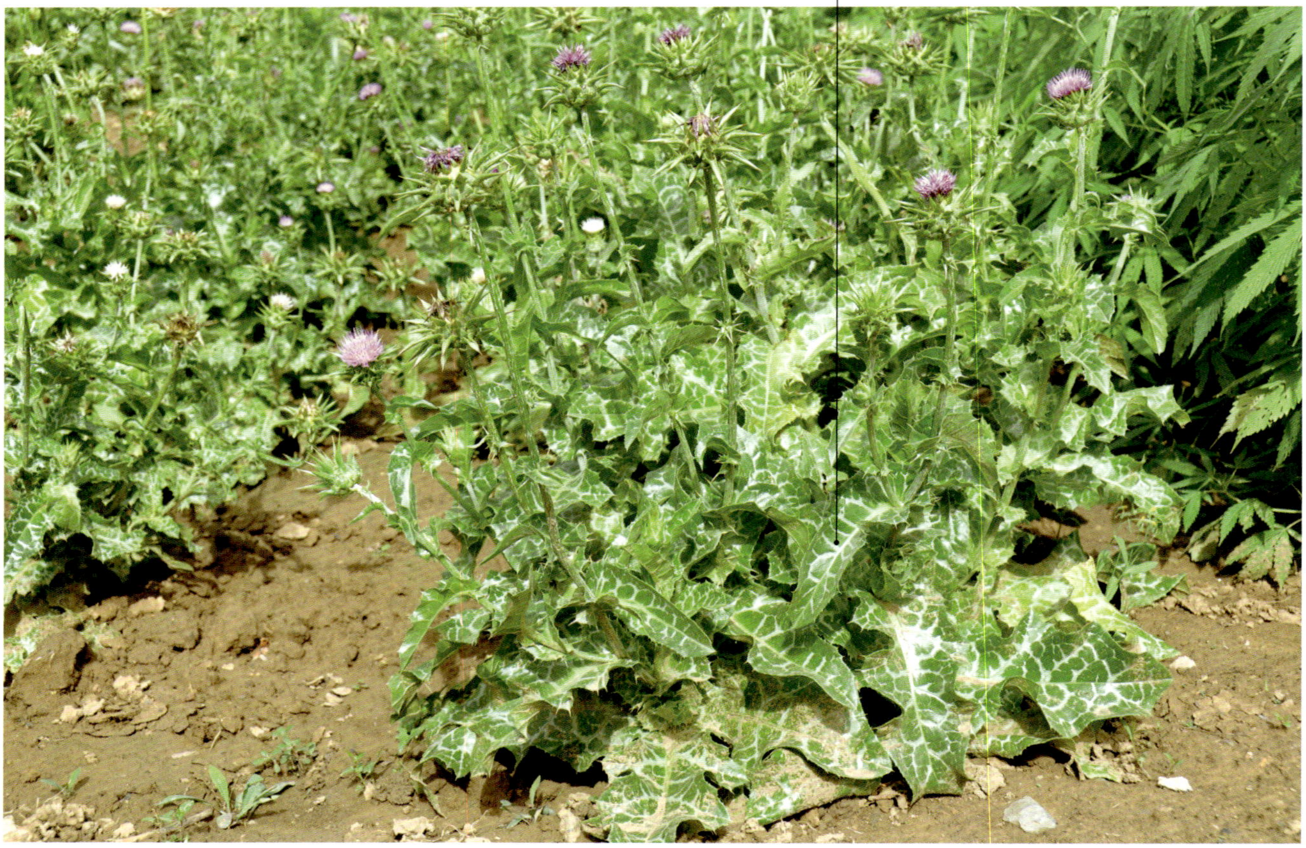

水飞蓟（续）

水红花子

Shuihonghuazi

POLYGONI ORIENTALIS FRUCTUS

本品为蓼科植物红蓼 *Polygonum orientale* L. 的干燥成熟果实。

基原植物

■ **红蓼** *Polygonum orientale* L. 别名：荭蓼

生于田间、路旁湿地。分布几遍全国。

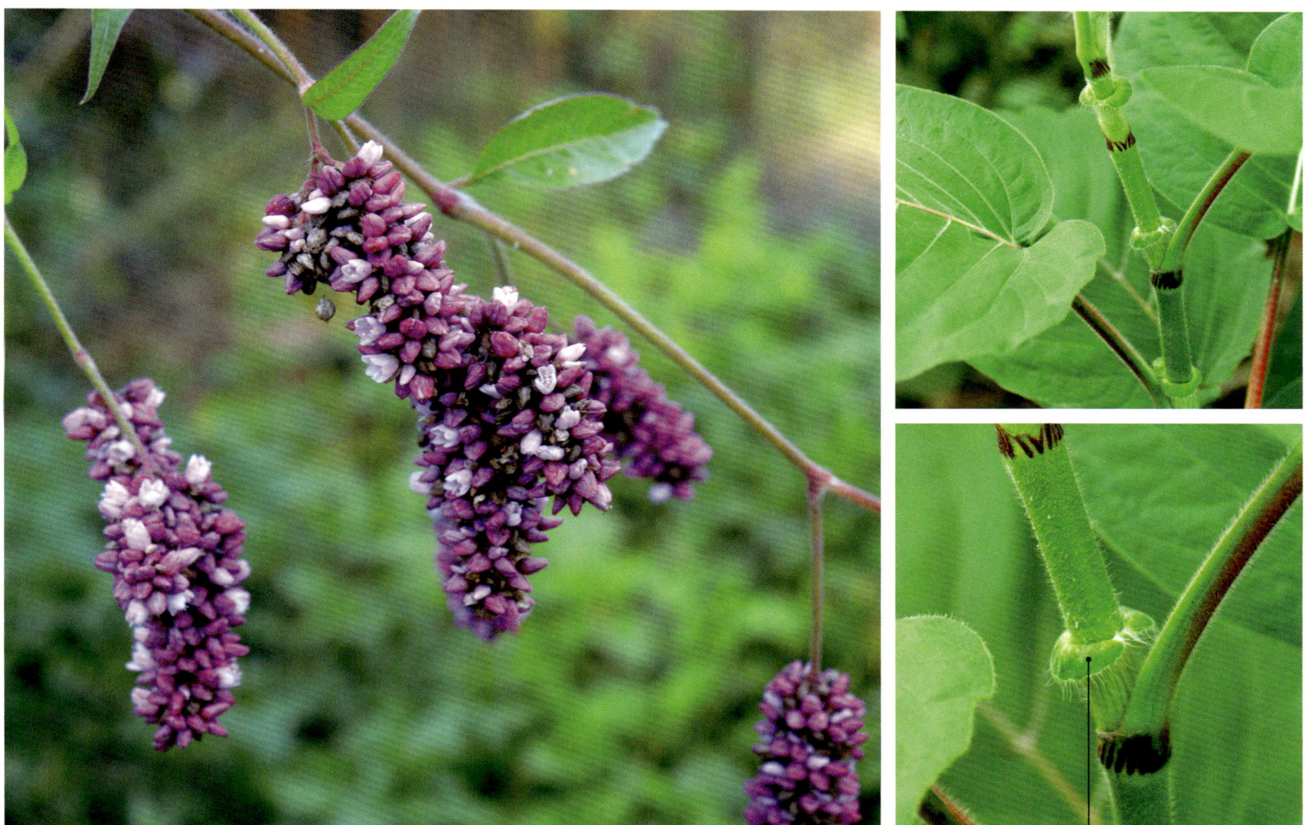

托叶鞘筒状，顶端绿色，扩大成开展或向外反卷的绿色环状小片

红蓼

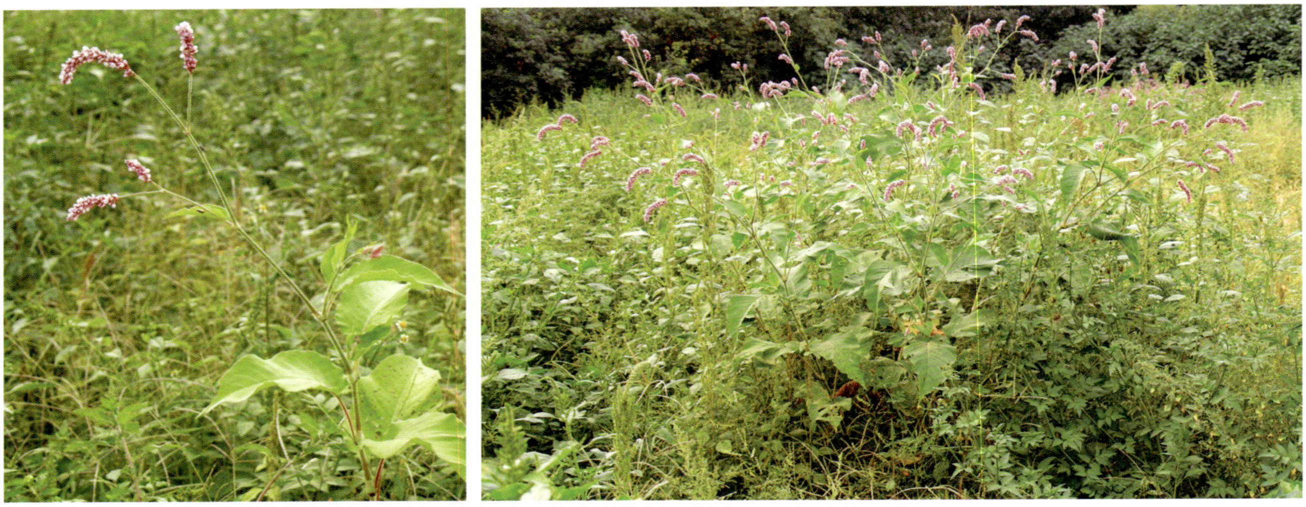

红蓼（续）

对比鉴别

植物红蓼与其同属植物酸模叶蓼 *Polygonum lapathifolium* L. 容易相混淆。

酸模叶蓼与红蓼主要区别点：叶披针形或宽披针形，顶端渐尖或急尖，基部楔形，上面常有一个大的黑褐色新月形斑点；托叶鞘筒状，顶端截形。

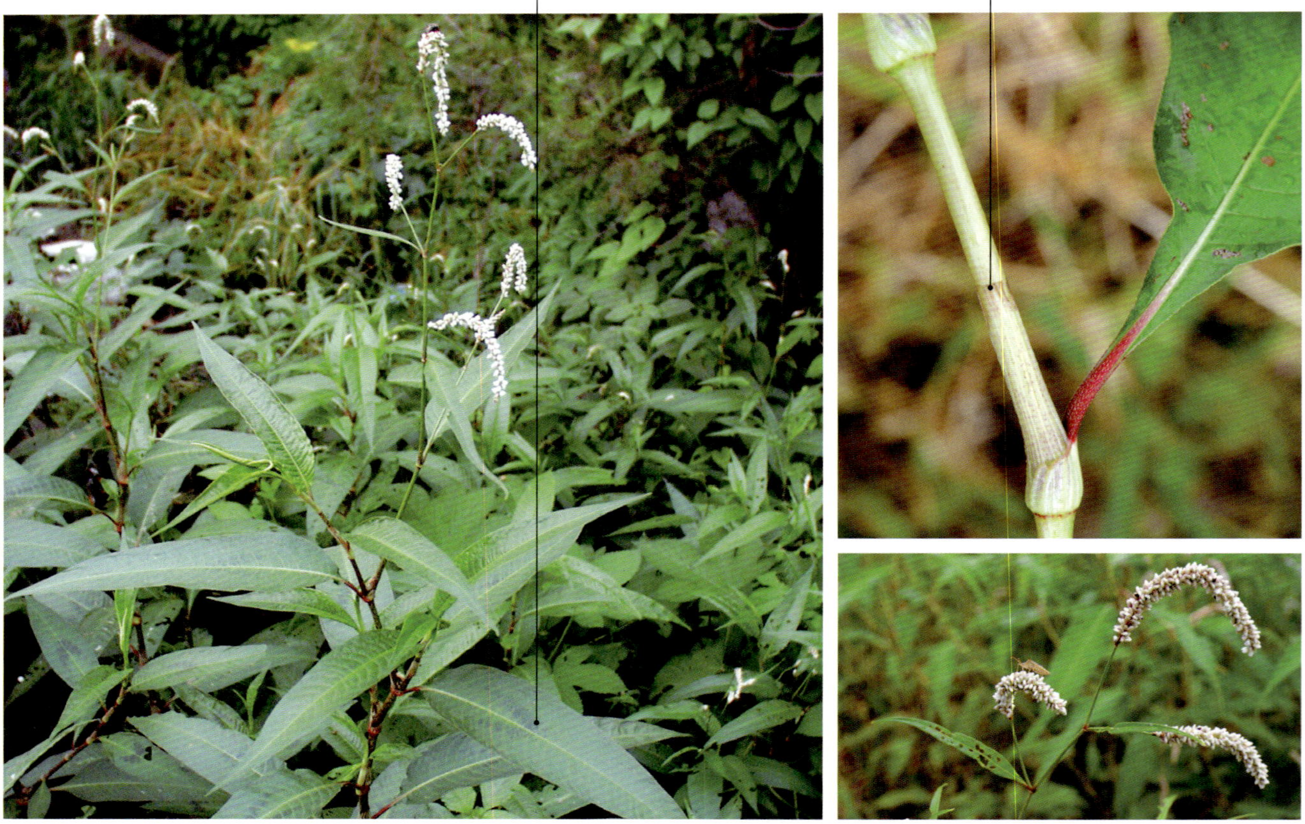

酸模叶蓼

五画

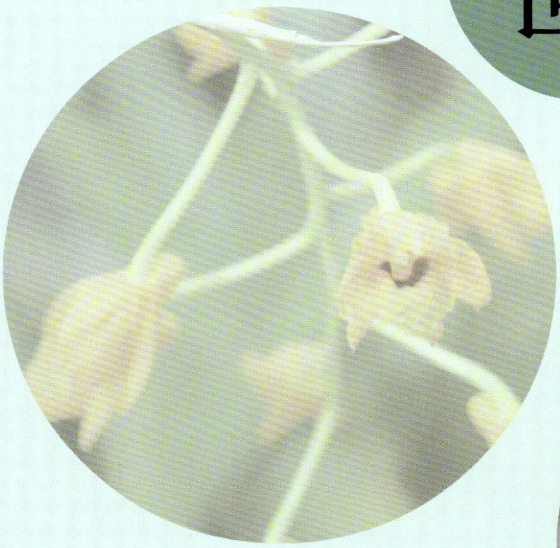

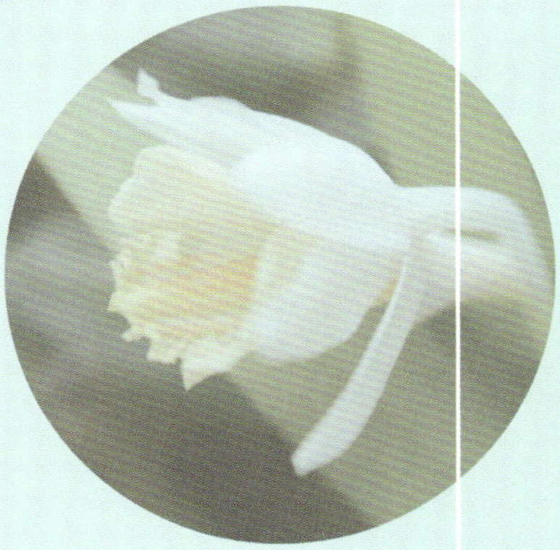

玉 竹

Yuzhu

POLYGONATI ODORATI RHIZOMA

本品为百合科植物玉竹 *Polygonatum odoratum* (Mill.) Druce 的干燥根茎。

基原植物

■ 玉竹 *Polygonatum odoratum* (Mill.) Druce 别名：地管子、铃铛菜

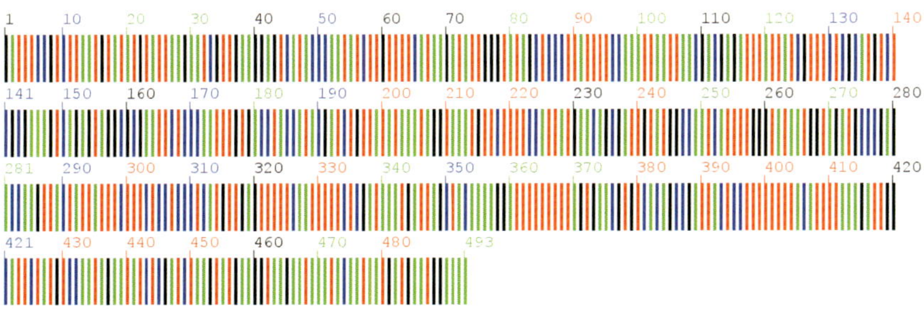

《中国药典》1963 年版记载玉竹的拉丁学名为 *Polygonatum officinale* All.。

生于林下、林缘、山坡灌丛中。分布于黑龙江、吉林、辽宁、河北、山西、内蒙古、陕西、甘肃、青海、河南、湖北、湖南、江西、山东、安徽、江苏、浙江、台湾，其中湖南大量栽培。

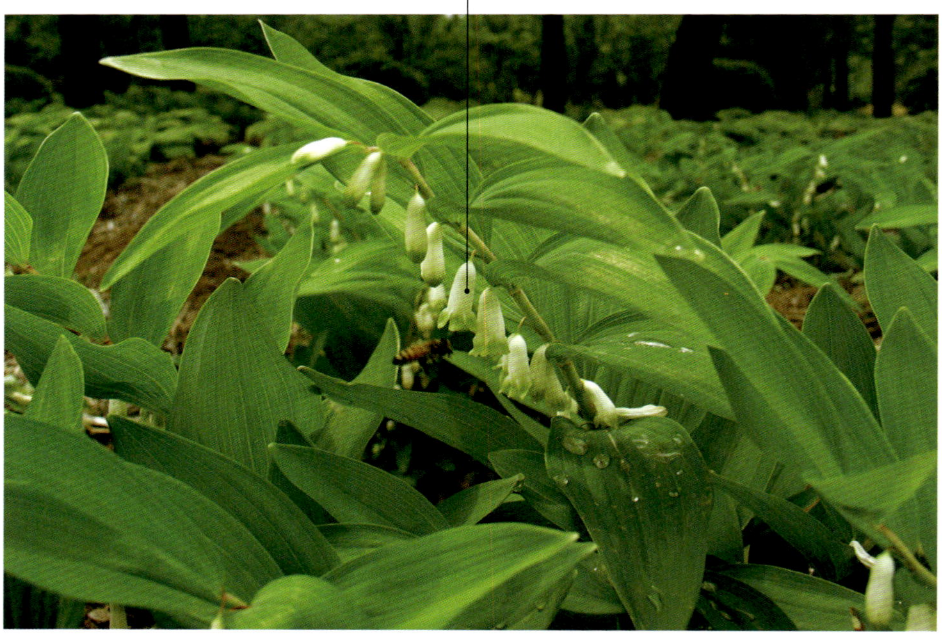

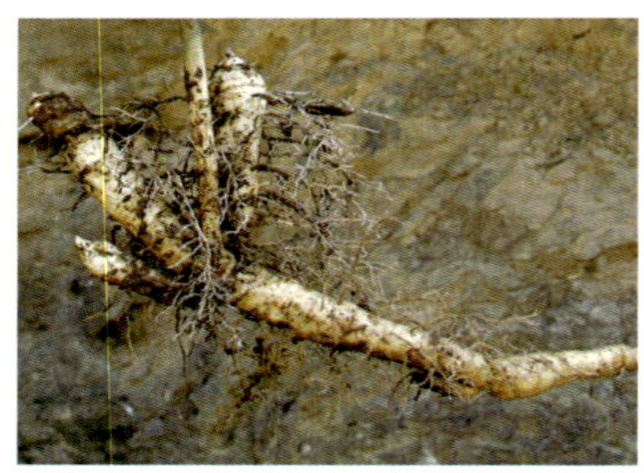

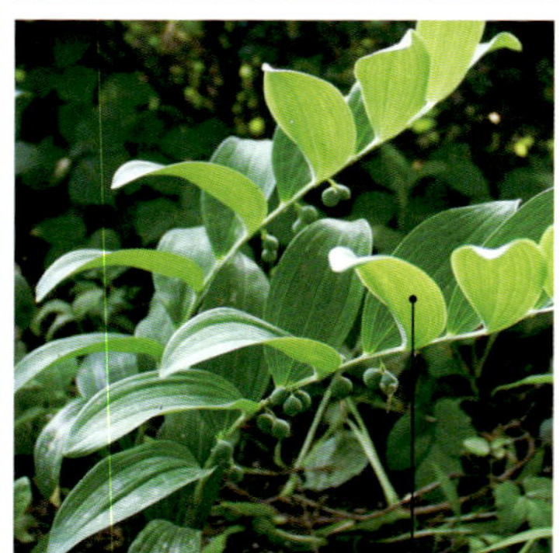

玉竹

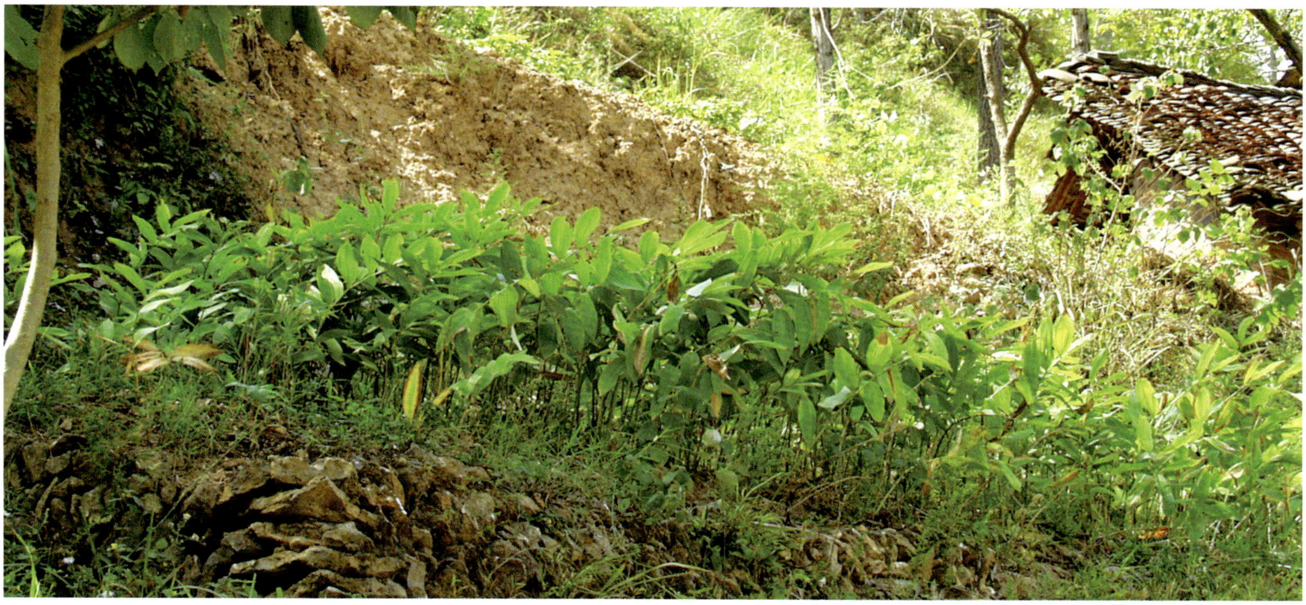

玉竹（续）

对比鉴别

黄精属植物的根茎为圆柱形、块状或连珠状，圆柱形的根茎称为玉竹，块状或连珠状的根茎称为黄精。《常用中药材品种整理和质量研究》（南方协作组）记载玉竹主要来源于湖南邵阳地区的栽培品，其他各地主要采挖野生品。此外，吉林、辽宁、云南、四川、浙江也有大量的玉竹类资源分布，但物种各异，主要物种有毛筒玉竹 *Polygonatum inflatum* Kom.、小玉竹 *Polygonatum humile* Fisch. ex Maxim.、热河黄精 *Polygonatum macropodum* Turcz.、二苞黄精 *Polygonatum involucratum* (Franch. et Sav.) Maxim.、康定玉竹 *Polygonatum prattii* Baker。陕西还以鹿药 *Maianthemum japonicum* (A. Gray) LaFrankie 的根茎，云南以散斑竹根七 *Disporopsis aspersa* (Hua) Engl. ex K. Krause 和深裂竹根七 *Disporopsis pernyi* (Hua) Diels 的根茎作为玉竹使用。

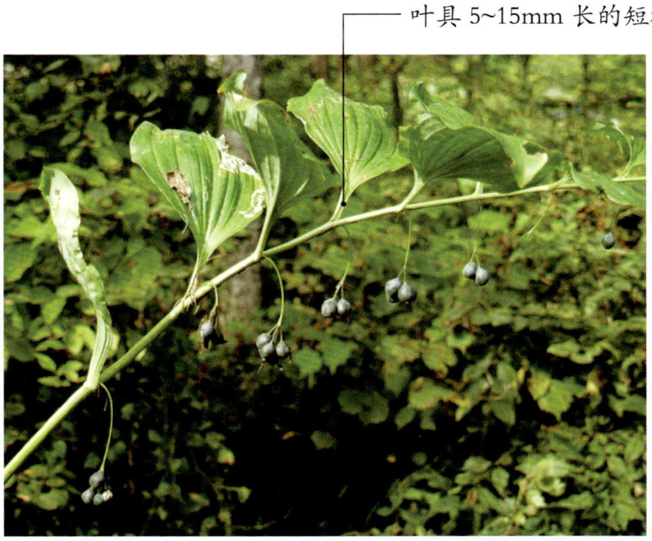

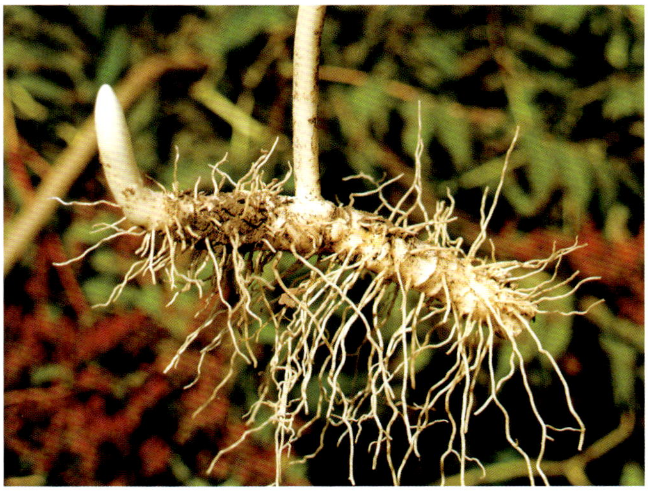

毛筒玉竹

叶下面有短糙毛

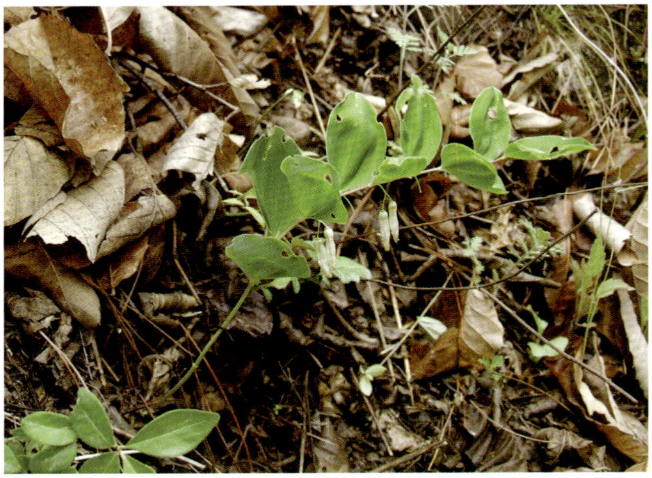

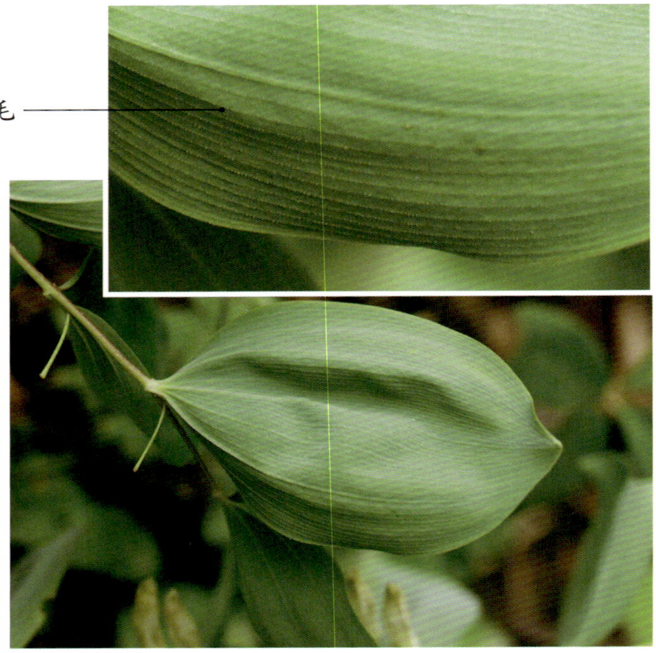

小玉竹

花序具 5~12 朵花

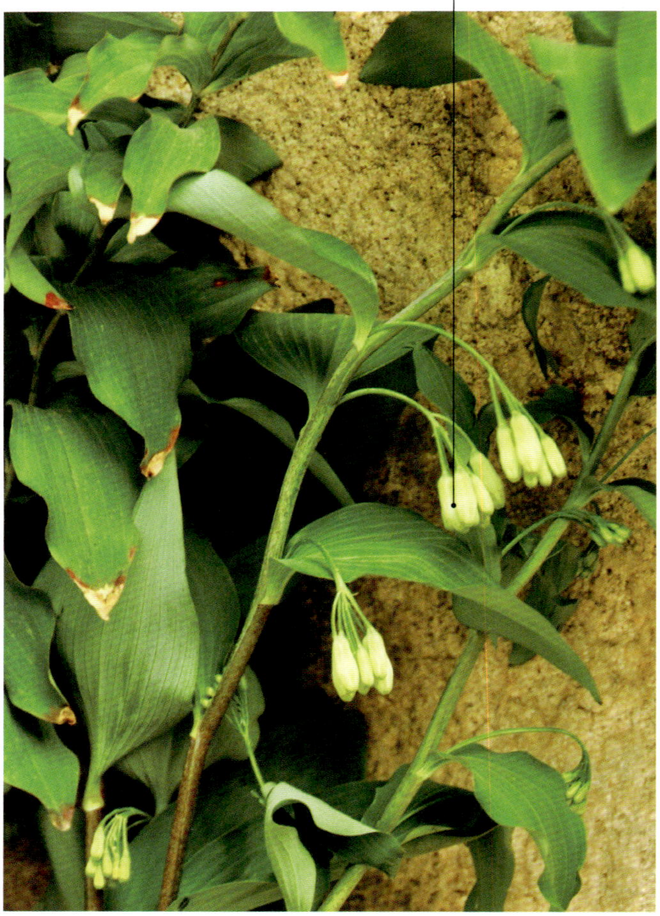

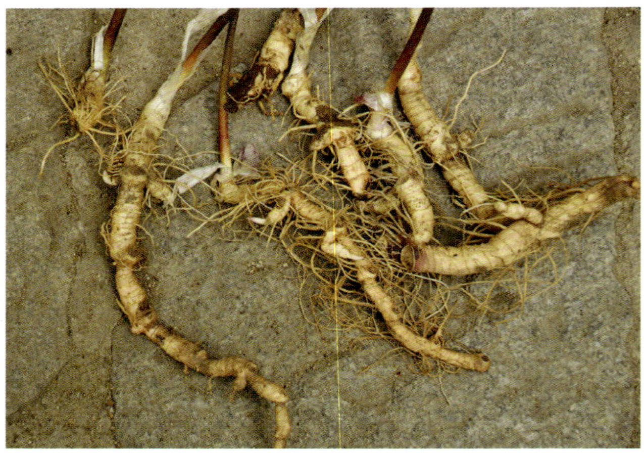

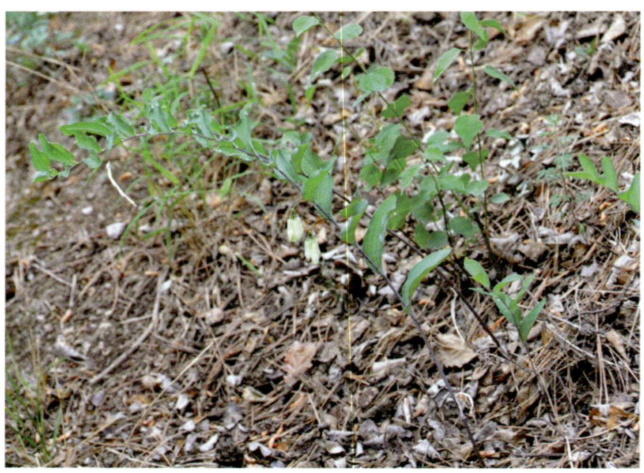

热河黄精

花（果）序具 2 卵形叶状苞片

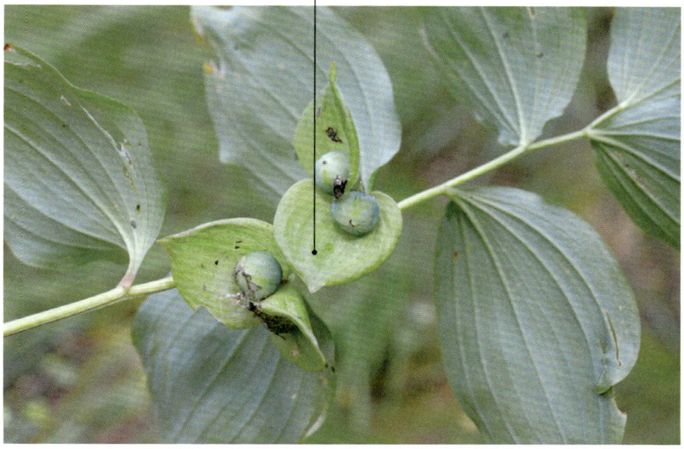

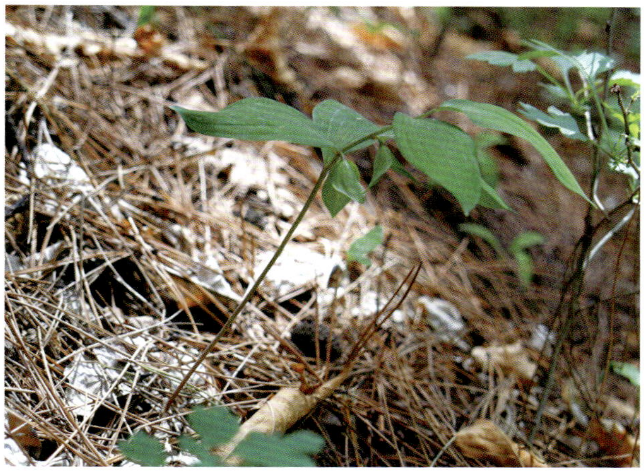

二苞黄精

茎高 8~30cm

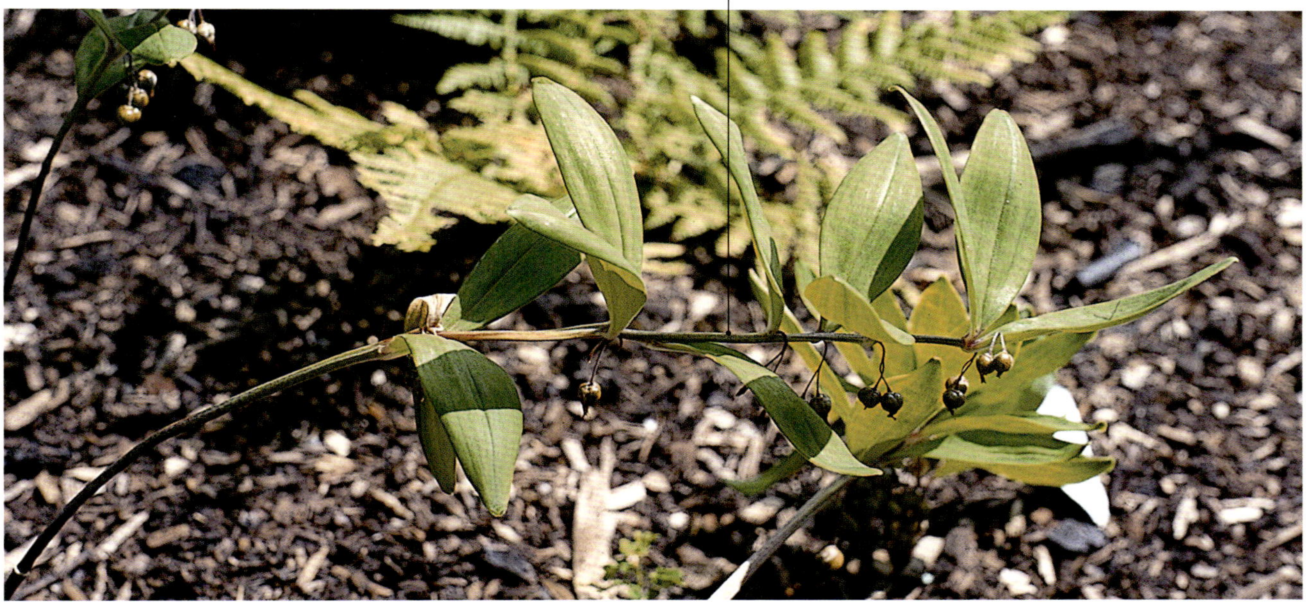

康定玉竹

圆锥花序顶生

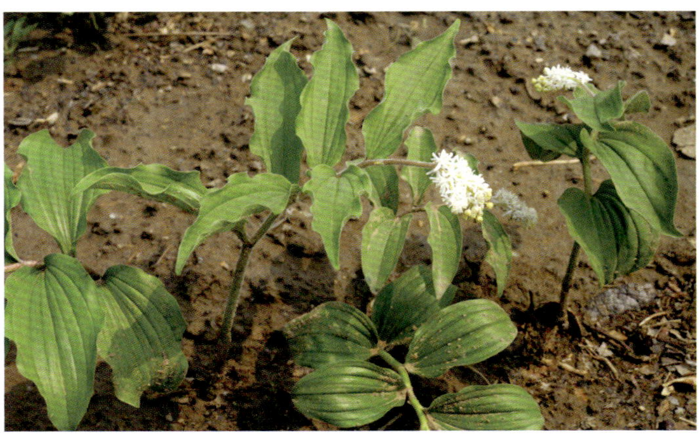

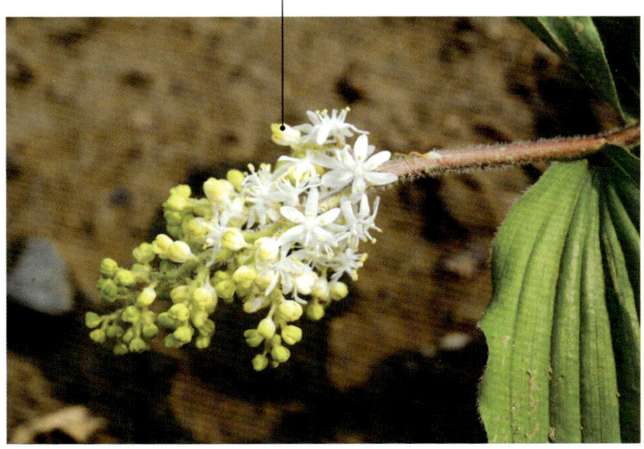

鹿药

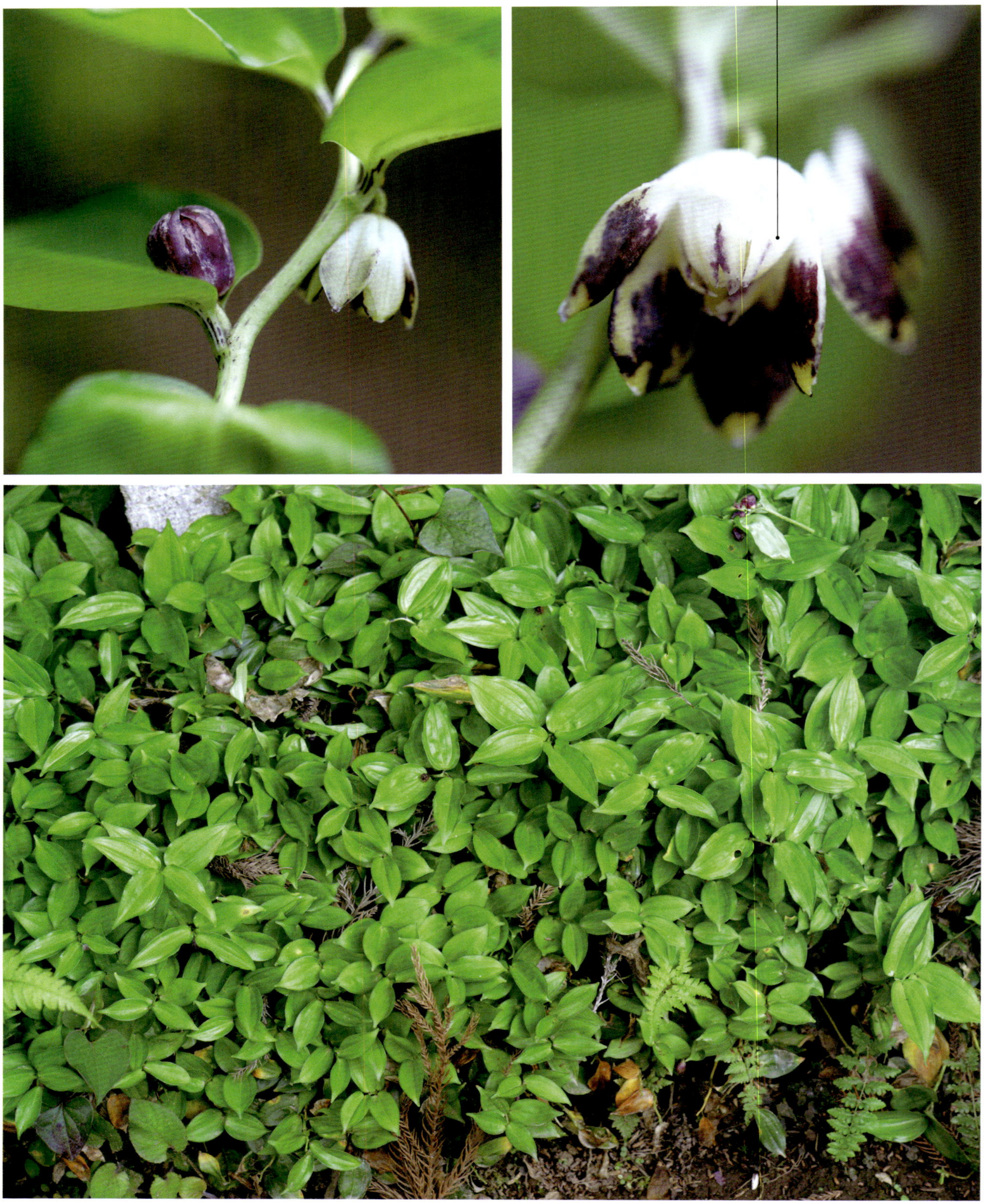

散斑竹根七

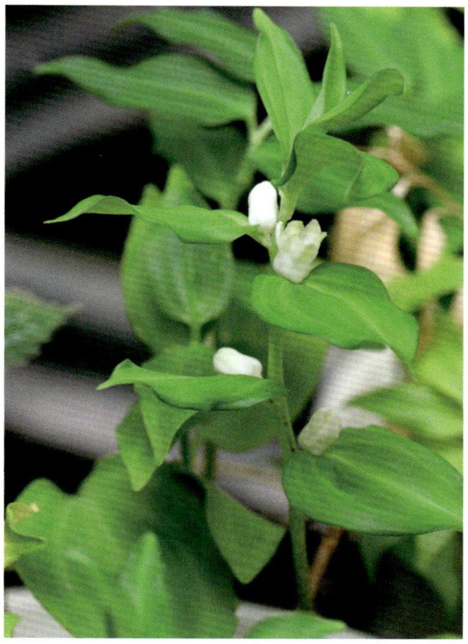

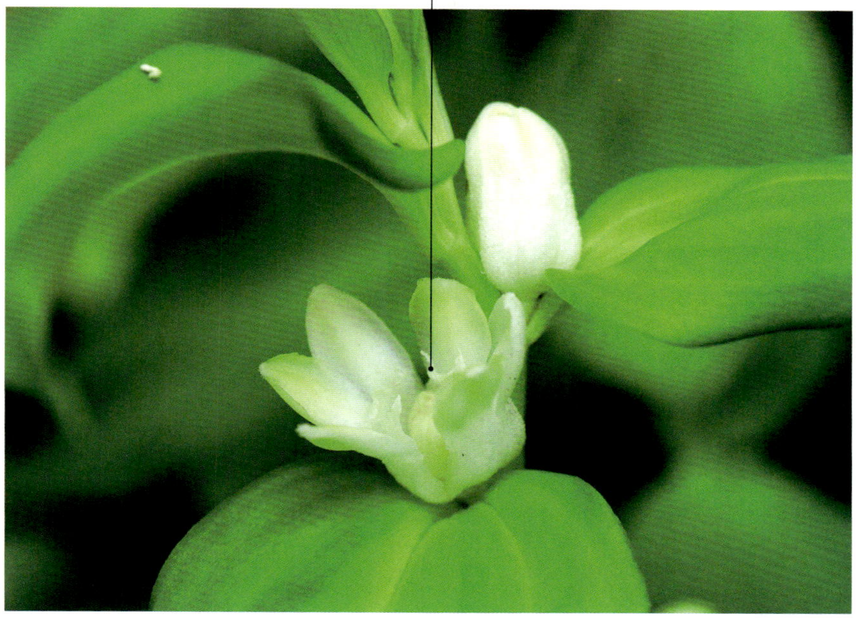

深裂竹根七

检索表

1. 圆锥花序顶生，具花 10~20 余朵 …………………………………………………… 鹿药
1. 花生叶腋间，通常集生成伞形、伞房或总状花序 …………………………………… 2
2. 花被有副花冠；根状茎生于近地面 ………………………………………………… 3
2. 花被无副花冠；根状茎非生于近地面 ……………………………………………… 4
3. 副花冠裂片与花被裂片互生 ……………………………………………… 散斑竹根七
3. 副花冠裂片与花被裂片对生 ……………………………………………… 深裂竹根七
4. 花序具 2 卵形叶状苞片 …………………………………………………… 二苞黄精
4. 无苞片或苞片微小 …………………………………………………………………… 5
5. 花较小，花被长 0.6~0.8cm ……………………………………………… 康定玉竹
5. 花较大，花被长于 1.3cm ……………………………………………………………… 6
6. 叶具 5~15mm 长的短柄；花被筒里面（花丝贴生部分）具短绵毛 ………… 毛筒玉竹
6. 叶无柄至近无柄；花被筒里面无毛 ………………………………………………… 7
7. 叶下面有短糙毛 ………………………………………………………………… 小玉竹
7. 叶下面无毛 …………………………………………………………………………… 8
8. 花序具（3~）5~12（~17）朵花 ……………………………………………… 热河黄精
8. 花序具 1~2（~4）朵花 ………………………………………………………… 玉竹

功劳木

Gonglaomu

MAHONIAE CAULIS

本品为小檗科植物阔叶十大功劳 *Mahonia bealei* (Fort.) Carr. 或细叶十大功劳 *Mahonia fortunei* (Lindl.) Fedde 的干燥茎。

基原植物

■ 阔叶十大功劳　*Mahonia bealei* (Fort.) Carr.　别名：刺黄柏

生于山坡林下及灌木丛中。分布于陕西、河南、湖北、湖南、安徽、江西、浙江、福建、广东、广西、四川。

小叶宽卵形或卵状长圆形

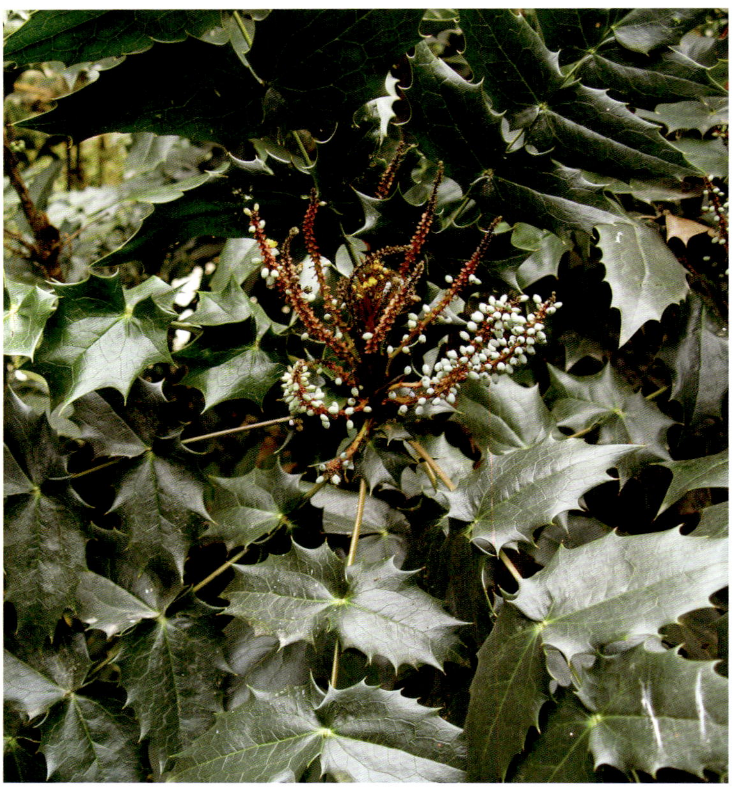

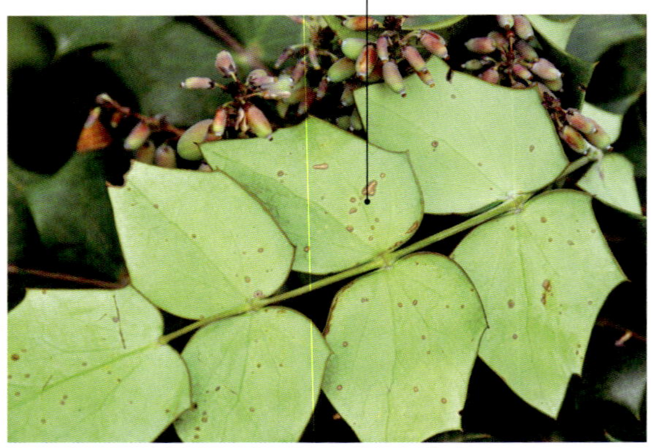

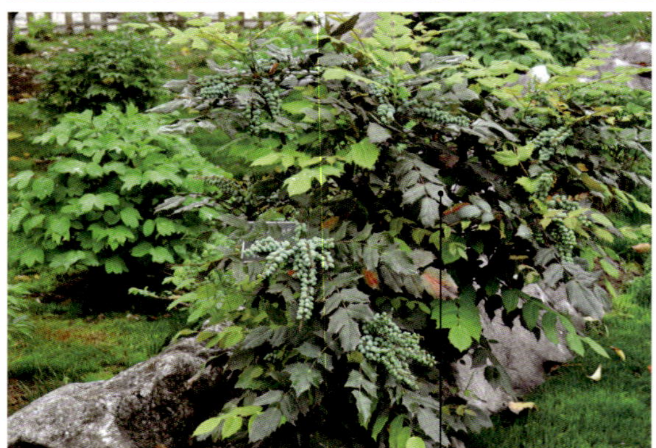

小叶 9~15

阔叶十大功劳

■ 细叶十大功劳 *Mahonia fortunei* (Lindl.) Fedde 别名：竹叶黄连

与阔叶十大功劳主要区别点：小叶 3~9，革质，长圆状披针形或椭圆状披针形。

生于山坡、灌丛中，也有栽培。分布于江苏、浙江、江西、福建、湖北、湖南、四川、贵州等地。

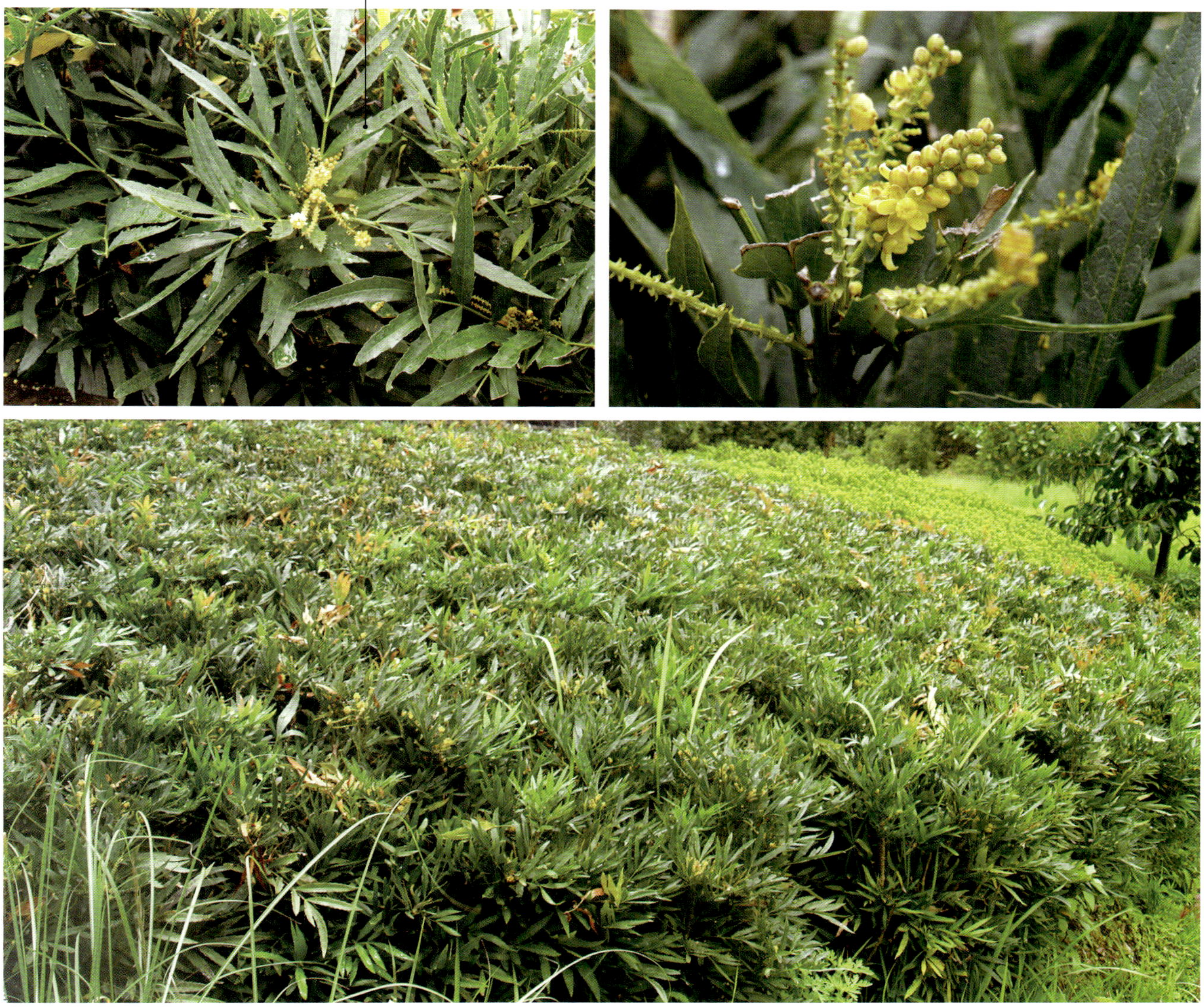

细叶十大功劳

对比鉴别

Flora of China 记载小檗科十大功劳属植物在中国有 31 种，该属植物的形态和药材性状相似，商品药材往往相混杂。此处从略。

甘　松

Gansong

NARDOSTACHYOS RADIX ET RHIZOMA

本品为败酱科植物甘松 *Nardostachys jatamansi* DC. 的干燥根及根茎。

基原植物

■ 甘松 *Nardostachys jatamansi* DC.　别名：甘松香

生于海拔 2600~5000m 的高山草原地带或疏林。分布于甘肃、四川、云南、西藏。

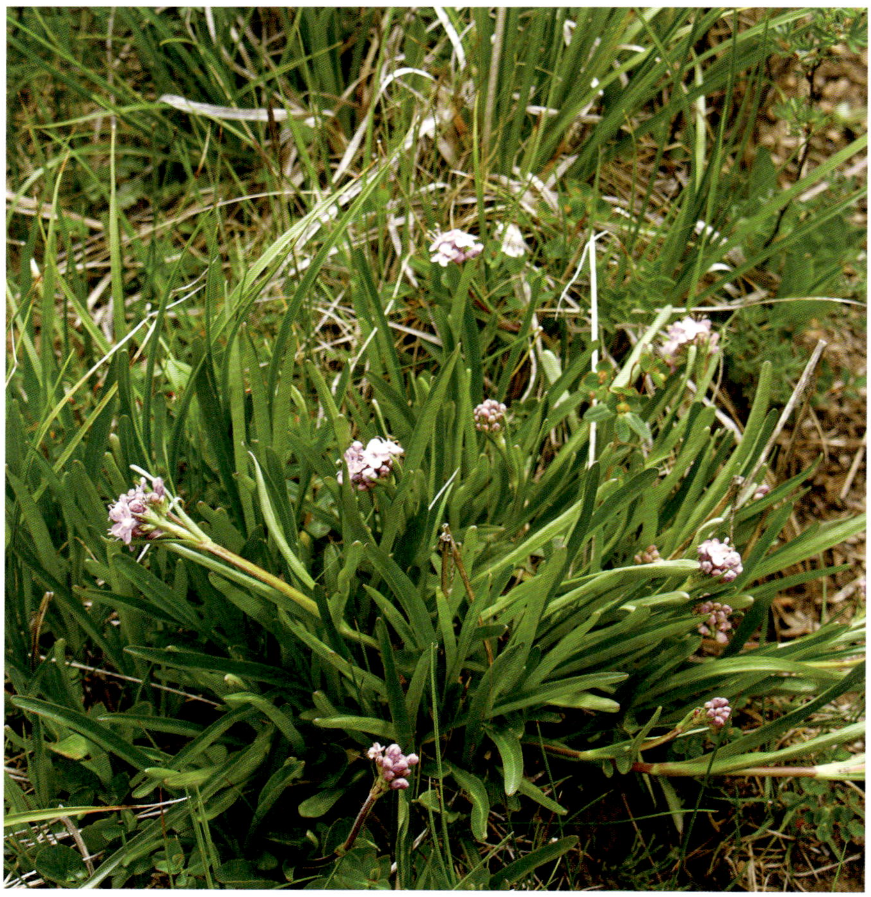

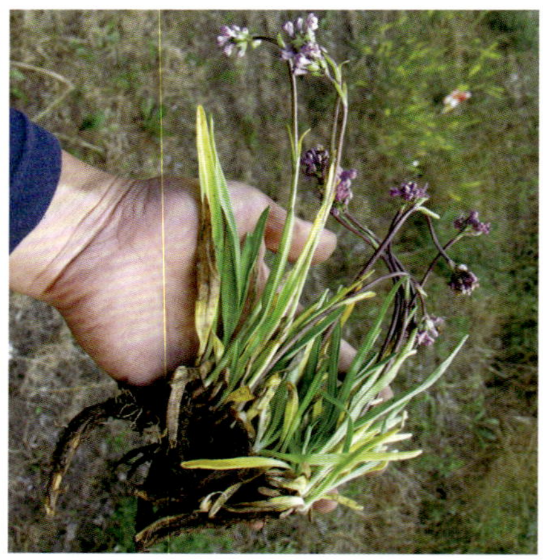

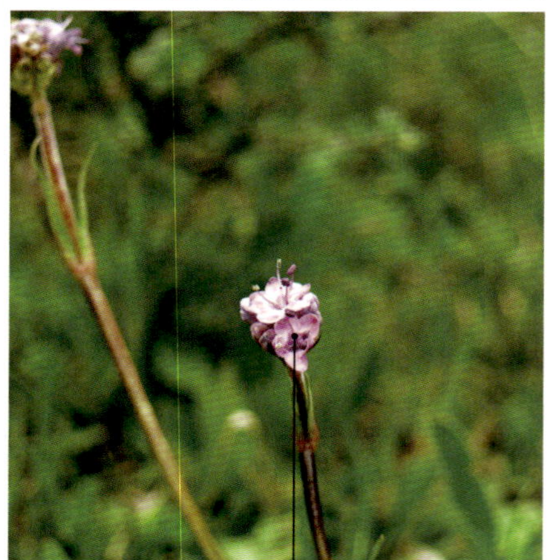

聚伞花序近圆头状

甘松

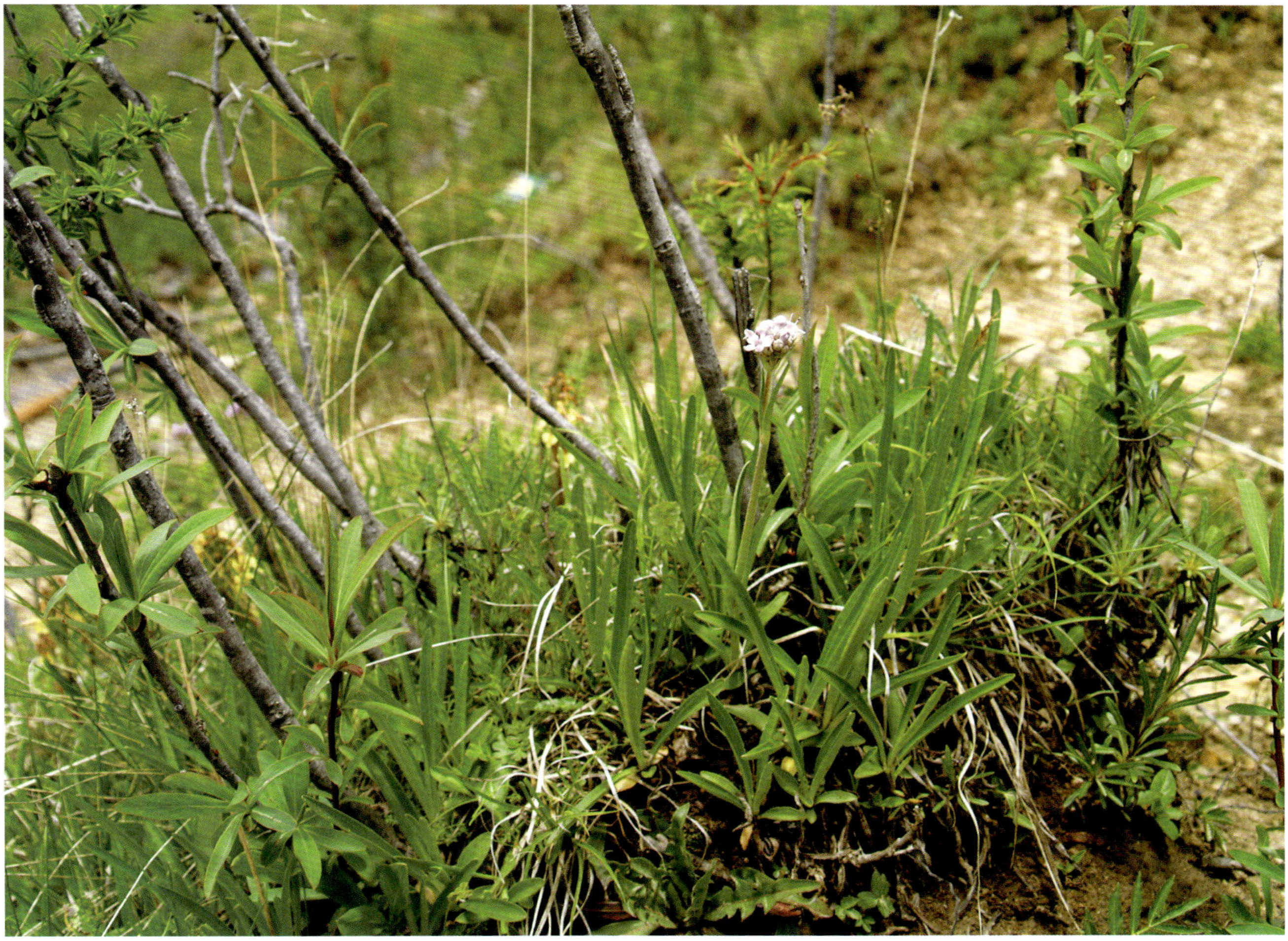

甘松（续）

对比鉴别

《中国药典》1977 年版、1990~2005 年间的几版均记载甘松为败酱科植物甘松 *Nardostachys chinensis* Batal. 和匙叶甘松 *Nardostachys jatamansi* DC. 的干燥根及根茎。《中国植物志》、*Flora of China* 及《中国高等植物》记载甘松的拉丁学名 *Nardostachys chinensis* Batal. 为 *Nardostachys jatamansi* DC. 的异名。

甘　草 Gancao GLYCYRRHIZAE RADIX ET RHIZOMA

炙甘草

Zhigancao
GLYCYRRHIZAE RADIX ET RHIZOMA
PRAEPARATA CUM MELLE

甘草为豆科植物甘草 *Glycyrrhiza uralensis* Fisch.、胀果甘草 *Glycyrrhiza inflata* Bat. 或光果甘草 *Glycyrrhiza glabra* L. 的干燥根及根茎；炙甘草为甘草的炮制加工品。

基原植物

■ 甘草 *Glycyrrhiza uralensis* Fisch.　别名：乌拉尔甘草、甜草

生于干燥草原及向阳山坡。分布于东北、华北及陕西、甘肃、青海、新疆、山东等地；主要分布于内蒙古。

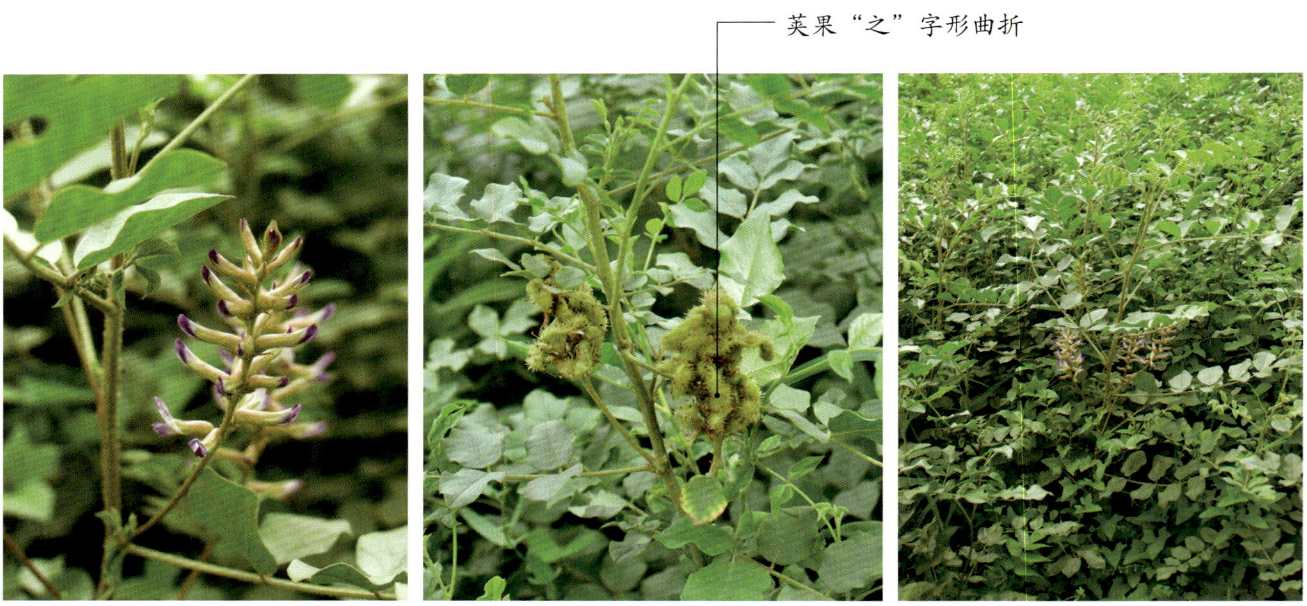

甘草

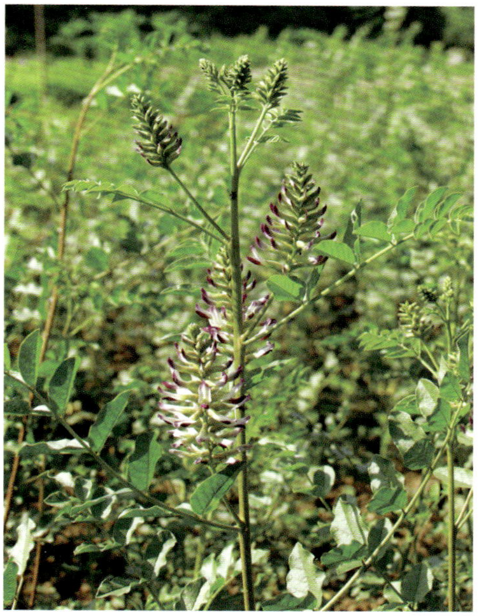

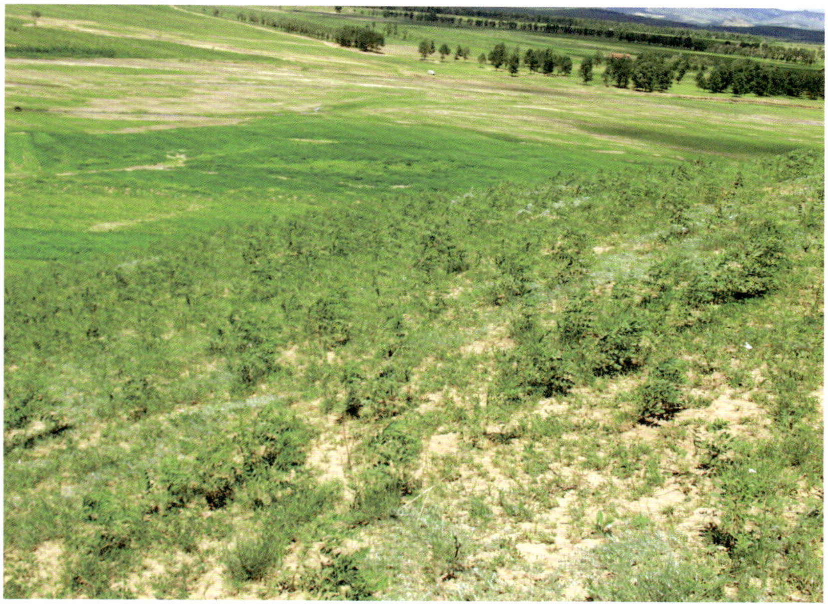

甘草（续）

■ 胀果甘草 *Glycyrrhiza inflata* Bat.

生于海拔约 1000m 的河边、溪边和荒地上。分布于甘肃、青海、新疆；主要分布于新疆。

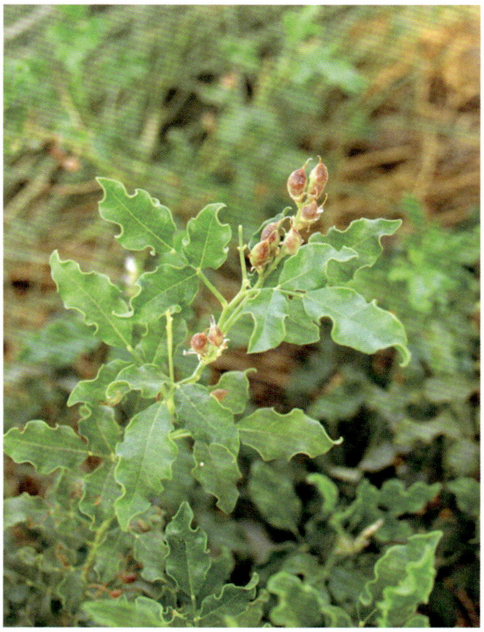

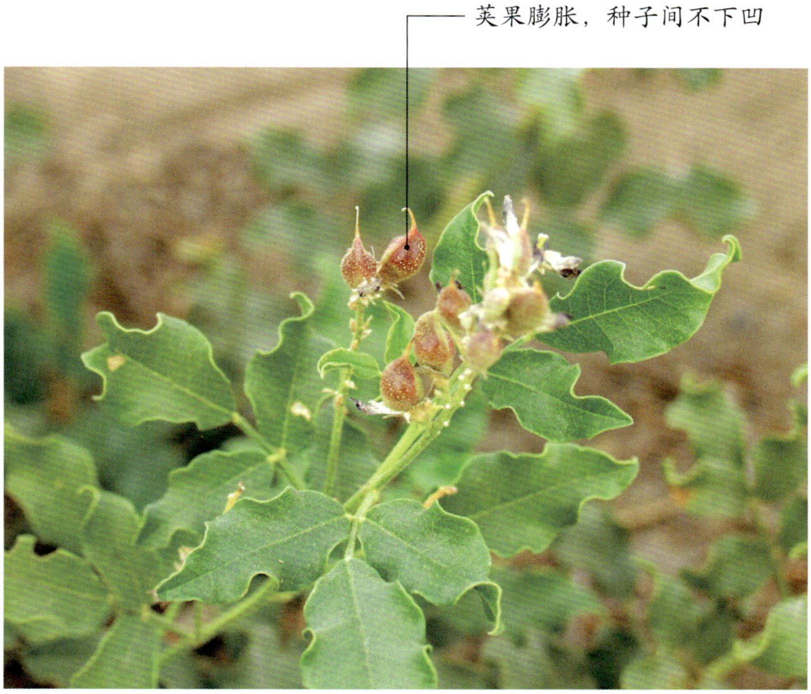

胀果甘草

■ 光果甘草　*Glycyrrhiza glabra* L.　别名：洋甘草、欧甘草

《中国药典》1953 年版记载光果甘草的拉丁学名为 *Glycyrrhiza glabra* L. var. *glandulifera* Regel et Herder。

生于海拔 500~1300m 的撂荒地、路旁、盐碱地。分布于新疆。

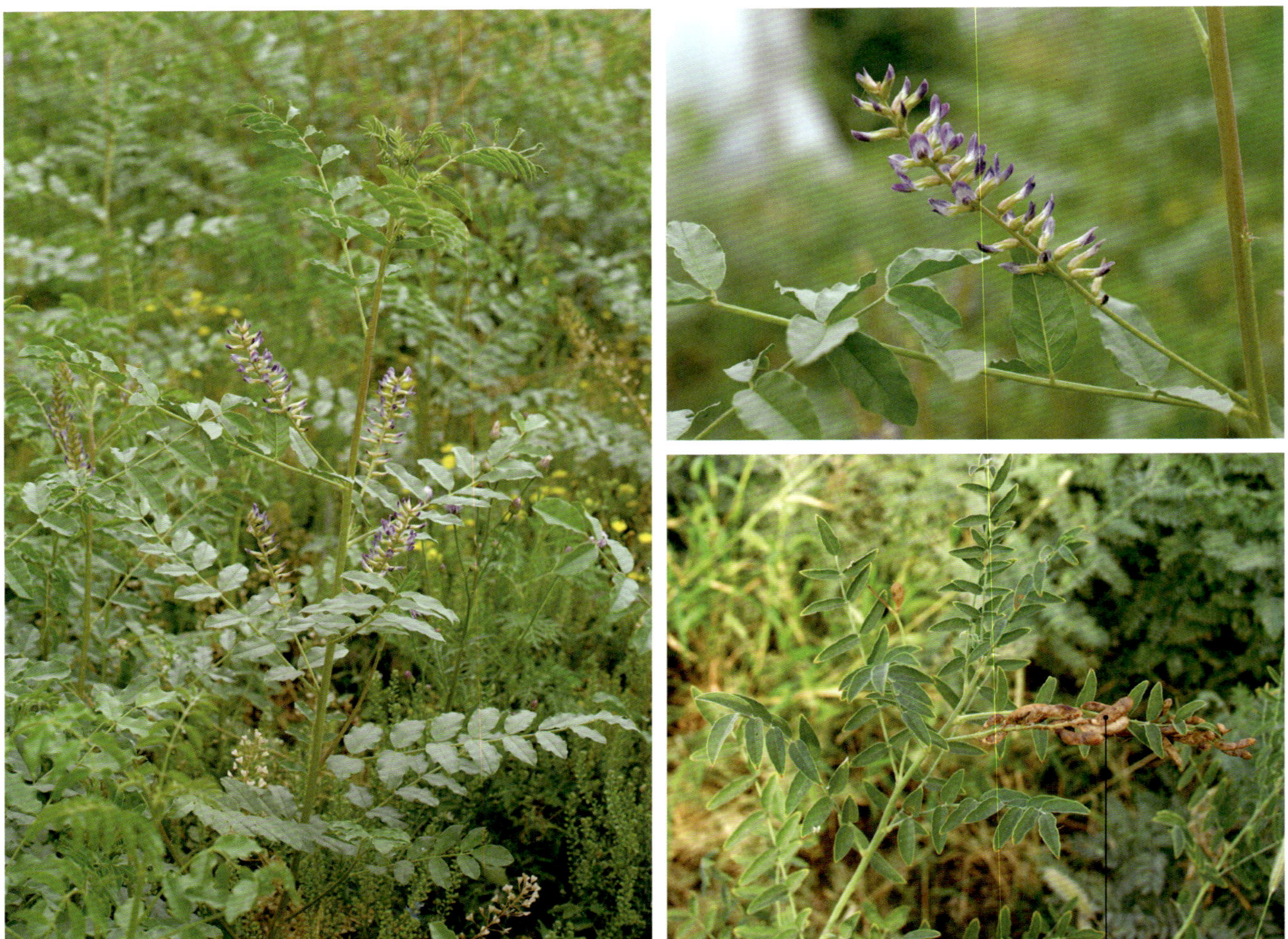

光果甘草

对比鉴别

《常用中药材品种整理和质量研究》（北方编）记载除正品基原外，还有其同属植物粗毛甘草 *Glycyrrhiza aspera* Pall.和云南甘草 *Glycyrrhiza yunnanensis* Cheng f. et L. K. Dai ex P. C. Li的根及根茎被混用。

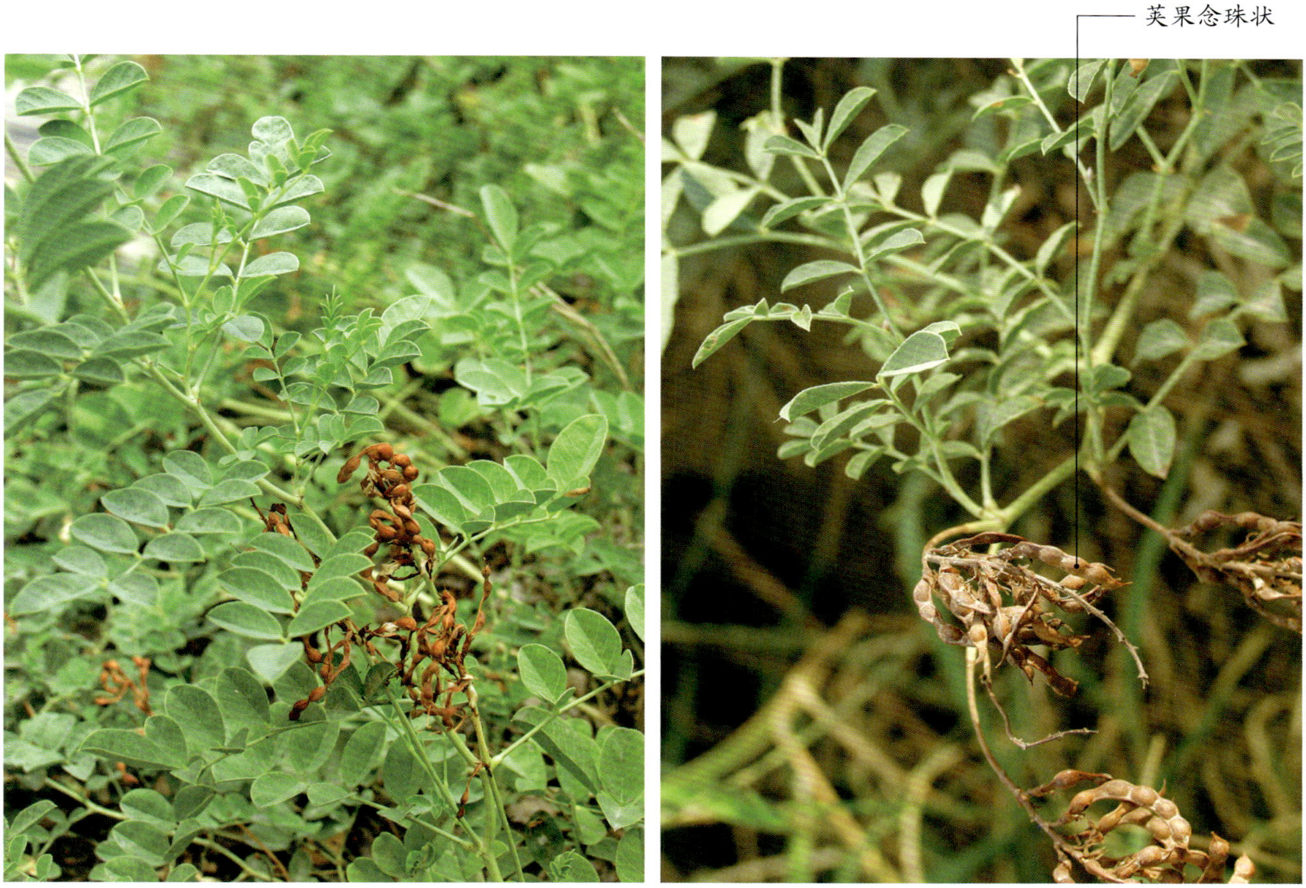

粗毛甘草

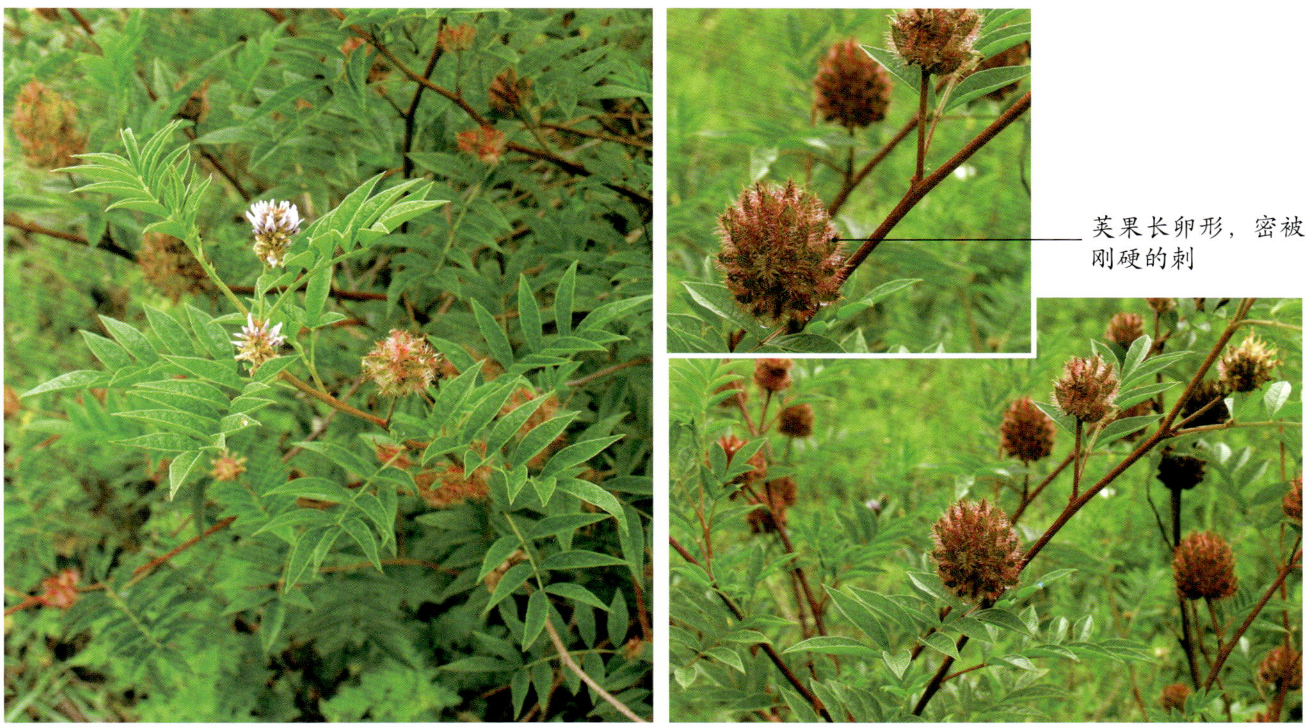

云南甘草

检索表

1. 根和根茎不含甘草甜素；荚果长卵形，密被刚硬的刺……云南甘草
1. 根和根茎含甘草甜素；荚果外面被刺毛状腺体或光滑……2
2. 荚果念珠状；植株较短小，高10~30cm……粗毛甘草
2. 荚果不呈念珠状；植株较粗壮，高30cm以上……3
3. 荚果膨胀，种子间不下凹，被褐色腺点……胀果甘草
3. 荚果两侧压扁，在种子间下凹或“之”字形曲折……4
4. 小叶披针形或长圆状披针形；荚果直或微弯……光果甘草
4. 小叶椭圆形或长圆形；荚果“之”字形曲折……甘草

甘 遂

Gansui

KANSUI RADIX

本品为大戟科植物甘遂 *Euphorbia kansui* T. N. Liou ex T. P. Wang 的干燥块根。

基原植物

■ **甘遂** *Euphorbia kansui* T. N. Liou ex T. P. Wang 别名：猫儿眼

生于农田、路旁、低山坡等处。分布于河北、山西、宁夏、陕西、甘肃、河南。

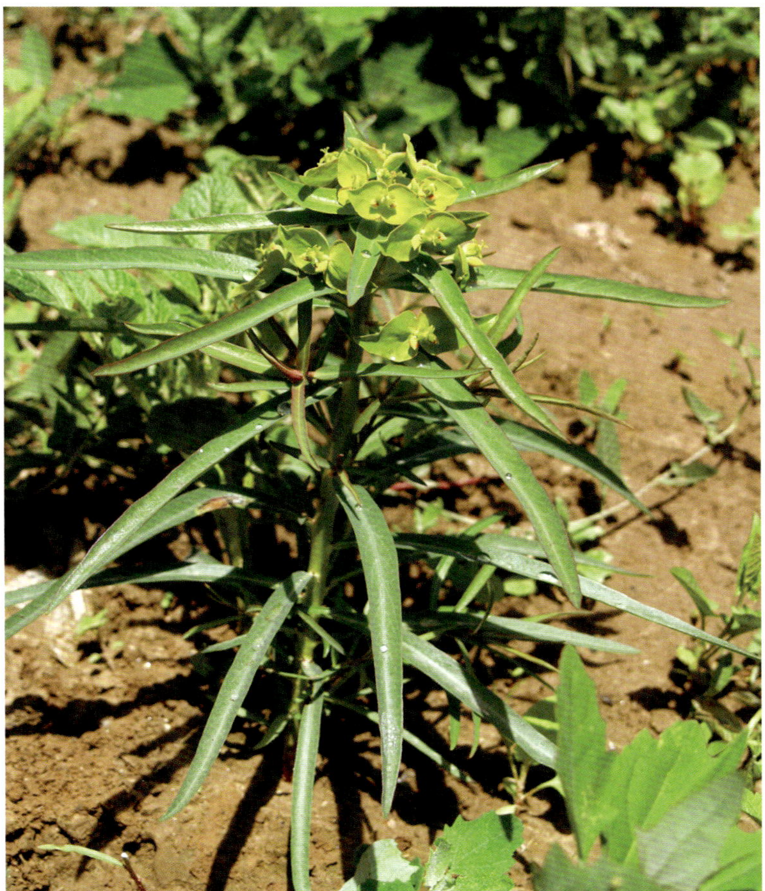

部分根呈连珠状或棒状

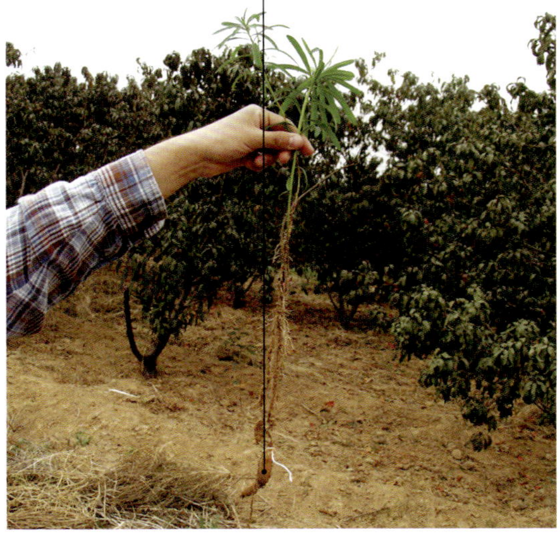

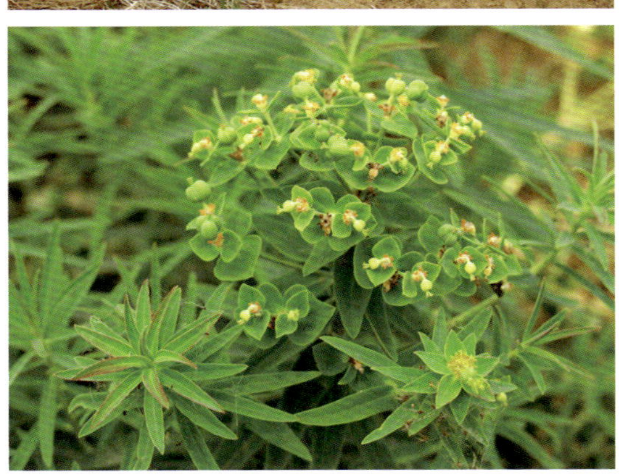

甘遂

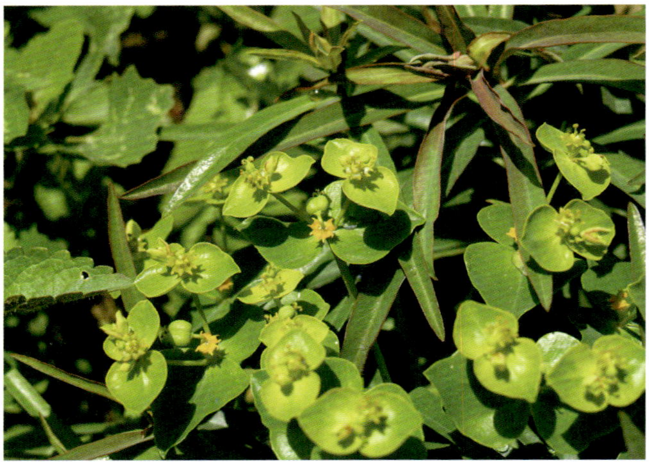
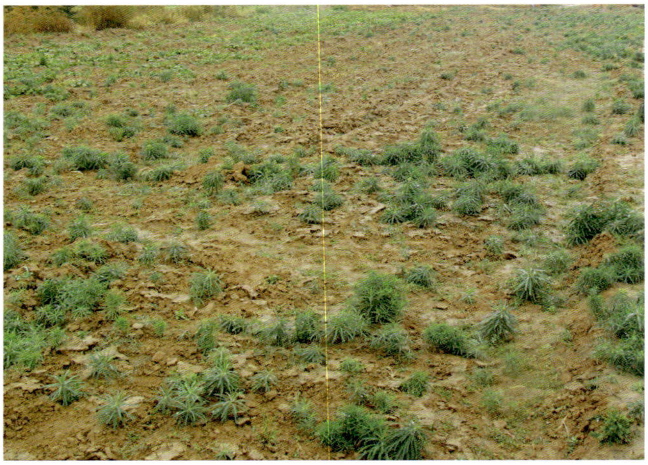

甘遂（续）

对比鉴别

甘遂喜生于农田、路旁，这些地方常有乳浆大戟（猫眼草、华北大戟）*Euphorbia esula* Linn. 分布，二者形态相近，易相混淆。

乳浆大戟与甘遂主要区别点：无块根；苞叶扇状半圆形或三角状心形。

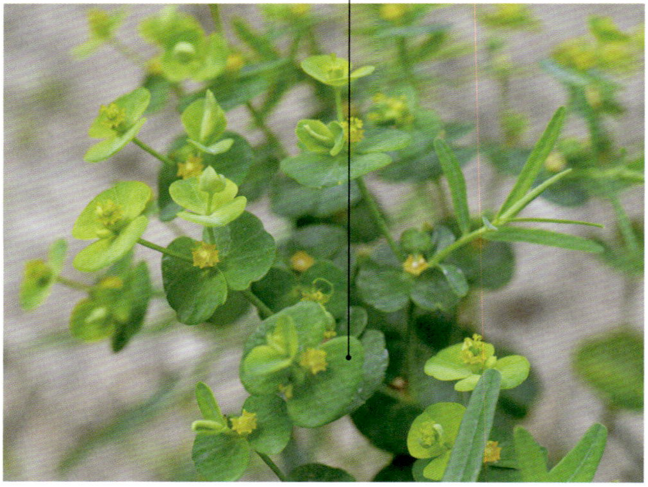

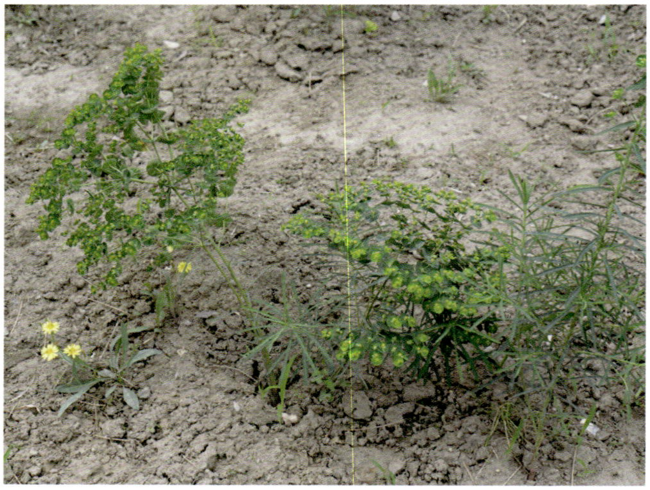

乳浆大戟

艾　片　Aipian *l*-BORNEOLUM

本品为菊科植物艾纳香 *Blumea balsamifera* (L.) DC. 的新鲜叶经提取加工制成的结晶。

基原植物

■ 艾纳香　*Blumea balsamifera* (L.) DC.

生于山坡、路旁。分布于台湾、广东、广西、云南、贵州，亚洲南部也有分布。

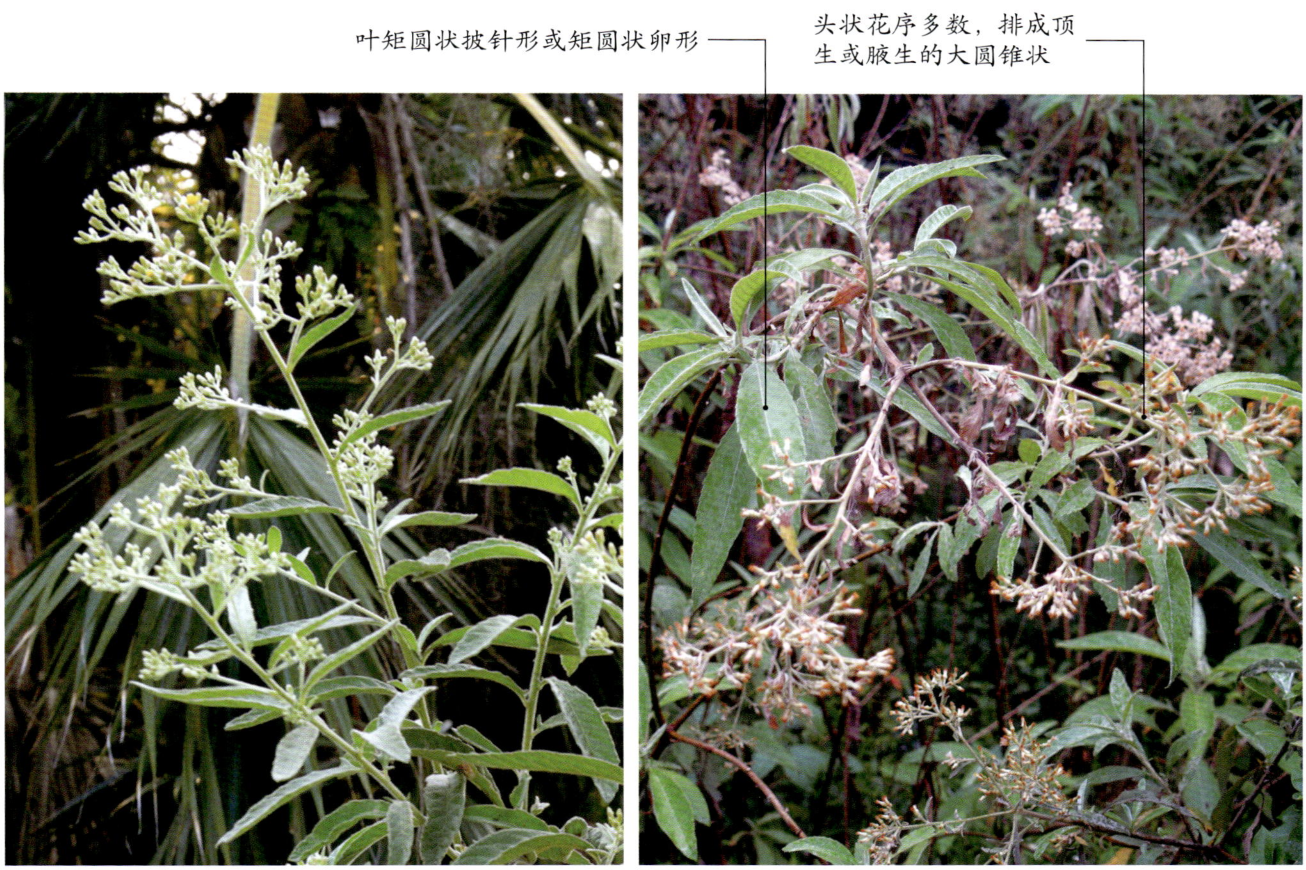
叶矩圆状披针形或矩圆状卵形
头状花序多数，排成顶生或腋生的大圆锥状

艾纳香

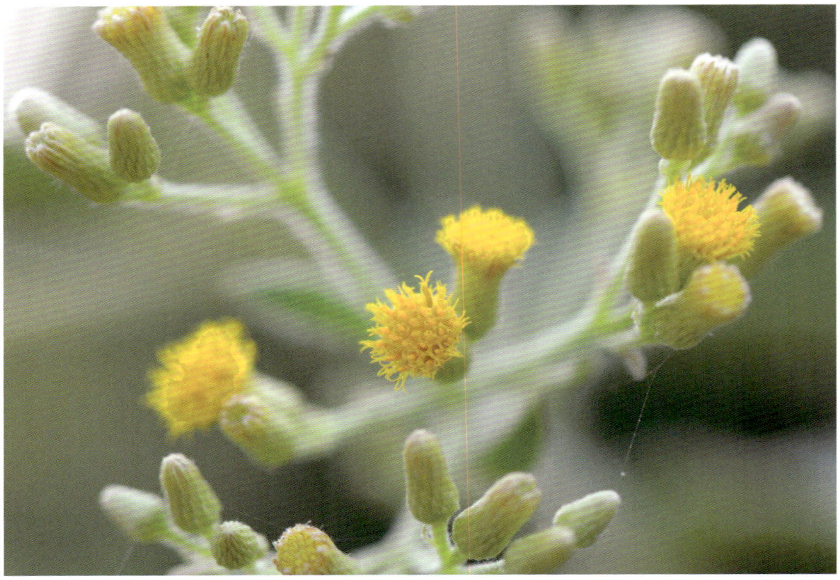

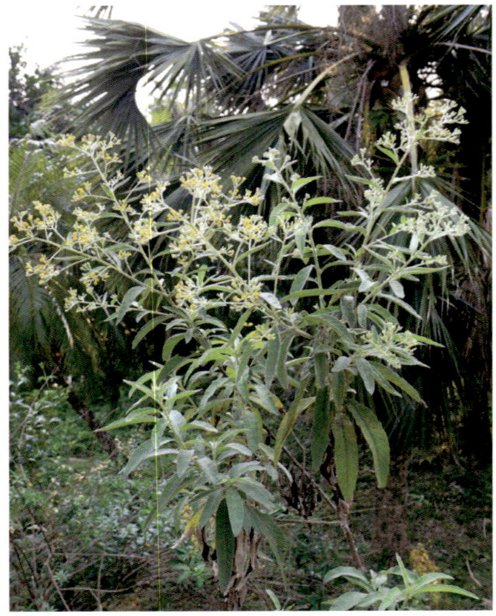

艾纳香（续）

艾叶

Aiye

ARTEMISIAE ARGYI FOLIUM

本品为菊科植物艾 *Artemisia argyi* Lévl. et Vant. 的干燥叶。

基原植物

■ **艾** *Artemisia argyi* Lévl. et Vant. 别名：艾蒿

生于荒地林缘、路旁沟边。分布于东北、华北、华东、西南及陕西、甘肃等地。

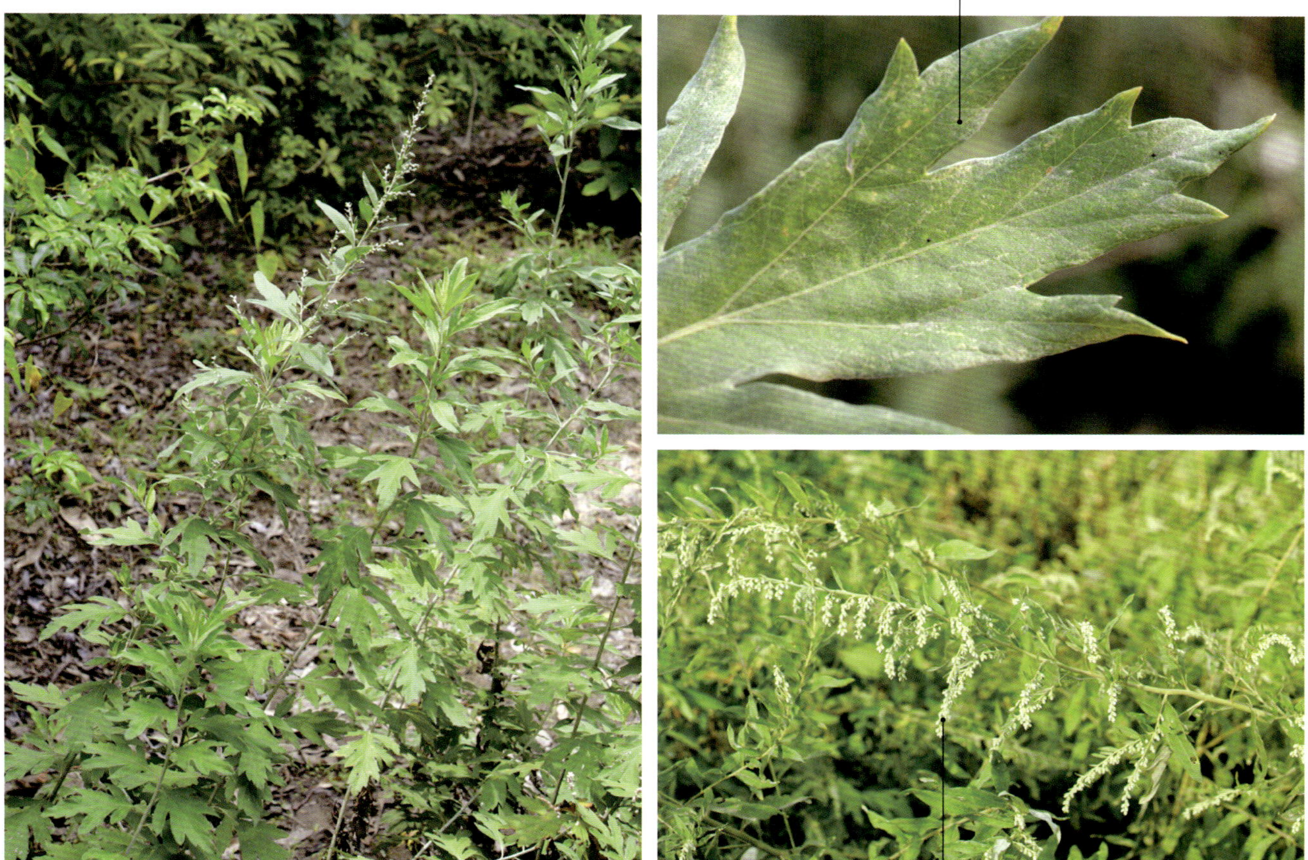

艾

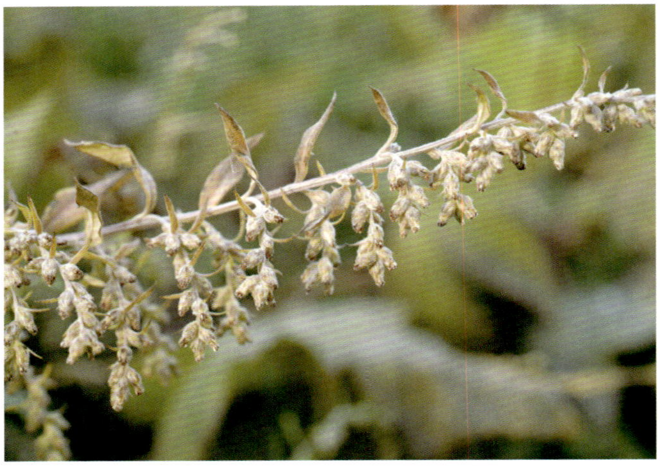

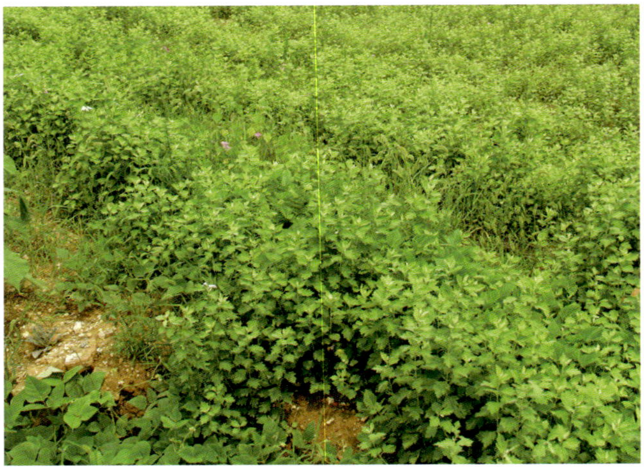

艾（续）

对比鉴别

《常用中药材品种整理和质量研究》（北方编）记载我国绝大部分地区所用的艾叶其基原植物为艾和蕲艾，偶尔局部地区误用蒙古蒿 *Artemisia mongolica* (Fisch. ex Bess.) Nakai、野艾蒿 *Artemisia lavandulifolia* DC.、红足蒿 *Artemisia rubripes* Nakai、蒌蒿 *Artemisia selengensis* Turcz. ex Bess. 等。

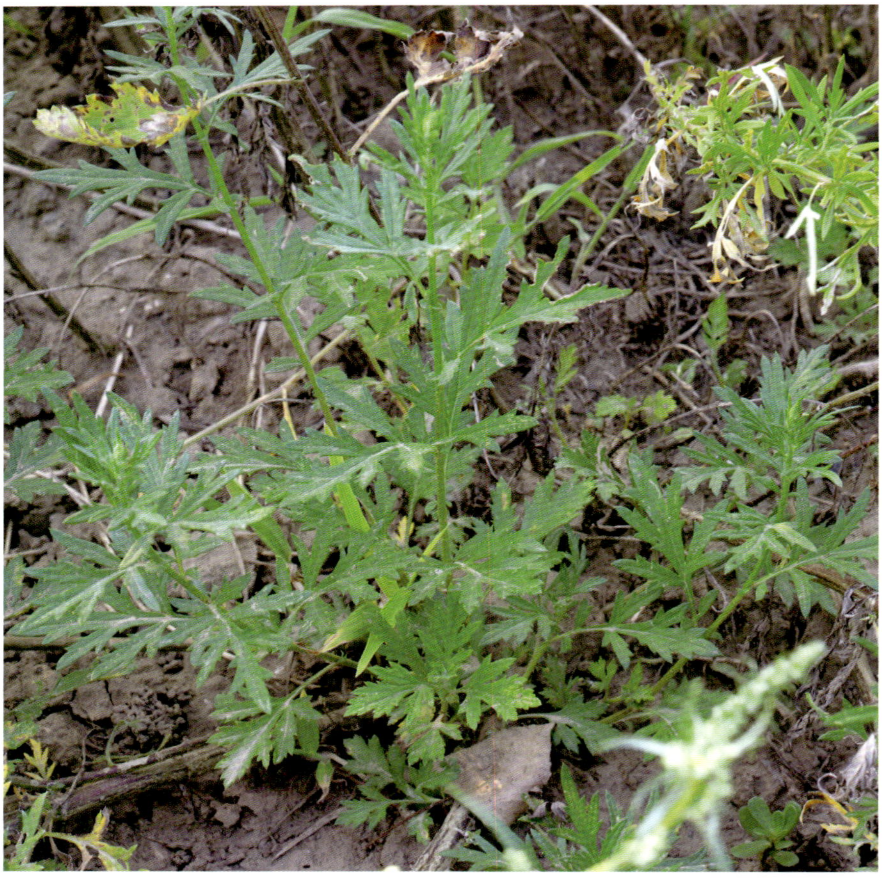

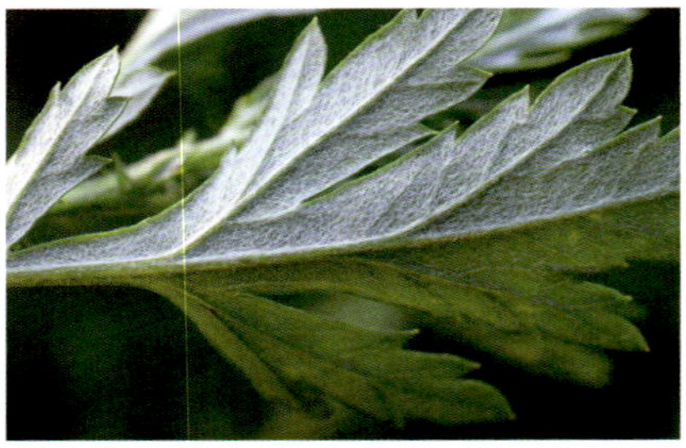

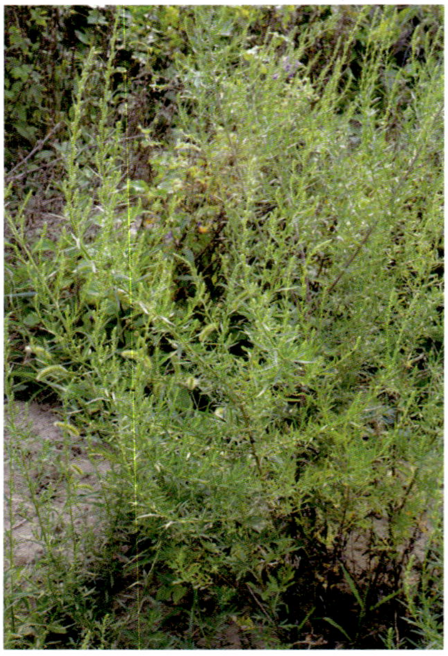

蒙古蒿

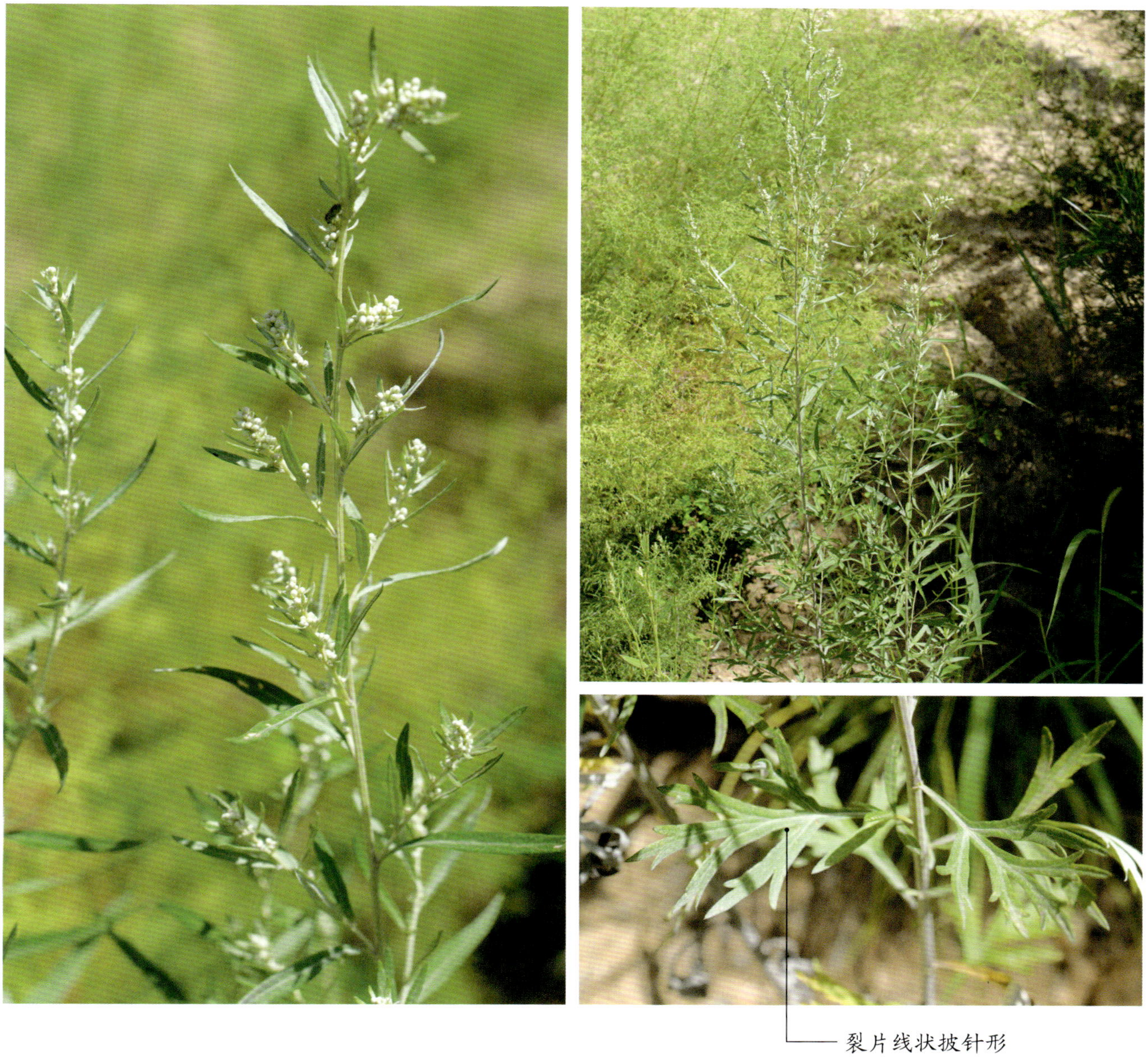

野艾蒿

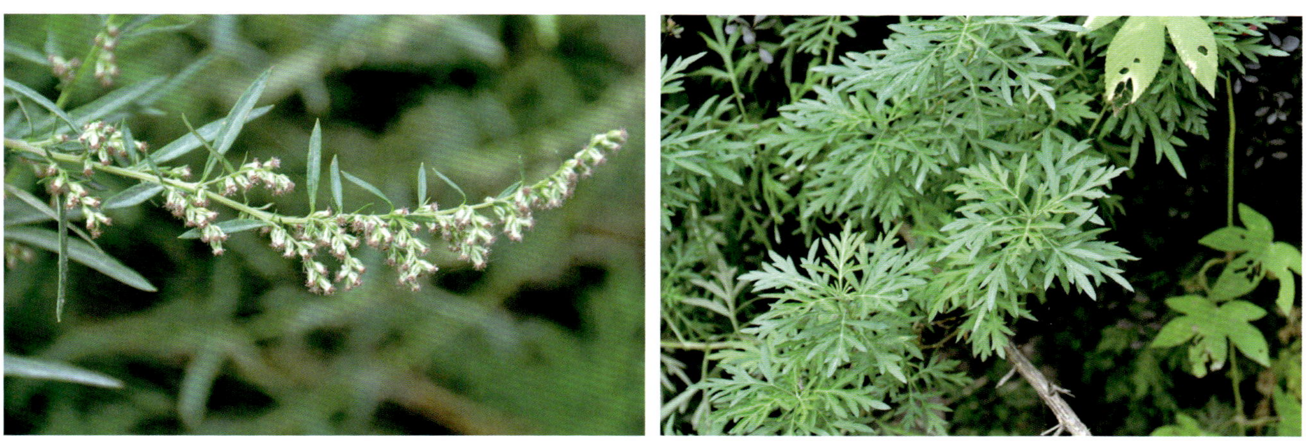

红足蒿

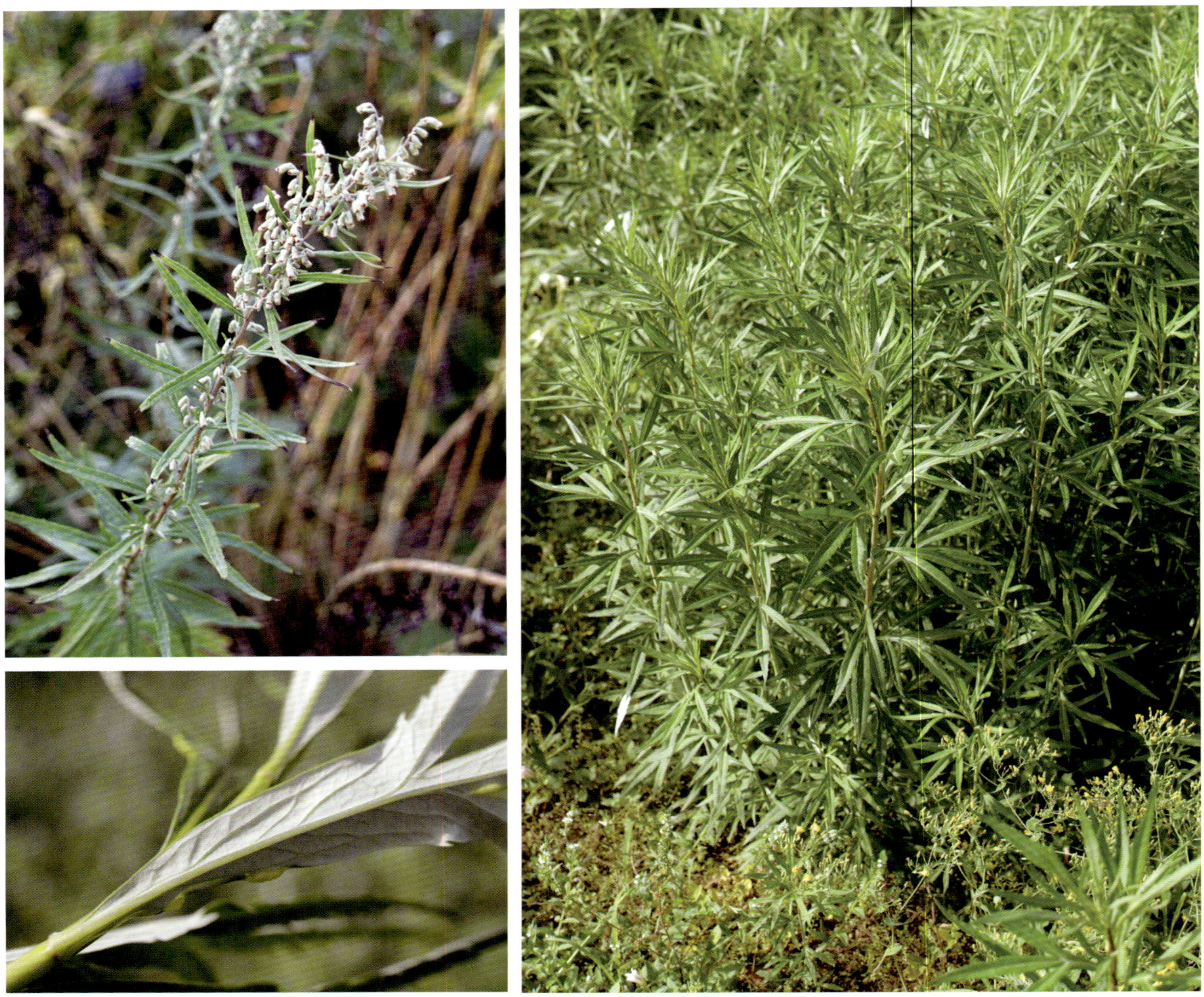

蒌蒿

检索表

1. 中部叶羽状 3~5 深裂，裂片边缘有锐锯齿……………………………………蒌蒿
1. 叶片一至二回羽状深裂至全裂，裂片全缘，具粗锯齿或小裂片……………………2
2. 叶上面明显有白色腺点，裂片披针形……………………………………………3
2. 叶上面无明显白色小腺点或无腺点，裂片线形……………………………………4
3. 叶片一至二回羽状深裂或全裂，侧裂片 2~3 对，裂片菱形、卵形、椭圆形或披针形……艾
3. 叶片一至二回羽状全裂，侧裂片 1~2 对，裂片线状披针形………………………野艾蒿
4. 总苞被蛛丝状毛，长 2~2.5mm，直径 1.5mm…………………………………红足蒿
4. 总苞被密绒毛或蛛丝状毛，长 3~5mm，直径 2~2.5mm…………………………蒙古蒿

石　韦　Shiwei PYRROSIAE FOLIUM

本品为水龙骨科植物庐山石韦 *Pyrrosia sheareri* (Bak.) Ching、石韦 *Pyrrosia lingua* (Thunb.) Farwell 或有柄石韦 *Pyrrosia petiolosa* (Christ) Ching 的干燥叶。

基原植物

■ 庐山石韦　*Pyrrosia sheareri* (Bak.) Ching　别名：大叶石韦

生于海拔 60~2100m 的林下岩石或树干上。分布于湖北、江西、浙江、安徽、福建、台湾、广东、广西、贵州、四川、云南。

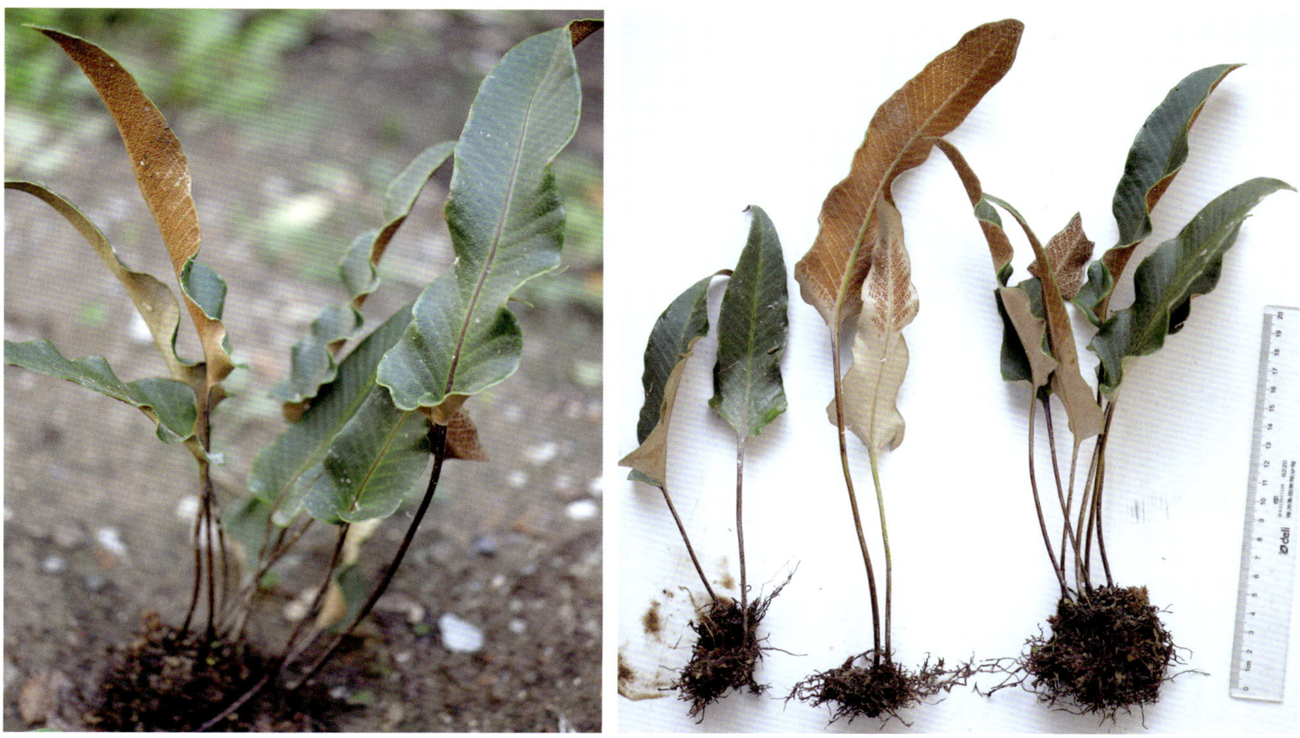

庐山石韦

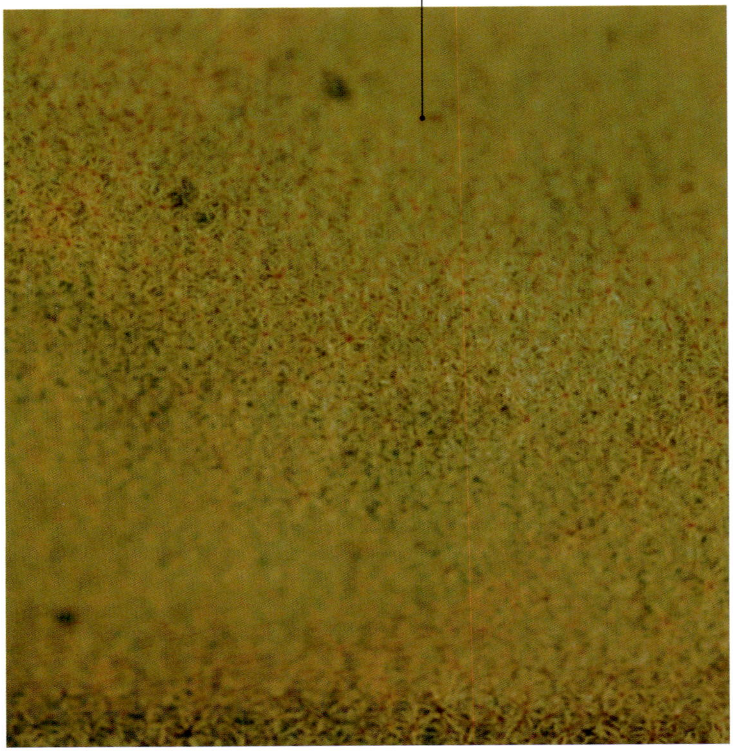
孢子囊群

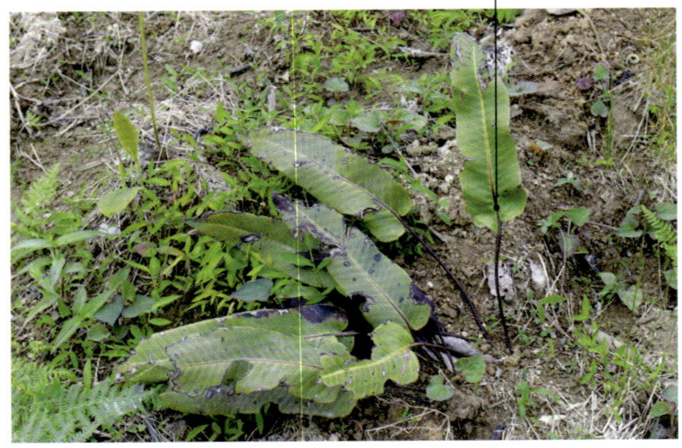
基部变宽，为不等的圆耳形或心形

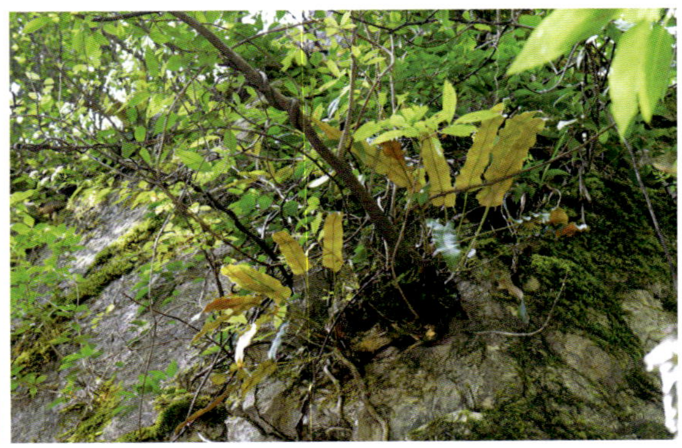

庐山石韦（续）

■ 石韦 *Pyrrosia lingua* (Thunb.) Farwell 别名：小石韦

生于海拔 100~1800m 的岩石或树干上。分布于长江以南各地。

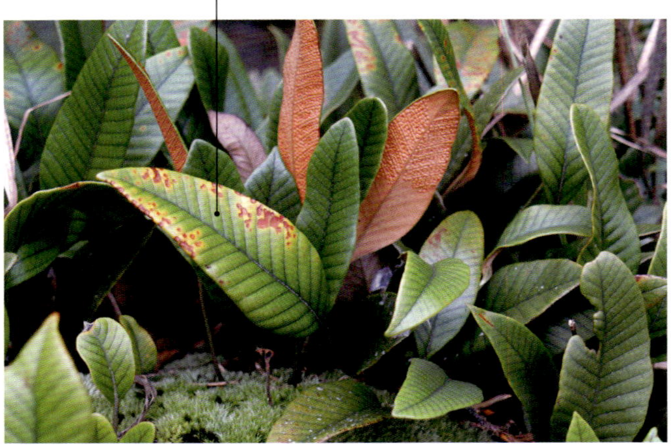
叶披针形至矩圆状披针形，渐尖头

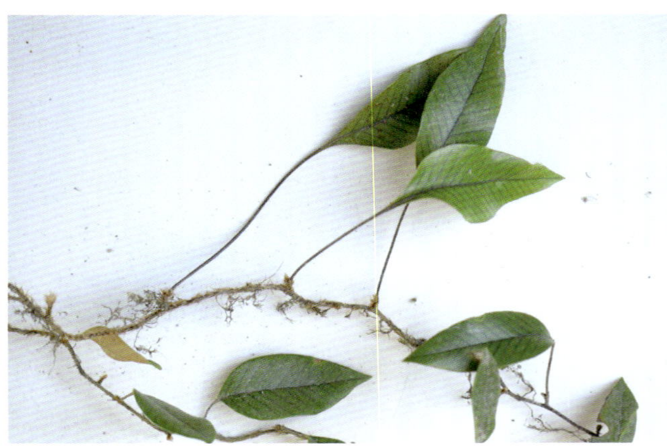

石韦

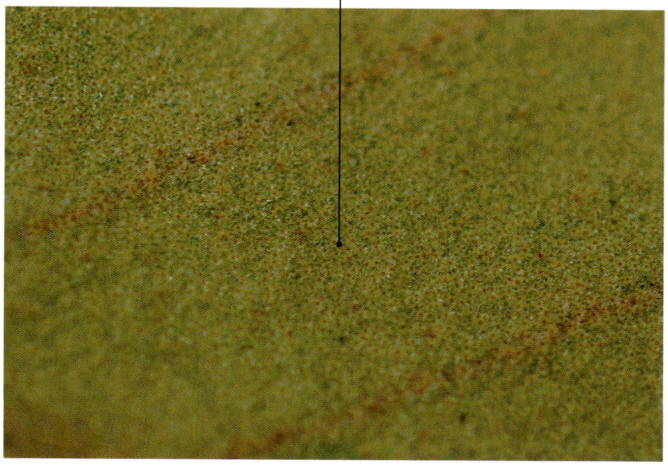

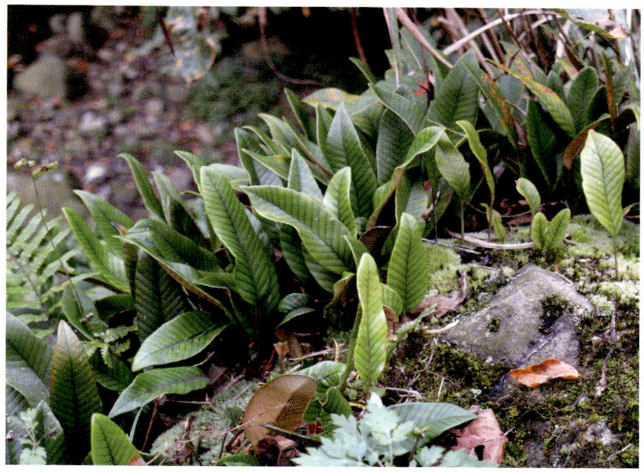

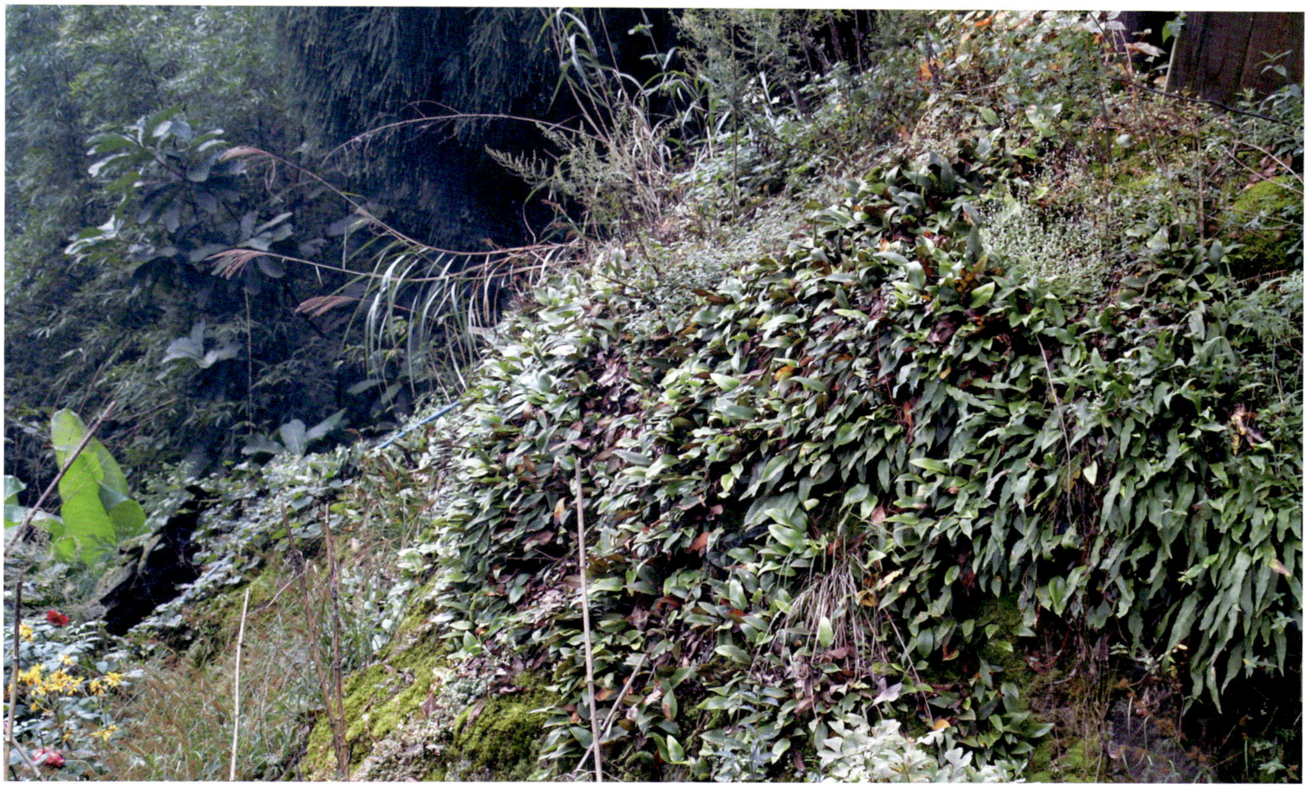

石韦（续）

■ 有柄石韦 *Pyrrosia petiolosa* (Christ) Ching 别名：石茶、独叶菜

生于海拔 250~2200m 的裸露干旱岩石上。分布于东北、华北、西南和长江中、下游各地。

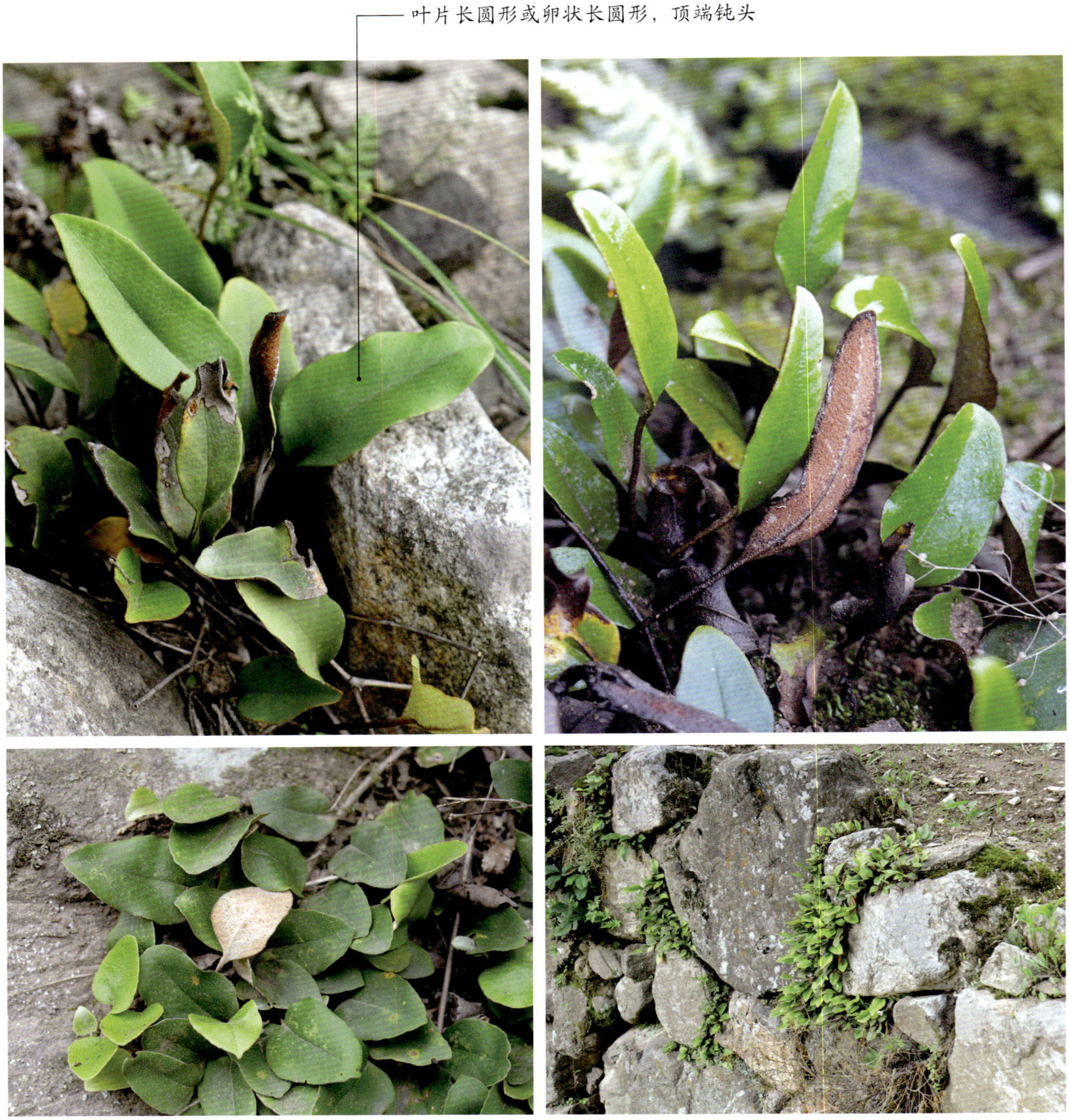

有柄石韦

对比鉴别

在我国，水龙骨科石韦属植物约有 37 种，作为石韦混淆采收入药的植物常见的有华北石韦（北京石韦）*Pyrrosia davidii* (Baker) Ching、毡毛石韦 *Pyrrosia drakeana* (Franch.) Ching、西南石韦 *Pyrrosia gralla* (Gies.) Ching、光石韦 *Pyrrosia calvata* (Baker) Ching、柔软石韦 *Pyrrosia porosa* (C. Presl) Hovenk. 等。

叶片线形或狭披针形，下面密被毛，薄革质

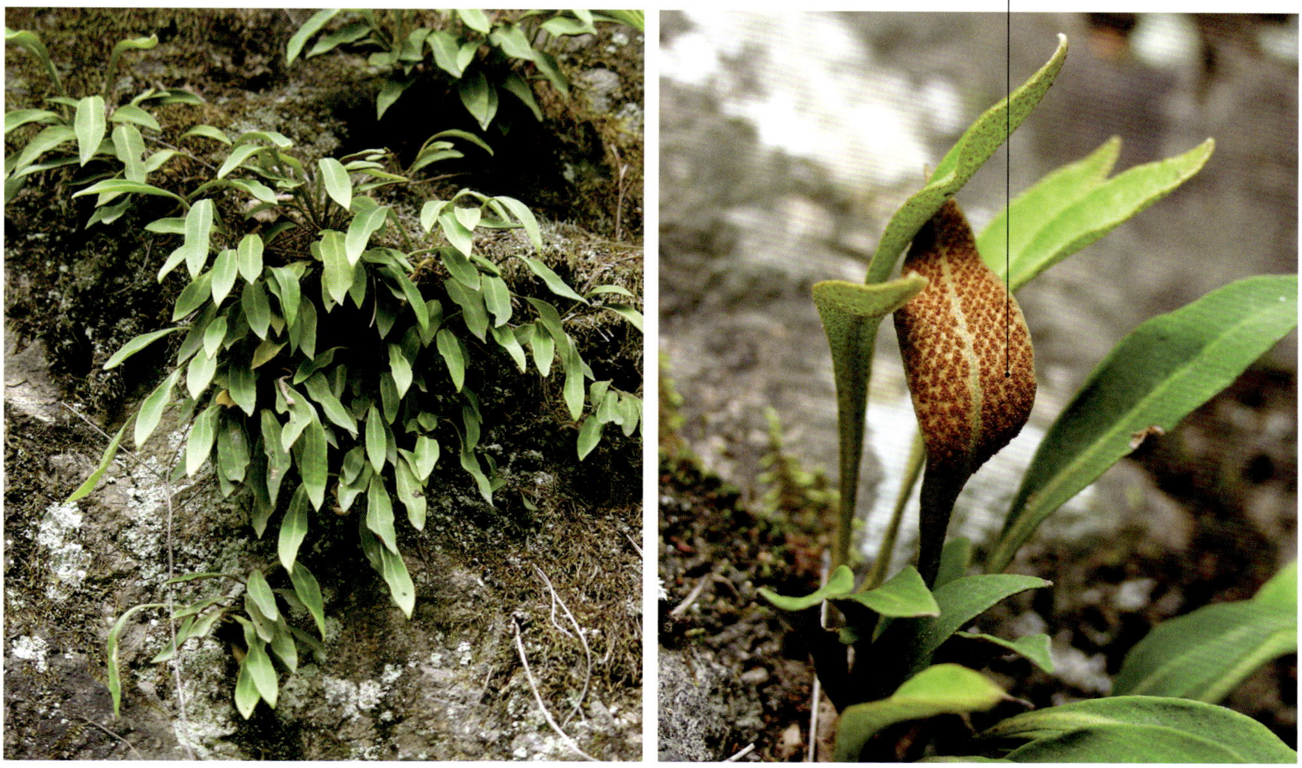

华北石韦

有 2 层不同分支臂的星状毛覆盖

基部近圆截形，两侧不对称

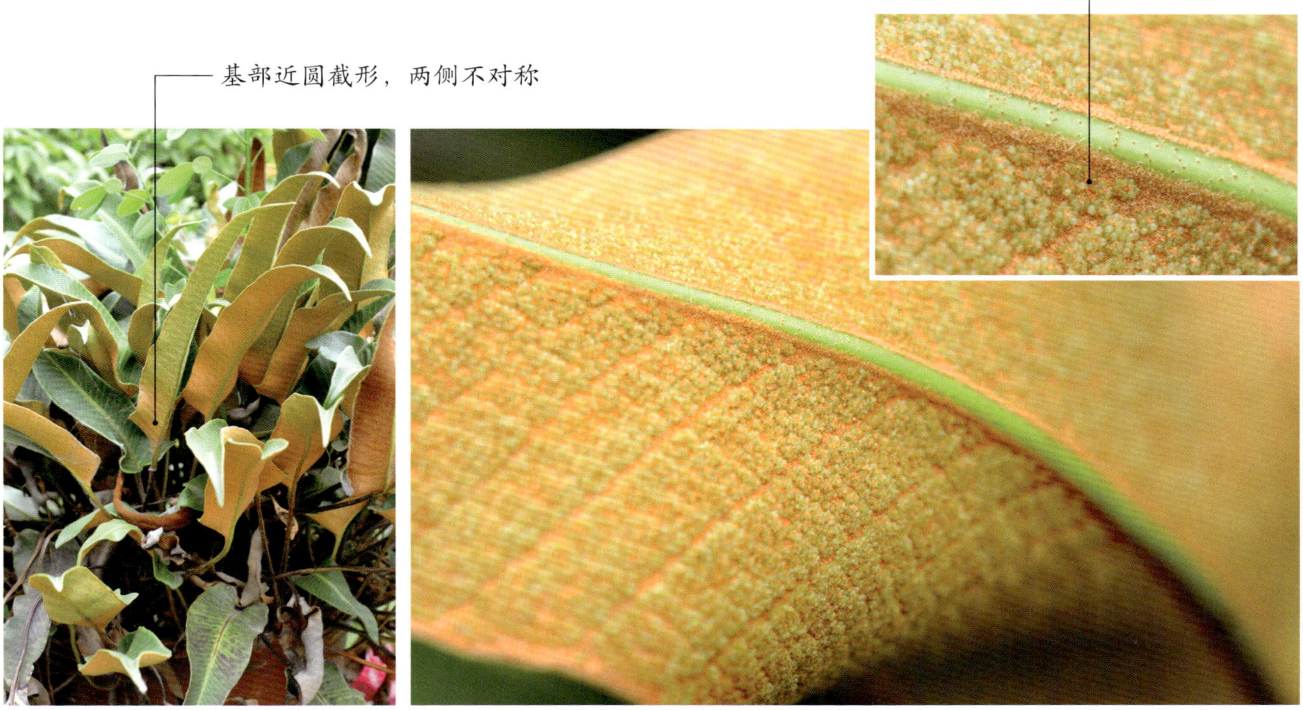

毡毛石韦

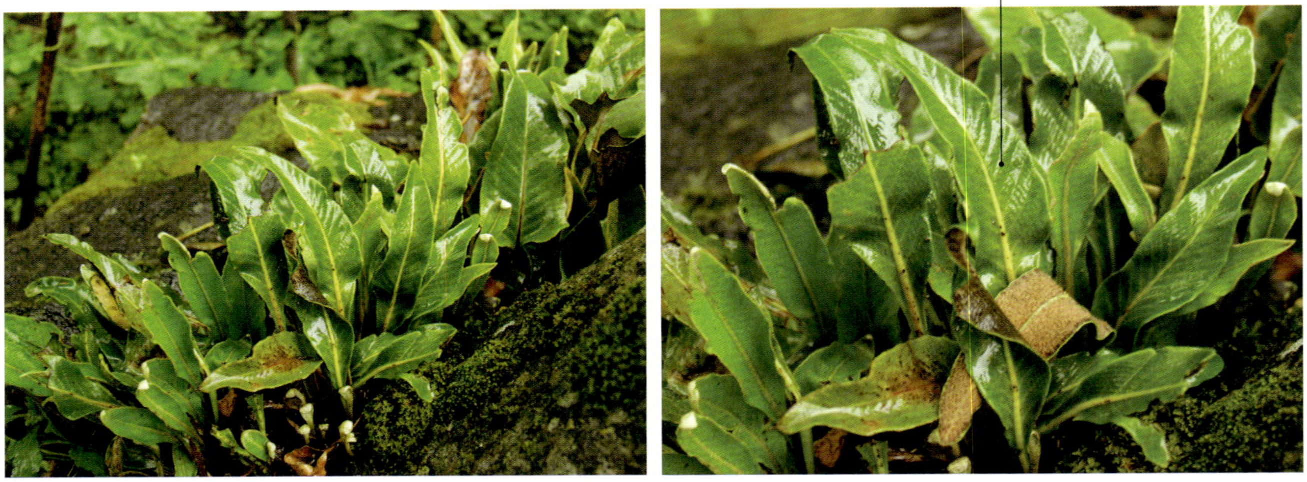
叶片线形或狭披针形，厚革质

西南石韦

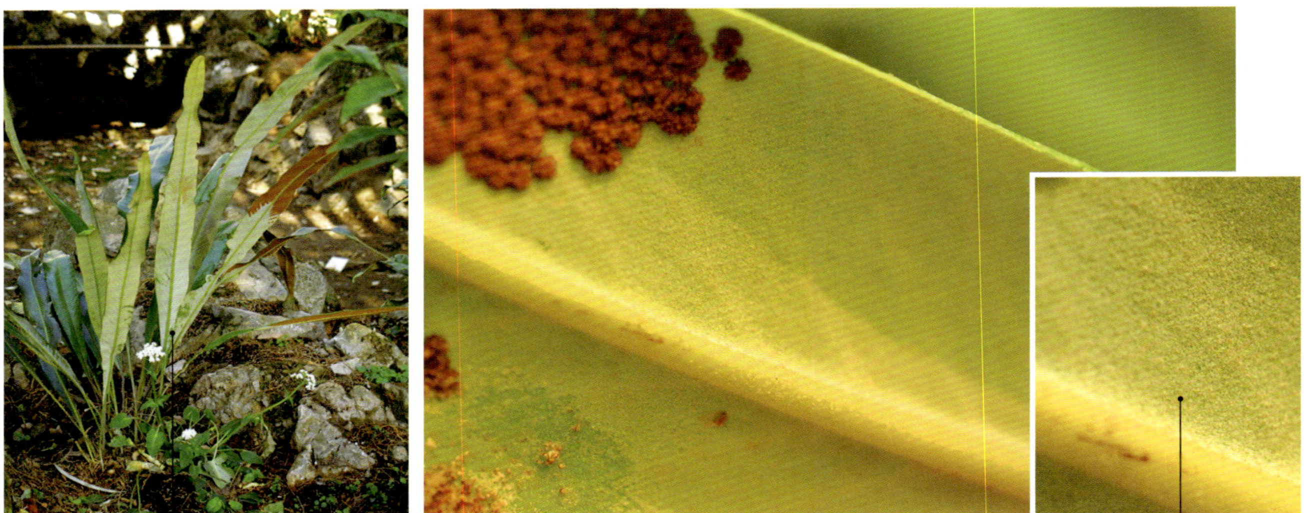
叶片狭长披针形，基部
窄截形，两侧对称
叶片下面略带
稀薄的毛

光石韦

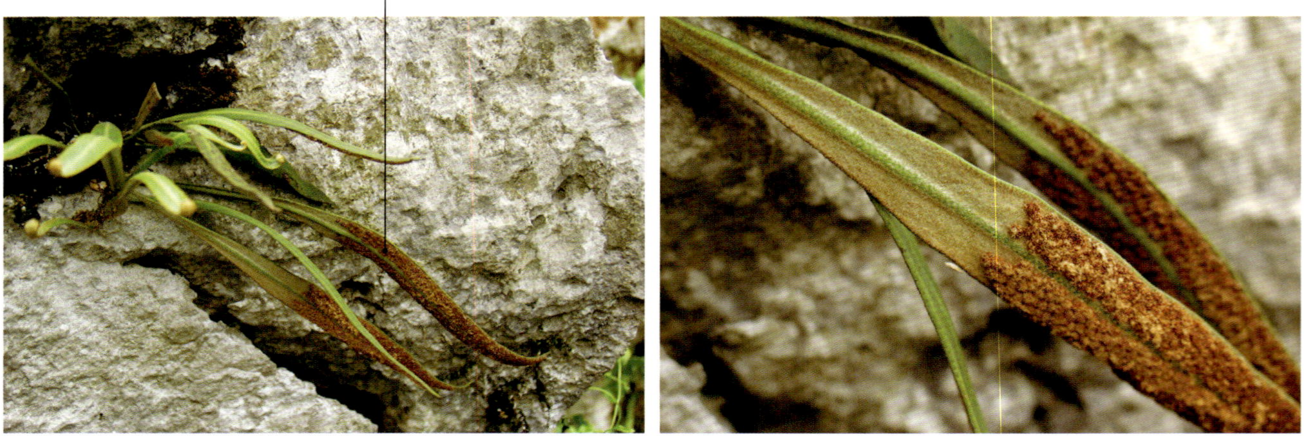
叶片披针形或长圆形

柔软石韦

检索表

1. 叶片下面仅覆盖一层星状毛……2
1. 叶片覆盖有二层不同分支臂的星状毛……7
2. 星状毛的分支臂披针形，长与宽之比为3：1……3
2. 星状毛的分支臂针状或钻形，长与宽之比约7：1……5
3. 叶片阔披针形，基部最宽，近心形或圆截形，通常对称……庐山石韦
3. 叶片长圆形，中部最宽，基部两侧对称，平截或圆截形……4
4. 叶片长达20cm，或更长，宽1~1.5（~4）cm，平展，光滑无毛，叶柄短于叶片，侧脉明显……石韦
4. 叶片通常长3~6cm，具长柄（通常等于1~2倍叶片长度），常内卷，被密毛，侧脉不显……有柄石韦
5. 叶片狭长披针形，长25~60cm，近光滑无毛，或下面略带稀薄的毛……光石韦
5. 叶片线形或狭披针形，下面密被毛……6
6. 植株较小，被稀少的星状毛，分支臂短，叶薄革质……华北石韦
6. 植株较高大，被疏松的星状毛，针状的分支臂长，叶片厚革质……西南石韦
7. 叶片披针形或长圆形……柔软石韦
7. 叶片宽披针形、披针形或窄长披针形……8
8. 叶片基部近圆截形，两侧不对称……毡毛石韦
8. 叶片基部窄截形，两侧对称……光石韦

石吊兰

Shidiaolan

LYSIONOTI HERBA

本品为苦苣苔科植物吊石苣苔 *Lysionotus pauciflorus* Maxim. 的干燥地上部分。

基原植物

■ 吊石苣苔 *Lysionotus pauciflorus* Maxim. 别名：石吊兰

生于阴湿岩石壁或树干上。分布于云南、四川、贵州、广西、广东、福建、台湾、浙江、江西、湖南、湖北、陕西、安徽等地。

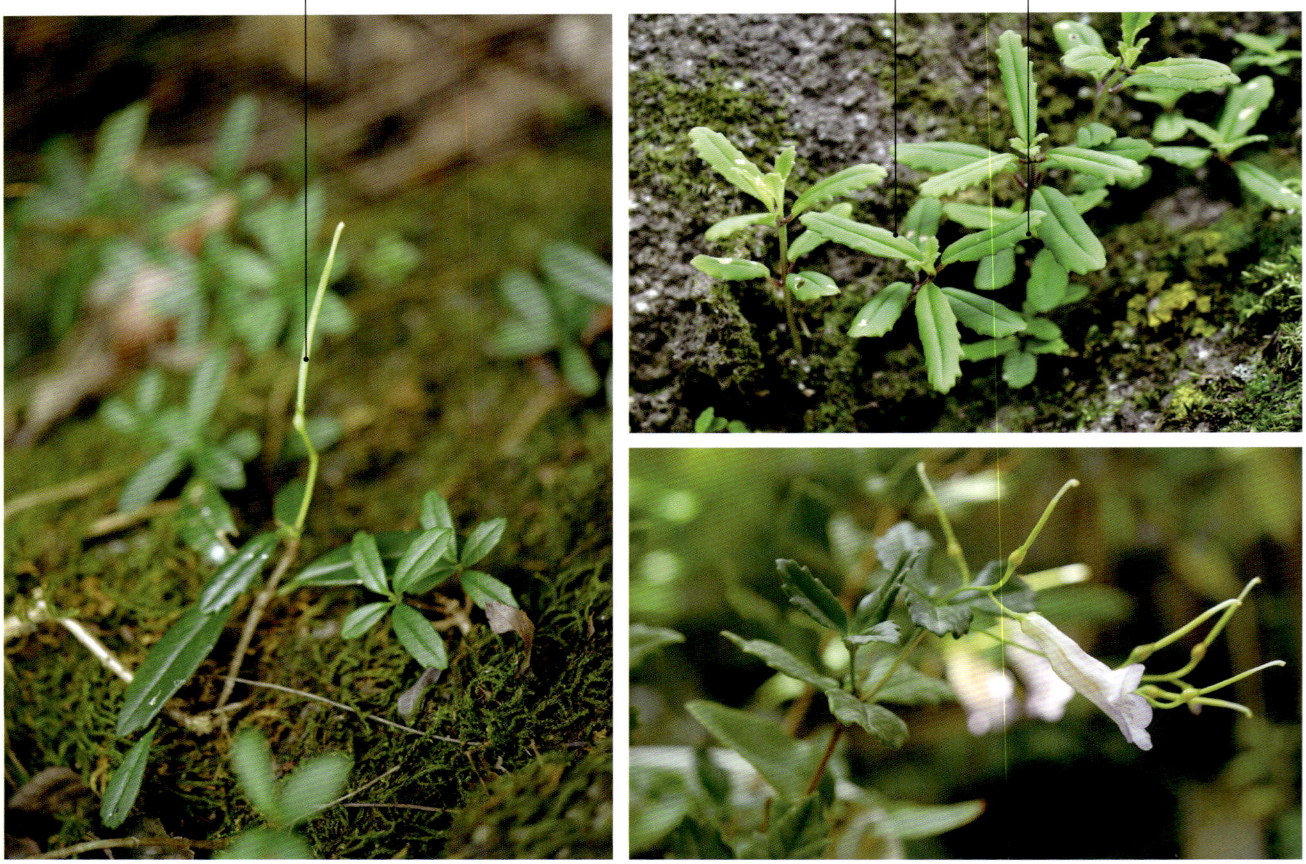
幼果
叶下部全缘或微波状
叶边缘在中部以上有牙齿

吊石苣苔

石菖蒲

Shichangpu
ACORI TATARINOWII RHIZOMA

本品为天南星科植物石菖蒲 *Acorus tatarinowii* Schott 的干燥根茎。

基原植物

■ 石菖蒲 *Acorus tatarinowii* Schott 别名：水剑草、石蜈蚣

生于山涧浅水石上或溪流旁的岩石缝中。分布于河南、山东、江苏、浙江、江西、福建、台湾、湖北、湖南、广东、广西、陕西、贵州、四川、云南、西藏等地。

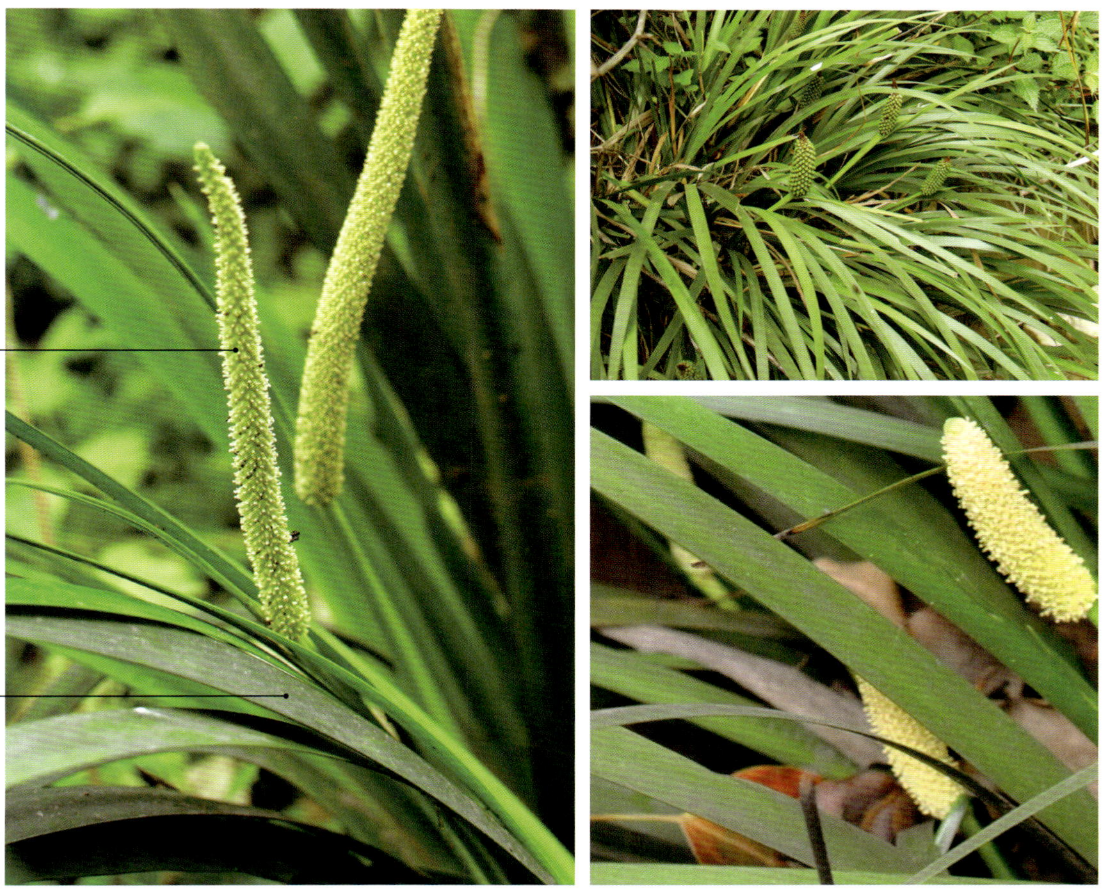

石菖蒲

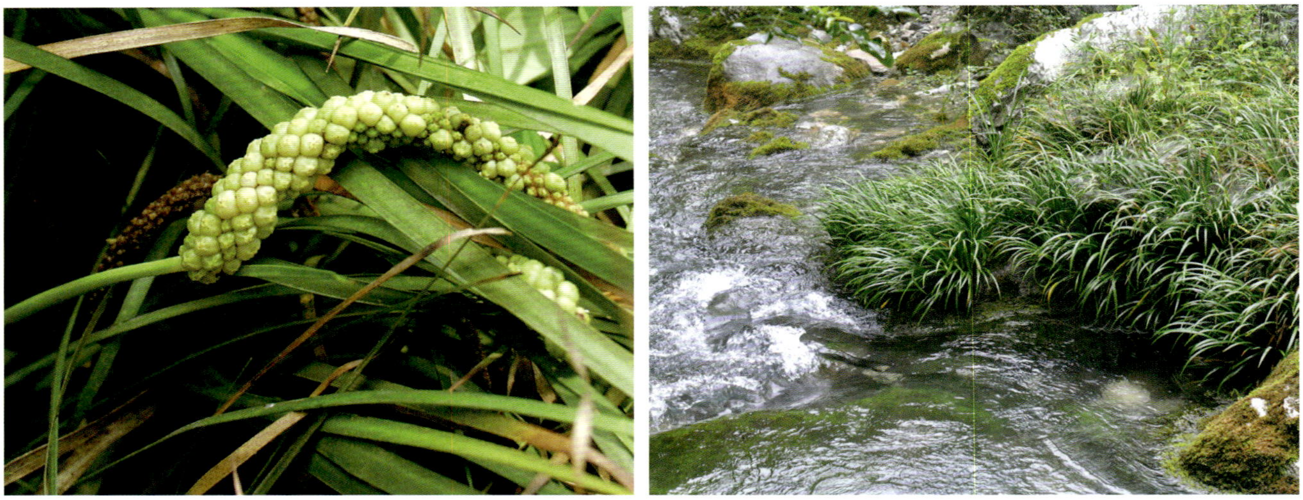

石菖蒲（续）

对比鉴别

植物石菖蒲的同属植物菖蒲（水菖蒲）*Acorus calamus* L. 的根茎入药，称藏菖蒲；毛茛科植物阿尔泰银莲花 *Anemone altaica* Fisch. 的根茎入药，称九节菖蒲；它们均需注意与植物石菖蒲相鉴别。

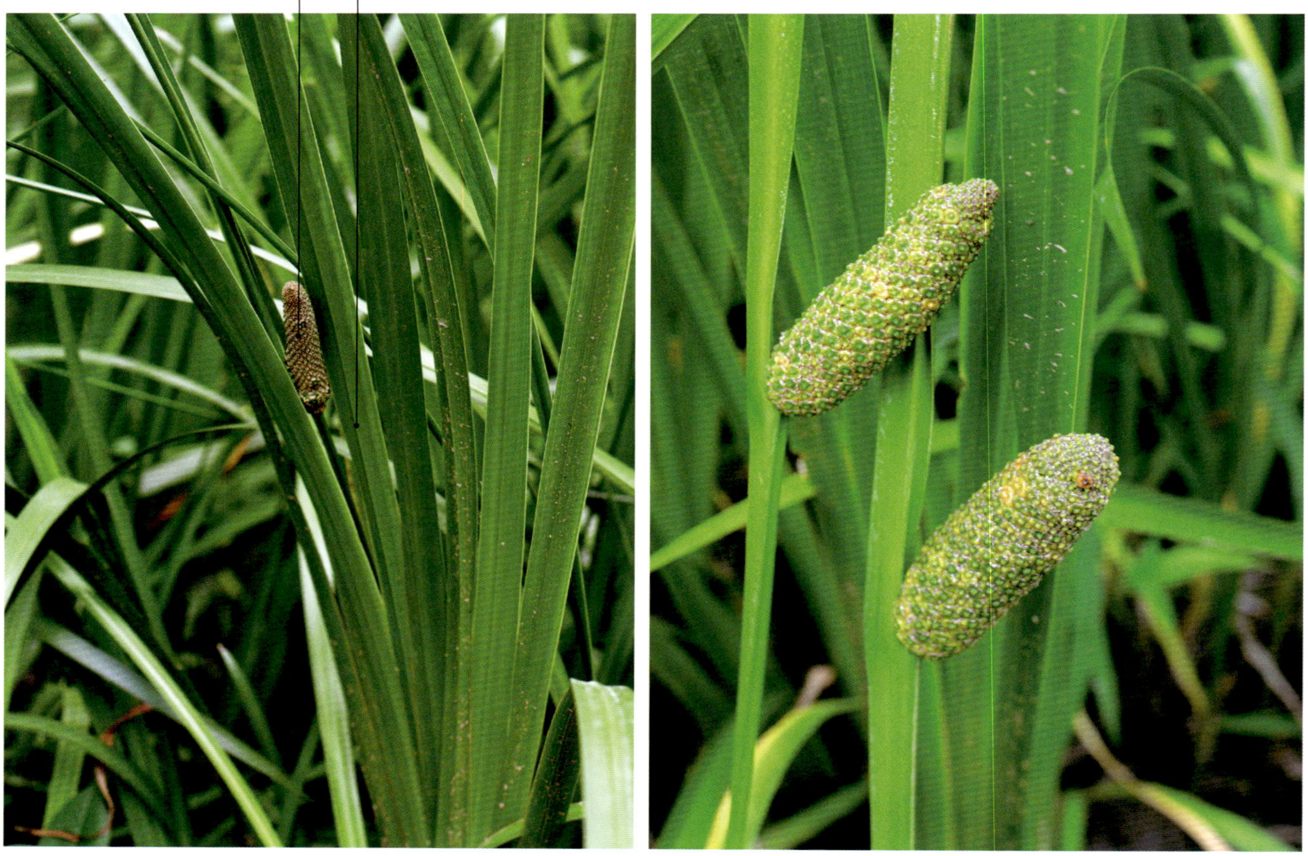

菖蒲

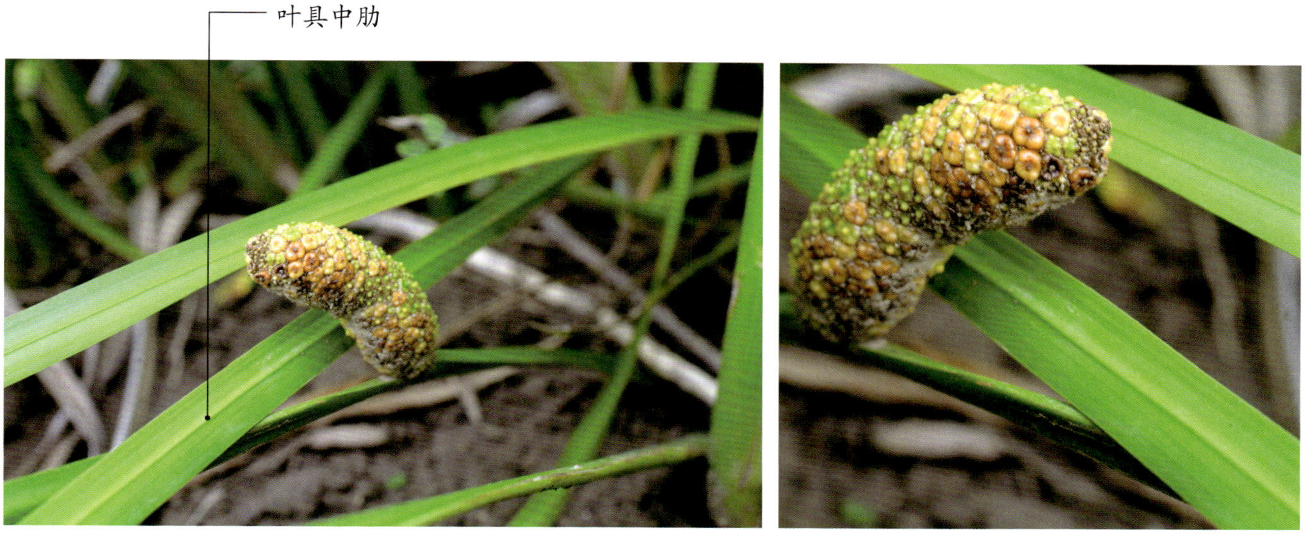

菖蒲（续）

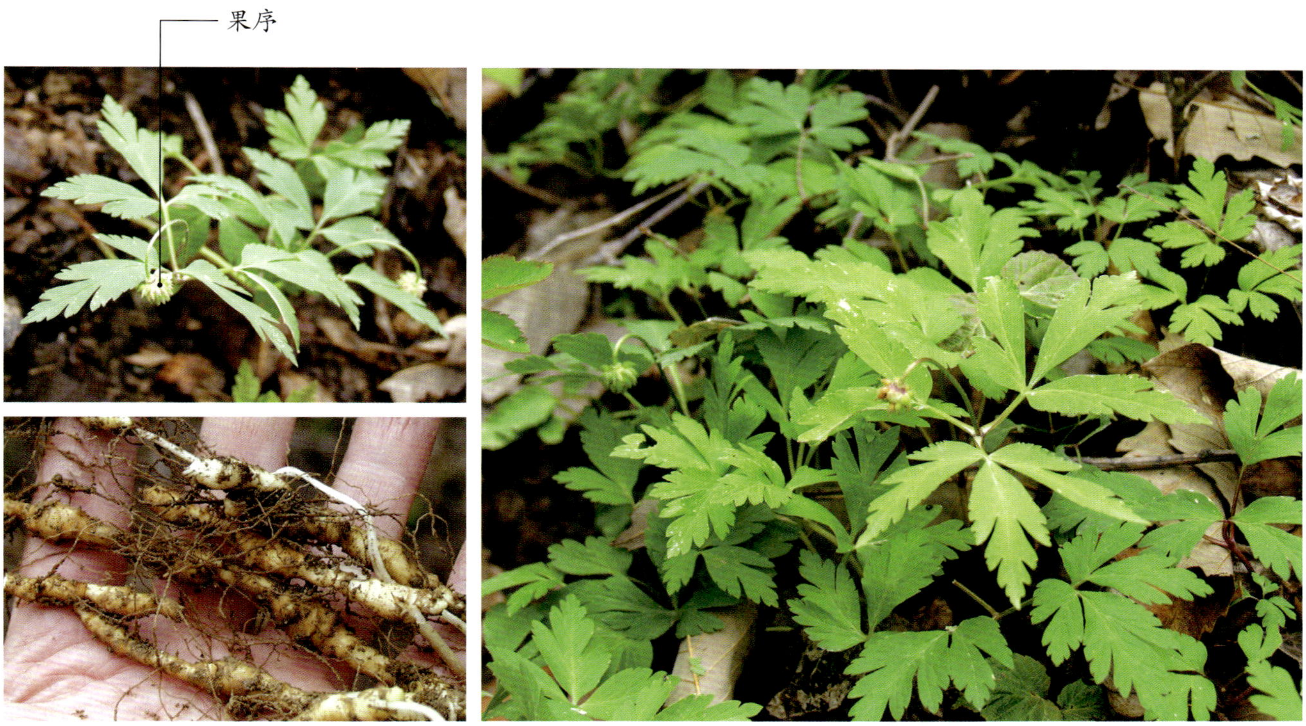

阿尔泰银莲花

检索表

1. 基生叶三出复叶；具花葶，花单个……………………………………阿尔泰银莲花
1. 叶剑形；肉穗状花序……………………………………………………2
2. 叶具中肋，叶片剑状线形，长而宽，长 90~150cm，宽 1~2cm……………菖蒲
2. 叶不具中肋，叶片线形，较狭而短…………………………………石菖蒲

石　斛　Shihu DENDROBII CAULIS

本品为兰科植物金钗石斛 *Dendrobium nobile* Lindl.、霍山石斛 *Dendrobium huoshanense* C. Z. Tang et S. J. Cheng、鼓槌石斛 *Dendrobium chrysotoxum* Lindl. 或流苏石斛 *Dendrobium fimbriatum* Hook. 的栽培品及其同属植物近似种的新鲜或干燥茎。

基原植物

■ 金钗石斛　*Dendrobium nobile* Lindl.　别名：石斛

附生于高山的树干或岩石上。分布于湖北、台湾、广东、广西、四川、贵州、云南等地，贵州有大量栽培。

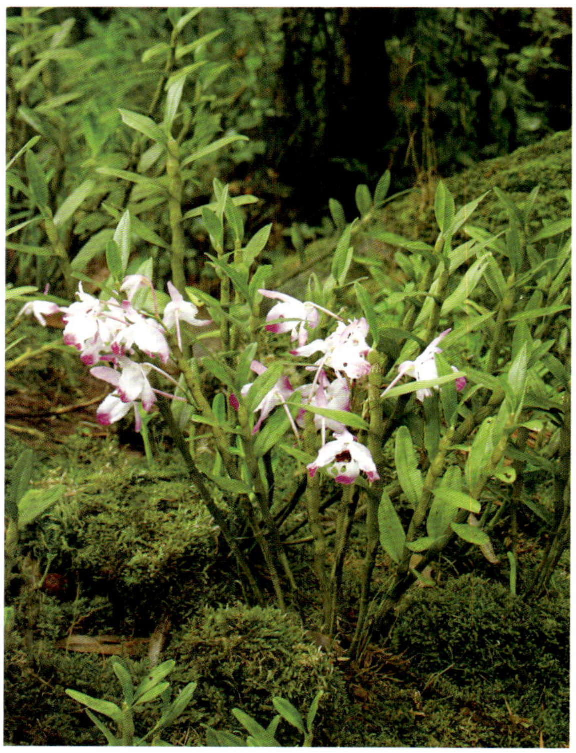

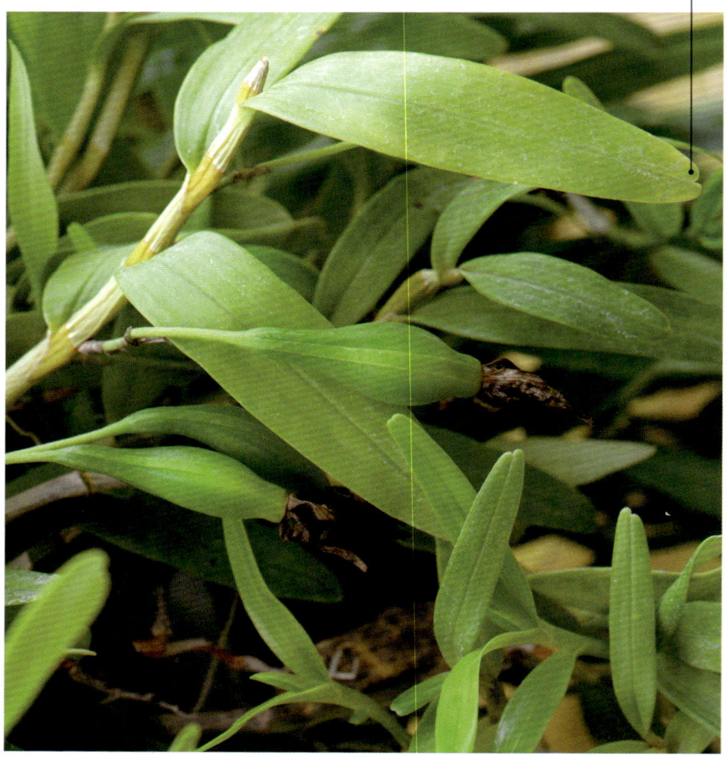

金钗石斛

茎从基部向上渐粗呈扁圆柱形

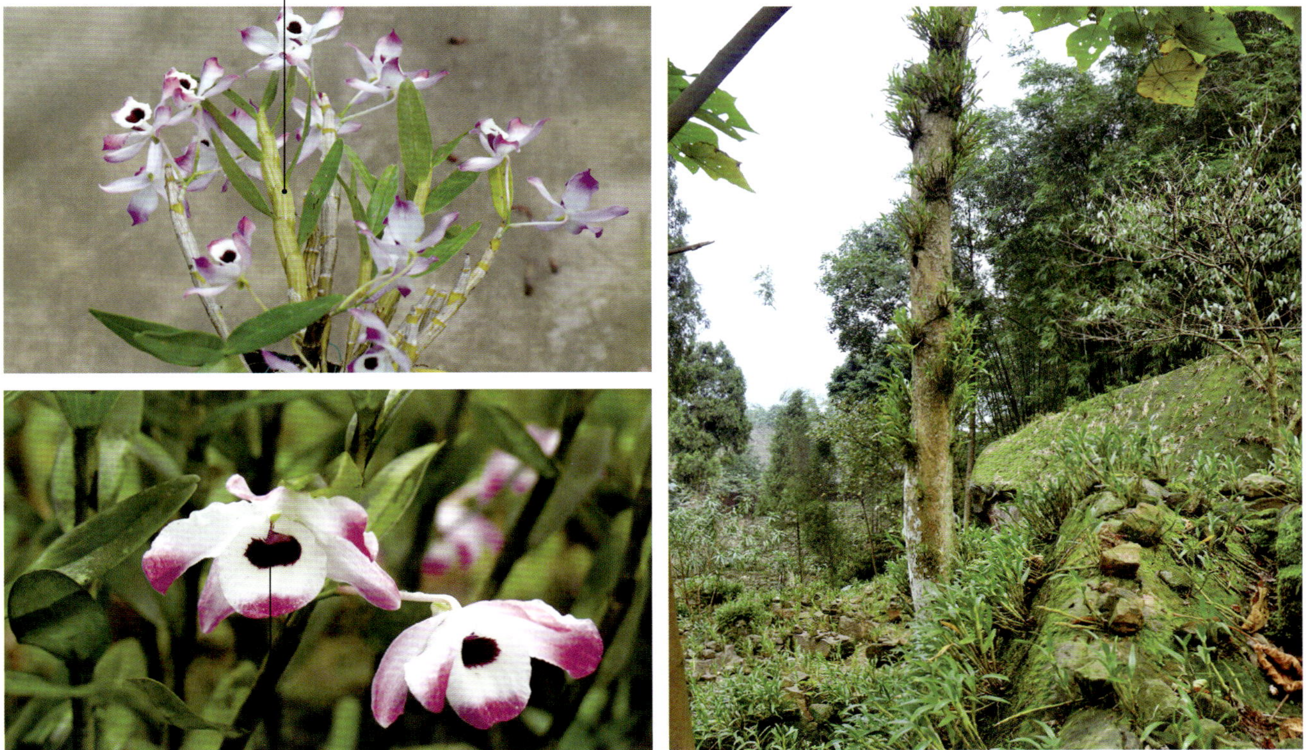

唇瓣宽卵状长圆形，具 1 个紫褐色斑点

金钗石斛（续）

■ 霍山石斛 *Dendrobium huoshanense* C. Z. Tang et S. J. Cheng

生于山地林中树干和山谷岩石上。分布于河南西南部（南召）、安徽西南部（霍山）。

Flora of China 记载 *Dendrobium huoshanense* C. Z. Tang et S. J. Cheng 为 *Dendrobium catenatum* Lindley 的异名。

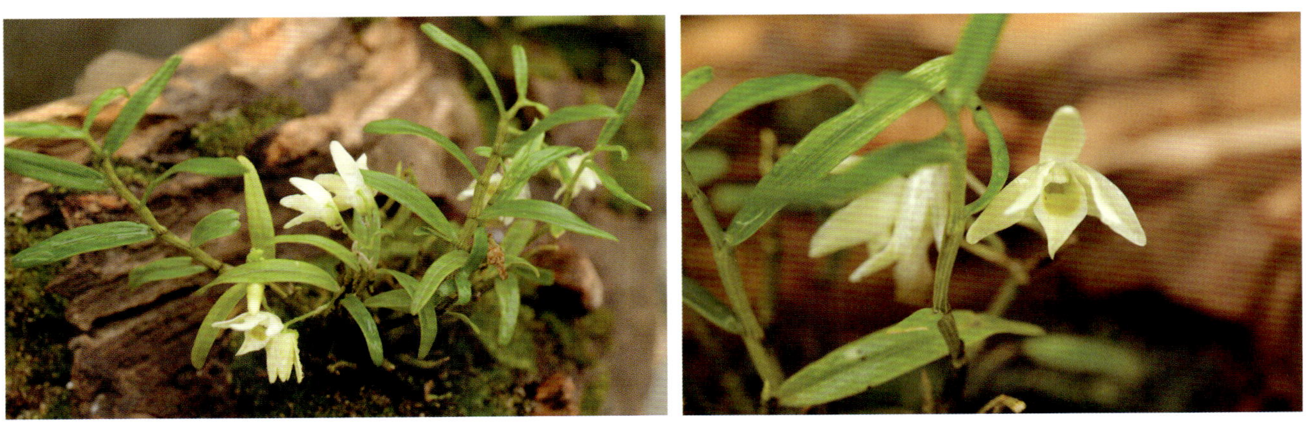

霍山石斛

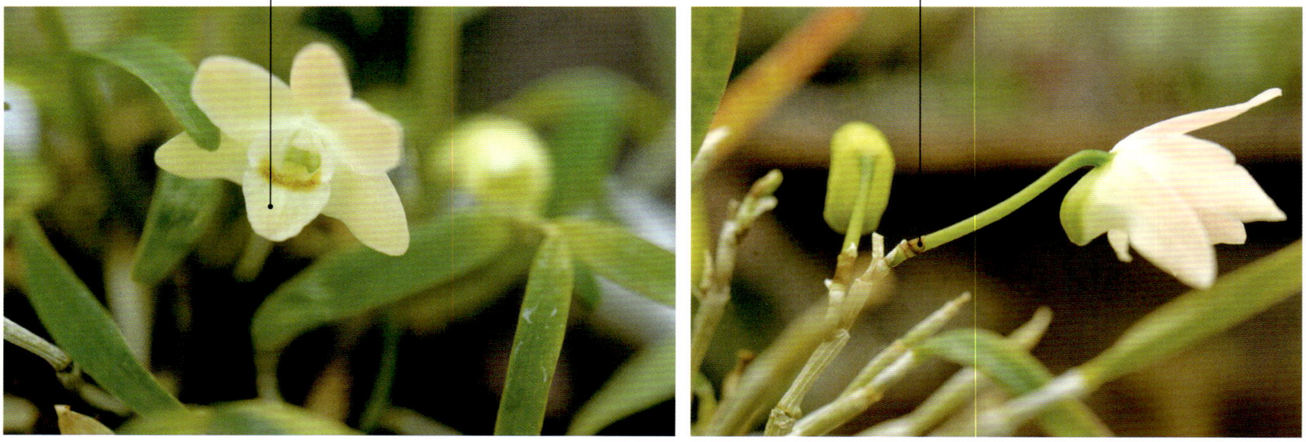
唇瓣近中裂片基部具1个淡褐色或浅黄色的斑块
苞片基部具横生赤褐色斑块

霍山石斛（续）

■ 鼓槌石斛 *Dendrobium chrysotoxum* Lindl.

生于海拔520~1620m常绿阔叶疏林中的树干或林下岩石上。分布于云南。

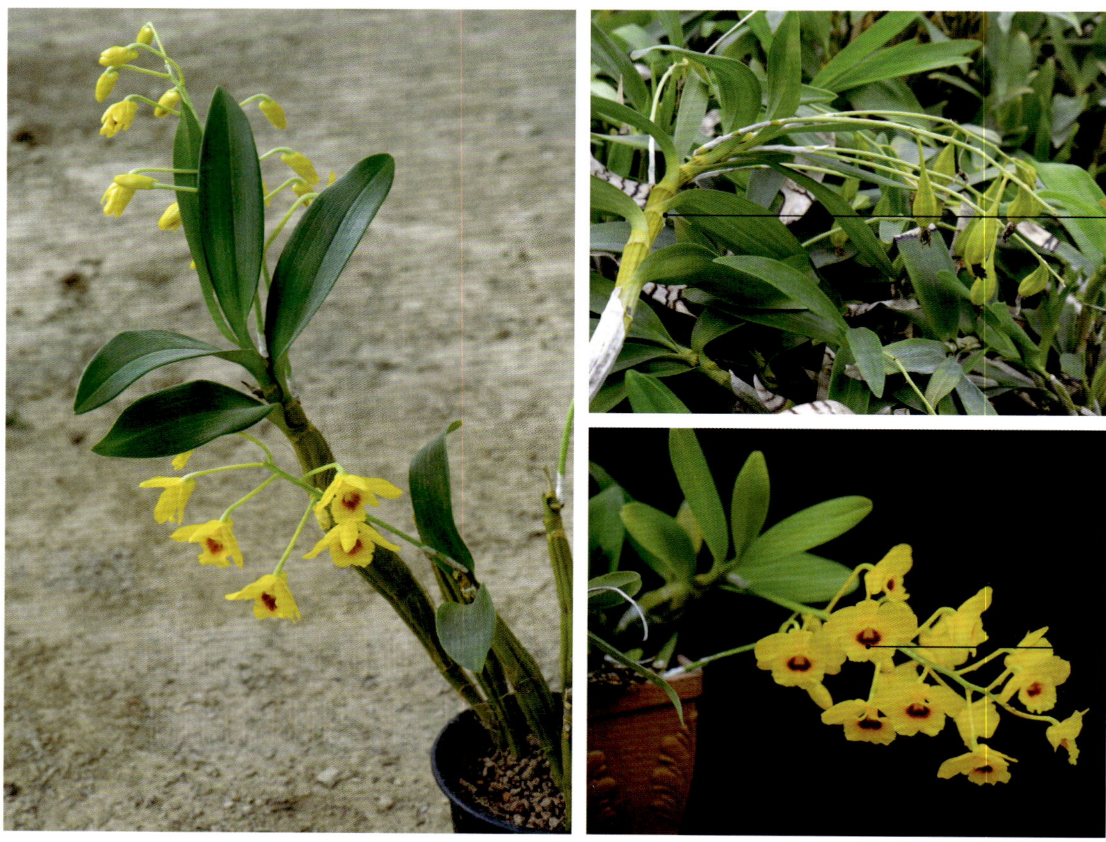
叶基部不下延为抱茎鞘
唇瓣密生绒毛，具“U”形栗色斑块

鼓槌石斛

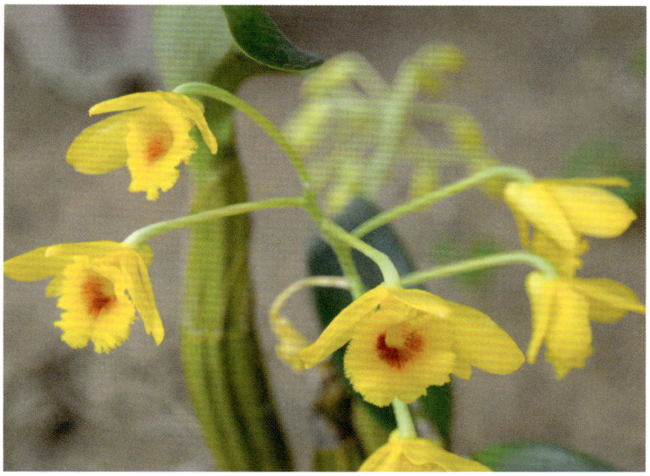

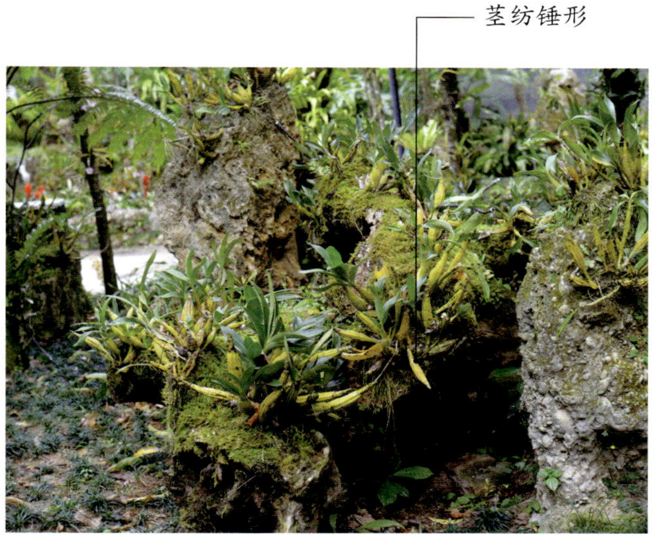

鼓槌石斛（续）

■ 流苏石斛 *Dendrobium fimbriatum* Hook. 别名：马鞭石斛

附生于海拔 600~1700m 密林中的树干及山谷潮湿石上。分布于贵州、广西、云南。

1977~2005 年间的几版《中国药典》记载流苏石斛的拉丁学名为 *Dendrobium fimbriatum* Hook. var. *oculatum* Hook.。

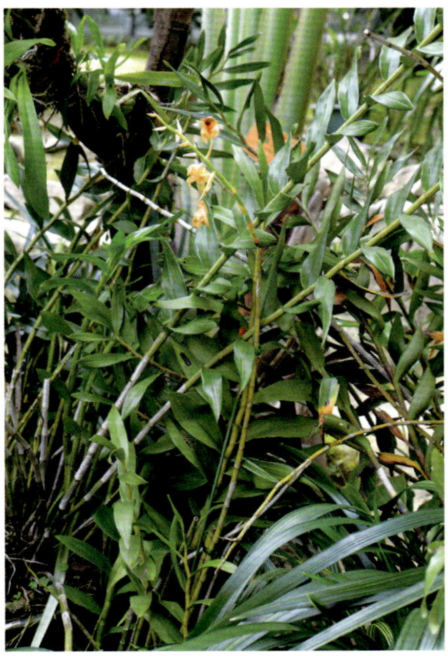

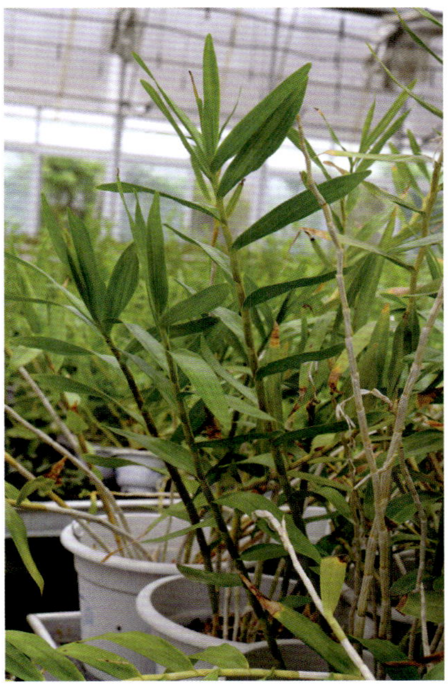

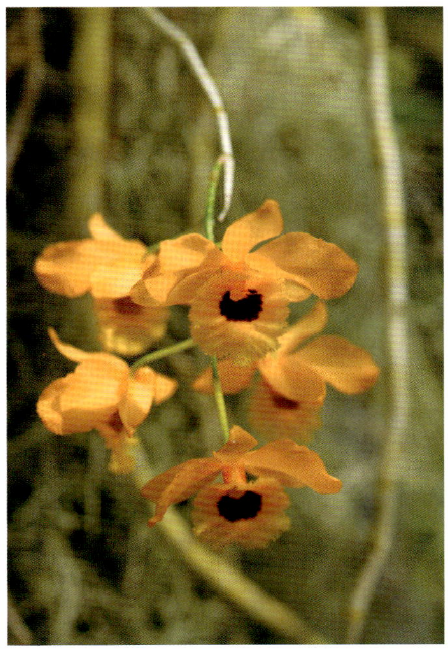

流苏石斛

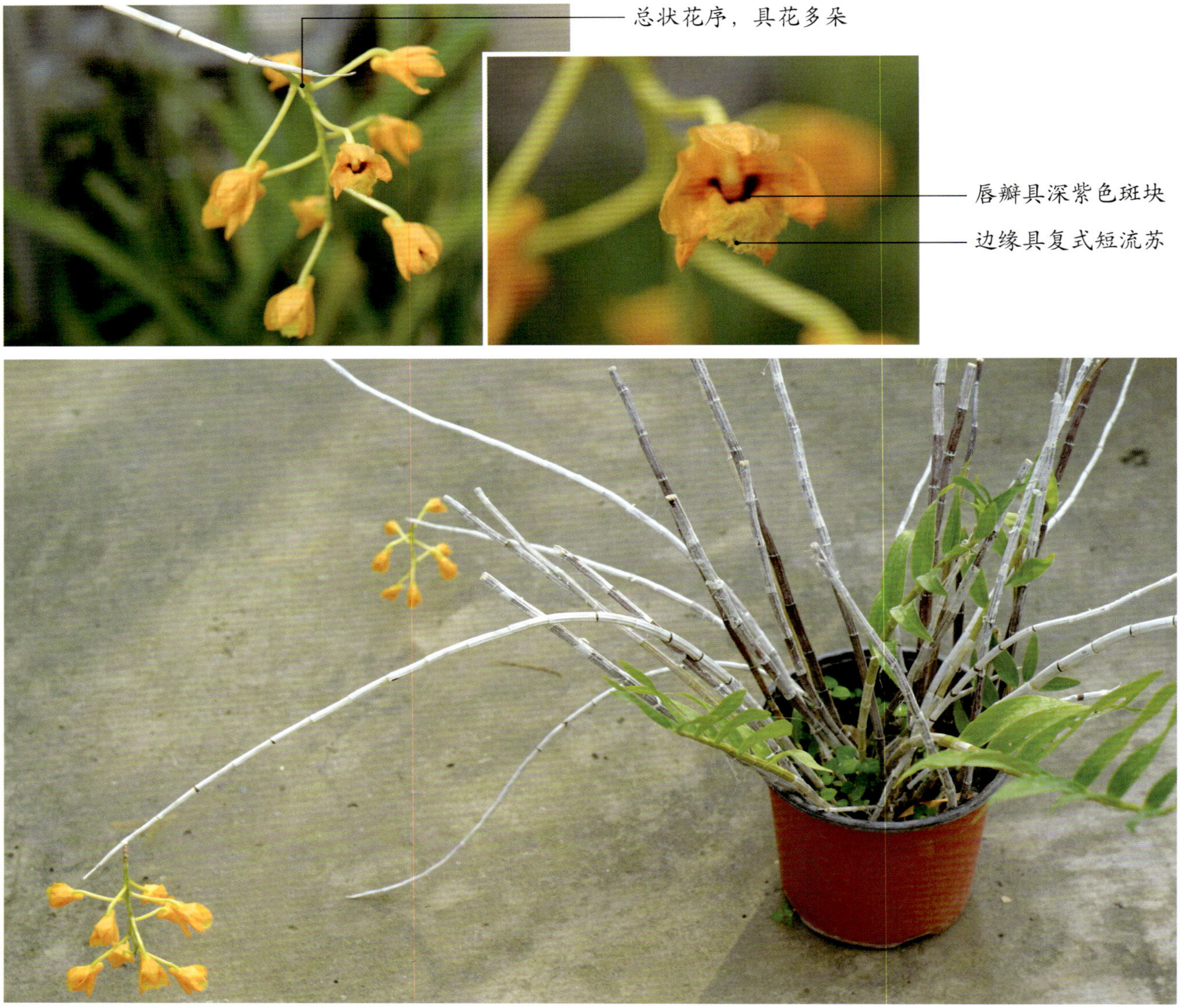
总状花序，具花多朵
唇瓣具深紫色斑块
边缘具复式短流苏

流苏石斛（续）

对比鉴别

历版《中国药典》记载药材石斛的基原植物有兰科金钗石斛、铁皮石斛 *Dendrobium officinale* Kimura et Migo、流苏石斛、束花石斛（黄草石斛）*Dendrobium chrysanthum* Wallich ex Lindley、美花石斛（环草石斛）*Dendrobium loddigesii* Rolfe.、鼓槌石斛、霍山石斛的栽培品及其同属植物近似种的新鲜或干燥茎，2010 年版开始将药材铁皮石斛单列收载。《中国植物志》记载我国石斛植物有 74 种和 2 变种，*Flora of China* 记载有 78 种，大部分物种的茎作为药材石斛药用。商品药材以霍山石斛最为昂贵，铁皮石斛次之。常见其他物种混充霍山石斛及铁皮石斛售卖，偶见以近缘属金石斛属 *Flickingeria* 植物的茎混充石斛使用。

历版《中国药典》记载的物种以外的较常见品种：聚石斛 *Dendrobium lindleyi* Stendel.、密花石斛 *Dendrobium densiflorum* Lindl.、球花石斛 *Dendrobium thyrsiflorum* Rchb.、矮石斛 *Dendrobium bellatulum*

Rolfe、翅梗石斛 *Dendrobium trigonopus* Rchb. f.、黑毛石斛 *Dendrobium williamsonii* Day et Rchb. f.、长距石斛 *Dendrobium longicornu* Lindl.、海南石斛 *Dendrobium hainanense* Rolfe、剑叶石斛 *Dendrobium spatella* H. G. Reichenbach、竹枝石斛 *Dendrobium salaccense* (Bl.) Lindl、梳唇石斛 *Dendrobium strongylanthum* Rchb. f.、重唇石斛 *Dendrobium hercoglossum* Rchb. f. 、钩状石斛 *Dendrobium aduncum* Wall ex Lindl.、细叶石斛 *Dendrobium hancockii* Rolfe、罗河石斛 *Dendrobium lohohense* Tang et Wang、短棒石斛 *Dendrobium capillipes* Rchb.、叠鞘石斛 *Dendrobium aurantiacum* Rchb. f. var. *denneanum* (Kerr) Z. H. Tsi、串珠石斛 *Dendrobium falconeri* Hook.、大苞鞘石斛 *Dendrobium wardianum* Warner、棒节石斛 *Dendrobium findlayanum* Par. et Rchb. f.、肿节石斛 *Dendrobium pendulum* Roxb.、杯鞘石斛 *Dendrobium gratiosissimum* Rchb. f.、玫瑰石斛 *Dendrobium crepidatum* Lindley & Paxton、喇叭唇石斛 *Dendrobium lituiflorum* Lindl.、兜唇石斛 *Dendrobium aphyllum* (Roxb.) C. E. Fischer、报春石斛 *Dendrobium polyanthum* Wall ex. Lindl.、细茎石斛 *Dendrobium moniliforme* (L.) Sw.、滇桂石斛 *Dendrobium guangxiense* S. J. Cheng et C. Z. Tang。

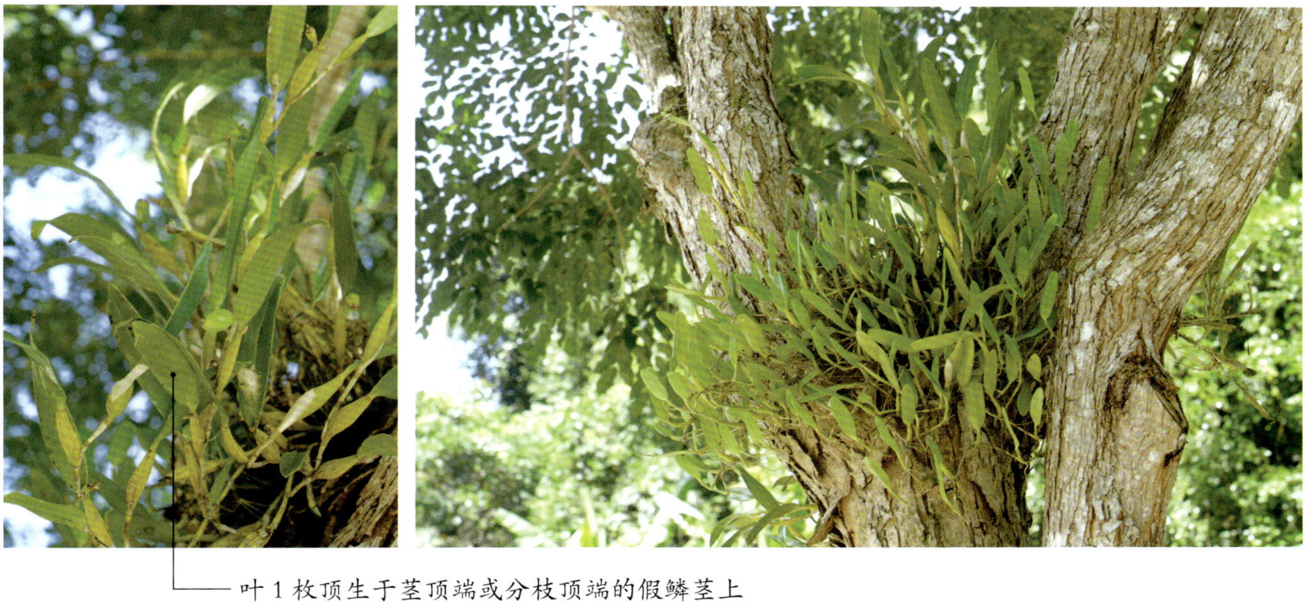
叶 1 枚顶生于茎顶端或分枝顶端的假鳞茎上

金石斛属植物

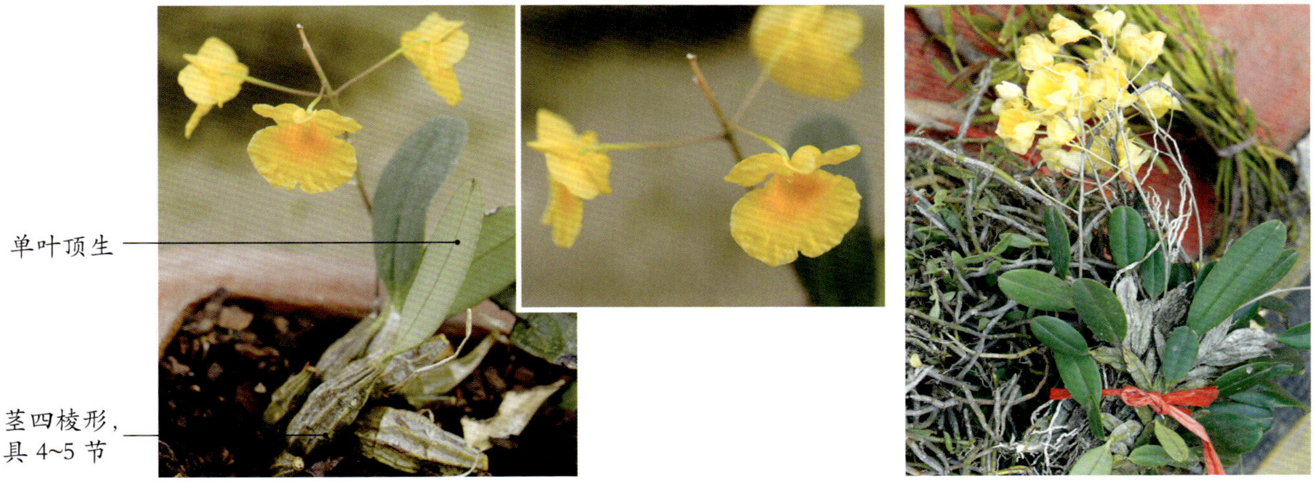
单叶顶生
茎四棱形，具 4~5 节

聚石斛

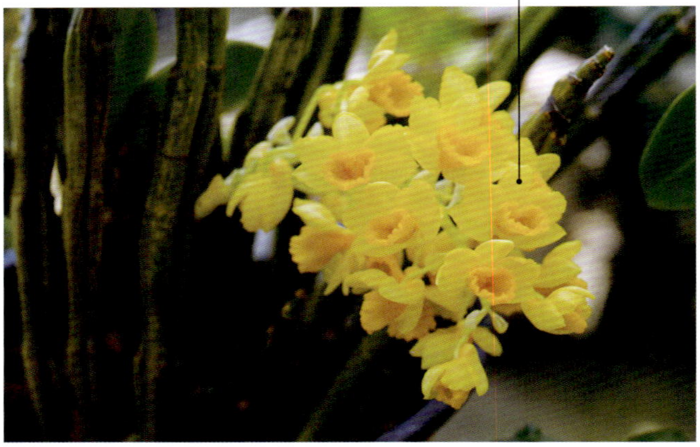
花瓣淡黄色

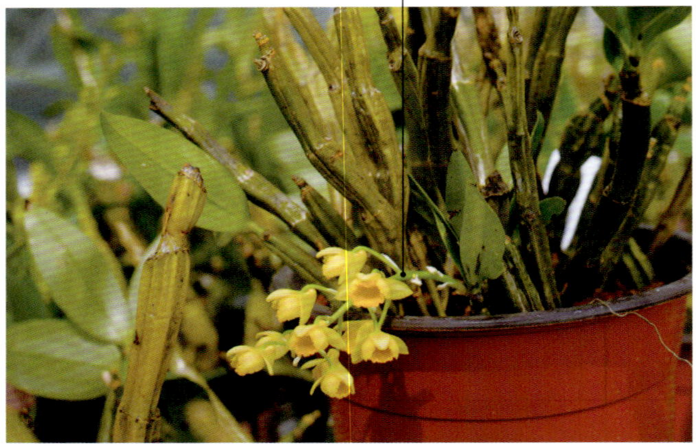
花序密生多花

密花石斛

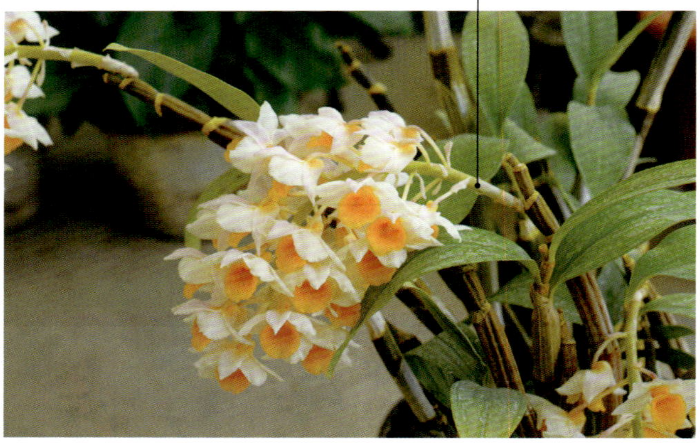
花序密生多花

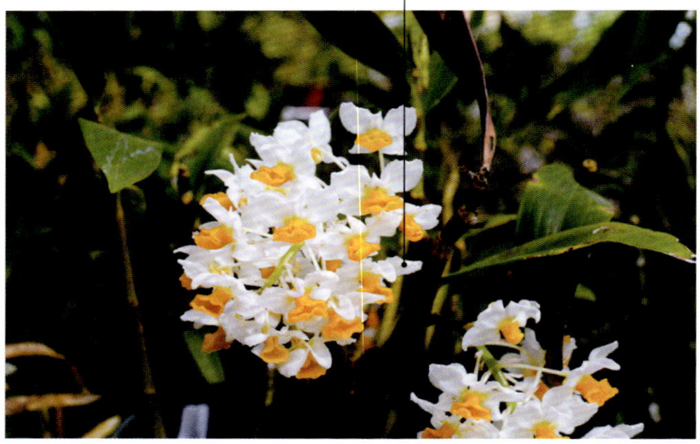
花瓣白色

球花石斛

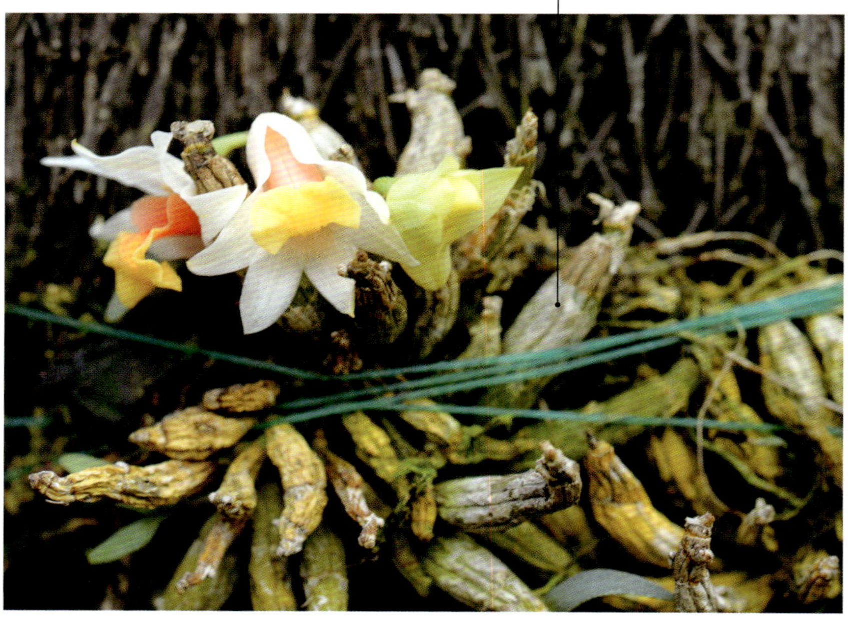
节间长 0.5~1cm

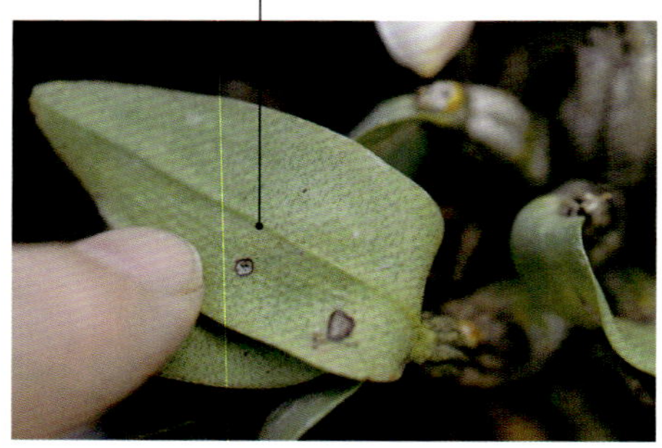
叶和叶鞘被黑色毛

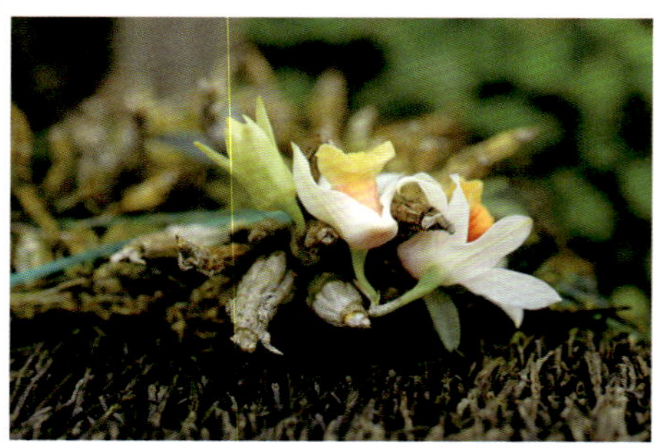

矮石斛

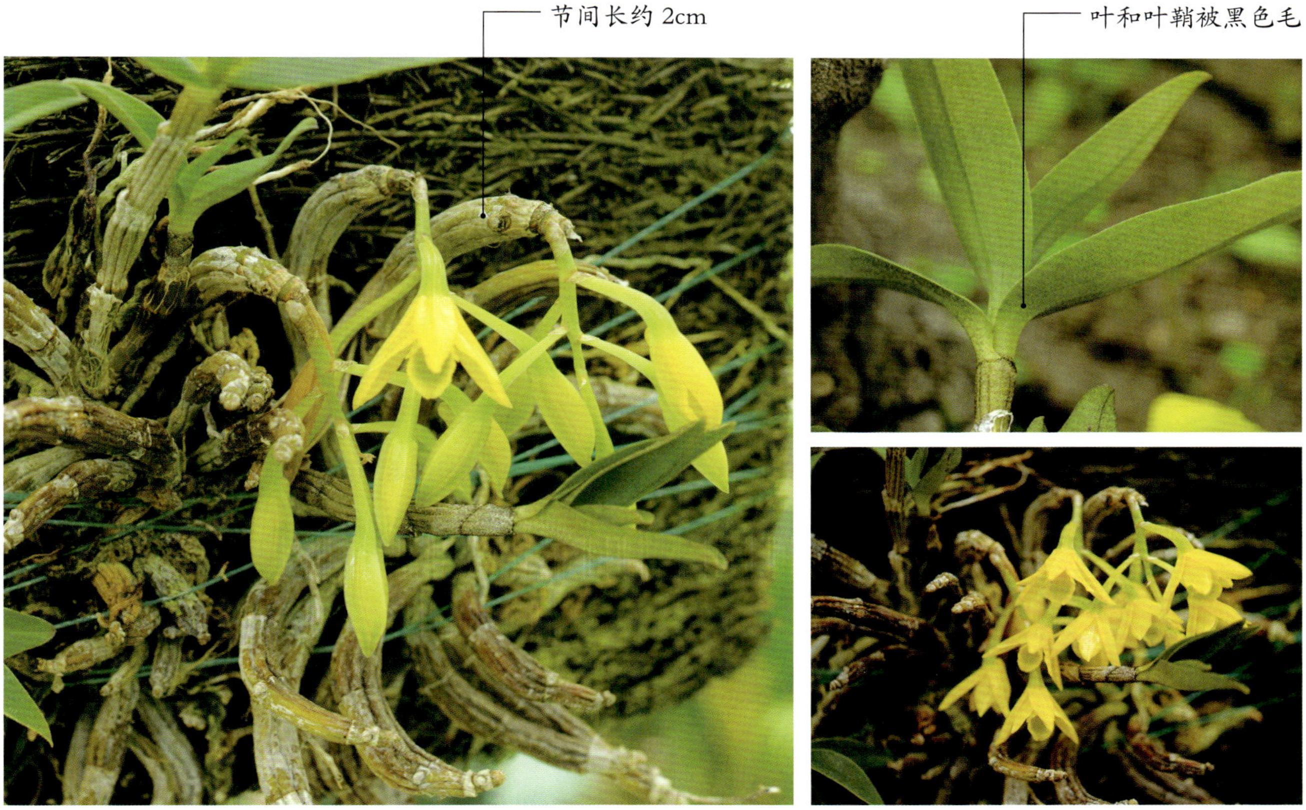

翅梗石斛

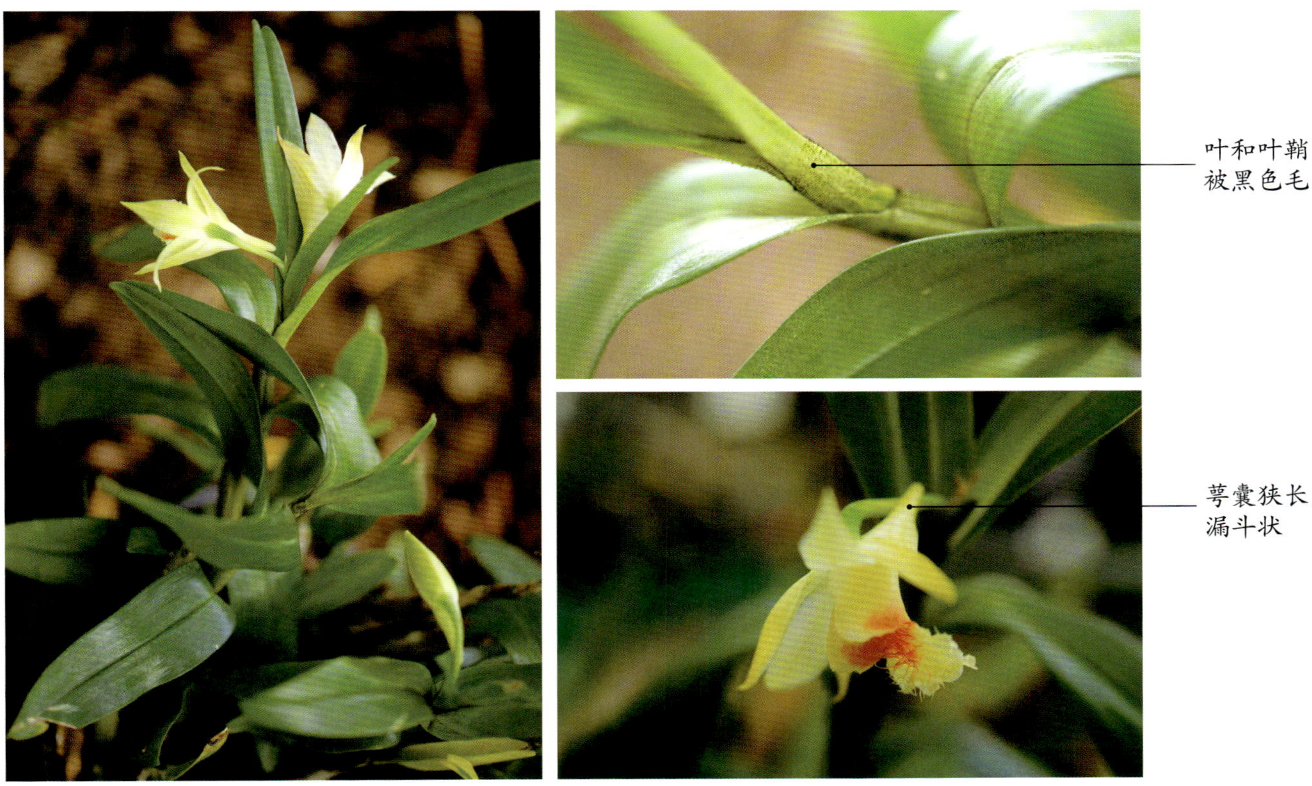

黑毛石斛

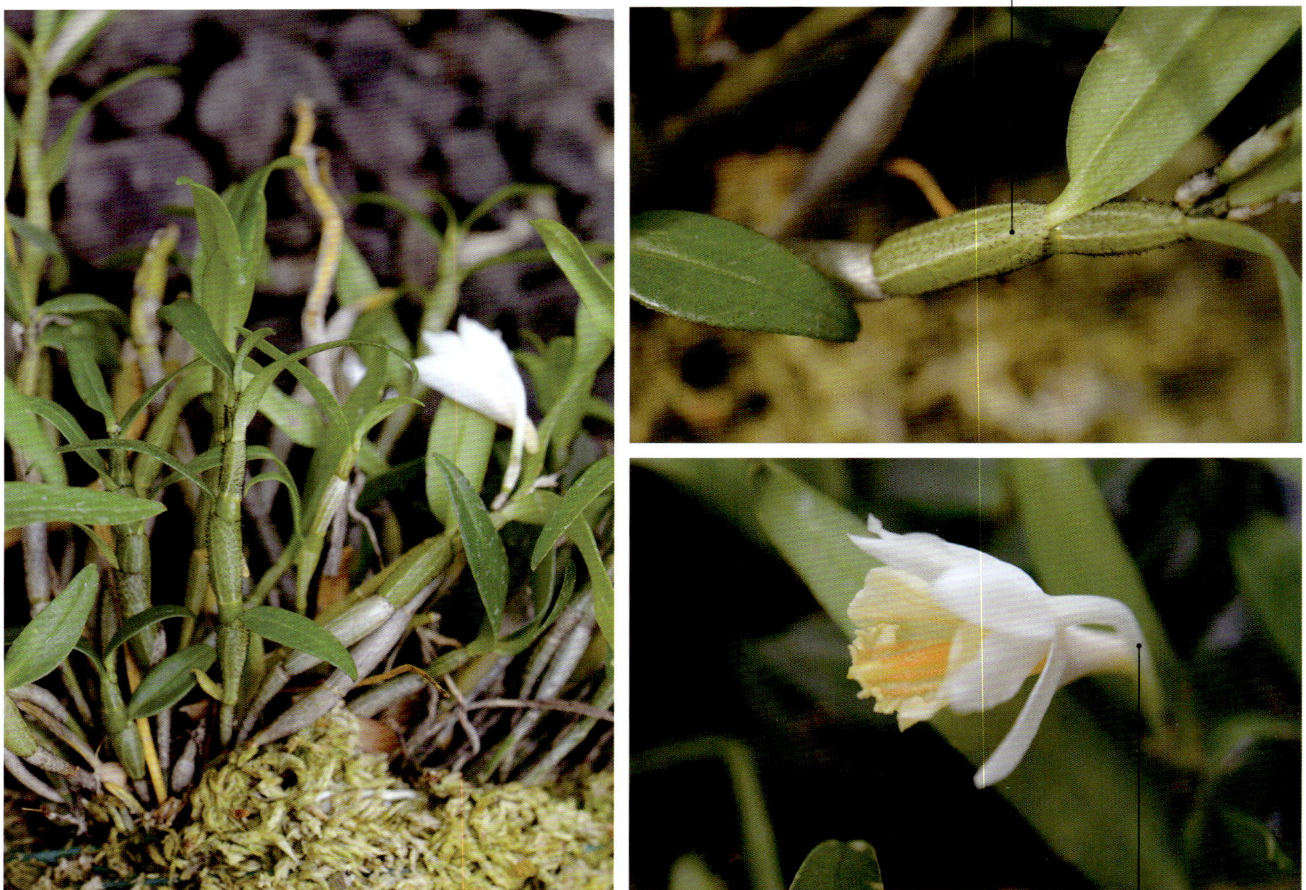

长距石斛

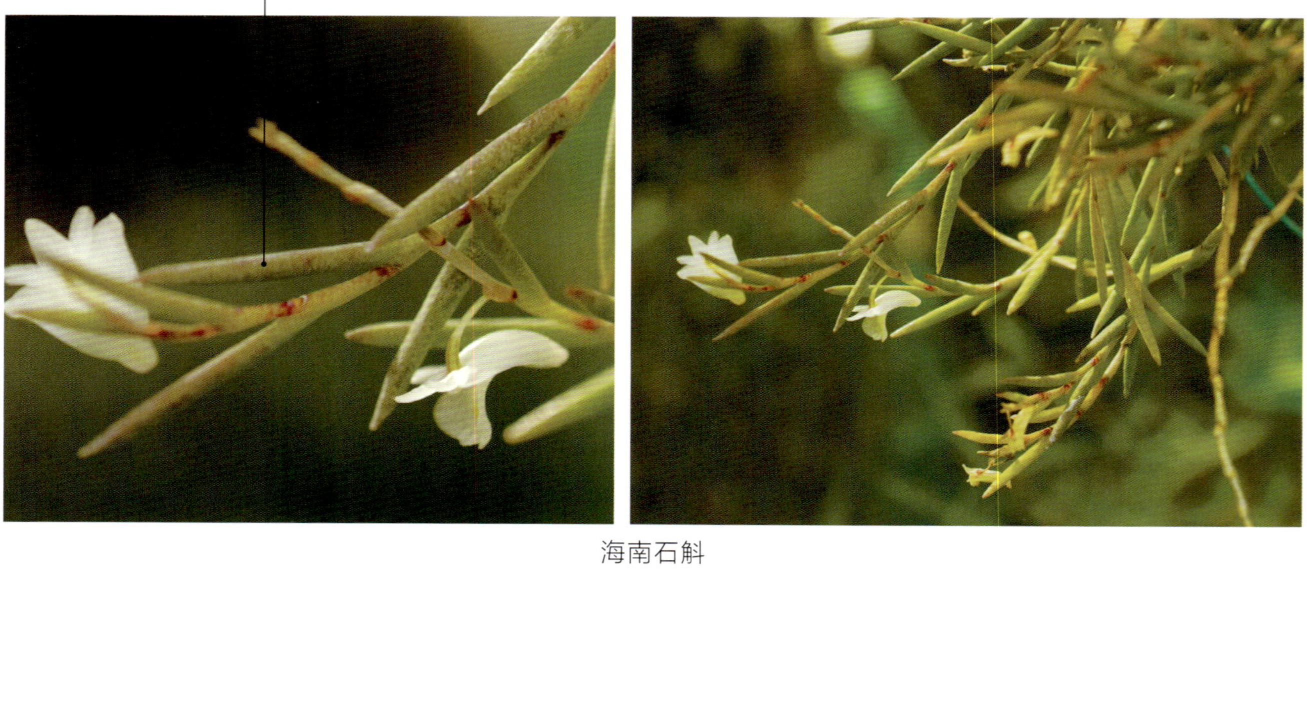

海南石斛

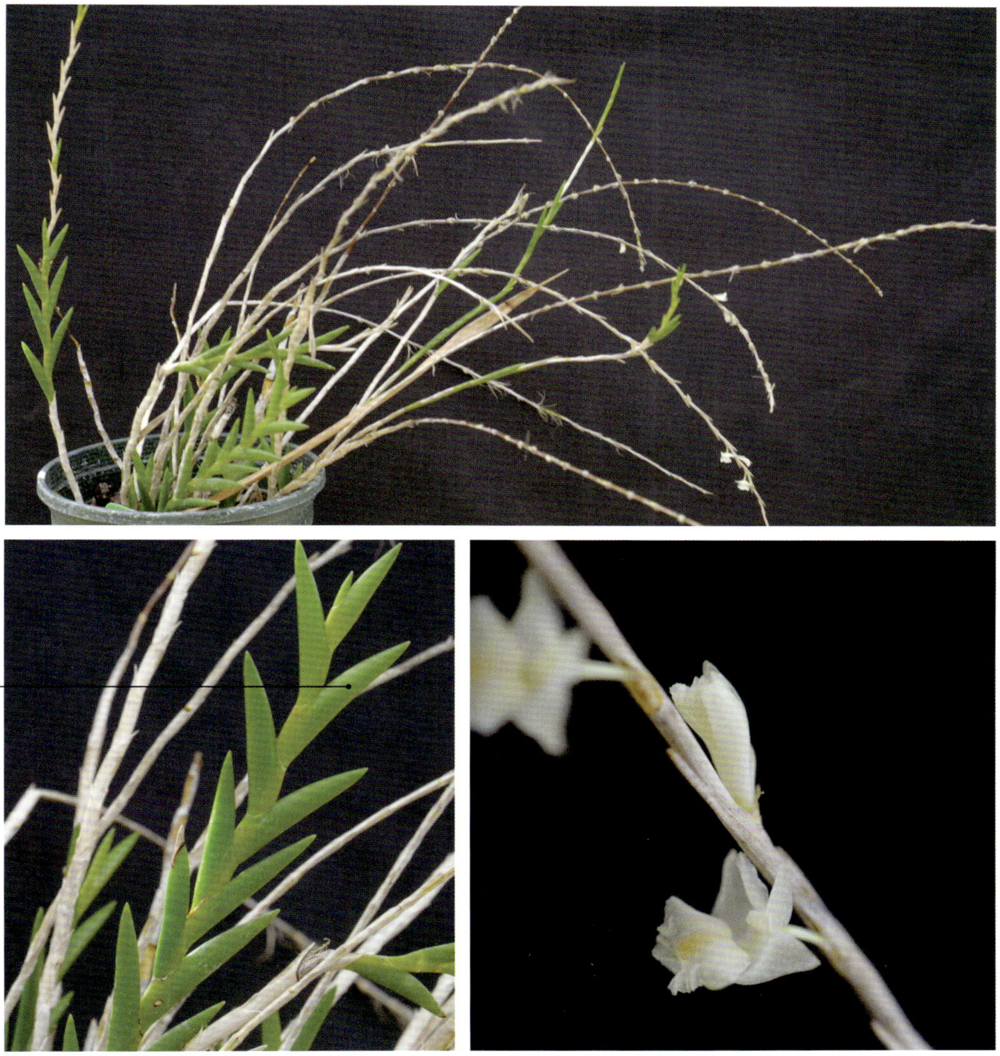
叶两侧扁，
呈短剑状

剑叶石斛

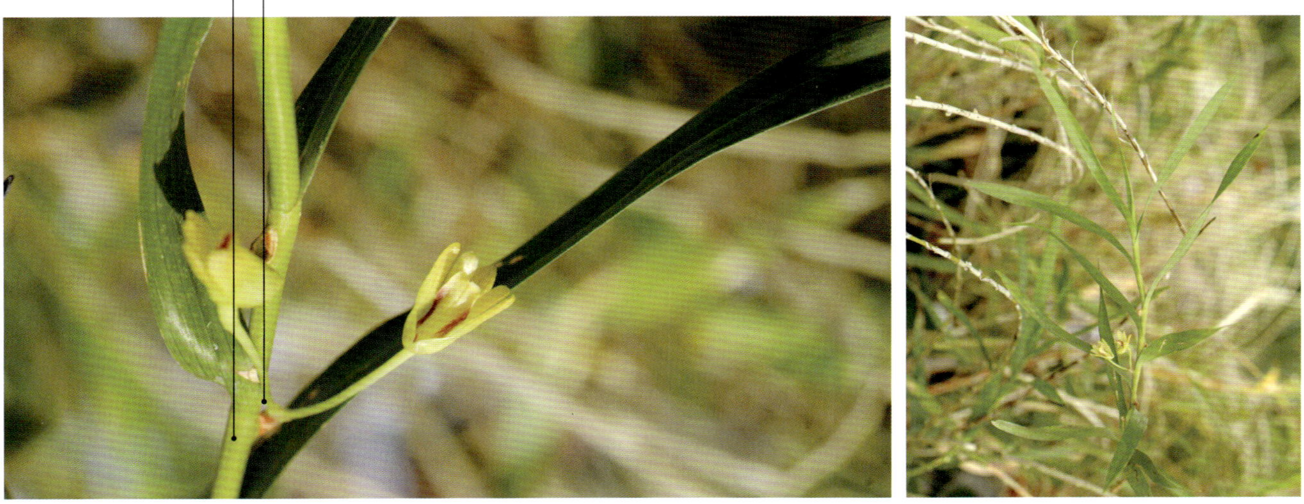
茎圆柱形，上下等粗，质硬
花序梗短

竹枝石斛

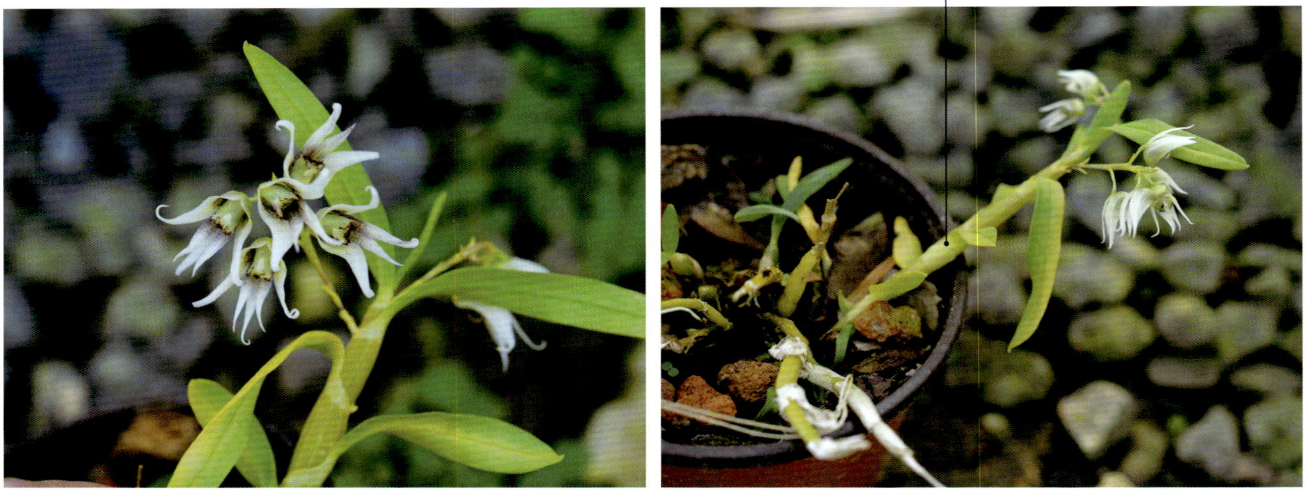
植株矮小，禾草状

梳唇石斛

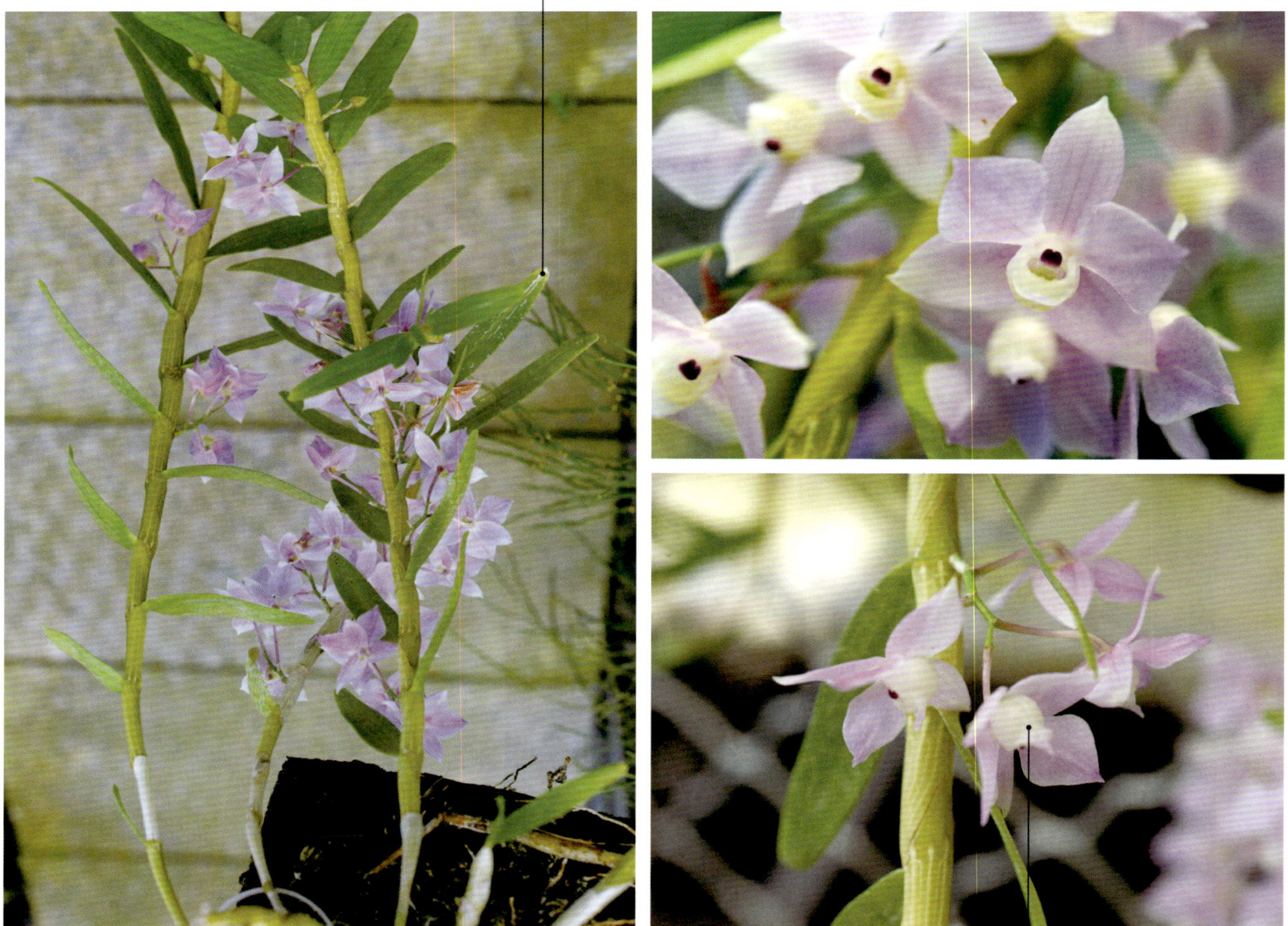
叶先端不等 2 裂
唇瓣凹陷呈舟状或半球形

重唇石斛

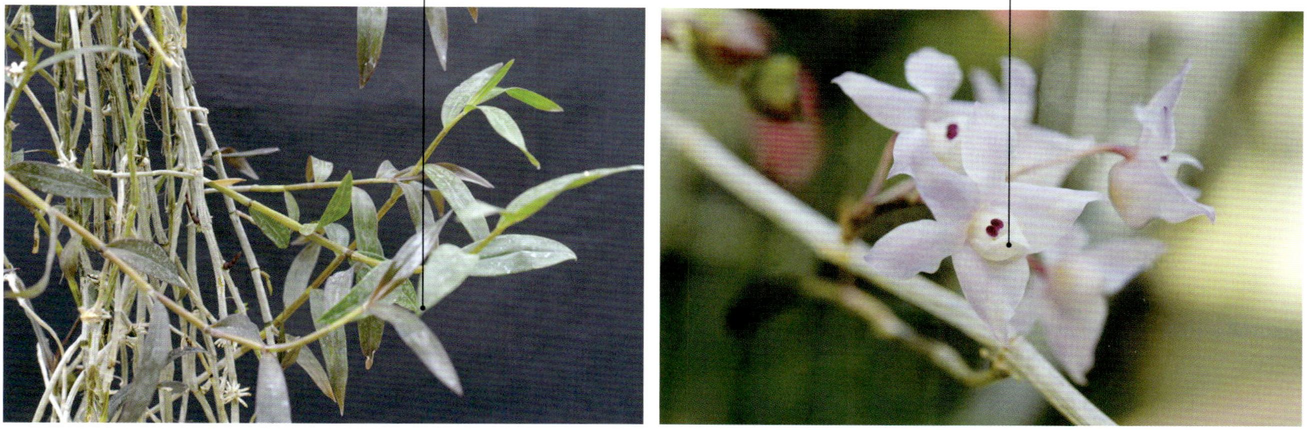
叶先端尖
唇瓣凹陷呈舟状或半球形

钩状石斛

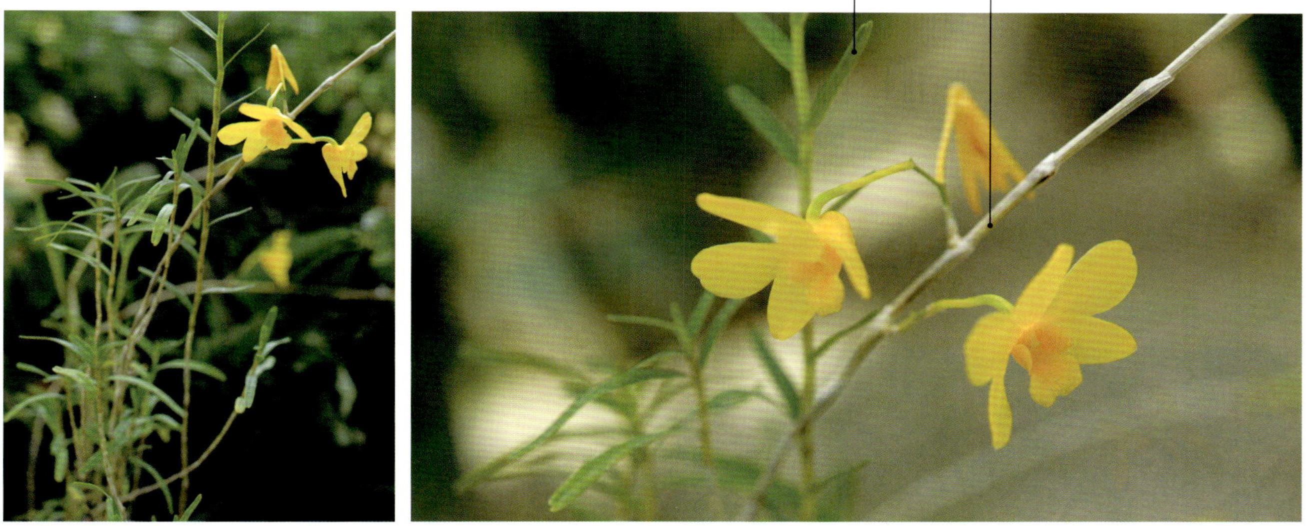
叶长圆形，先端不等 2 圆裂
茎质硬，木质化

细叶石斛

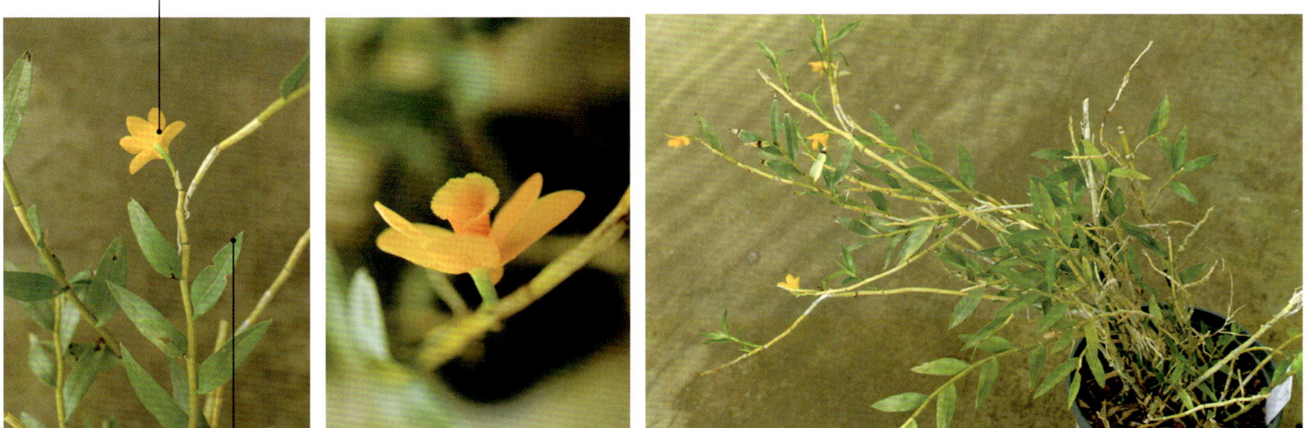
花单生于叶腋
叶先端尖

罗河石斛

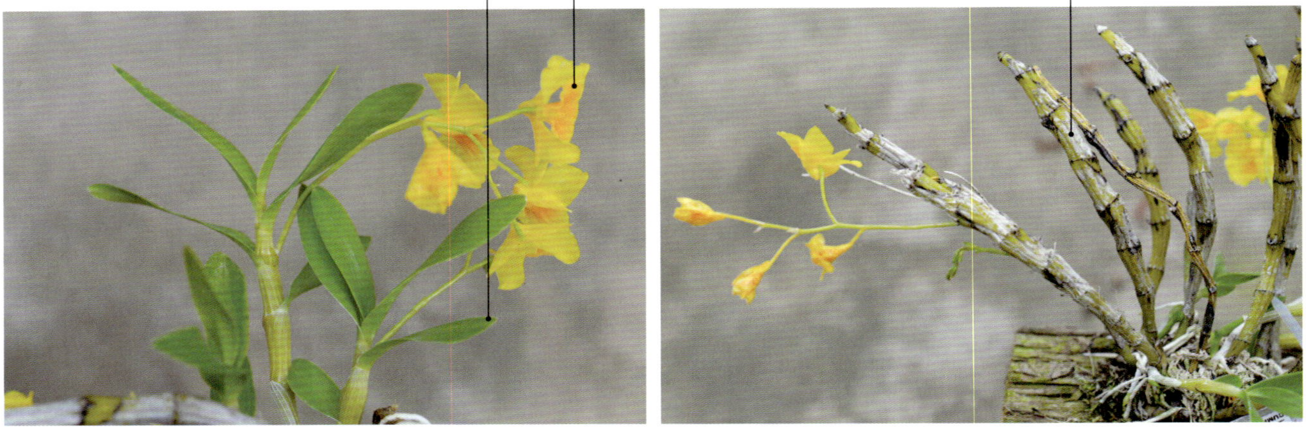

短棒石斛

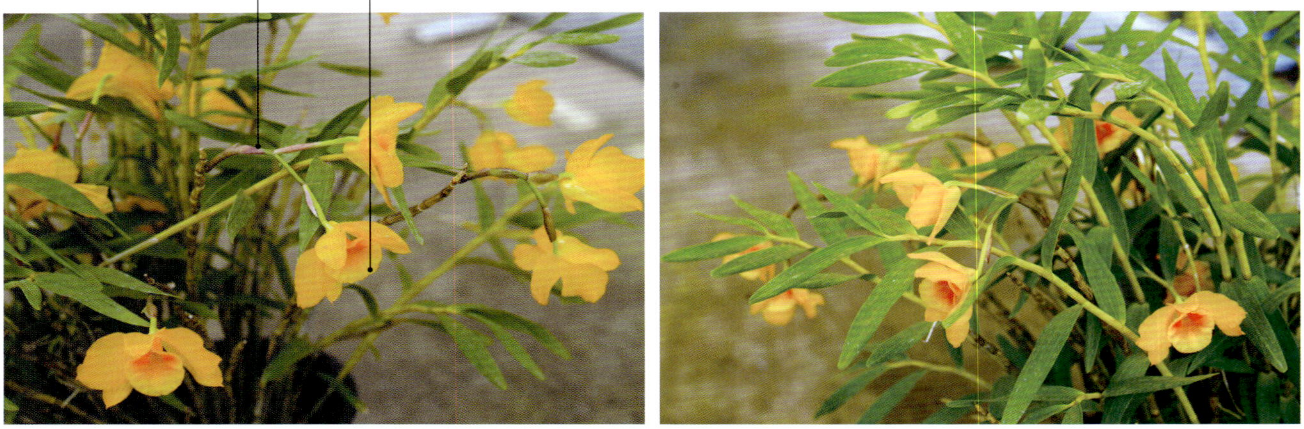
花序梗基部被套叠的筒状鞘
唇瓣边缘具不整齐的细齿

叠鞘石斛

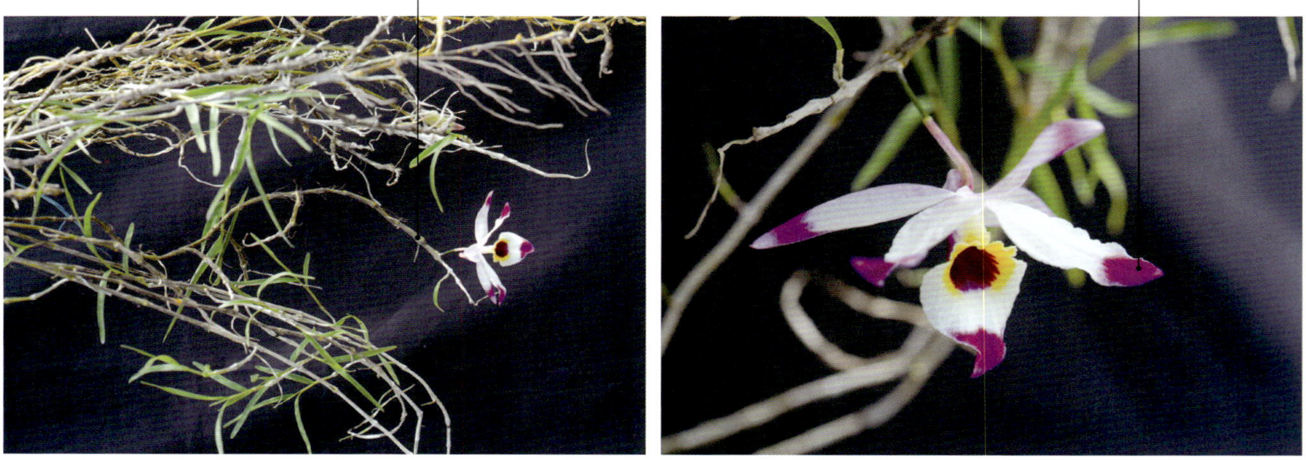
茎细长，多分枝；茎节或节间肿胀
萼片及花瓣先端淡紫色或水红色带深紫色

串珠石斛

唇瓣具 2 个暗紫色斑块

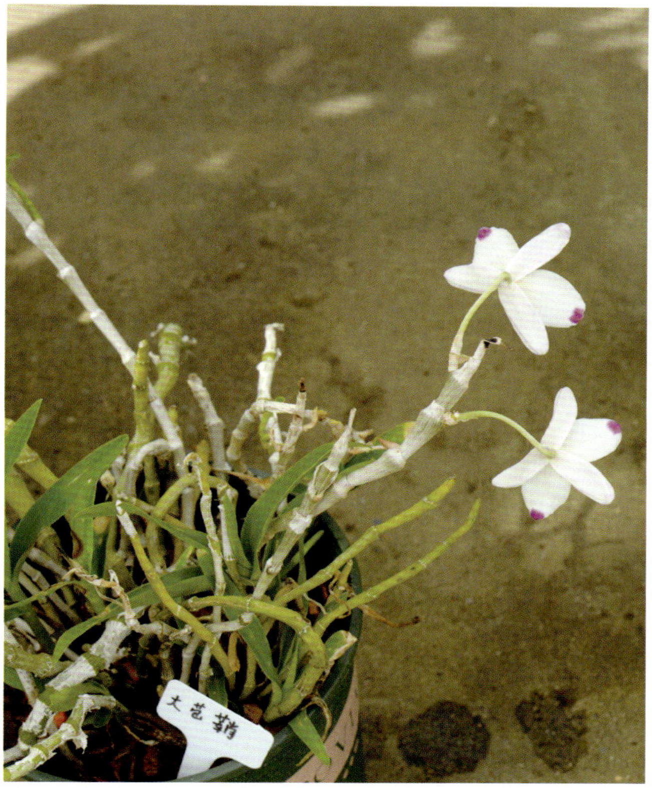

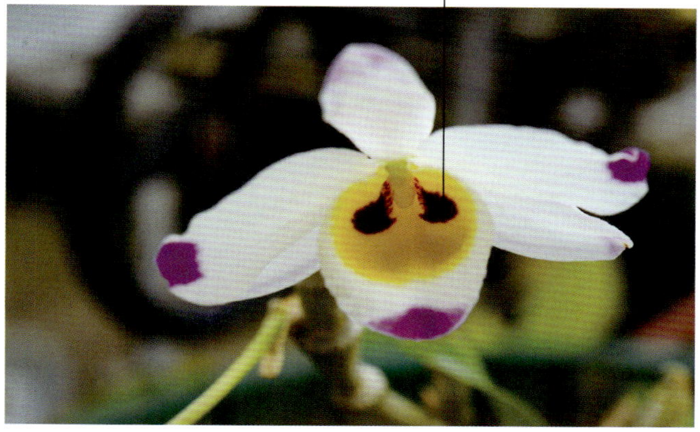

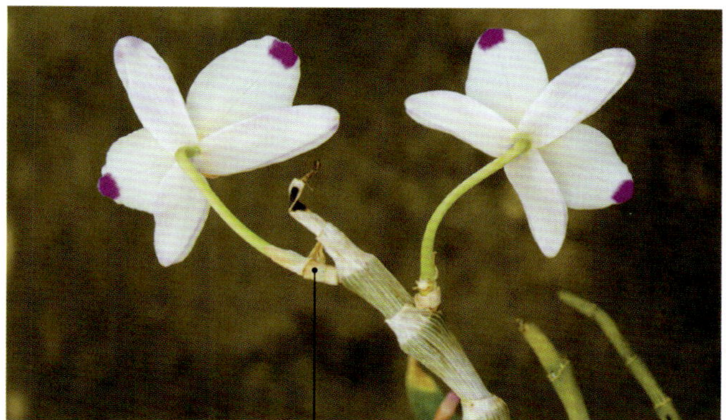

花序基部具长 2~3cm 大鞘

大苞鞘石斛

萼片及花瓣先端白色带玫瑰色

茎的节间肿胀成倒圆锥形

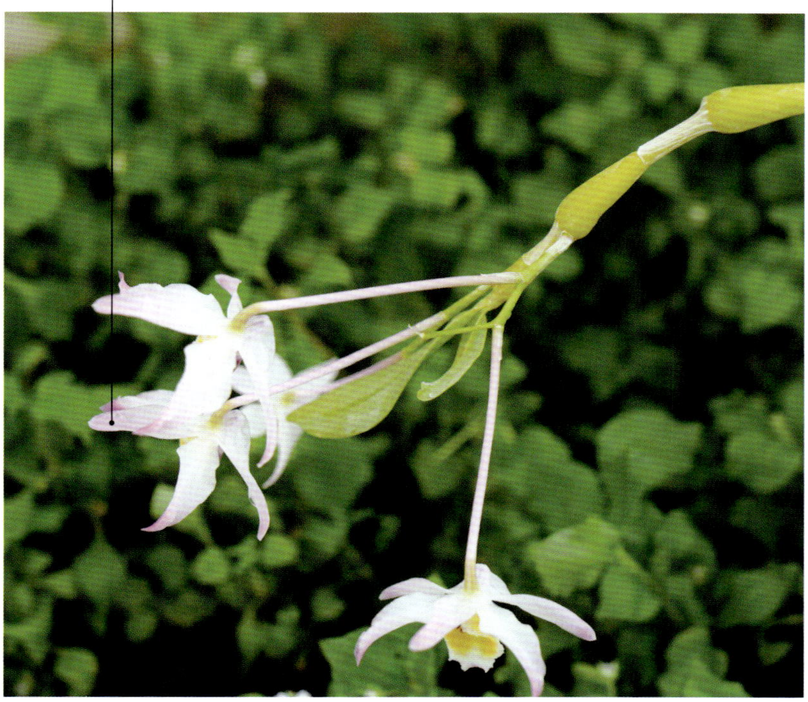

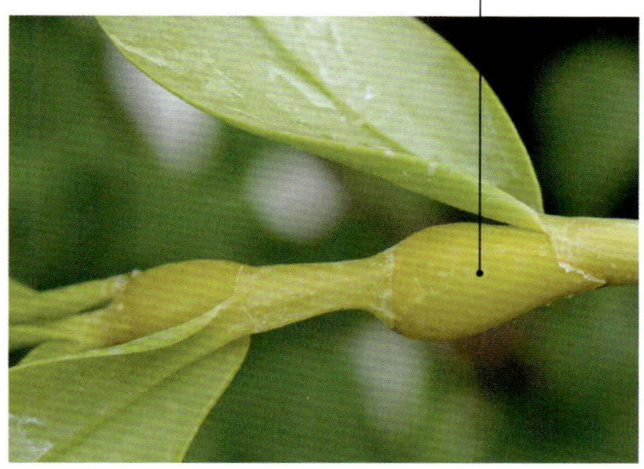

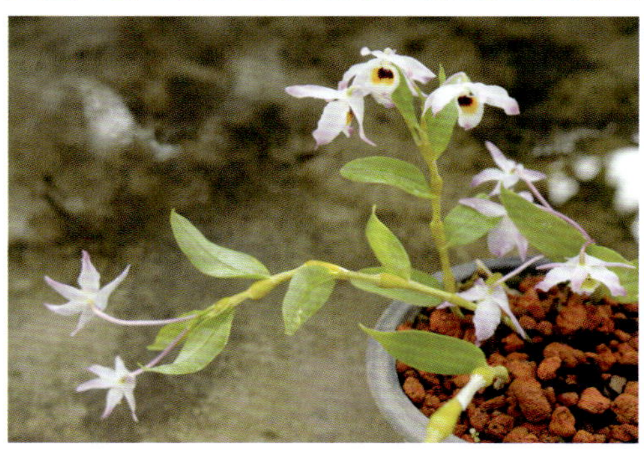

棒节石斛

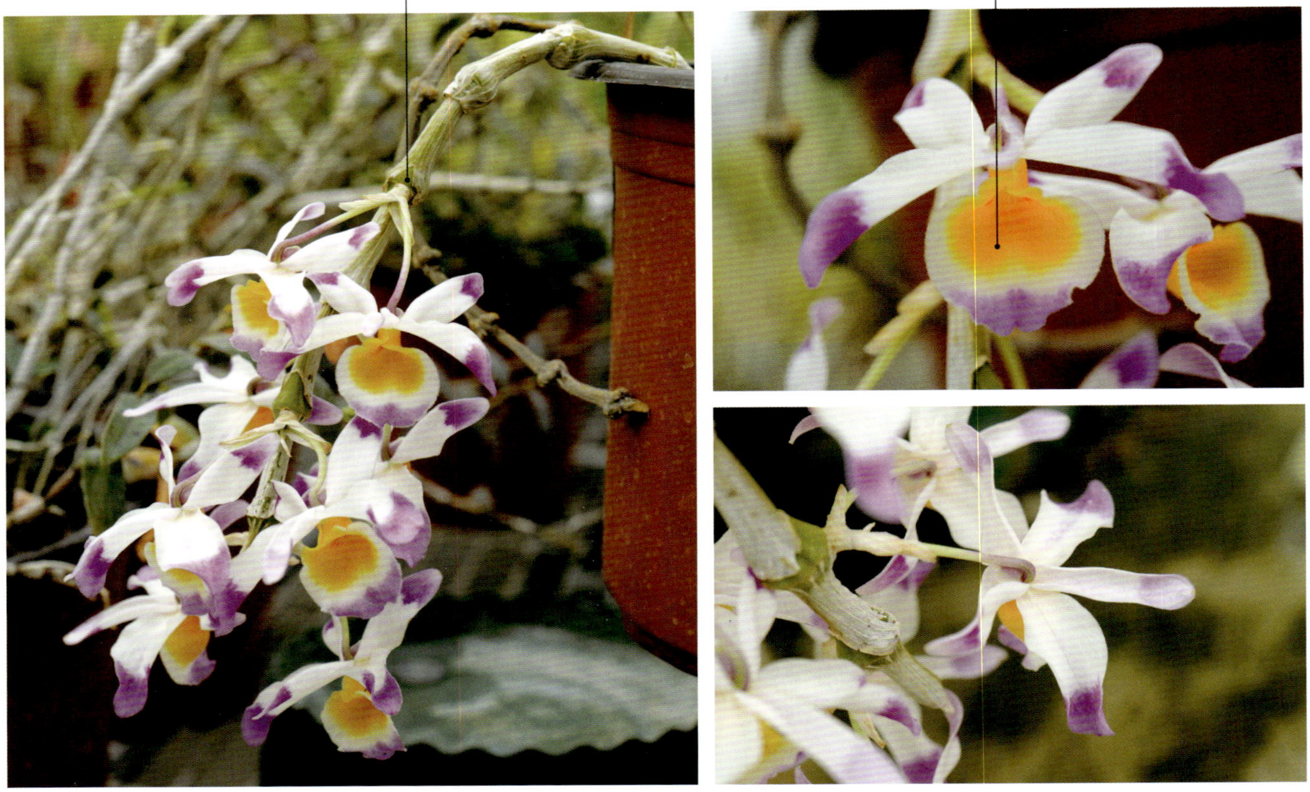
茎节算盘珠状；花序生于已落叶茎上
唇瓣中部以下金黄色

肿节石斛

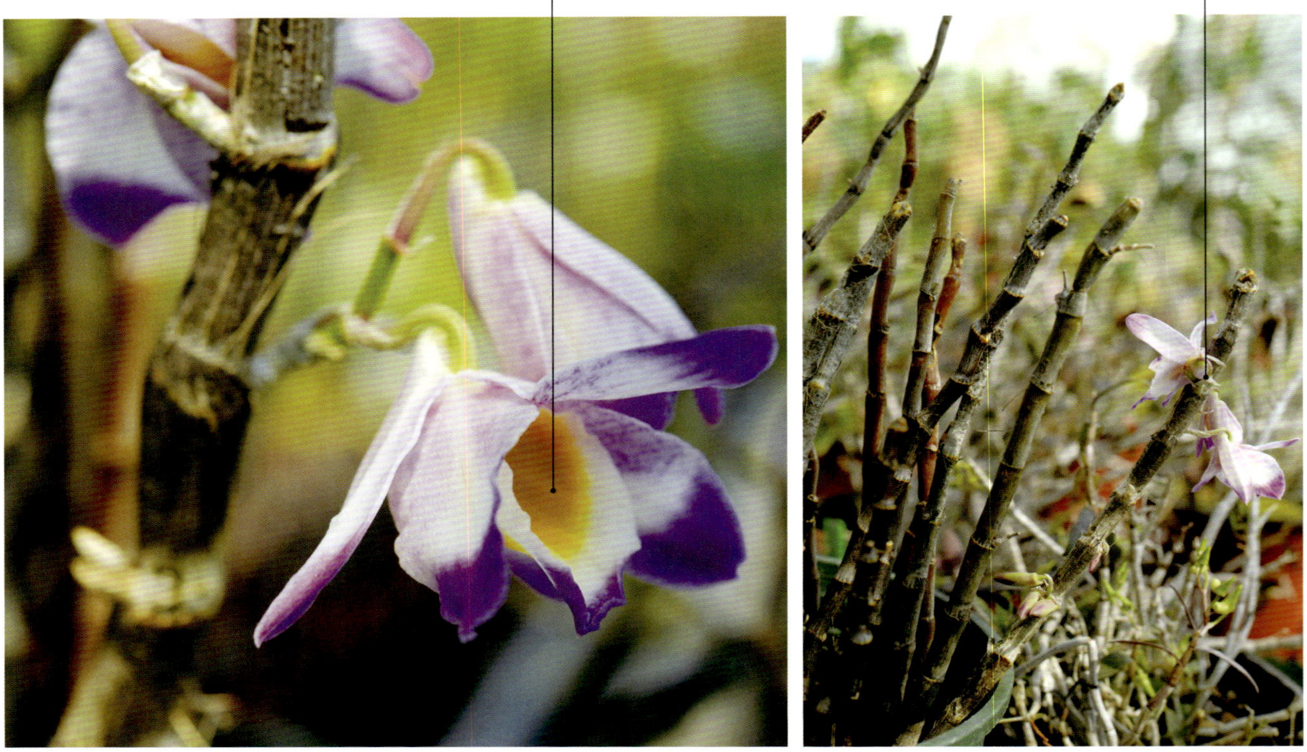
唇盘中央具 1 个淡黄色横生的半月形斑块
总状花序从落了叶的老茎上部发出，具 1~2 朵花

杯鞘石斛

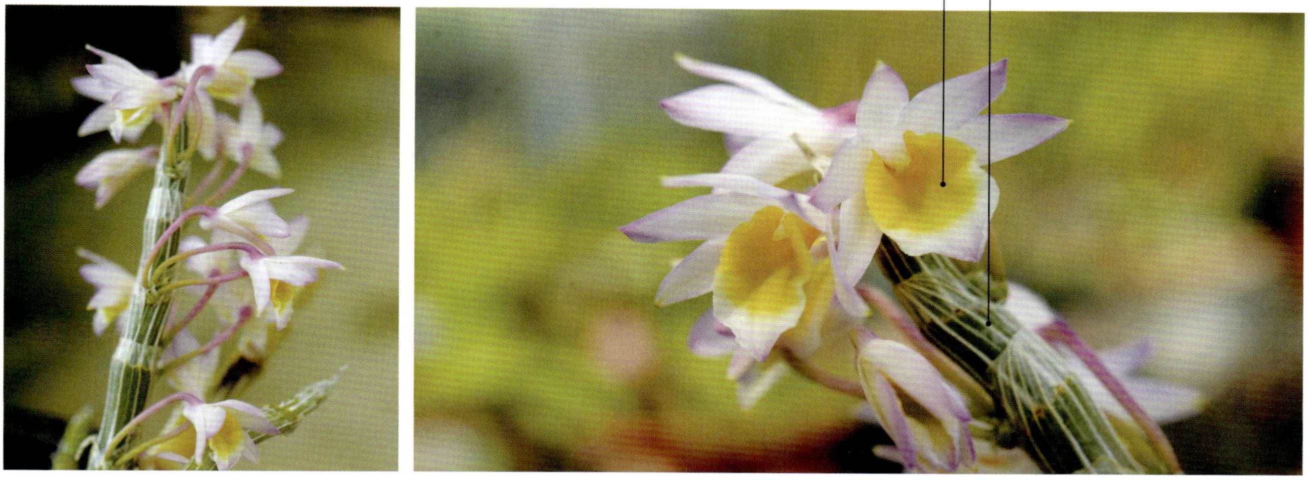
唇瓣近圆形，中部以上淡紫红色，中部以下金黄色
节间鞘具绿白相间的条纹

玫瑰石斛

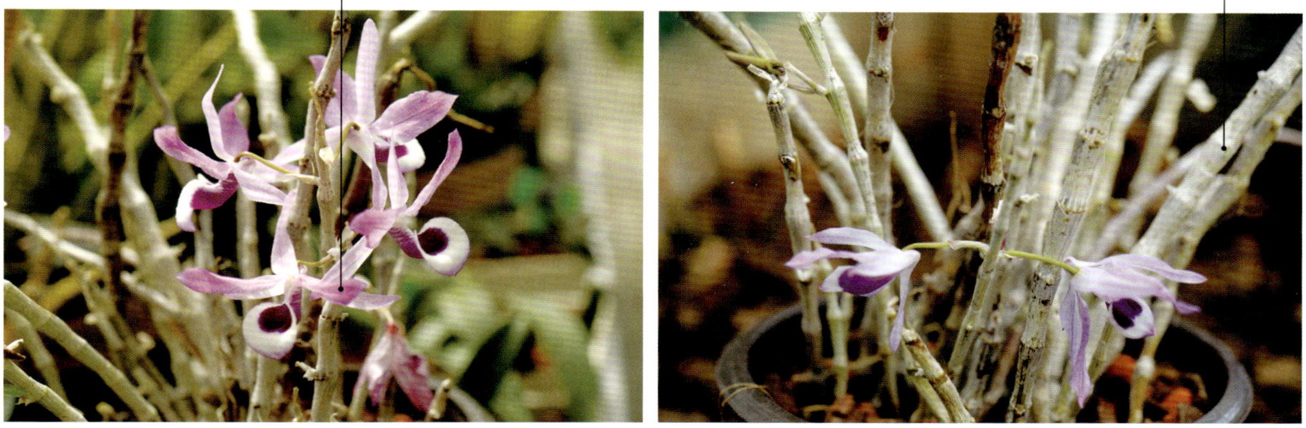
萼片和花瓣紫色或紫红色
茎为上下等粗的圆柱形

喇叭唇石斛

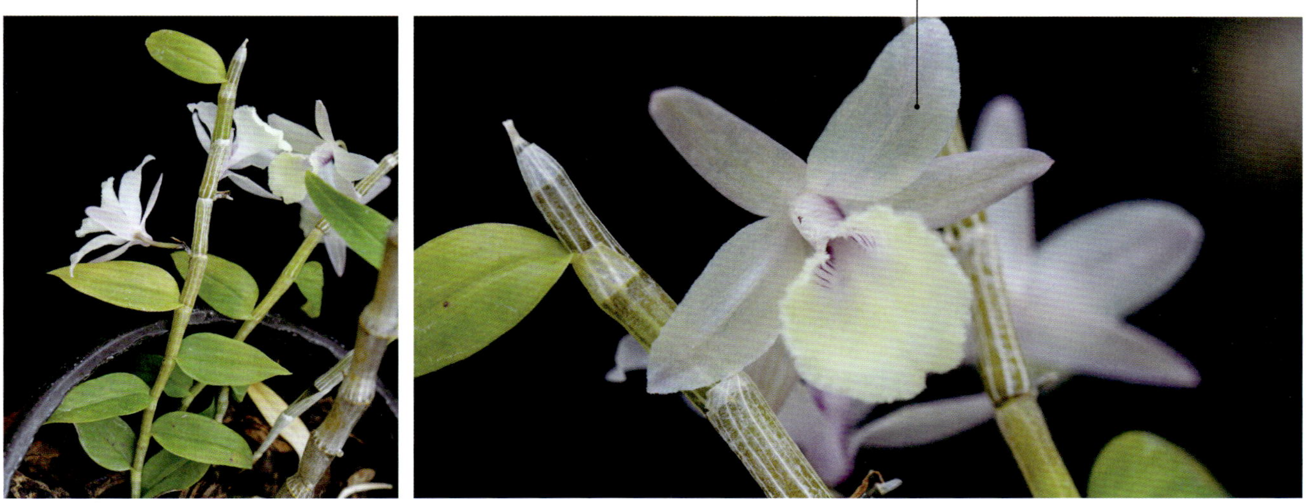
萼片和花瓣上部白色带淡紫红色
或浅紫红色，有时全体淡紫红色

兜唇石斛

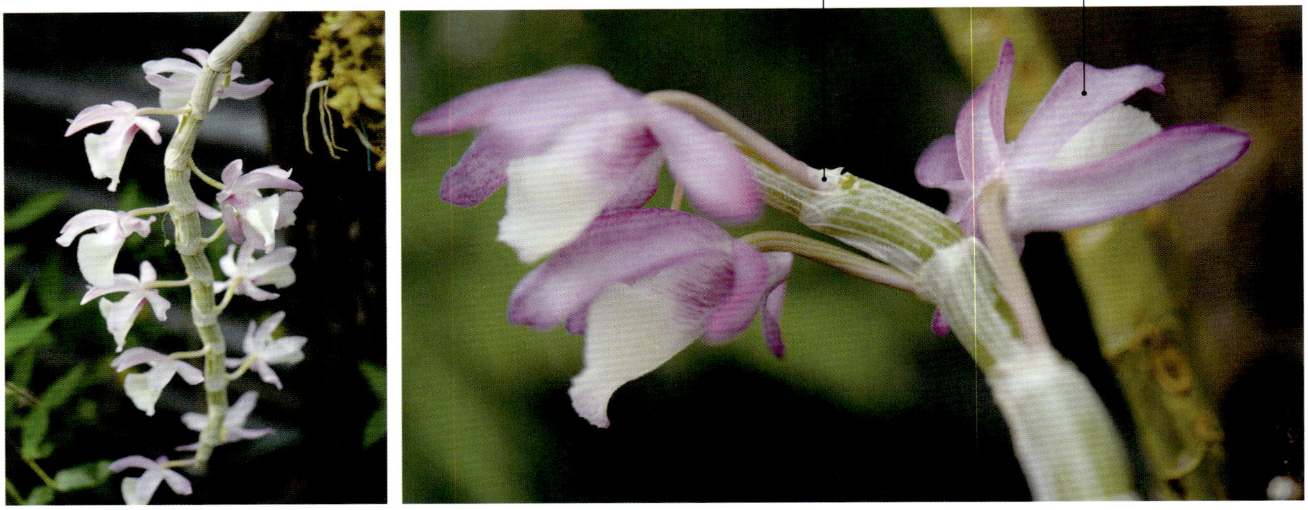
花序梗生于茎节舟状凹槽中
萼片和花瓣
淡玫瑰色

报春石斛

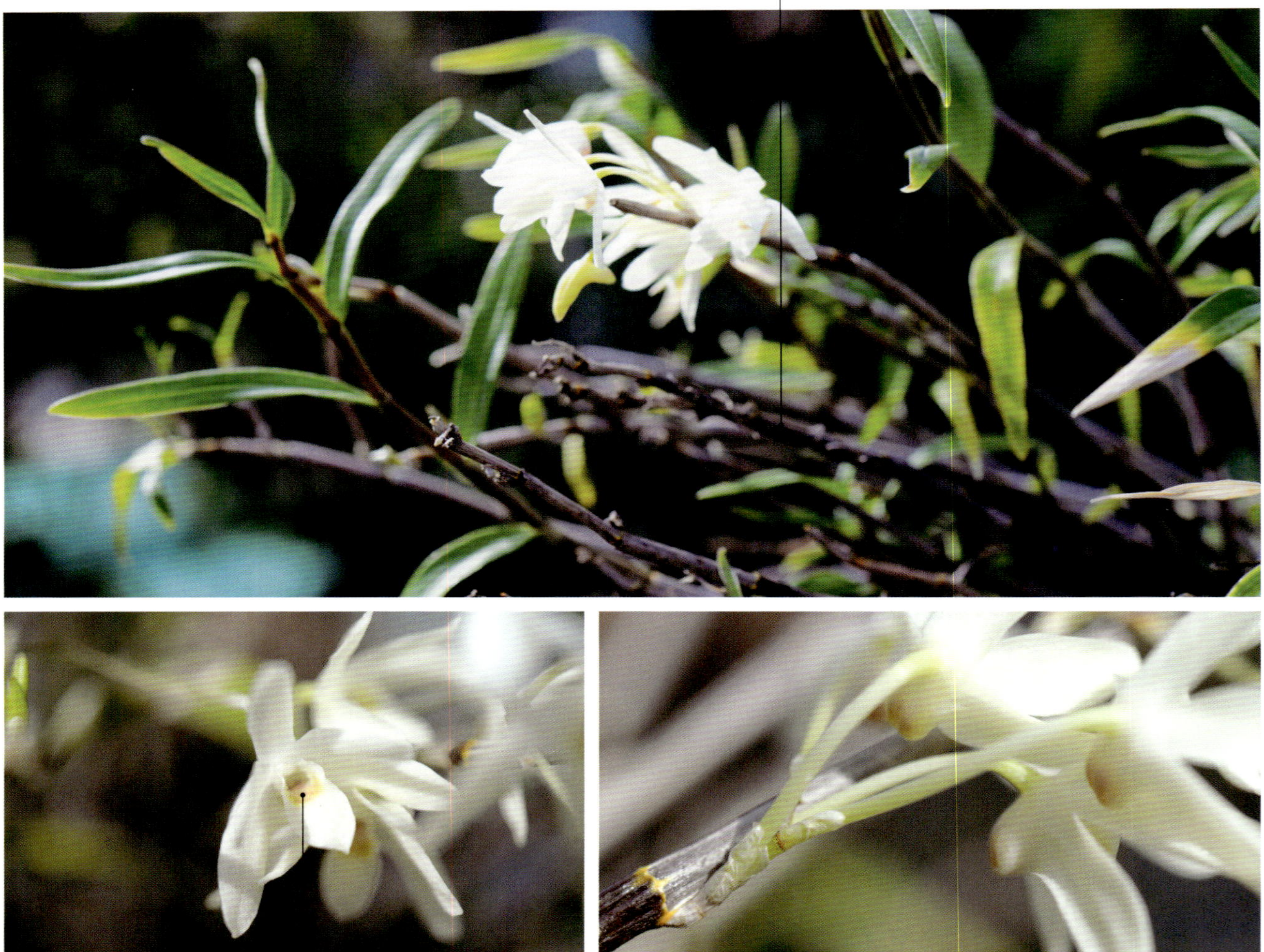
茎为上下等粗的圆柱形
唇瓣近中裂片基部具1个淡褐色或浅黄色斑块

细茎石斛

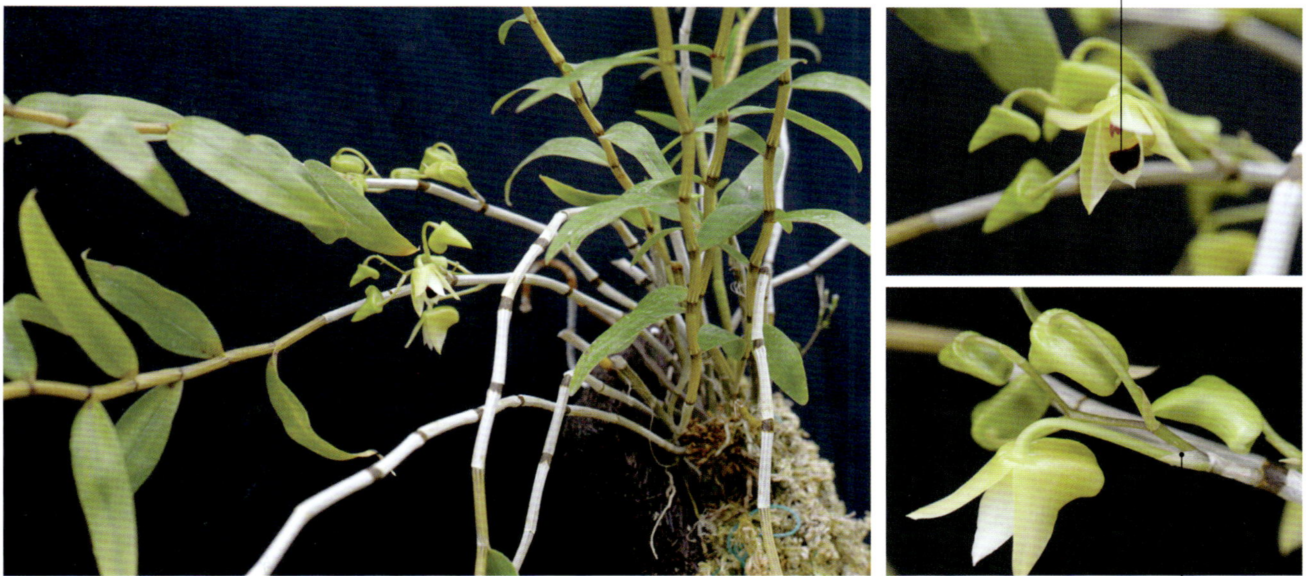
唇瓣上面前端具深紫色斑块
苞片无赤褐色斑块

滇桂石斛

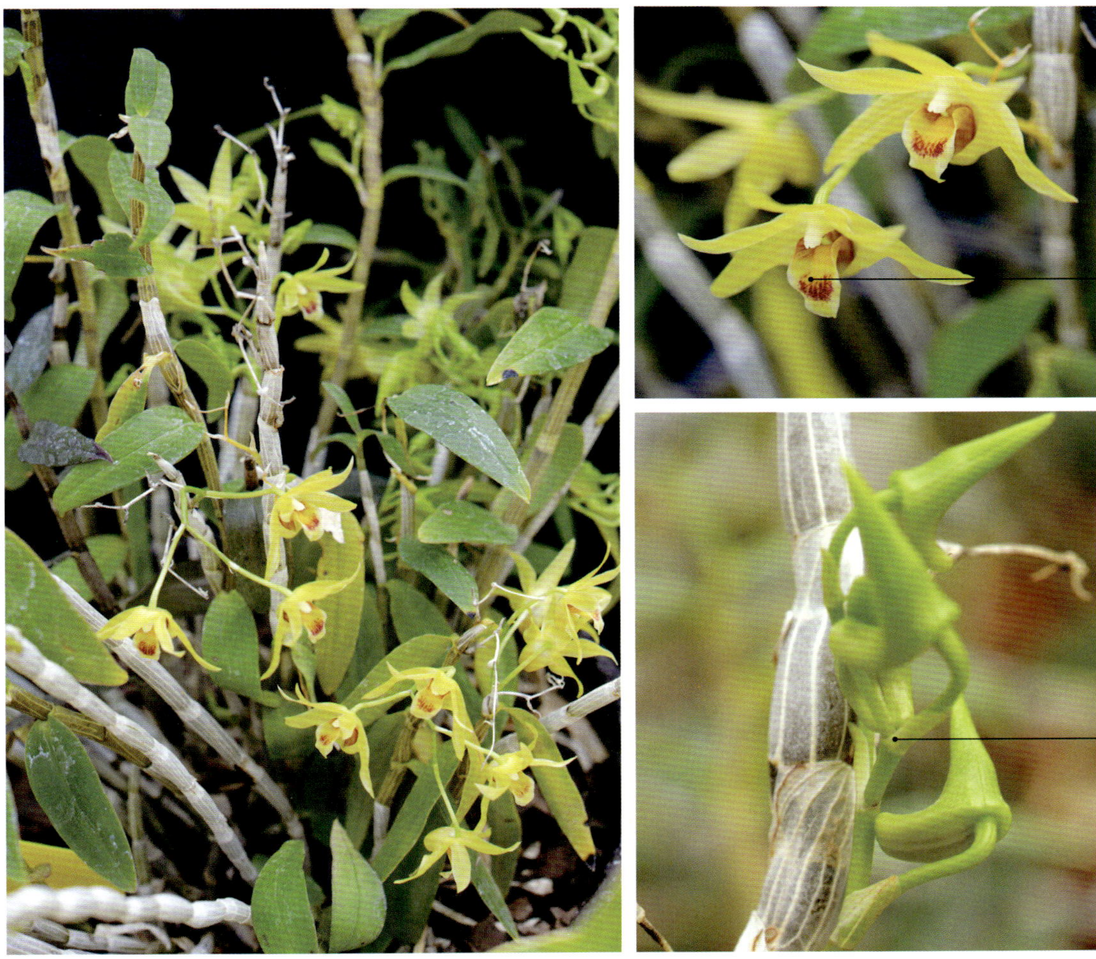
唇瓣中部或中部以下具横向紫色或紫褐色斑块
苞片无赤褐色斑块

铁皮石斛

检索表

1. 叶1枚顶生于茎顶端或分枝顶端的假鳞茎上；花的寿命半天……金石斛属植物
1. 叶1至多枚互生于茎上，稀顶生于假鳞茎状茎上；花的寿命数天以上……2
2. 叶基部收狭，但不下延为抱茎鞘；花黄色或白色带黄色……3
2. 叶基部下延为抱茎鞘……6
3. 单叶顶生；茎四棱形，具4~5节；花序较茎长，具多花……聚石斛
3. 叶多枚互生于茎上部……4
4. 茎纺锤形；花序疏生多花……鼓槌石斛
4. 茎圆柱形，稀纺锤形；花序密生多花……5
5. 花瓣淡黄色，唇瓣金黄色……密花石斛
5. 花瓣白色，唇瓣金黄色……球花石斛
6. 叶和叶鞘被黑色毛……7
6. 叶和叶鞘无毛……10
7. 萼囊倒圆锥形或近球形，长不及1.2cm……8
7. 萼囊狭长，漏斗状，长不及1.5~3cm……9
8. 茎纺锤形或短棒状，长2~5cm，节间长0.5~1cm……矮石斛
8. 茎粗纺锤形或棒状，长5~11cm，节间长约2cm……翅梗石斛
9. 花瓣与萼片近等宽，萼片背面中肋呈翅状……黑毛石斛
9. 花瓣较萼片窄，萼片背面中肋呈龙骨状……长距石斛
10. 叶肉质，圆柱形或半圆柱形，或两侧扁，呈短剑状……11
10. 叶扁平，具上下面……12
11. 叶钻状圆柱形或半圆柱形，宽少于3mm……海南石斛
11. 叶两侧扁，呈短剑状，宽5~6mm……剑叶石斛
12. 茎圆柱形，上下等粗，质硬；花序具1~4朵花，花序梗短……竹枝石斛
12. 茎圆柱形，上下不等粗……13
13. 植株矮小，禾草状；萼片宽不及2mm……梳唇石斛
13. 植株高大；萼片宽大于3mm……14
14. 唇瓣凹陷呈舟状或半球形……15
14. 唇瓣不凹陷呈舟状或半球形……16
15. 叶窄披针形，宽4~8(~14)mm，先端不等2裂……重唇石斛
15. 叶长圆形或窄椭圆形，宽1~3.5cm，先端尖……钩状石斛
16. 萼片和花瓣淡黄色、奶黄色或金黄色，除唇瓣外不带紫色或其他颜色……17
16. 萼片和花瓣紫红色、天蓝色、白色或淡黄绿色，有时淡黄色或乳黄色，先端常带紫红色……22
17. 茎质硬，木质化，上部常分枝；叶长圆形，宽3~6mm，先端不等2圆裂……细叶石斛
17. 茎质稍硬，木质化不明显，上部不分枝；叶宽1cm以上，先端尖……18
18. 花单生于叶腋，干后蜡质……罗河石斛
18. 花序具2朵至多花，干后非蜡质……19

19. 伞形花序几无花序梗，每束 2~6 花；唇瓣具 2 栗色斑块 .... 束花石斛
19. 总状花序 20
20. 茎为上下等粗圆柱形，节和节间不肿胀 21
20. 茎常在中部或中部以上的节间渐粗，有时呈纺锤状或稍呈棒状 .... 短棒石斛
21. 花序梗长 3~10cm，基部被套叠的筒状鞘；苞片长 1.8~3cm；唇瓣无任何斑块，边缘具不整齐的细齿 .... 叠鞘石斛
21. 花序梗基部被套叠小鞘；苞片长约 5mm；唇瓣具深紫色斑块，边缘具复式短流苏 .... 流苏石斛
22. 茎节或节间肿胀，至少分枝上如此 23
22. 茎节或节间不肿胀 27
23. 茎细长，多分枝；叶生于分枝上部，宽 3~7mm .... 串珠石斛
23. 茎常粗壮，不分枝；叶宽 1.3~2.7cm 24
24. 花序基部具长 2~3cm 大鞘；唇瓣具 2 暗紫色斑块 .... 大苞鞘石斛
24. 花序梗基部具长 3~6mm 的鞘 25
25. 苞片卵形，长 5~6mm；茎的节间肿胀呈倒圆锥形，花序生于有叶茎上 .... 棒节石斛
25. 苞片宽卵形，长 0.7~1cm；花序生于已落叶茎上 26
26. 茎节算盘珠状；唇瓣中部以下金黄色，基部无紫红色条纹 .... 肿节石斛
26. 茎节稍肿胀，非算盘珠状；唇瓣具淡黄色横生不连续的半月形斑块，基部两侧具数条紫红色条纹 .... 杯鞘石斛
27. 茎从基部向上渐粗呈扁圆柱形；叶先端不等 2 圆裂 .... 金钗石斛
27. 茎为上下等粗的圆柱形 28
28. 节间鞘具绿白色相间的条纹；花淡紫红色，唇瓣近圆形，中部以上淡紫红色，中部以下金黄色 .... 玫瑰石斛
28. 节间无绿白色相间的条纹 29
29. 萼片和花瓣紫色或紫红色 .... 喇叭唇石斛
29. 萼片和花瓣白色、黄绿色或淡黄色，有时仅先端带紫红色 30
30. 花每束 1~2 朵侧生有叶老茎上端；萼片和花瓣白色或白色带淡紫红色，花瓣全缘，唇瓣金黄色，周边淡紫红色 .... 美花石斛
30. 花序具 1~3(~6) 花，生于落叶茎上 31
31. 萼片长 2.5~4.5cm 32
31. 萼片长不及 2.5cm 33
32. 茎细，长达 90cm；花序梗长 2~5mm，从茎上长出，花瓣椭圆形 .... 兜唇石斛
32. 茎较粗，长达 35cm；花序梗长 2mm，生于茎节舟状凹槽中 .... 报春石斛
33. 苞片基部或近中部具横生的赤褐色斑块；花白色或黄绿色 34
33. 苞片无赤褐色斑块 35
34. 茎为上下等粗的圆柱形，长 10~20cm；唇瓣中裂片卵状披针形 .... 细茎石斛
34. 茎下部较粗，长 3~9cm；唇瓣中裂片呈半圆状三角形 .... 霍山石斛
35. 花序轴多少回折状弯曲，唇瓣中部或中部以下具横向紫色或紫褐色斑块 .... 铁皮石斛
35. 花序轴或花序梗不呈回折状弯曲；唇瓣上面前端具深紫色斑块 .... 滇桂石斛

石榴皮

Shiliupi

GRANATI PERICARPIUM

本品为石榴科植物石榴 *Punica granatum* L. 的干燥果皮。

基原植物

■ 石榴 *Punica granatum* L. 别名：安石榴

常为庭园栽培。分布于河北、河南、山东、江苏、安徽、浙江、江西、福建、台湾、湖南、湖北、陕西、广东、海南、广西、云南、贵州、四川等地。

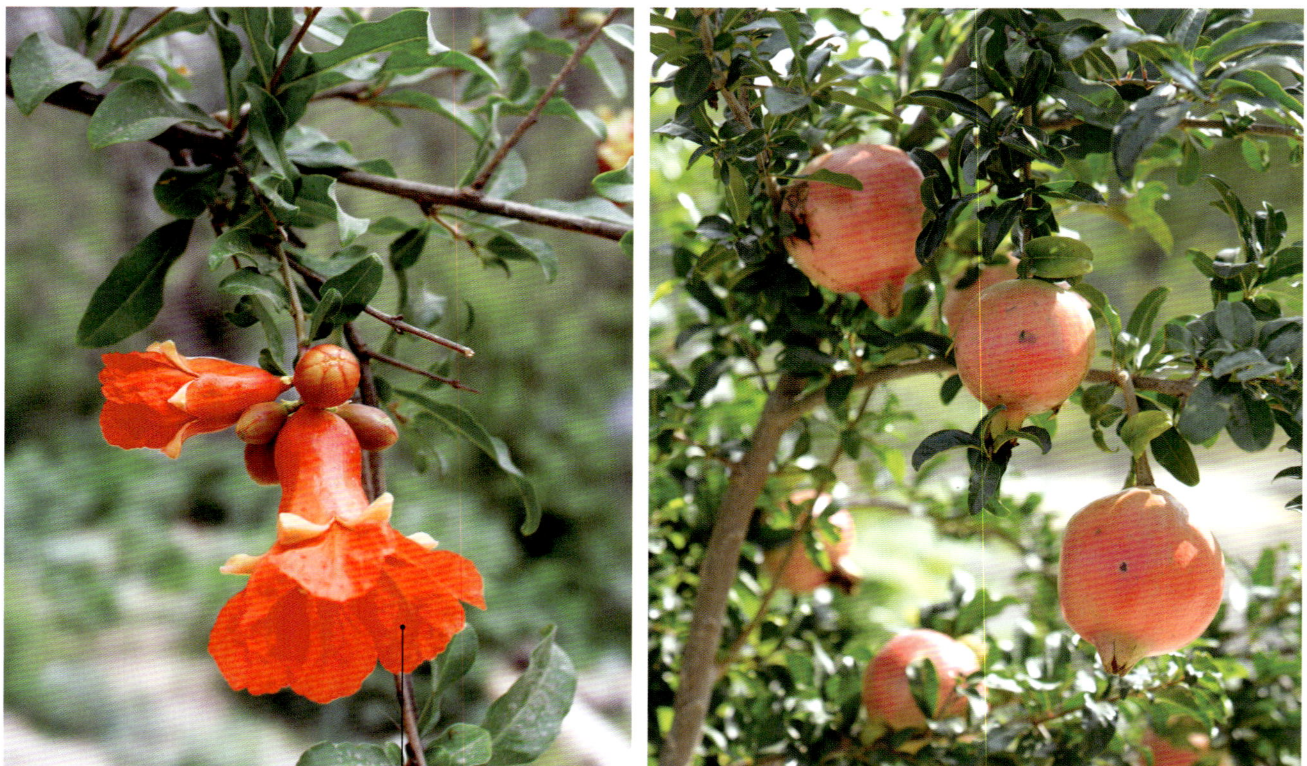

花红色，稀为白色或黄色

石榴

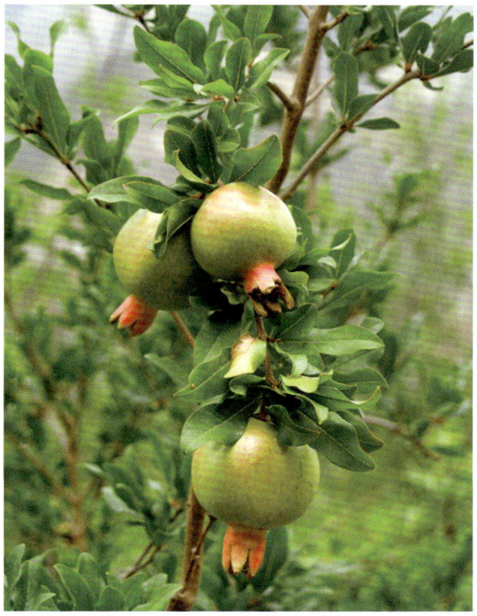

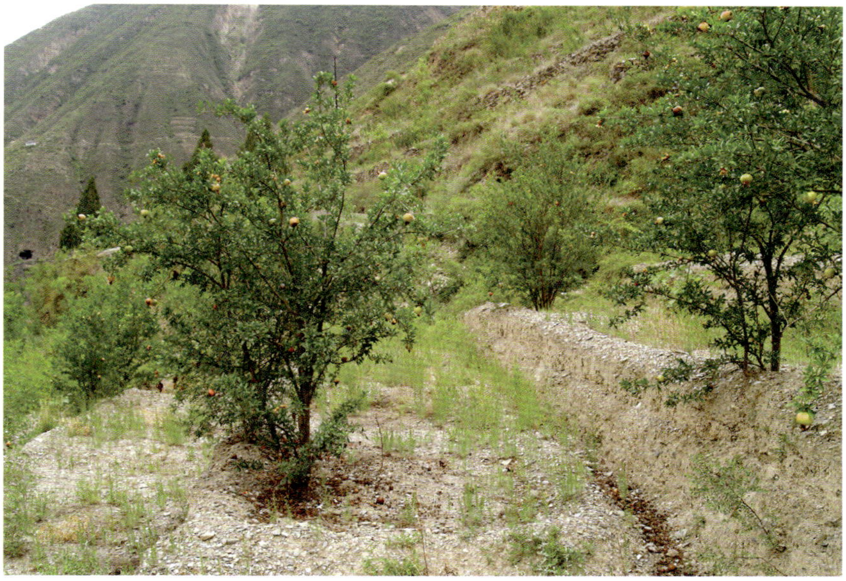

石榴（续）

对比鉴别

桃金娘科植物番石榴 *Psidium guajava* L. 的果实供食用，华南各地均有栽培，易与石榴混淆。番石榴与石榴主要区别点：叶片革质，长圆形至椭圆形；花瓣白色。

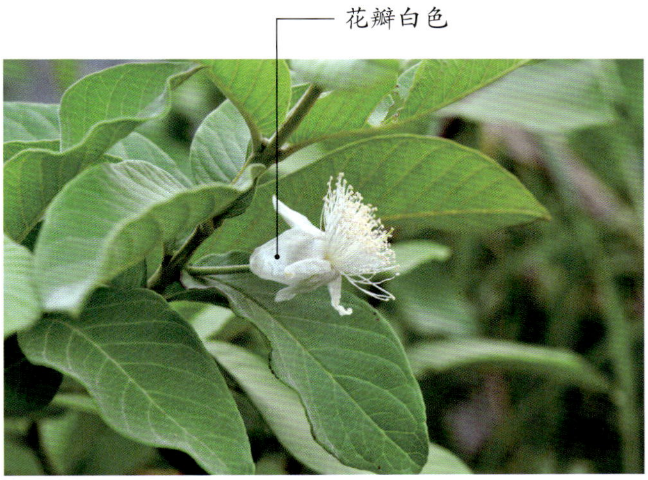

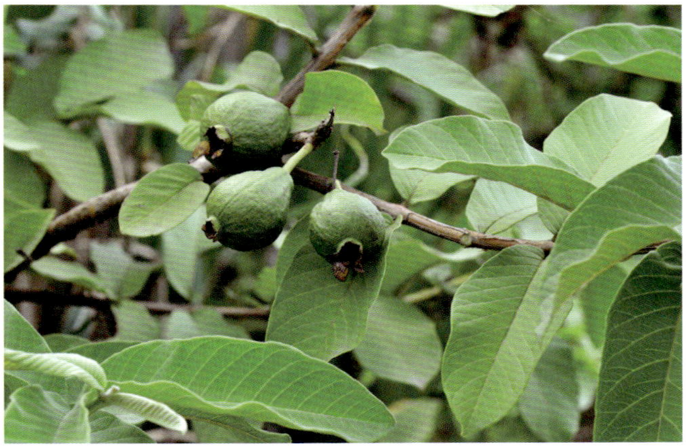

番石榴

布渣叶

Buzhaye
MICROCTIS FOLIUM

本品为椴树科植物破布叶 *Microcos paniculata* L. 的干燥叶。

基原植物

■ 破布叶 *Microcos paniculata* L. 别名：破布树

生于原野、山坡、林缘及灌丛中。分布于广西、广东、云南等地。

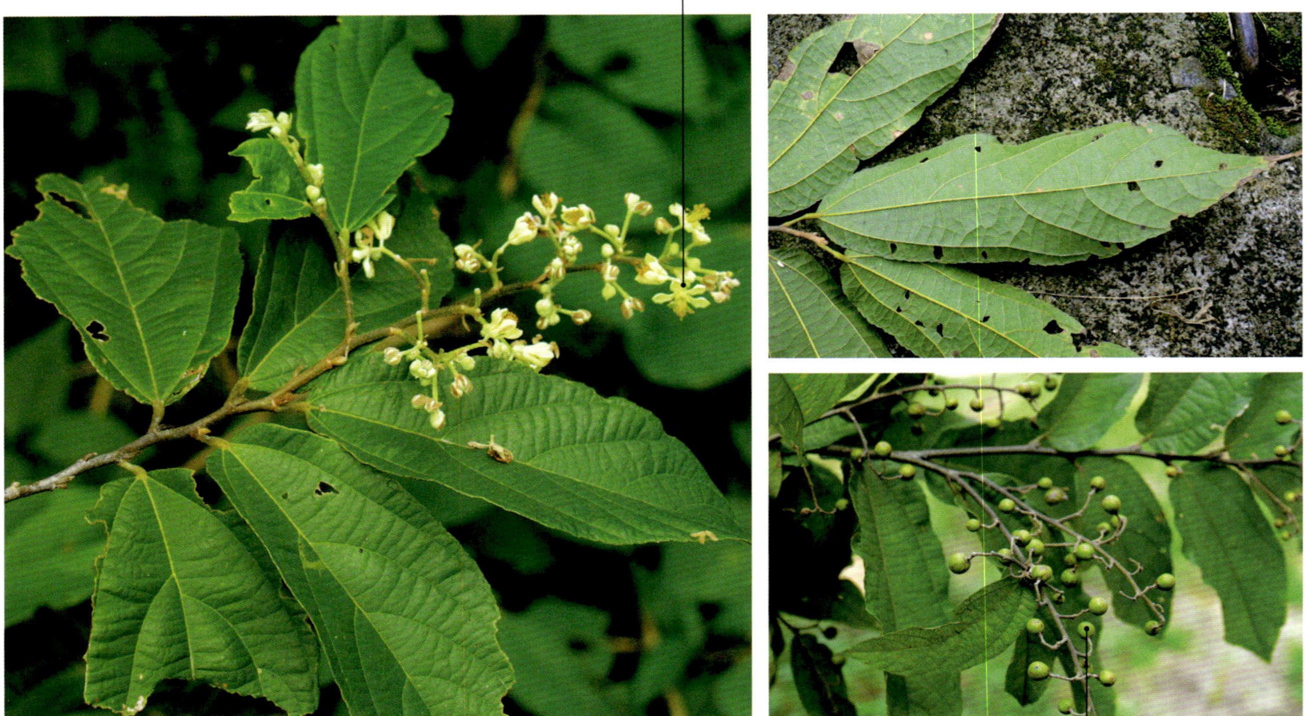

破布叶

龙　胆

Longdan

GENTIANAE RADIX ET RHIZOMA

本品为龙胆科植物条叶龙胆 *Gentiana manshurica* Kitag.、龙胆 *Gentiana scabra* Bge.、三花龙胆 *Gentiana triflora* Pall. 或坚龙胆 *Gentiana rigescens* Franch. 的干燥根和根茎。

基原植物

■ 条叶龙胆　*Gentiana manshurica* Kitag.　别名：东北龙胆

生于海拔 100~1100m 的山坡草丛、湿草甸或路旁。分布于黑龙江、吉林、辽宁、内蒙古、河北、山西、陕西、宁夏、河南、湖北、湖南、江西、山东、江苏、浙江、安徽、福建、台湾、广东、广西、海南。

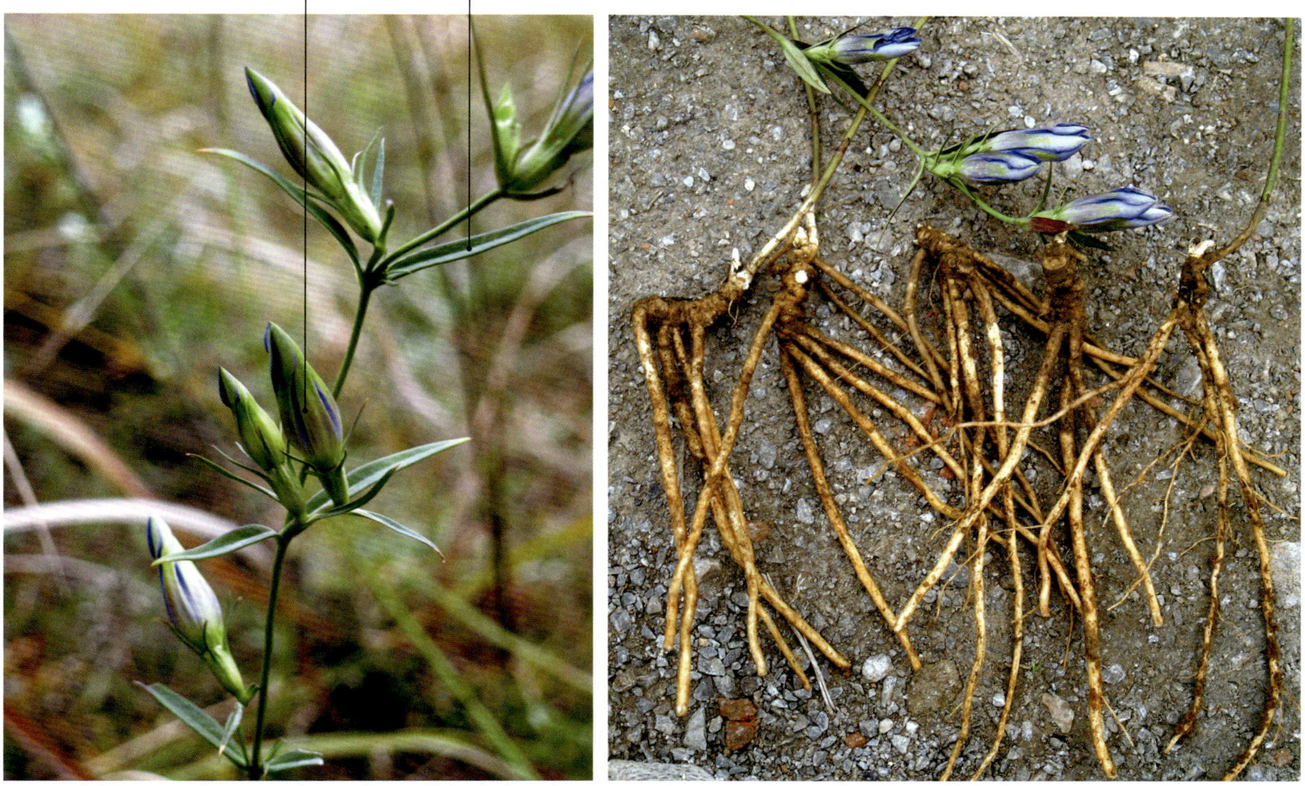

条叶龙胆

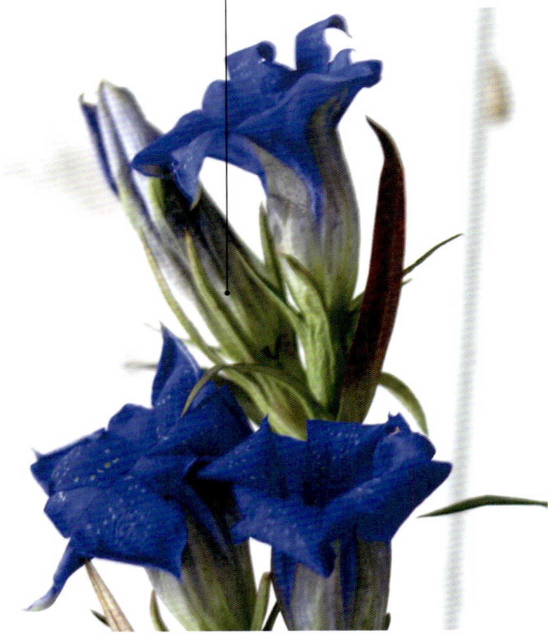
花萼裂片线状披针形

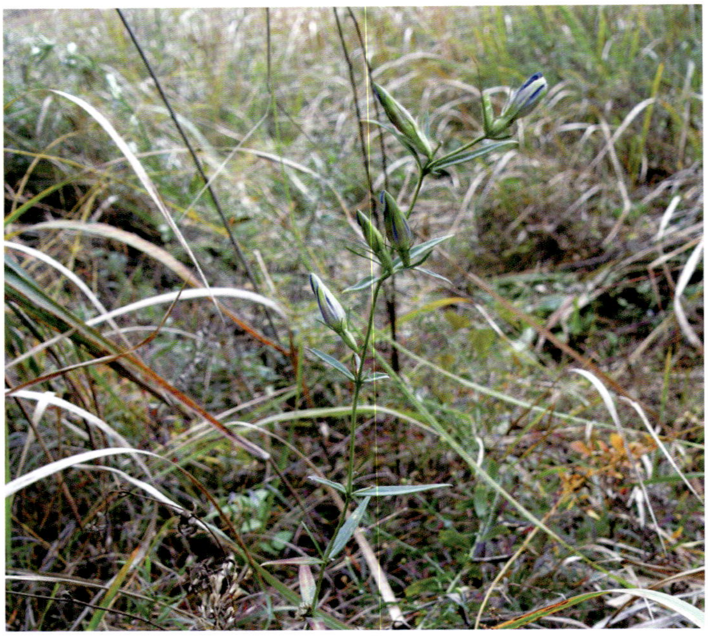

条叶龙胆（续）

■ 龙胆 *Gentiana scabra* Bge. 别名：龙胆草

生于海拔400~1700m的河边、山坡草丛、灌丛、林缘、林下。分布于黑龙江、吉林、辽宁、内蒙古、河北、山西、陕西、宁夏、河南、湖北、安徽、山东、江苏、浙江、福建，其中黑龙江、吉林、辽宁大量栽培。

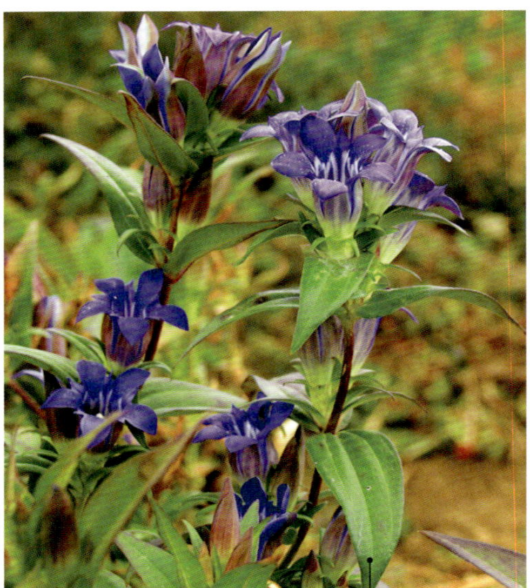
上部叶卵形或卵状披针形

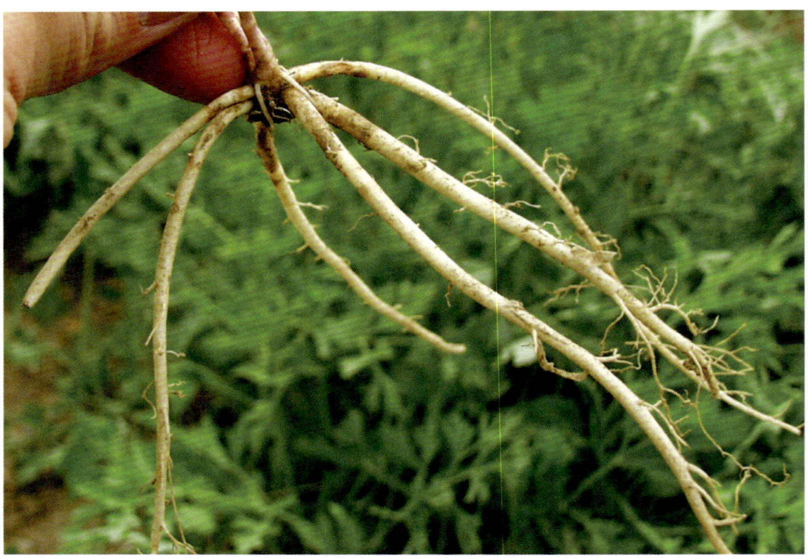

龙胆

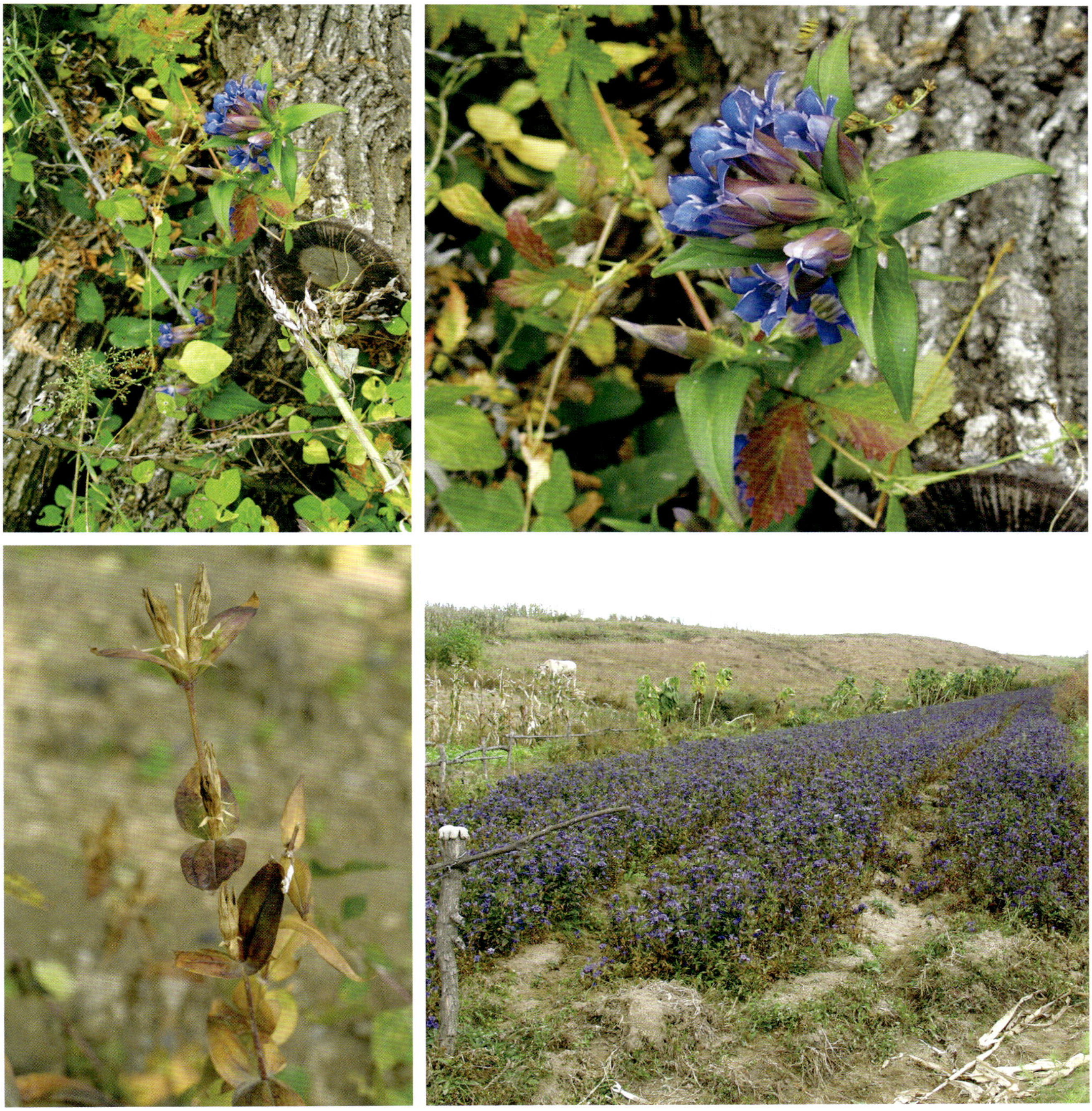

龙胆（续）

■ 三花龙胆 *Gentiana triflora* Pall. 别名：狭叶龙胆

生于海拔 600~1000m 的草地及林间空地。分布于黑龙江、吉林、辽宁、内蒙古、河北。

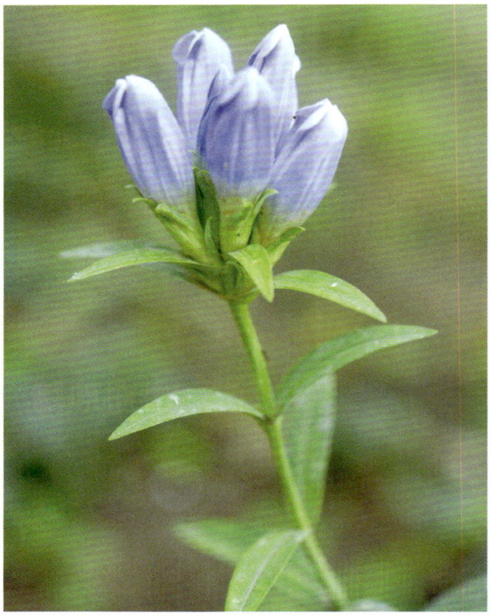

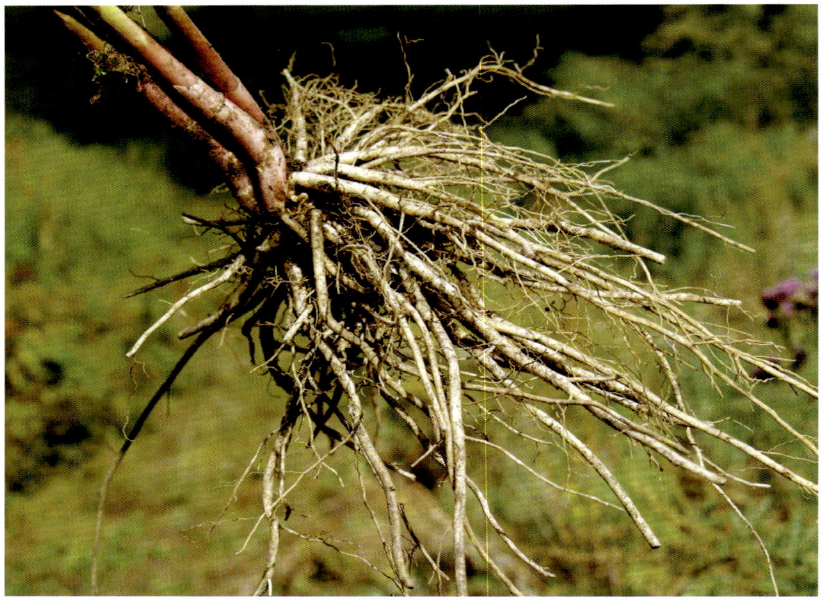

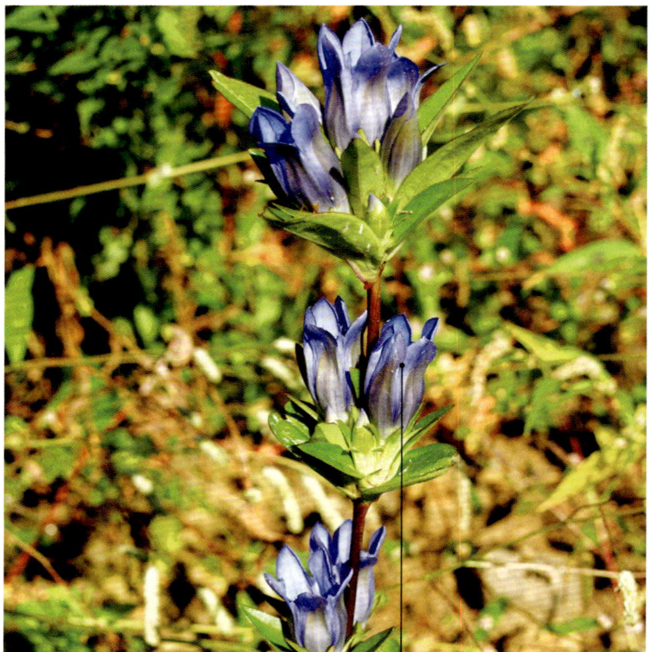

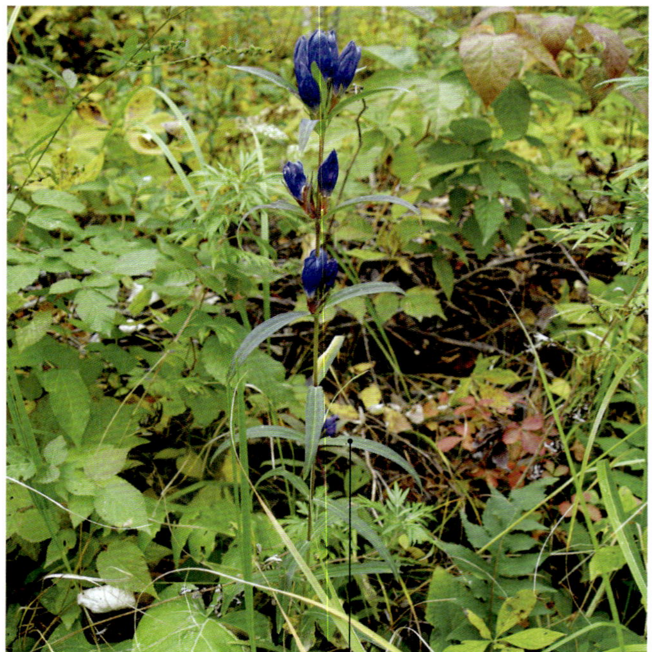

花常多数，稀3朵

上部叶线形或披针形

三花龙胆

■ 坚龙胆 *Gentiana rigescens* Franch. 别名：滇龙胆

1 10 20 30 40 50 60 70 80 90 100 110 120 130 140 150

151 160 170 180 190 200 210 220 234

生于海拔1100~3000m的山坡草丛、山谷、灌丛或林间。分布于贵州、四川、云南等地。

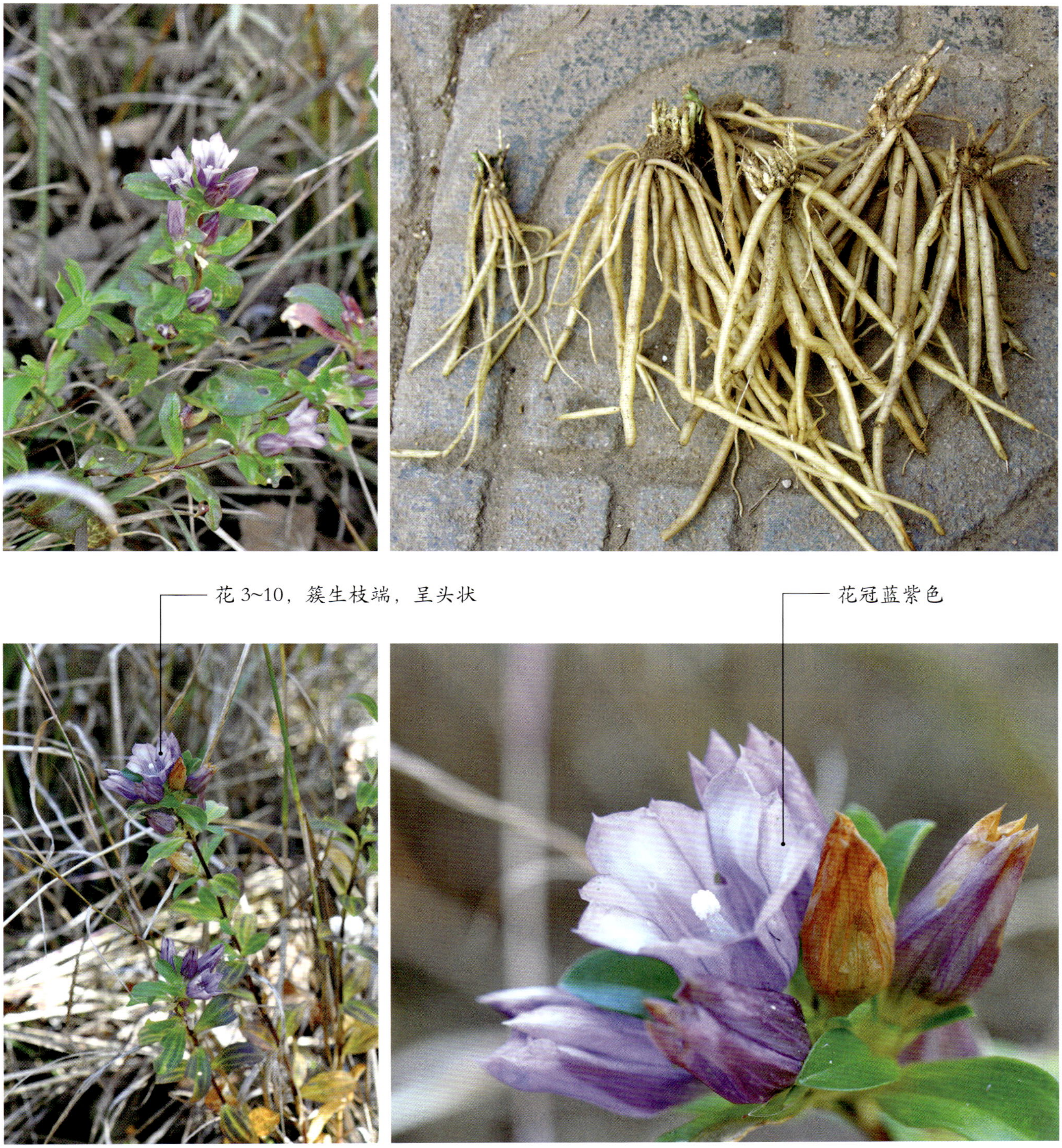

坚龙胆

对比鉴别

《中国药典》2020 年版记载龙胆科植物条叶龙胆与龙胆、三花龙胆、坚龙胆的根和根茎作为药材龙胆同等入药，红花龙胆 *Gentiana rhodantha* Franch. 的全草作为药材红花龙胆入药。小檗科植物桃儿七 *Sinopodophyllum hexandrum* (Royle) Ying 的根和根茎易被混作药材龙胆入药。

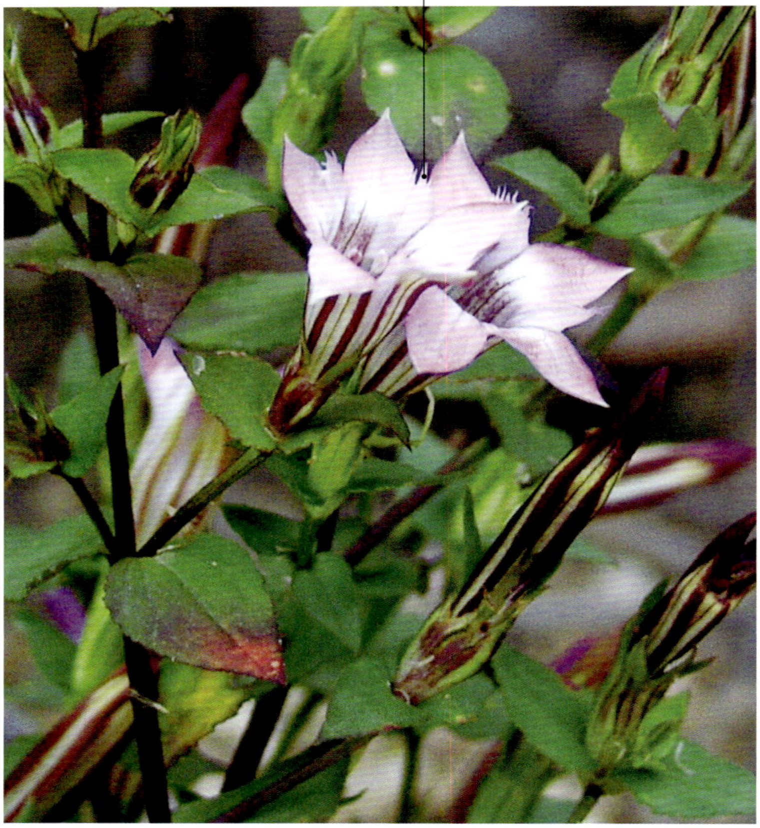

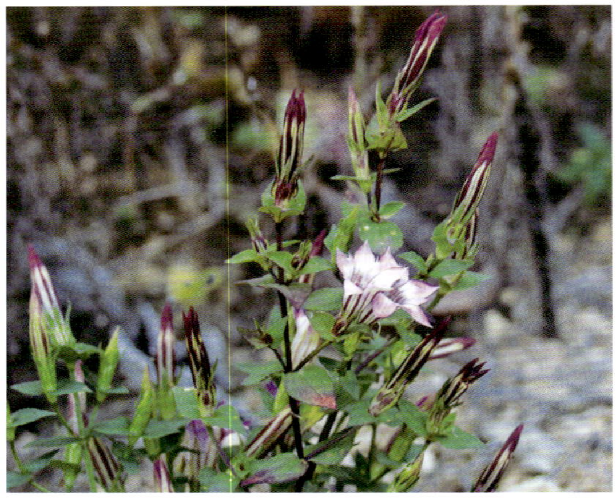

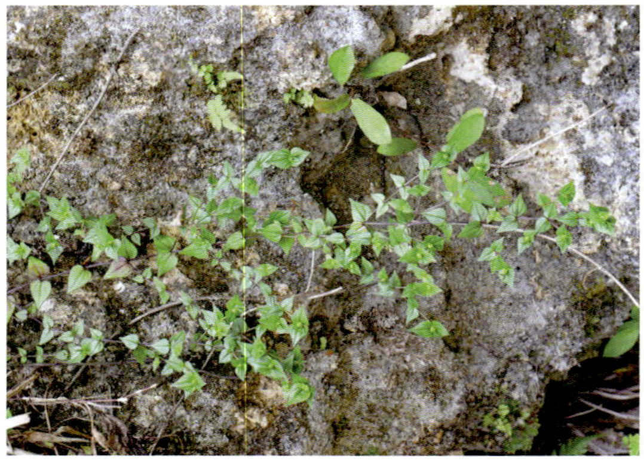

红花龙胆

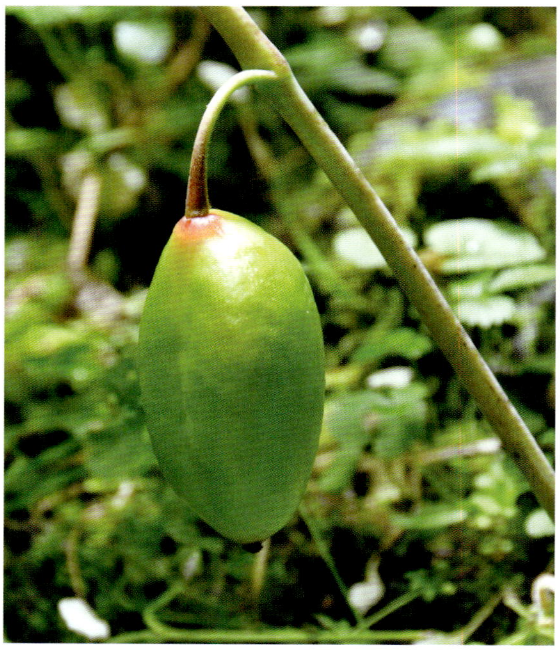

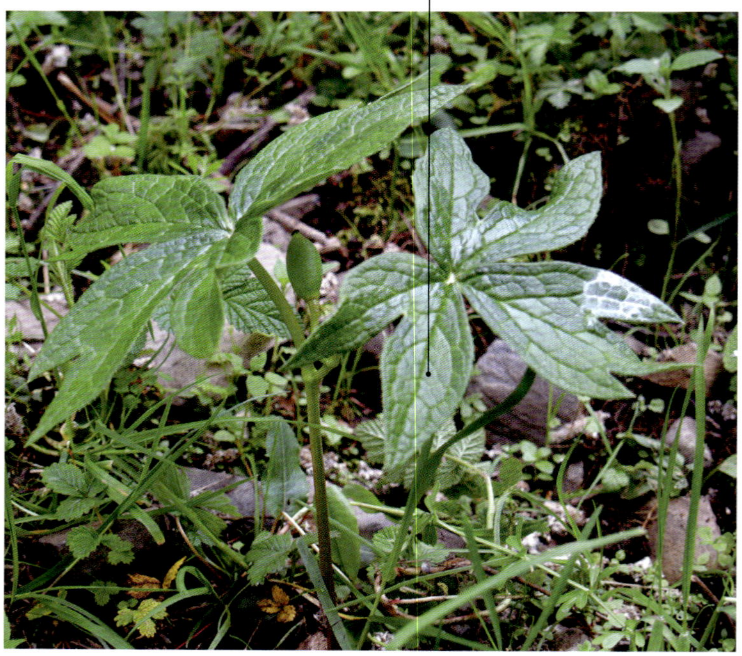

桃儿七

检索表

1. 叶常 2，生于茎顶，近圆形，3~5 深裂……………………………………………………桃儿七
1. 叶多数，茎生，不裂……………………………………………………………………………2
2. 花冠褶的先端具细长的流苏………………………………………………………………红花龙胆
2. 花冠褶的先端无流苏……………………………………………………………………………3
3. 叶密集成莲座状，包被茎顶…………………………………………………………………坚龙胆
3. 叶不密集成莲座状………………………………………………………………………………4
4. 上部叶卵形或卵状披针形、披针形或线状披针形，边缘粗糙，密生细乳突；花萼裂片常外反或开展……………………………………………………………………………………………龙胆
4. 上部叶线形或披针形，边缘平滑；花萼裂片直立……………………………………………5
5. 花 1~2 朵；花萼裂片线状披针形，长于或等长于萼筒；花冠裂片先端渐尖………………条叶龙胆
5. 花常多数，稀 3 朵；花萼裂片狭三角形，短于萼筒；花冠裂片先端钝圆…………………三花龙胆

龙眼肉

Longyanrou

LONGAN ARILLUS

本品为无患子科植物龙眼 *Dimocarpus longan* Lour. 的假种皮。

基原植物

■ **龙眼** *Dimocarpus longan* Lour. 别名：桂圆、桂元肉

1963~1985 年间的几版《中国药典》记载龙眼的拉丁学名为 *Euphoria longan* (Lour.) Steud.。

适宜生长于热带和亚热带气候，多栽培于丘陵地和园圃。分布于福建、台湾、海南、广东、广西、云南、贵州、四川等地。

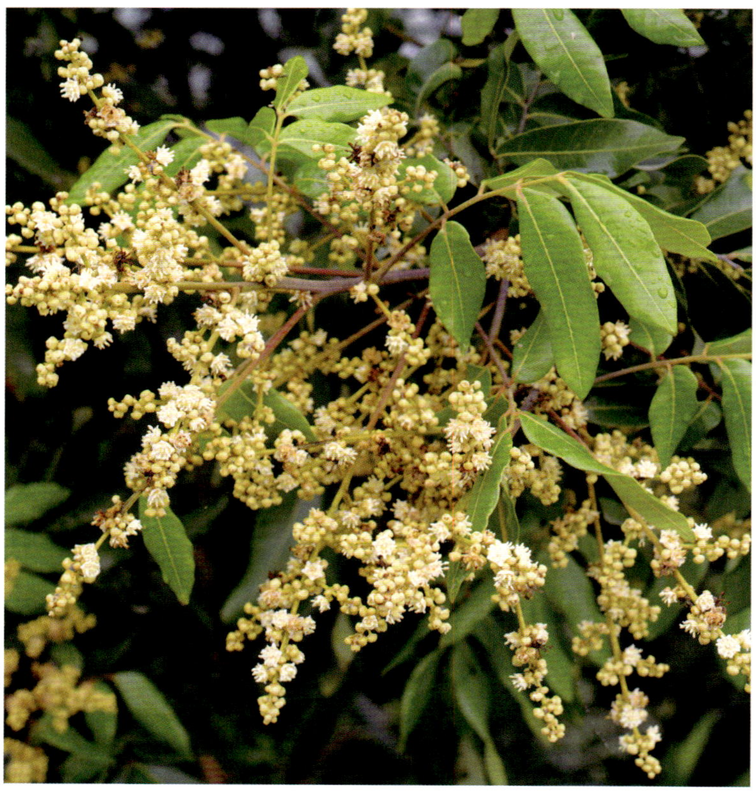

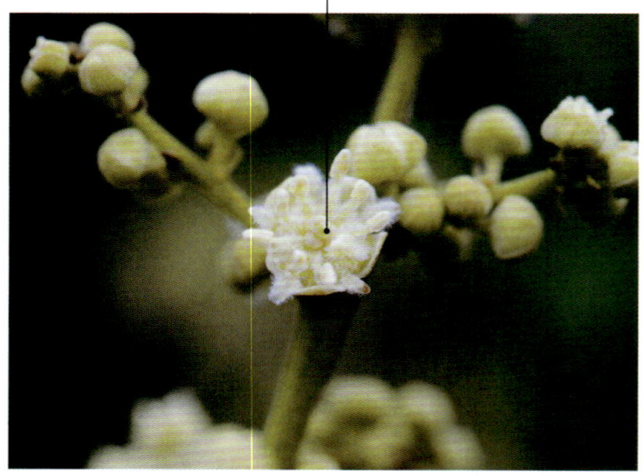

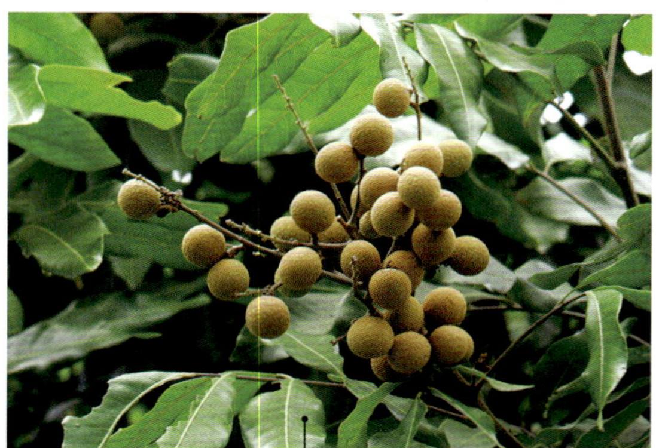

龙眼

龙脷叶 Longliye SAUROPI FOLIUM

本品为大戟科植物龙脷叶 *Sauropus spatulifolius* Beille 的干燥叶。

基原植物

■ 龙脷叶 *Sauropus spatulifolius* Beille

《中国药典》1977 年版记载龙脷叶的拉丁学名为 *Sauropus changianus* S. Y. Hu。

生于山谷肥沃的丛林中，多为栽培。分布于广东、海南、广西等地。

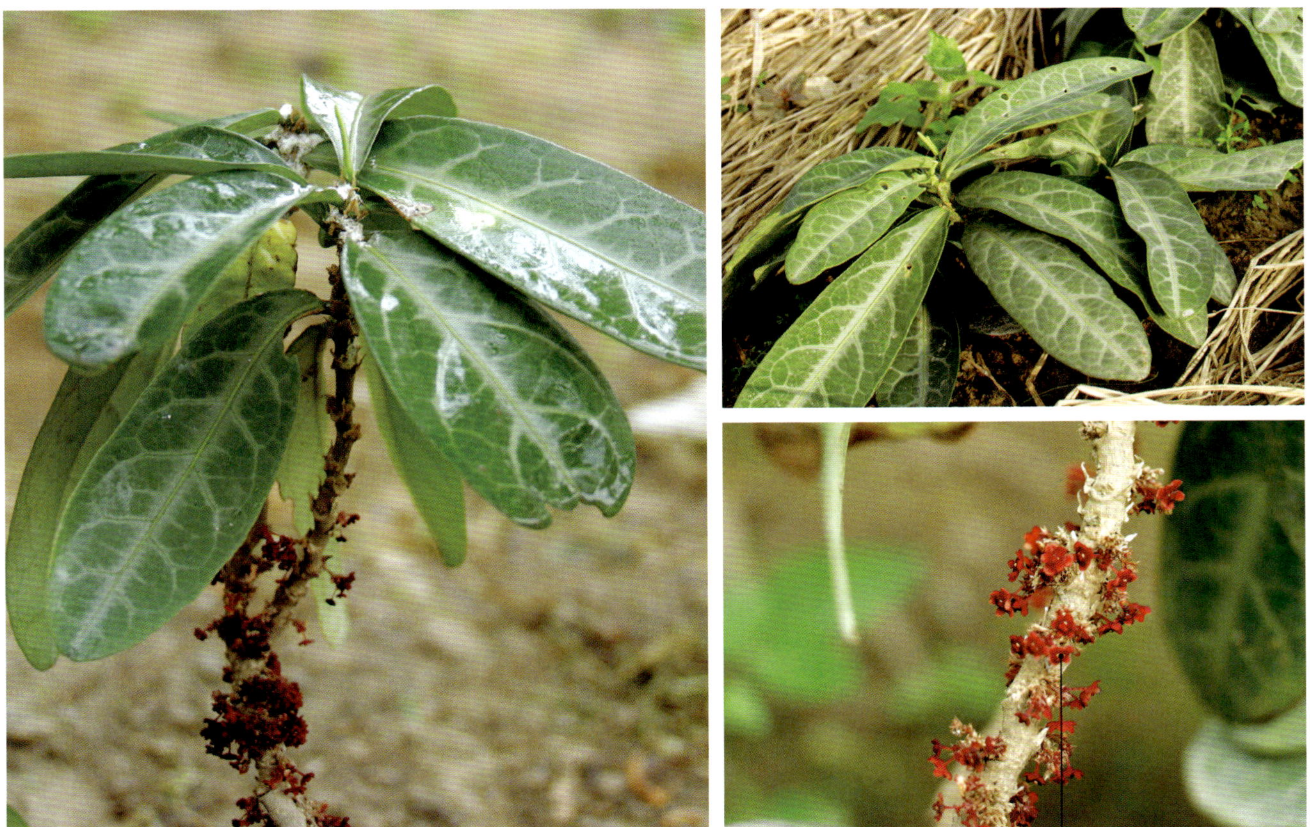

花小，单性，暗紫色

龙脷叶

平贝母

Pingbeimu

FRITILLARIAE USSURIENSIS BULBUS

本品为百合科植物平贝母 *Fritillaria ussuriensis* Maxim. 的干燥鳞茎。

基原植物

■ 平贝母 *Fritillaria ussuriensis* Maxim. 别名：平贝

生于林下、草甸或河谷地。黑龙江、吉林、辽宁等地大量栽培。

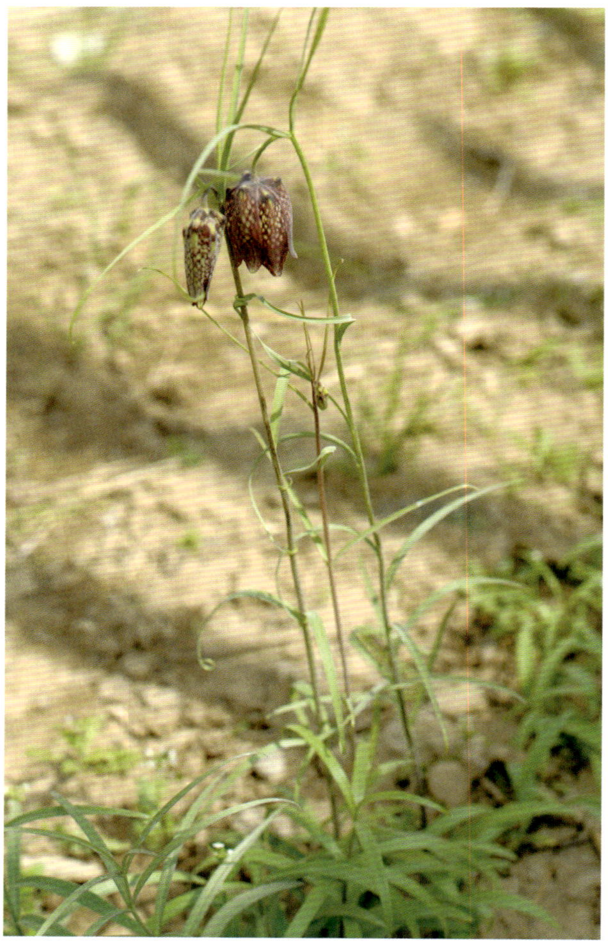

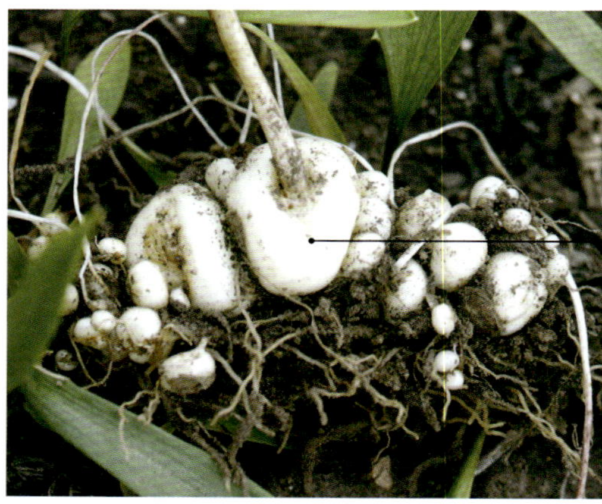

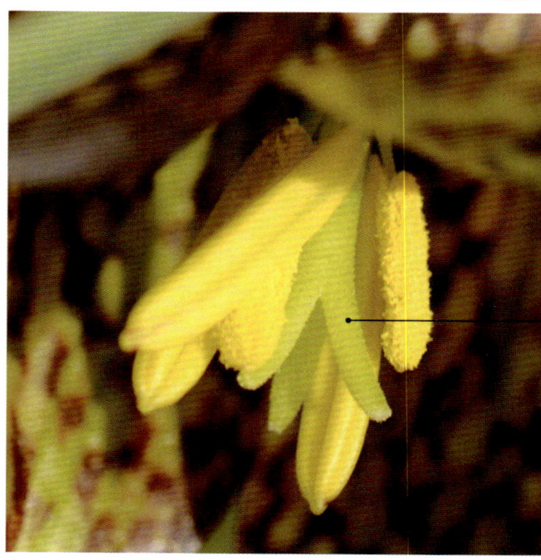

平贝母

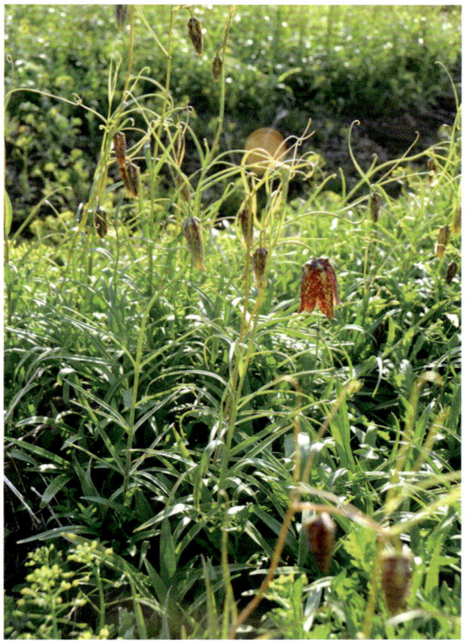
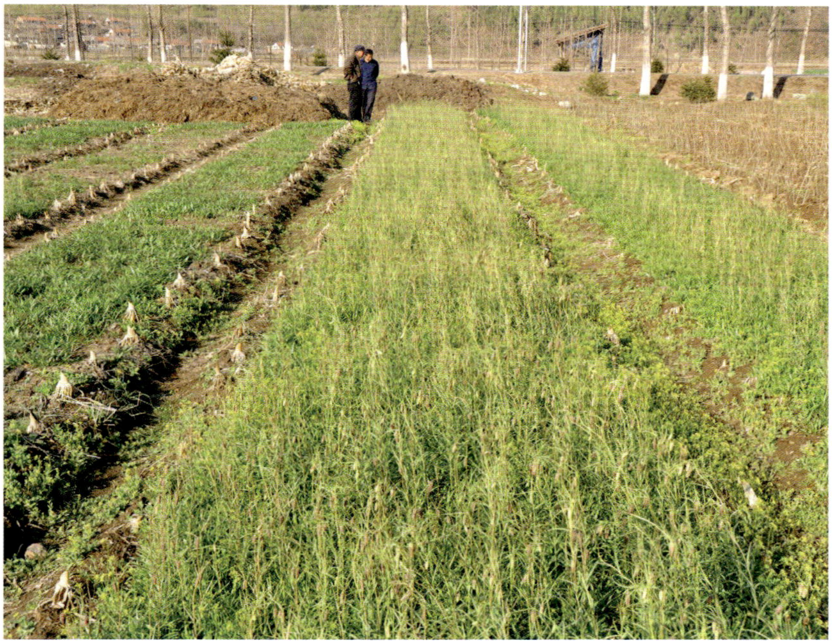

平贝母（续）

对比鉴别

参见“川贝母”项。

检索表

参见“川贝母”项。

北刘寄奴

Beiliujinu

SIPHONOSTEGIAE HERBA

本品为玄参科植物阴行草 *Siphonostegia chinensis* Benth. 的干燥全草。

基原植物

■ 阴行草　*Siphonostegia chinensis* Benth.

生于山坡、草地。分布于黑龙江、吉林、辽宁、河北、河南、山东、山西、江苏、安徽、浙江、江西、福建、湖北、湖南、广东、广西、陕西、甘肃、四川、贵州、云南等地。

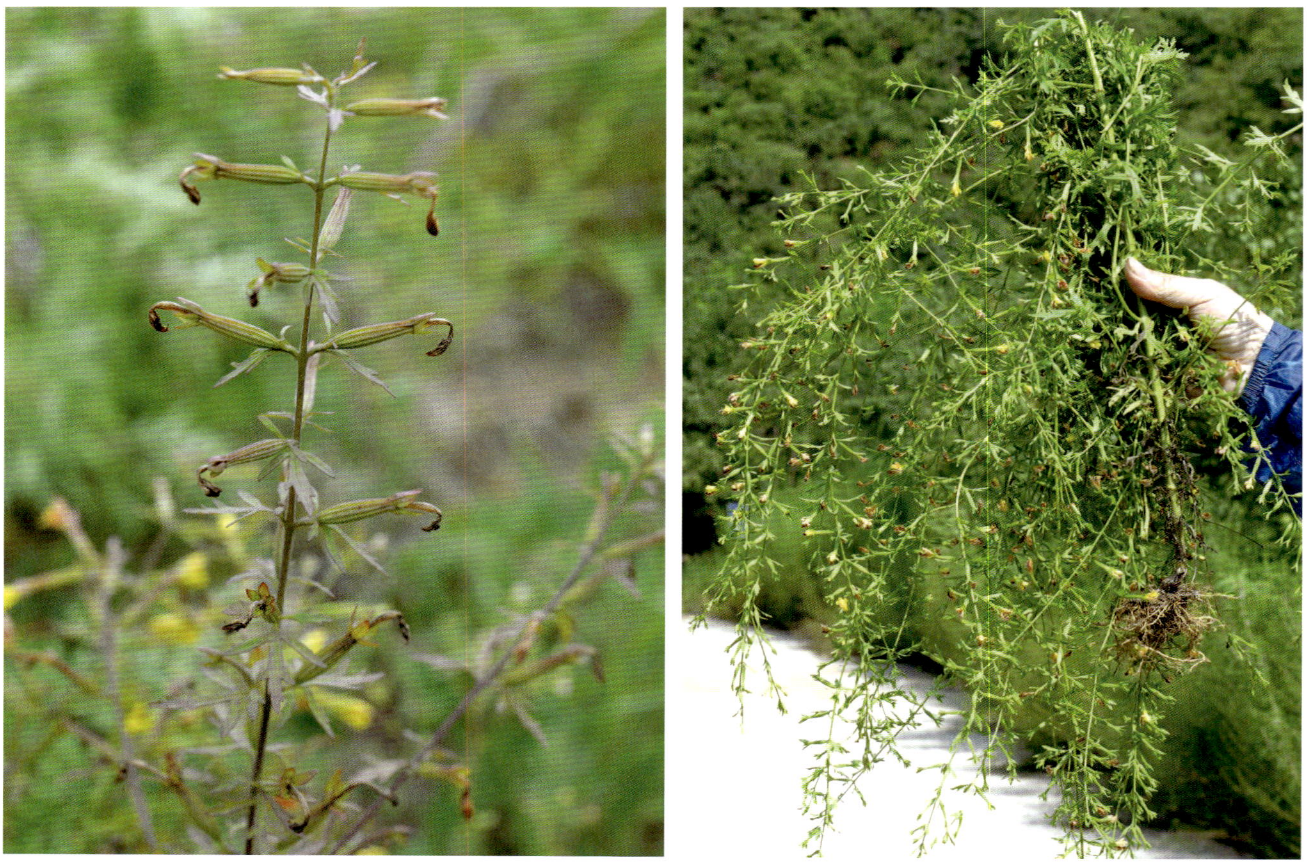

阴行草

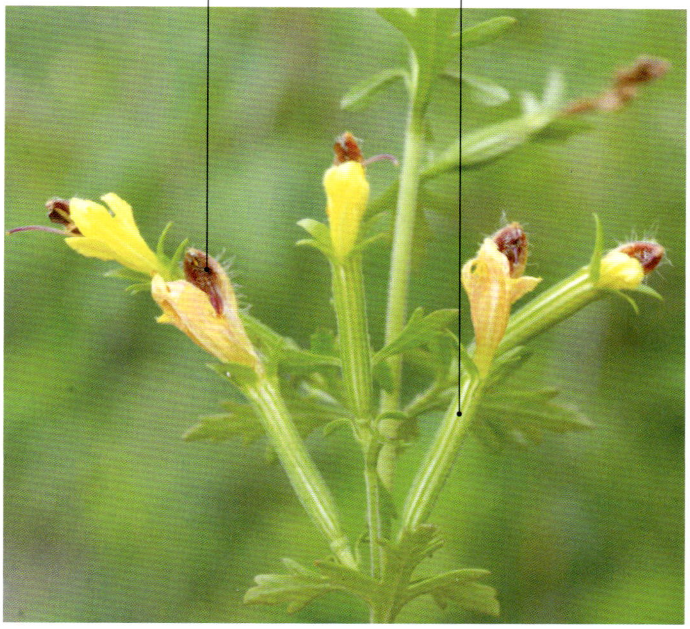

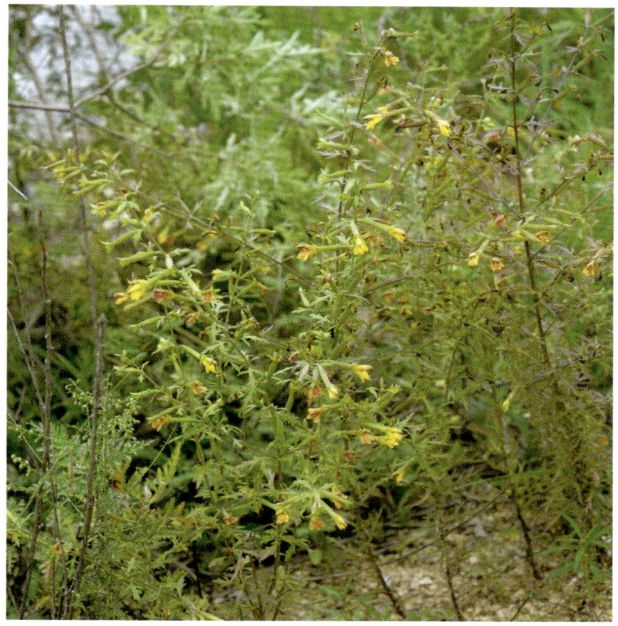

阴行草（续）

对比鉴别

《常用中药材品种整理和质量研究》（北方编）记载，历史上作为刘寄奴药用的植物有 9 科 32 种，目前作为刘寄奴药用的植物有 7 种：玄参科植物阴行草，菊科植物奇蒿 *Artemisia anomala* S. Moore、白苞蒿 *Artemisia lactiflora* Wall. ex DC.、华泽兰 *Eupatorium chinense* Linn.，金丝桃科（藤黄科）植物黄海棠 *Hypericum ascyron* L.、元宝草 *Hypericum sampsonii* Hance，唇形科植物牛尾草 *Isodon ternifolius* (D. Don) Kudo。

奇蒿与阴行草主要区别点：中部叶矩圆状或卵状披针形，不分裂，顶端渐尖，边缘有密锯齿，近革质；头状花序极多数，无梗，在茎端及上部叶腋组成长达 25cm 的复总状花序；总苞近钟状，总苞片带白色。

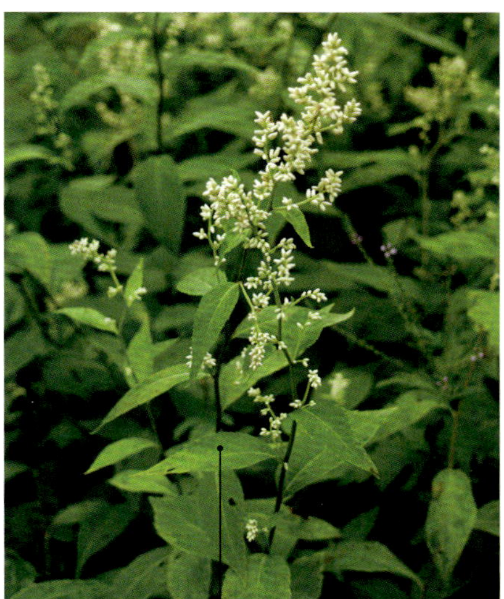

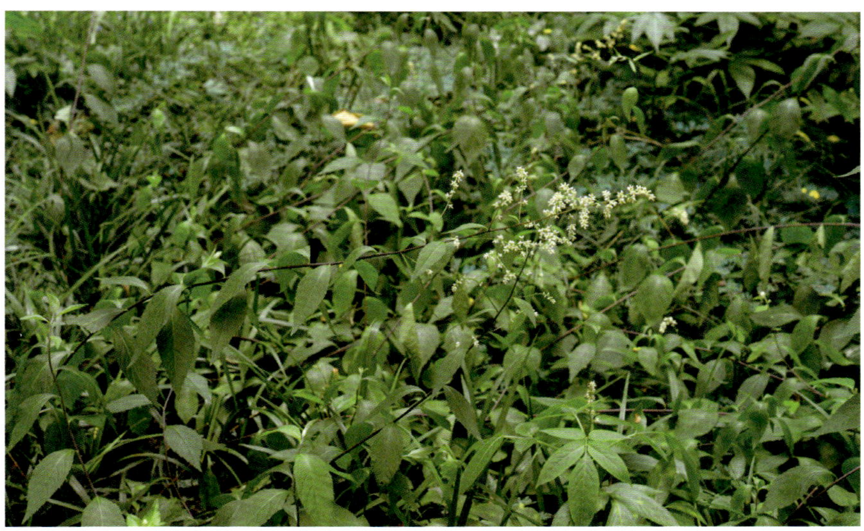

奇蒿

白苞蒿与阴行草主要区别点：叶形多变异，一次或二次羽状深裂，中裂片又常三裂，裂片有深或浅的锯齿；头状花序极多数，在枝端排列成短或长的复总状花序；总苞片白色或黄白色。

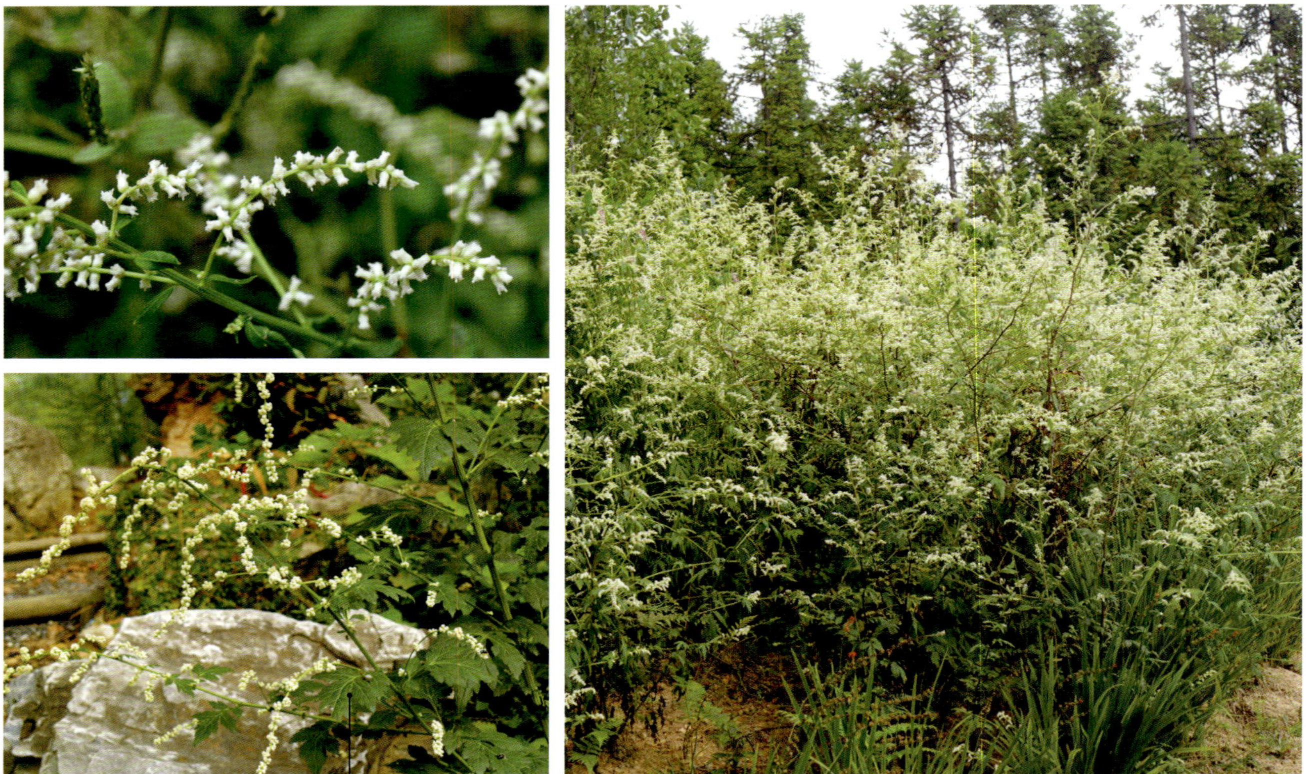

白苞蒿

华泽兰与阴行草主要区别点：叶卵形、矩卵形或宽卵形，边缘有规则的圆锯齿；头状花序多数，在茎顶或分枝顶端排成伞房或复伞房花序。

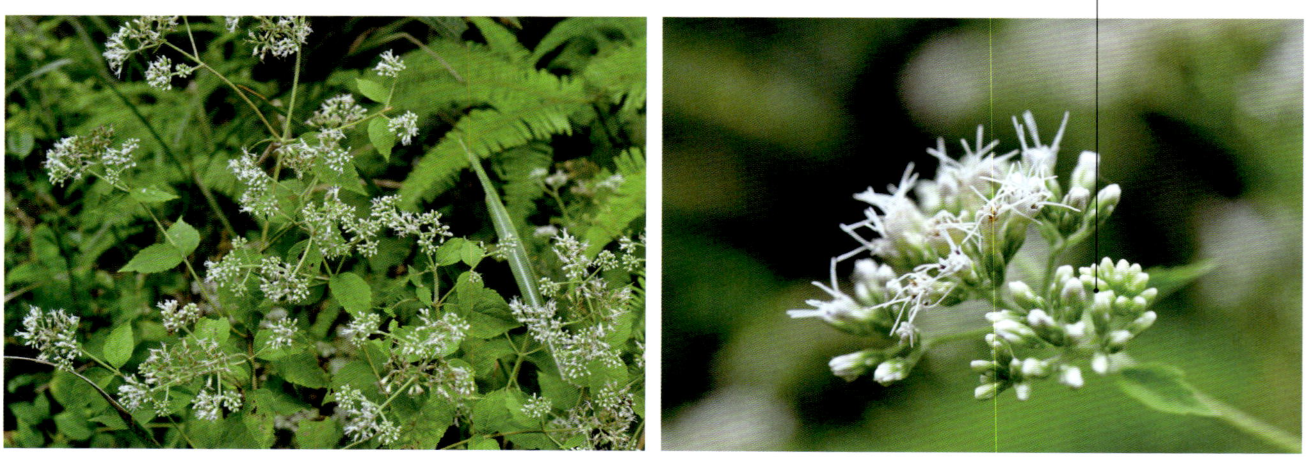

华泽兰

黄海棠与阴行草主要区别点：叶对生，宽披针形，基部抱茎，无柄；花大，黄色，直径 2.8cm。

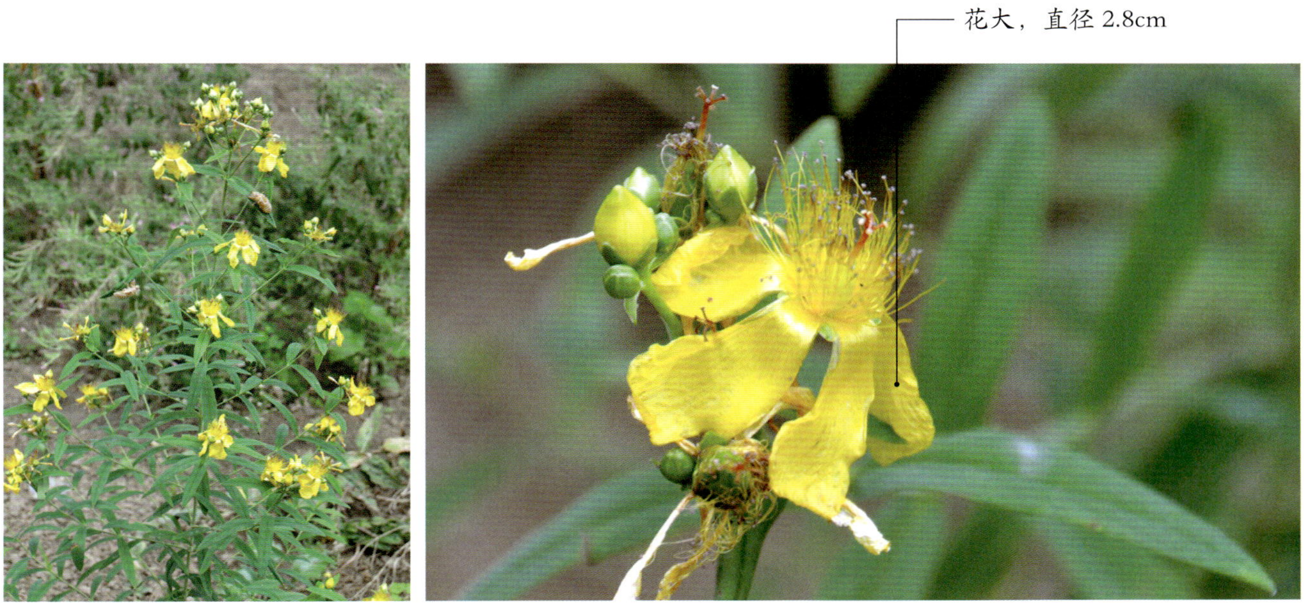

黄海棠

元宝草与阴行草主要区别点：叶对生，其基部完全合生为一体，而茎贯穿其中心，长椭圆状披针形；花小，黄色；花直径 0.6~1（~1.5）cm。

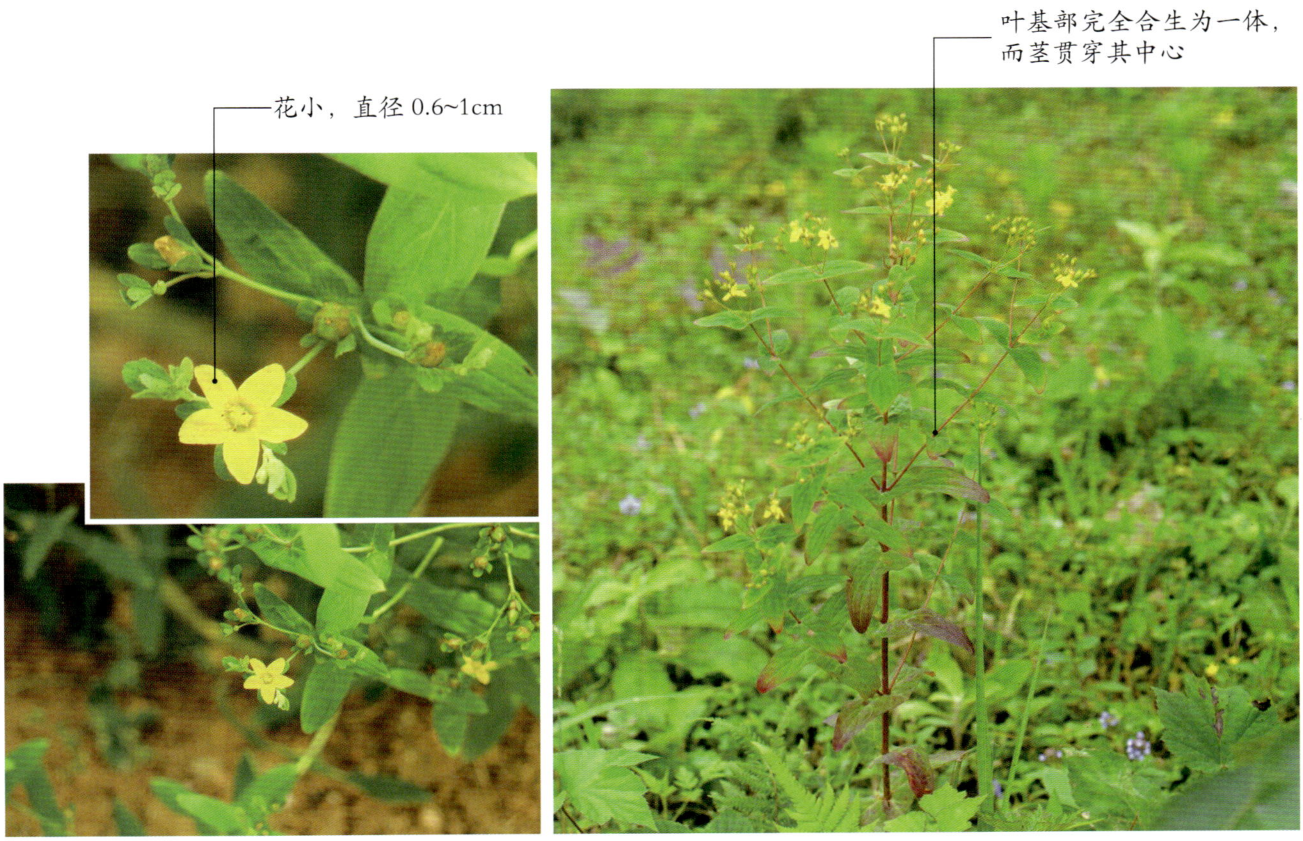

元宝草

北豆根

Beidougen

MENISPERMI RHIZOMA

本品为防己科植物蝙蝠葛 *Menispermum dauricum* DC. 的干燥根茎。

基原植物

■ **蝙蝠葛** *Menispermum dauricum* DC. 别名：山地瓜秧、蝙蝠藤

生于山地、灌丛、攀缘岩石。分布于黑龙江、吉林、辽宁、河北、河南、山东、山西、内蒙古、江苏、安徽、浙江、江西、陕西、宁夏、四川等地。

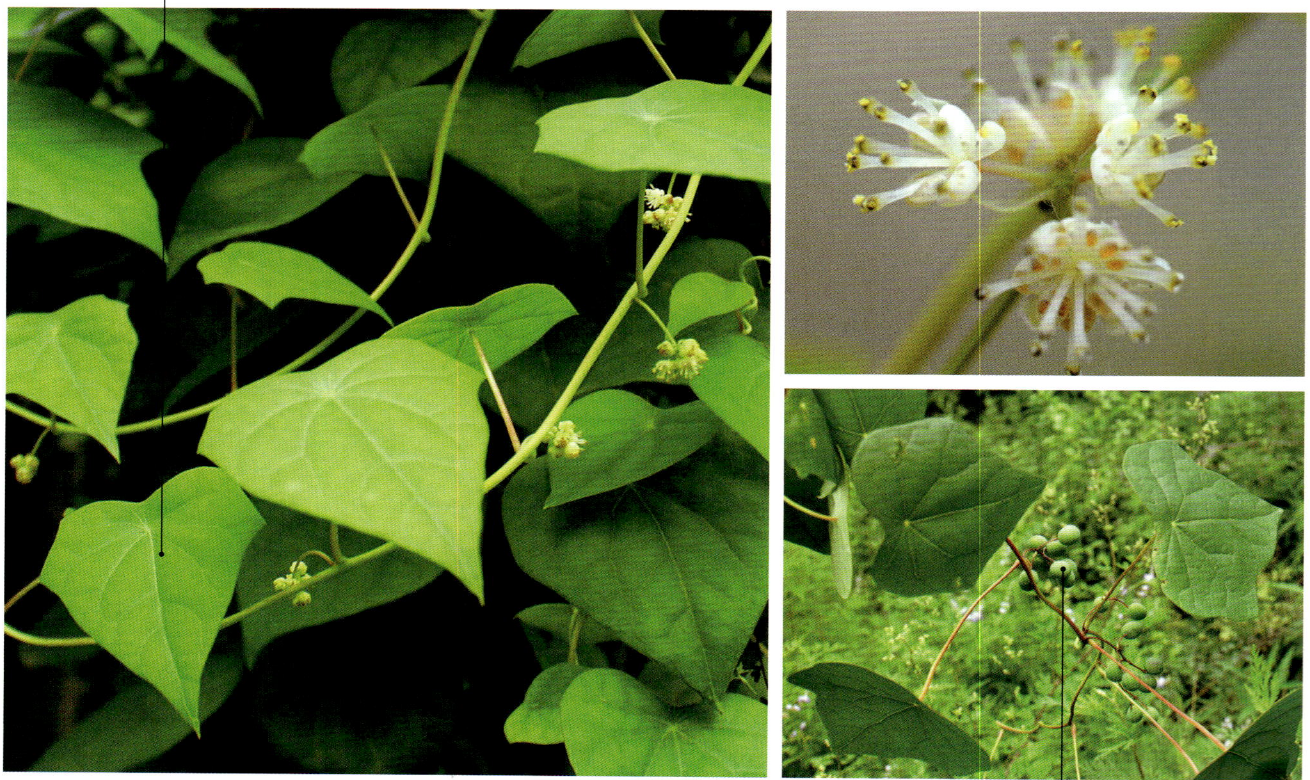

蝙蝠葛

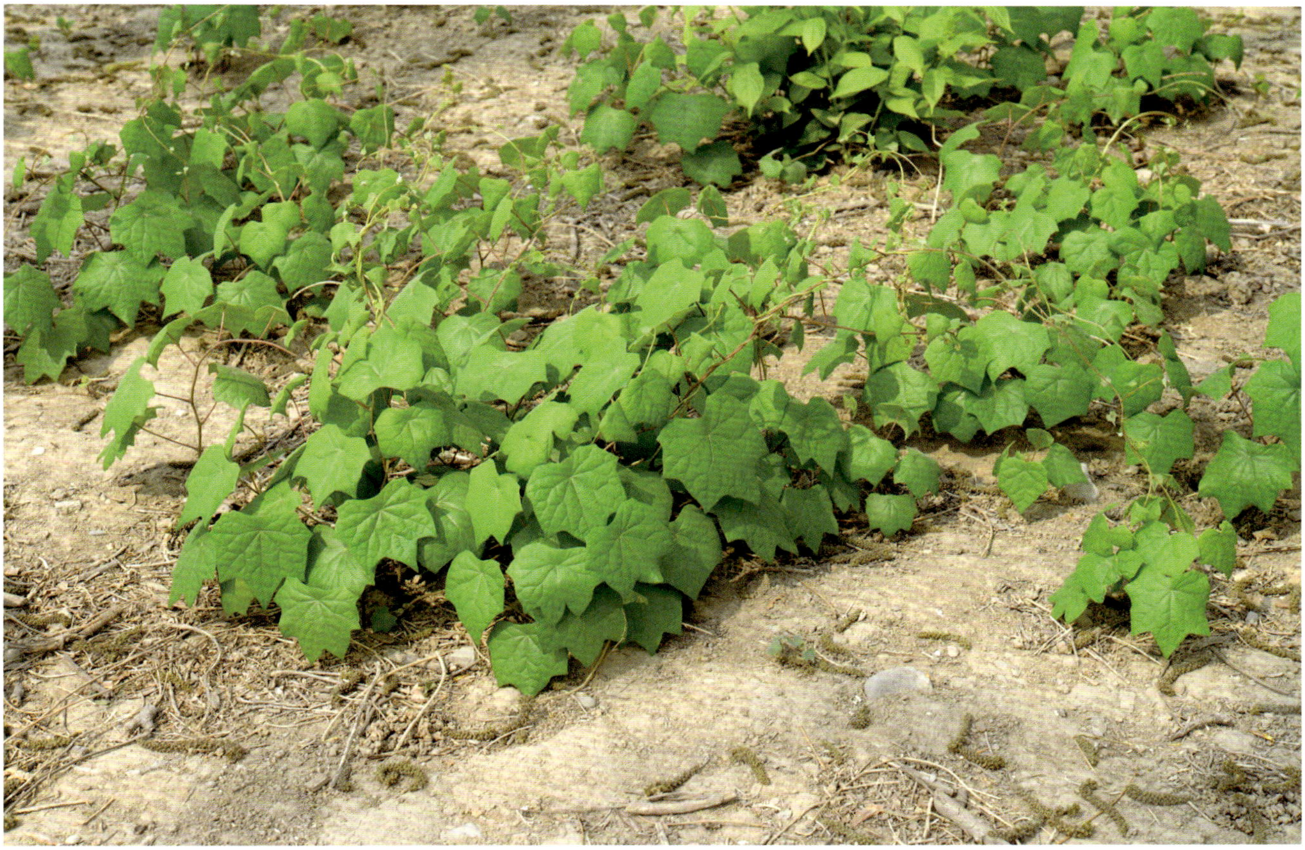

蝙蝠葛（续）

对比鉴别

参见“山豆根”项。

检索表

参见“山豆根”项。

北沙参 Beishashen GLEHNIAE RADIX

本品为伞形科植物珊瑚菜 *Glehnia littoralis* Fr. Schmidt ex Miq. 的干燥根。

基原植物

■ **珊瑚菜** *Glehnia littoralis* Fr. Schmidt ex Miq. 别名：莱阳沙参、海沙参

生于海边沙滩或栽培于肥沃疏松的沙质土壤。分布于辽宁、河北、山东、江苏、浙江、福建、广东、海南、台湾。

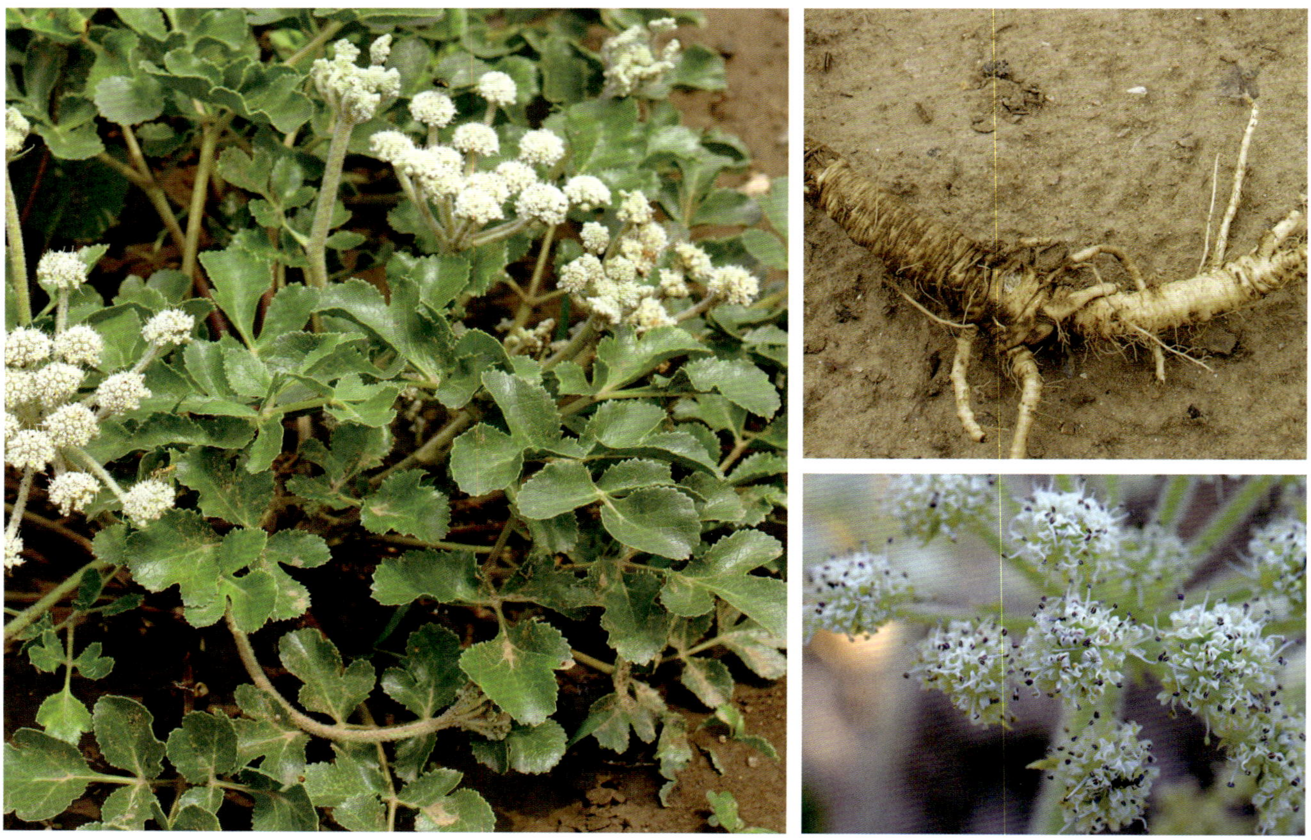

珊瑚菜

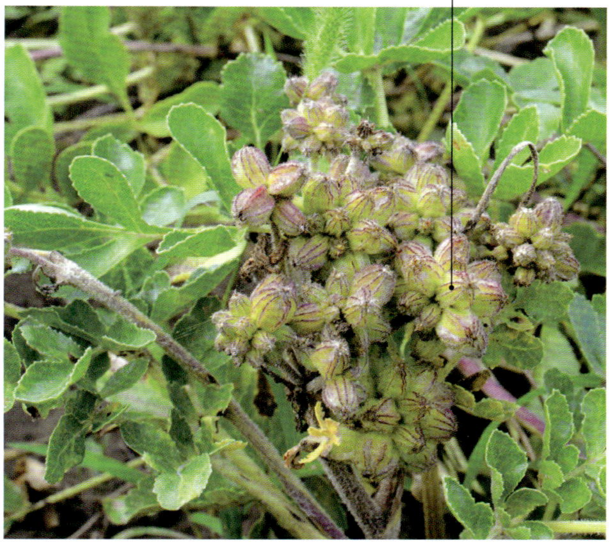

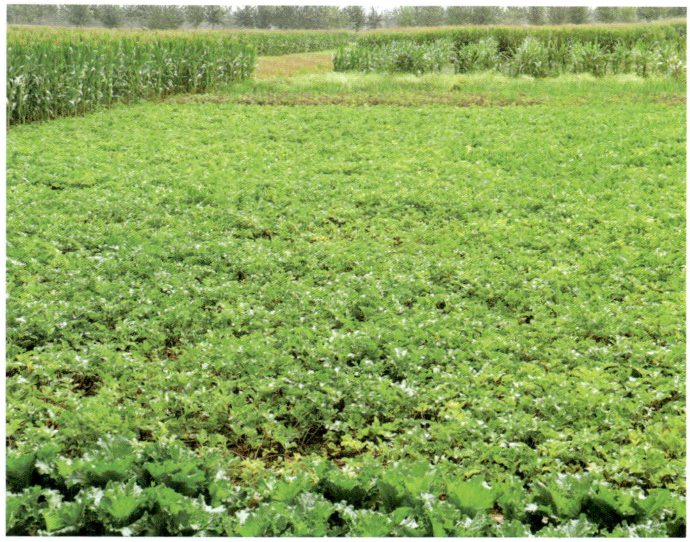

珊瑚菜（续）

对比鉴别

参见“南沙参”项。

检索表

参见“南沙参”项。

四季青

Sijiqing

ILICIS CHINENSIS FOLIUM

本品为冬青科植物冬青 *Ilex chinensis* Sims 的干燥叶。

基原植物

■ 冬青 *Ilex chinensis* Sims

生于海拔 500~1000m 的山坡常绿阔叶林或林缘。分布于江苏、安徽、浙江、江西、福建、台湾、河南、湖北、湖南、广东、广西、云南。

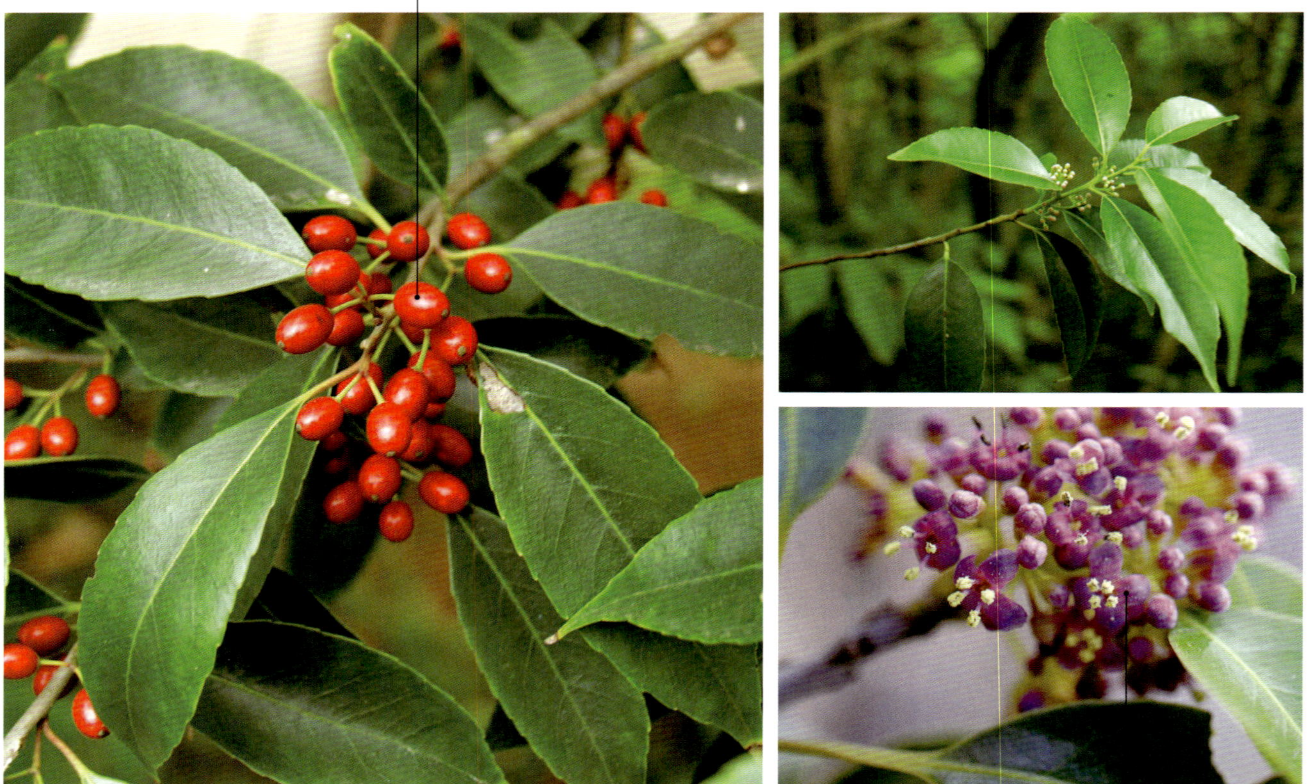
果长球形，熟时红色
花淡紫色或紫红色，4~5 基数

冬青

生　姜 Shengjiang ZINGIBERIS RHIZOMA RECENS

本品为姜科植物姜 *Zingiber officinale* Rosc. 的新鲜根茎。

基原植物

■ **姜** *Zingiber officinale* Rosc.　别名：药姜

原产于亚洲热带，我国除东北外，大部分地区有栽培。

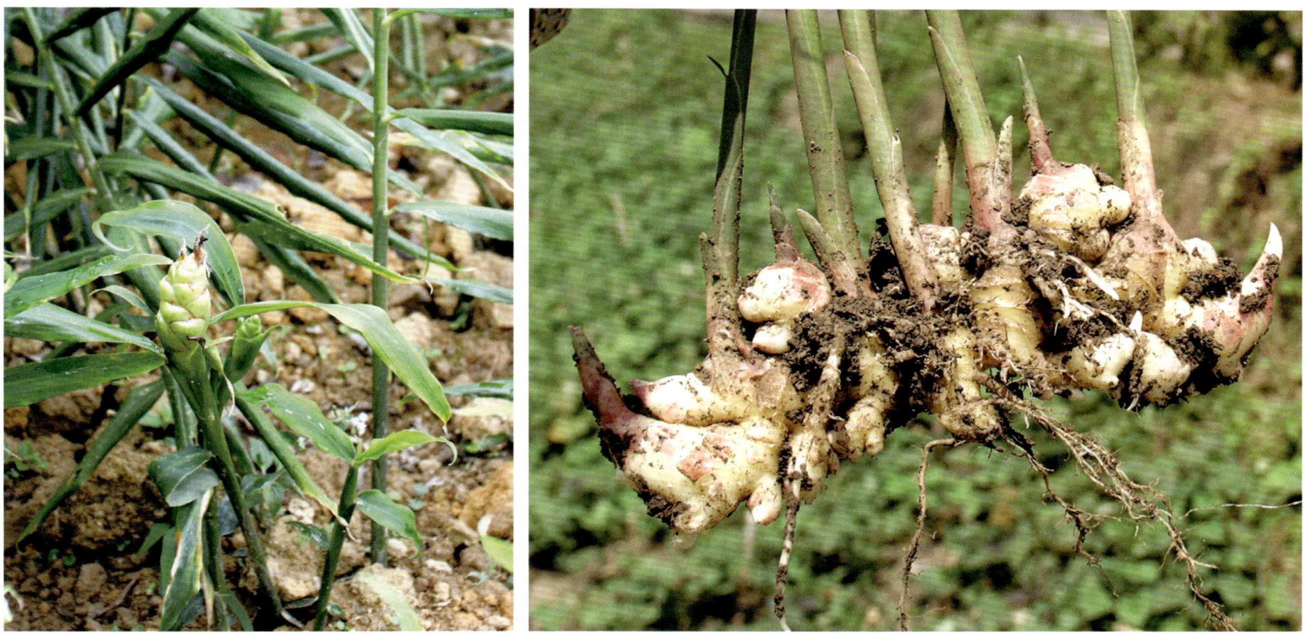

姜

仙　茅

Xianmao

CURCULIGINIS RHIZOMA

本品为石蒜科植物仙茅 *Curculigo orchioides* Gaertn. 的干燥根茎。

基原植物

■ 仙茅　*Curculigo orchioides* Gaertn.　别名：地棕

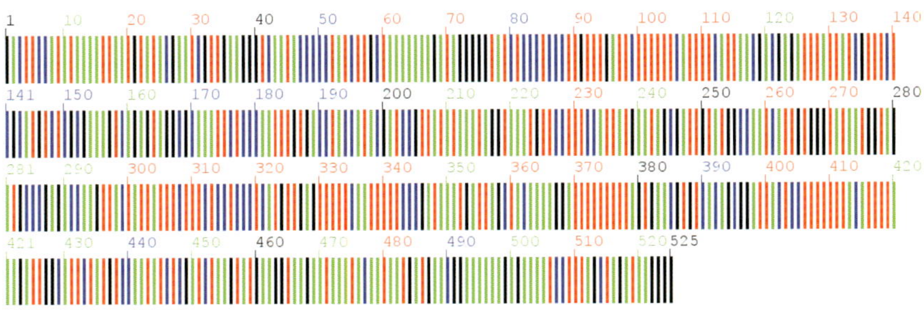

生于海拔 1600m 的林下草地或荒坡上。分布于浙江、福建、江西、台湾、湖南、湖北、广东、广西、四川、贵州、云南等地。

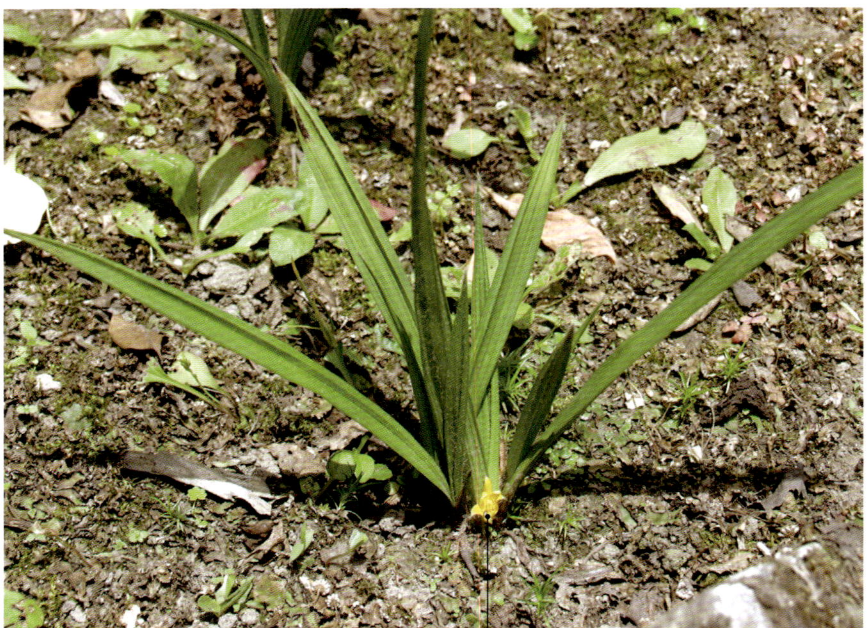

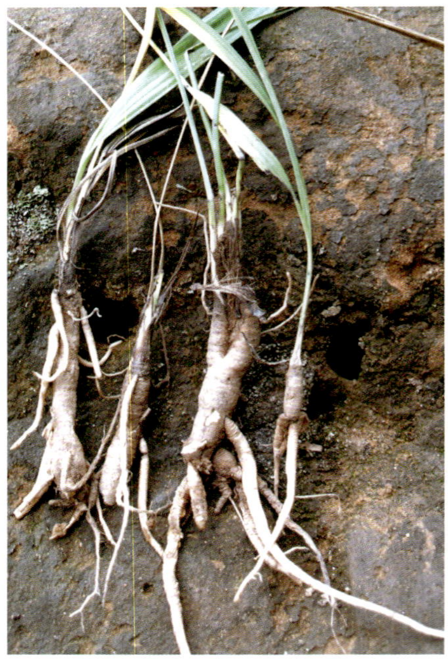

仙茅

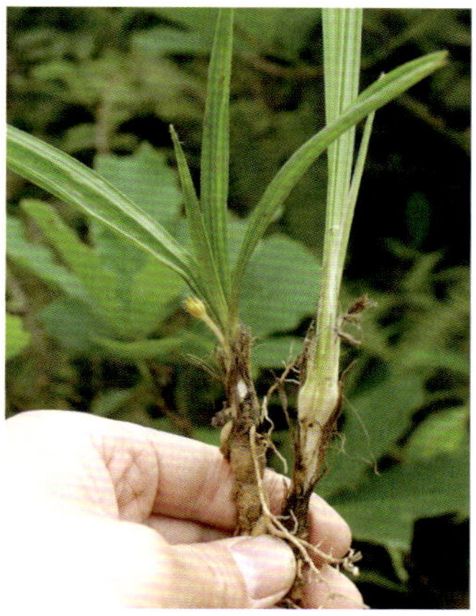
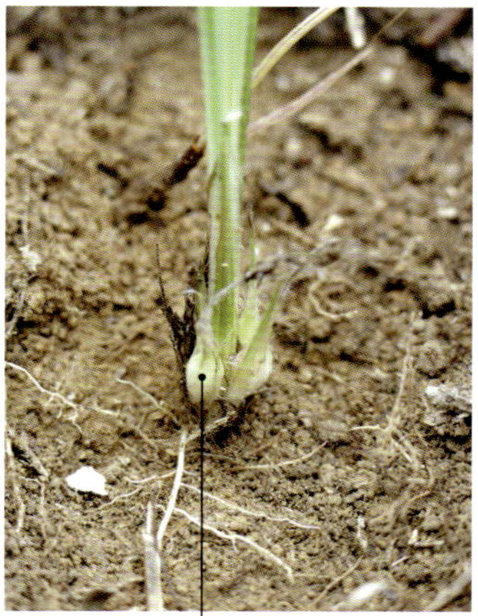
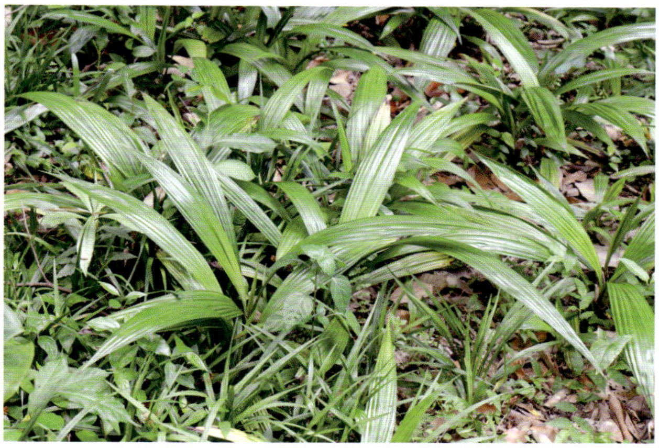

浆果长矩圆形，先端宿存，有细长的花被筒，呈喙状

仙茅（续）

对比鉴别

植物仙茅的同属植物大叶仙茅 *Curculigo capitulata* (Lour.) O. Kuntze 的根也在民间作药用，易与药材仙茅相混淆。

大叶仙茅与仙茅主要区别点：花葶粗壮，从叶腋发出；总状花序缩短近头状，长 4~5cm；花排列极紧密。

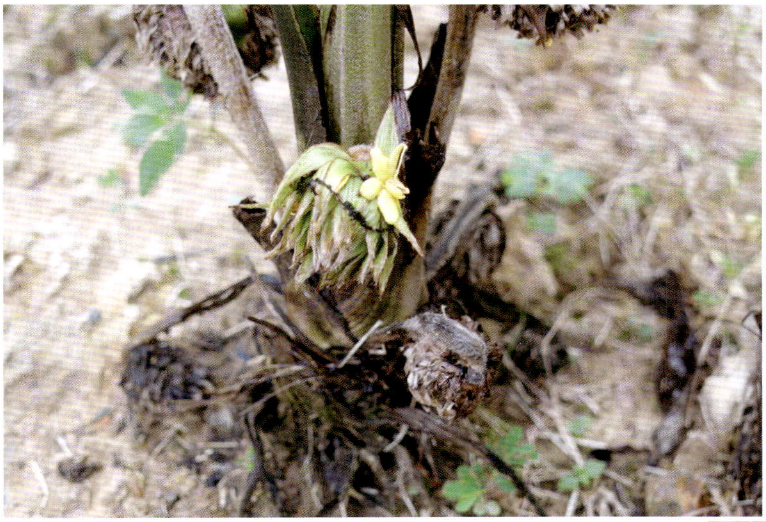
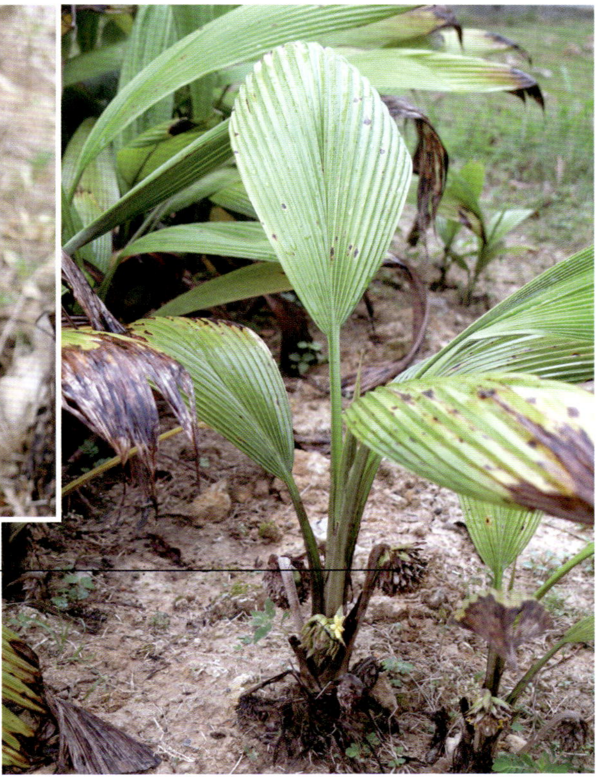

总状花序缩短近头状，花排列极紧密

大叶仙茅

仙鹤草 Xianhecao AGRIMONIAE HERBA

本品为蔷薇科植物龙芽草 *Agrimonia pilosa* Ledeb. 的干燥地上部分。

基原植物

■ 龙芽草 *Agrimonia pilosa* Ledeb. 别名：地仙草、九龙牙

生于溪边、路旁、草地、林下、林缘及河边草地。分布于全国大部分地区。

果实较大，连钩刺长 7~8mm

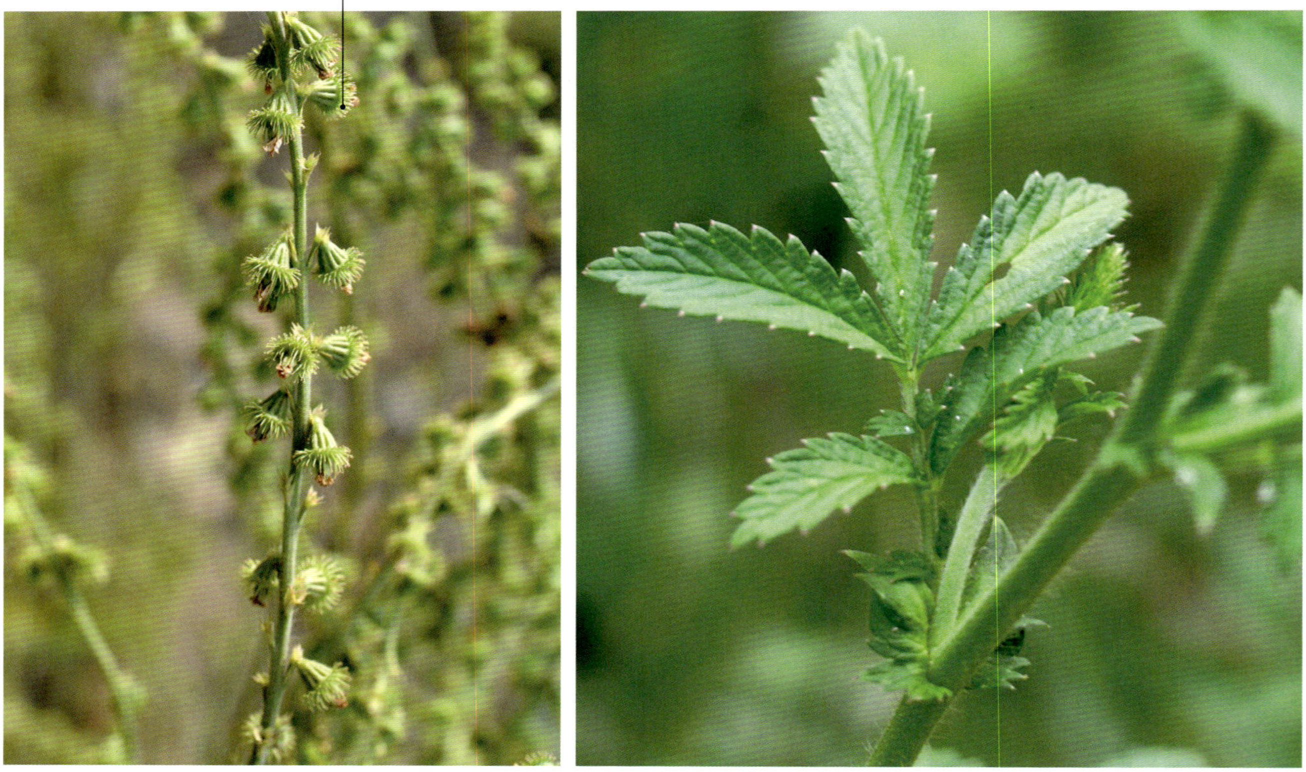

龙芽草

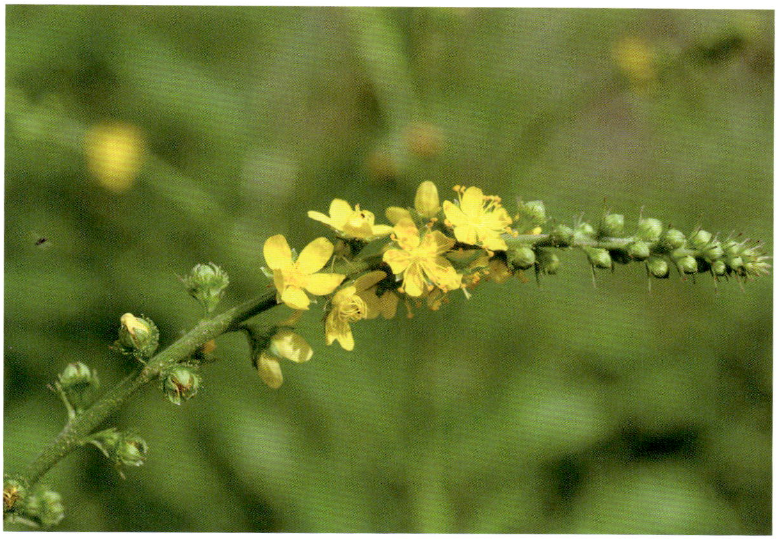

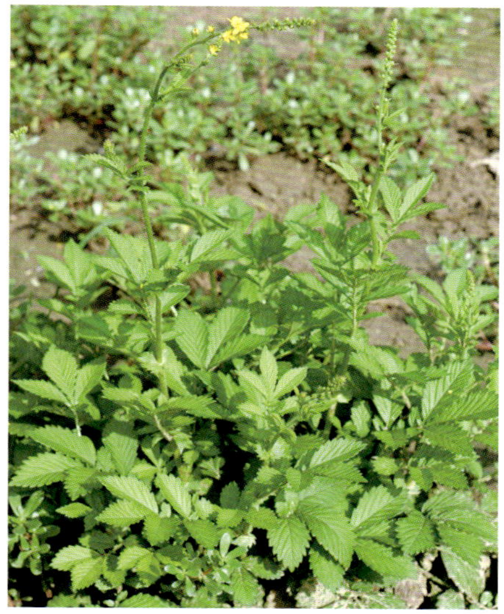

龙芽草（续）

对比鉴别

龙牙草属植物我国有 4 种，《常用中药材品种整理和质量研究》（北方编）记载，除正品外，其同属的小花龙牙草 *Agrimonia nipponica* Koidzumi var. *occidentalis* Skalick ex J. E. Vidal、大花龙牙草 *Agrimonia eupatoria* Linnaeus subsp. *asiatica* (Juzepczuk) Skalick 及托叶龙牙草 *Agrimonia coreana* Nakai 的干燥地上部分也在少数地区作药材仙鹤草使用。

花直径 4~5mm，疏离，花序轴纤细

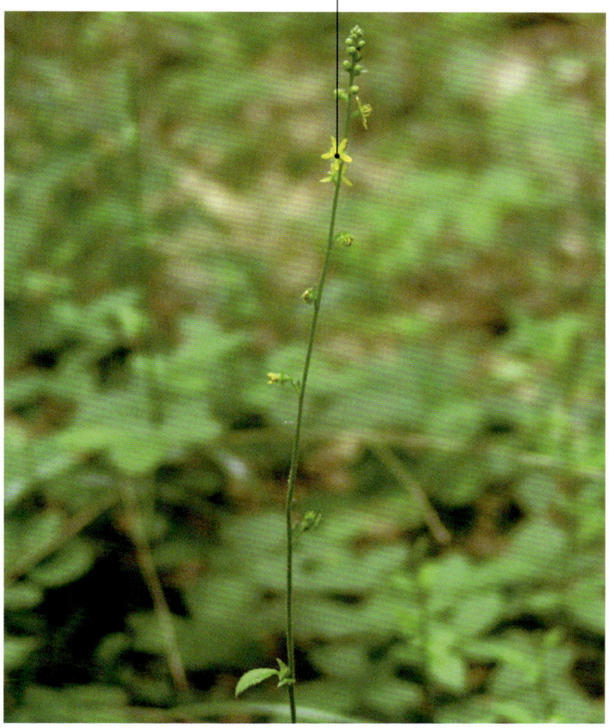

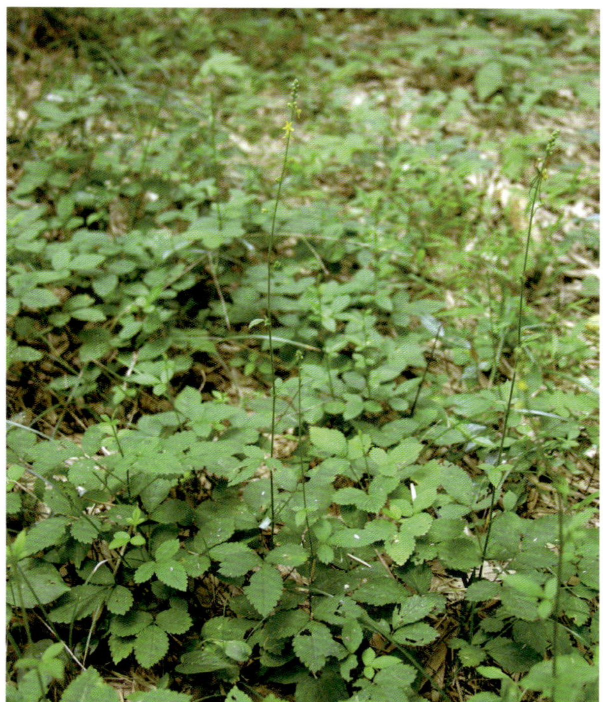

小花龙牙草

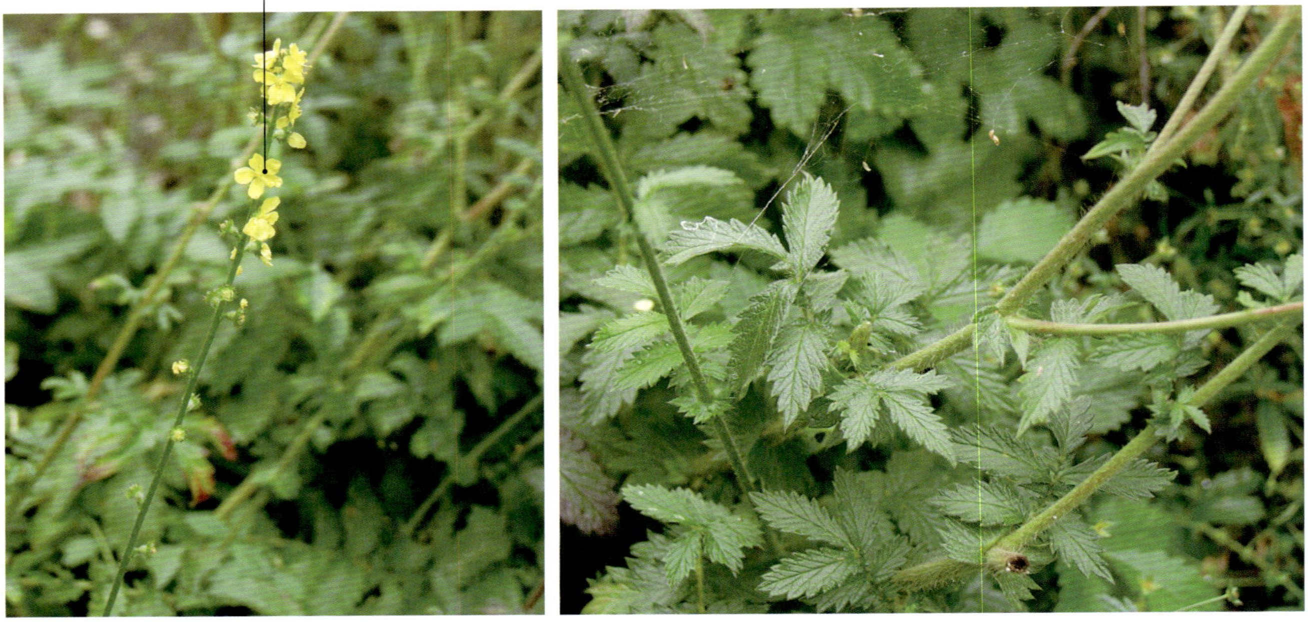

大花龙牙草

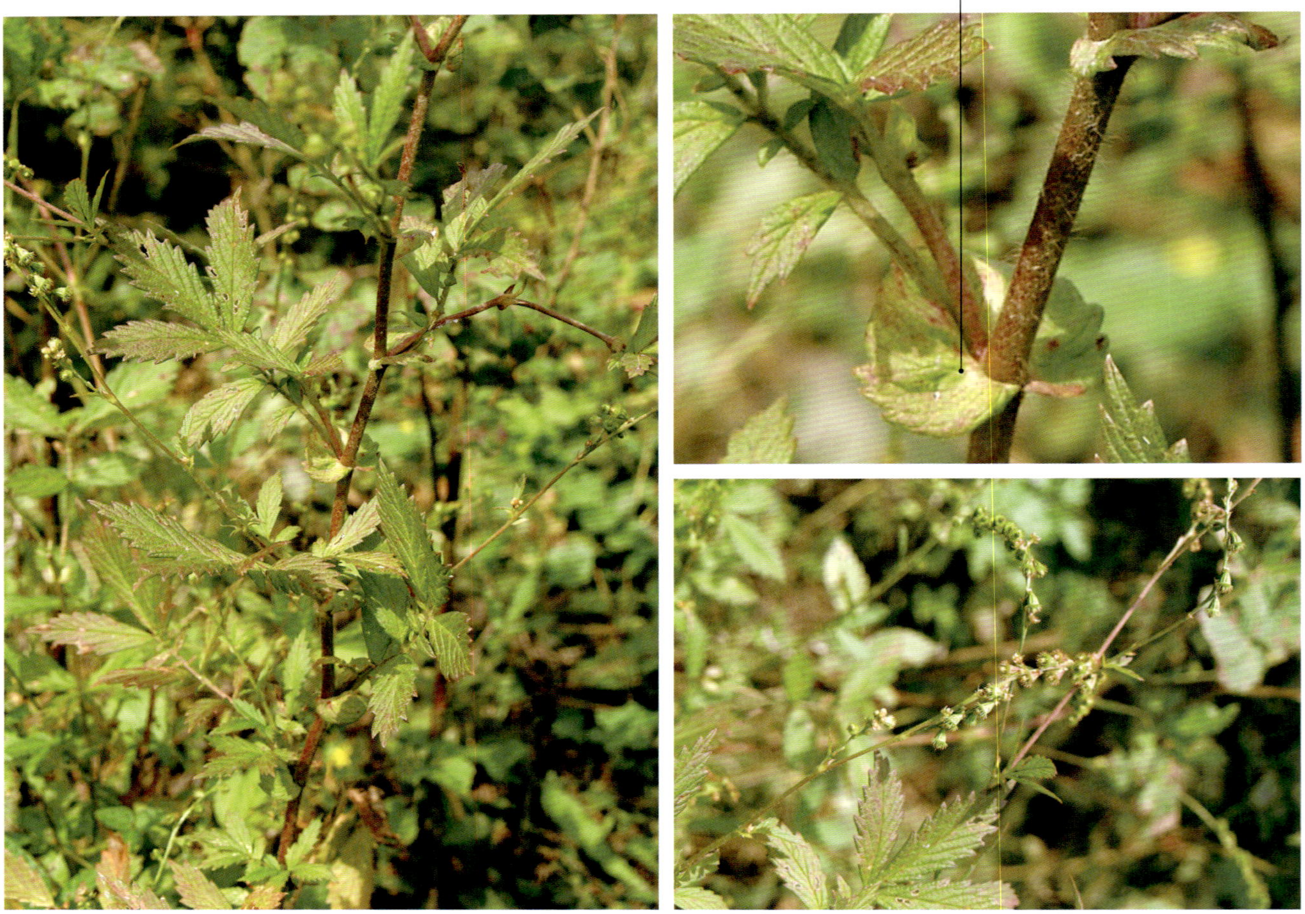

托叶龙牙草

检索表

1. 花较大，直径 12~13mm；果实较大，连钩刺长 8~10mm……大花龙牙草
1. 花较小，直径 4~10mm；果实较小，连钩刺长 5~8mm……2
2. 托叶扇形或宽卵形，边缘有圆钝牙齿……托叶龙牙草
2. 托叶镰形或半圆形，边缘锯齿急尖……3
3. 花直径 4~5mm，疏离，花序轴纤细；果实较小，连钩刺长 4~5mm……小花龙牙草
3. 花直径 6~9mm；果实较大，连钩刺长 7~8mm……龙芽草

白　及　Baiji BLETILLAE RHIZOMA

本品为兰科植物白及 *Bletilla striata* (Thunb.) Reichb. f. 的干燥块茎。

基原植物

■ 白及　*Bletilla striata* (Thunb.) Reichb. f.　别名：白及子

生于山野、山谷、潮湿地。分布于河北、河南、陕西、甘肃及南部各地。

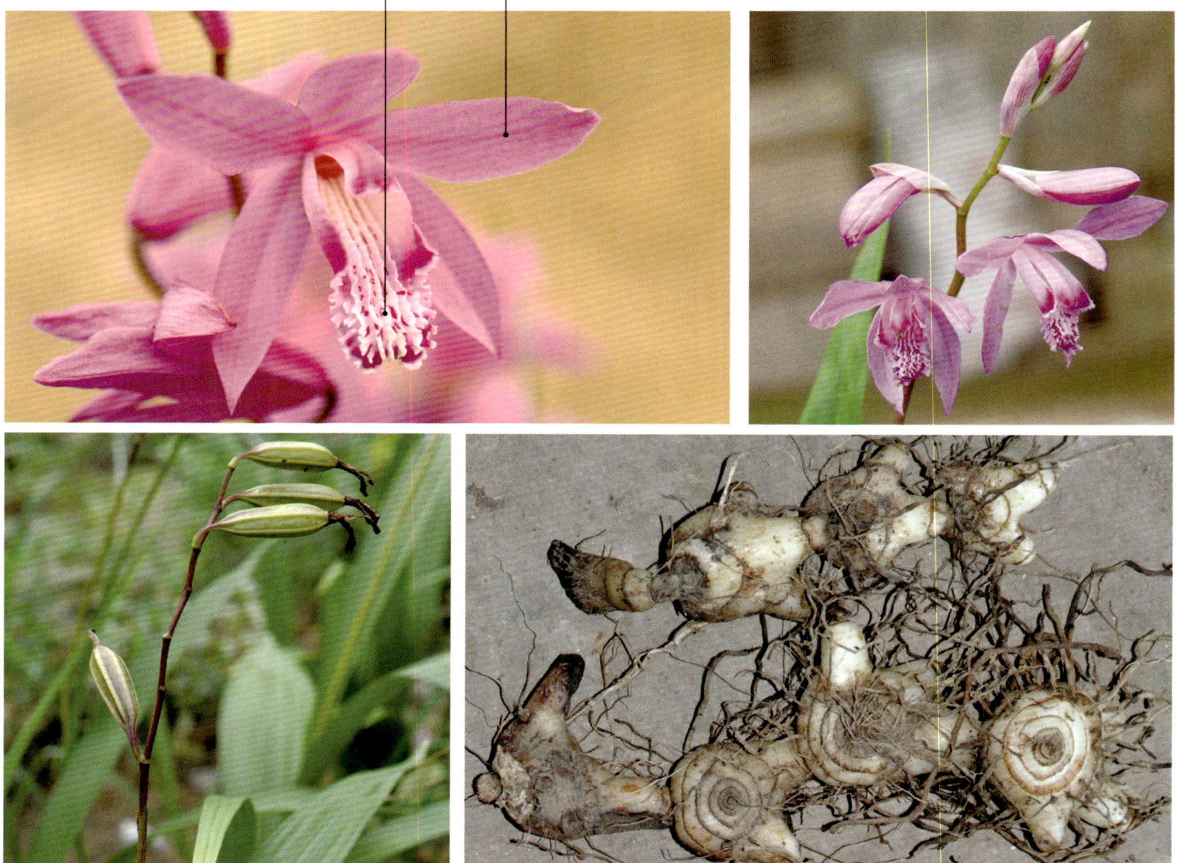
唇盘上面的 5 条脊状褶片
仅在中裂片上面为波状
花大，萼片和花瓣长 25~30mm

白及

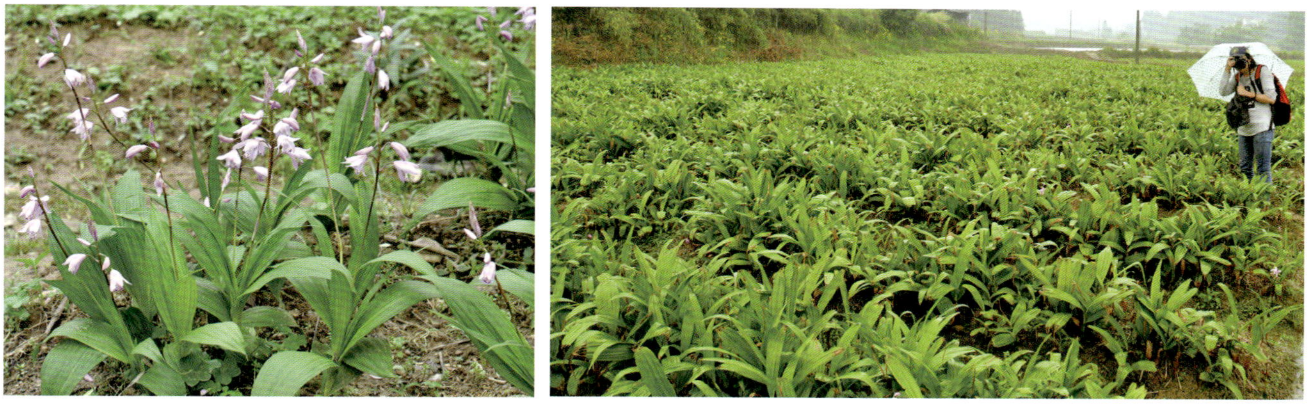

白及（续）

对比鉴别

植物白及的同属植物黄花白及 *Bletilla ochracea* Schltr.、小白及 *Bletilla formosana* (Hayata) Schltr. 的块茎常被充当药材白及使用。

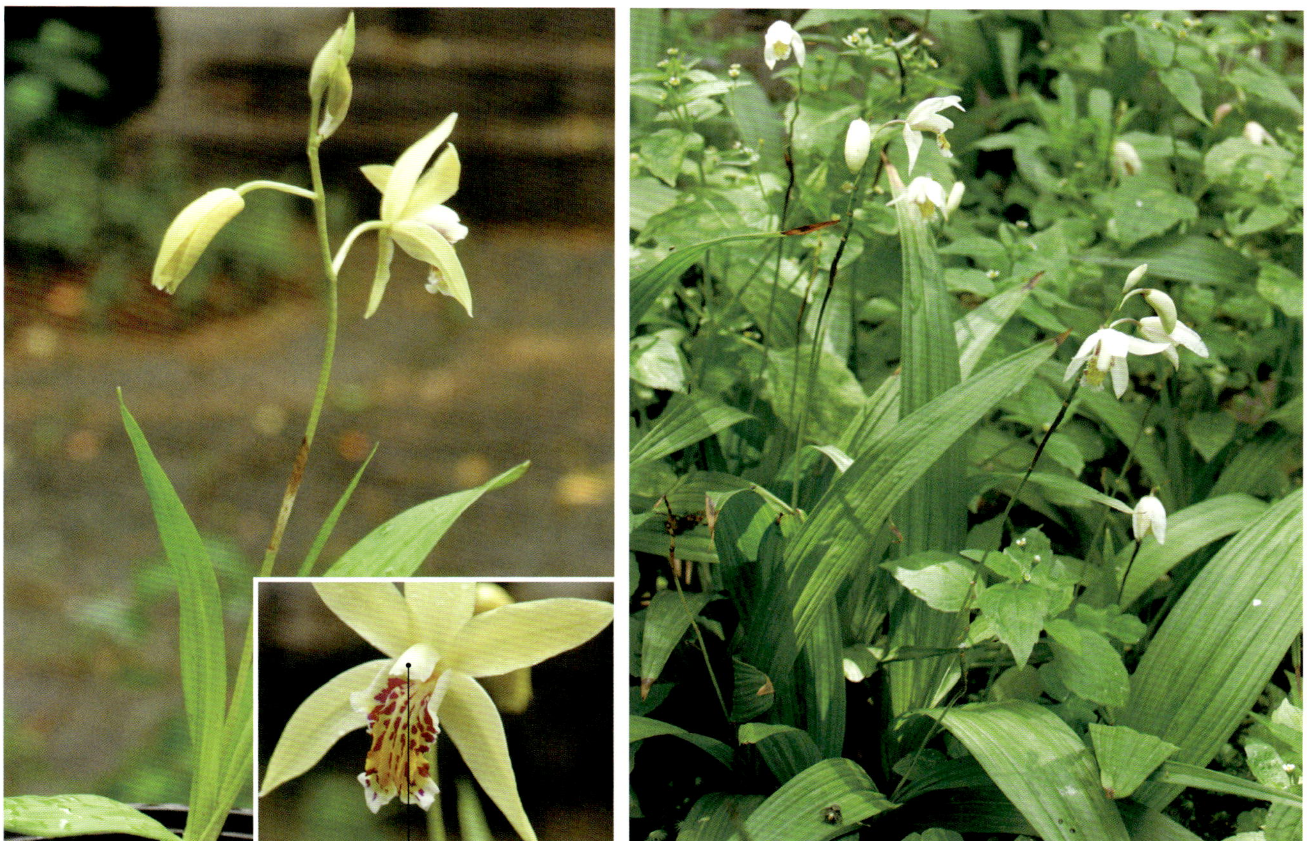

萼片和花瓣黄白色

黄花白及

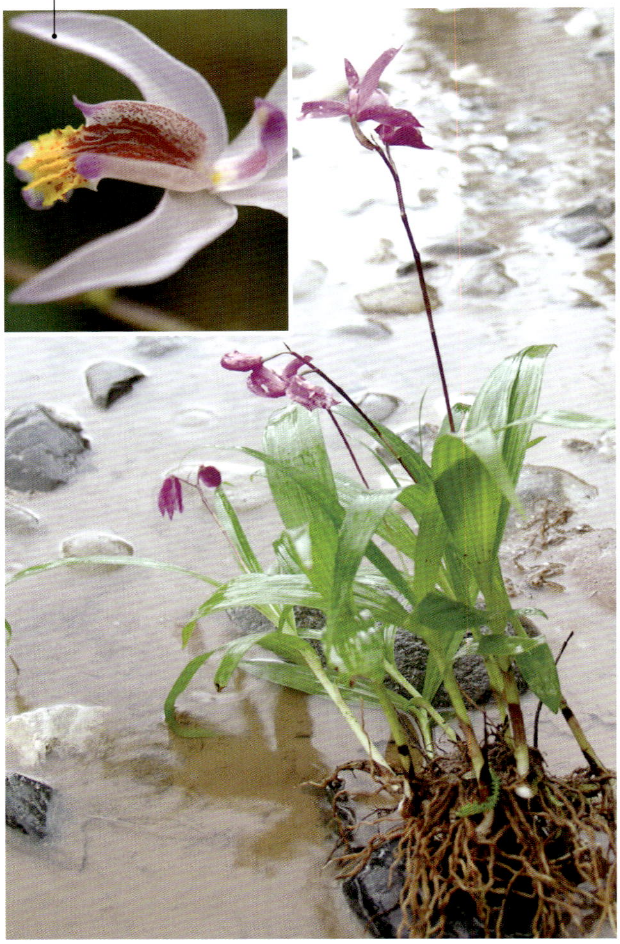

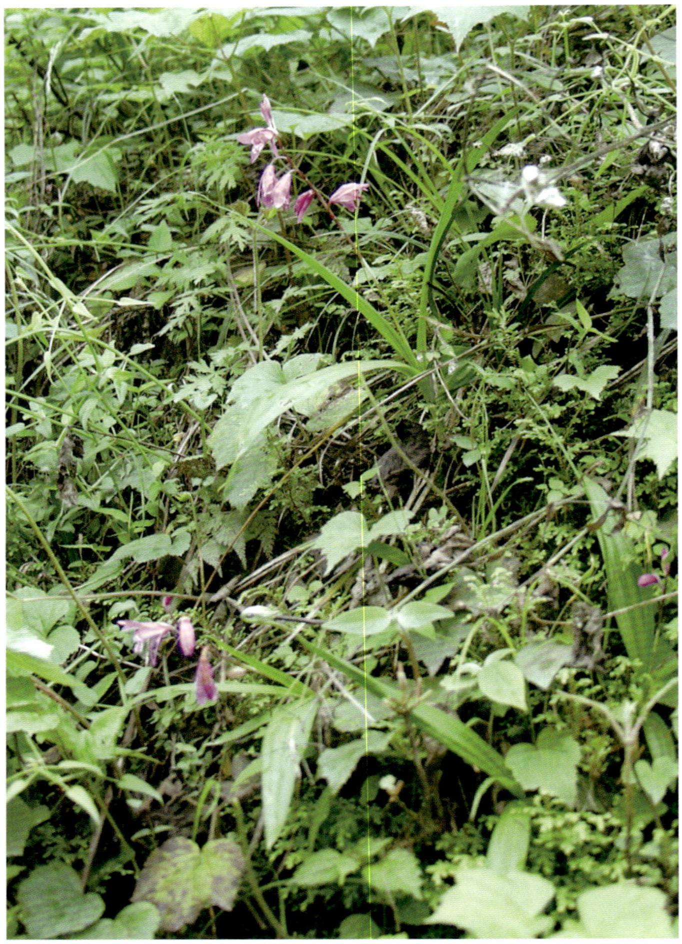

小白及

检索表

1. 萼片和花瓣黄白色；唇瓣的侧裂片先端钝，几乎不伸至中裂片旁……黄花白及

1. 萼片和花瓣紫红色或粉红色，罕为白色；唇瓣的侧裂片先端尖或稍尖，伸至中裂片旁……2

2. 花小，萼片和花瓣长 15~21mm；唇盘上面的 5 条脊状褶片从基部至中裂片上面均为波状……小白及

2. 花大，萼片和花瓣长 25~30mm；唇盘上面的 5 条脊状褶片仅在中裂片上面为波状……白及

白 术 Baizhu ATRACTYLODIS MACROCEPHALAE RHIZOMA

本品为菊科植物白术 *Atractylodes macrocephala* Koidz. 的干燥根茎。

基原植物

■ **白术** *Atractylodes macrocephala* Koidz. 别名：于术、浙术

生于山坡、林缘、灌木林中。分布于安徽、浙江、江西、湖南、湖北、陕西等地，全国各地多有栽培。

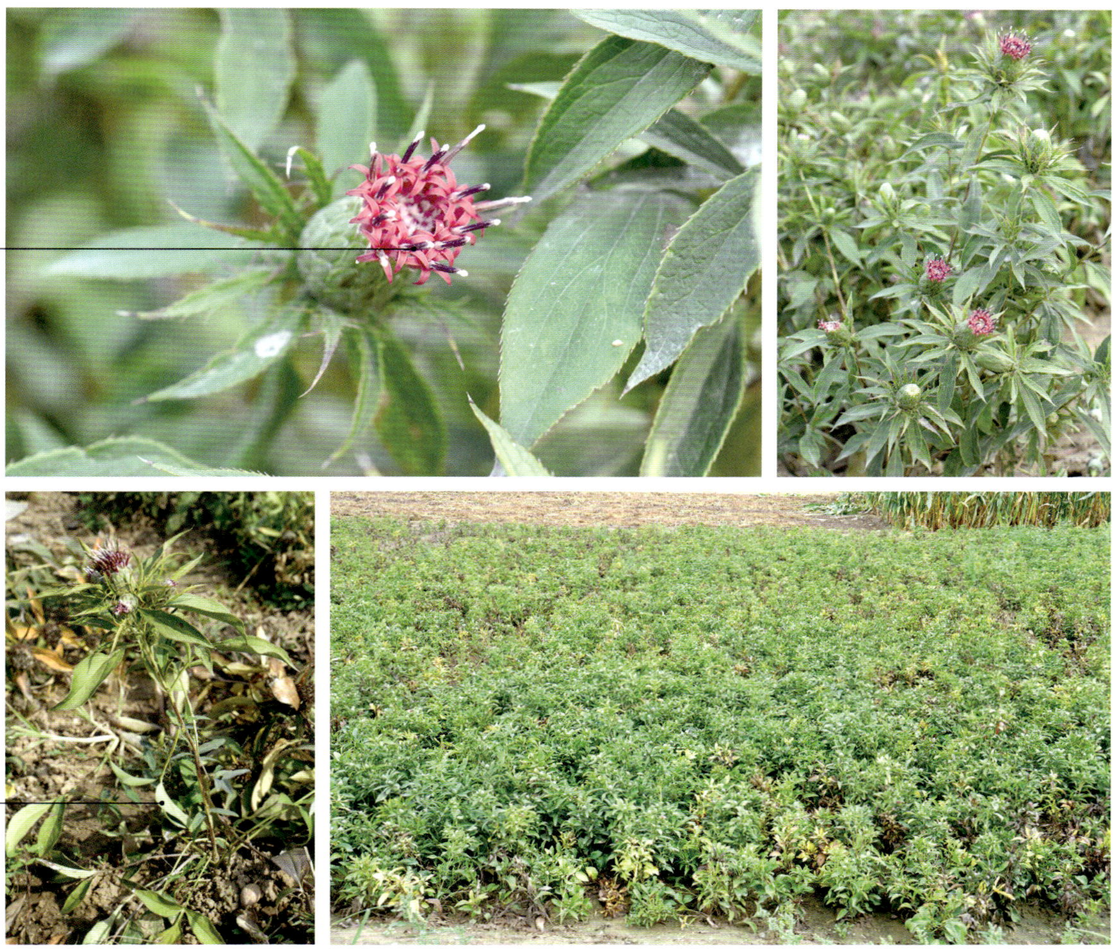

白术

对比鉴别

《常用中药材品种整理和质量研究》（北方编 ）记载，苍术 *Atractylodes lancea* (Thunb.) DC. 的根茎偶见混入药材白术使用。

苍术与白术主要区别点：叶不分裂，羽状半裂或浅裂，或大头羽状深裂或半裂；头状花序小；小花花冠白色。

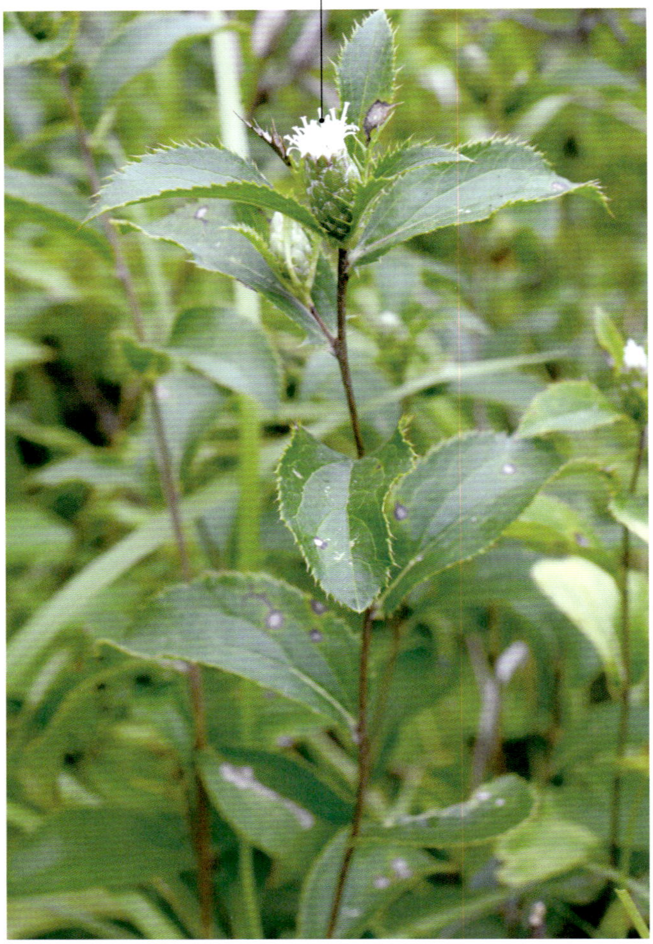

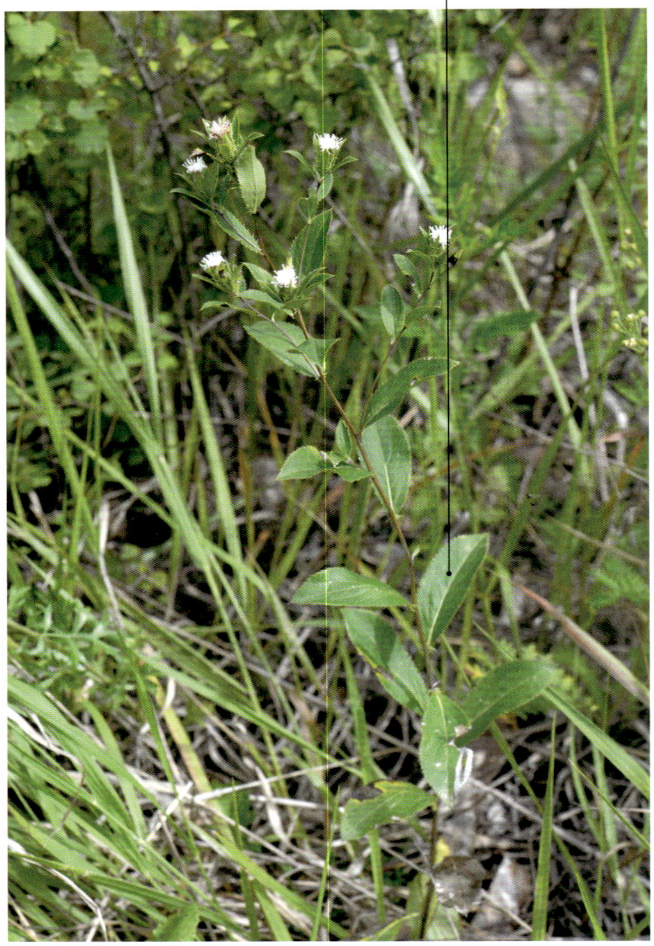

苍术

白头翁 Baitouweng PULSATILLAE RADIX

本品为毛茛科植物白头翁 *Pulsatilla chinensis* (Bge.) Regel 的干燥根。

基原植物

■ 白头翁 *Pulsatilla chinensis* (Bge.) Regel 别名：毛姑朵花、老公花

生于山野、山坡、田野间，喜生于阳坡。分布于黑龙江、吉林、辽宁、河北、河南、山东、山西、内蒙古、江苏、安徽、浙江、湖北、陕西、甘肃、青海、四川。

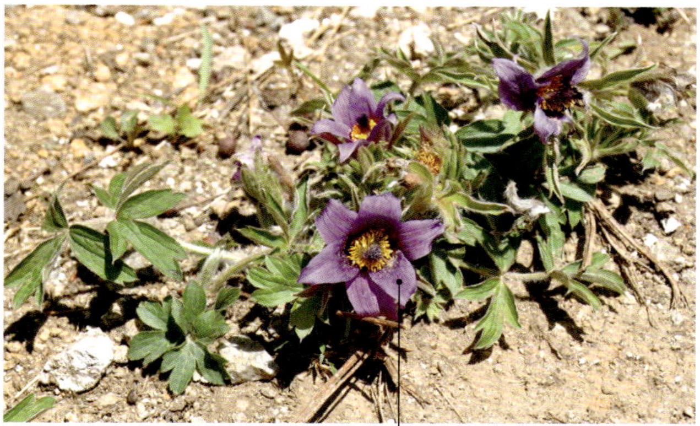

萼片长圆状卵形，长 2.8~4.4cm

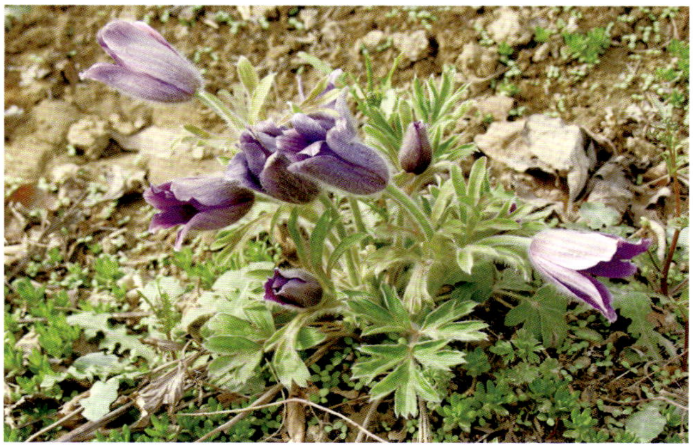

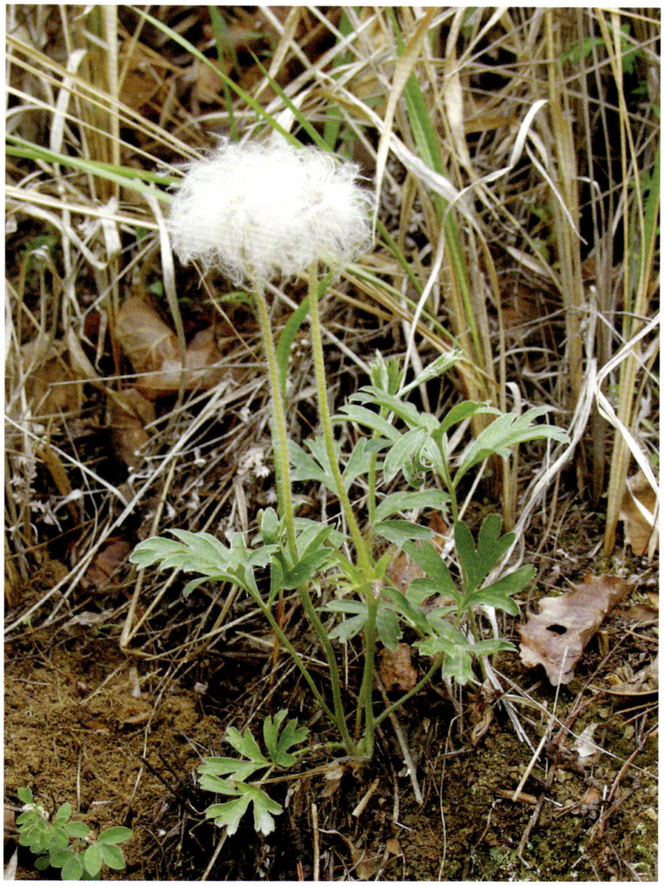

白头翁

对比鉴别

植物白头翁的同属植物兴安白头翁 *Pulsatilla dahurica* (Fischer ex de Candolle) Sprengel 的根也作药材白头翁在东北地区使用。

兴安白头翁与白头翁主要区别点：叶三全裂或近似羽状分裂，一回中全裂片，有细长柄，又三全裂；萼片椭圆状卵形，长约 2cm。

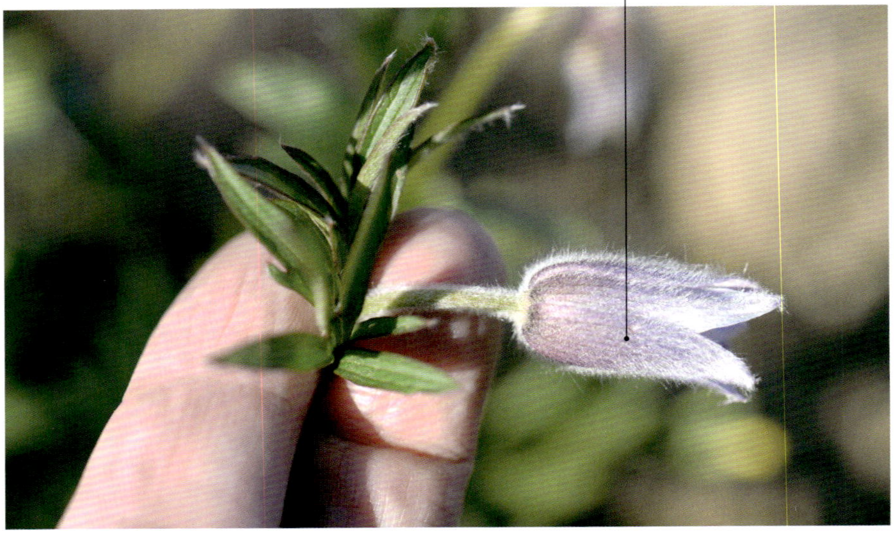

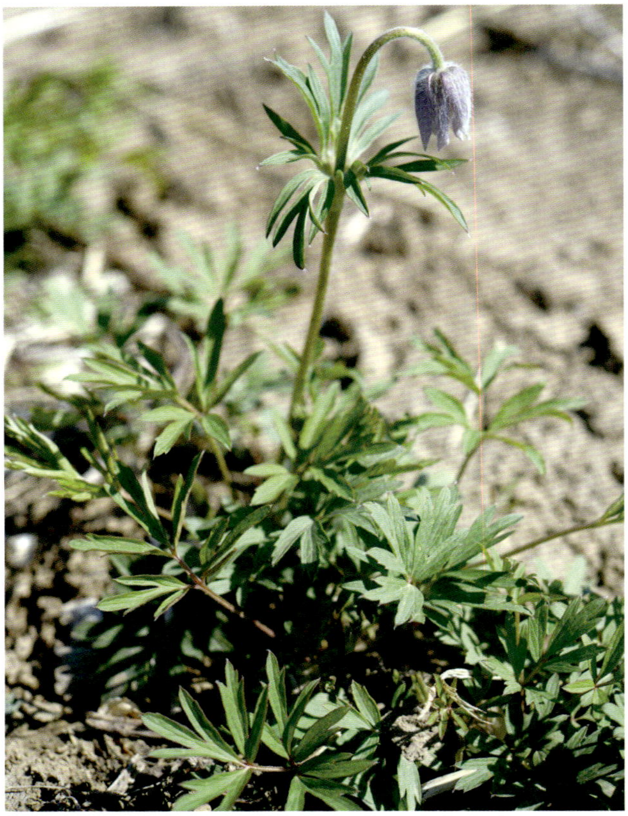

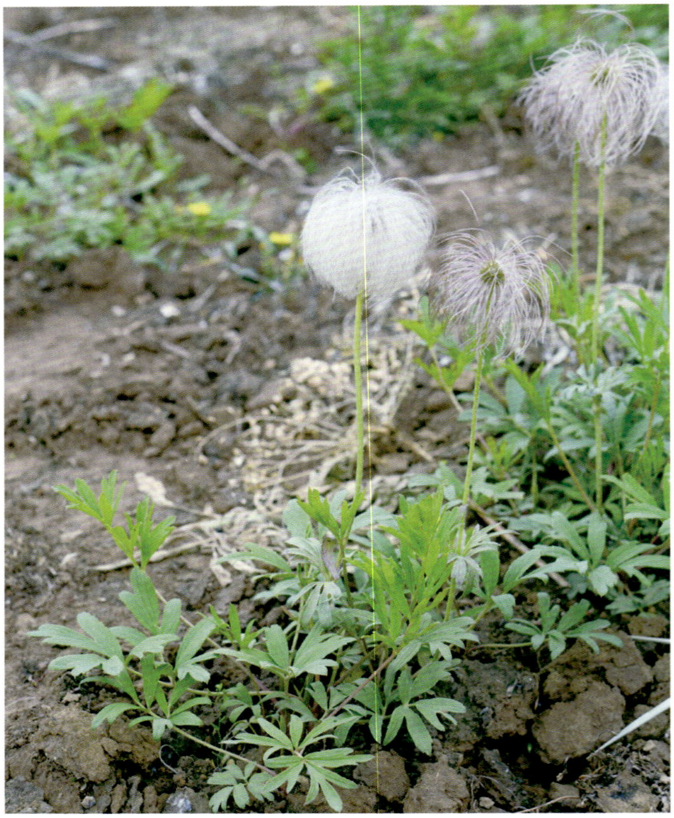

兴安白头翁

白　芍

Baishao
PAEONIAE RADIX ALBA

本品为毛茛科植物芍药 *Paeonia lactiflora* Pall. 的干燥根。

基原植物

■ 芍药　*Paeonia lactiflora* Pall.　别名：赤芍

生于山坡、山谷、灌木丛。分布于东北、华北及河南、山东、陕西，全国各地均有栽培。

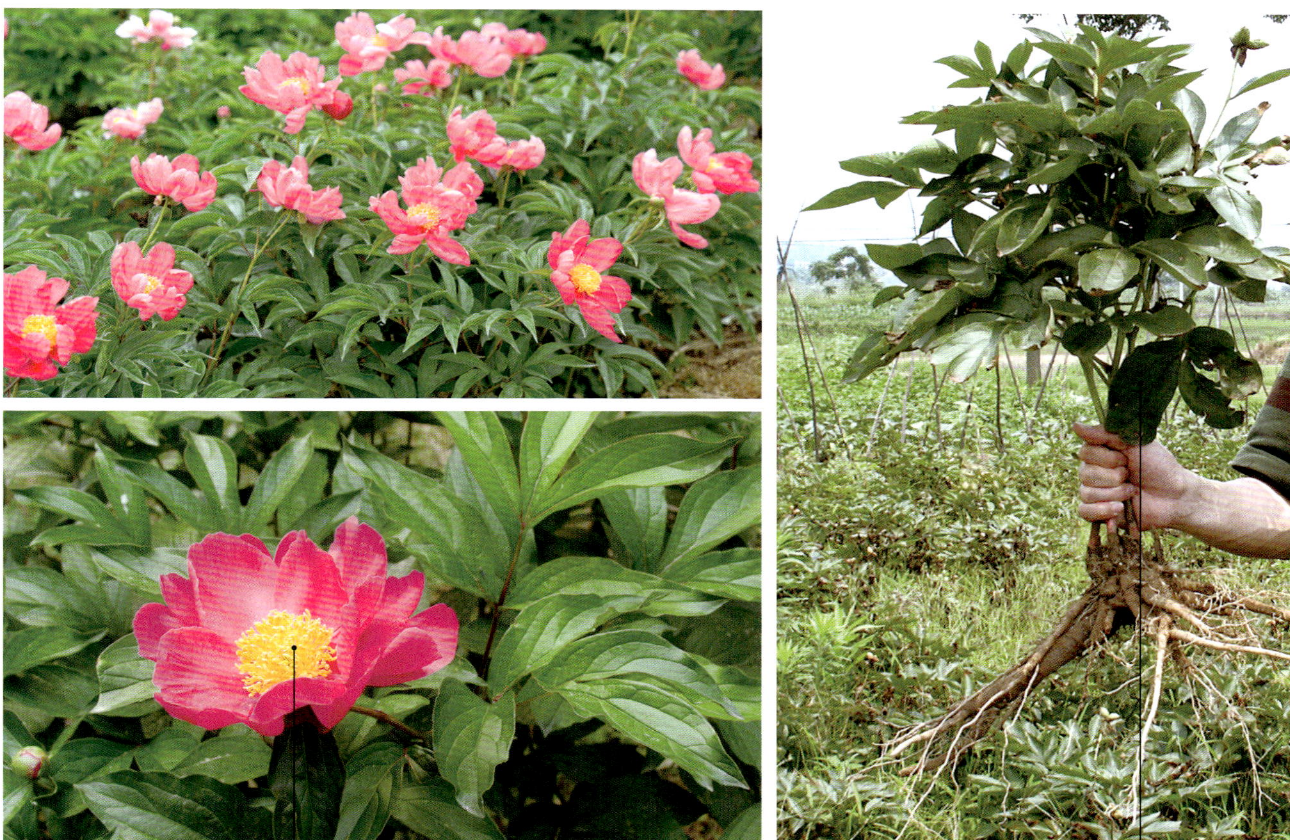

雄蕊多数，花丝黄色

多年生草本

芍药

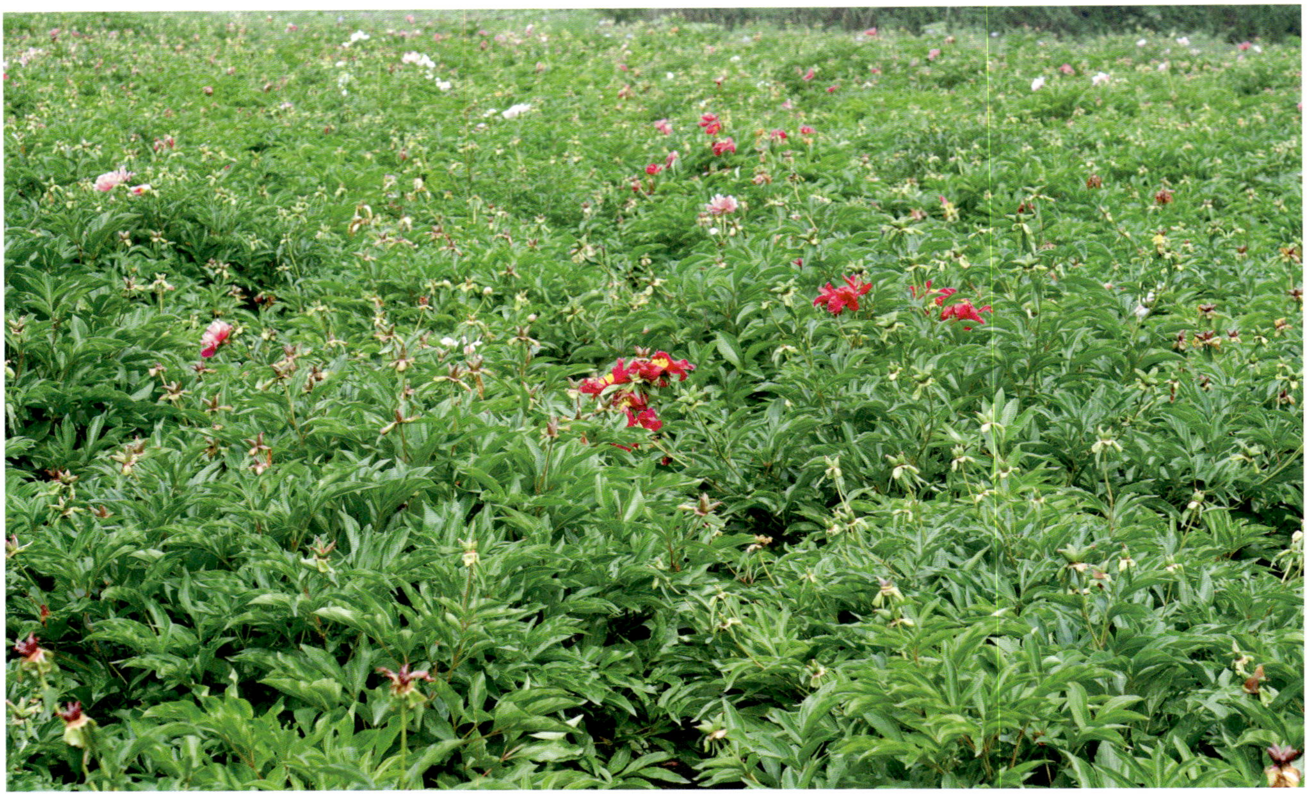

芍药（续）

对比鉴别

参见“赤芍”项。

检索表

参见“赤芍”项。

白　　芷 Baizhi ANGELICAE DAHURICAE RADIX

本品为伞形科植物白芷 *Angelica dahurica* (Fisch. ex Hoffm.) Benth. et Hook. f. 或杭白芷 *Angelica dahurica* (Fisch. ex Hoffm.) Benth. et Hook. f. var. *formosana* (Boiss.) Shan et Yuan 的干燥根。《中国植物志》及 *Flora of China* 记载药材白芷来源于下面 2 变种：祁白芷 *Angelica dahurica*（Fisch. ex Hoffm.）Benth. et Hook. f. cv. *Qibaizhi* Yuan et Shan、杭白芷 *Angelica dahurica*（Fisch. ex Hoffm.）Benth. et Hook. f. cv. *Hangbaizhi* Yuan et Shan。台湾独活（变种）*Angelica dahurica*（Fisch. ex Hoffm.）Benth. et Hook. f. var. *formosana*（de Boiss.）特产于我国台湾北部。

基原植物

■ 祁白芷 *Angelica dahurica* (Fisch. ex Hoffm.) Benth. et Hook. f. cv. *Qibaizhi* Yuan et Shan

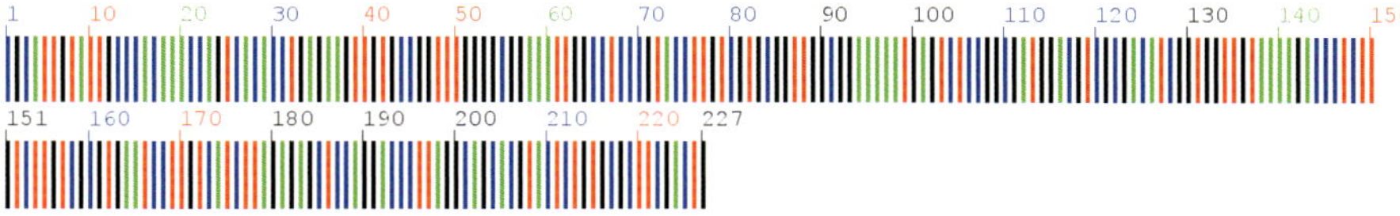

栽培于河北安国，河南长葛、禹州。

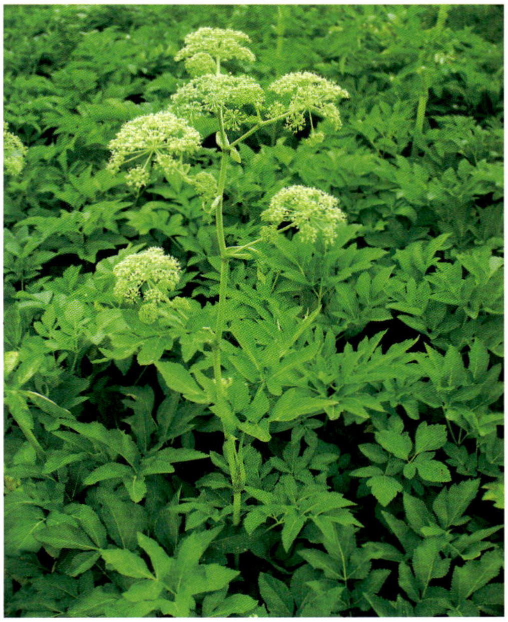

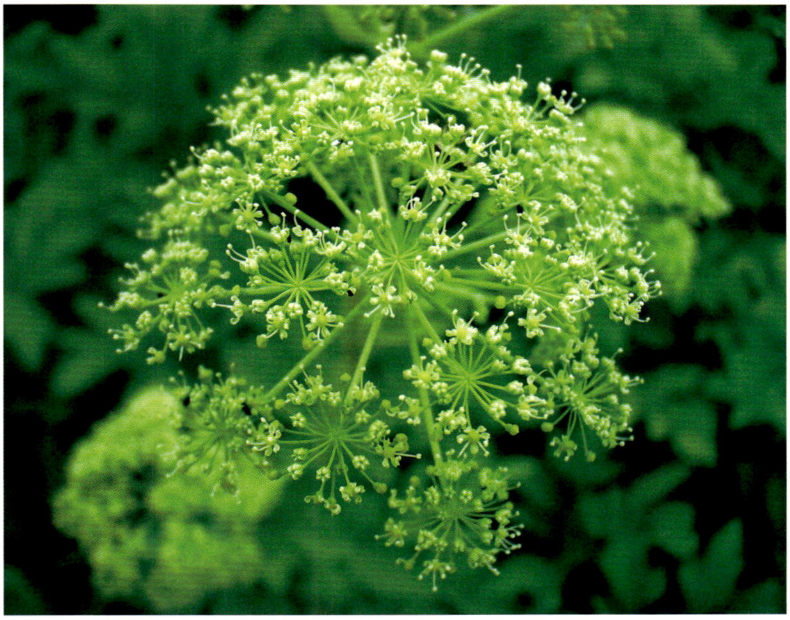

祁白芷

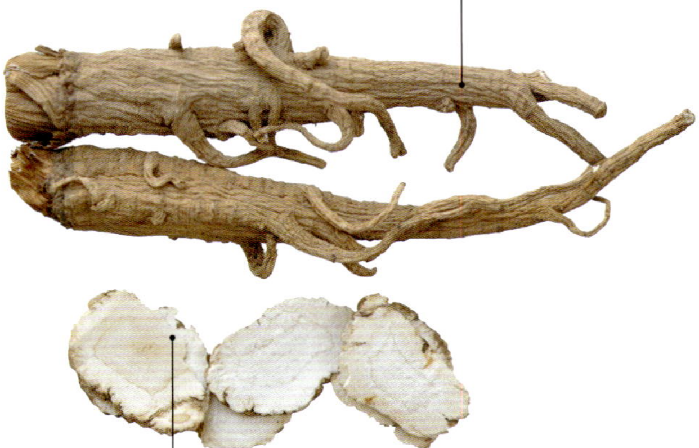
根圆锥形
断面灰白色，粉性略差，油性较大

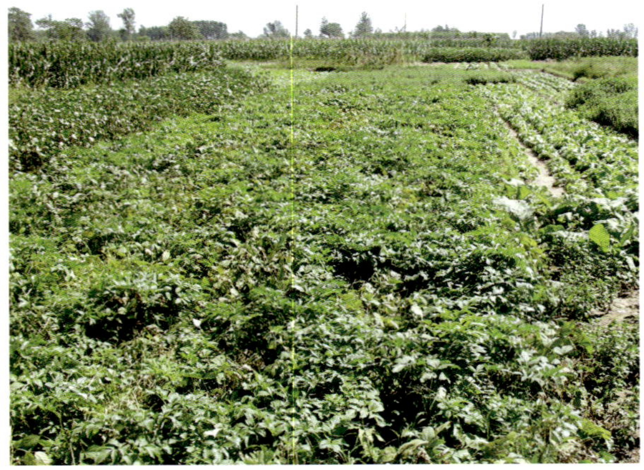

祁白芷（续）

■ 杭白芷 *Angelica dahurica* (Fisch. ex Hoffm.) Benth. et Hook. f. cv. *Hangbaizhi* Yuan et Shan

栽培于四川、浙江、湖南、湖北、江西、江苏、安徽及南方一些地区。

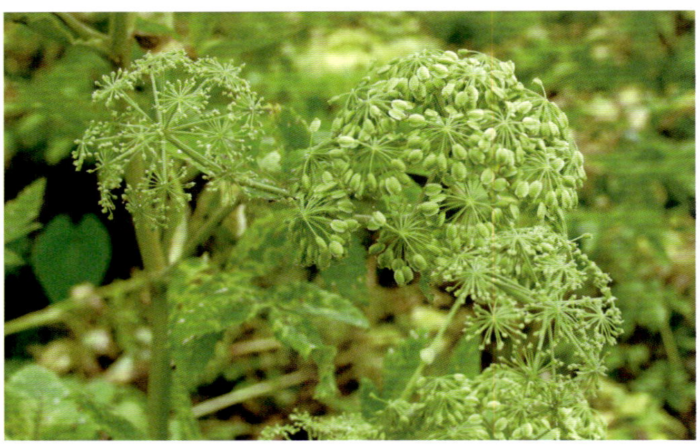

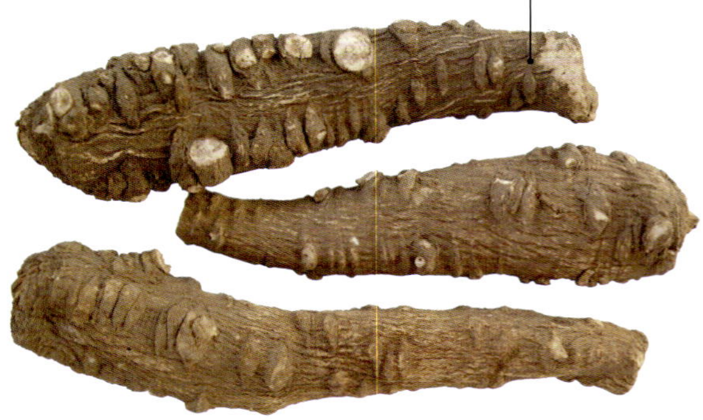
根长圆锥形

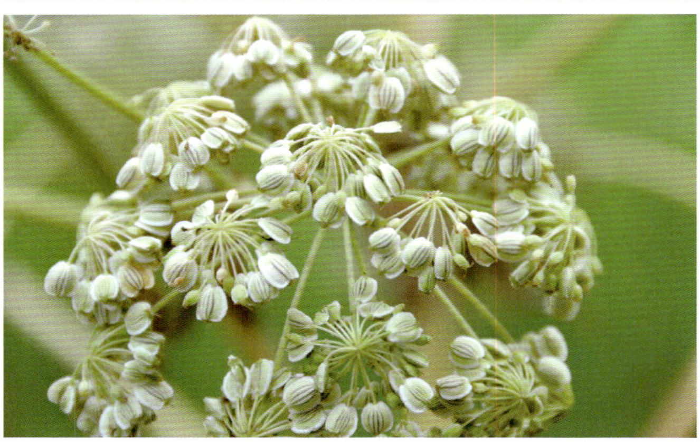

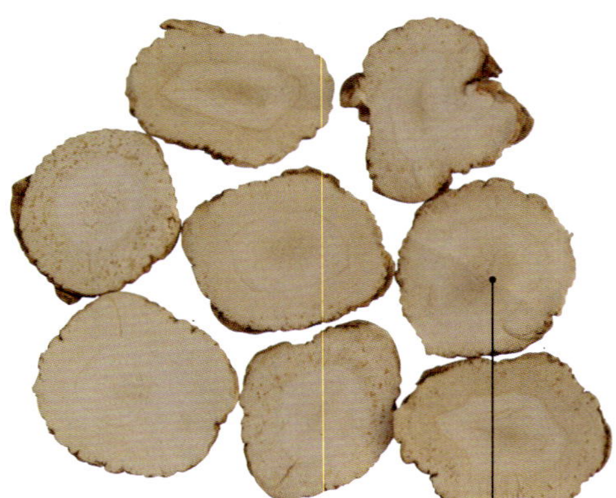
断面白色，粉性大

杭白芷

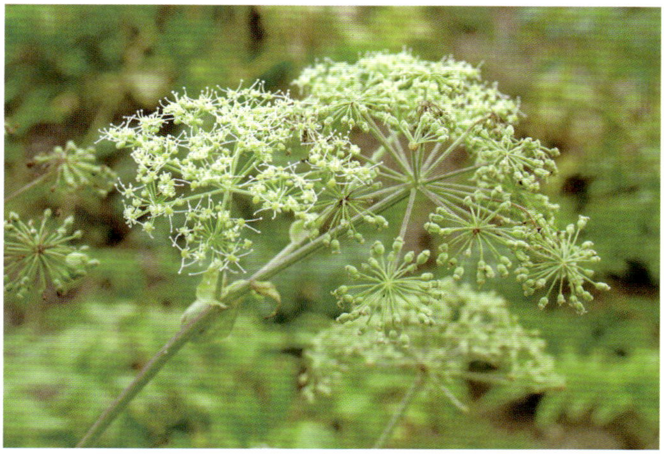
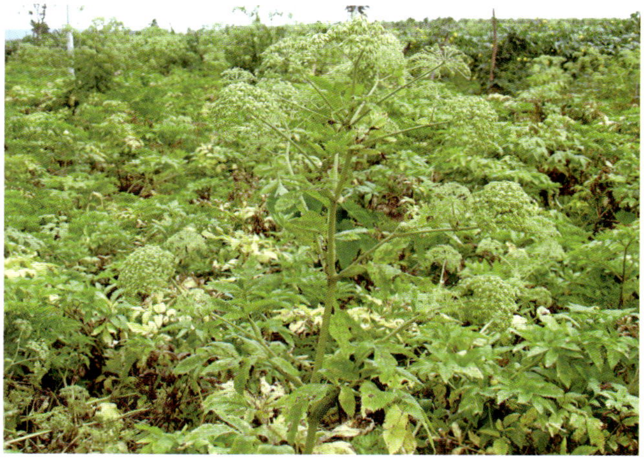

杭白芷（续）

对比鉴别

白芷基原植物的分类存在争议，《中国植物志》及 *Flora of China* 记载了白芷（原变种）*Angelica dahurica* (Fisch. ex Hoffm.) Benth. et Hook. f. var. *dahurica*，其分布于东北及华北地区，生长于林下、林缘、溪旁、灌丛及山谷草地。本种的根入药，在东北各省有些地区称“大活”或“独活”。

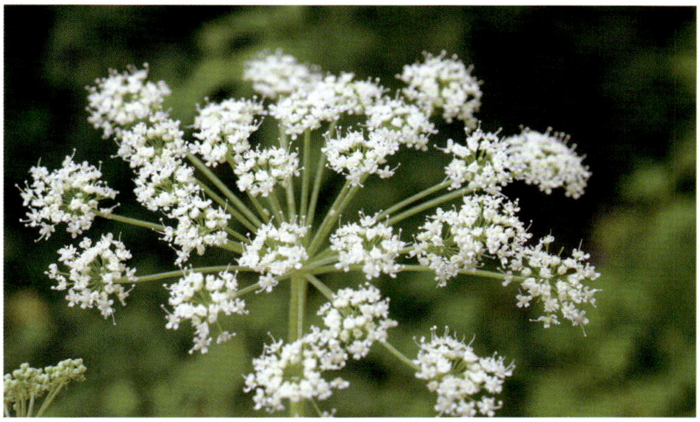
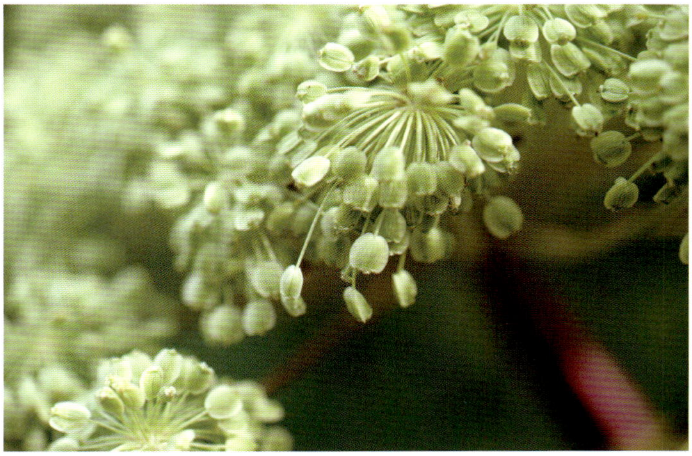
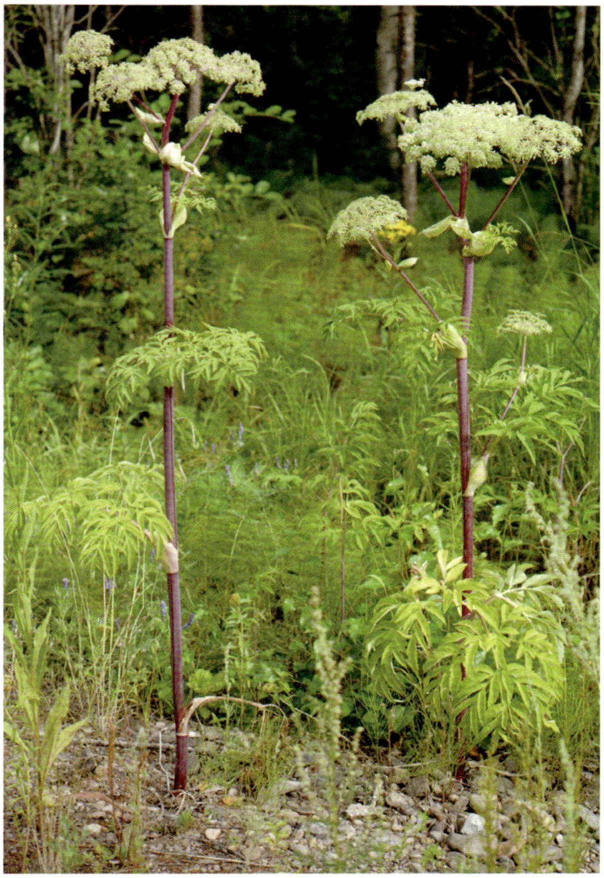

白芷（原变种）

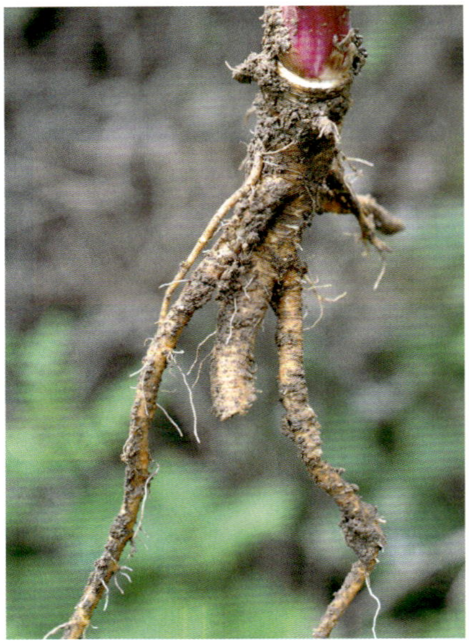

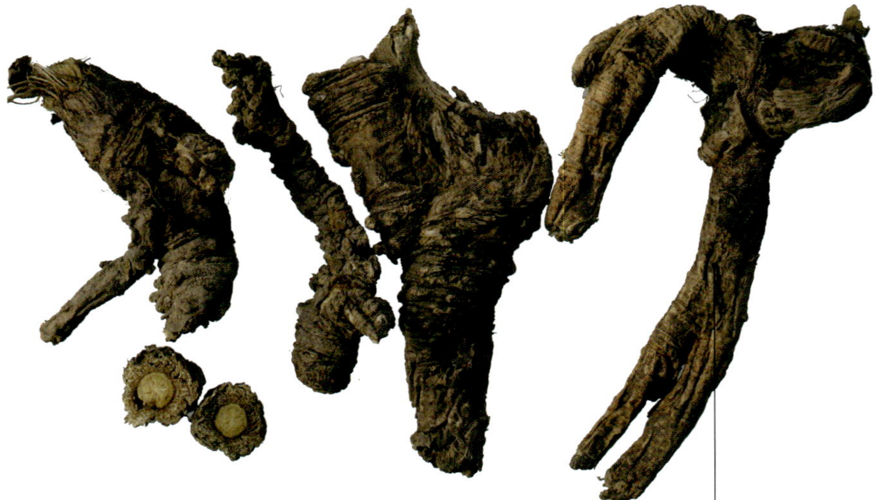

白芷（原变种，续）

检索表

1. 根圆柱形，有分枝；野生 ………………………………………… 白芷（原变种）

1. 根圆锥形；栽培 ………………………………………………………… 2

2. 根长圆锥形，有多数较大的皮孔样横向突起，略排列成数纵行，质硬较重，干燥后断面白色，粉性大 ……………………………………………………………… 杭白芷①

2. 根圆锥形，皮孔样的横向突起散生，干燥后断面灰白色，粉性略差，油性较大 ………… 祁白芷②

①：杭白芷 *Angelica dahurica* (Fisch. ex Hoffm.) Benth. et Hook. f. cv. *Hangbaizhi* Yuan et Shan。

②：此为祁白芷 *Angelica dahurica* (Fisch. ex Hoffm.) Benth. et Hook. f. cv. *Qibaizhi* Yuan et Shan。

白附子

Baifuzi

TYPHONII RHIZOMA

本品为天南星科植物独角莲 *Typhonium giganteum* Engl. 的干燥块茎。

基原植物

■ **独角莲** *Typhonium giganteum* Engl. 别名：禹白附

生于林下、山涧湿地。分布于吉林、辽宁、河北、山西、河南、山东、江苏、湖南、湖北、陕西、宁夏、四川、西藏。

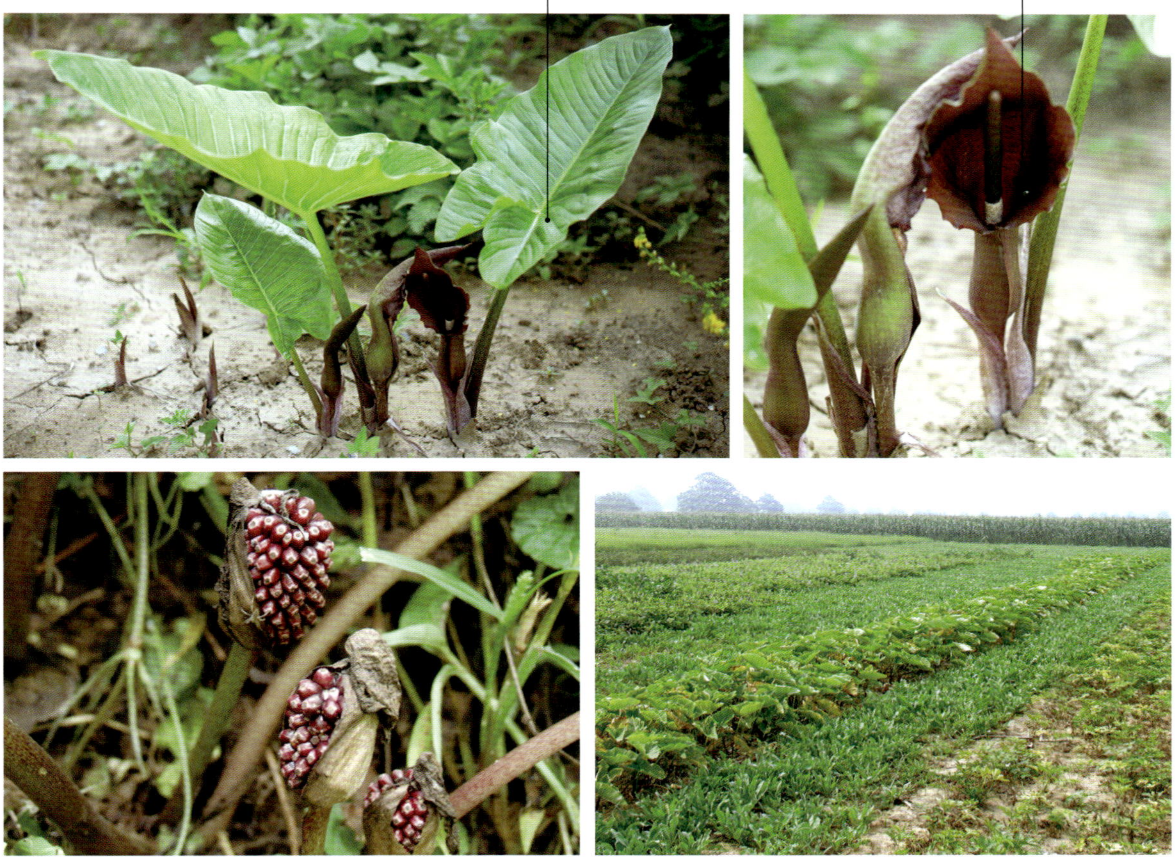

独角莲

对比鉴别

《中国药典》2020 年版记载药材白附子为天南星科植物独角莲的块茎，附子为毛茛科植物乌头 *Aconitum carmichaelii* Debx. 子根的加工品（参见“附子”项），毛茛科植物黄花乌头 *Aconitum coreanum* (H. Lévl.) Rap. 的块根在民间作关白附子使用。由于它们的药材名称相近，容易相混淆。

黄花乌头与白附子主要区别点：块根倒卵球形或纺锤形；叶片三全裂，全裂片细裂，小裂片线形或线状披针形；顶生总状花序；萼片淡黄色，上萼片船状盔形或盔形；果为蓇葖果。

顶生总状花序

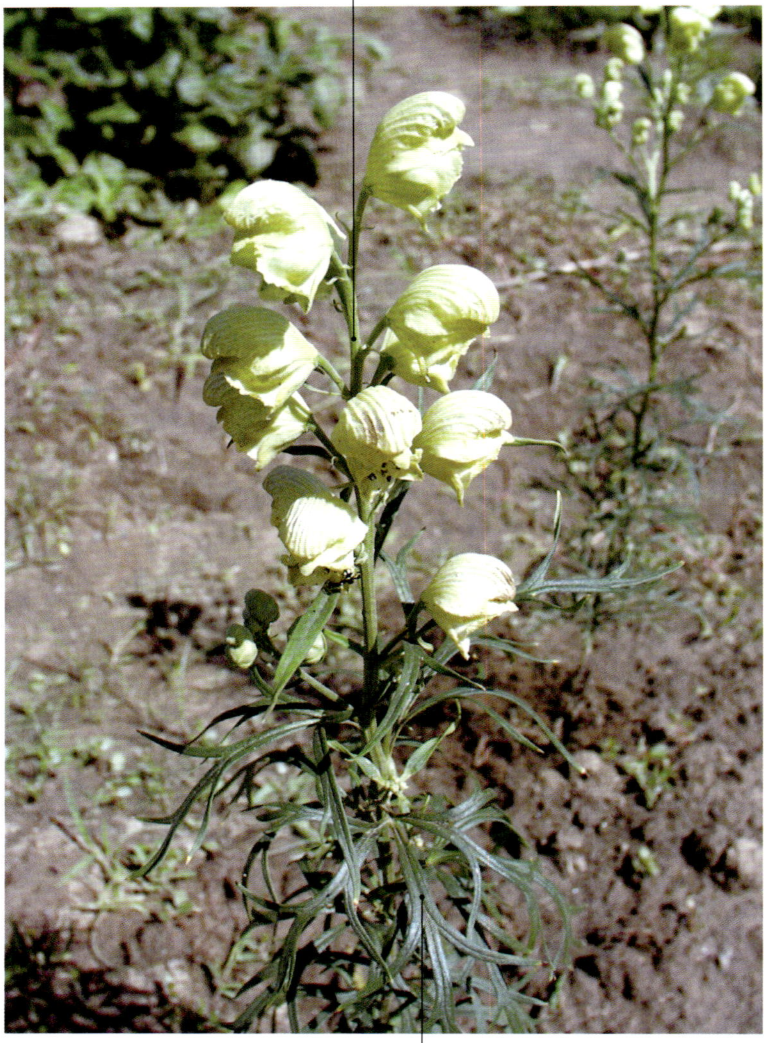

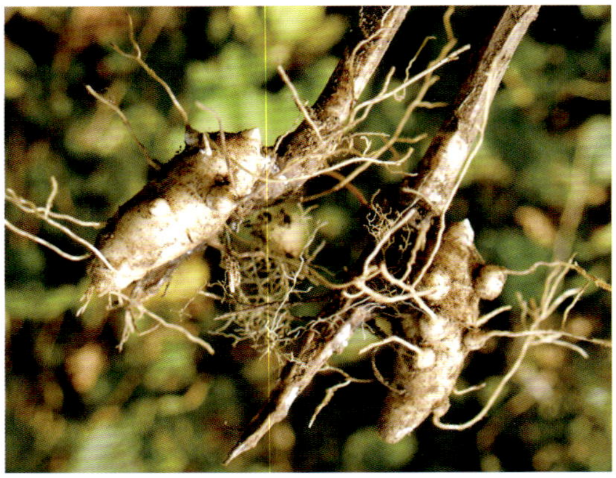

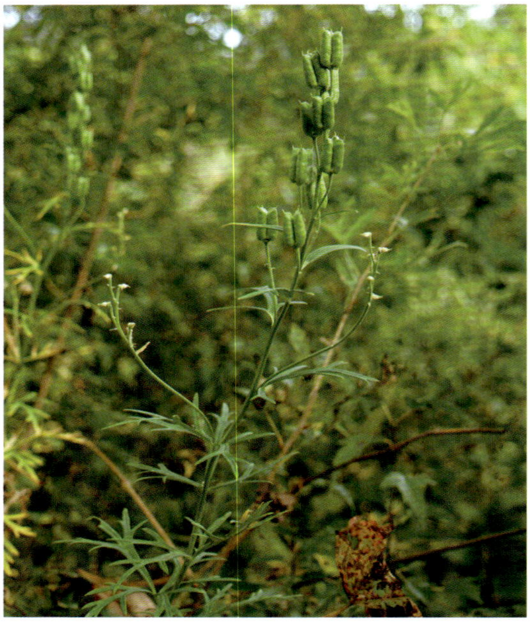

叶片三全裂，全裂片细裂

黄花乌头

检索表

参见“附子”项。

白茅根 Baimaogen IMPERATAE RHIZOMA

本品为禾本科植物白茅 *Imperata cylindrica* Beauv. var. *major* (Nees) C. E. Hubb. 的干燥根茎。

基原植物

■ **白茅** *Imperata cylindrica* Beauv. var. *major* (Nees) C. E. Hubb. 别名：茅根、白茅花

生于路旁、荒地、干草地或山坡。分布于全国大部分地区。

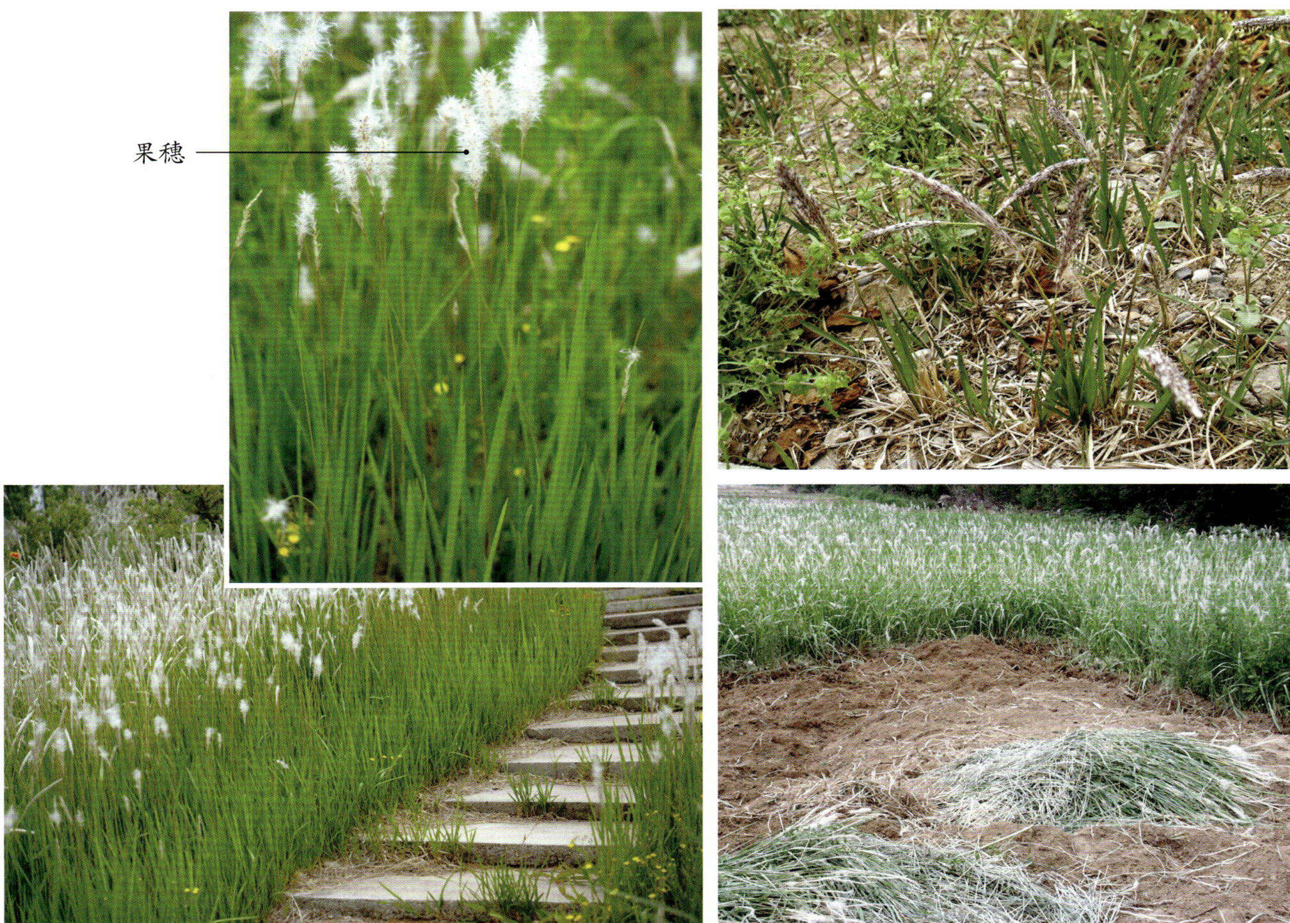

白茅

白　果 Baiguo GINKGO SEMEN

本品为银杏科植物银杏 *Ginkgo biloba* L. 的干燥成熟种子。

基原植物

■ **银杏** *Ginkgo biloba* L.　别名：白果树、公孙树

栽培于全国大部分地区。

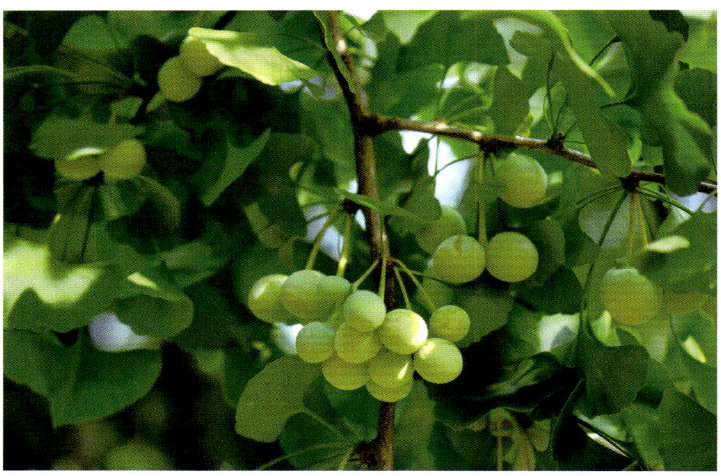

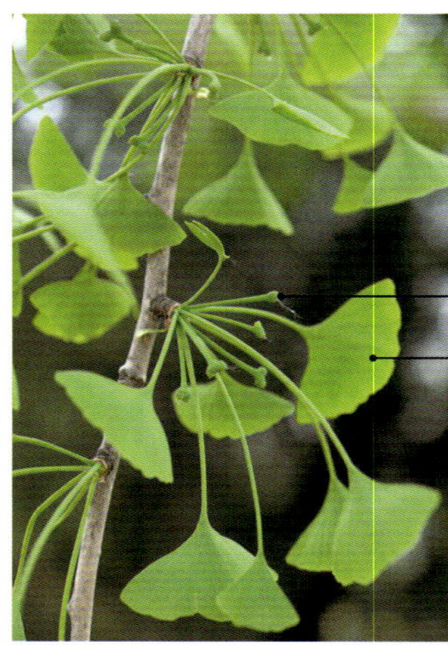

雌球花具长梗

叶扇形

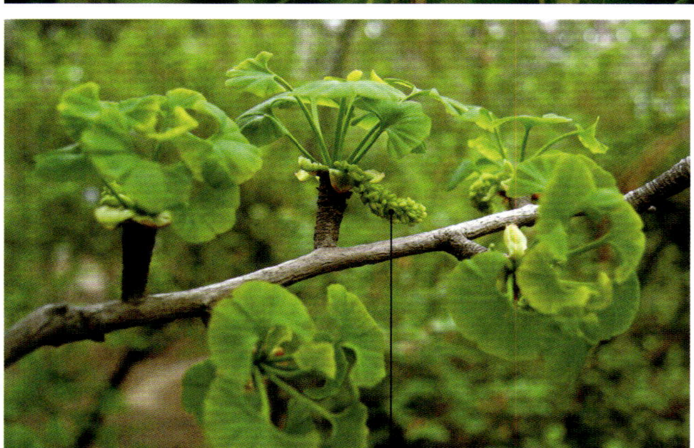

雄球花柔荑花序状

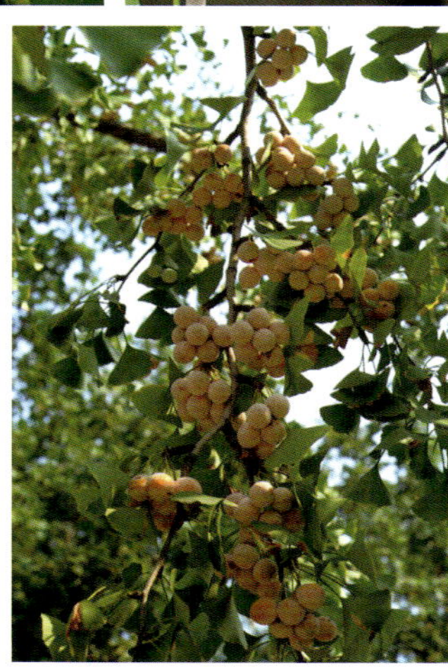

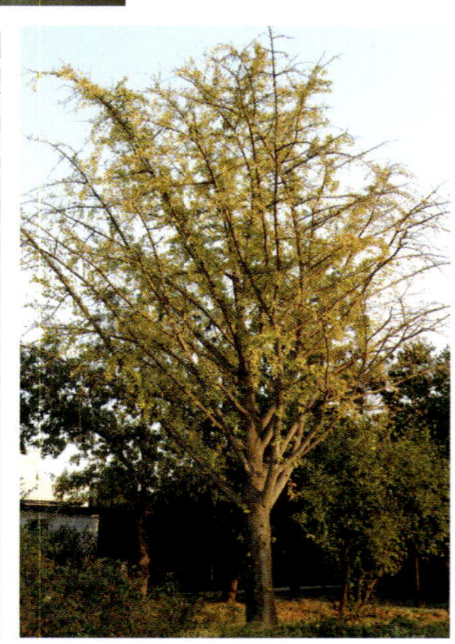

银杏

白屈菜

Baiqucai

CHELIDONII HERBA

本品为罂粟科植物白屈菜 *Chelidonium majus* L. 的干燥全草。

基原植物

■ **白屈菜** *Chelidonium majus* L.

生于山坡、水沟旁、林缘草地或草丛中。分布于东北、华北、西北及山东、江苏、浙江、江西、四川等地。

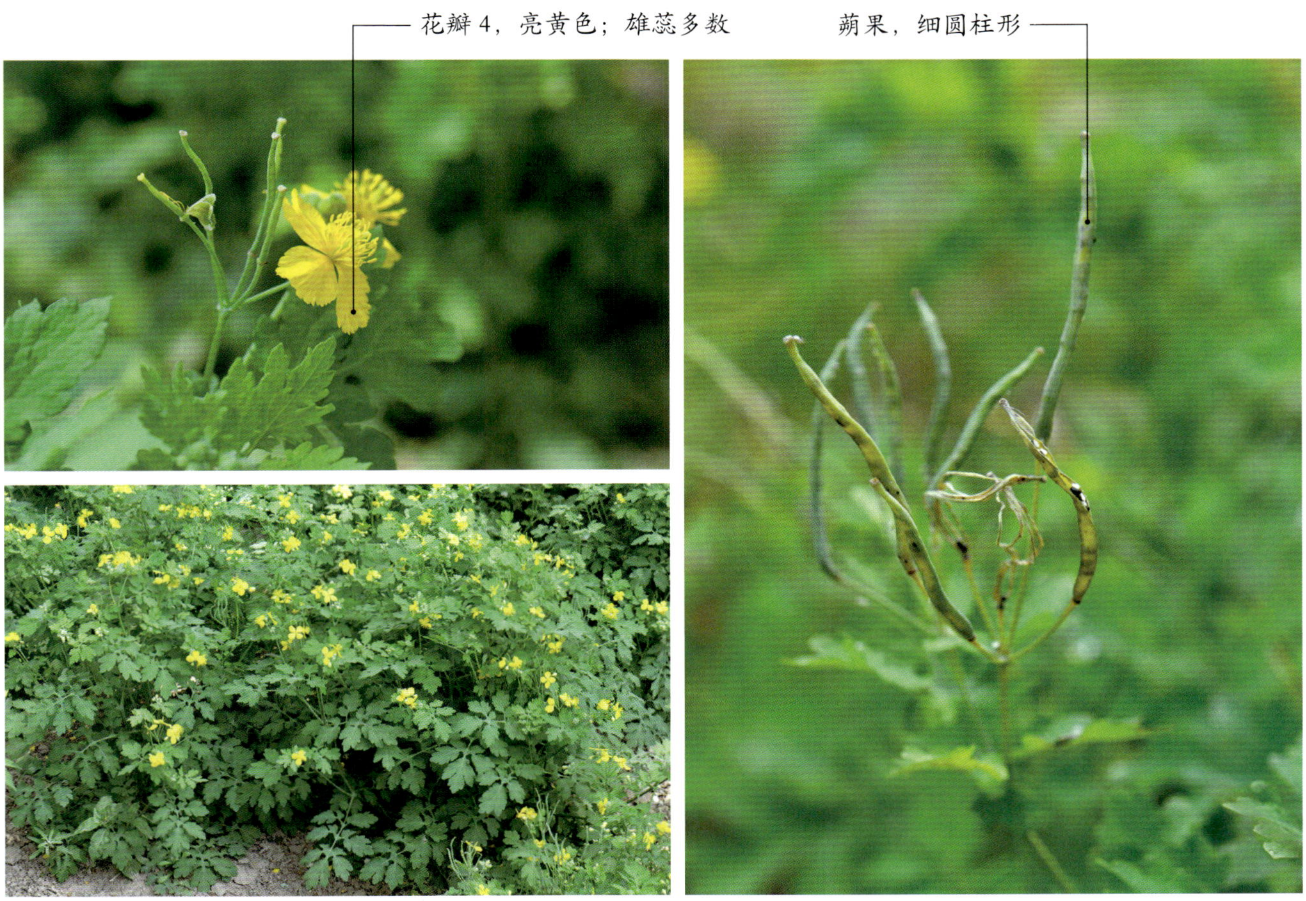

白屈菜

白　前

Baiqian

CYNANCHI STAUNTONII RHIZOMA ET RADIX

本品为萝藦科植物柳叶白前 *Cynanchum stauntonii* (Decne.) Schltr. ex Lévl. 或芫花叶白前 *Cynanchum glaucescens* (Decne.) Hand.-Mazz. 的干燥根茎和根。

基原植物

■ 柳叶白前　*Cynanchum stauntonii* (Decne.) Schltr. ex Lévl.　别名：竹叶白前

生于山谷湿地、溪边、江边浸水沙地中。分布于江苏、安徽、浙江、江西、福建、湖南、湖北、广东、广西、四川。

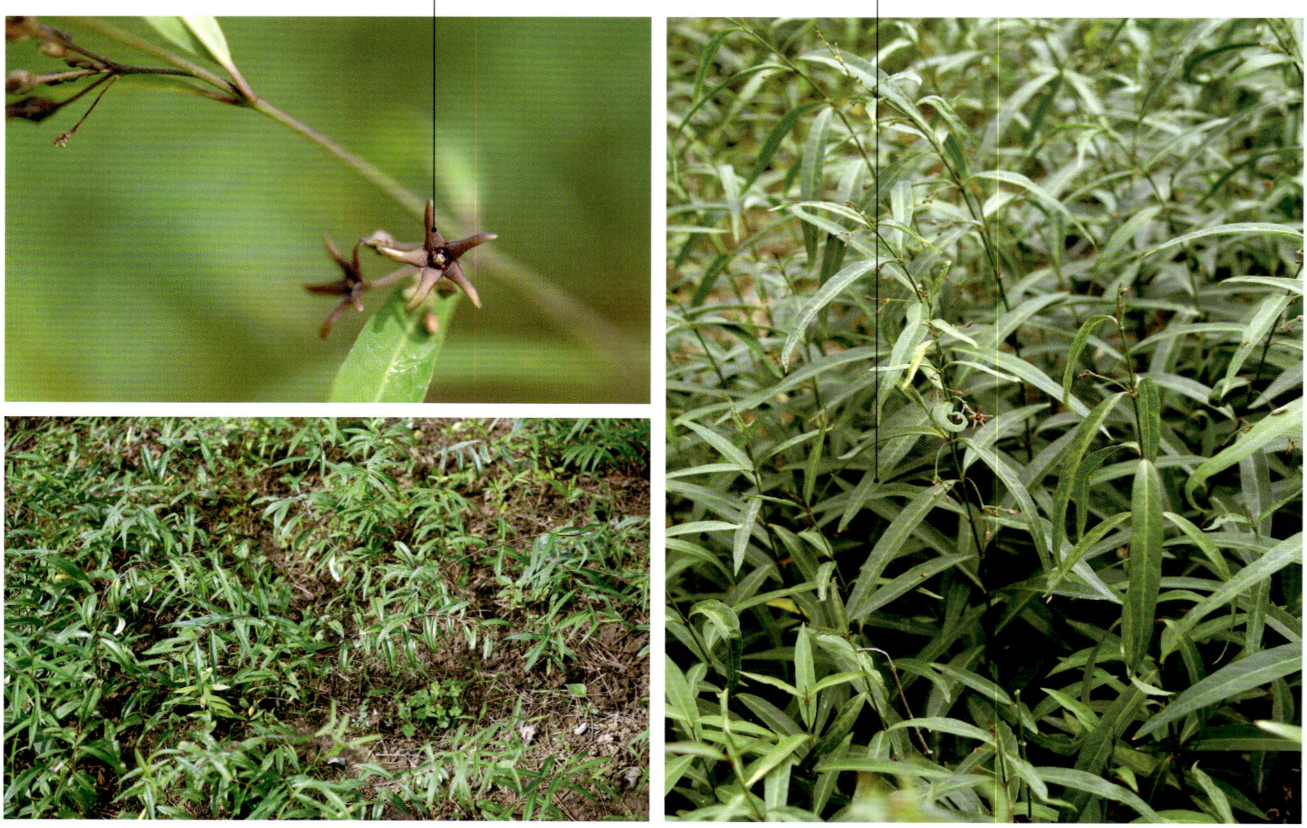

柳叶白前

■ 芫花叶白前 *Cynanchum glaucescens* (Decne.) Hand. -Mazz. 别名：沙消

生于溪滩、江边沙碛处。分布于江苏、安徽、浙江、福建、江西、湖北、湖南、广西、广东、四川、贵州、云南等地。

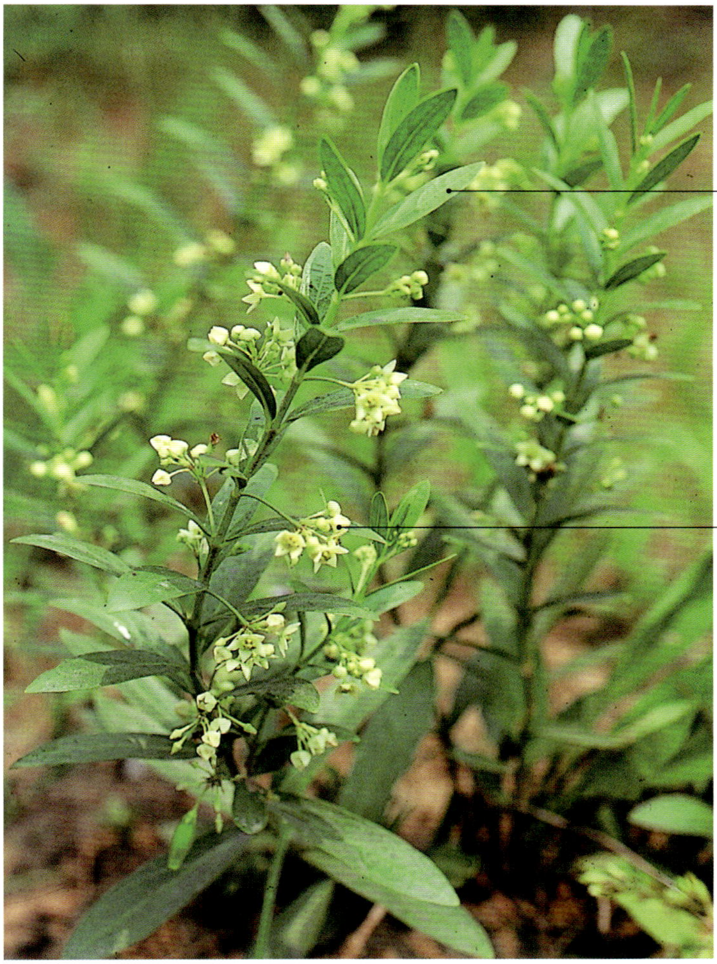

芫花叶白前

对比鉴别

药材白前的民间习用品众多，部分地区白前与白薇相互错用，所以药材白前的混淆品也与白薇的混淆品相近，参见“白薇”项。

检索表

参见“白薇”项。

白扁豆

Baibiandou

LABLAB SEMEN ALBUM

本品为豆科植物扁豆 *Dolichos lablab* L. 的干燥成熟种子。

基原植物

■ 扁豆 *Dolichos lablab* L. 别名：白眉豆

《中国植物志》、*Flora of China* 及《中国高等植物》记载扁豆的拉丁学名为 *Lablab purpureus* (L.) Sweet。

全国各地均有栽培。

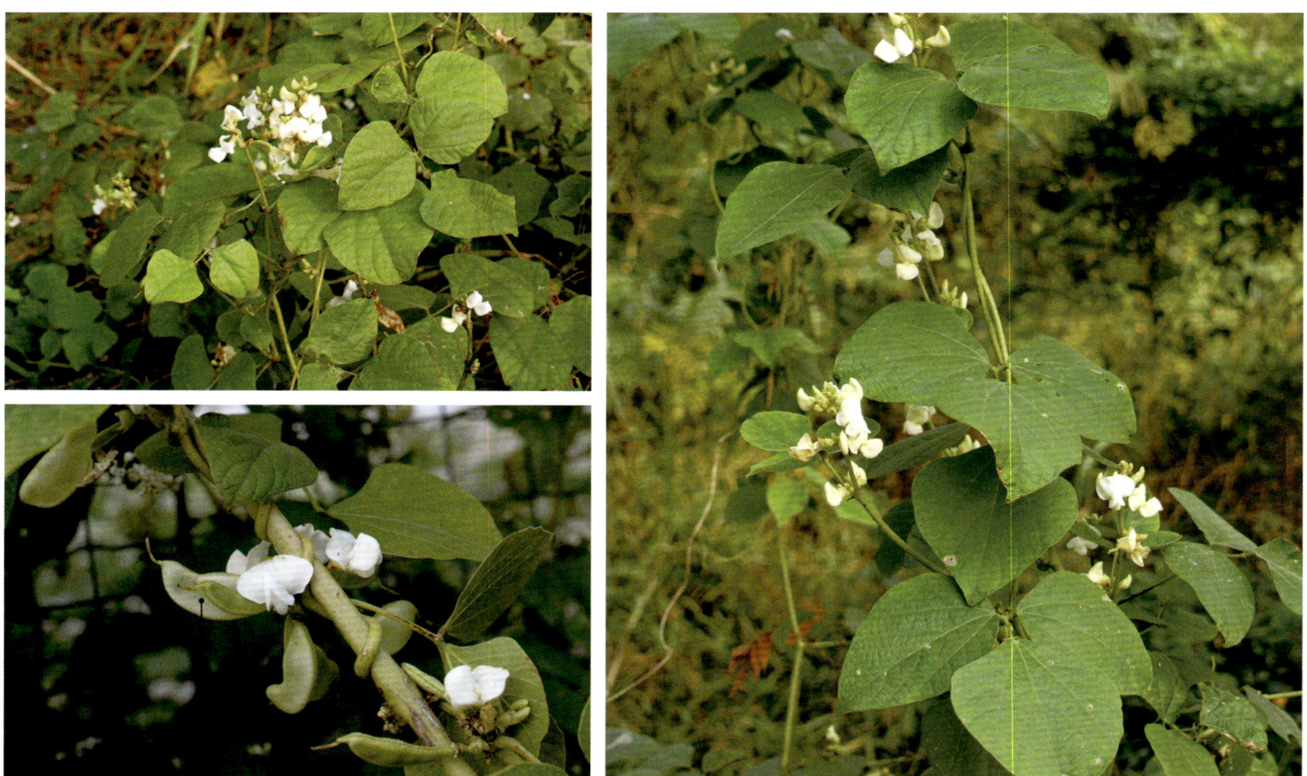

荚果，镰刀状半月形或长圆形

扁豆

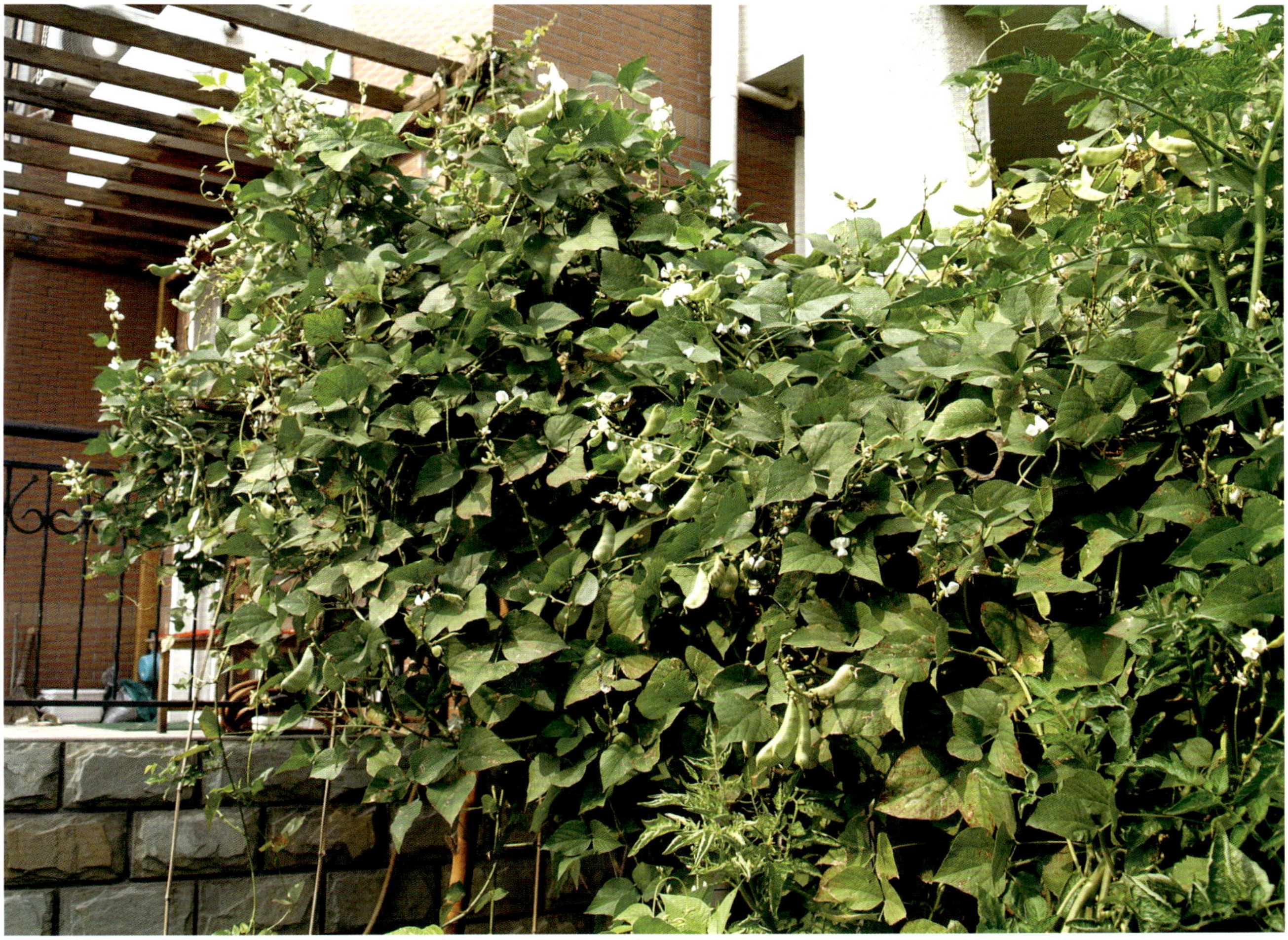

扁豆（续）

对比鉴别

扁豆的栽培品种众多，花有红色、白色两种，豆荚及种子颜色变异大，仅白色种子可入药。

白　蔹 Bailian AMPELOPSIS RADIX

本品为葡萄科植物白蔹 *Ampelopsis japonica* (Thunb.) Makino 的干燥块根。

基原植物

■ **白蔹** *Ampelopsis japonica* (Thunb.) Makino　别名：猫儿卵、山地瓜

生于荒山灌木丛中。分布于黑龙江、吉林、辽宁、河北、河南、山东、山西、内蒙古、江苏、安徽、浙江、江西、湖南、湖北、陕西、宁夏、四川等地。

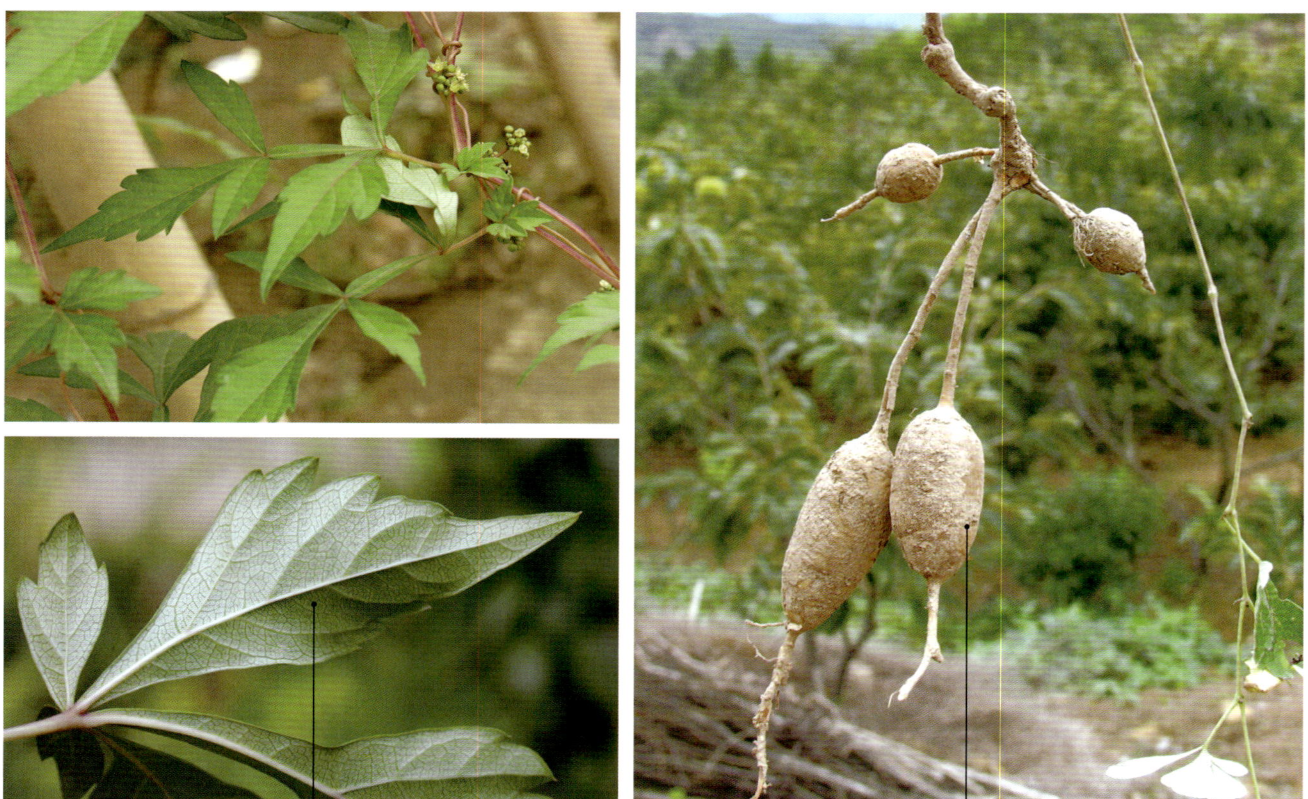

白蔹

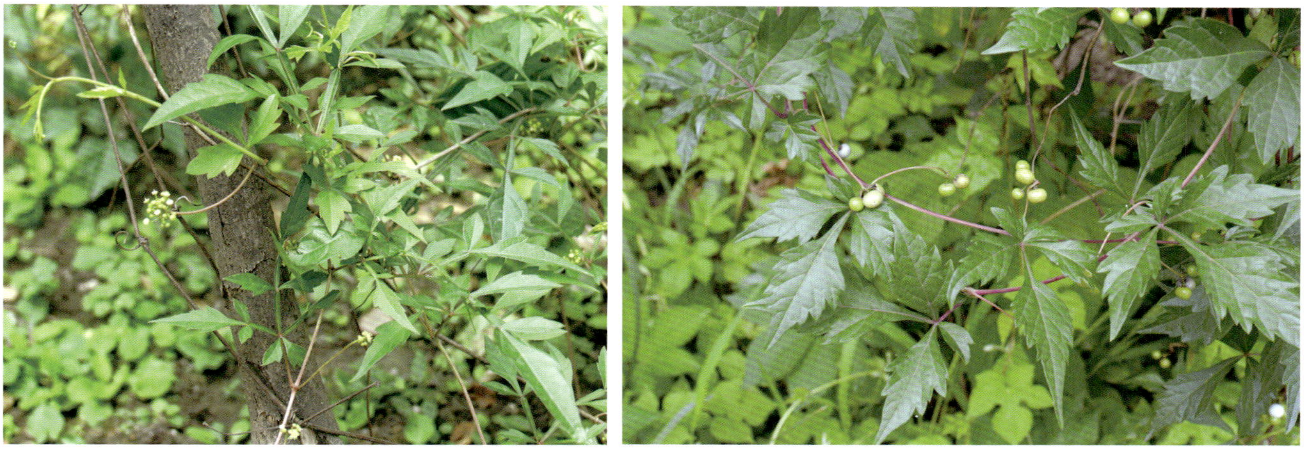

白蔹（续）

对比鉴别

植物白蔹与其同属植物三裂蛇葡萄 *Ampelopsis delavayana* Planch.、乌头叶蛇葡萄 *Ampelopsis aconitifolia* Bge. 容易相混淆。

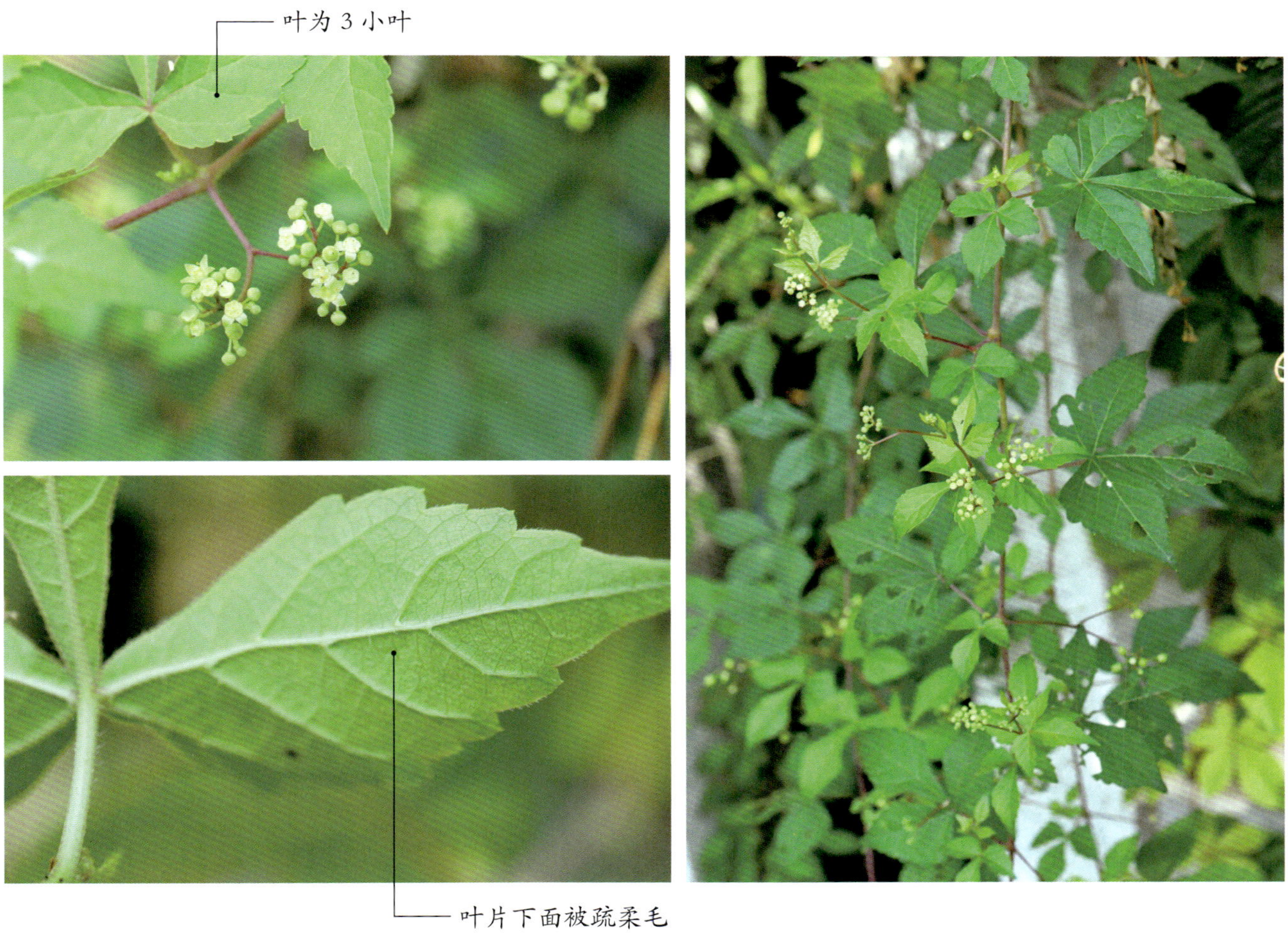

三裂蛇葡萄

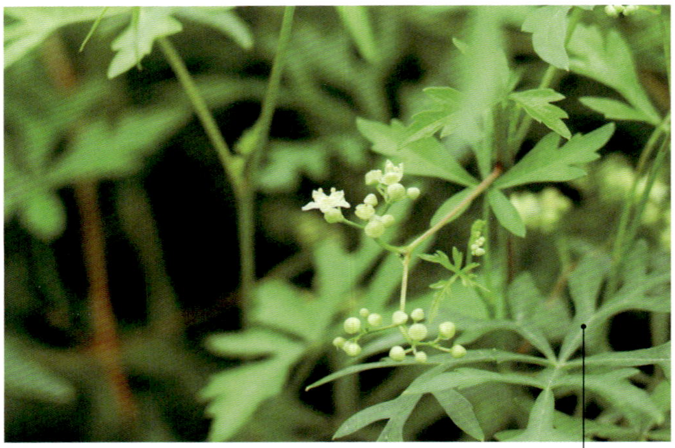

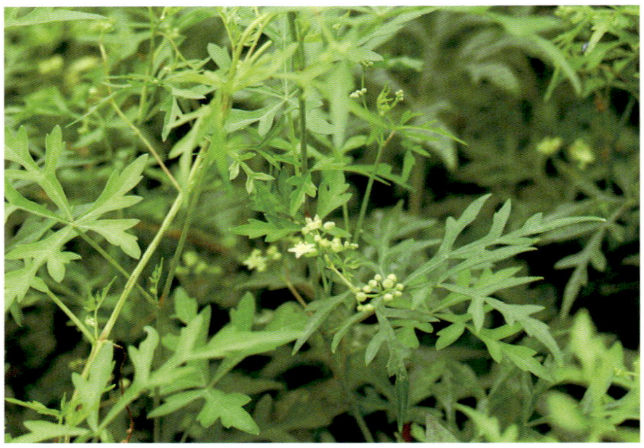

乌头叶蛇葡萄

检索表

1. 小枝、叶柄和叶片下面无毛；叶为 3~5 小叶 .... 白蔹
1. 小枝、叶柄或叶片下面被疏柔毛；叶为 3 或 5 小叶 2
2. 叶为 5 小叶，小叶羽状分裂或边缘呈粗锯齿状 .... 乌头叶蛇葡萄
2. 叶为 3 小叶，小叶不分裂或侧小叶基部分裂 .... 三裂蛇葡萄

白鲜皮 Baixianpi DICTAMNI CORTEX

本品为芸香科植物白鲜 *Dictamnus dasycarpus* Turcz. 的干燥根皮。

基原植物

■ 白鲜 *Dictamnus dasycarpus* Turcz. 别名：八股牛、八挂牛

生于山阳坡的疏林、灌木丛、开阔的多石山坡及平原草地。分布于东北及河北、河南、山东、山西、内蒙古、江苏、安徽、江西、湖北、陕西、甘肃、四川、贵州等地。

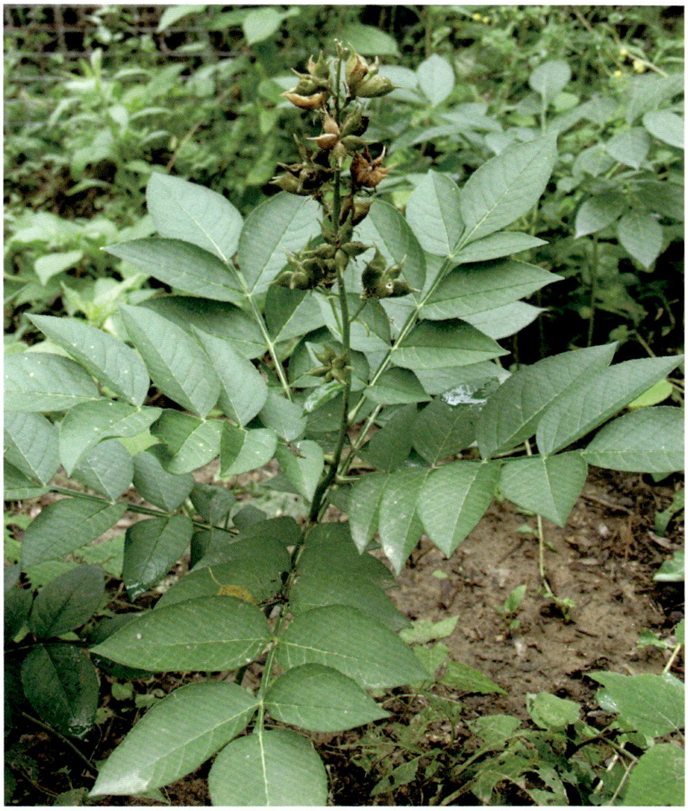

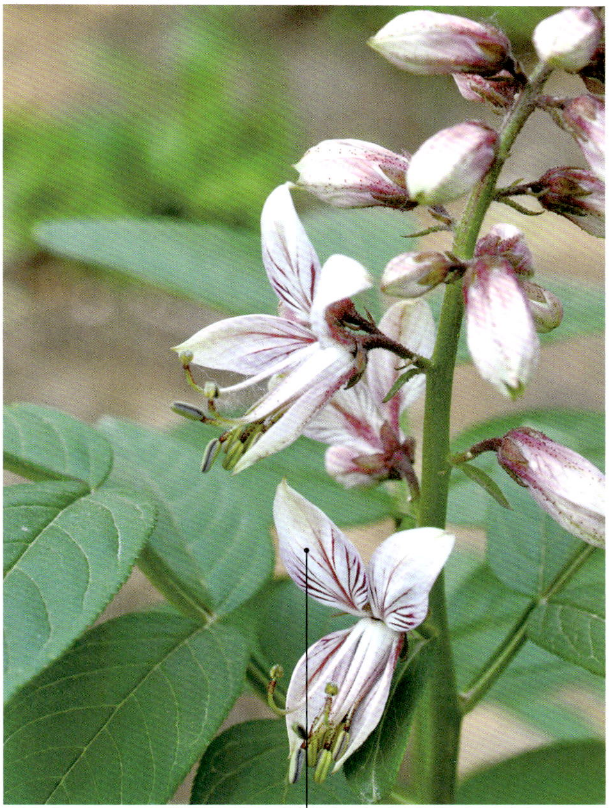

花瓣淡红色或白色，带淡红紫色的脉纹

白鲜

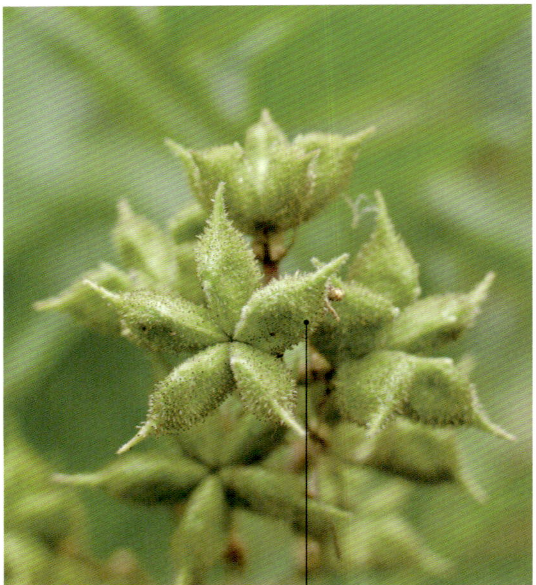

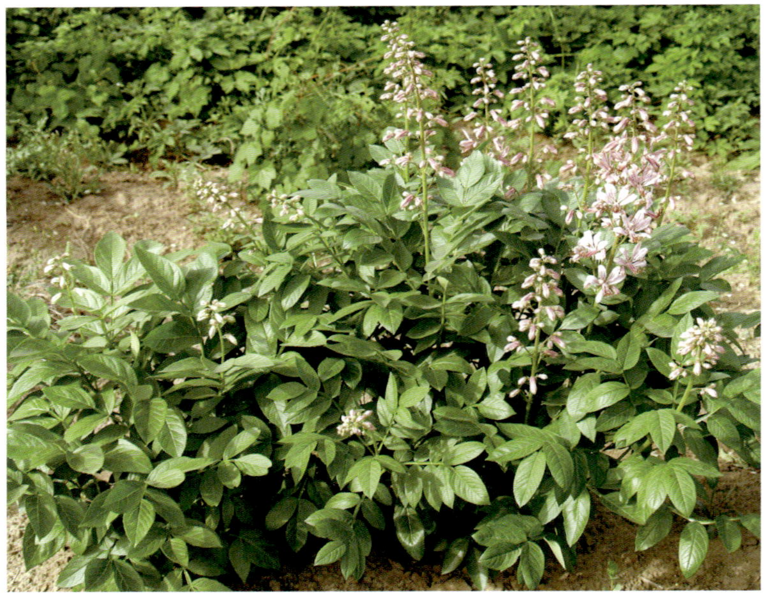

白鲜（续）

白　薇 Baiwei CYNANCHI ATRATI RADIX ET RHIZOMA

本品为萝藦科植物白薇 *Cynanchum atratum* Bge. 或蔓生白薇 *Cynanchum versicolor* Bge. 的干燥根和根茎。

基原植物

■ **白薇** *Cynanchum atratum* Bge.　别名：白马尾

生于河边、草地、林缘。分布于黑龙江、吉林、辽宁、河北、山东、河南、陕西、山西及长江以南各地。

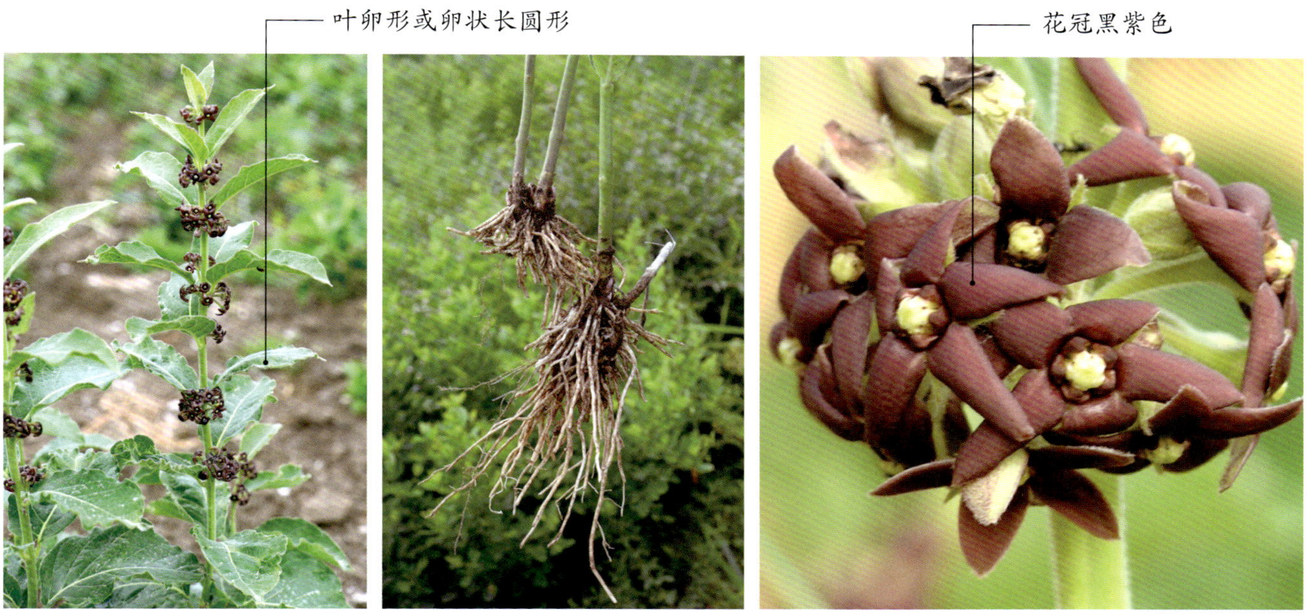

白薇

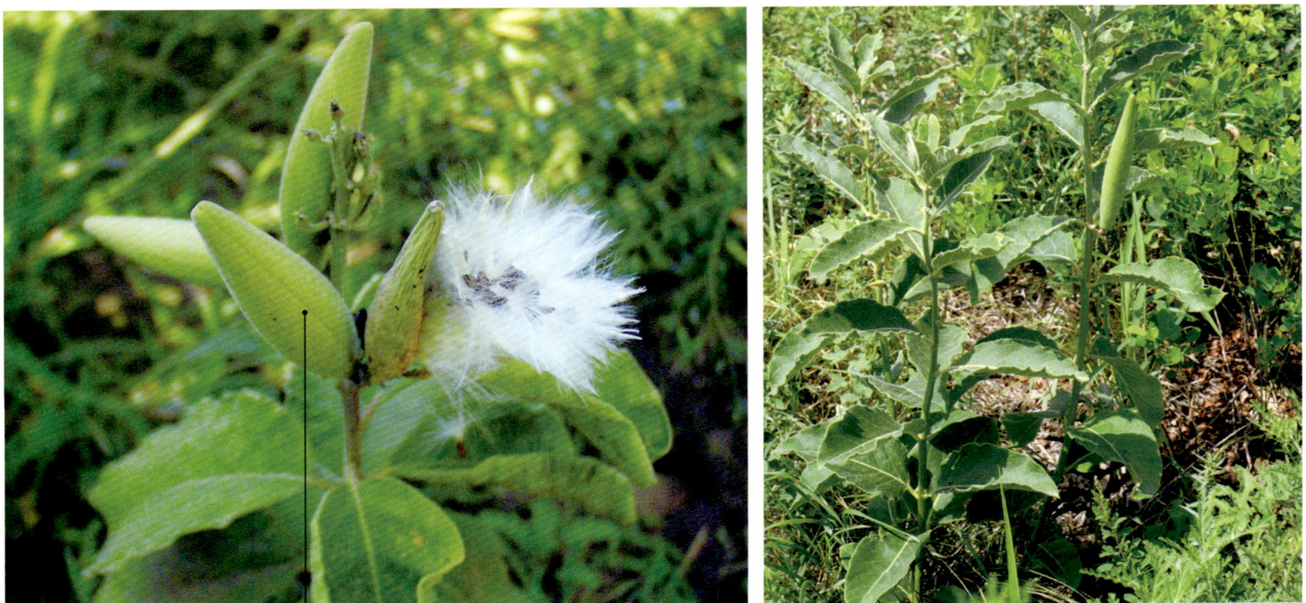
蓇葖果角状

白薇（续）

■ 蔓生白薇 *Cynanchum versicolor* Bge. 别名：蔓白薇、变色白薇

生于海拔 800m 以下的山地。分布于吉林、辽宁、河北、河南、山东、江苏、浙江、湖北、湖南、四川。

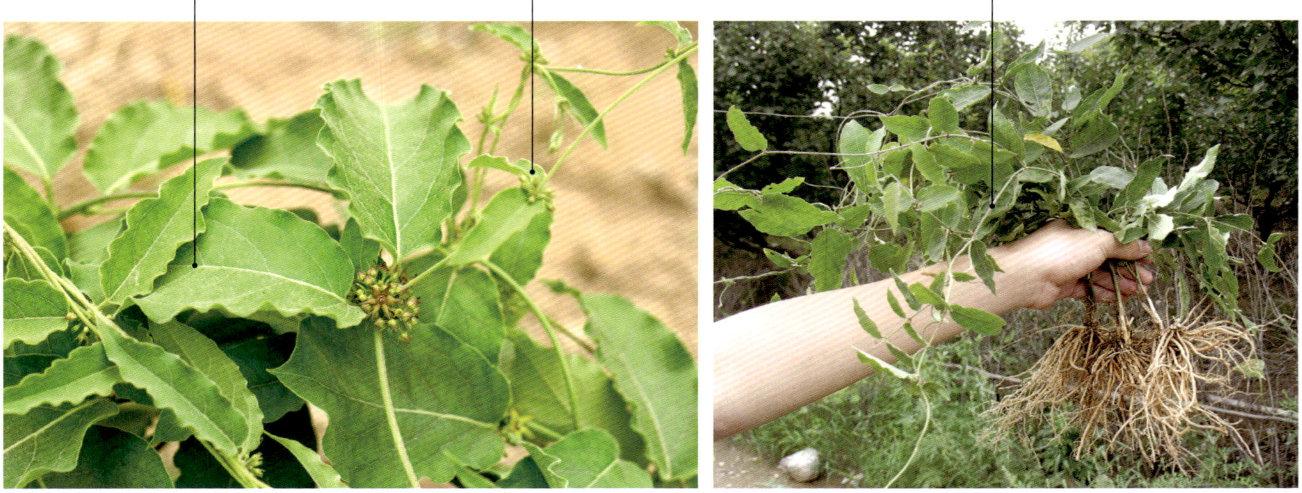
植株下部叶片大而宽
植株上部叶片小而狭
植株上部缠绕

蔓生白薇

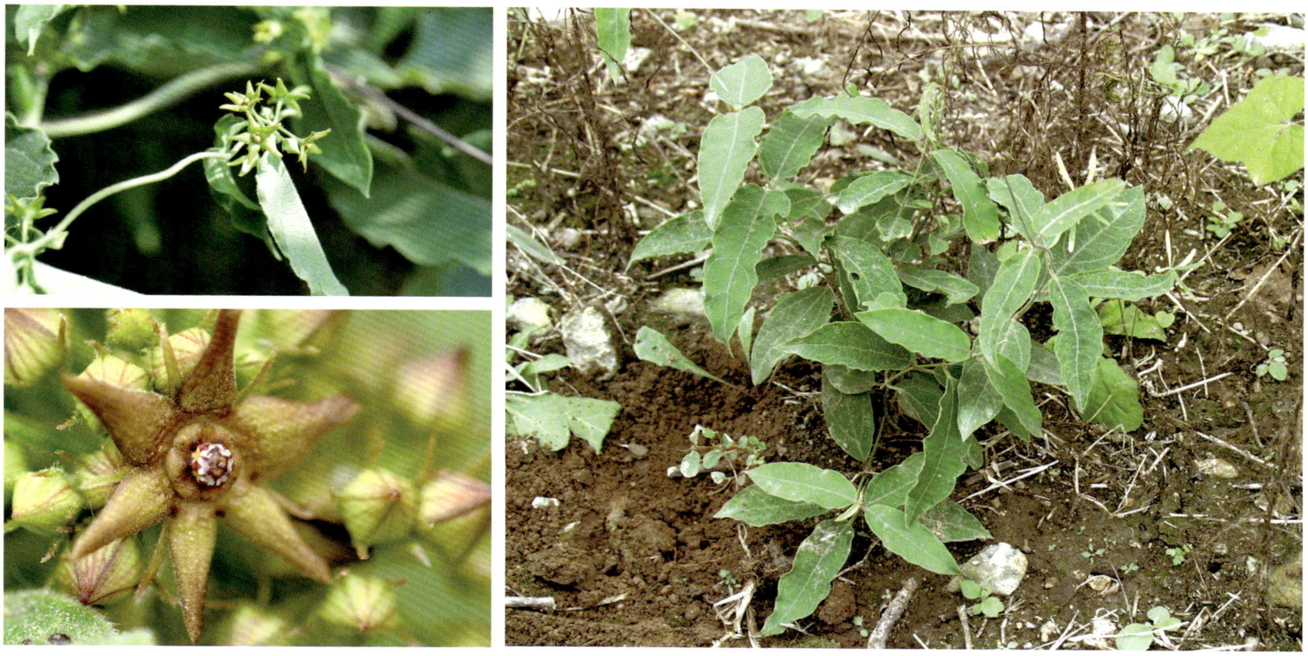

蔓生白薇（续）

对比鉴别

根据《常用中药材品种整理和质量研究》（北方编）及《中药志（第一册）》的记载，列举较为常见的混淆植物，包括萝藦科植物柳叶白前 *Cynanchum stauntonii*（Decne.）Schltr. ex Lévl.、芫花叶白前 *Cynanchum glaucescens*（Decne.）Hand.-Mazz.、徐长卿 *Cynanchum paniculatum* (Bge.) Kitag.、竹灵消 *Cynanchum inamoenum*（Maxim.）Loes.、华北白前 *Cynanchum mongolicum* Hemsl.、潮风草 *Cynanchum acuminatifolium* Hemsley、合掌消 *Cynanchum amplexicaule* Hemsl.、蔓剪草 *Cynanchum chekiangense* M. Cheng.、大理白前 *Cynanchum forrestii* Schltr.、云南娃儿藤 *Tylophora yunnanensis* Schltr.，百合科植物宝铎草 *Disporum sessile* D. Don、万寿竹 *Disporum cantoniense* Merr.，菊科植物兔耳一支箭 *Gerbera piloselloides* (Linnaeus) Cassini.。民间常因习用、同名异物、白薇与白前颠倒错用等原因导致白薇药材混杂。

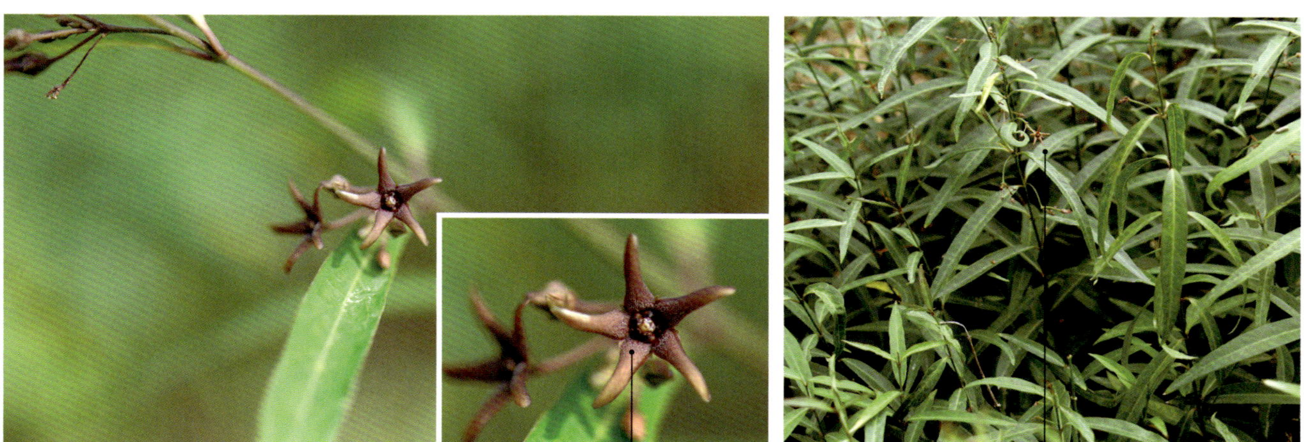

柳叶白前

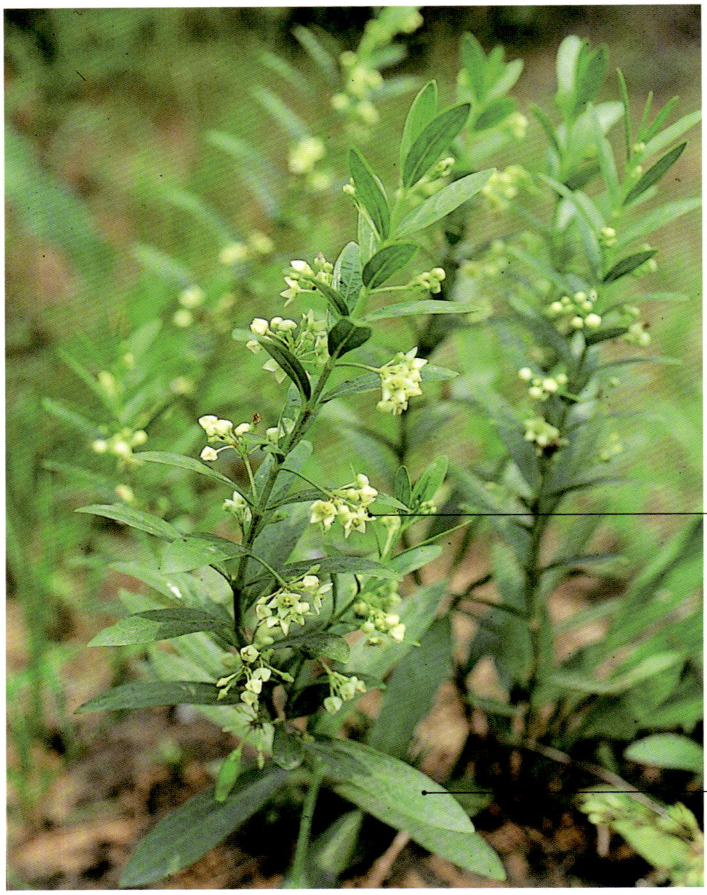
花黄色
叶长圆形或长圆状披针形

芫花叶白前

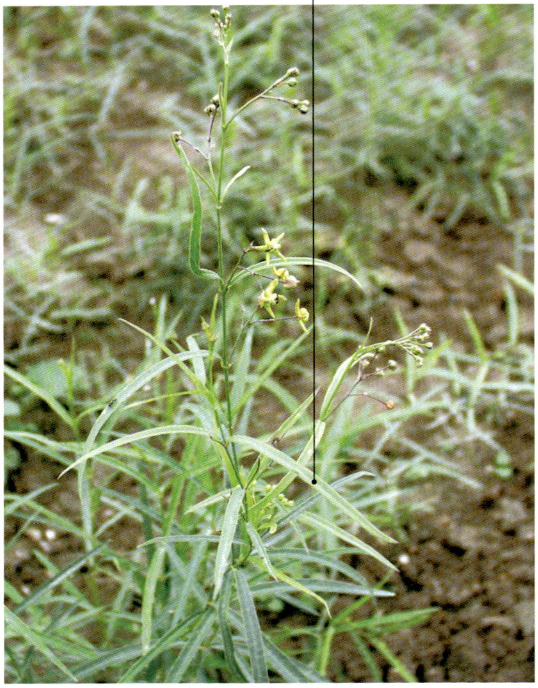
叶披针形至线形，端部线形

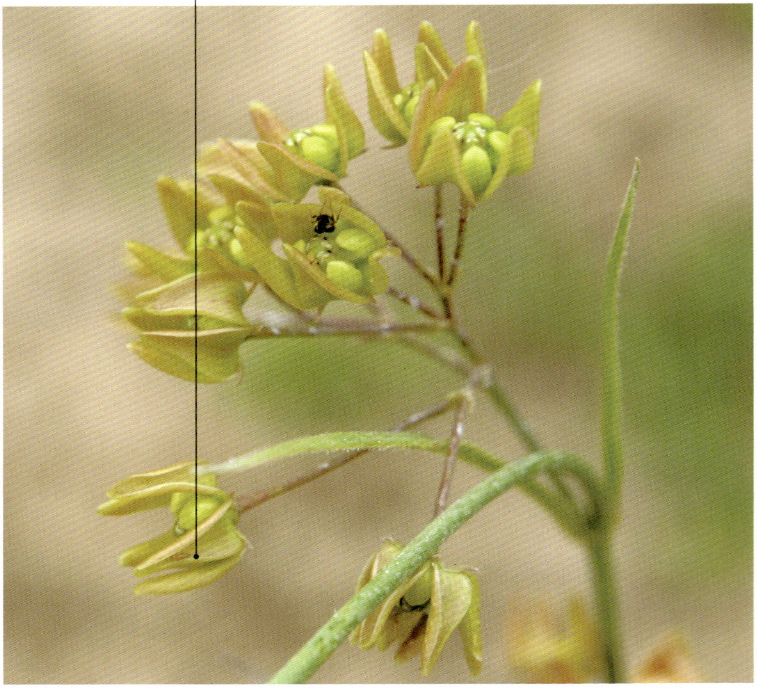
花黄白色或紫红色

徐长卿

花黄色或黄绿色

叶卵形，基部近心形

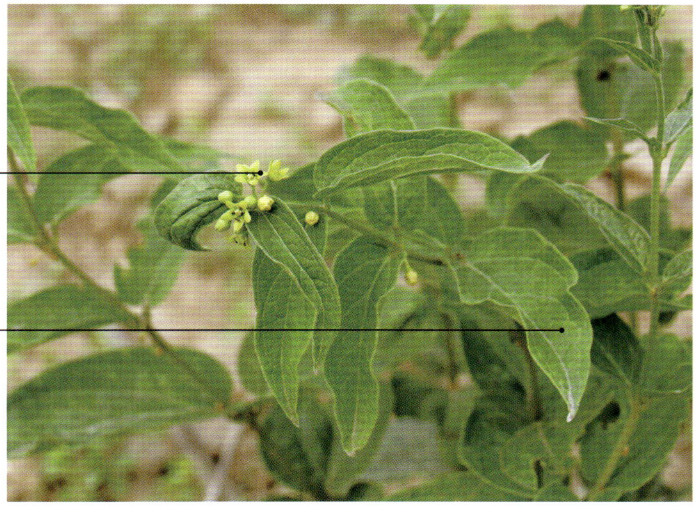

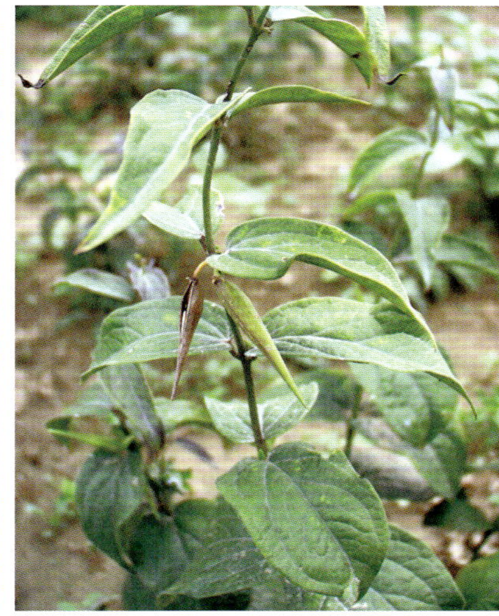

竹灵消

叶卵状披针形，顶端渐狭

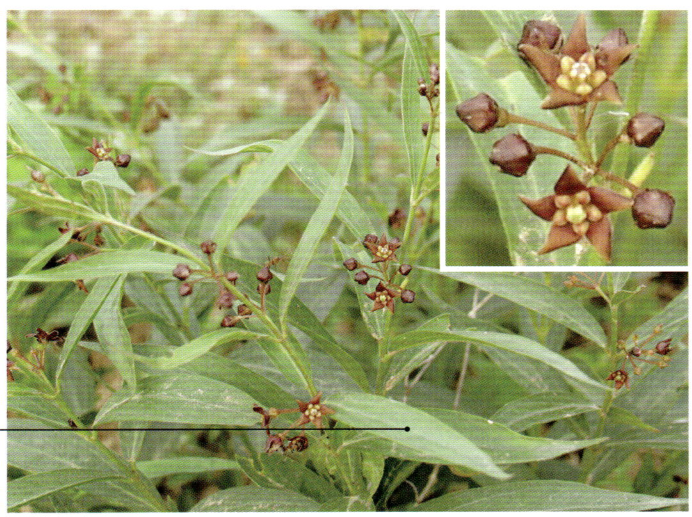

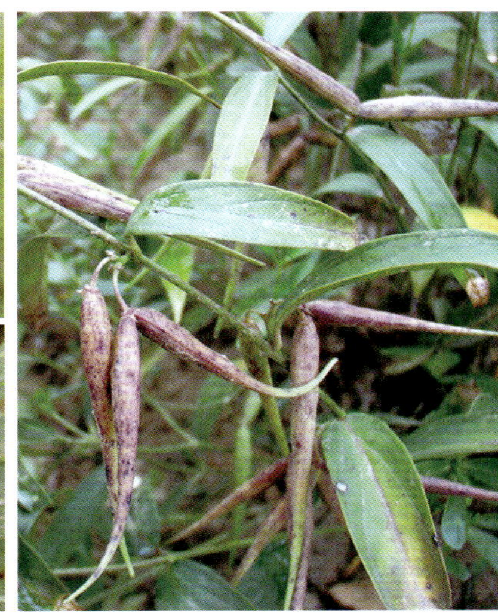

华北白前

花绿白色，花冠裂片长圆形

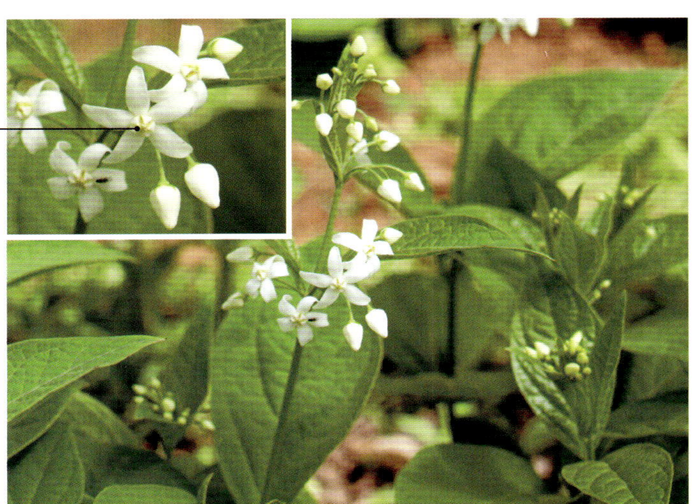

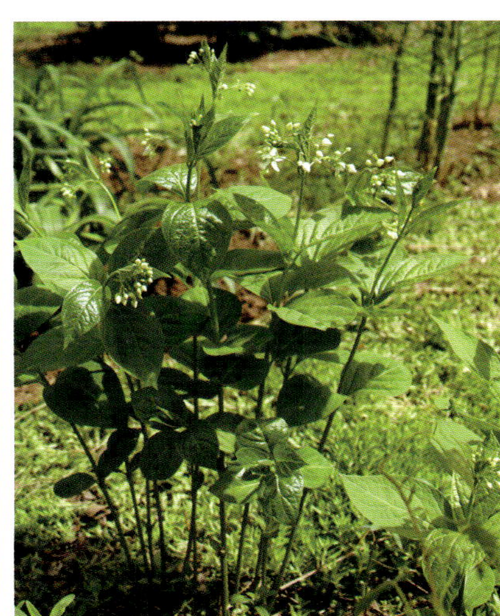

潮风草

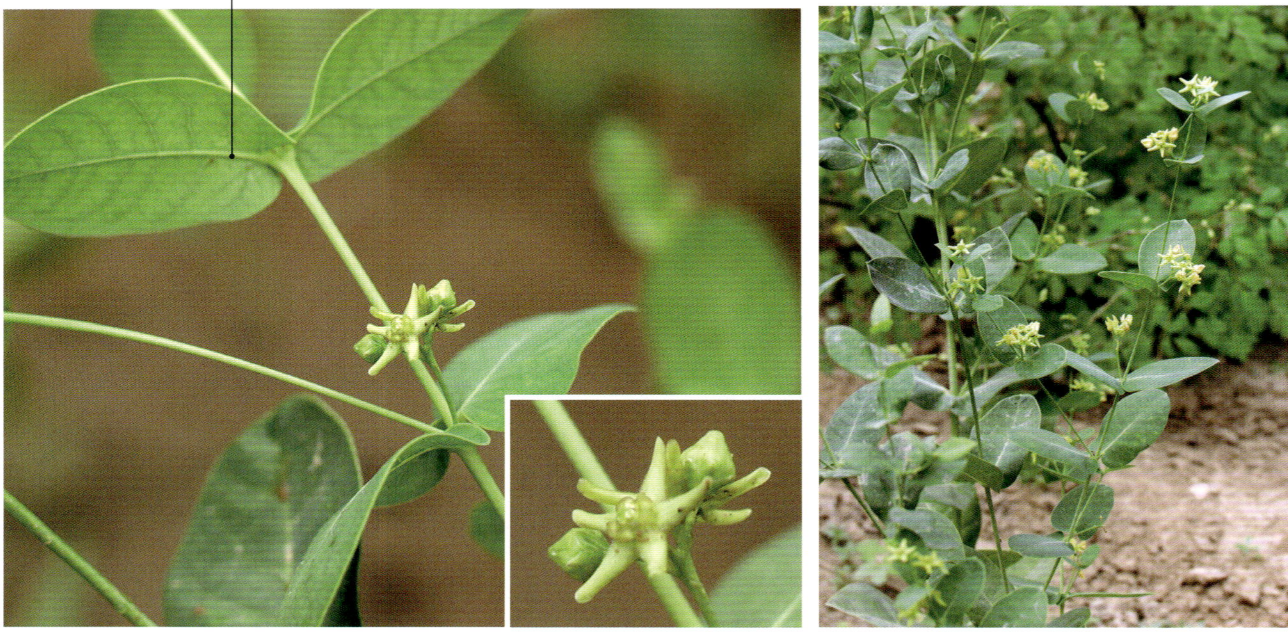

合掌消

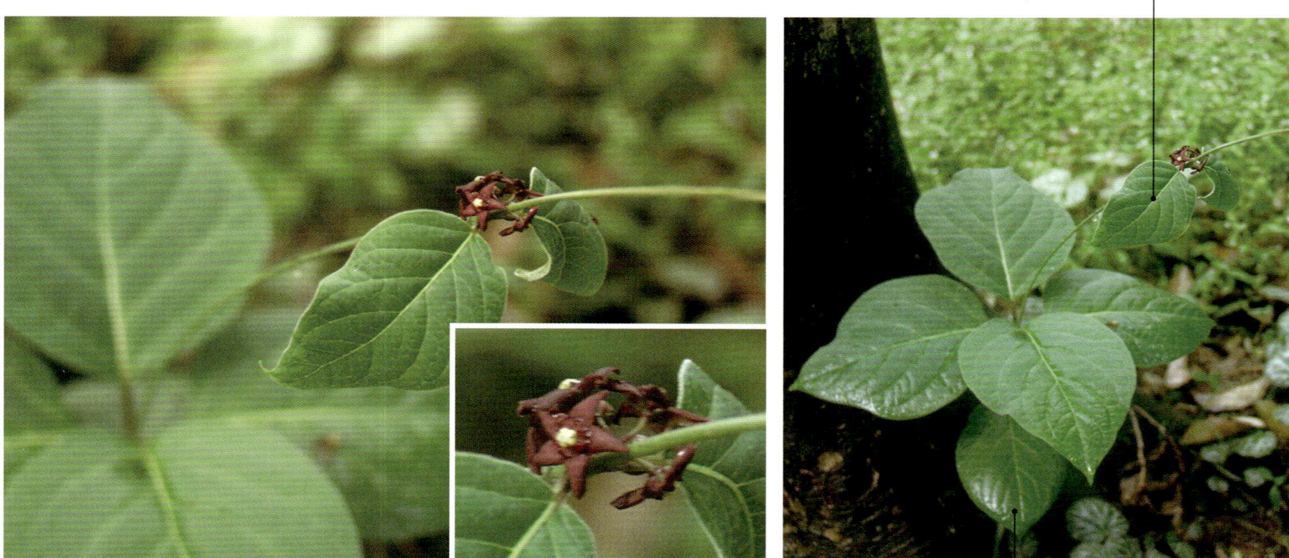

蔓剪草

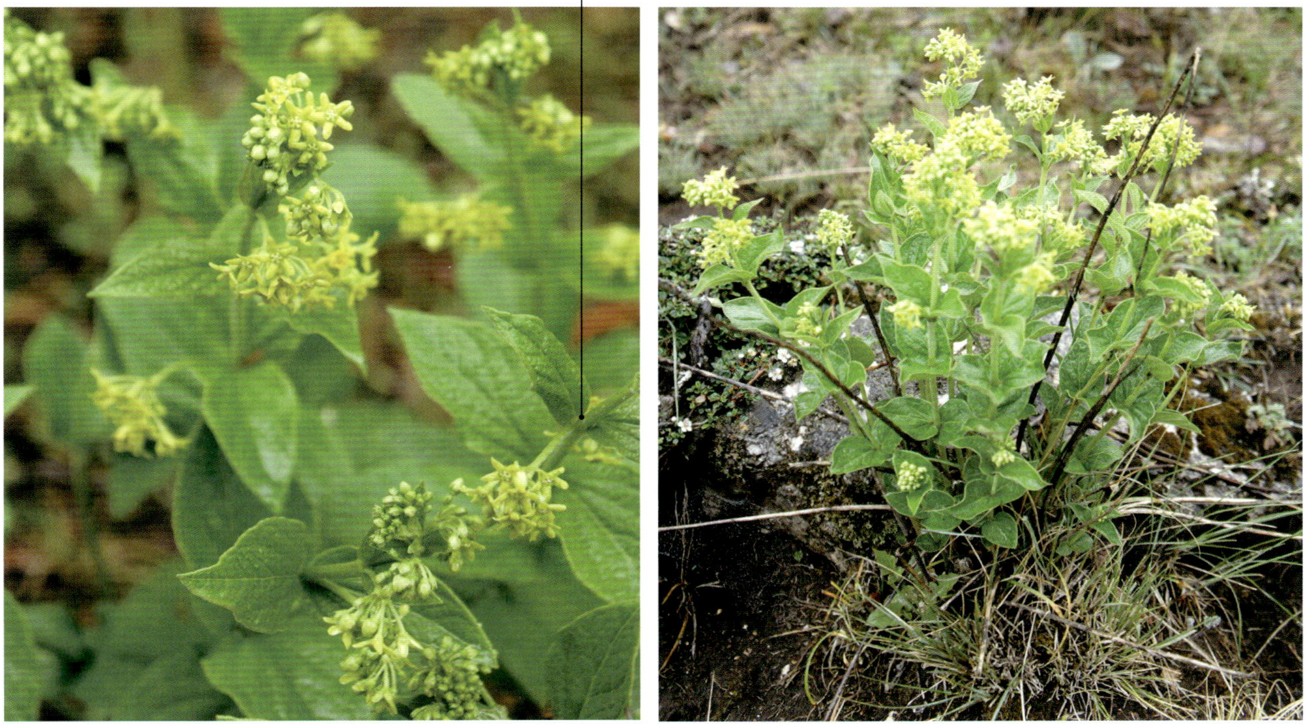

大理白前

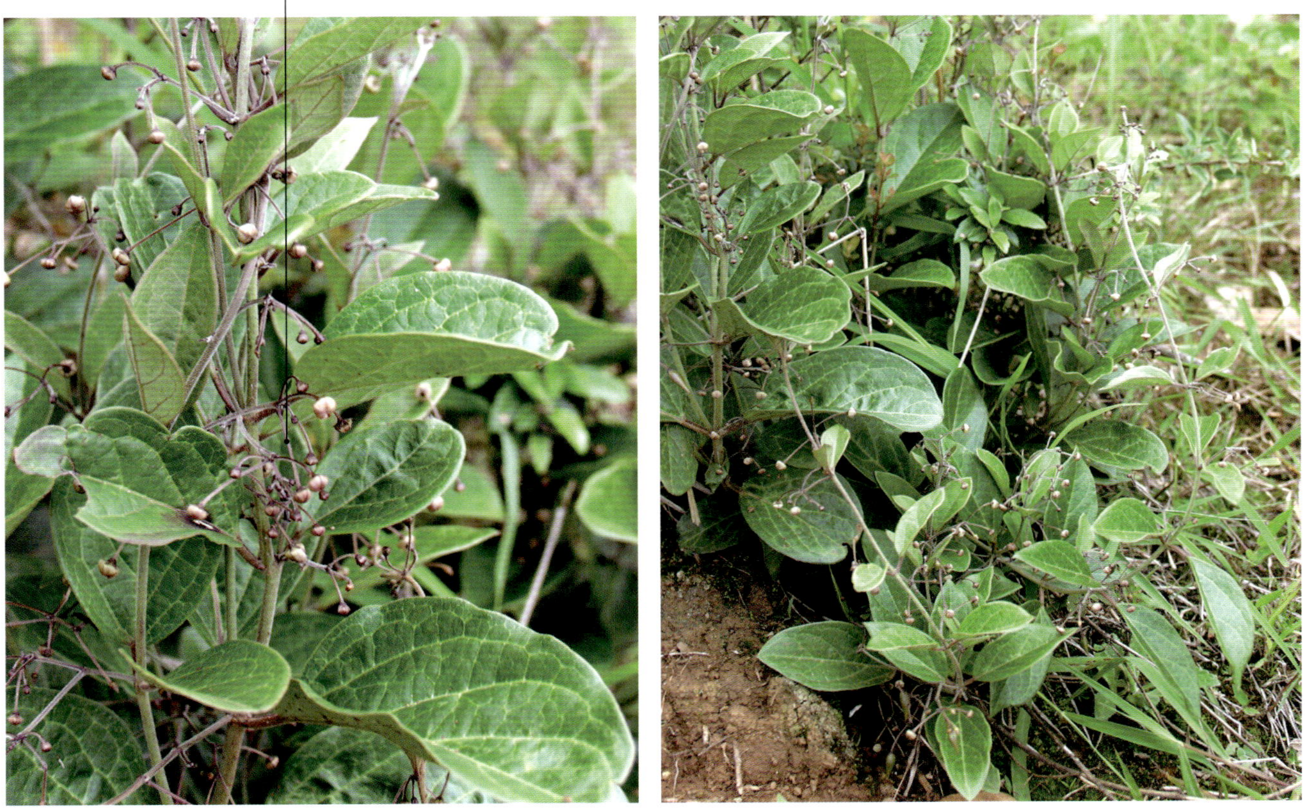

云南娃儿藤

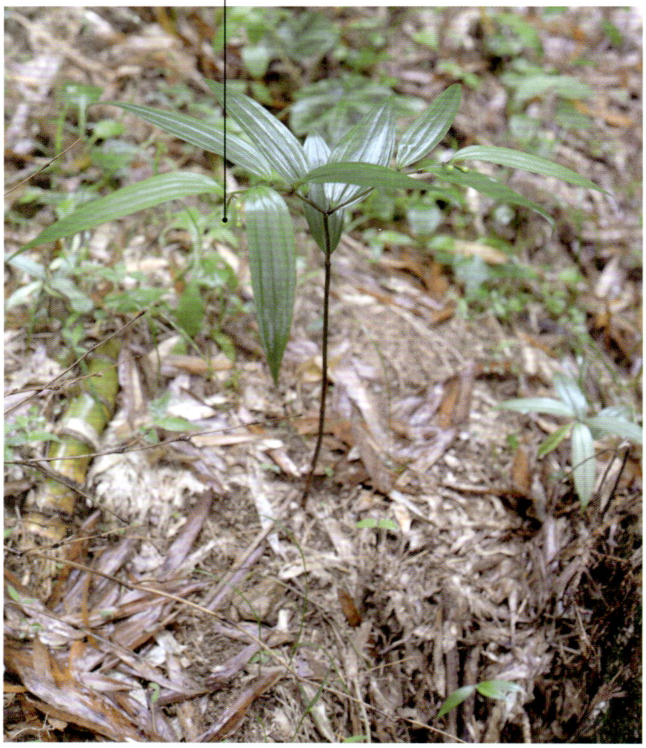

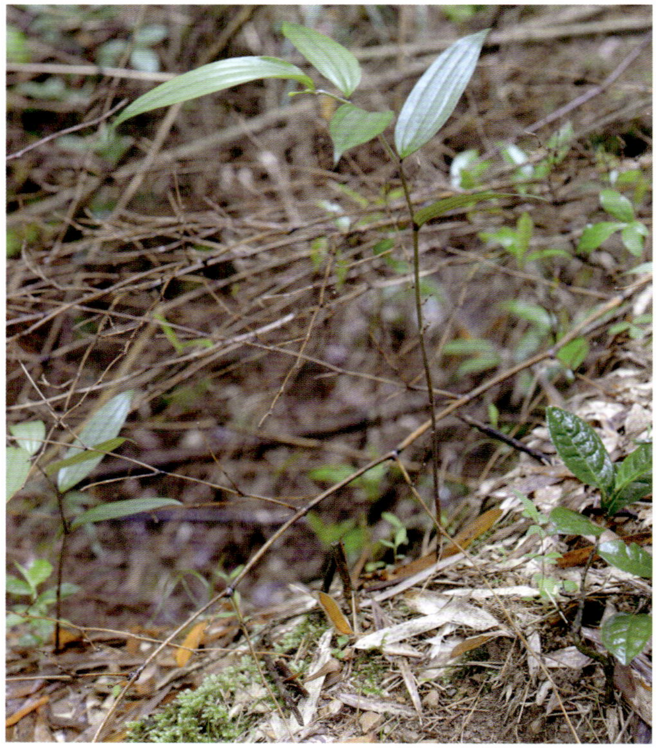

宝铎草

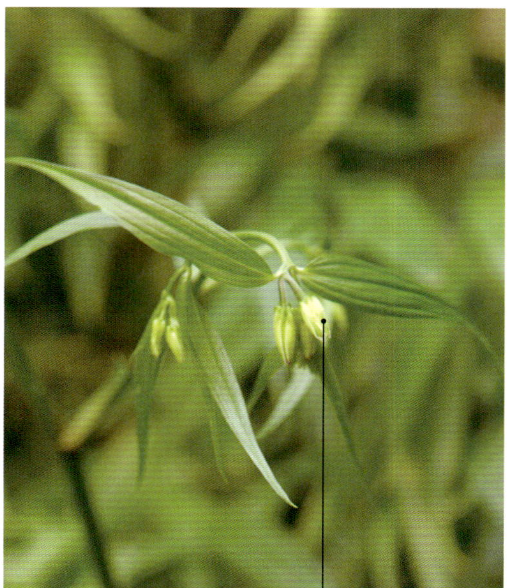

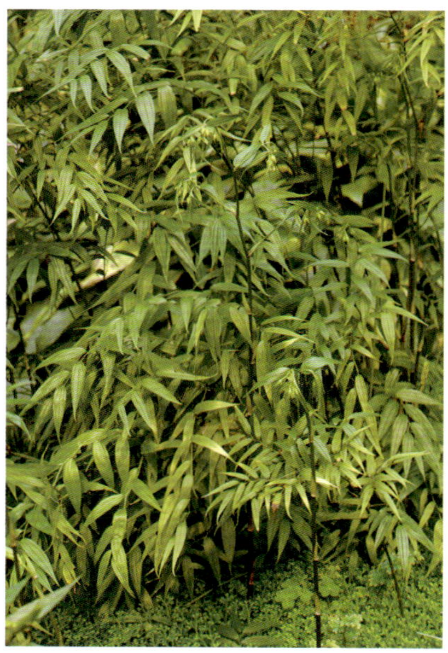

万寿竹

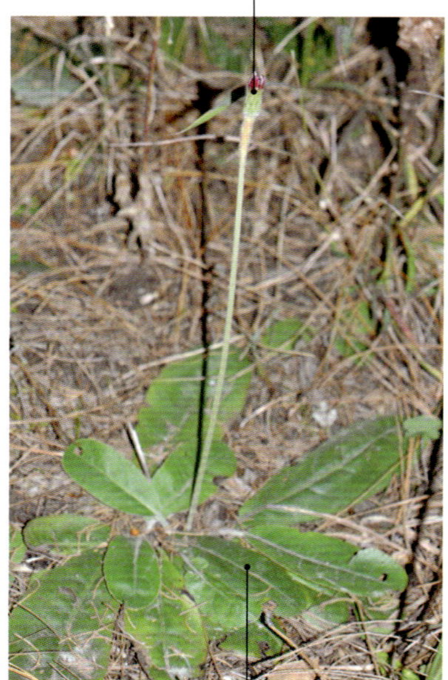

兔耳一支箭

检索表

1. 头状花序单生于花茎顶端；叶基生……兔耳一支箭
1. 聚伞形或伞形花序……2
2. 平行脉；浆果……3
2. 网状脉；蓇葖果……4
3. 伞形花序有花 3~10 朵，着生在与上部叶对生的短枝顶端……万寿竹
3. 伞形花序有花 1~3（~5）朵，着生于分枝顶端……宝铎草
4. 花粉块平展……云南娃儿藤
4. 花粉块下垂……5
5. 缠绕性植物或端部缠绕……6
5. 直立植物……7
6. 叶大小不相等，下面的长 16~24cm，上面的较小；花冠内面无毛……蔓剪草
6. 叶大小相等，长约 9cm，宽 6cm；花冠裂片内面被柔毛……蔓生白薇
7. 花冠内面全部或在花冠筒基部或喉部有毛……8
7. 花冠内面全部无毛……10
8. 叶线形、线状披针形或狭椭圆形，长 6~13cm，宽 0.8~1.7cm……柳叶白前
8. 叶卵形、卵状披针形、椭圆形或琴形，长 3.5~7.5cm，宽 1.5~5cm……9
9. 叶无柄，基部抱茎；茎无毛……合掌消
9. 叶无柄，基部不抱茎；茎被毛……大理白前
10. 叶卵形、卵状长圆形或宽椭圆形，宽 3.7~5cm……11
10. 叶线形、狭椭圆形或长圆状披针形，宽 0.9~1.5cm……14
11. 花绿白色，花冠裂片长圆形；花序与叶等长或略短……潮风草
11. 花黄色、黄绿色或紫红色，花冠裂片卵状；花序比叶短……12
12. 花黄色或黄绿色；叶卵形，基部近心形……竹灵消
12. 花紫红色；叶基部宽楔形……13
13. 茎被单列短柔毛，茎幼嫩部分被微毛，茎实心；叶卵状披针形，顶端渐狭；花无毛，直径约 7mm……华北白前
13. 植物全株被绒毛，茎空心；叶卵形或卵状长圆形，顶端渐尖或急尖；除花萼和花冠内面无毛外，余皆被绒毛，花直径约 10mm……白薇
14. 茎无毛；叶披针形至线形，先端渐尖；花黄白色或紫红色……徐长卿
14. 茎被两列毛；叶长圆形或长圆状披针形，先端略钝；花黄色……芫花叶白前

瓜子金 Guazijin POLYGALAE JAPONICAE HERBA

本品为远志科植物瓜子金 *Polygala japonica* Houtt. 的干燥全草。

基原植物

■ 瓜子金 *Polygala japonica* Houtt.

生于平原、田埂、山坡或荒野等处。分布于陕西、甘肃、青海、河南、山东、江苏、安徽、浙江、江西、福建、台湾、湖北、湖南、广东、广西、四川、贵州、云南等地。

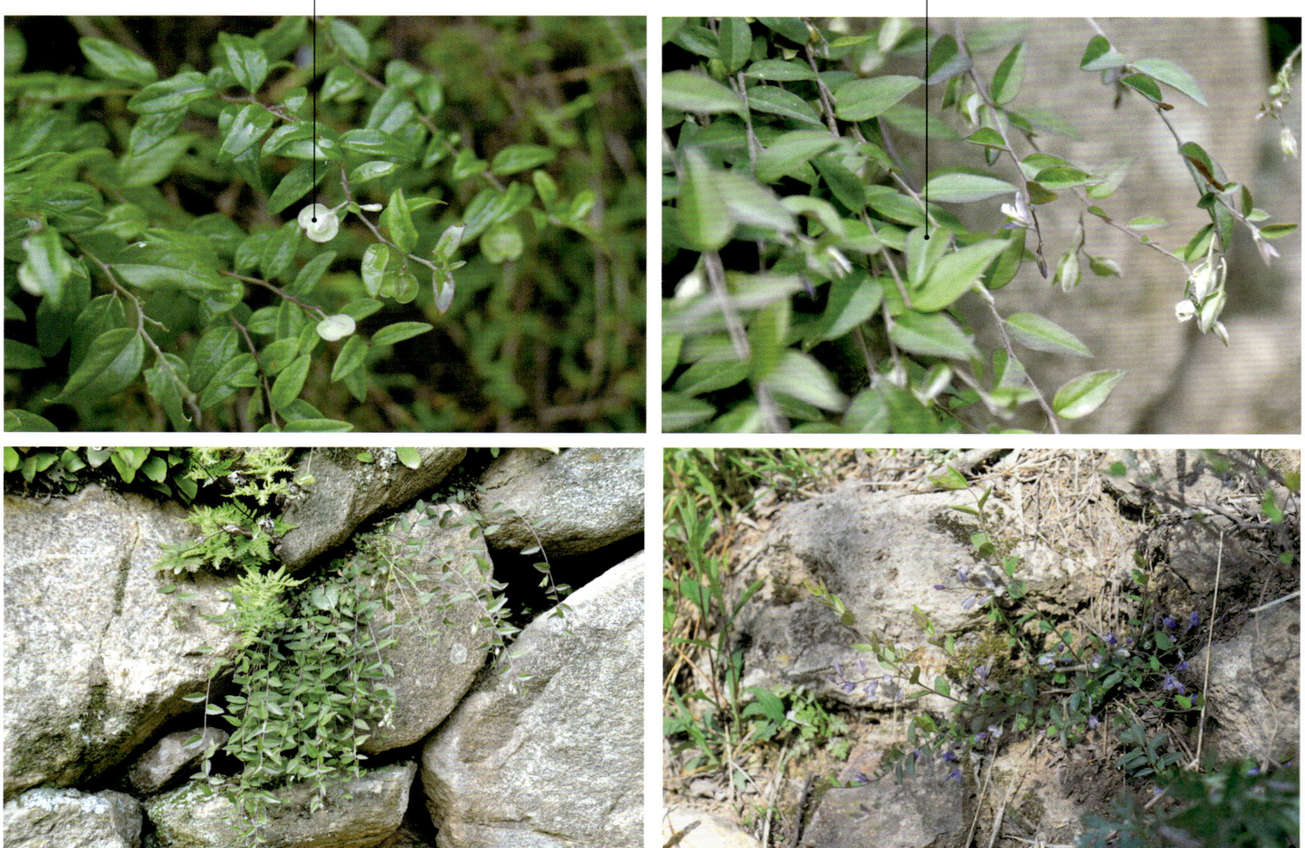
蒴果圆而扁，顶端凹，具较宽翅
叶片卵形至卵状披针形

瓜子金

对比鉴别

参见“远志”项。

检索表

参见“远志”项。

瓜　蒌 Gualou TRICHOSANTHIS FRUCTUS

瓜蒌子
Gualouzi
TRICHOSANTHIS SEMEN

炒瓜蒌子
Chaogualouzi
TRICHOSANTHIS SEMEN TOSTUM

瓜蒌皮
Gualoupi
TRICHOSANTHIS PERICARPIUM

瓜蒌为葫芦科植物栝楼 *Trichosanthes kirilowii* Maxim. 或双边栝楼 *Trichosanthes rosthornii* Harms 的干燥成熟果实；瓜蒌子为栝楼或双边栝楼的干燥成熟种子；炒瓜蒌子为瓜蒌子的炮制加工品；瓜蒌皮为栝楼或双边栝楼的干燥成熟果皮。

基原植物

■ 栝楼 *Trichosanthes kirilowii* Maxim.　别名：瓜蒌

生于山坡、草丛、林缘。分布于全国大部分地区。

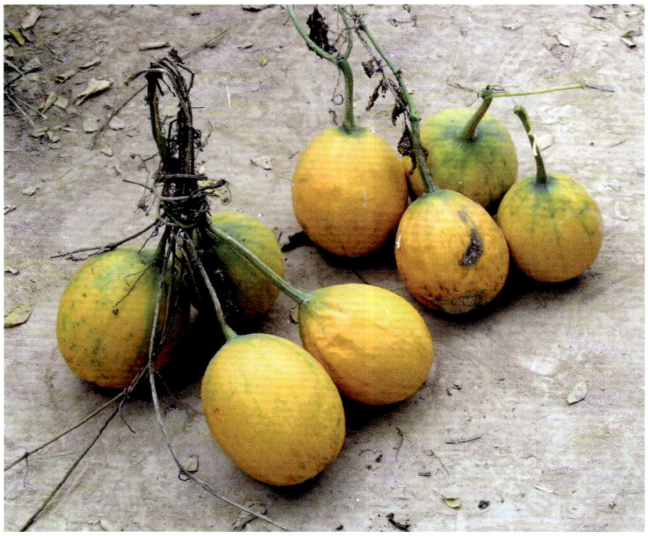

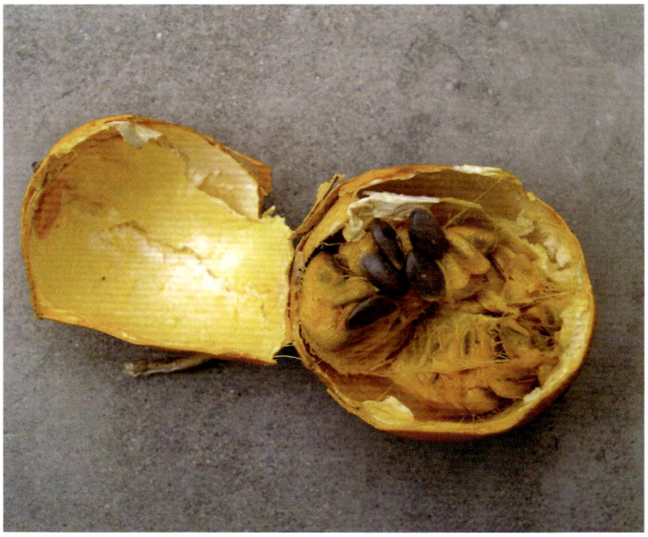

栝楼

■ 双边栝楼 *Trichosanthes rosthornii* Harms 别名：中华栝楼

生于海拔 400~1850m 的山坡疏林或路边灌丛中。分布于甘肃、陕西、湖北、江西、云南、贵州、四川、安徽、广东、广西。

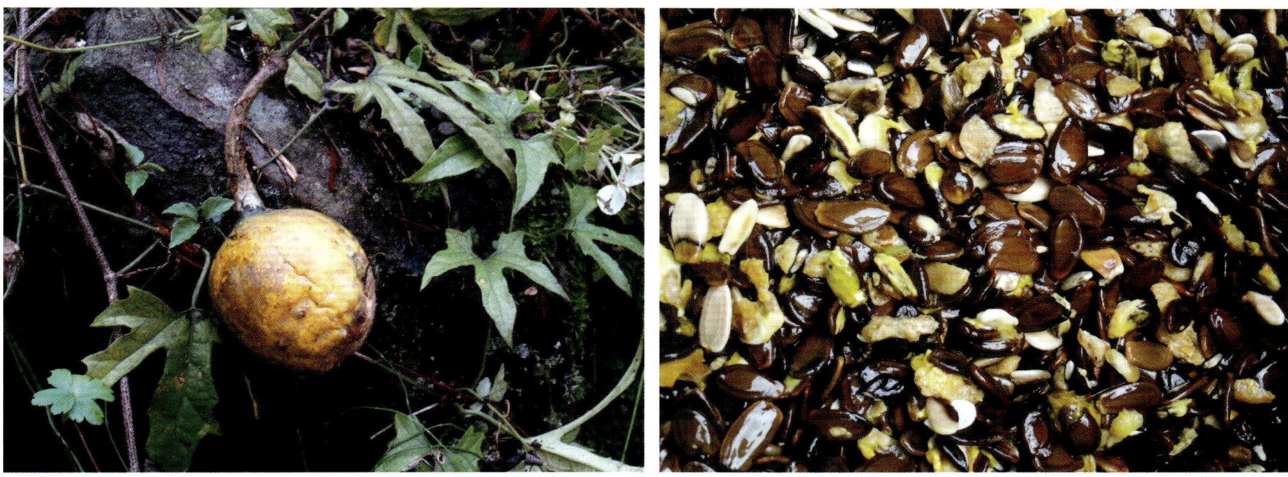

双边栝楼

对比鉴别

参见“天花粉”项。

检索表

参见“天花粉”项。

冬瓜皮

Dongguapi

BENINCASAE EXOCARPIUM

本品为葫芦科植物冬瓜 *Benincasa hispida* (Thunb.) Cogn. 的干燥外层果皮。

基原植物

■ **冬瓜** *Benincasa hispida* (Thunb.) Cogn.　别名：白瓜

全国各地均有栽培。

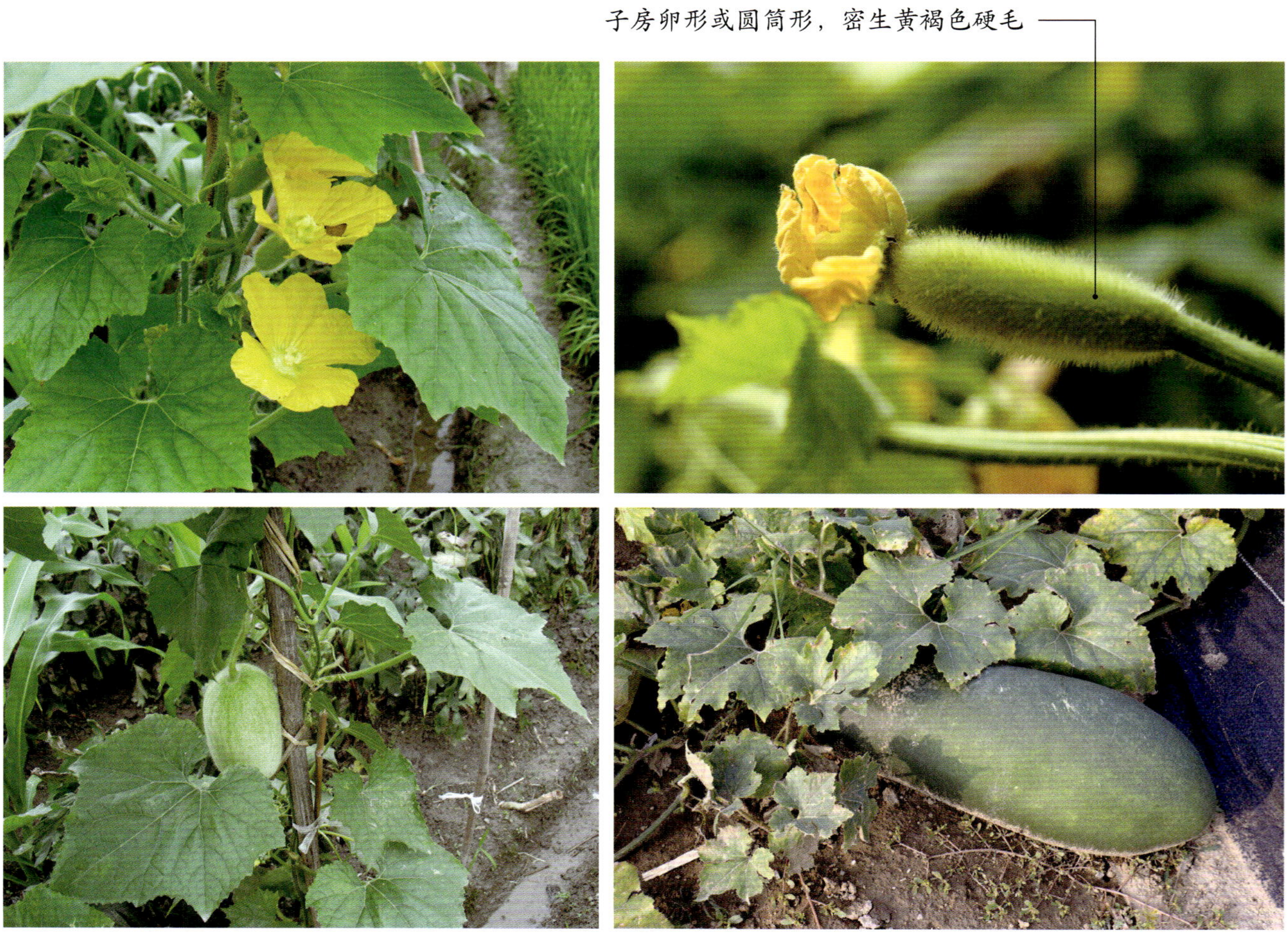

冬瓜

冬虫夏草 Dongchongxiacao CORDYCEPS

本品为麦角菌科真菌冬虫夏草菌 *Cordyceps sinensis* (Berk.) Sacc. 寄生在蝙蝠蛾科昆虫幼虫上的子座和幼虫尸体的干燥复合体。

基原植物

■ 冬虫夏草菌 *Cordyceps sinensis* (Berk.) Sacc. 别名：虫草、冬虫草

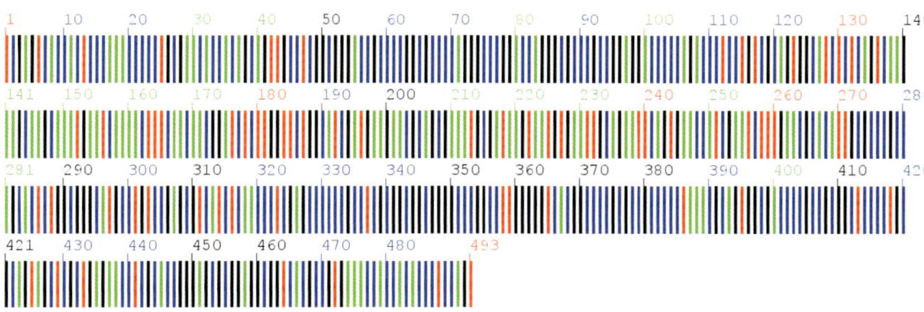

寄生在海拔 3000~4200m 高山草甸地带的鳞翅目的幼虫上。分布于甘肃、青海、四川、云南、西藏等地。

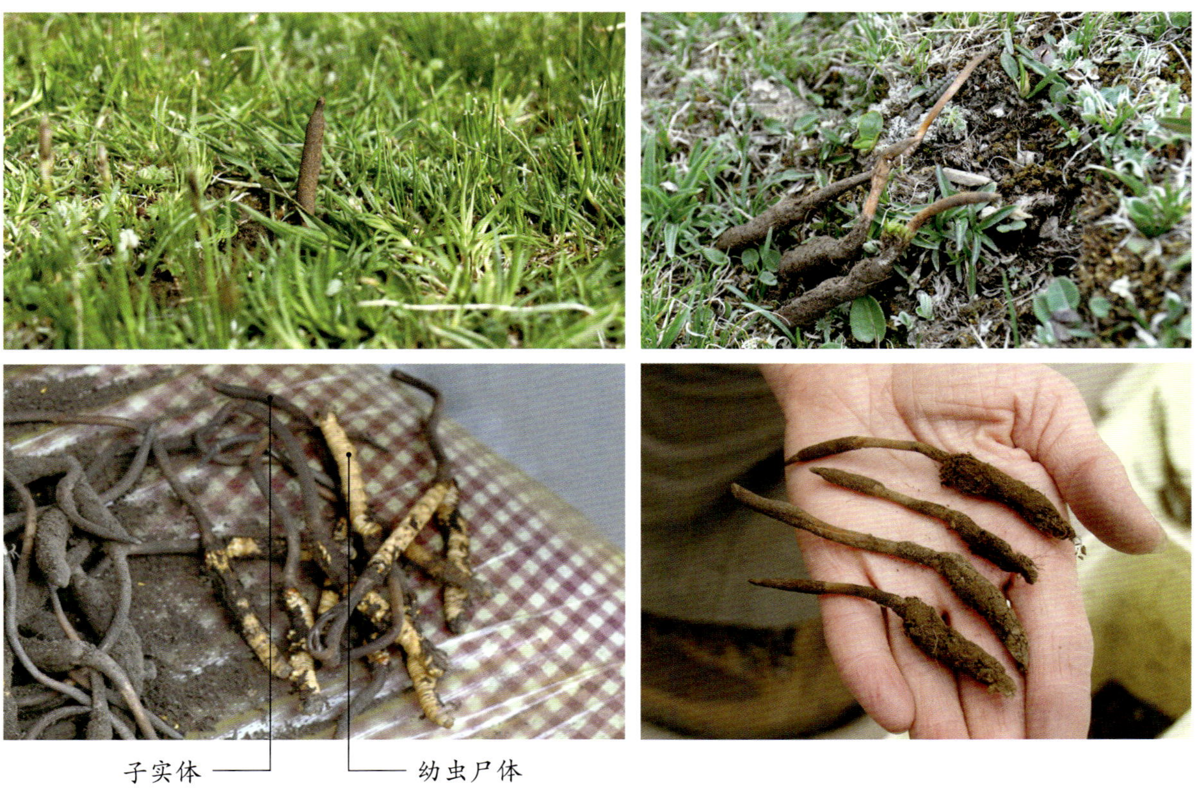

冬虫夏草菌

对比鉴别

麦角菌科虫草属真菌有很多种，它们寄生在昆虫幼虫上并形成子实体，子座及幼虫虫体的复合体泛称虫草。常见的有凉山虫草、香棒虫草、亚香棒虫草、新疆虫草、蝉花等，它们易与冬虫夏草相混淆。冬虫夏草价格昂贵，药材市场出现许多加工伪品，如以唇形科植物地蚕、草石蚕、毛叶地瓜儿苗（泽兰）的块茎加工品，面粉的模压品。还有在虫草体内夹铁丝或铁粉增重、子实体外涂铁粉增重等情况。

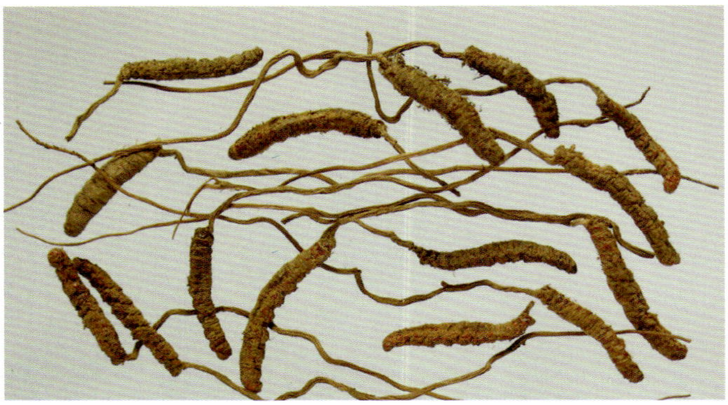

凉山虫草

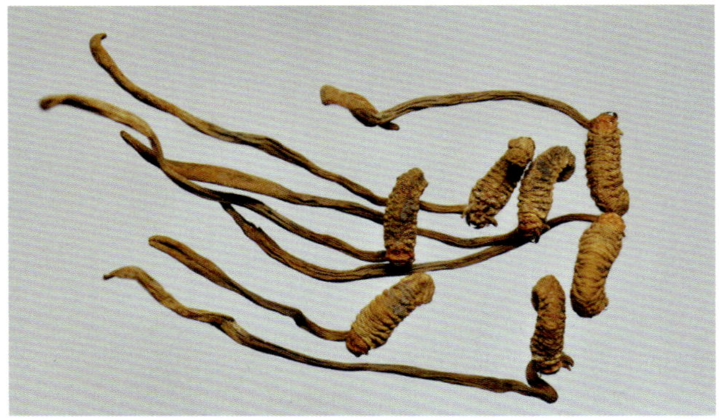

香棒虫草

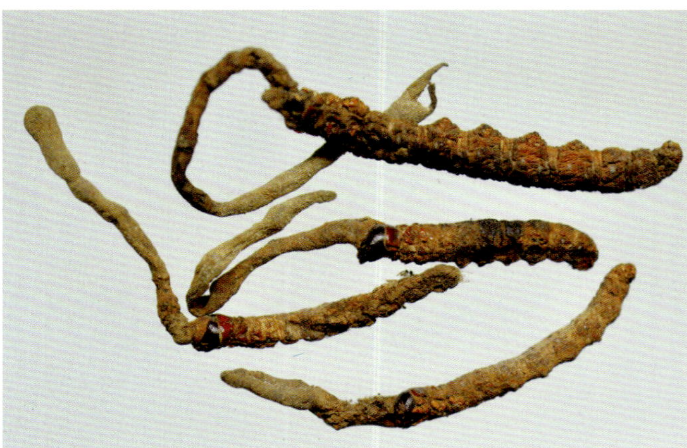

亚香棒虫草

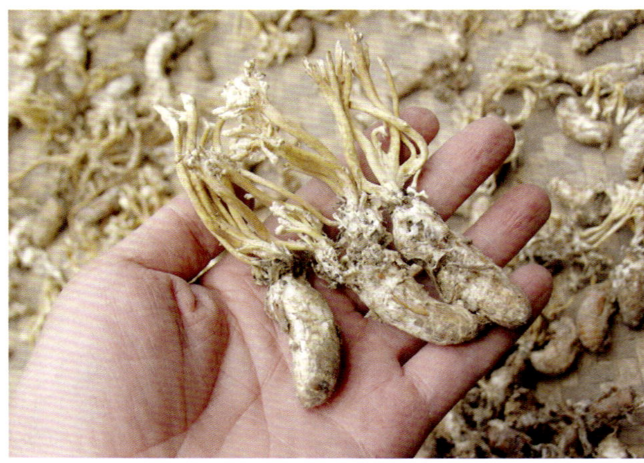

蝉花

检索表

1. 虫体较短粗，长为宽的 3 倍左右……2
1. 虫体较细长，长为宽的 6 倍以上……3
2. 虫体呈弯曲的扁肾形，长 1.4~2.1cm……香棒虫草
2. 虫体呈长椭圆形，微弯曲，长约 3.5cm……蝉花
3. 子座细长，不规则弯曲或扭曲，长 10~30cm，直径 0.1~0.2cm……凉山虫草
3. 子座较粗短，长不及 11cm，直径 0.2~0.4cm……4
4. 子座包住整个虫体头部；子座顶端不分叉……冬虫夏草
4. 子座从虫头部中央长出，不包住整个虫体头部；部分子座顶端分叉……亚香棒虫草

冬凌草 Donglingcao RABDOSIAE RUBESCENTIS HERBA

本品为唇形科植物碎米桠 *Rabdosia rubescens* (Hemsl.) Hara 的干燥地上部分。

基原植物

■ 碎米桠 *Rabdosia rubescens* (Hemsl.) Hara

Flora of China 及《中国高等植物》记载碎米桠的拉丁学名为 *Isodon rubescens* (Hemsl.) Hara。

生于山坡、谷地、灌丛、林地等处。分布于河南、河北、山西、甘肃、四川、贵州、湖南、湖北、广西、广东、江西、安徽、浙江等地。

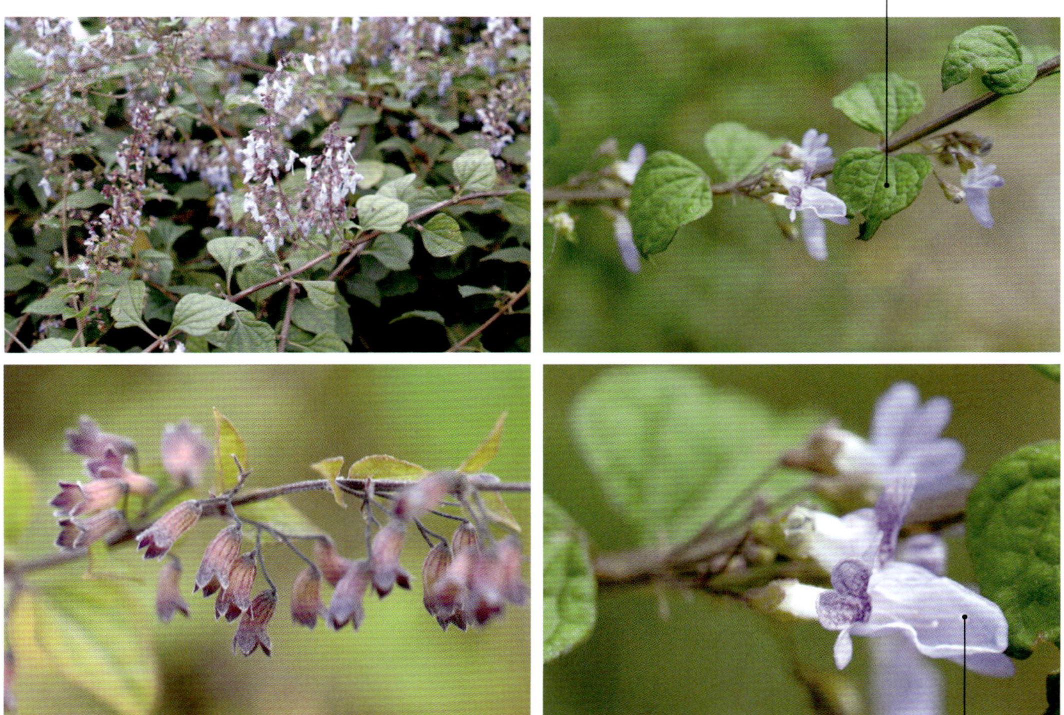
叶对生，近菱形
花冠淡蓝色或淡紫红色，二唇形，上唇外反

碎米桠

冬葵果

Dongkuiguo

MALVAE FRUCTUS

本品系蒙古族习用药材。为锦葵科植物冬葵 *Malva verticillata* L. 的干燥成熟果实。

基原植物

■ **冬葵**　*Malva verticillata* L.　别名：野葵

生于村边、路旁、田埂草丛中，也有栽培。分布于吉林、辽宁、河北、陕西、甘肃、青海、江西、湖南、四川、贵州、云南等地。

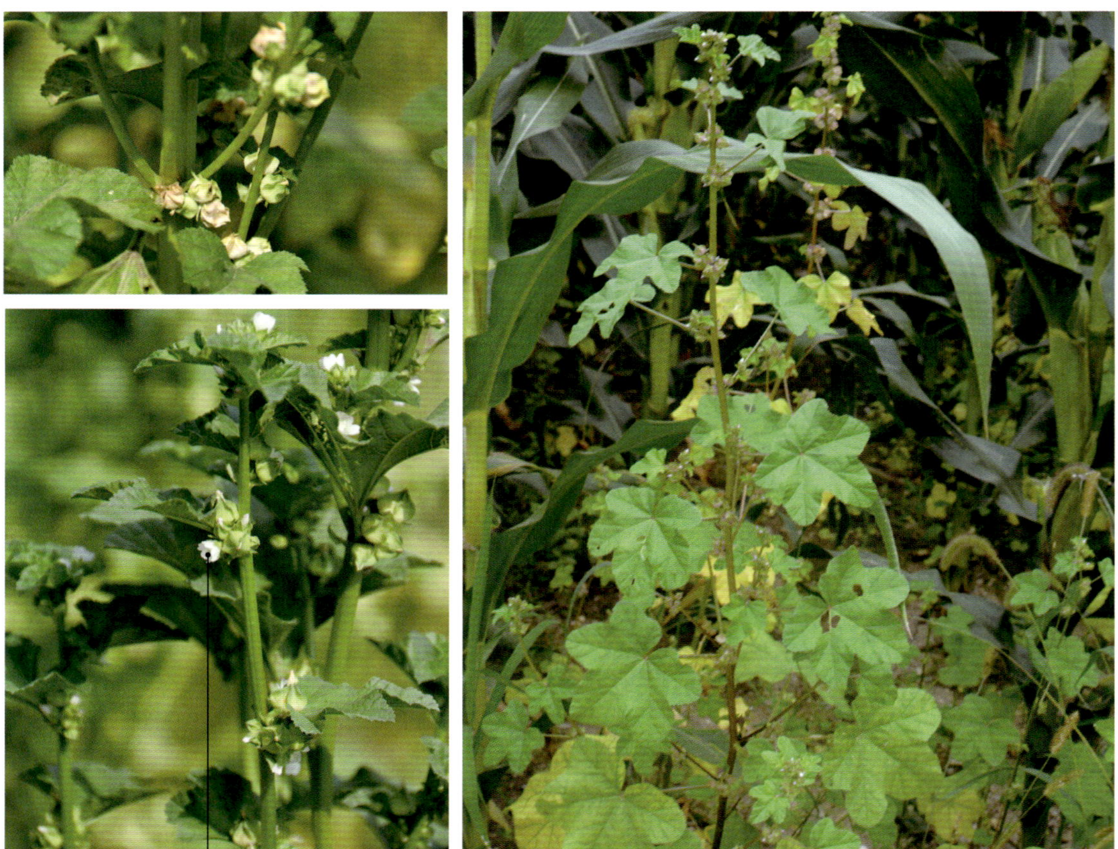

花小型，直径 5~15mm，白色至淡粉红色

冬葵

对比鉴别

植物冬葵与其同属植物锦葵 *Malva cathayensis* M. G. Gilbert, Y. Tang et Dorr 相似，为城市常见的栽培植物；苘麻子药材的别名也称冬葵子，为苘麻 *Abutilon theophrasti* Medic. 的干燥成熟种子，因名称相近易与药材冬葵果相混淆。

花大型，直径 3~5cm，紫红色

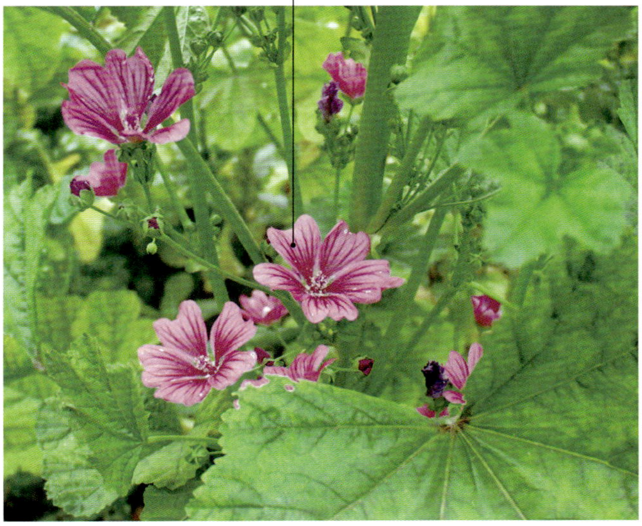

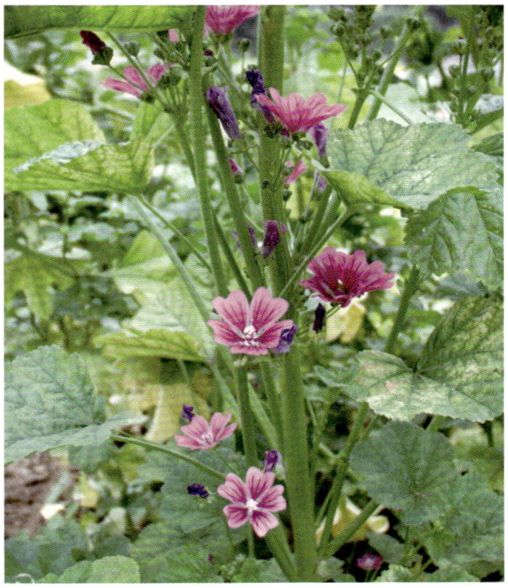

锦葵

果（花）单生于叶腋

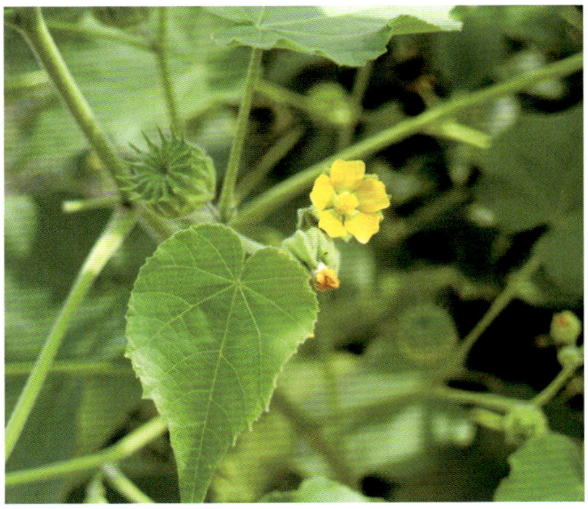

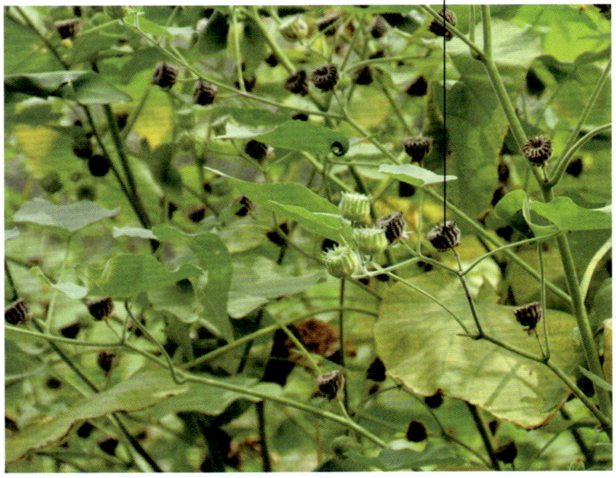

苘麻

检索表

1. 花单生于叶腋……苘麻
1. 花数朵至十数朵簇生叶腋……2
2. 花大型，紫红色，直径 3~5cm；小苞片长圆形，先端圆形……锦葵
2. 花小型，白色至淡粉红色，直径 5~15mm；小苞片线状披针形，先端锐尖……冬葵

玄　参 Xuanshen SCROPHULARIAE RADIX

本品为玄参科植物玄参 *Scrophularia ningpoensis* Hemsl. 的干燥根。

基原植物

■ **玄参** *Scrophularia ningpoensis* Hemsl. 别名：元参、浙玄参

生于溪边、山坡、林下及草丛。分布于江苏、安徽、浙江、江西、福建、湖北、湖南、广东北部、陕西、四川、贵州等地，现南北各地均有栽培。

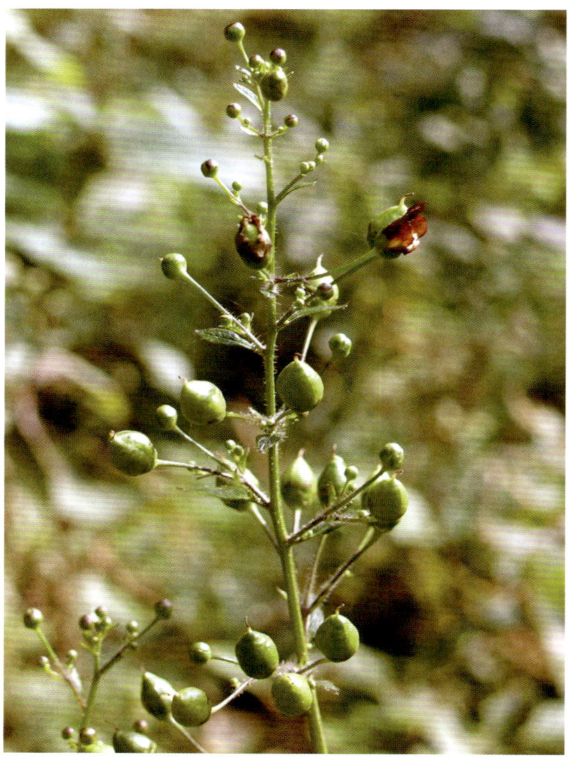

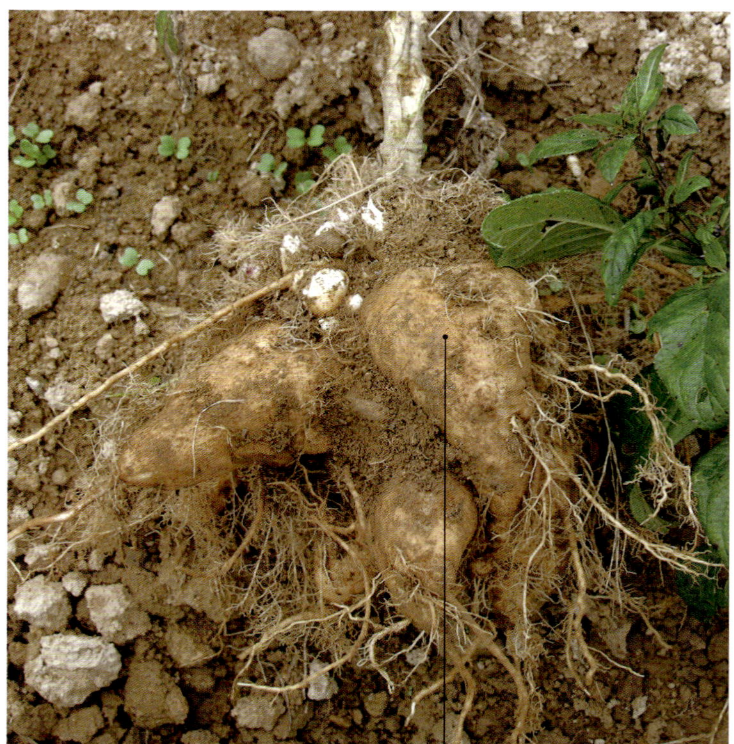

玄参

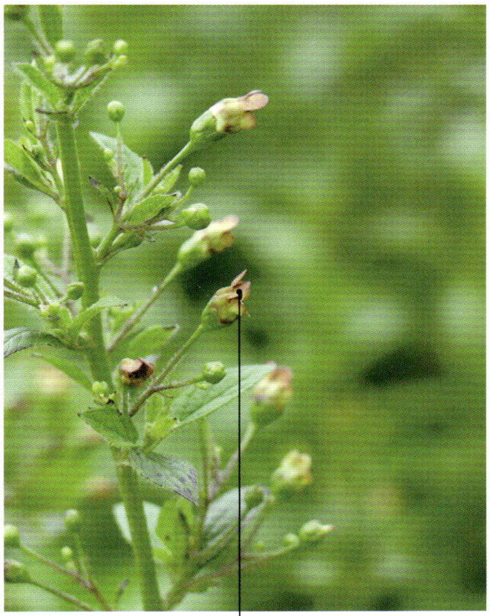

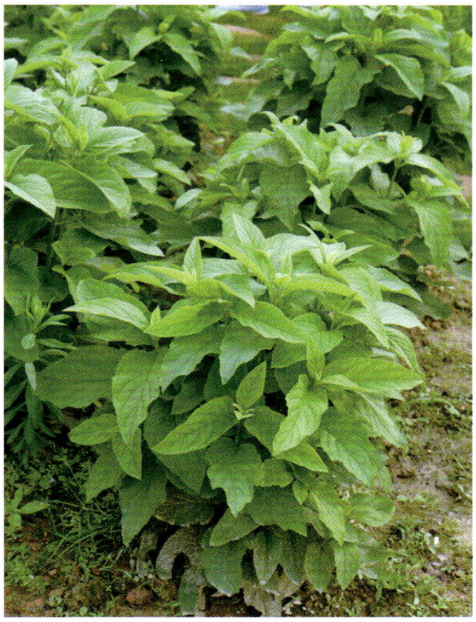
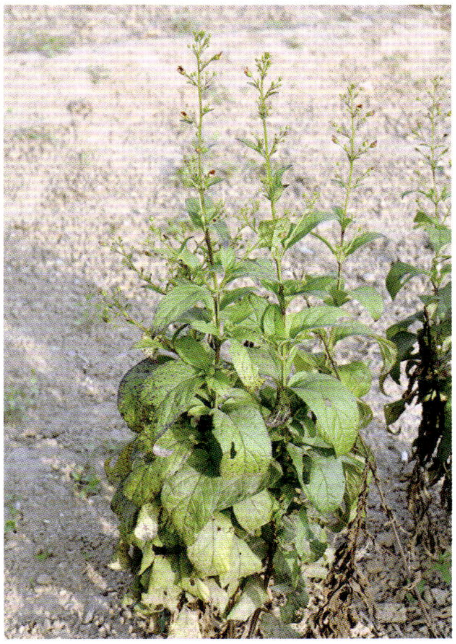

玄参（续）

对比鉴别

植物玄参与其同属植物北玄参 *Scrophularia buergeriana* Miq. 容易相混淆。

北玄参与玄参主要区别点：叶对生，有时上部的互生；叶片卵形至长卵形；穗状花序顶生，狭长；花冠绿色。

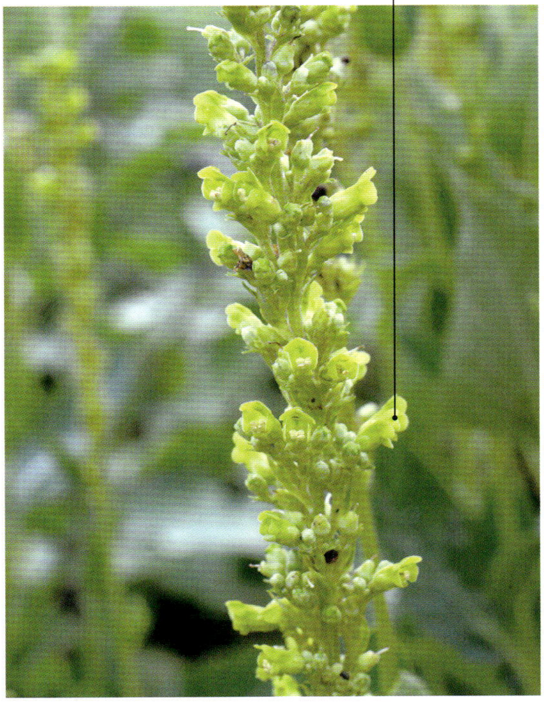

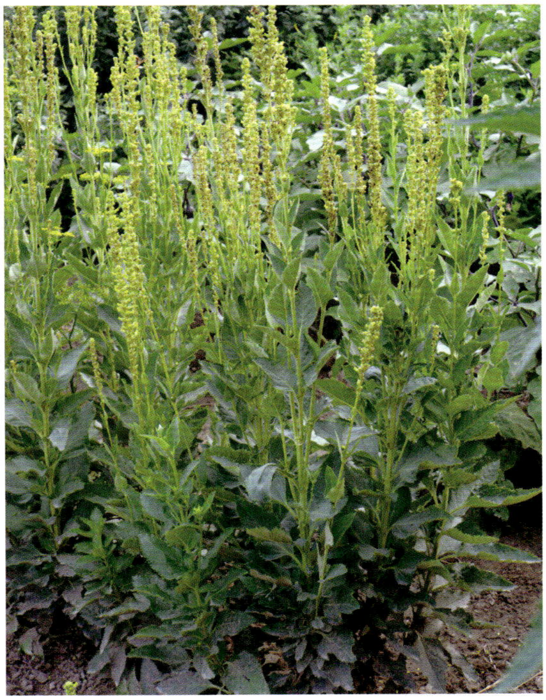

北玄参

半边莲 Banbianlian LOBELIAE CHINENSIS HERBA

本品为桔梗科植物半边莲 *Lobelia chinensis* Lour. 的干燥全草。

基原植物

■ 半边莲 *Lobelia chinensis* Lour. 别名：长虫草、细米草

1963~1977 年间的几版《中国药典》记载半边莲的拉丁学名为 *Lobelia radicans* Thunb.。

生于水田边、路沟旁及潮湿的阴坡、荒地。分布于江苏、浙江、安徽、四川、湖南、湖北、江西、福建、台湾、广东、广西。

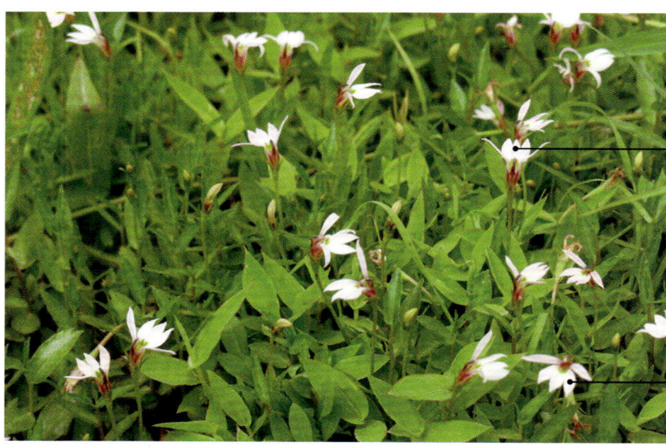
花通常 1 朵生于分枝上部的叶腋内
花冠粉红色，近一唇形

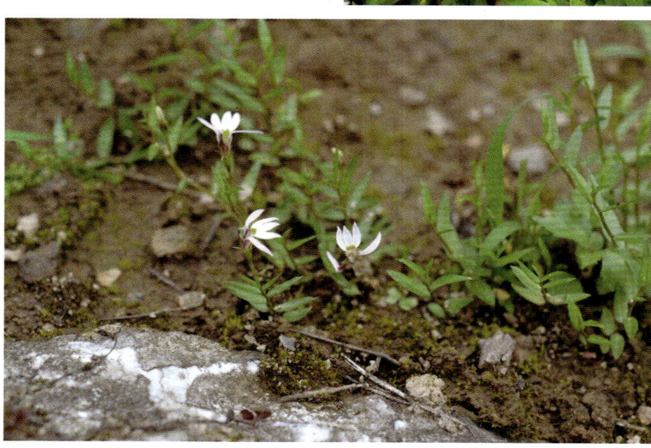

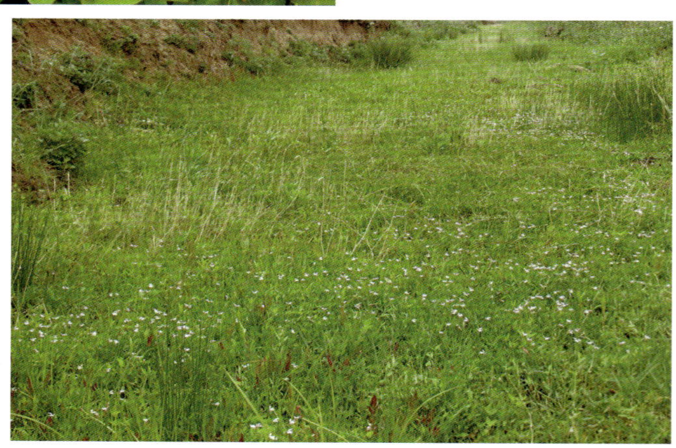

半边莲

半枝莲 Banzhilian SCUTELLARIAE BARBATAE HERBA

本品为唇形科植物半枝莲 *Scutellaria barbata* D.Don 的干燥全草。

基原植物

■ 半枝莲 *Scutellaria barbata* D. Don 别名：并头草、牙刷草

生于溪滩边、田岸及林区路旁。分布于河北、河南、山东、山西、安徽、江苏、江西、浙江、福建、台湾、湖北、陕西、云南、贵州、四川等地。

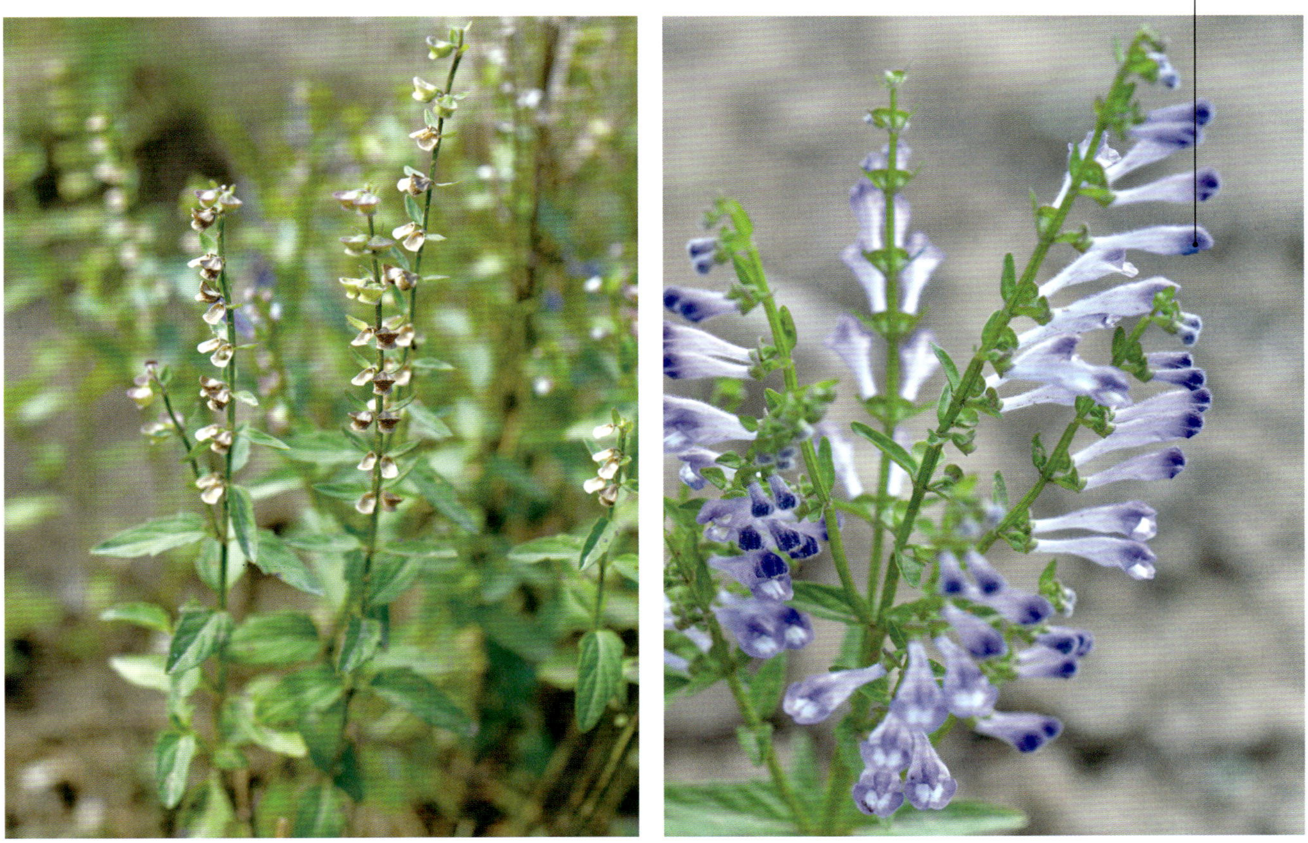

半枝莲

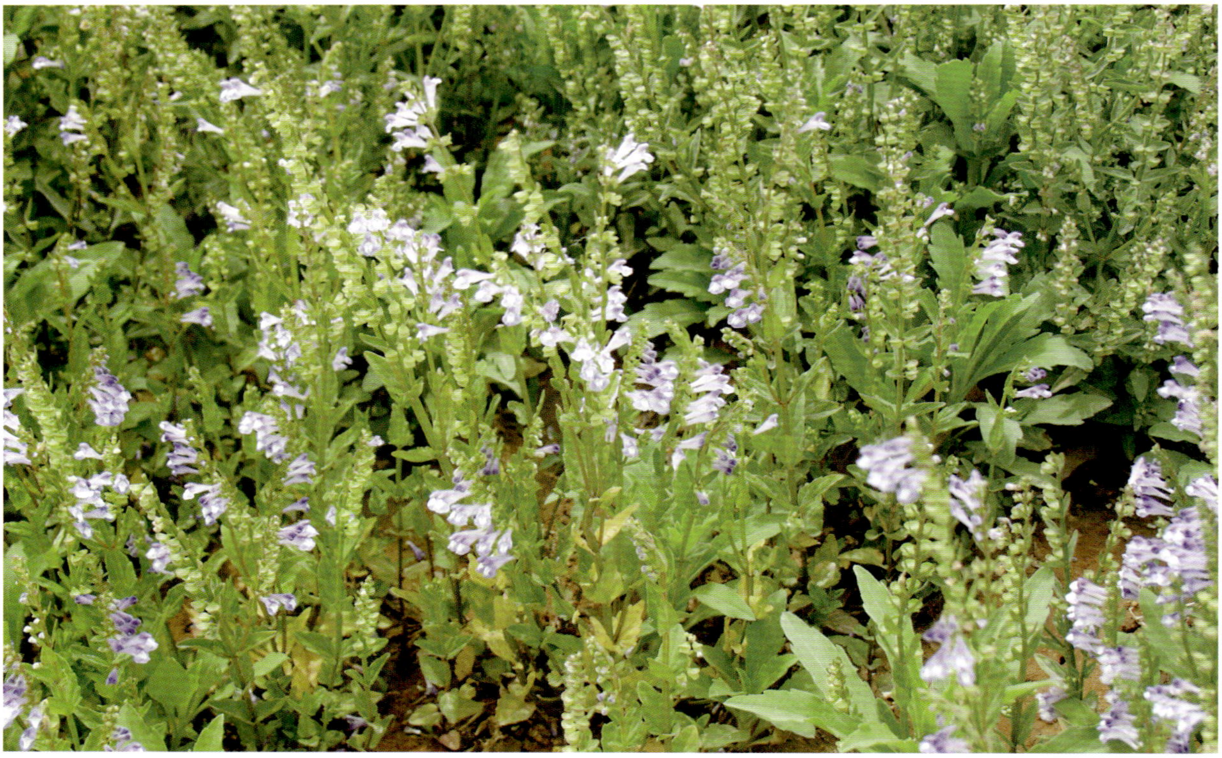

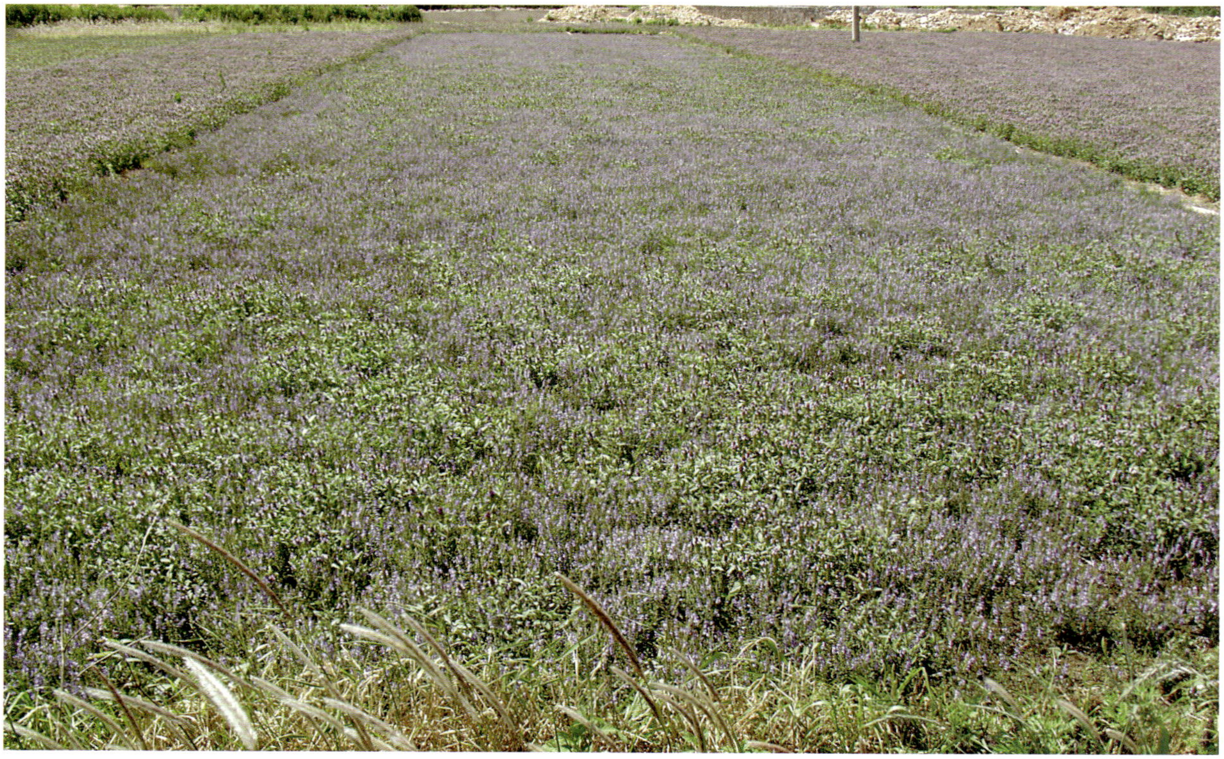

半枝莲（续）

半　夏

Banxia

PINELLIAE RHIZOMA

法半夏

Fabanxia

PINELLIAE RHIZOMA PRAEPARATUM

姜半夏

Jiangbanxia

PINELLIAE RHIZOMA PRAEPARATUM CUM ZINGIBERE ET ALUMINE

清半夏

Qingbanxia

PINELLIAE RHIZOMA PRAEPARATUM CUM ALUMINE

半夏为天南星科植物半夏 *Pinellia ternata* (Thunb.) Breit. 的干燥块茎；法半夏、姜半夏和清半夏为半夏的炮制加工品。

基原植物

■ **半夏** *Pinellia ternata* (Thunb.) Breit.　别名：三叶半夏、三步跳

生于荒地、田间、山坡、林下。分布于辽宁、河北、山西、陕西、甘肃、河南及长江以南各地。

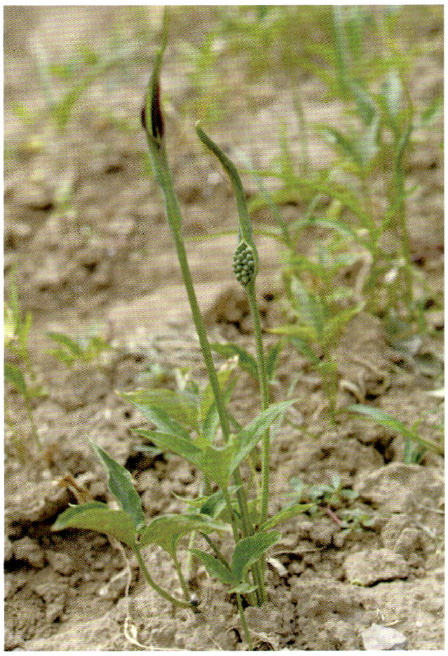

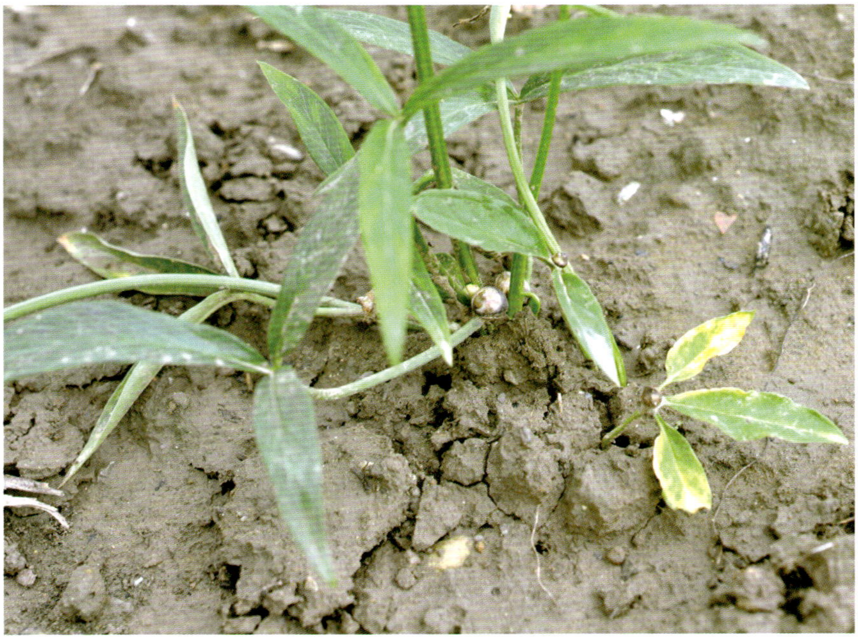

半夏

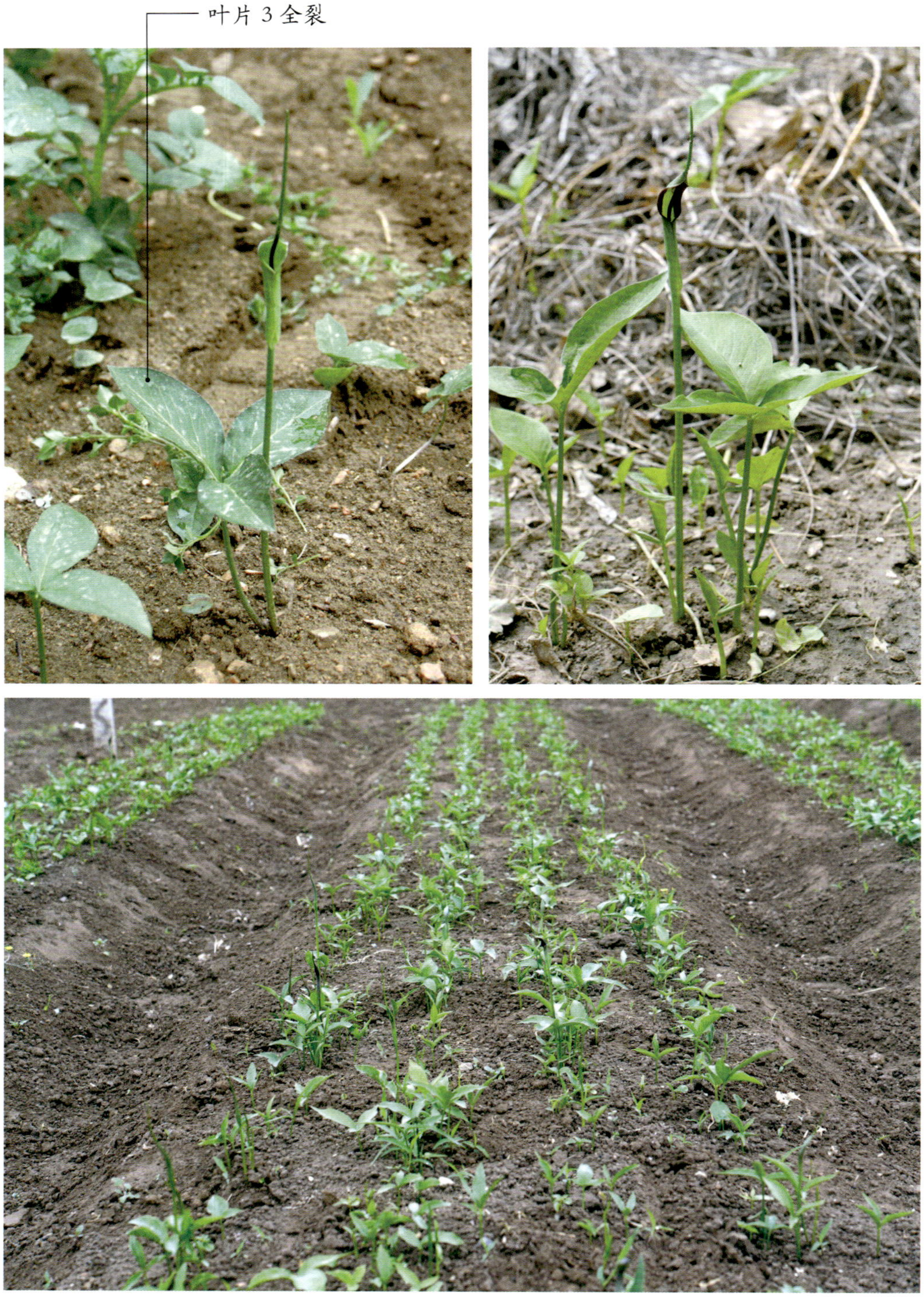

半夏（续）

对比鉴别

天南星科植物鞭檐犁头尖 *Typhonium flagelliforme*（Lodd.）Blume 大量栽培，其块茎在某些地区作为“水半夏”习用，也被混充半夏使用；虎掌 *Pinellia pedatisecta* Schott 也有大量栽培，大型块茎作为“天南星”习用，小块茎被混充半夏使用。

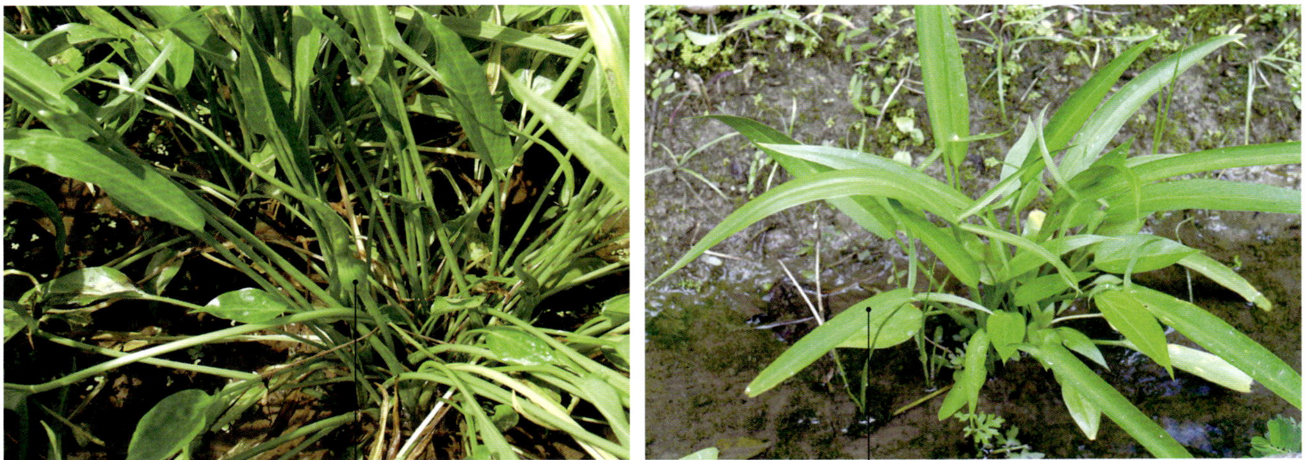

佛焰苞　　叶片戟状长圆形

鞭檐犁头尖

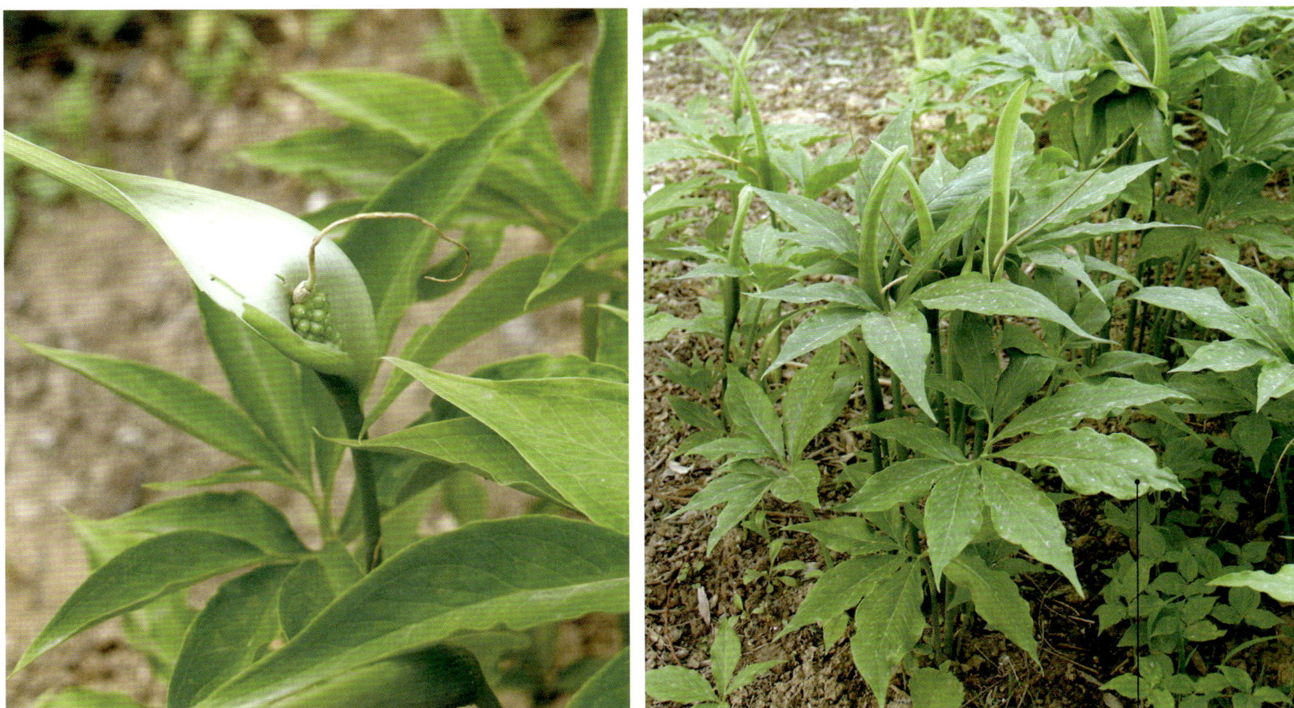

叶片鸟足状分裂，裂片 6~11

虎掌

检索表

1. 佛焰苞管喉部张开；叶片戟状长圆形，基部心形或下延 .... 鞭檐犁头尖

1. 佛焰苞管喉部闭合；叶片 3 全裂或鸟足状分裂，裂片 6~11 2

2. 叶片 3 全裂 .... 半夏

2. 叶片鸟足状分裂，裂片 6~11 .... 虎掌

母丁香 Mudingxiang CARYOPHYLLI FRUCTUS

本品为桃金娘科植物丁香 *Eugenia caryophyllata* Thunb. 的干燥近成熟果实。

基原植物

■ **丁香** *Eugenia caryophyllata* Thunb. 别名：母丁香、公丁香

分布于马来群岛及非洲，我国广东、广西等地有引种栽培。

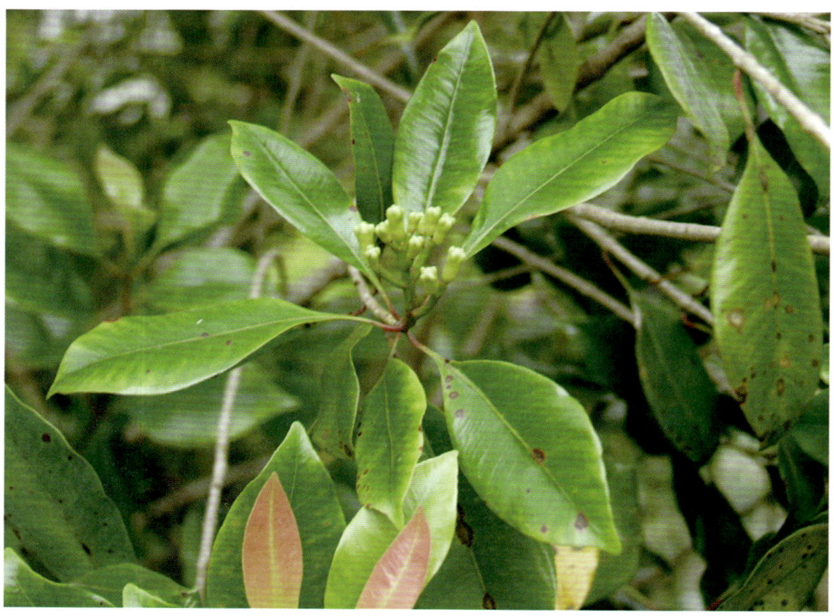

丁香

对比鉴别

参见“丁香”项。

检索表

参见“丁香”项。

丝瓜络

Sigualuo

LUFFAE FRUCTUS RETINERVUS

本品为葫芦科植物丝瓜 *Luffa cylindrica* (L.) Roem. 干燥成熟果实的维管束。

基原植物

■ **丝瓜** *Luffa cylindrica* (L.) Roem. 别名：菜瓜

Flora of China 记载丝瓜的拉丁学名为 *Luffa aegyptiaca* Miller。

我国南北各地普遍栽培。

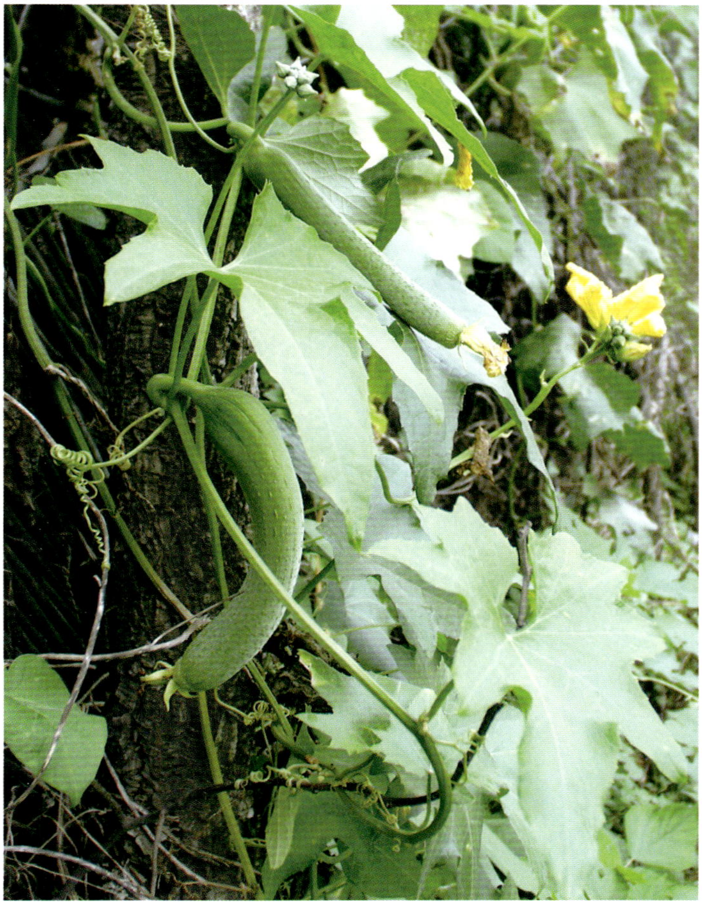

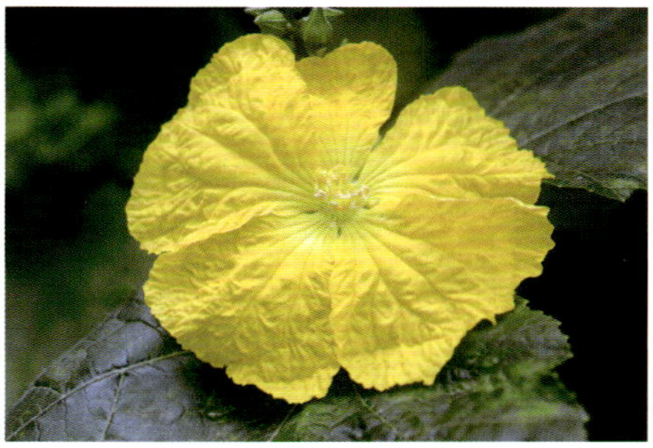

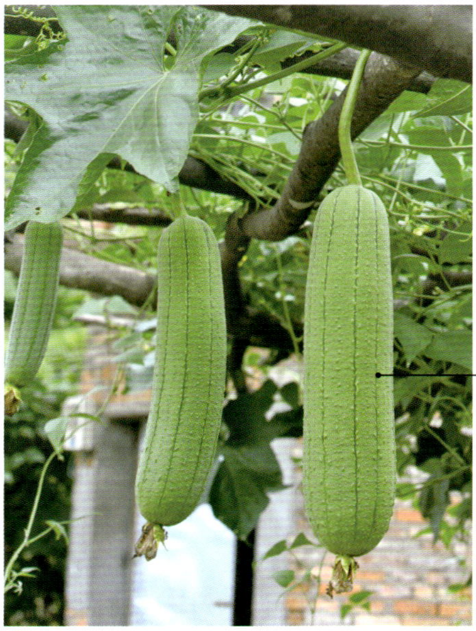

果圆柱状，无棱

丝瓜

对比鉴别

植物丝瓜的同属植物广东丝瓜（棱丝瓜）*Luffa acutangula* (Linn.) Roxb. 成熟果实的维管束在广东、广西常被当作丝瓜络使用。

广东丝瓜与丝瓜主要区别点：瓠果长圆柱形，具明显棱角。

果圆柱状，具明显棱角

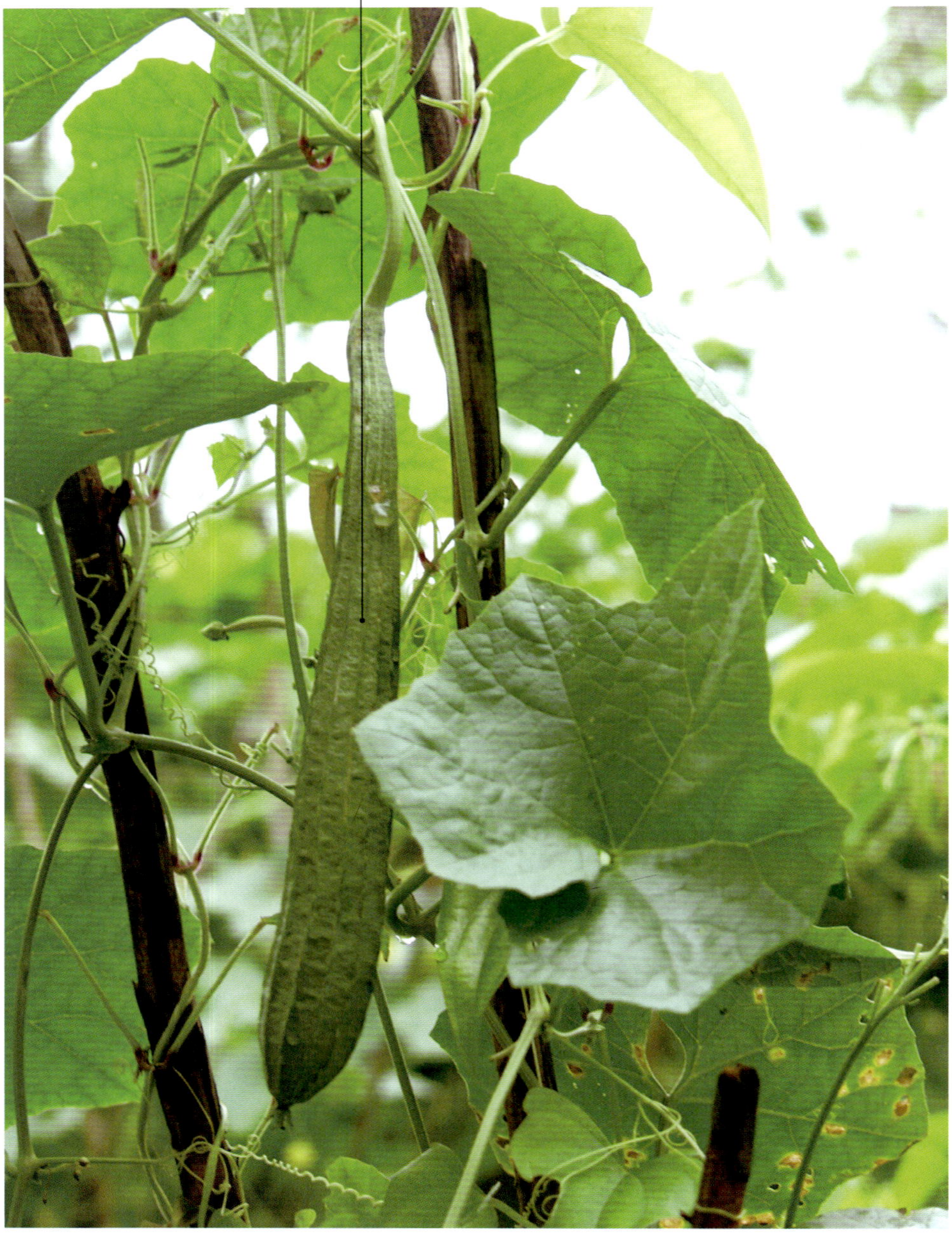

广东丝瓜

六画

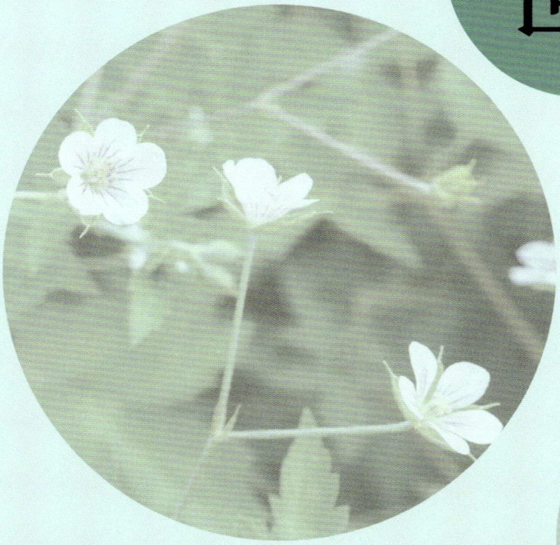

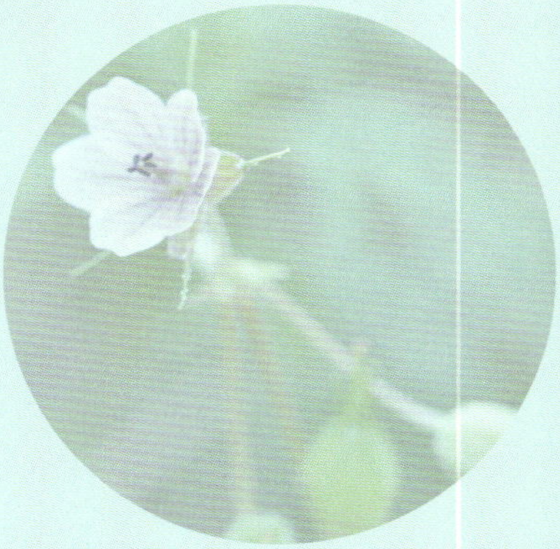

老鹳草

Laoguancao

ERODII HERBA GERANII HERBA

本品为牻牛儿苗科植物牻牛儿苗 *Erodium stephanianum* Willd.、老鹳草 *Geranium wilfordii* Maxim. 或野老鹳草 *Geranium carolinianum* L. 的干燥地上部分，前者习称“长嘴老鹳草”，后两者习称“短嘴老鹳草”。

基原植物

■ 牻牛儿苗 *Erodium stephanianum* Willd. 别名：长嘴老鹳草

生于草坡或沟边。分布于东北、华北及山东、安徽、江苏、浙江、湖南、江西、陕西、甘肃、青海、四川、云南、贵州、西藏。

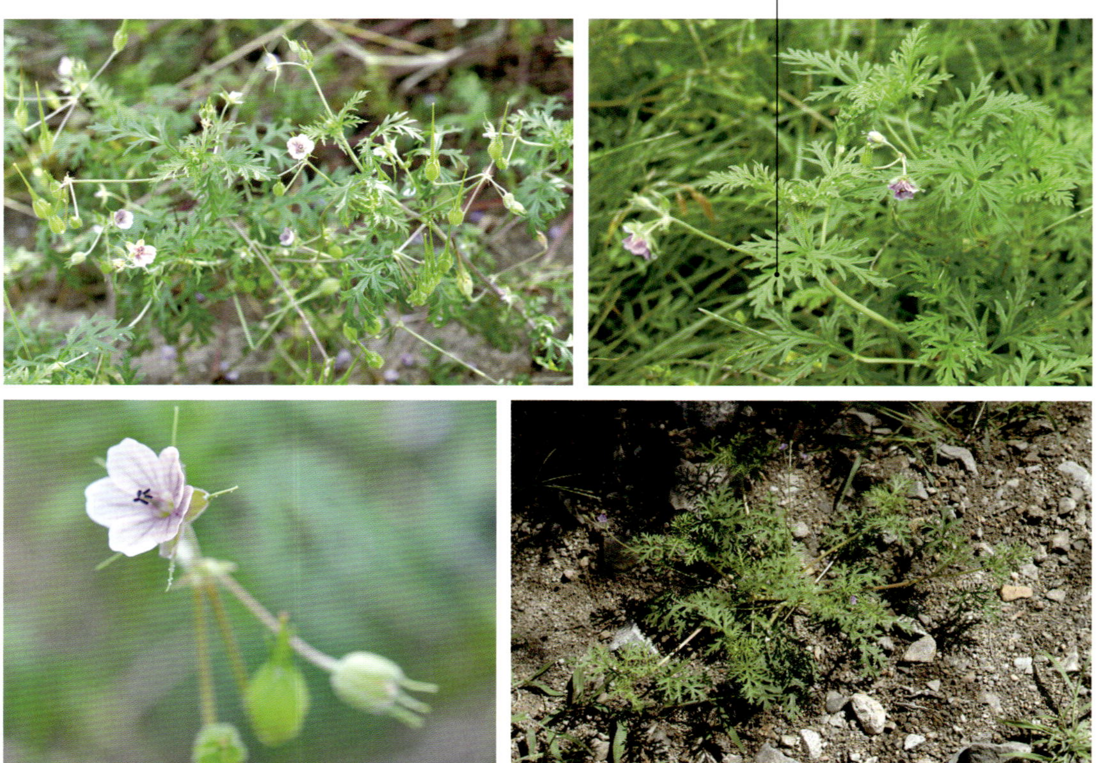

牻牛儿苗

■ 老鹳草 *Geranium wilfordii* Maxim. 别名：短嘴老鹳草

生于山坡草丛、平原路边和树林下。分布于黑龙江、吉林、辽宁、河北、江苏、安徽、湖南、四川、云南、贵州等地。

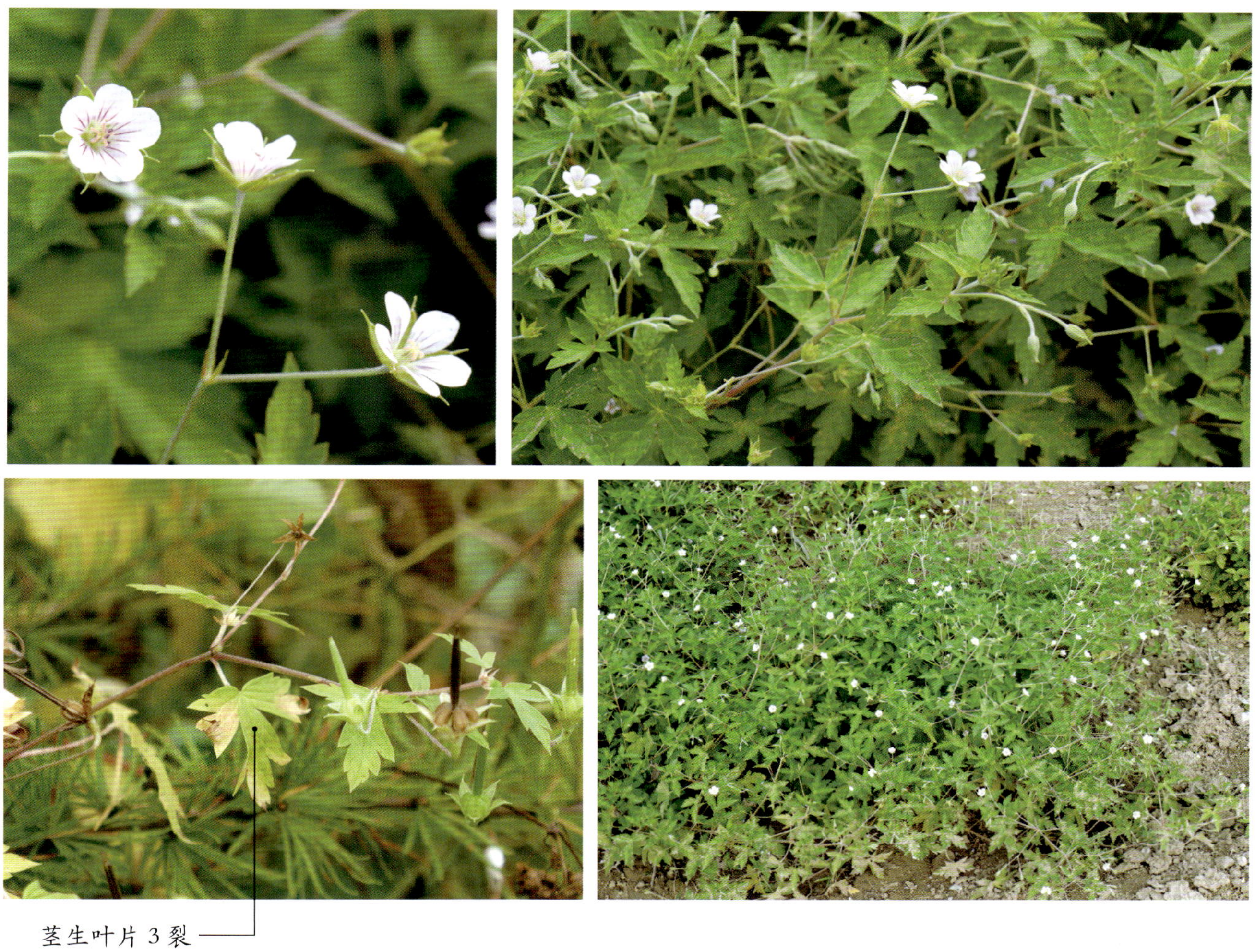

老鹳草

■ 野老鹳草 *Geranium carolinianum* L. 别名：鹭嘴草

生于海拔 800m 以下的草地。原产于美洲，安徽、重庆、福建、广西、湖北、湖南、江苏、江西、四川、台湾、云南、浙江等地有逸生。

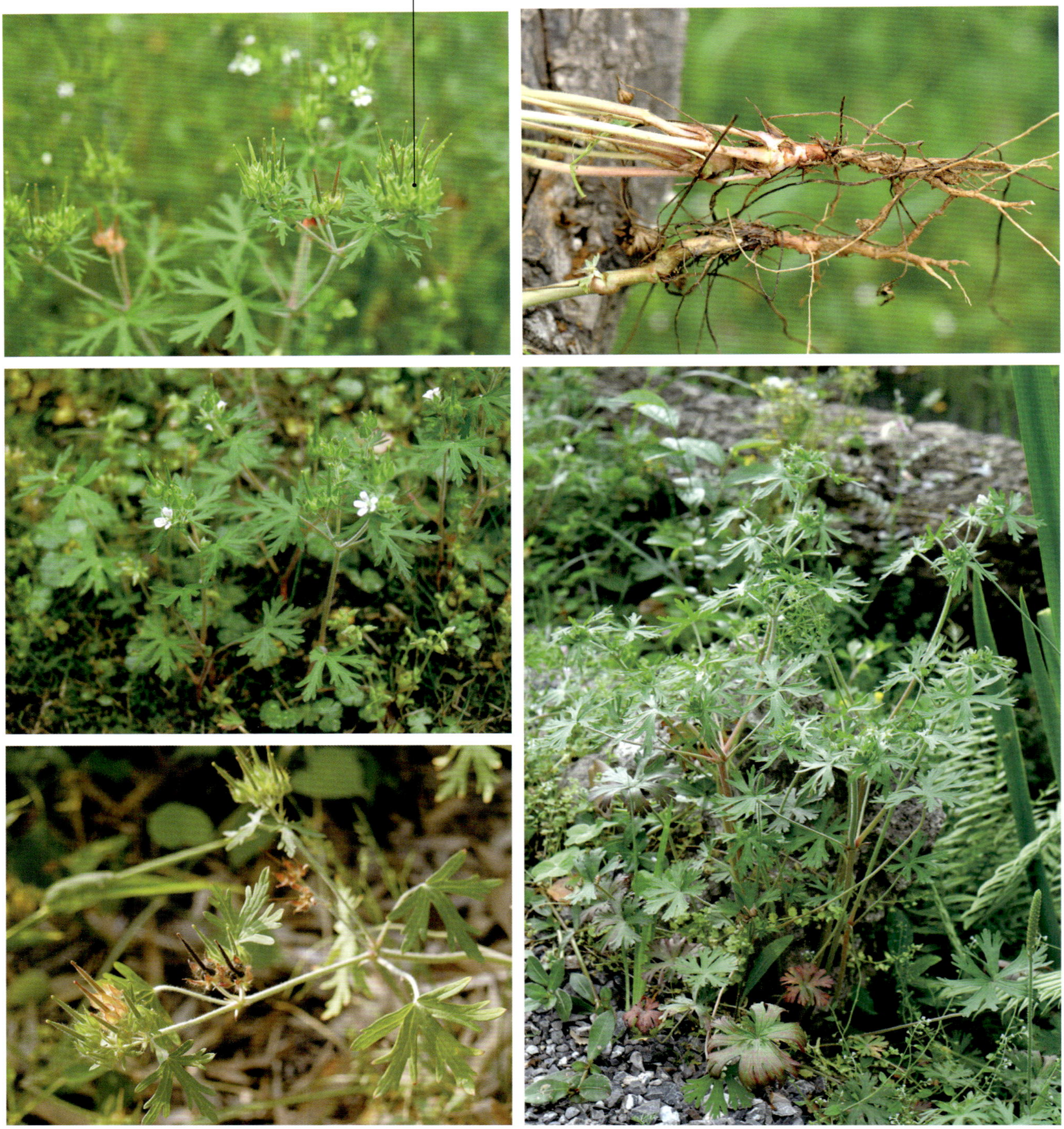

野老鹳草

对比鉴别

《常用中药材品种整理和质量研究》（北方编）记载，除正品外，尼泊尔老鹳草 *Geranium nepalense* Sweet、鼠掌老鹳草 *Geranium sibiricum* Linnaeus、湖北老鹳草 *Geranium rosthornii* R. Knuth 也在部分地区作药用。

叶片 5 裂或仅茎上部叶 3 裂，叶裂片先端卵圆

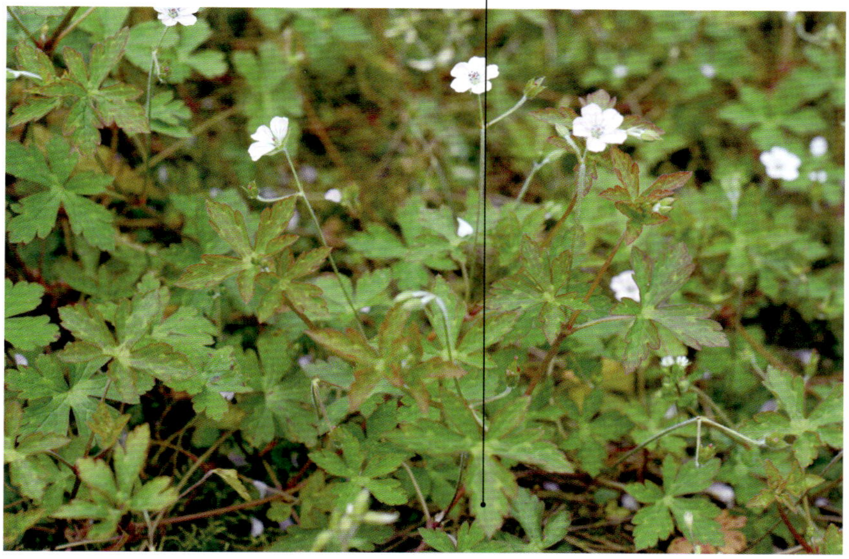
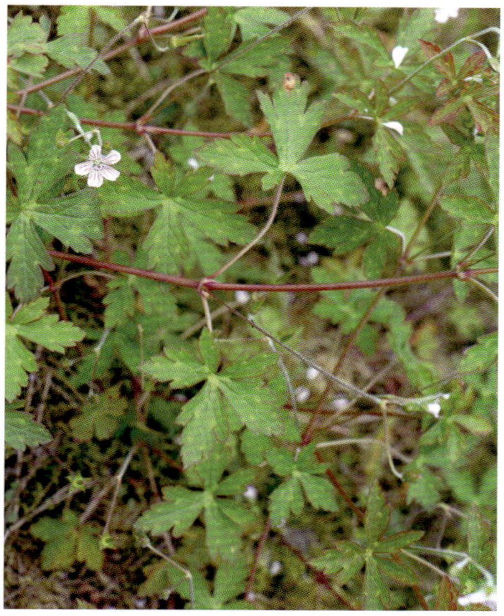

尼泊尔老鹳草

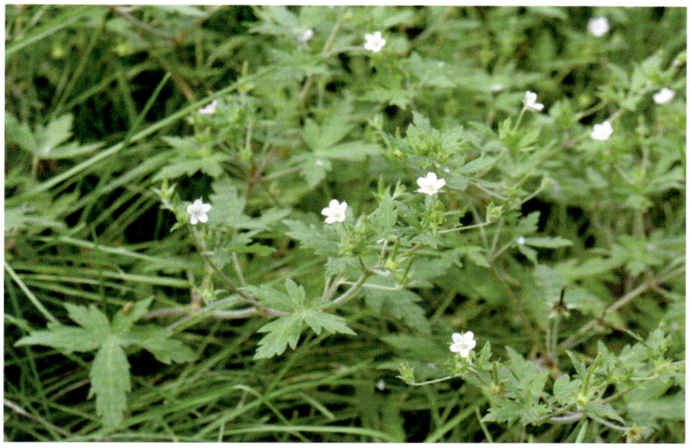
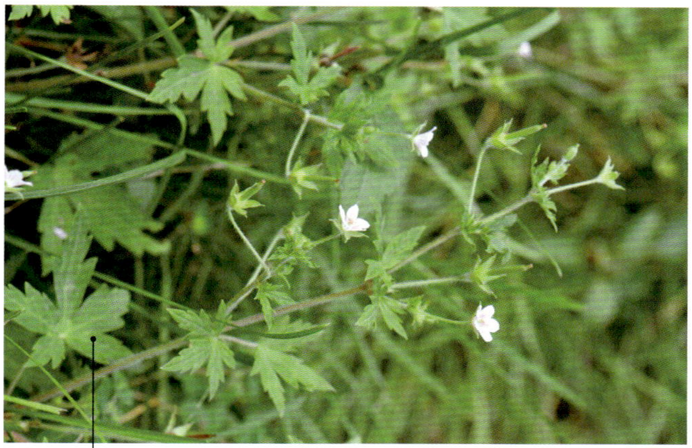

叶片 5 裂或仅茎上部叶 3 裂，叶裂片先端锐尖

鼠掌老鹳草

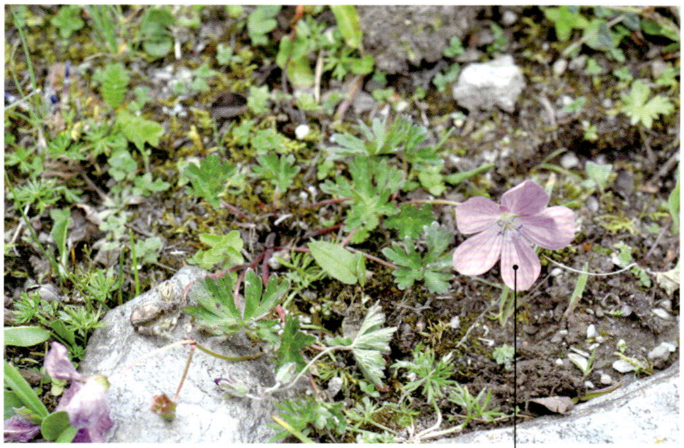
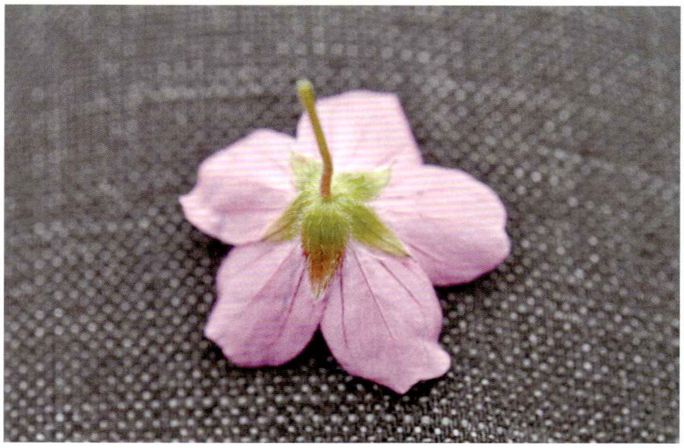

花大，直径 2cm 以上，紫红色

湖北老鹳草

检索表

1. 叶片二回羽状深裂；羽片 2~7 对 …………………………………………………… 牻牛儿苗
1. 叶片掌状分裂 ……………………………………………………………………………… 2
2. 花大，直径 20mm 以上，紫红色 ………………………………………………… 湖北老鹳草
2. 花小，直径 3~6mm 或稀近 10mm …………………………………………………………… 3
3. 一年生草本；总花梗通常数个集生茎端，呈伞形状花序 ………………………… 野老鹤草
3. 多年生草本；总花梗单生叶腋 ……………………………………………………………… 4
4. 茎生叶片 3 裂；植株有时具腺毛 ……………………………………………………… 老鹳草
4. 叶片 5 裂或仅茎上部叶 3 裂；植株无腺毛 ………………………………………………… 5
5. 总花梗纤细，每梗具 2 花或稀为 1 花；叶裂片先端卵圆 …………………… 尼泊尔老鹳草
5. 总花梗粗壮，每梗具 1 花或稀为 2 花；叶裂片先端锐尖 …………………… 鼠掌老鹳草

地枫皮

Difengpi

ILLICII CORTEX

本品为木兰科植物地枫皮 *Illicium difengpi* K. I. B. et K. I. M. 的干燥树皮。

基原植物

■ 地枫皮 *Illicium difengpi* K. I. B. et K. I. M. 别名：枫榔

生于海拔 120~1700m 的石灰岩山地常绿阔叶林中。分布于广西、云南。

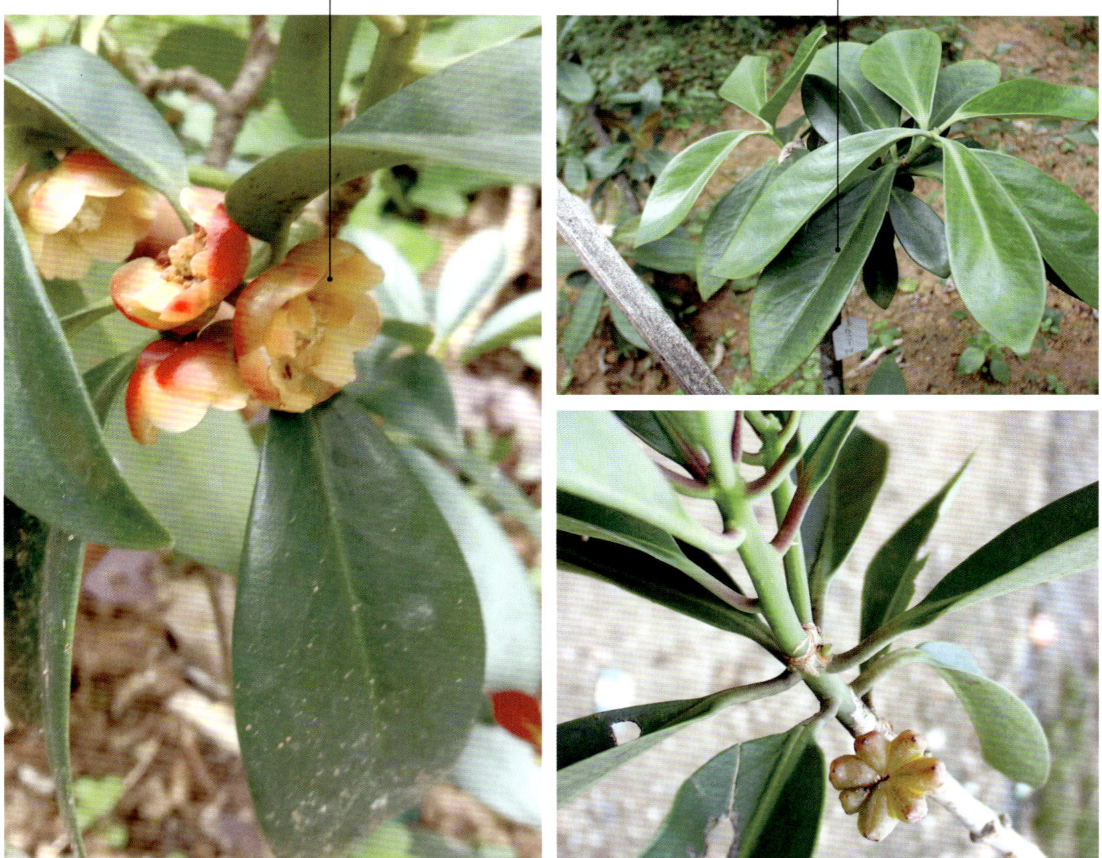
花被片 15~17 枚，肉质，红色或紫红色
叶厚革质，倒披针形至长椭圆形

地枫皮

地肤子 Difuzi KOCHIAE FRUCTUS

本品为藜科植物地肤 *Kochia scoparia* (L.) Schrad. 的干燥成熟果实。

基原植物

■ **地肤** *Kochia scoparia* (L.) Schrad. 别名：扫帚草、扫帚苗

生于山野荒地、田野、路旁，或栽培于庭院。分布几遍全国。

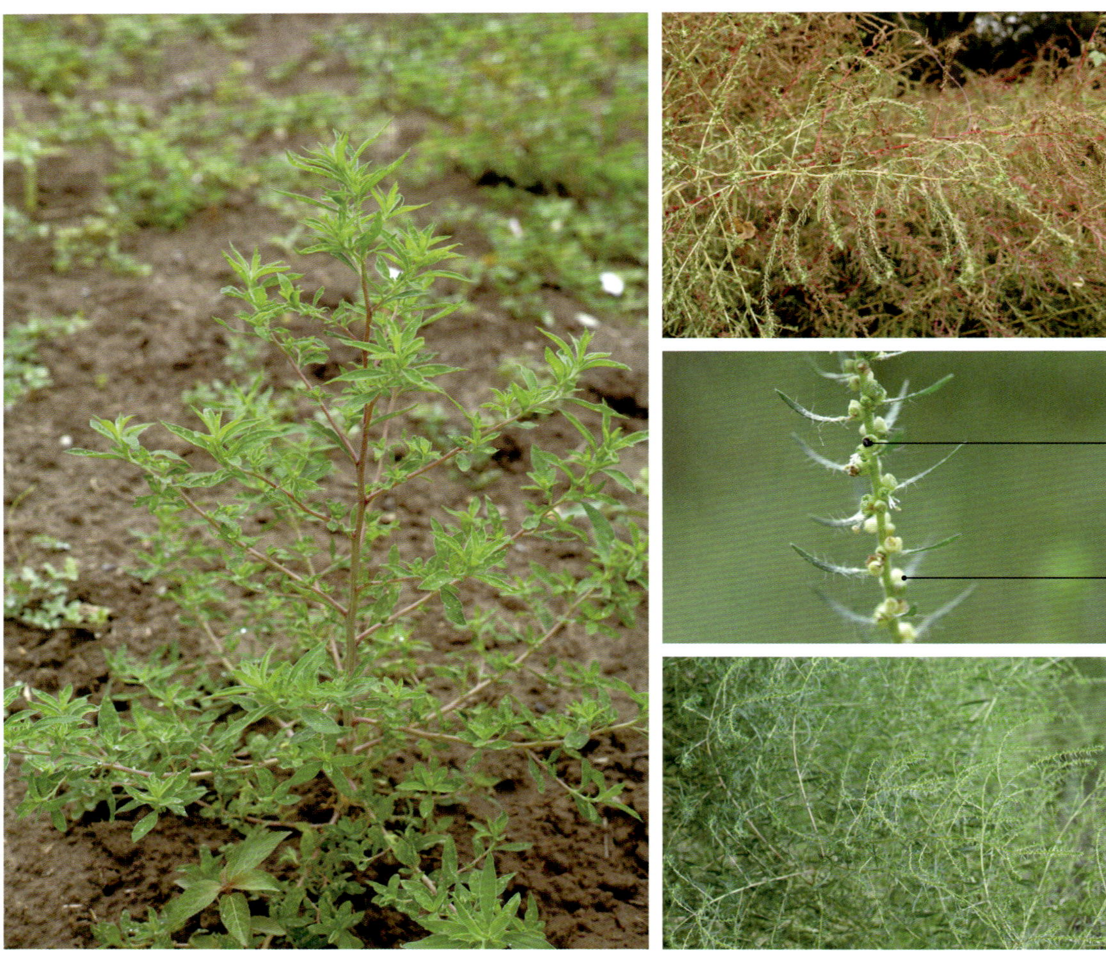

地肤

地骨皮

Digupi
LYCII CORTEX

本品为茄科植物枸杞 *Lycium chinense* Mill. 或宁夏枸杞 *Lycium barbarum* L. 的干燥根皮。

基原植物

■ 枸杞 *Lycium chinense* Mill. 别名：枸杞菜

生于田野、路边，亦有栽培。分布于全国各地。

花萼通常3中裂或4~5齿裂

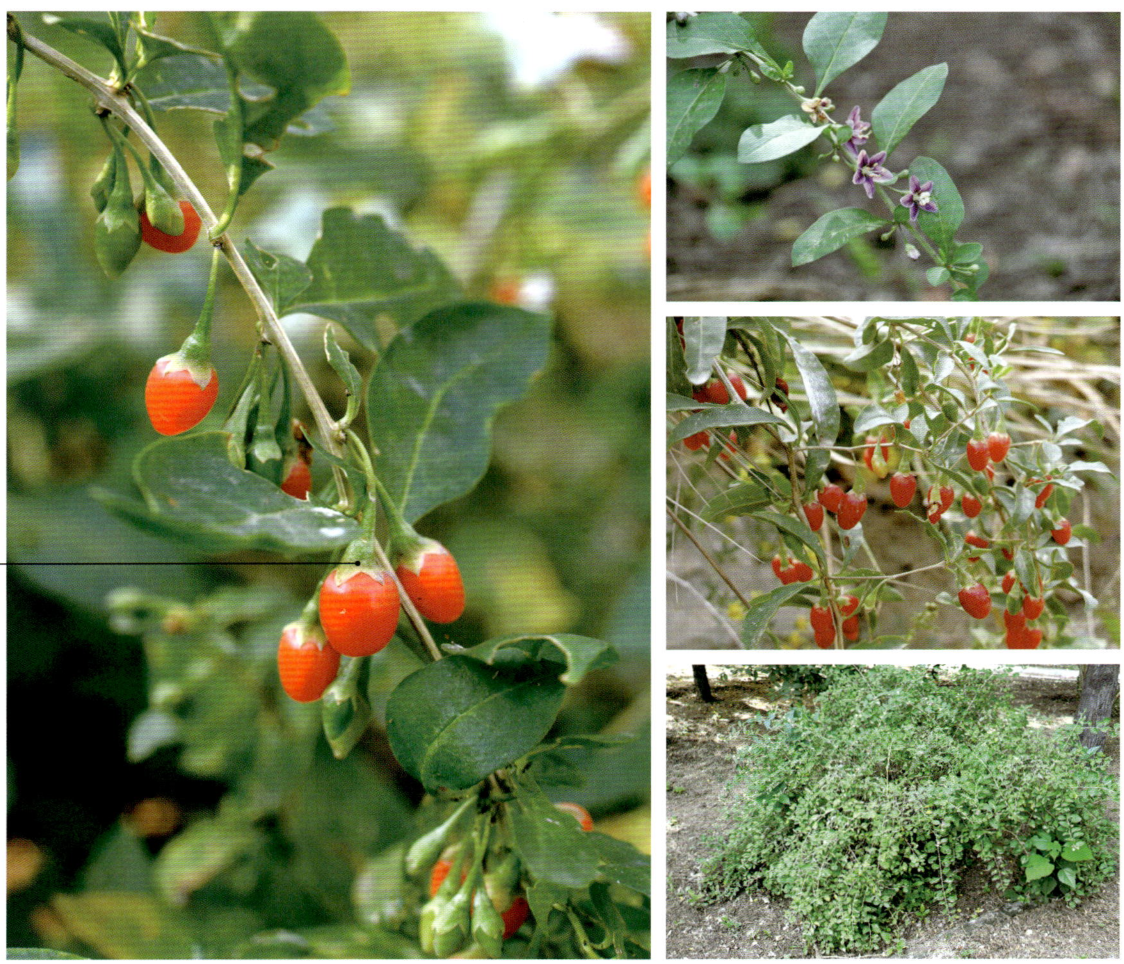

枸杞

宁夏枸杞　*Lycium barbarum* L.　别名：中宁枸杞

与枸杞主要区别点：叶片长椭圆状披针形或卵状矩圆形；花萼通常 2 中裂。

生于干山坡、渠畔。分布于河北、内蒙古、山西、陕西、甘肃、宁夏、青海、新疆，宁夏有大量栽培。

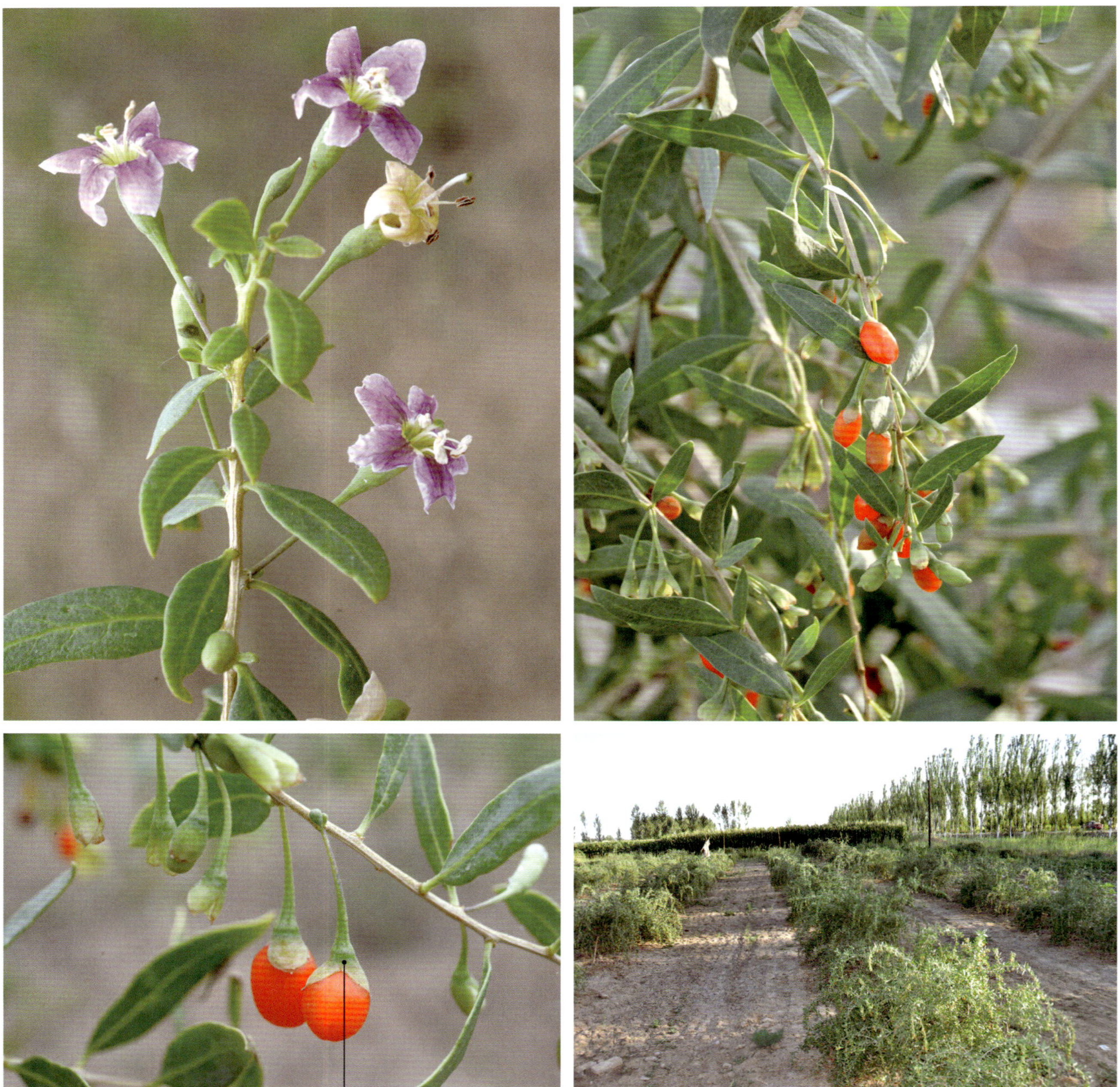

花萼通常 2 中裂

宁夏枸杞

地　黄 Dihuang REHMANNIAE RADIX

熟地黄

Shudihuang

REHMANNIAE RADIX PRAEPARATA

地黄为玄参科植物地黄 *Rehmannia glutinosa* Libosch. 的新鲜或干燥块根；熟地黄为地黄的炮制加工品。

基原植物

■ **地黄** *Rehmannia glutinosa* Libosch. 别名：蜜蜜罐

生于山坡、路旁，或为栽培。分布于辽宁、河北、内蒙古、陕西、甘肃、山东、河南、江苏、安徽、湖北等地。

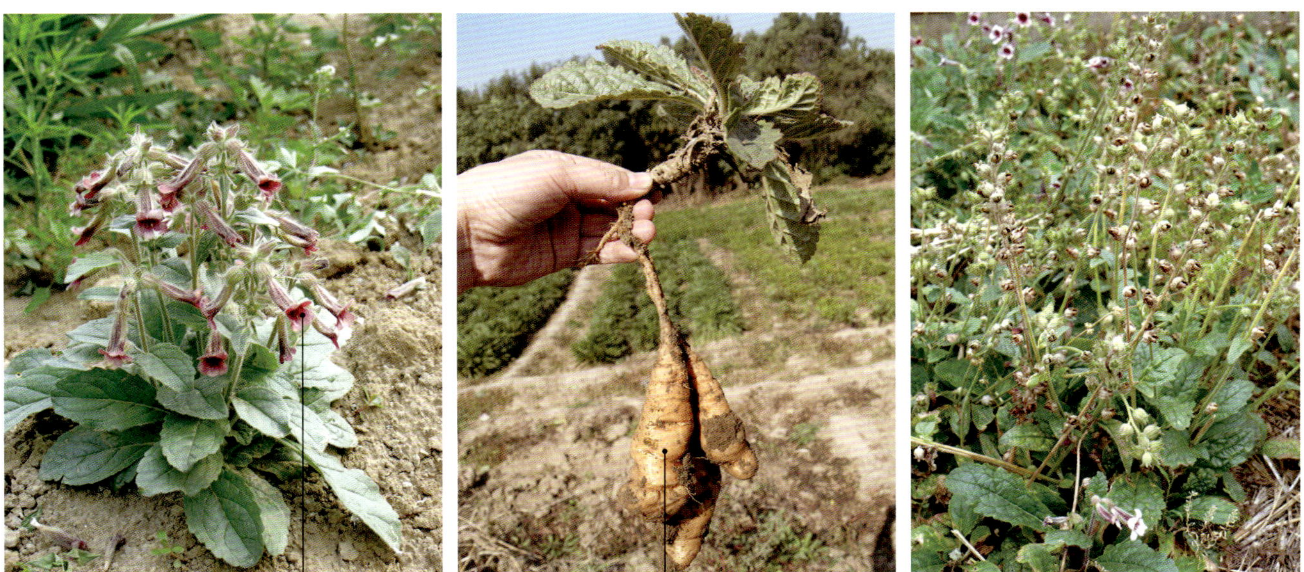

地黄

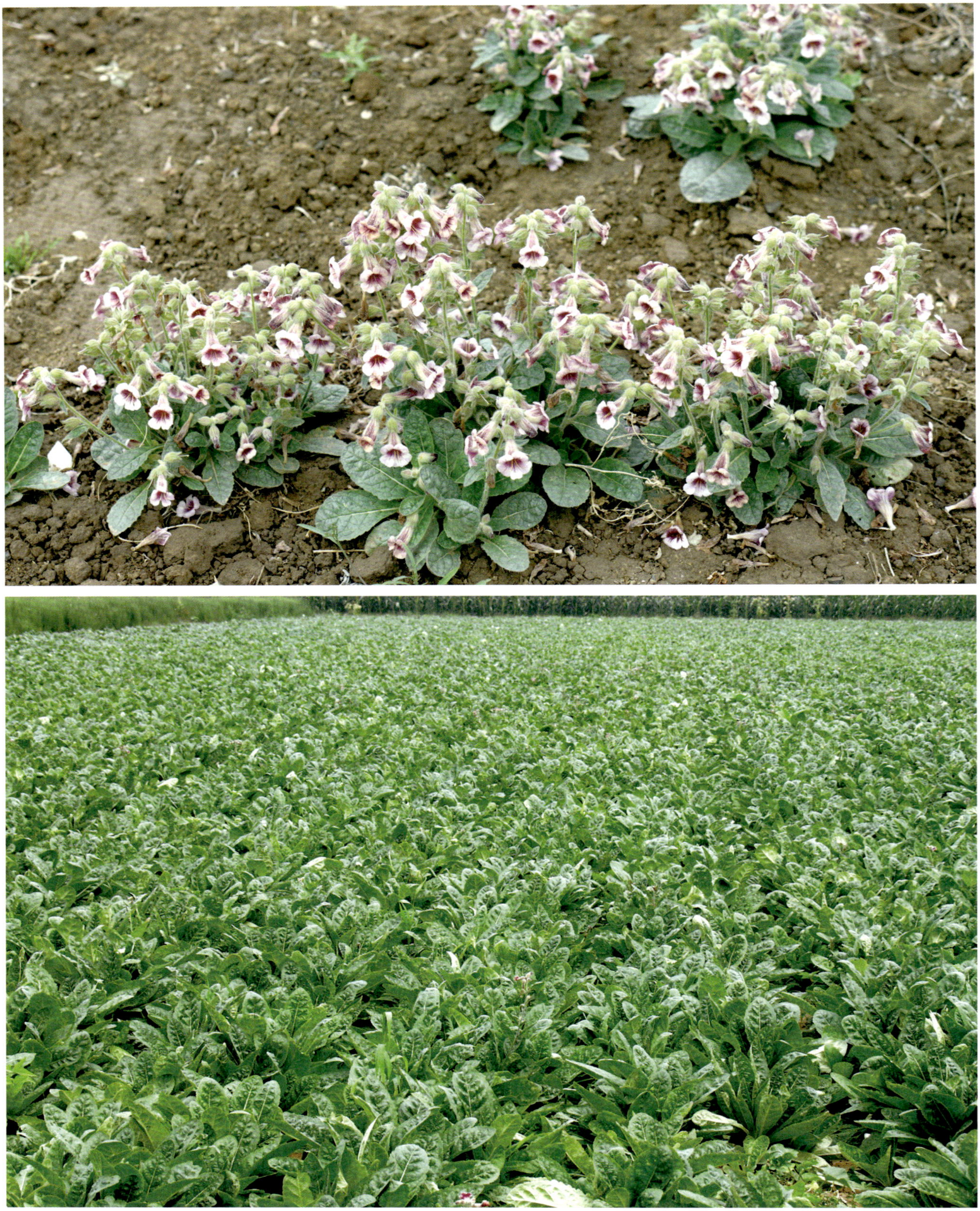

地黄（续）

地　榆

Diyu

SANGUISORBAE RADIX

本品为蔷薇科植物地榆 *Sanguisorba officinalis* L. 或长叶地榆 *Sanguisorba officinalis* L. var. *longifolia* (Bert.) Yü et Li 的干燥根。

基原植物

■ **地榆**　*Sanguisorba officinalis* L.　别名：黄瓜香

生于山坡、林缘、灌丛、田边。分布于全国各地。

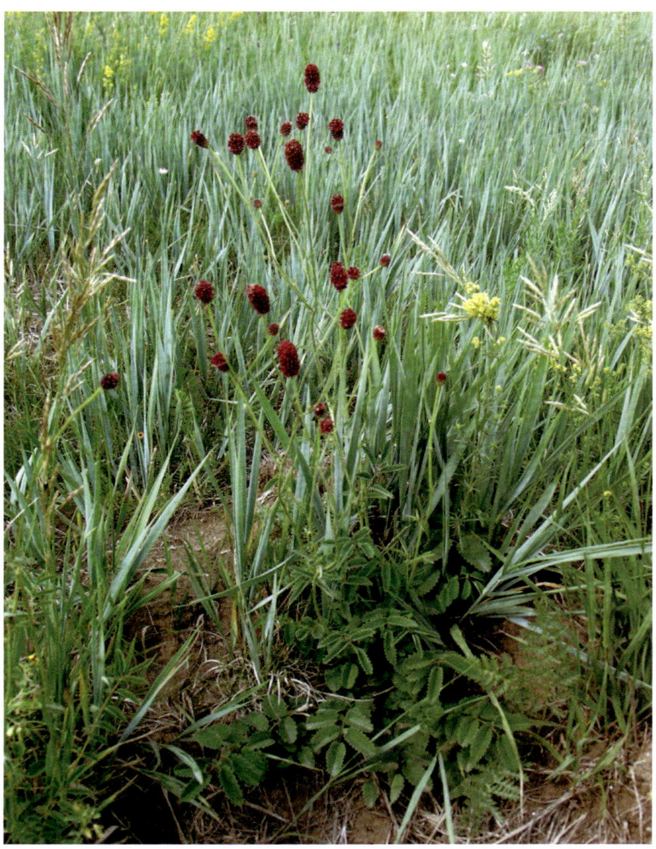

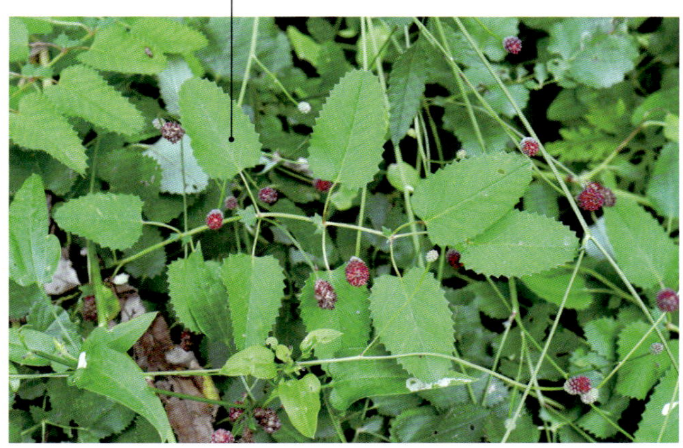

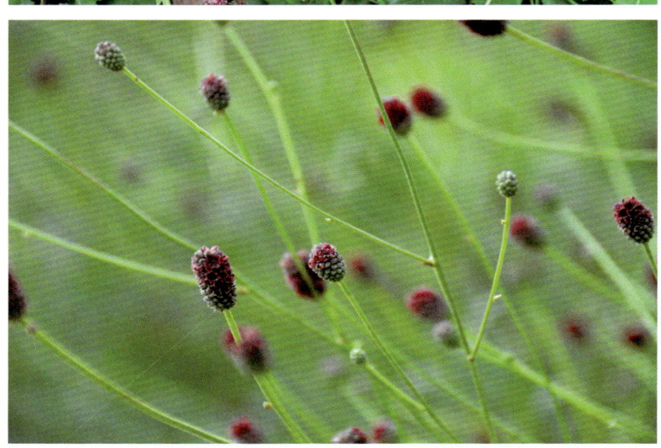

地榆

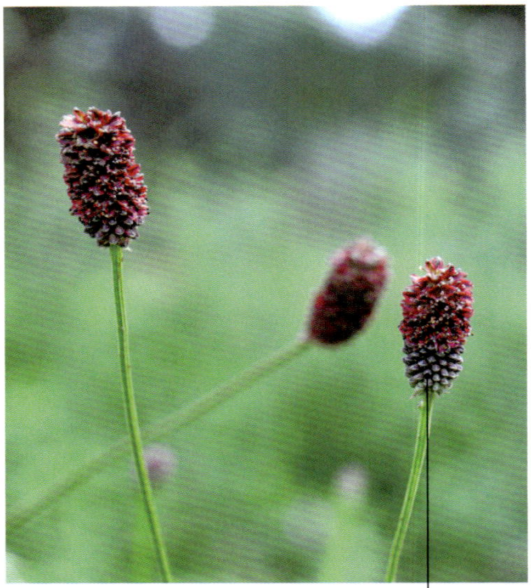

花自花序顶端向下逐渐开放

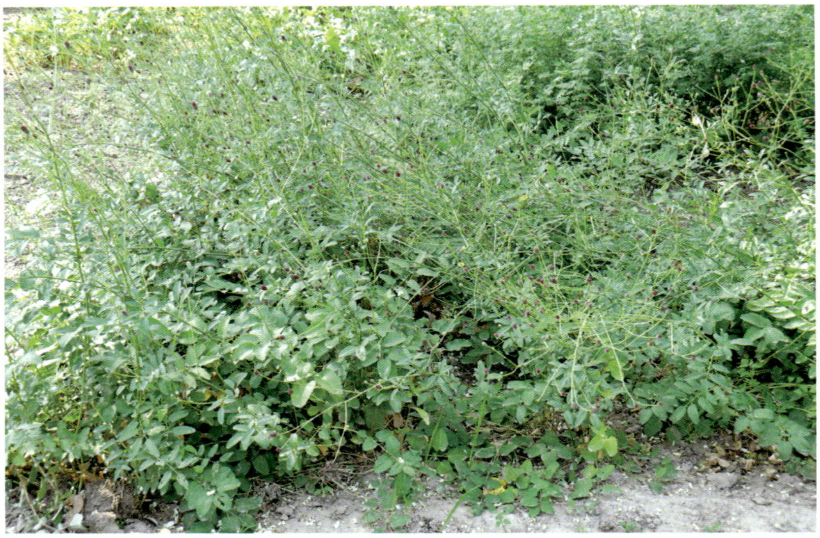

地榆（续）

■ 长叶地榆　*Sanguisorba officinalis* L. var. *longifolia* (Bert.) Yü et Li　别名：绵地榆

生于海拔 100~3000m 的山坡、草地、溪边、灌丛、湿草地。分布于黑龙江、辽宁、河北、山西、甘肃、河南、湖北、湖南、江西、山东、江苏、安徽、浙江、广东、广西、台湾、贵州、四川、云南。

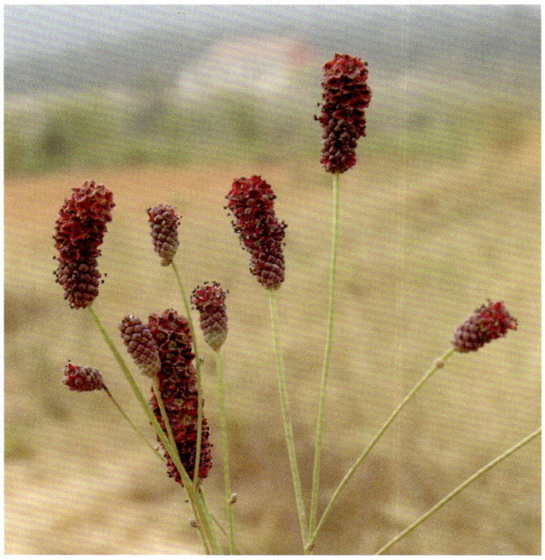

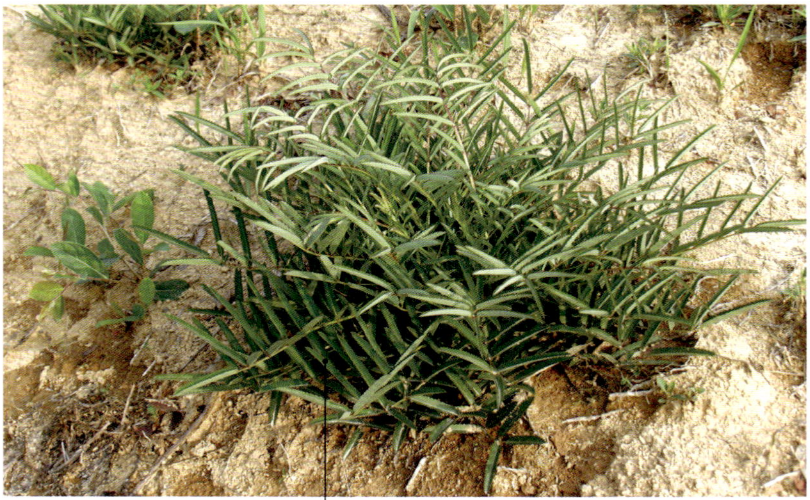

基生叶小叶带状长圆形至带状披针形

长叶地榆

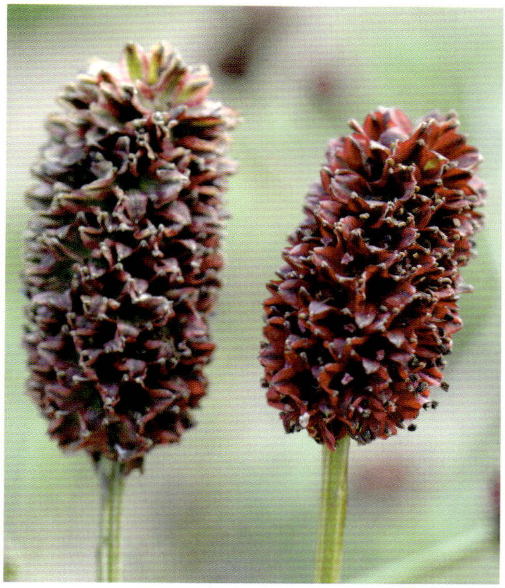
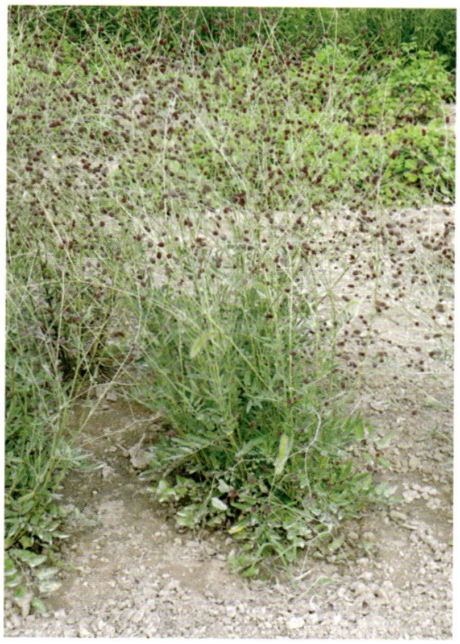
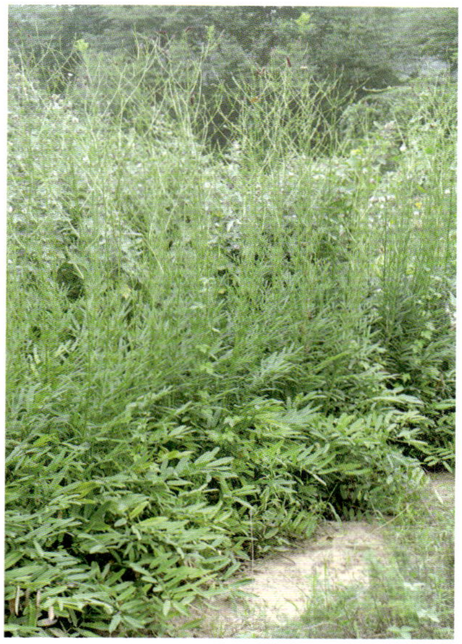

长叶地榆（续）

对比鉴别

《常用中药材品种整理和质量研究》（南方协组作）记载，地榆属中多数植物的根被混作药材地榆使用，主要有小白花地榆 *Sanguisorba tenuifolia* Fisch. ex Link var. *alba* Trautv. ex Meyer、大白花地榆 *Sanguisorba stipulafa* Rof.、宽蕊地榆 *Sanguisorba applanata* Yü et Li. 牻牛儿苗科紫地榆 *Geranium strictipes* R. Kunth 的根在云南作药材地榆使用。

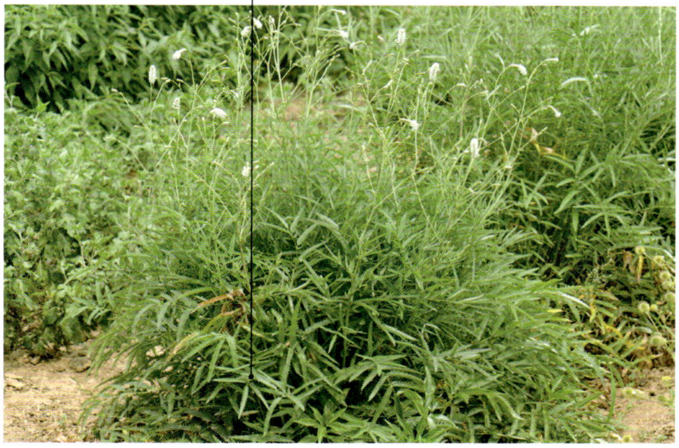
基生叶小叶带状披针形
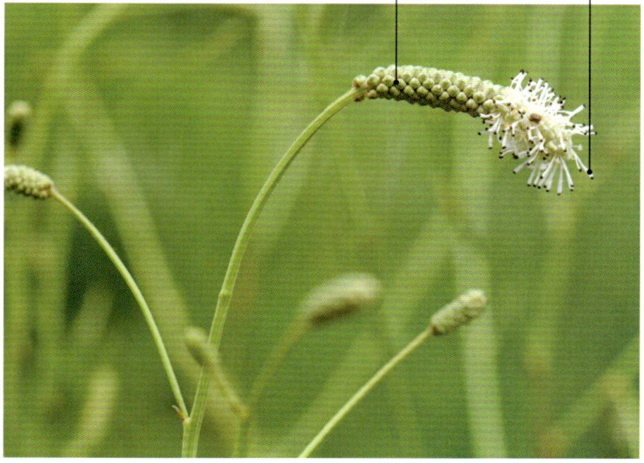
花自花序顶端向下逐渐开放
花丝显著
扁平扩大

小白花地榆

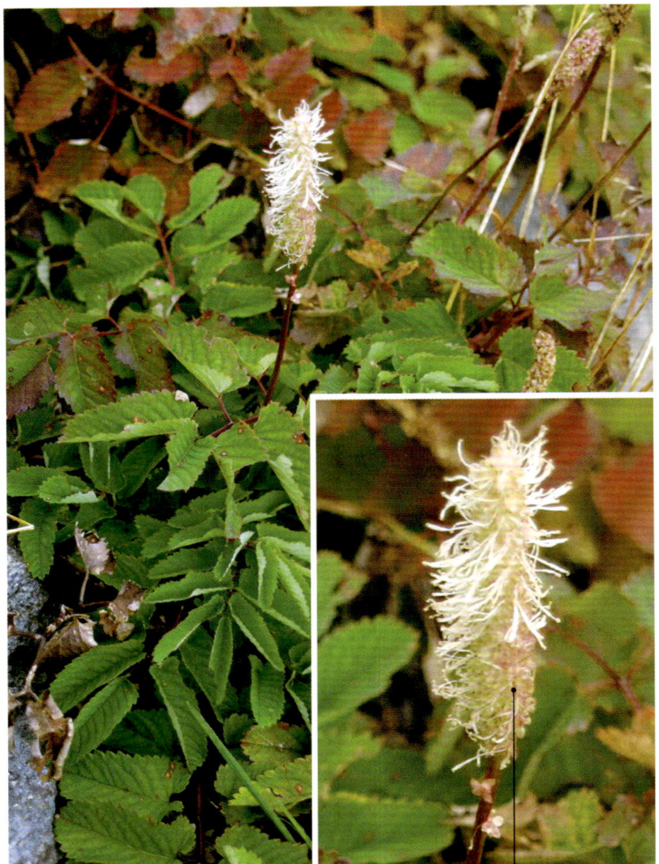

花自花序基部向上逐渐开放

大白花地榆

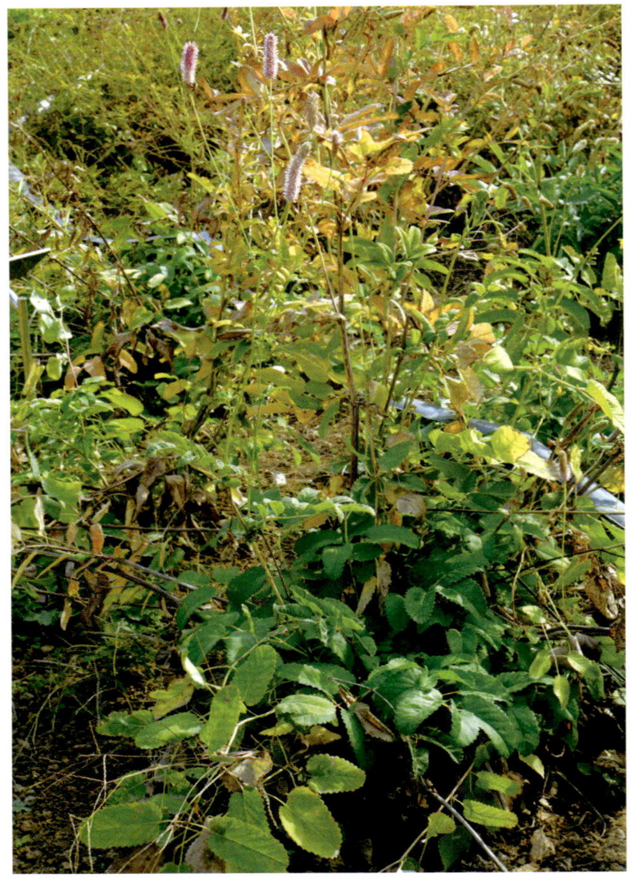

宽蕊地榆

基生叶小叶卵形、椭圆形或长圆形

花丝显著扁平扩大

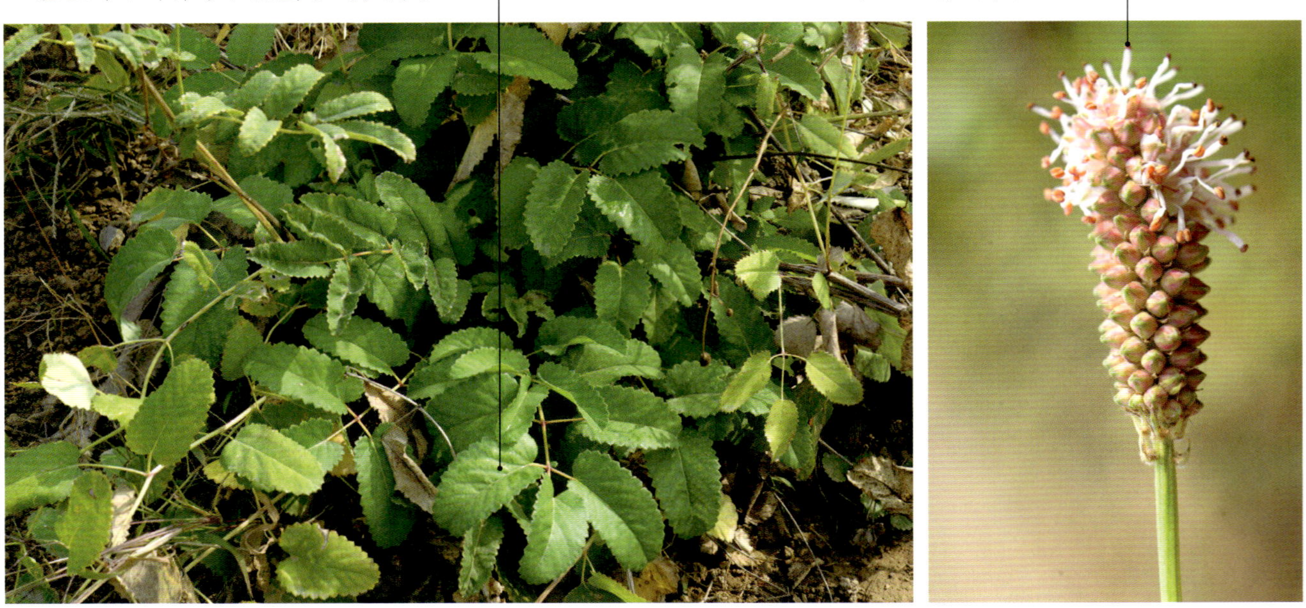

宽蕊地榆（续）

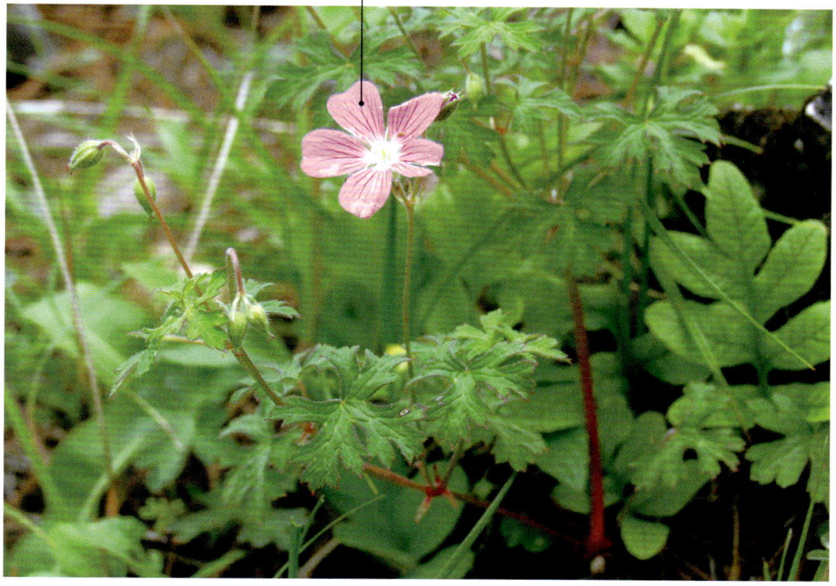

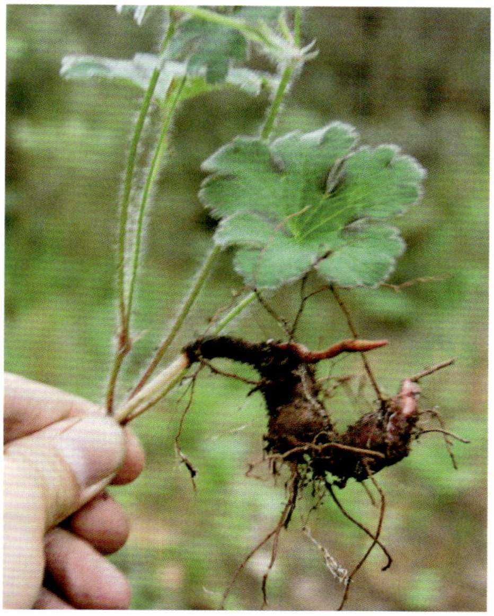

紫地榆

检索表

1. 聚伞花序腋生，有 2 花；花瓣红紫色，有深色的脉……紫地榆
1. 花密集成近球形或短圆柱形的穗状花序……2
2. 花自花序基部向上逐渐开放……大白花地榆
2. 花自花序顶端向下逐渐开放……3
3. 花丝呈丝状，与萼片近等长，稀稍长……4
3. 花丝显著扁平扩大，比萼片长 0.5~2 倍……5
4. 基生叶小叶卵形至长圆状卵形……地榆
4. 基生叶小叶带状长圆形至带状披针形……长叶地榆
5. 基生叶小叶卵形、椭圆形或长圆形，基部心形，边有粗大圆钝锯齿……宽蕊地榆
5. 基生叶小叶带状披针形，基部圆形，微心形至斜宽楔形，边有缺刻状急尖锯齿……小白花地榆

地锦草

Dijincao

EUPHORBIAE HUMIFUSAE HERBA

本品为大戟科植物地锦 *Euphorbia humifusa* Willd. 或斑地锦 *Euphorbia maculata* L. 的干燥全草。

基原植物

■ 地锦 *Euphorbia humifusa* Willd. 别名：血见愁、铺地锦

生于原野荒地、路旁、田间。分布几遍全国。

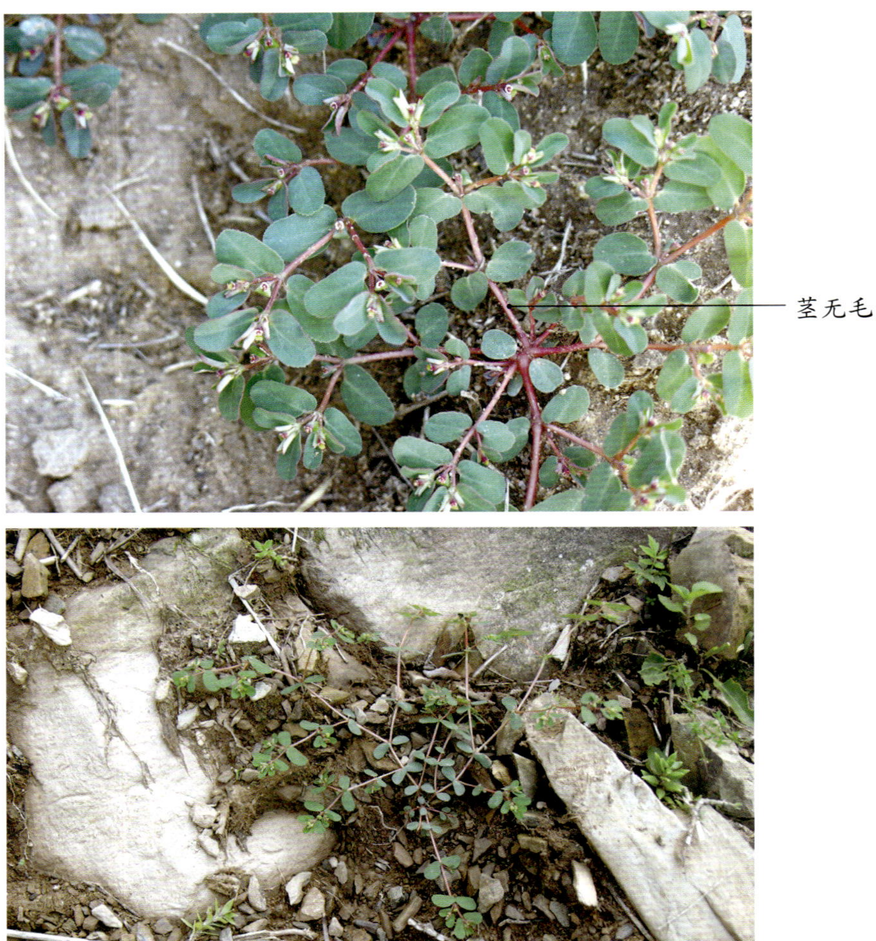

地锦

■ 斑地锦 *Euphorbia maculata* L. 别名：血筋草

《中国药典》1977 年版记载斑地锦的拉丁学名为 *Euphorbia supine* Rafin。

与地锦主要区别点：叶上表面绿色，中央常有椭圆形紫红色斑。

归化植物，生于荒地、路旁、田间。分布于河北、河南、湖北、江苏、江西、台湾、浙江。

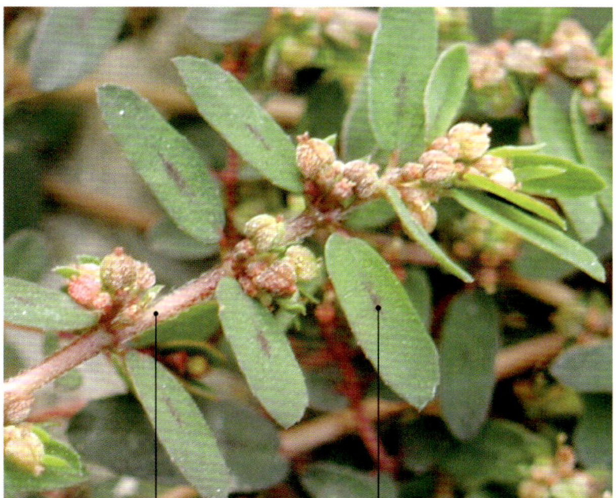
茎具白色柔毛
叶上表面中央常有椭圆形紫红色斑

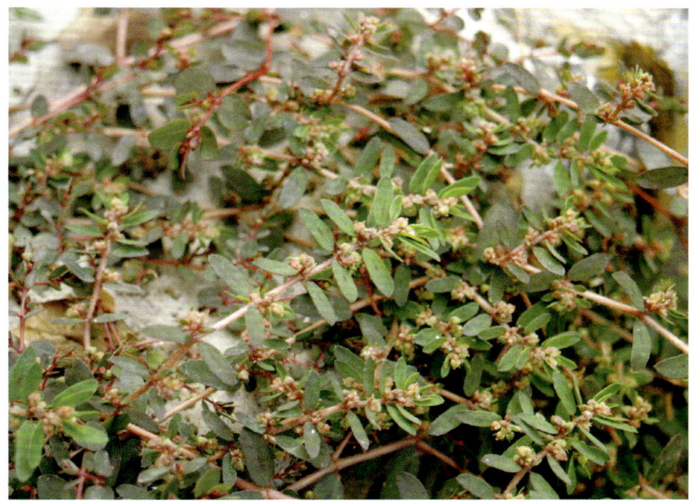

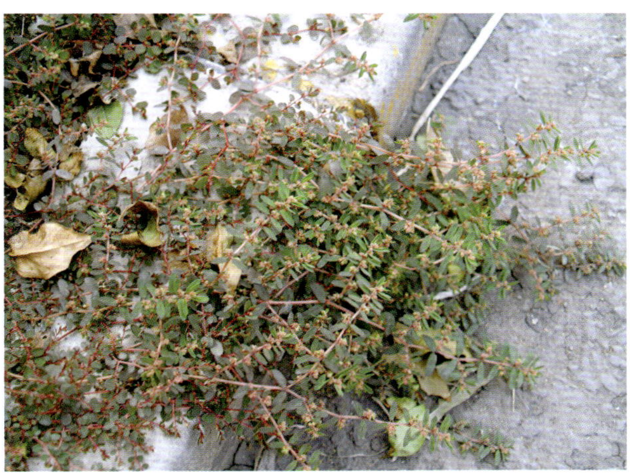

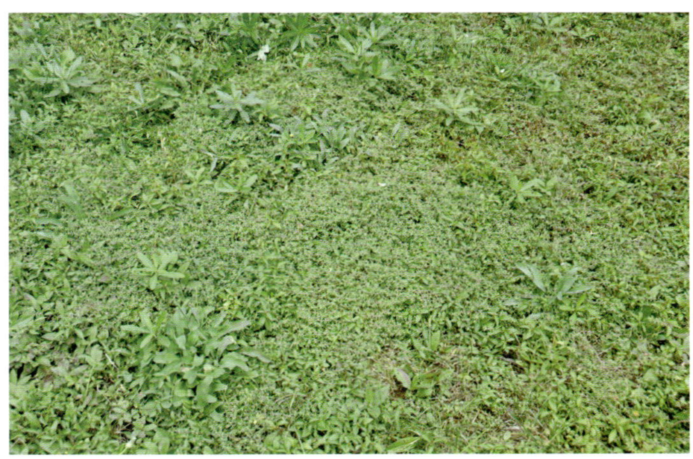

斑地锦

亚乎奴（锡生藤）

Yahunu

CISSAMPELOTIS HERBA

本品系傣族习用药材。为防己科植物锡生藤 *Cissampelos pareira* L. var. *hirsuta* (Buch. ex DC.) Forman 的干燥全株。

基原植物

■ **锡生藤** *Cissampelos pareira* L. var. *hirsuta* (Buch. ex DC.) Forman 别名：亚乎鲁

《中国药典》1977 年版记载锡生藤的拉丁学名为 *Cissampelos pareira* L.。

生于林中。分布于广西、贵州、云南。

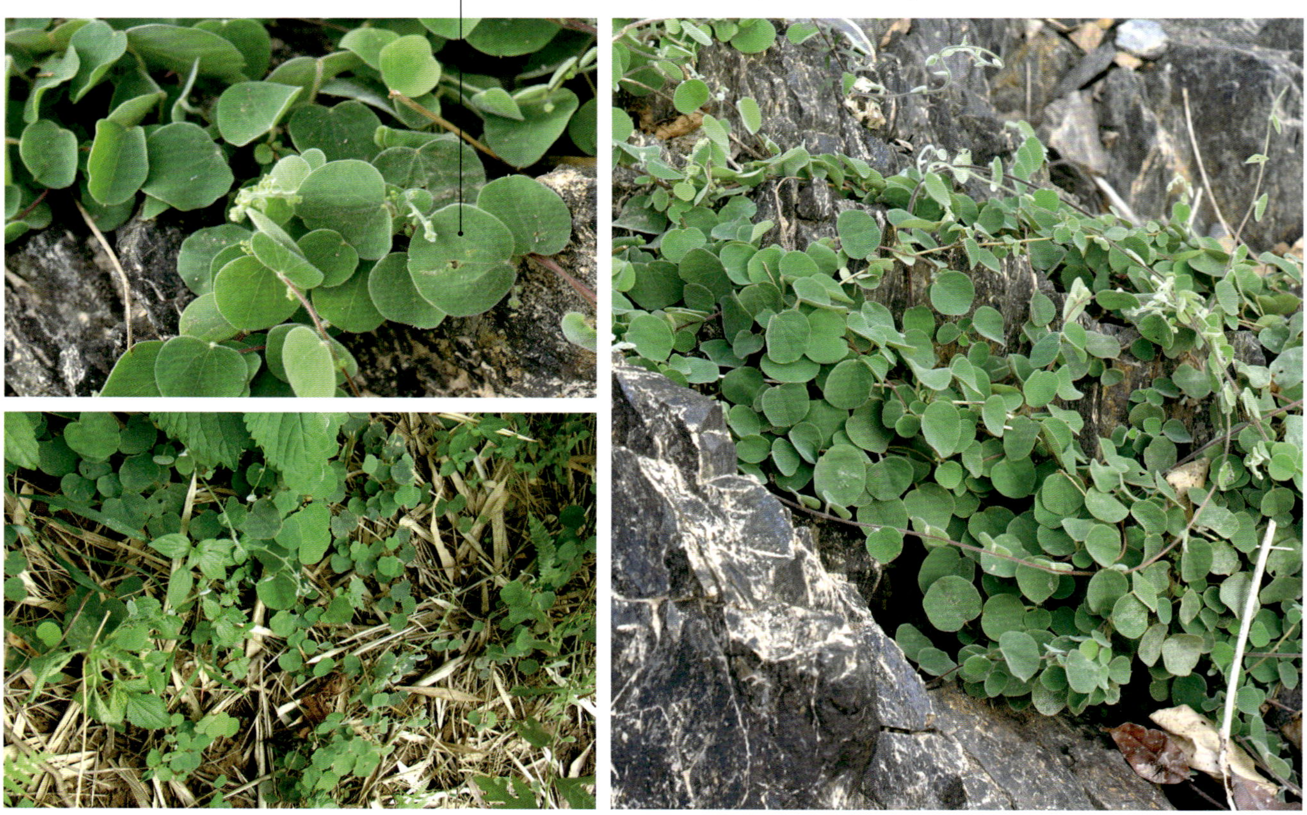

锡生藤

亚麻子 Yamazi LINI SEMEN

本品为亚麻科植物亚麻 *Linum usitatissimum* L. 的干燥成熟种子。

基原植物

■ **亚麻** *Linum usitatissimum* L. 别名：野胡麻、胡麻仁

全国各地均有栽培。主要分布于黑龙江、吉林、辽宁、河北、河南、山西、内蒙古、山东、湖北、陕西、四川、云南。

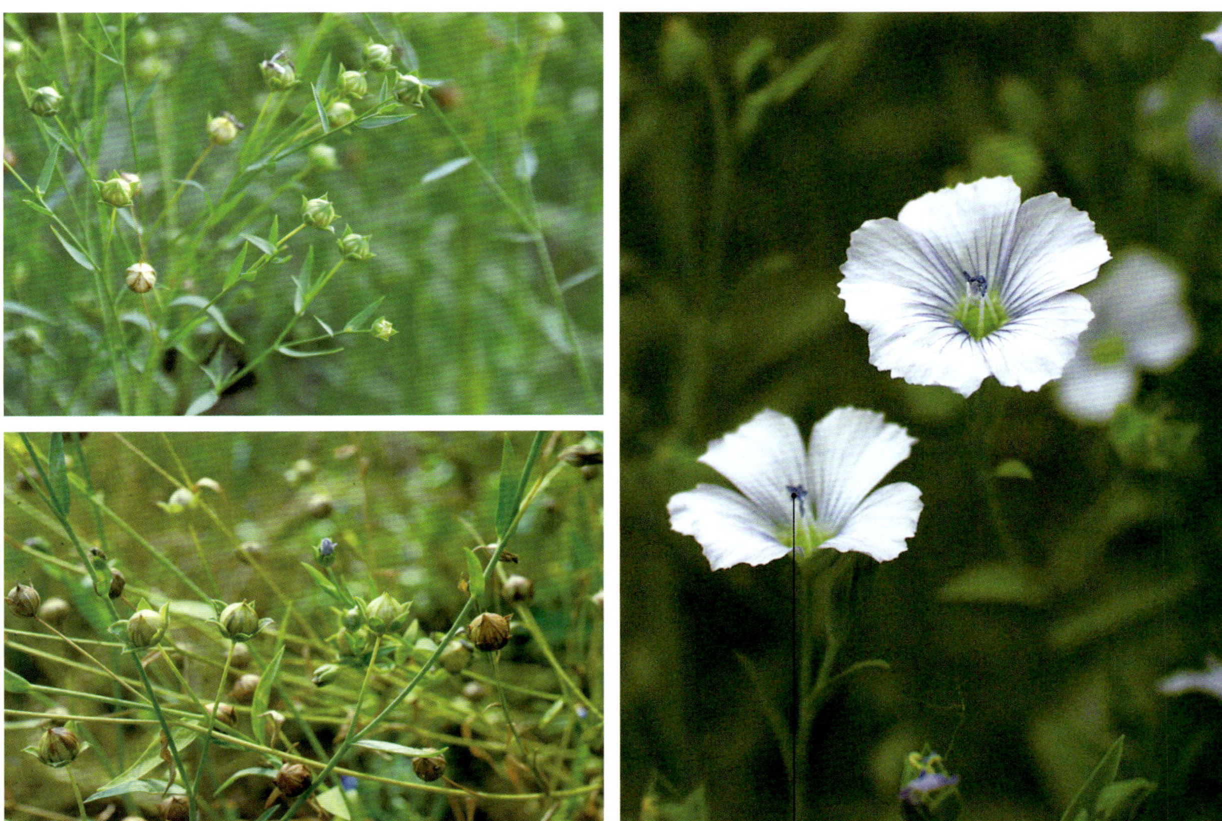

亚麻

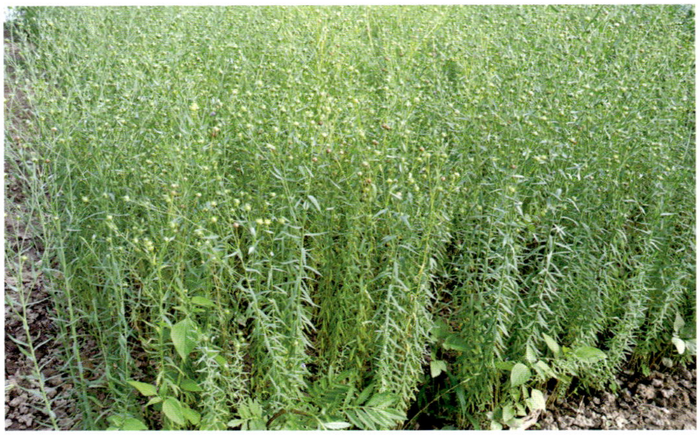

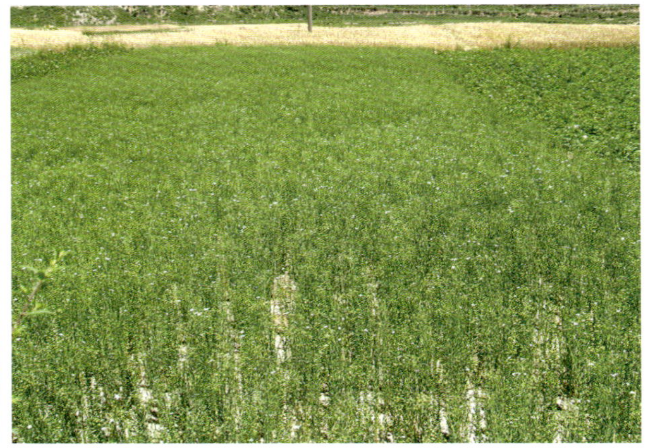

亚麻（续）

对比鉴别

植物亚麻与其同属植物宿根亚麻 *Linum perenne* L.、野亚麻 *Linum stelleroides* Planch. 容易相混淆。

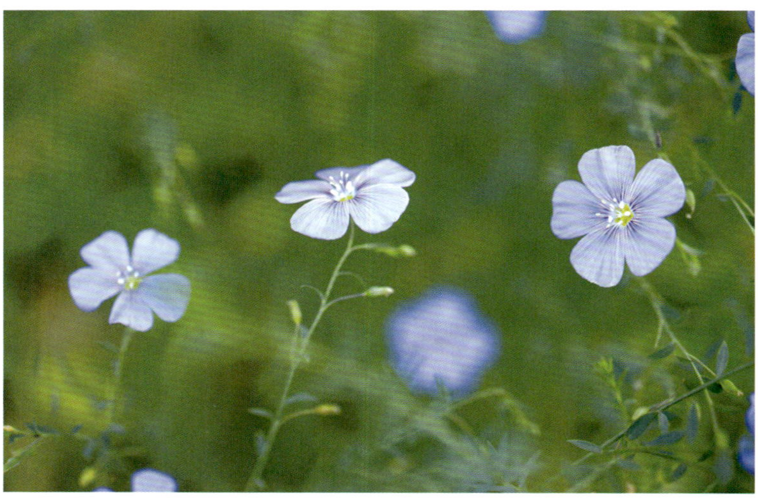

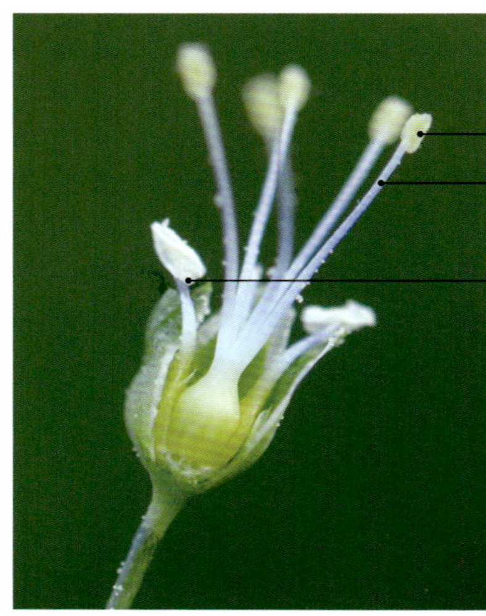

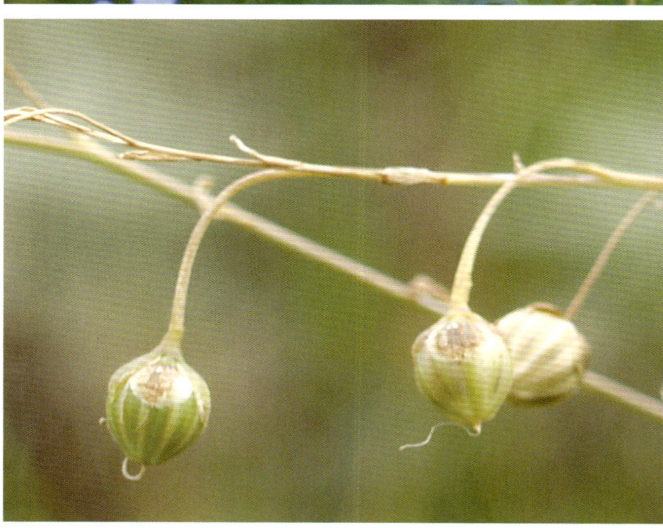

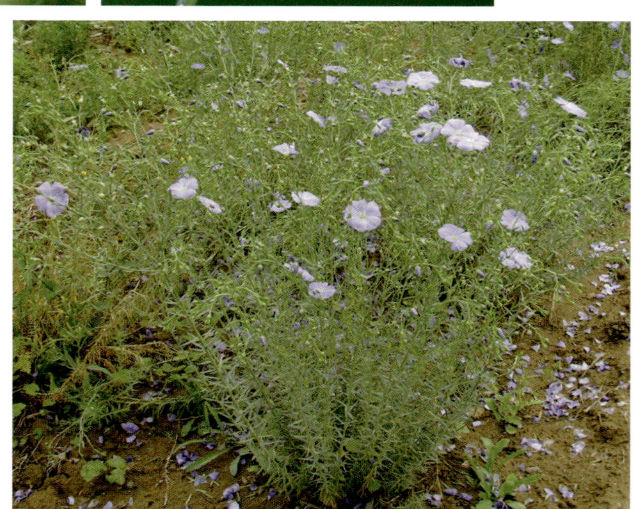

宿根亚麻

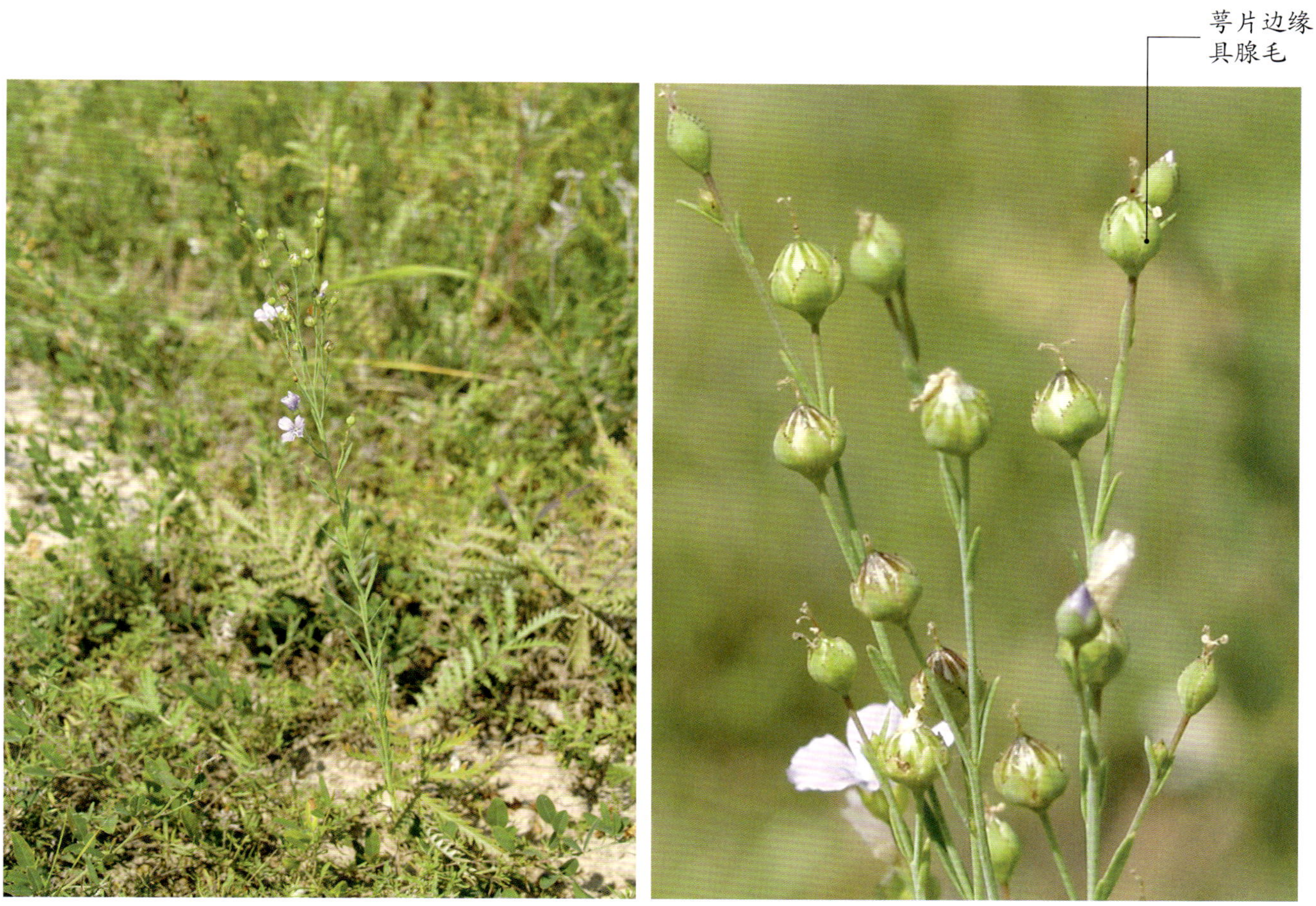

野亚麻

检索表

1. 萼片边缘具腺毛 …………………………………………………………… 野亚麻
1. 萼片边缘无腺毛 …………………………………………………………… 2
2. 一年生栽培植物；花柱略长于或几等长于雄蕊 …………………………… 亚麻
2. 多年生野生植物；花柱异长 ……………………………………………… 宿根亚麻

西瓜霜

Xiguashuang

MIRABILITUM PRAEPARATUM

本品为葫芦科植物西瓜 *Citrullus lanatus*（Thunb.）Matsumu. et Nakai 的成熟新鲜果实与皮硝经加工制成。

基原植物

■ 西瓜　*Citrullus lanatus*（Thunb.）Matsumu. et Nakai　别名：寒瓜

全国各地均有栽培。

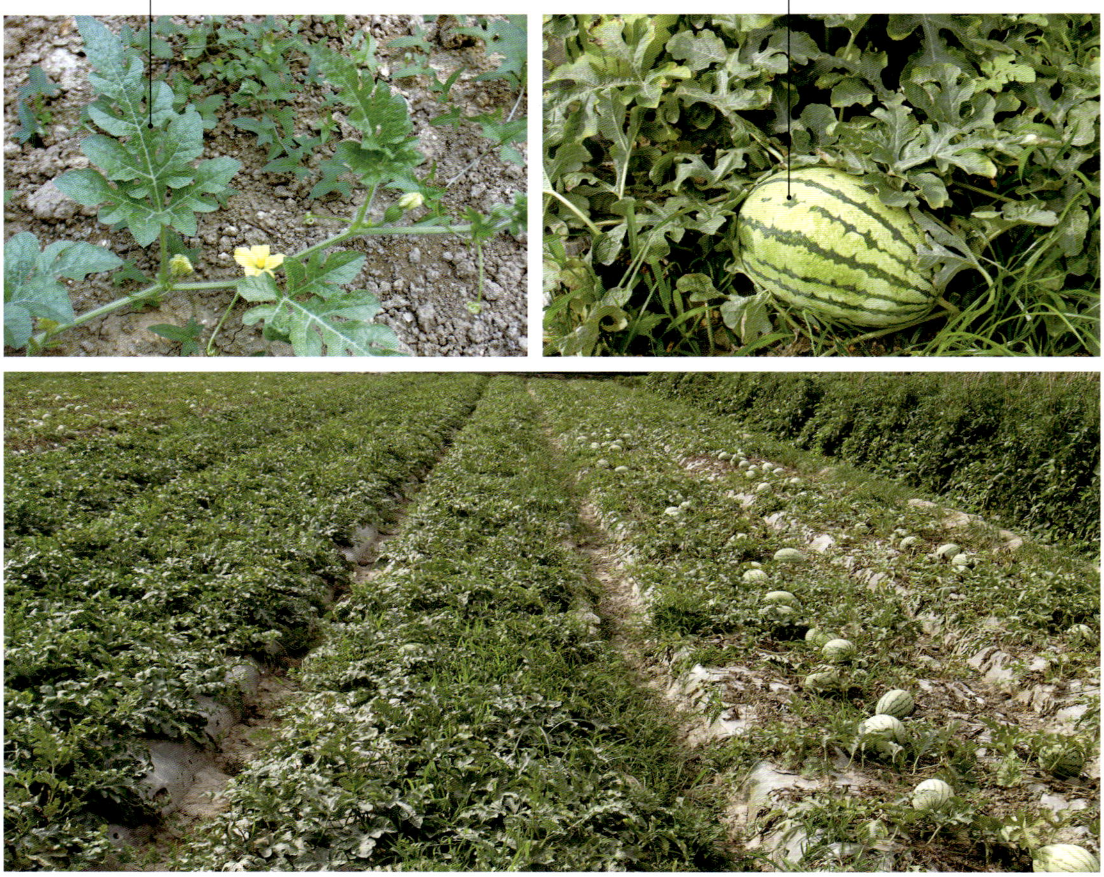
叶片广卵形或三角状卵形，羽状分裂
瓠果大型，球状或椭圆状

西瓜

西红花 Xihonghua CROCI STIGMA

本品为鸢尾科植物番红花 *Crocus sativus* L. 的干燥柱头。

基原植物

■ **番红花** *Crocus sativus* L. 别名：藏红花

主产于西班牙，我国上海、浙江有栽培。

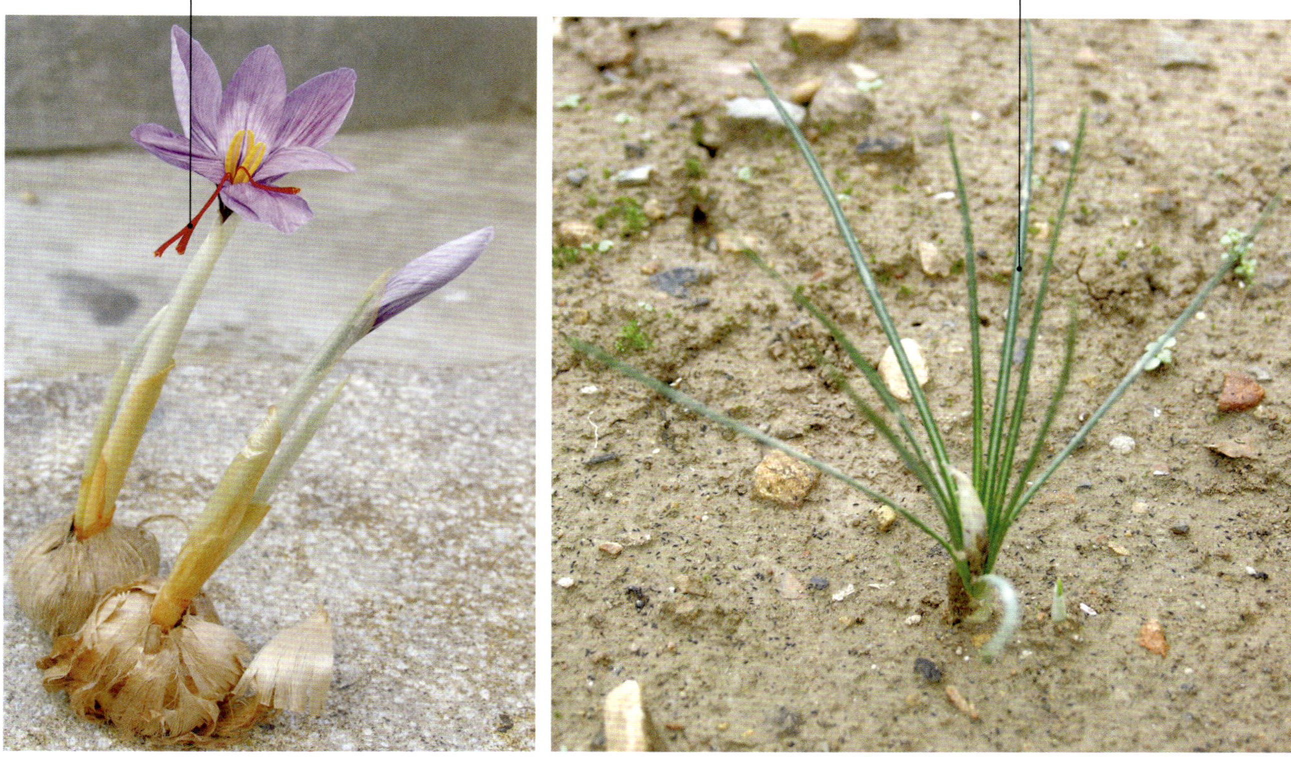

番红花

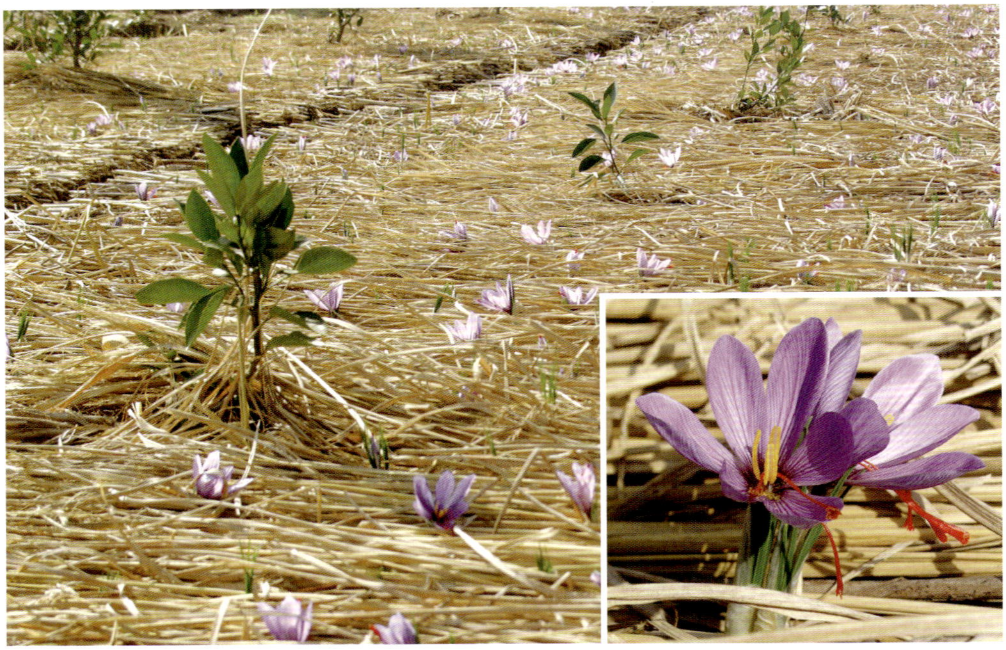

番红花（续）

对比鉴别

菊科植物红花 *Carthamus tinctorius* L. 的花入药称“红花”，与药材西红花名称相近，容易相混淆。红花与番红花主要区别点：叶长椭圆形或卵状披针形；头状花序。

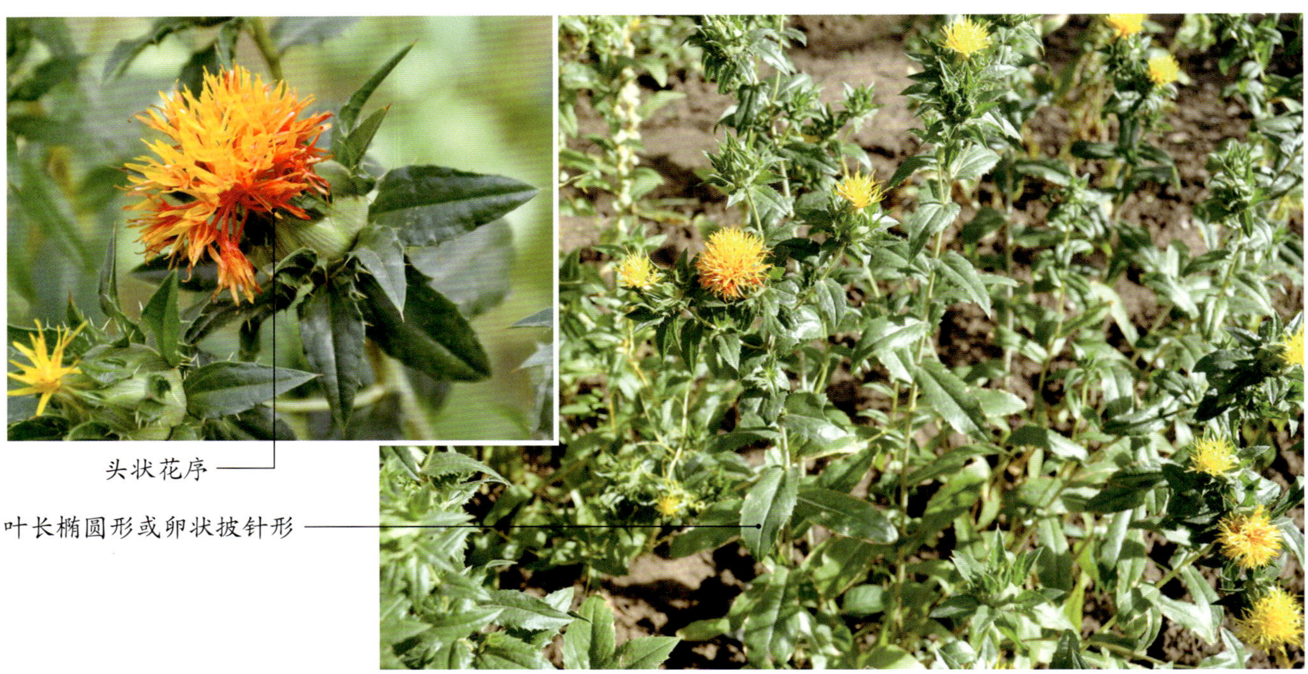

红花

西青果

Xiqingguo

CHEBULAE FRUCTUS IMMATURUS

本品为使君子科植物诃子 *Terminalia chebula* Retz. 的干燥幼果。

基原植物

■ **诃子** *Terminalia chebula* Retz. 别名：诃黎勒、藏青果

生于海拔 800~1540m 的疏林中或阳坡林缘。分布于广东、海南、广西、云南等地。

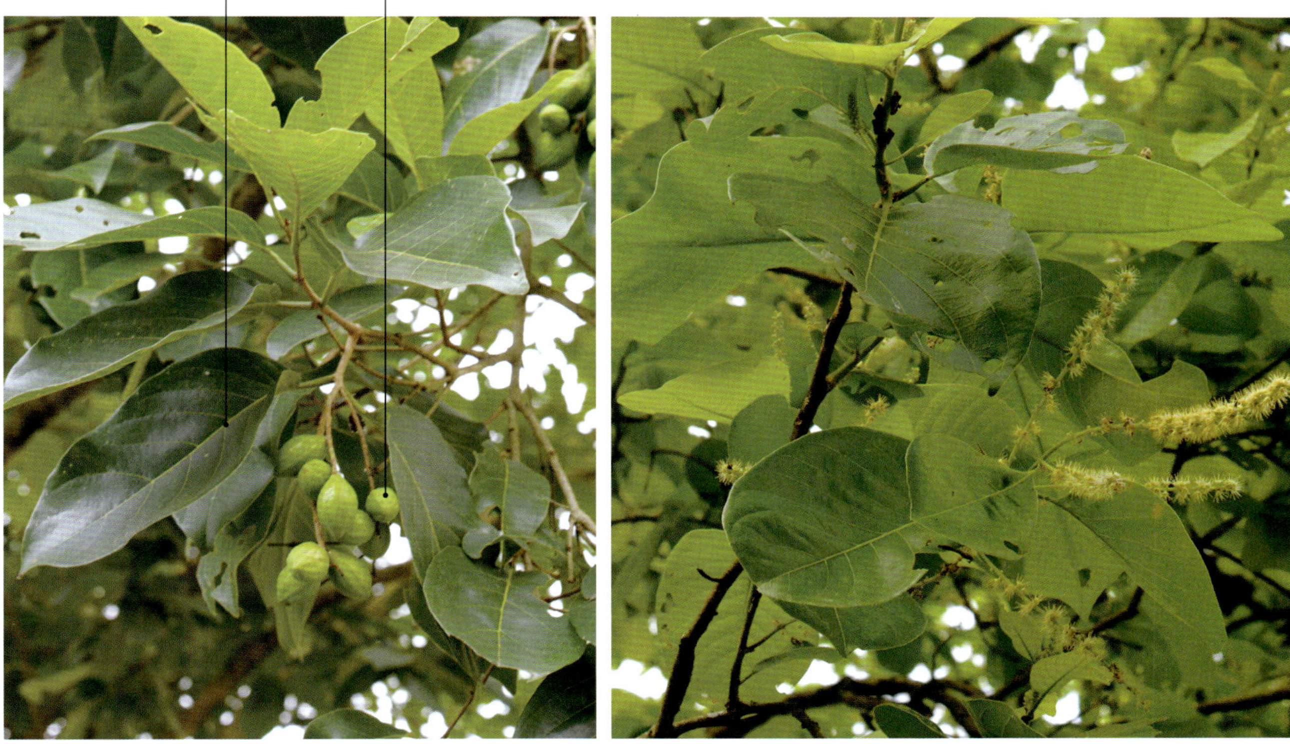
叶片椭圆形或卵形
核果椭圆形或近卵形，形如橄榄

诃子

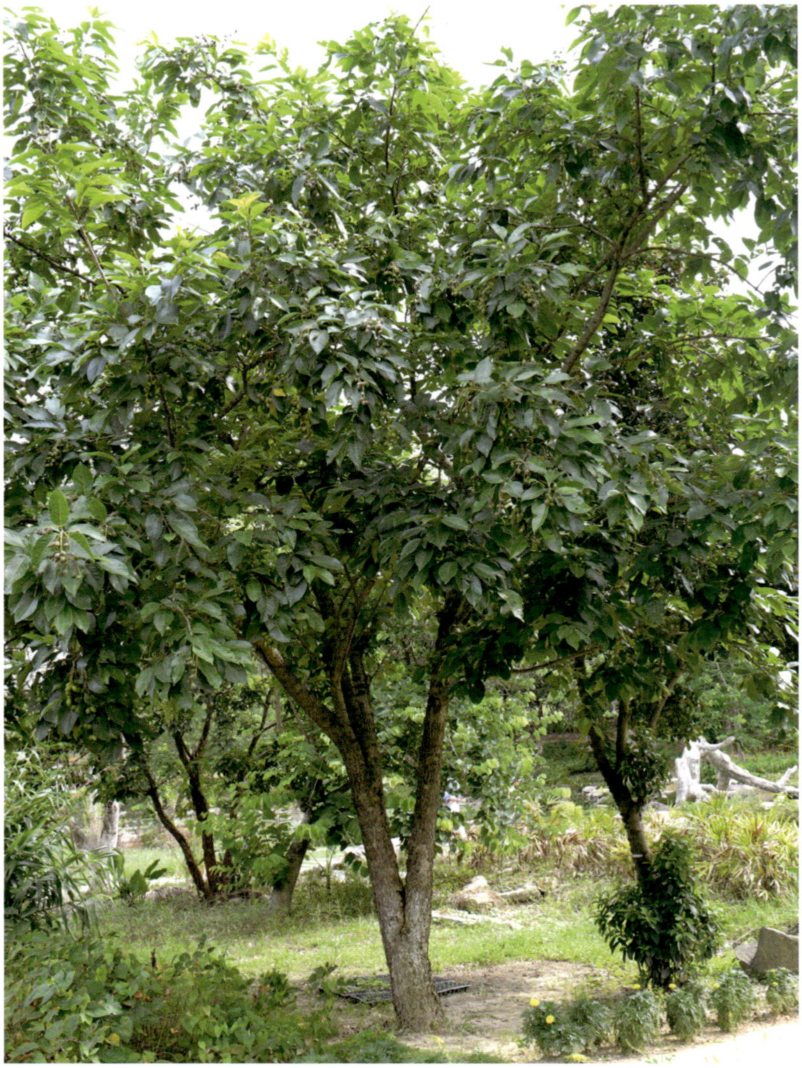

诃子（续）

对比鉴别

参见“诃子”项。

检索表

参见“诃子”项。

西河柳 Xiheliu TAMARICIS CACUMEN

本品为柽柳科植物柽柳 *Tamarix chinensis* Lour. 的干燥细嫩枝叶。

基原植物

■ **柽柳** *Tamarix chinensis* Lour. 别名：山川柳

生于沙质盐碱地或栽培于庭园。分布于全国各地。

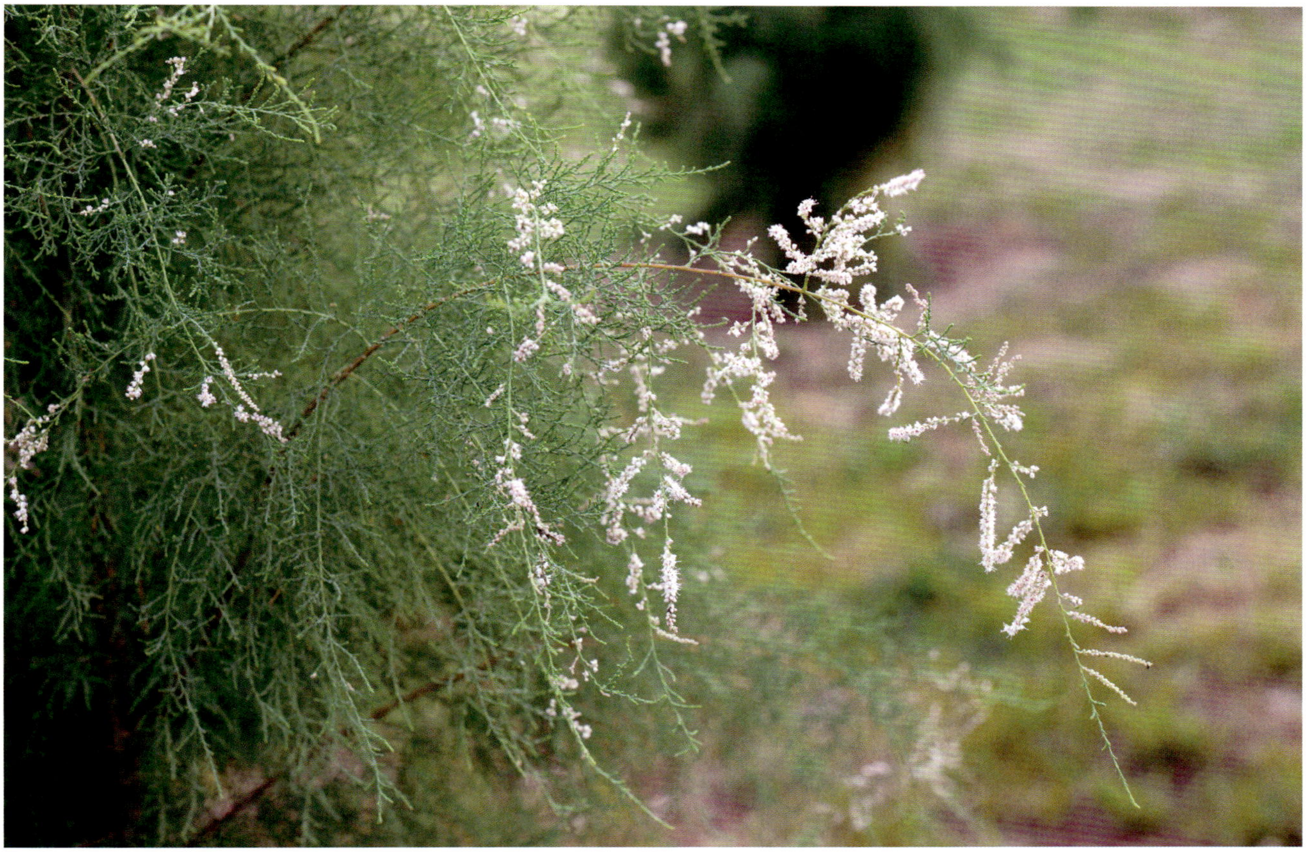

柽柳

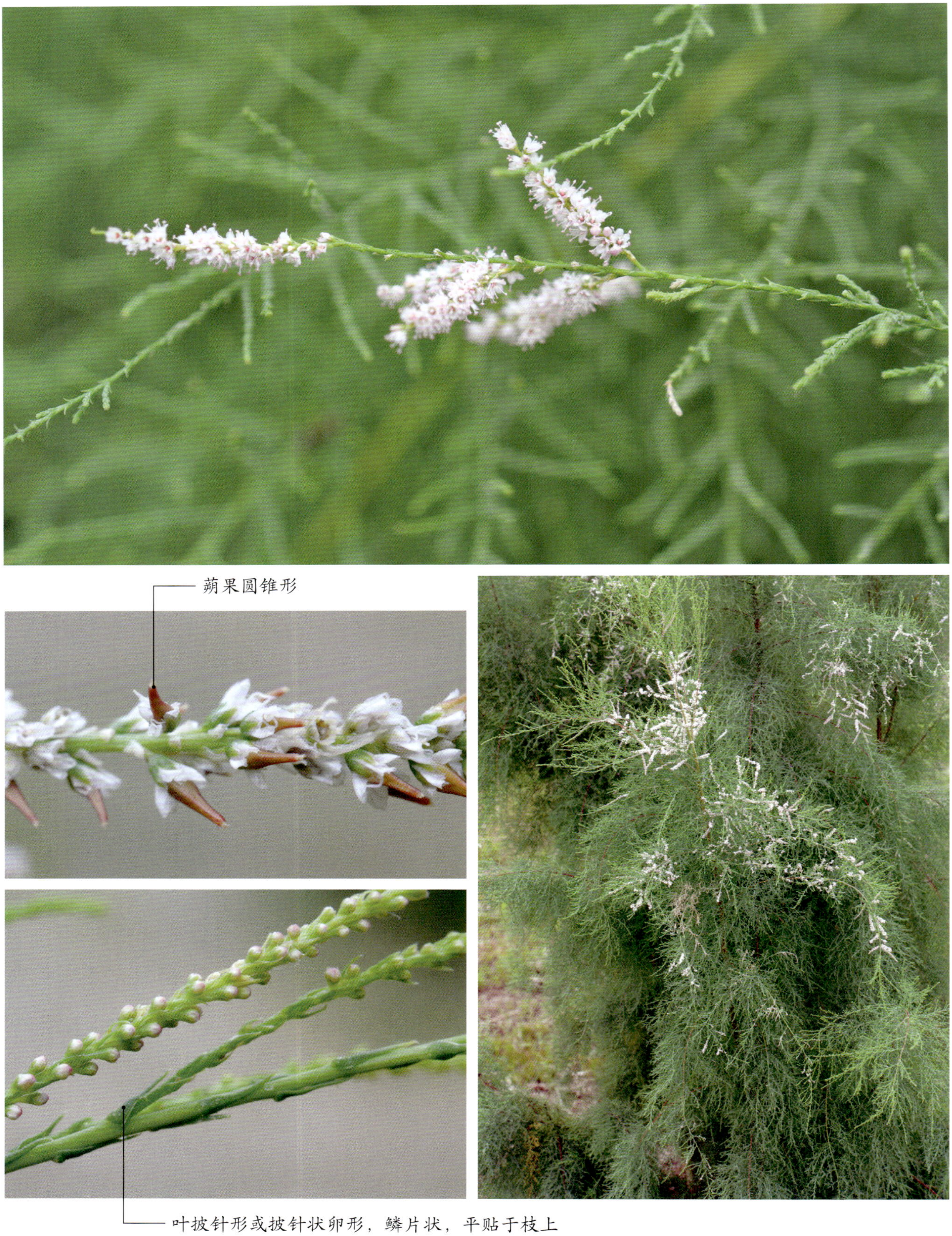

柽柳（续）

西洋参 Xiyangshen PANACIS QUINQUEFOLII RADIX

本品为五加科植物西洋参 *Panax quinquefolium* L. 的干燥根。

基原植物

■ **西洋参** *Panax quinquefolium* L.　别名：花旗参、洋参

原产于美国、加拿大，我国吉林、山东、北京、陕西等地有栽培。

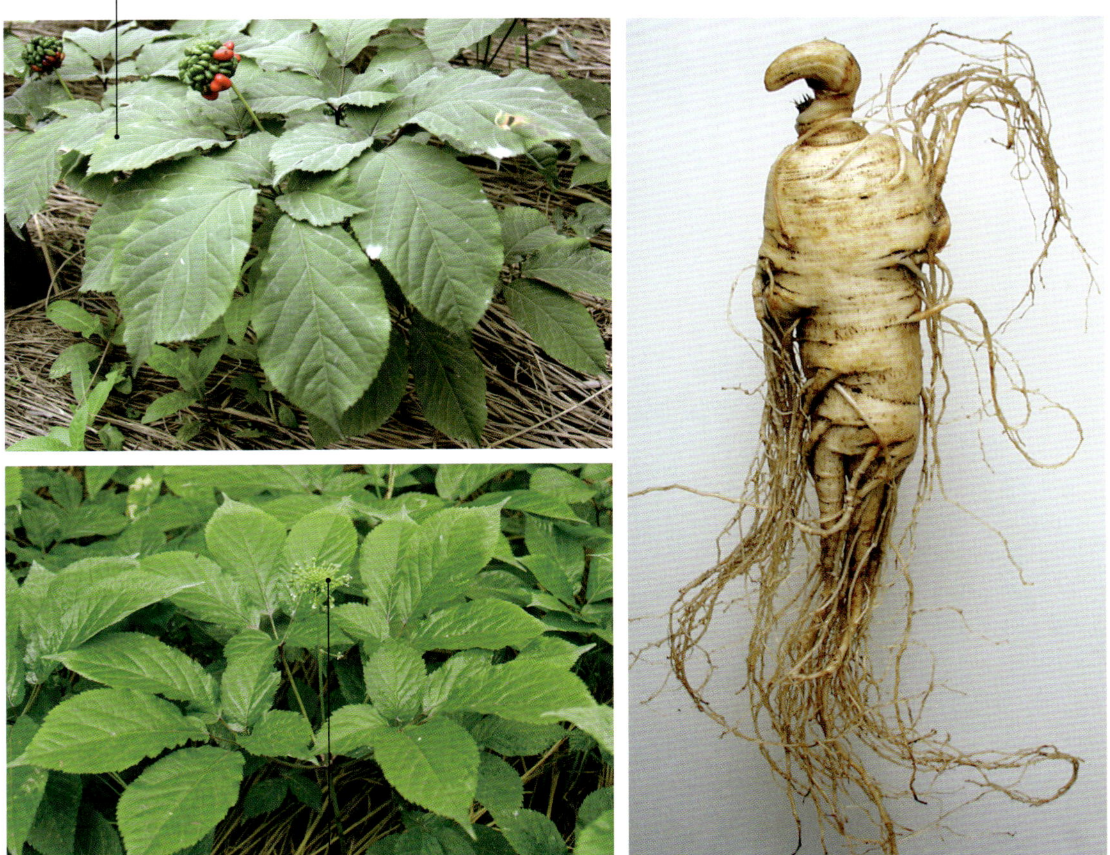

西洋参

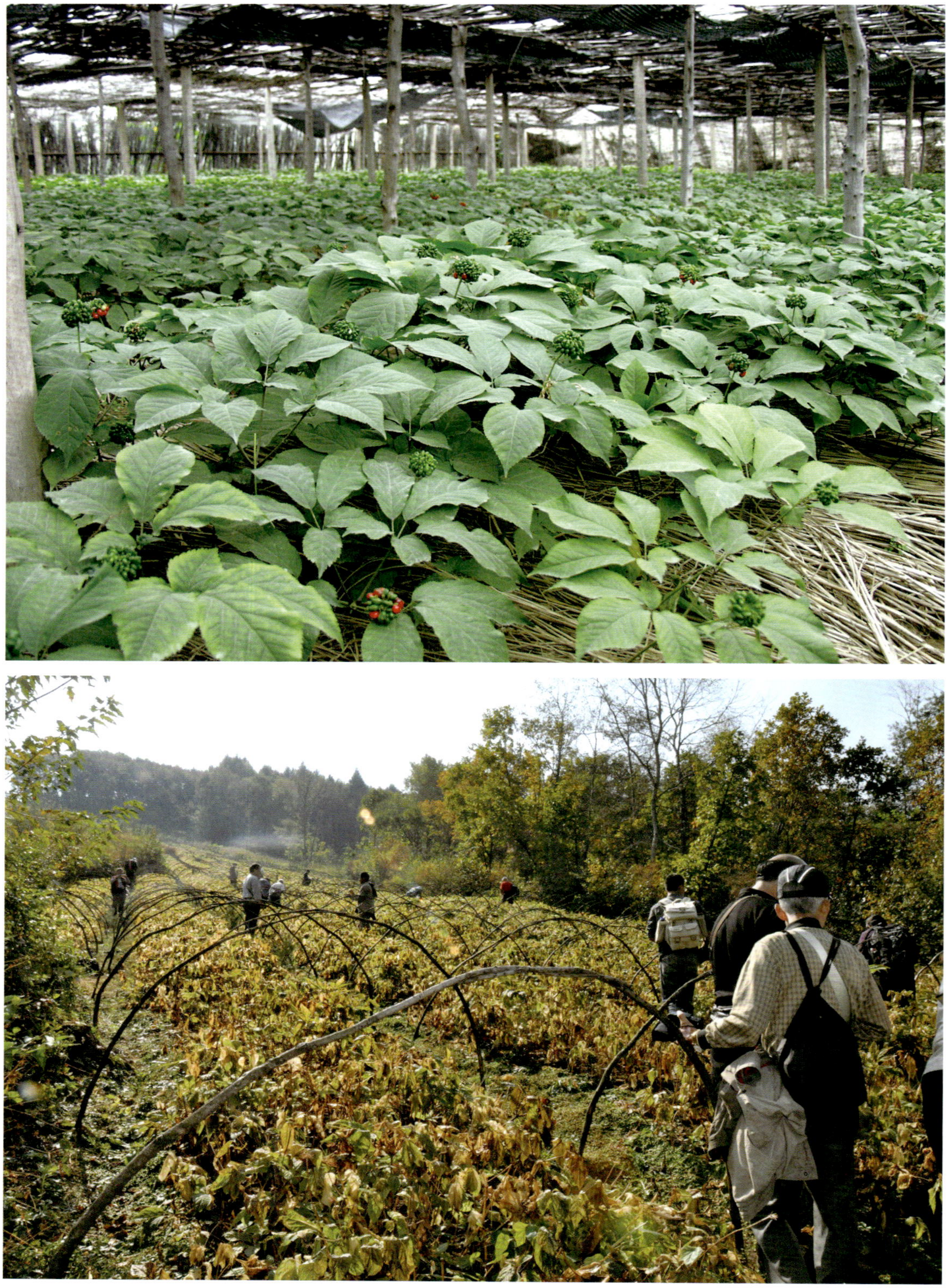

西洋参（续）

对比鉴别

参见“人参”项。

百　合

Baihe

LILII BULBUS

本品为百合科植物卷丹 *Lilium lancifolium* Thunb.、百合 *Lilium brownii* F. E. Brown var. *viridulum* Baker 或细叶百合 *Lilium pumilum* DC. 的干燥肉质鳞叶。

基原植物

■ 卷丹 *Lilium lancifolium* Thunb.　别名：山百合

Flora of China 及《中国高等植物》记载卷丹的拉丁学名为 *Lilium tigrinum* Ker Gawl.。

生于林缘路旁、山坡草地，多有栽培。分布于河北、河南、山西、甘肃、陕西、青海、山东、江苏、安徽、浙江、江西、湖北、湖南、广西、四川。

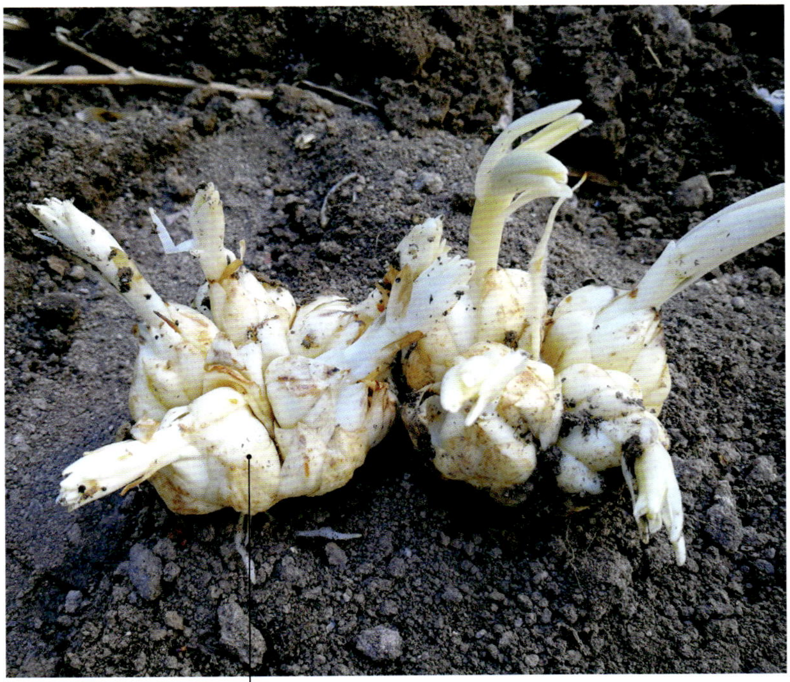

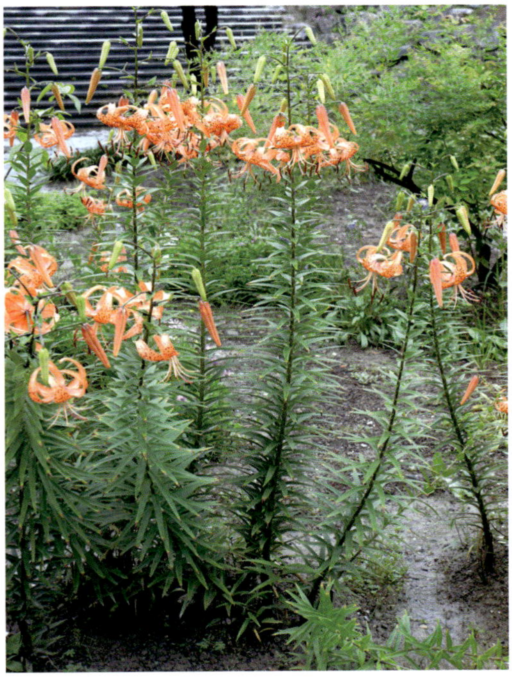

鳞茎宽卵状球形

卷丹

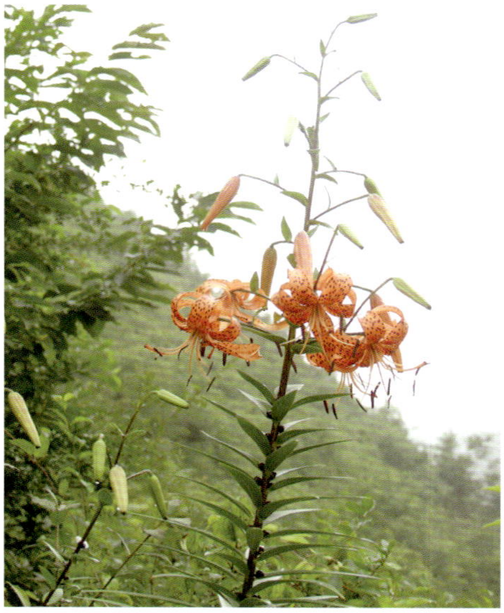

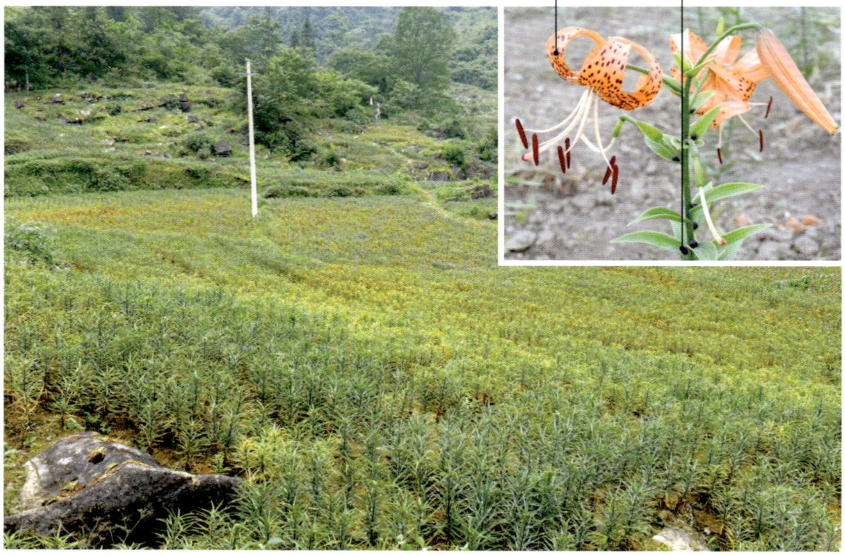
花橙红色，有紫黑色斑点
茎上部的叶
腋间具珠芽

卷丹（续）

■ 百合 *Lilium brownii* F. E. Brown var. *viridulum* Baker

《中国药典》1963 年版记载百合的拉丁学名为 *Lilium brownii* F. E. Brown var. *colchesteri* Wils.。

生于海拔 300~1000m 的山坡、灌木林下、路边、溪旁或石缝中。分布于陕西、甘肃、河南、湖南、湖北、江西、安徽、浙江、福建、广东、广西、四川、云南、贵州。

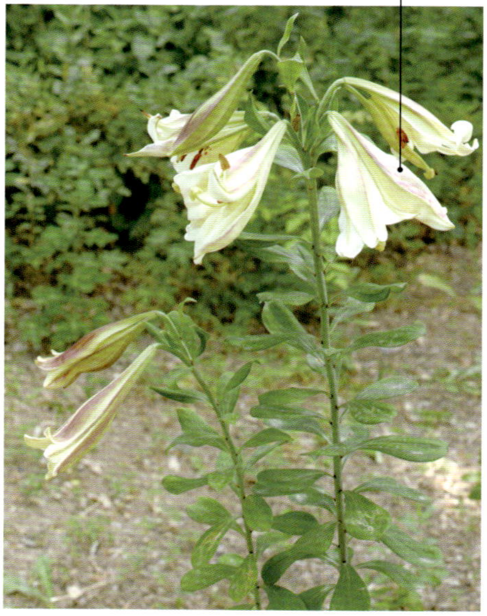
花喇叭形

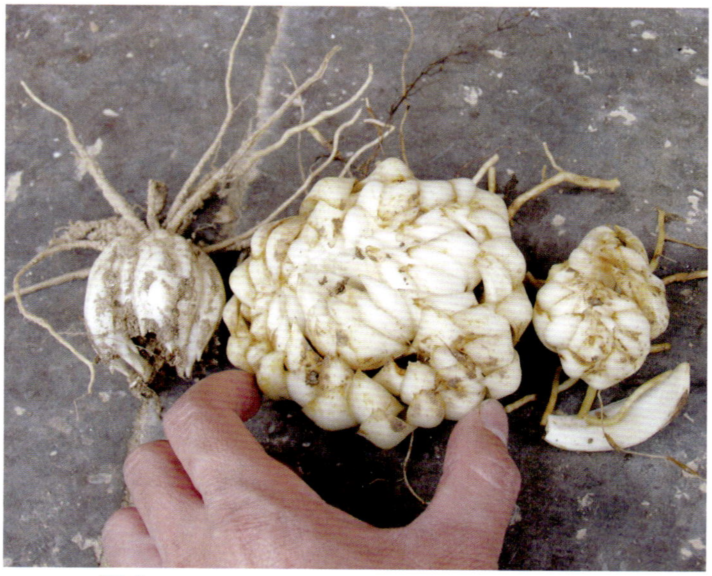

百合

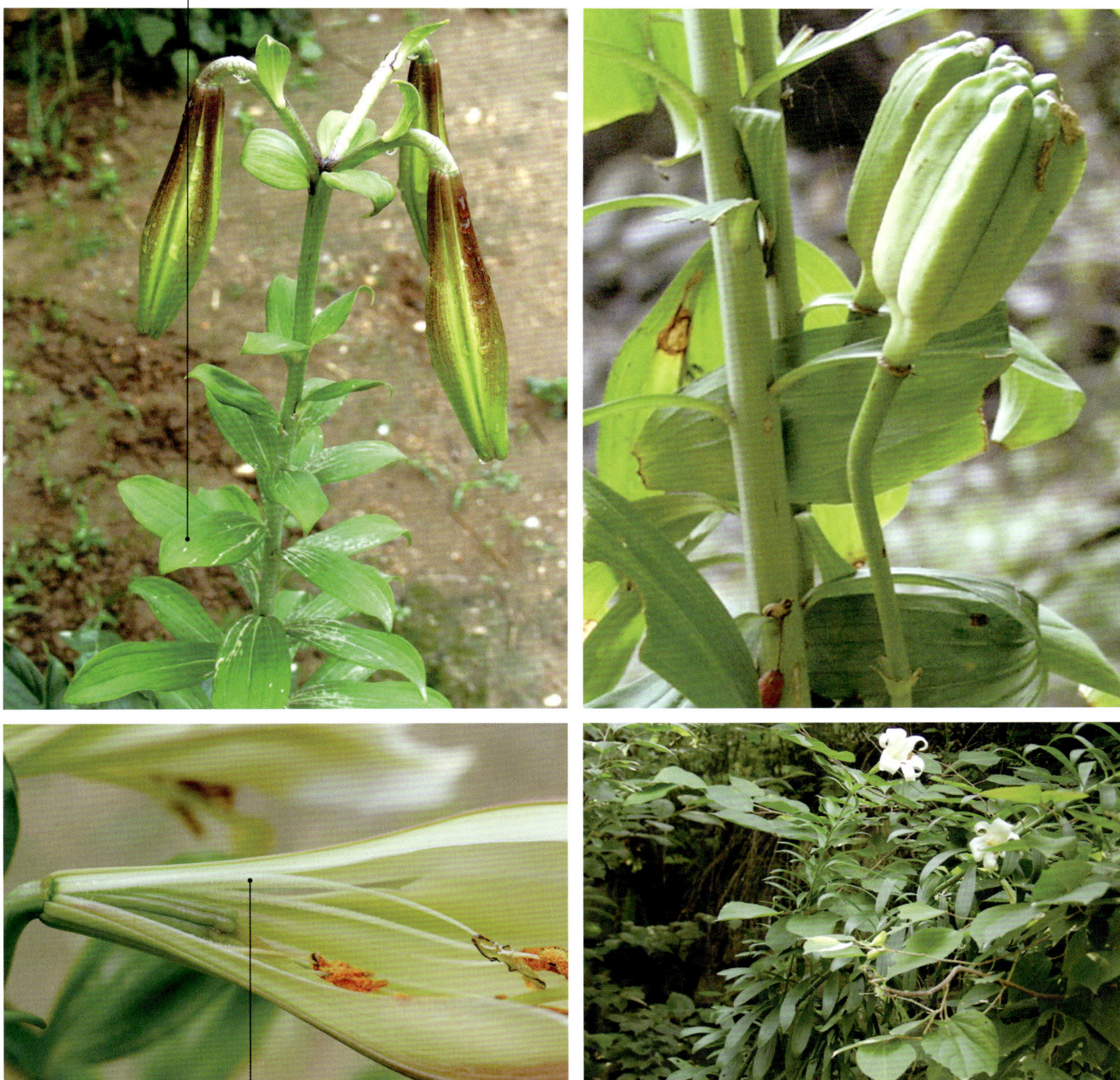

百合（续）

■ 细叶百合 *Lilium pumilum* DC. 别名：山丹

《中国药典》1963 年版记载细叶百合的拉丁学名为 *Lilium tenuifolium* Fisch.。

生于向阳山坡，或有栽培。分布于黑龙江、吉林、辽宁、河北、河南、山东、山西、内蒙古、陕西、宁夏、甘肃、青海等地。

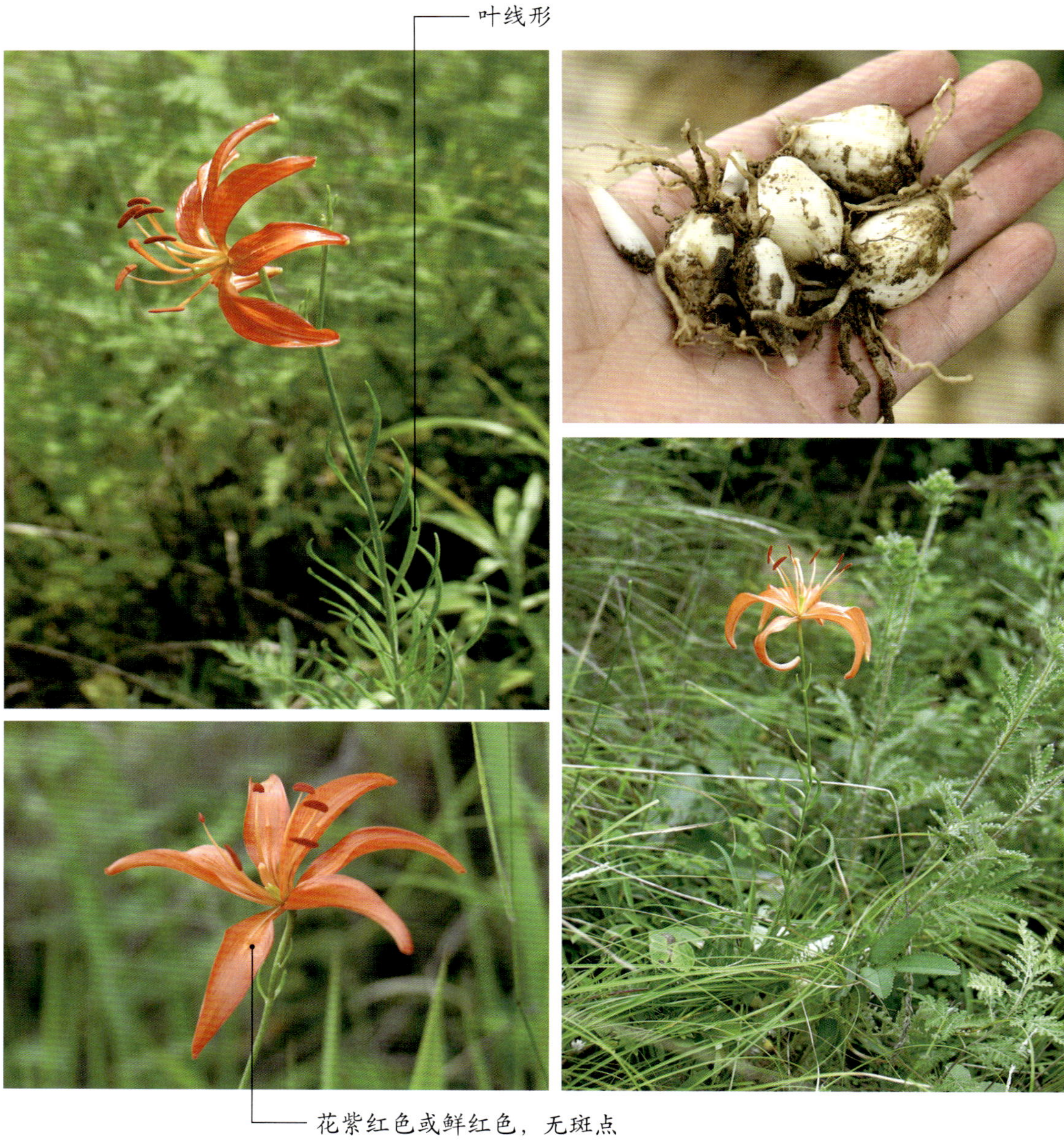

细叶百合

对比鉴别

《中国药典》2020年版记载百合科植物卷丹、百合与细叶百合的肉质鳞叶同等入药。《中药志（第二册）》记载其同属植物野百合 *Lilium brownii* F. E. Brown ex Miellez、有斑百合 *Lilium concolor* Salisb. var. *pulchellum* (Fisch.) Regel、麝香百合 *Lilium longiflorum* Thunb.、川百合 *Lilium davidii* Duchartre 和东北百合（轮叶百合）*Lilium distichum* Nakai 的鳞茎也习作药材百合入药。比较常见的易混淆的百合属植物还有大花卷丹 *Lilium leichtlinii* Hook. f. var. *maximowiczii* (Regel) Baker、岷江百合 *Lilium regale* Wils.、湖北百合 *Lilium henryi* Baker、青岛百合 *Lilium tsingtauense* Gilg、毛百合 *Lilium dauricum* Ker-Gawl.、南川百合 *Lilium rosthornii* Diels、宝兴百合 *Lilium duchartrei* Franch.、条叶百合 *Lilium callosum* Sieb. et Zucc.。

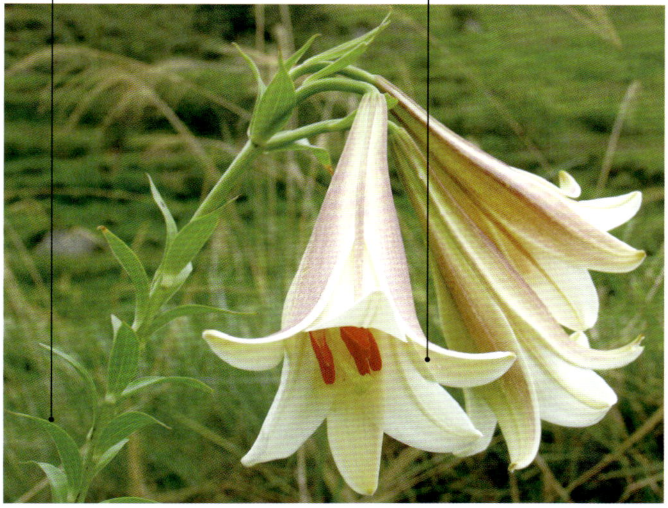

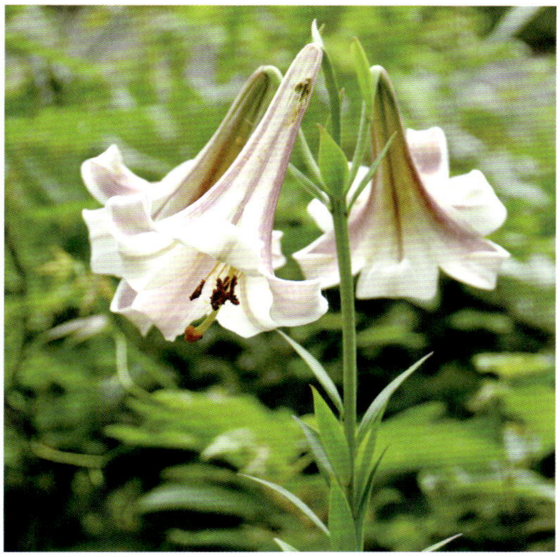

野百合

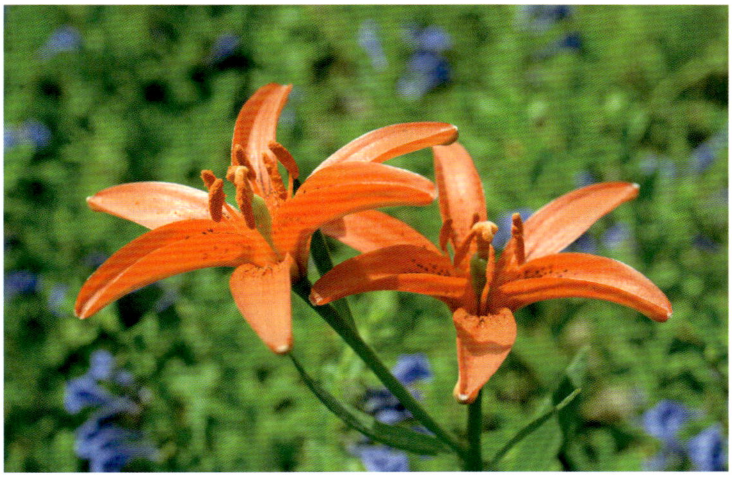

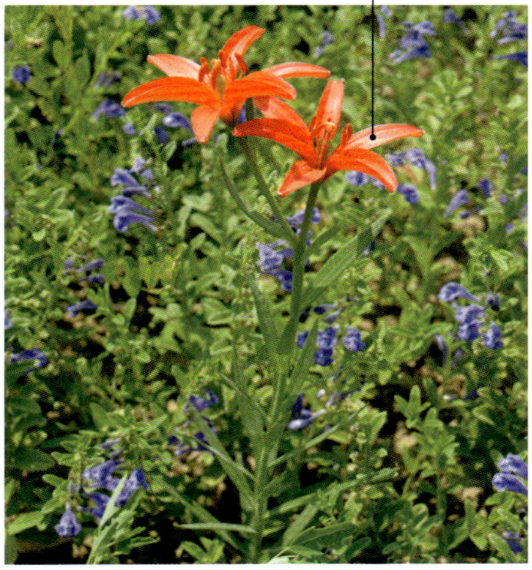

有斑百合

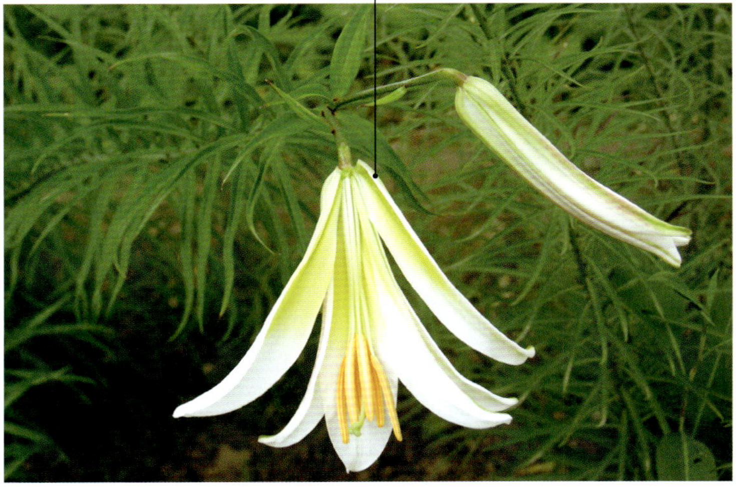

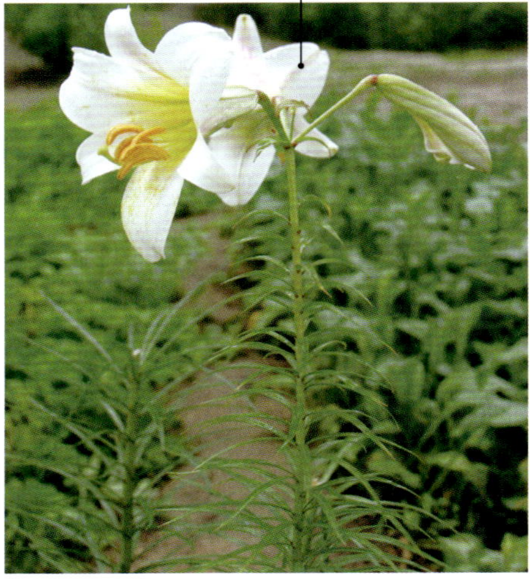

麝香百合

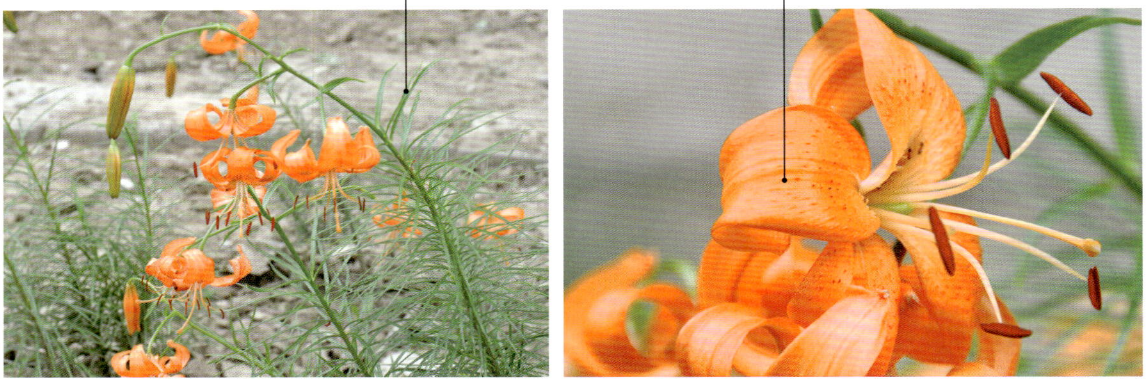

川百合

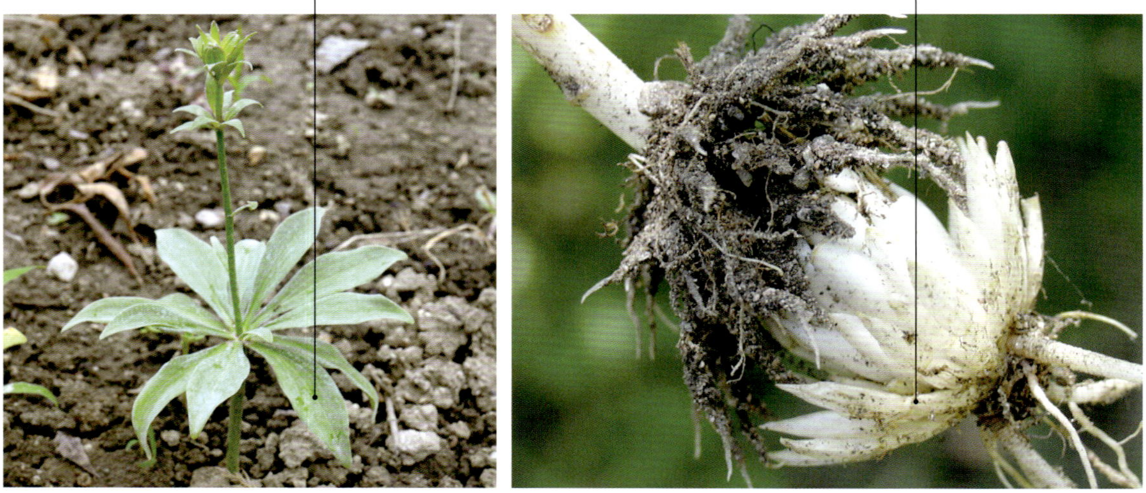

东北百合

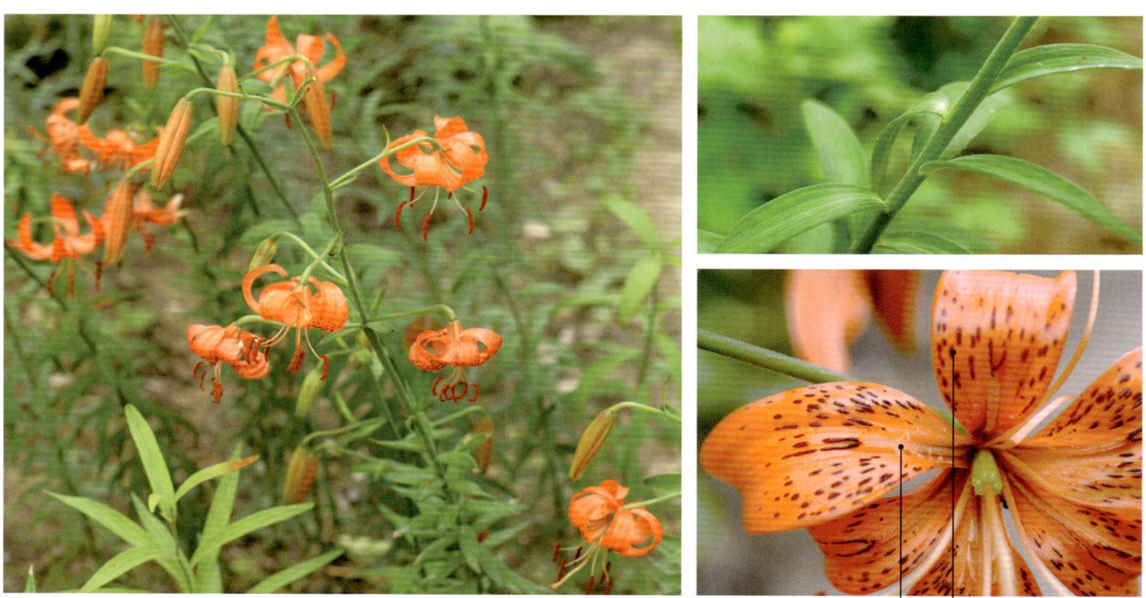

大花卷丹

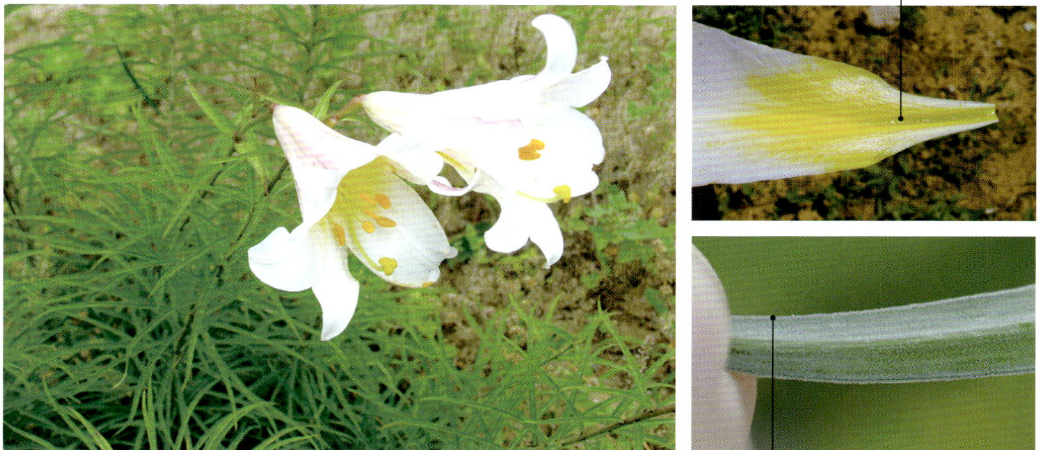
蜜腺
边缘和下面中脉具乳头状突起

岷江百合

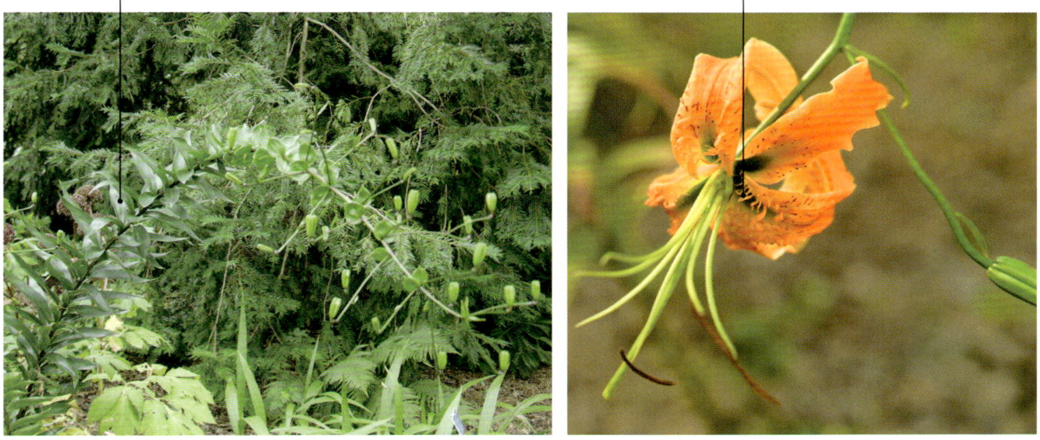
叶矩圆状披针形，基部近圆形
花被片蜜腺两边有流苏状突起

湖北百合

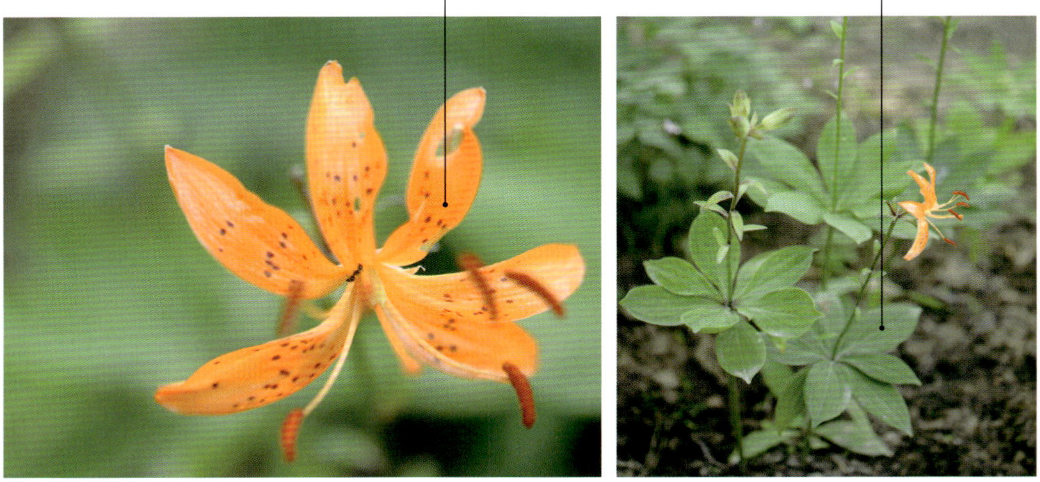
花被片橙黄色
叶轮生，常 1 轮

青岛百合

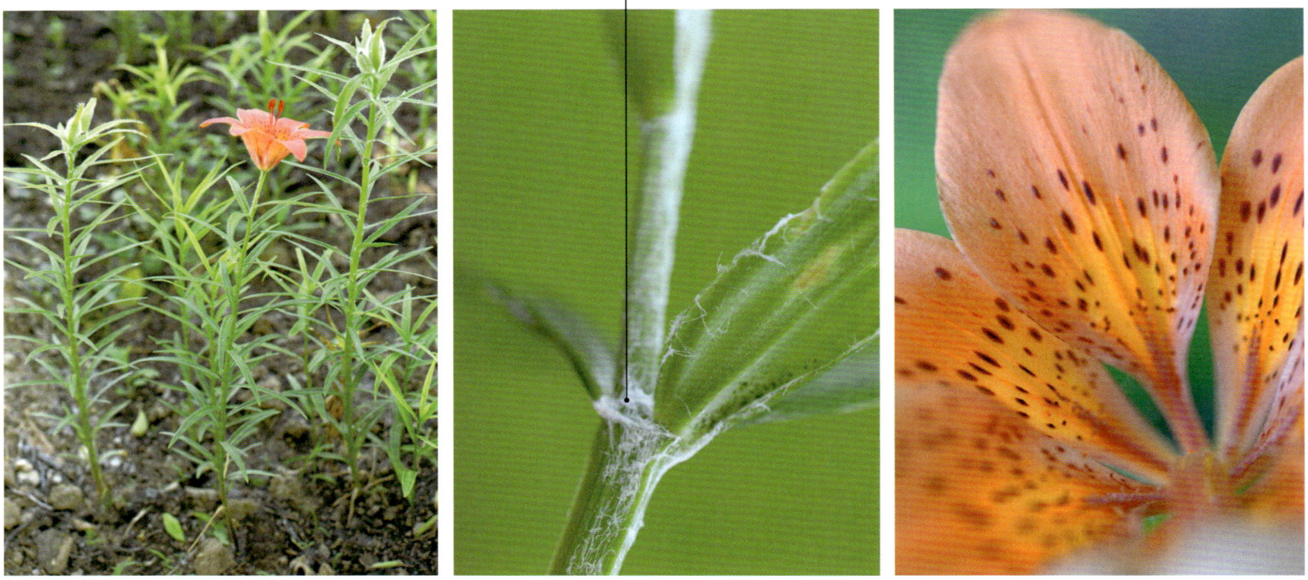
叶基部有一簇白绵毛

毛百合

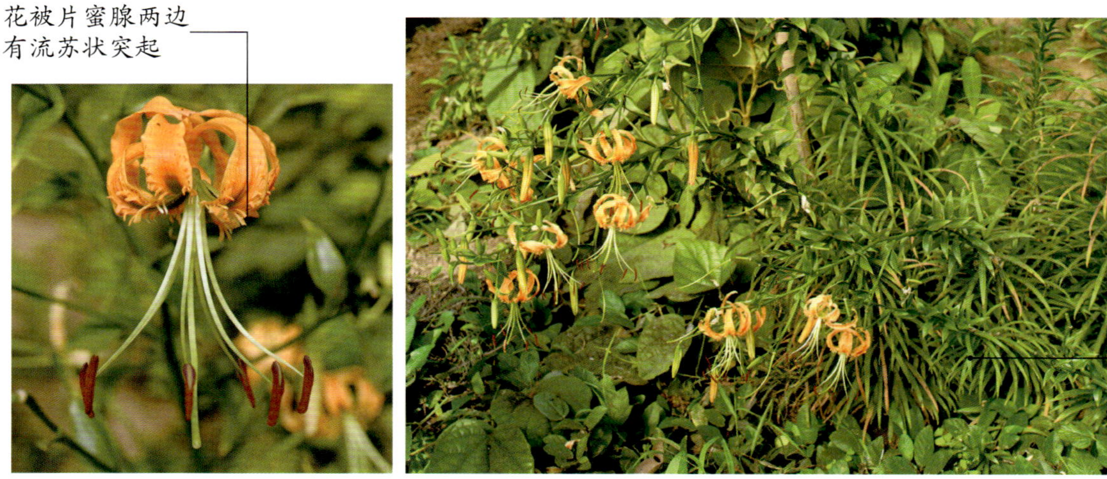
花被片蜜腺两边
有流苏状突起
叶条状披针形

南川百合

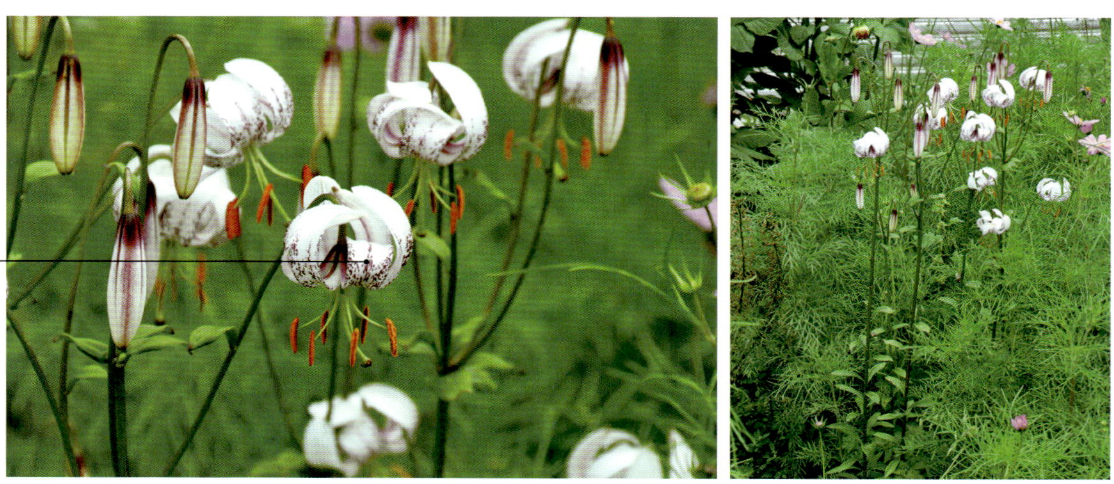
花白色或粉
红色，有紫
色斑点

宝兴百合

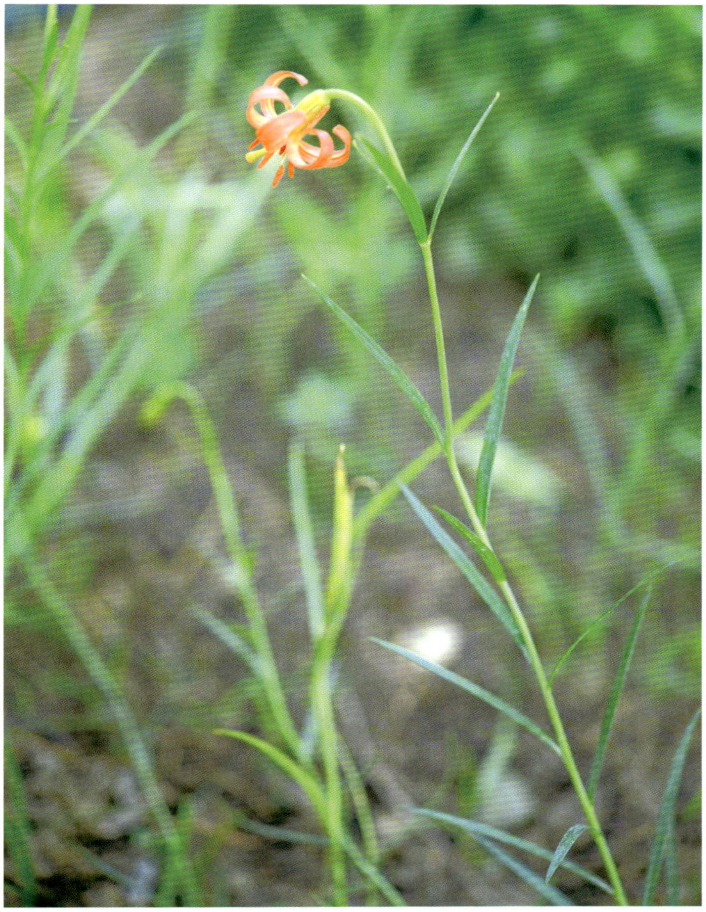
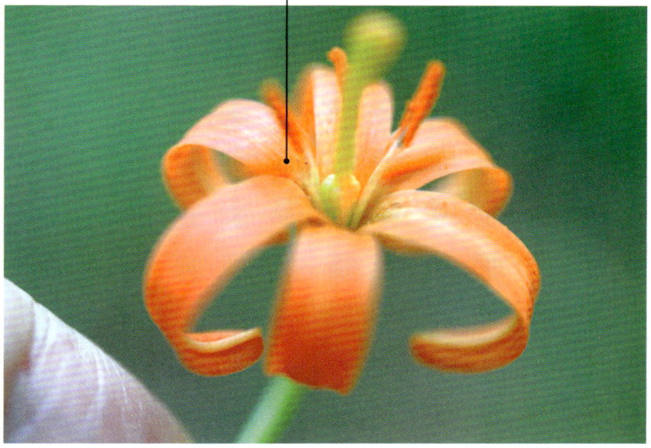

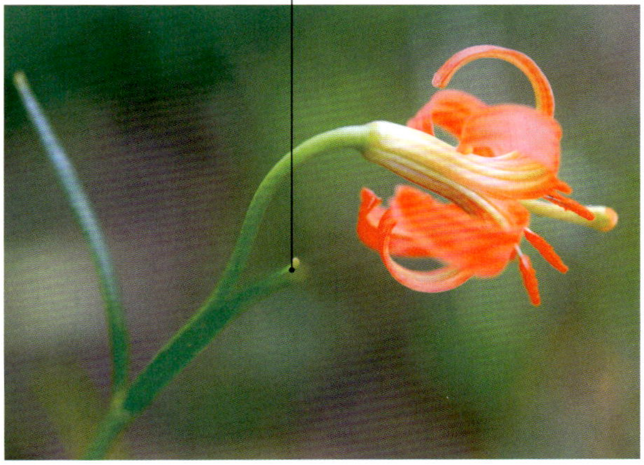

条叶百合

检索表

1. 叶轮生，常 1 轮……2
1. 叶散生……3
2. 花被片张开，稍弯曲，橙黄色，具斑点；鳞片无节……青岛百合
2. 花被片反卷，淡橙红色，有斑点；鳞片有节……东北百合
3. 花喇叭形或钟形……4
3. 花不为喇叭形或钟形……9
4. 花喇叭形……5
4. 花钟形……8
5. 蜜腺两边有乳头状突起；茎上部叶腋间无珠芽；花丝中部以下密被柔毛……6
5. 蜜腺两边无乳头状突起……7
6. 叶披针形、窄披针形或线形……野百合

6. 叶倒披针形、倒卵形……百合
7. 叶线形，宽 2~3mm……岷江百合
7. 叶披针形或长圆状披针形，宽 6~18mm……麝香百合
8. 叶基部不具白绵毛；茎有乳头状突起；花被片长 2.2~3.5cm……有斑百合
8. 叶基部有一簇白绵毛；茎无乳头状突起；花被片长 7~9cm……毛百合
9. 花被片蜜腺两边无乳头状突起，有流苏状突起……10
9. 花被片蜜腺两边有乳头状突起……11
10. 叶矩圆状披针形，基部近圆形，宽 2~2.7cm……湖北百合
10. 叶条状披针形，宽 0.8~1cm……南川百合
11. 茎上部的叶腋间具珠芽，花橙红色，有紫黑色斑点……卷丹
11. 茎上部的叶腋间无珠芽……12
12. 叶披针形或长圆形……13
12. 叶线形……14
13. 花白色或粉红色，有紫色斑点，花被片无流苏状突起……宝兴百合
13. 花红色，有紫色斑点，花被片有流苏状突起……大花卷丹
14. 苞片先端增厚；花被片红色或淡红色，几无斑点……条叶百合
14. 苞片先端不增厚……15
15. 花紫红色或鲜红色，通常无斑点，偶见几个斑点……细叶百合
15. 花淡紫红色，橙黄色，有紫色斑点……川百合

百　部

Baibu

STEMONAE RADIX

本品为百部科植物直立百部 *Stemona sessilifolia* (Miq.) Miq.、蔓生百部 *Stemona japonica* (Bl.) Miq. 或对叶百部 *Stemona tuberosa* Lour. 的干燥块根。

基原植物

■ 直立百部　*Stemona sessilifolia* (Miq.) Miq.　别名：百部袋

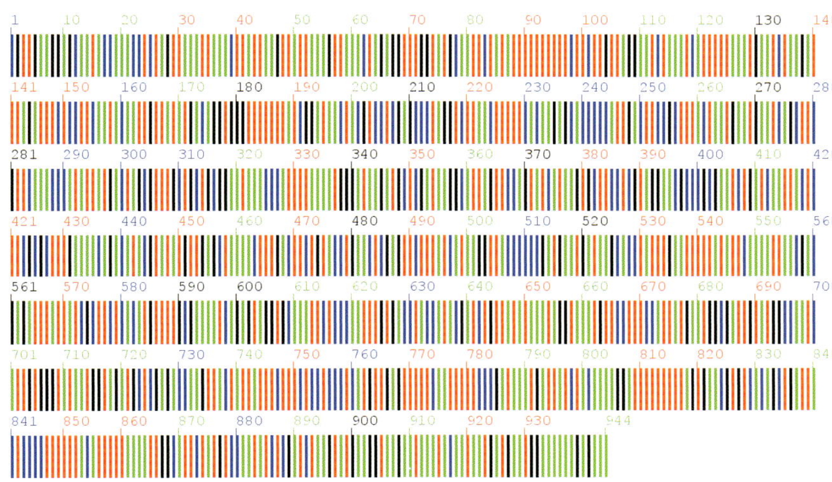

生于山地林下，或为栽培。分布于河南、山东、安徽、浙江、江西、福建、湖南。

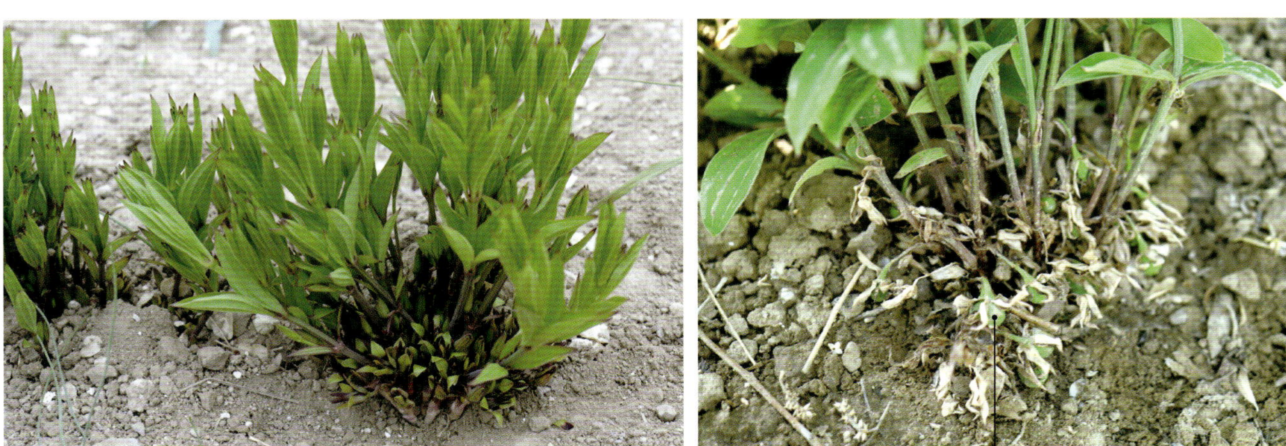

直立百部

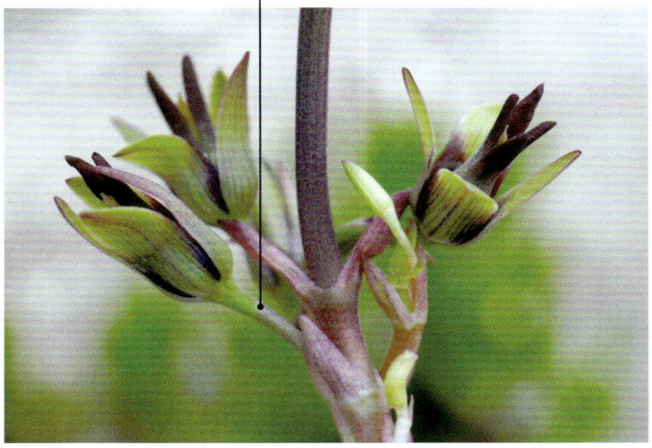
花柄通常出自茎
下部鳞片腋内

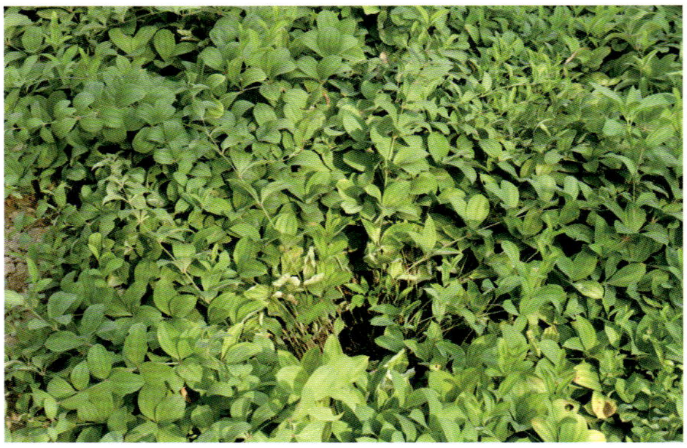

直立百部（续）

■ 蔓生百部 *Stemona japonica* (Bl.) Miq. 别名：药虱药

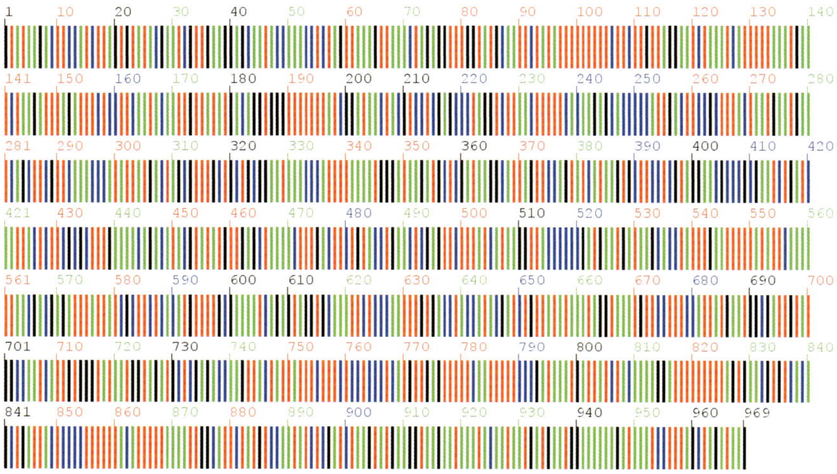

生于灌木林下、河边、路边。分布于华东及湖南、湖北、陕西、四川等地。

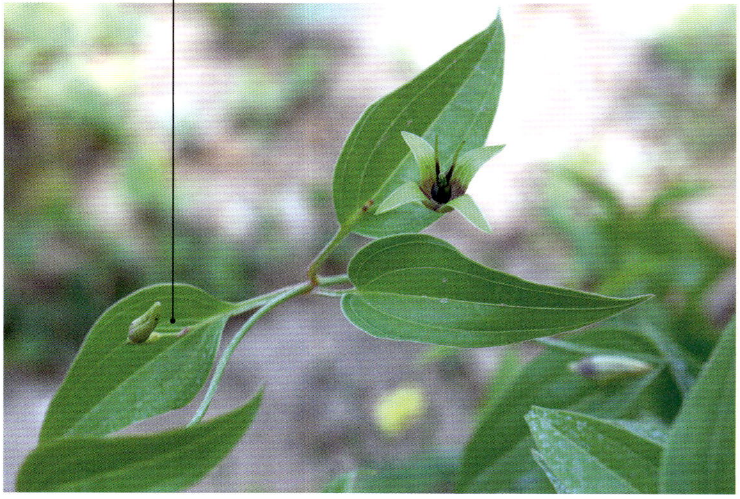
花序柄完全贴生于叶片中脉上

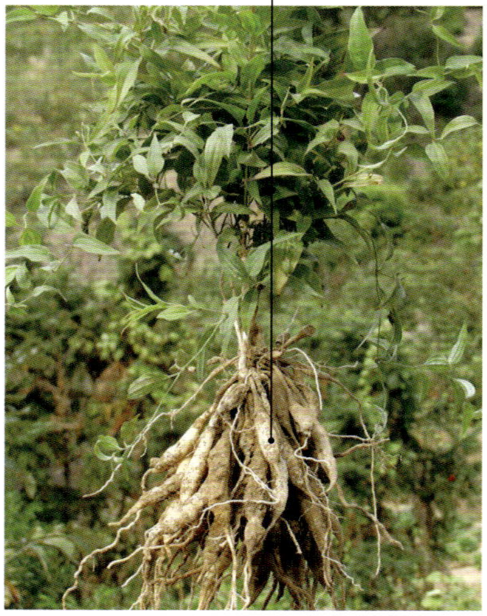
块根成束，肉
质，长纺锤形

蔓生百部

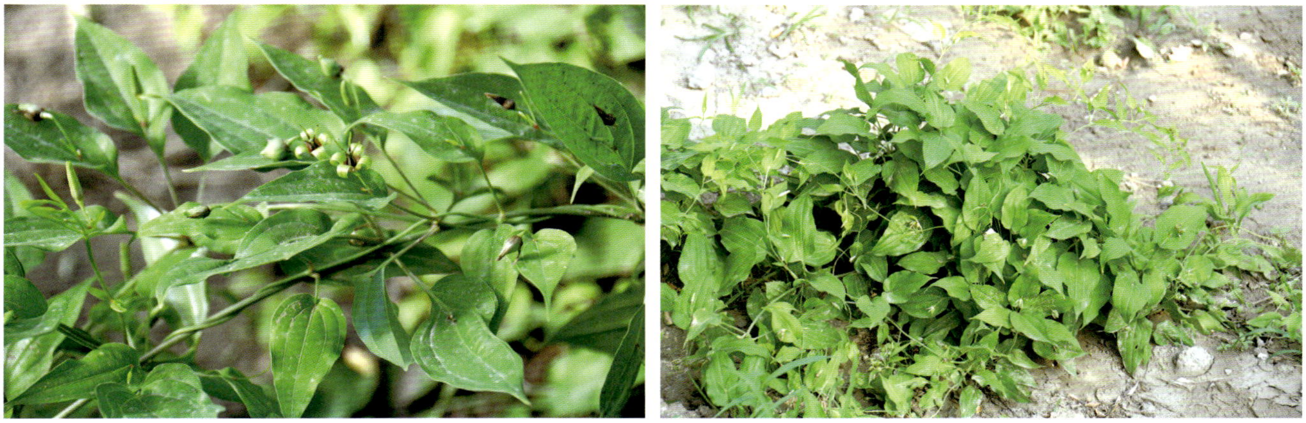

蔓生百部（续）

■ **对叶百部** *Stemona tuberosa* Lour. 别名：大百部

野生于山坡丛林中。分布于福建、台湾、江西、湖北、湖南、广东、广西、贵州、四川、云南等地。

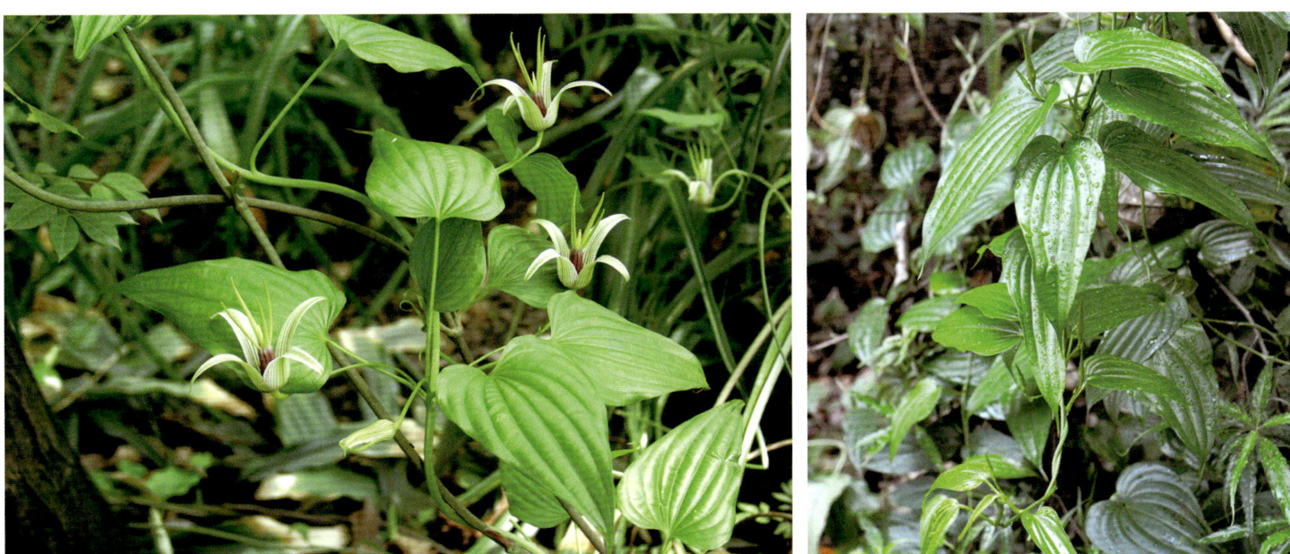

对叶百部

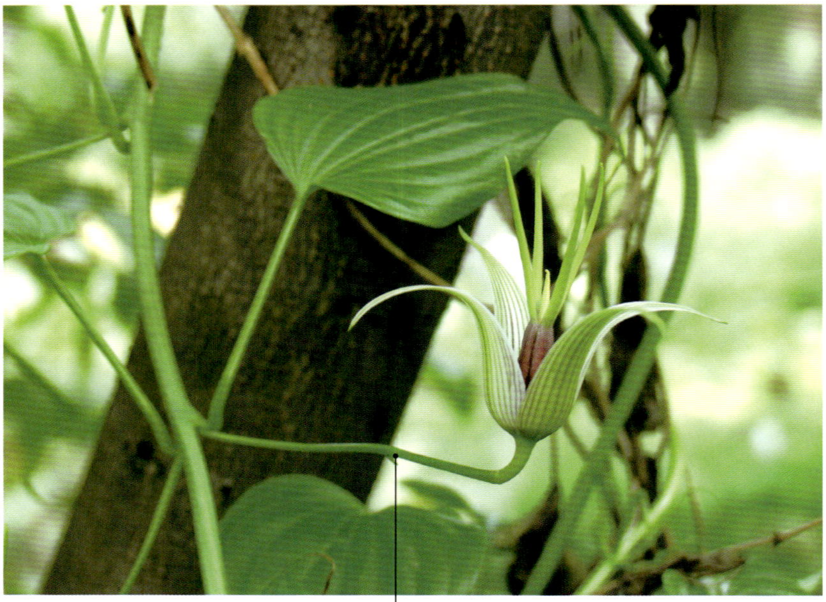

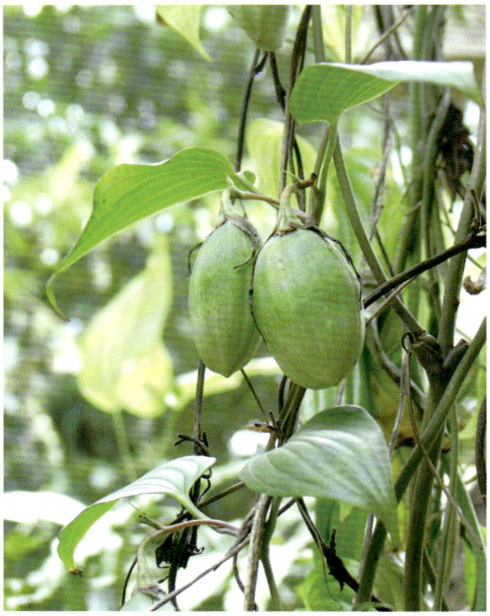

花序柄腋生，与叶柄分离

对叶百部（续）

对比鉴别

《中国药典》2020 年版记载百部科植物直立百部、蔓生百部与对叶百部的块根同等入药。《常用中药材品种整理和质量研究》（南方协作组）记载，其同属植物细花百部 *Stemona parviflora* C. H. Wright 在海南作药材百部使用；百合科植物羊齿天门冬（蕨叶天门冬）*Asparagus filicinus* D. Don、石刁柏（芦笋）*Asparagus officinalis* L. 的块根也在民间作药材百部使用。

叶全部互生

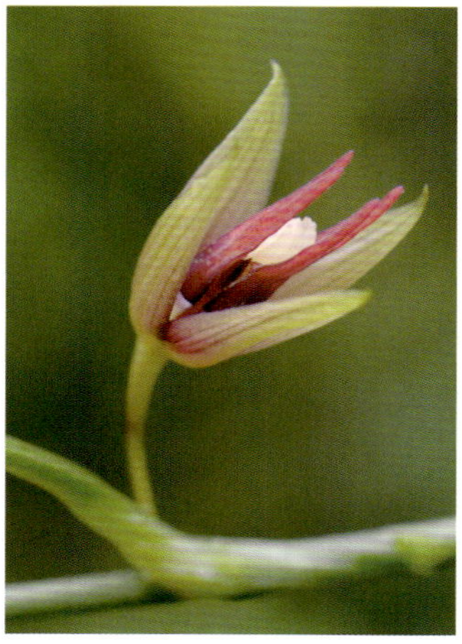

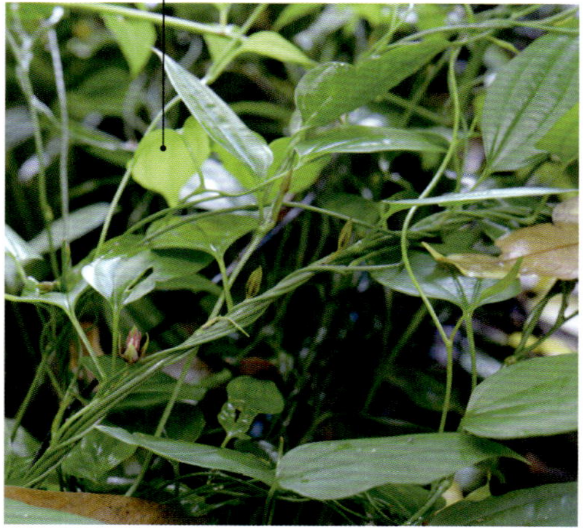

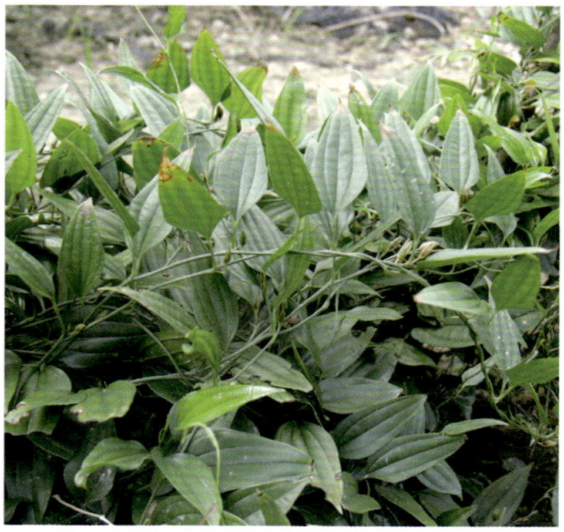

细花百部

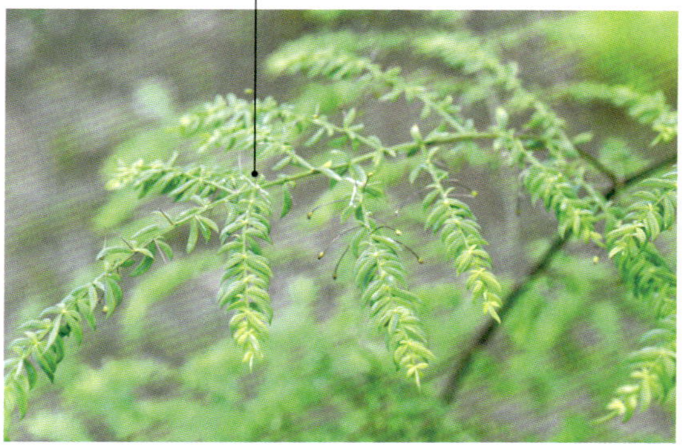
叶状枝扁平，镰刀状

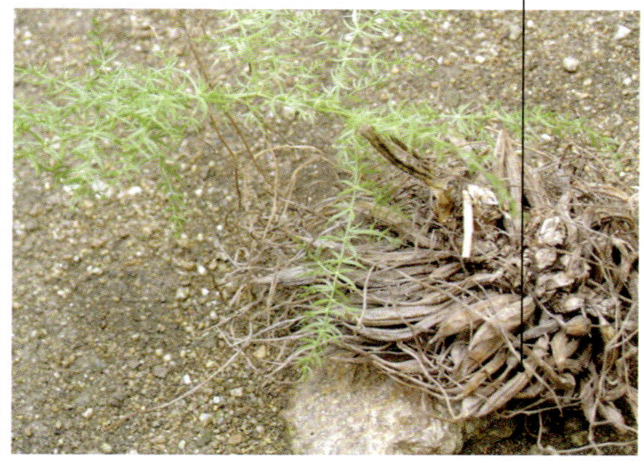
块根肉质，长纺锤形

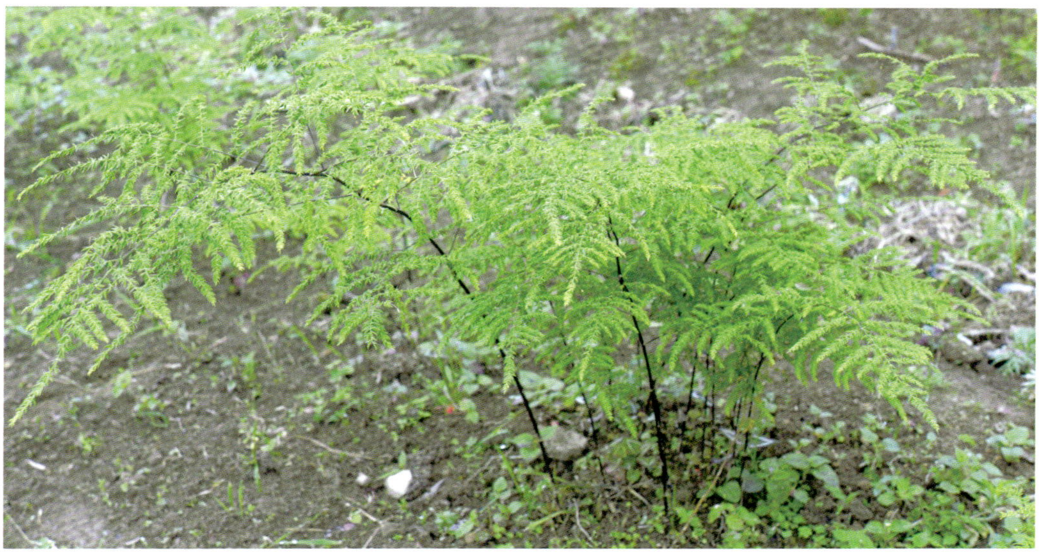

羊齿天门冬

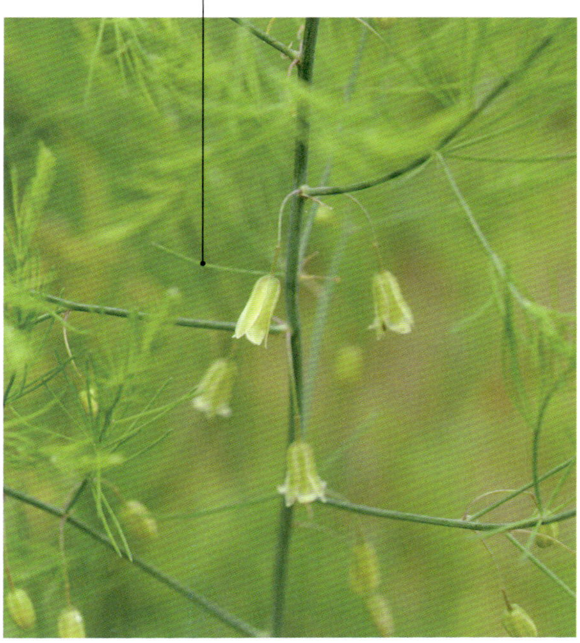
叶状枝近圆柱形，纤细，多少弧曲

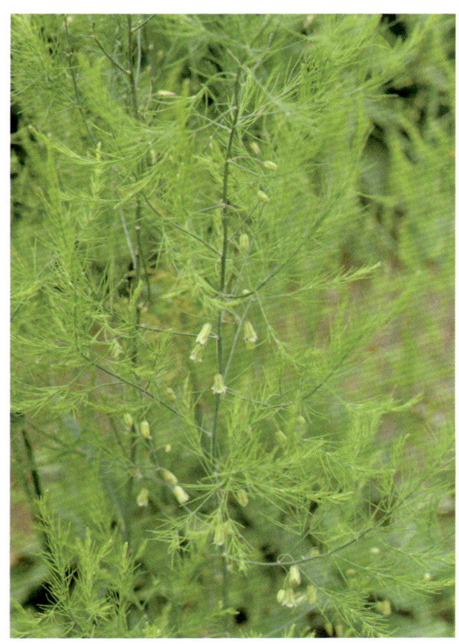

石刁柏

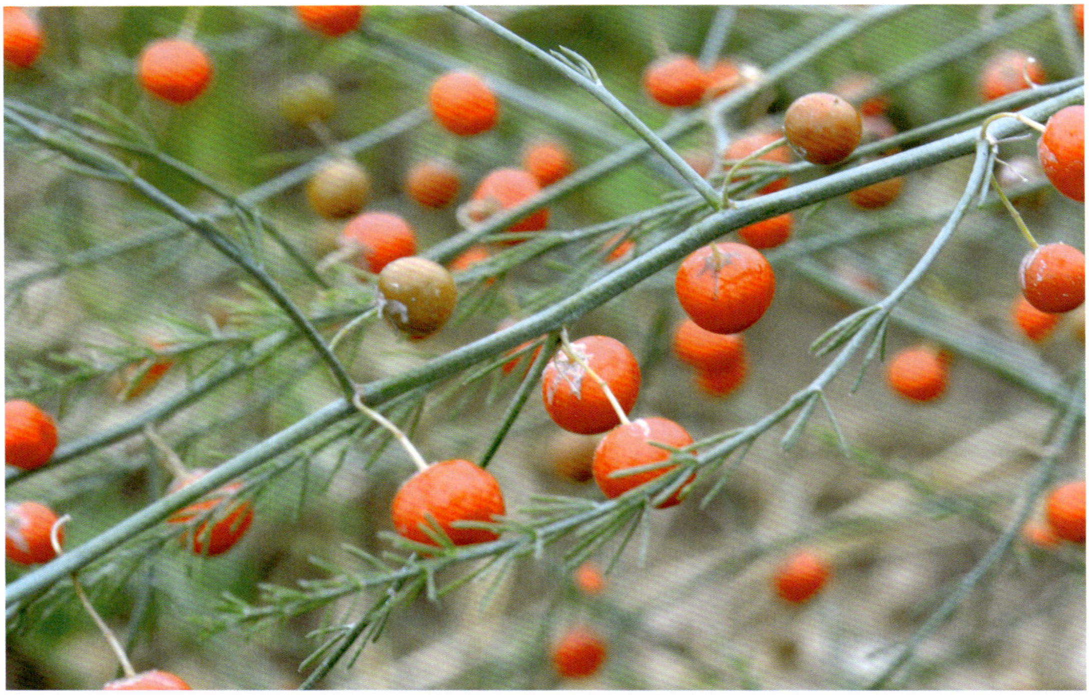

石刁柏（续）

检索表

1. 叶片卵形、卵状披针形或椭圆形……2
1. 小枝近叶状，称叶状枝，扁平或近圆柱形；叶退化成鳞片状……5
2. 茎不分枝；花柄通常出自茎下部鳞片腋内……直立百部
2. 茎通常分枝；花柄或花序柄生于叶腋或贴生于叶柄或叶片中脉上……3
3. 叶全部互生，叶片狭披针形……细花百部
3. 叶对生或轮生（在对叶百部中有时兼有少数互生叶）……4
4. 花序柄腋生，与叶柄分离或偶尔贴生于叶柄基部……对叶百部
4. 花序柄完全贴生于叶片中脉上……蔓生百部
5. 叶状枝扁平，镰刀状，具中脉……羊齿天门冬
5. 叶状枝近圆柱形，稍压扁，纤细，多少弧曲，无中脉……石刁柏

当　归 Danggui ANGELICAE SINENSIS RADIX

本品为伞形科植物当归 *Angelica sinensis* (Oliv.) Diels 的干燥根。

基原植物

■ 当归 *Angelica sinensis* (Oliv.) Diels

生于海拔 1800~2500m 的高寒阴湿地。栽培于甘肃、四川、云南、湖北、陕西、贵州等地。

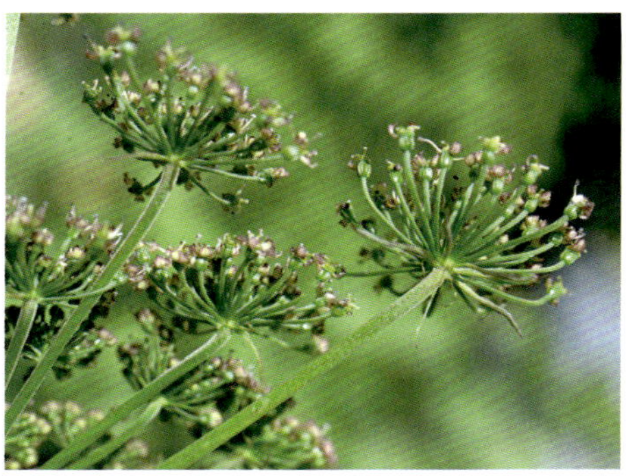

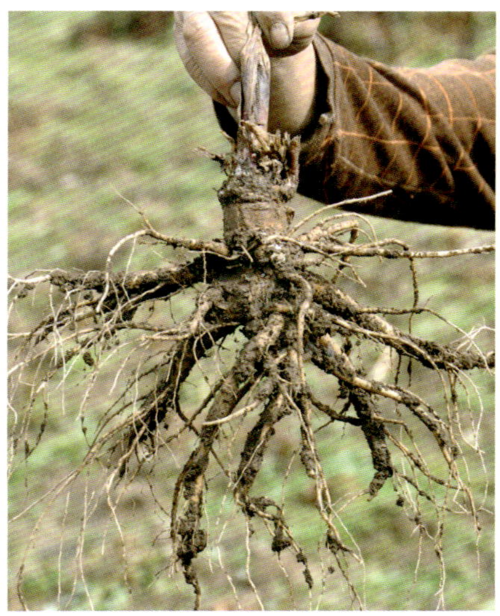

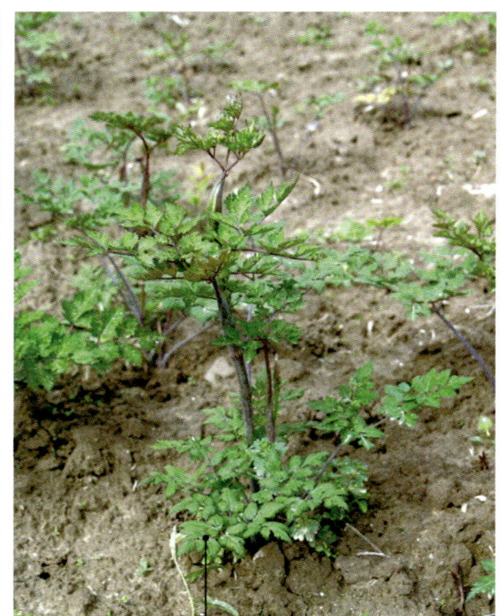

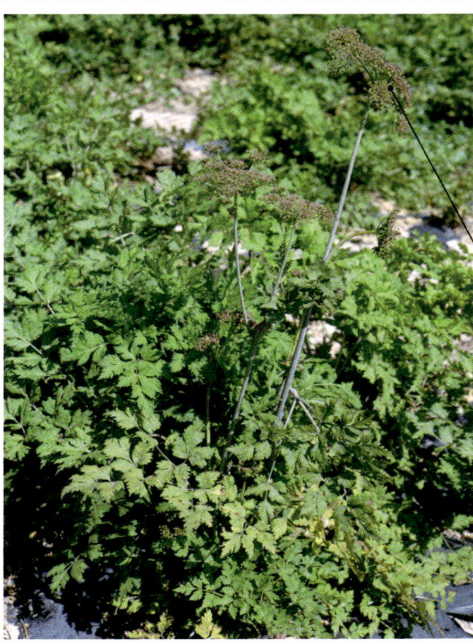

复伞形花序，顶生

叶为二至三回奇数羽状复叶

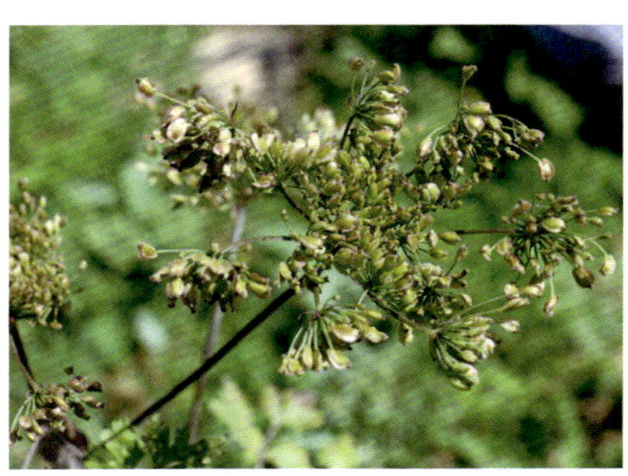

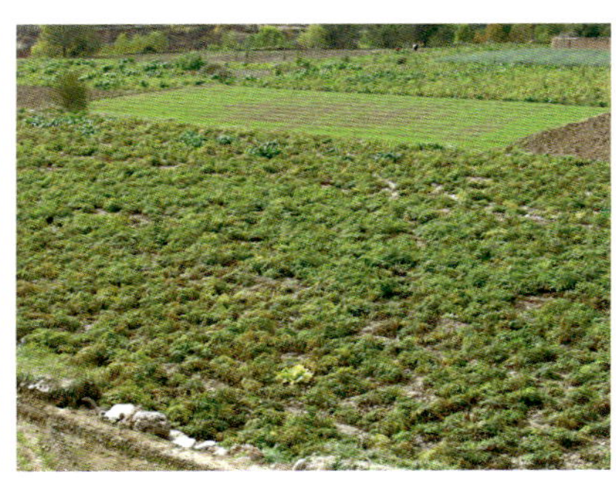

当归

对比鉴别

1960 年前后，由于药材当归的产量不能满足需求，曾引种伞形科植物欧当归 *Levisticum officinale* Koch 替代植物当归入药，虽然后经研究，认为不能替代，仍偶见少量欧当归的干燥根混充药材当归出售。日本习用的当归为东当归 *Angelica acutiloba* Kitag. 的根，近年在我国许多地区有栽培；韩国习用的当归为朝鲜当归 *Angelica gigas* Nakai 的根，在我国东北各地野生。

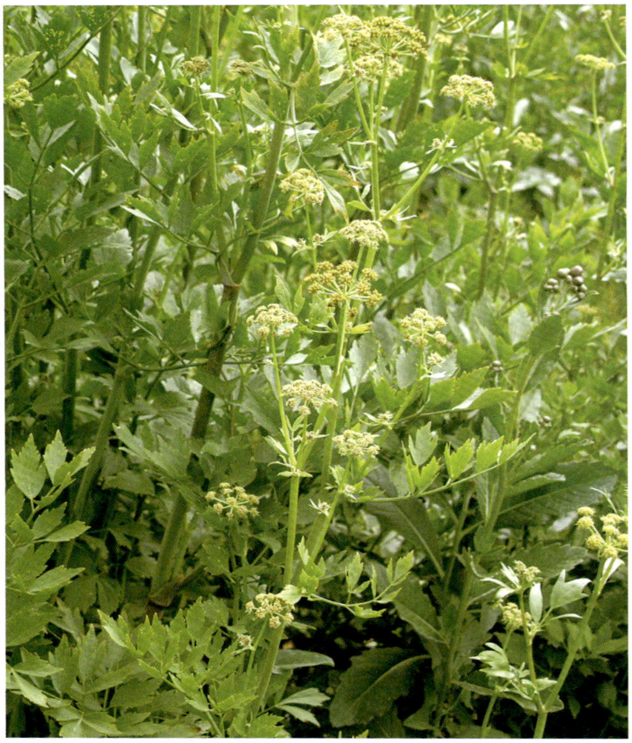

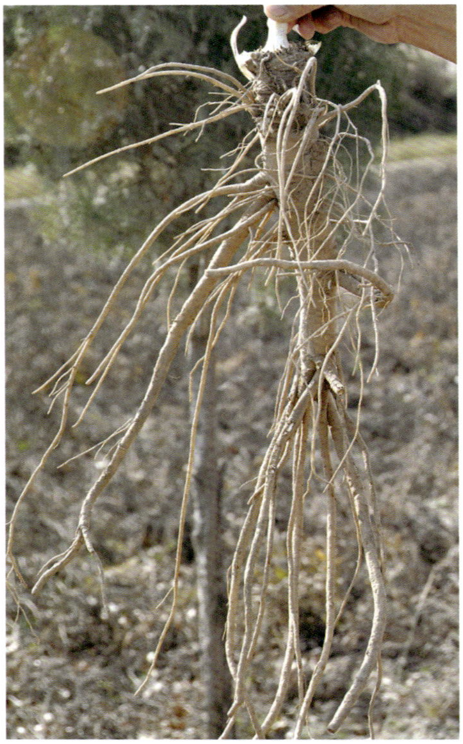

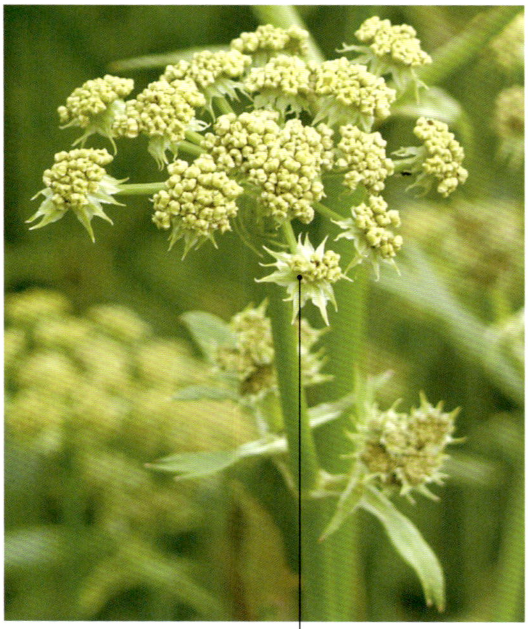

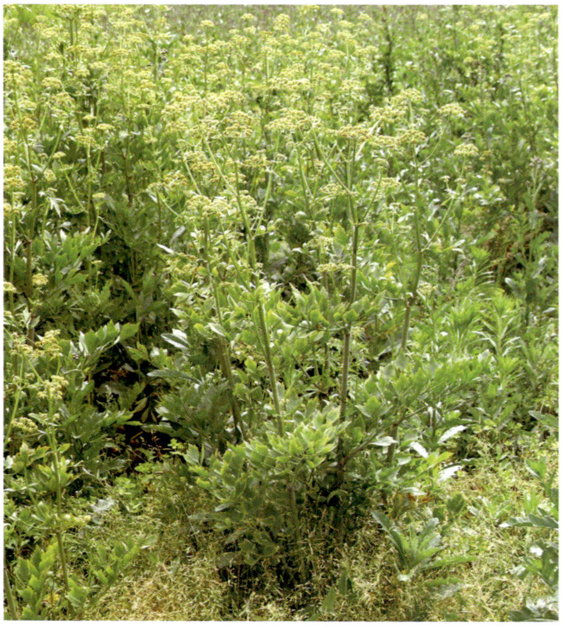

花黄绿色；小总苞宽披针形，边缘白色

欧当归

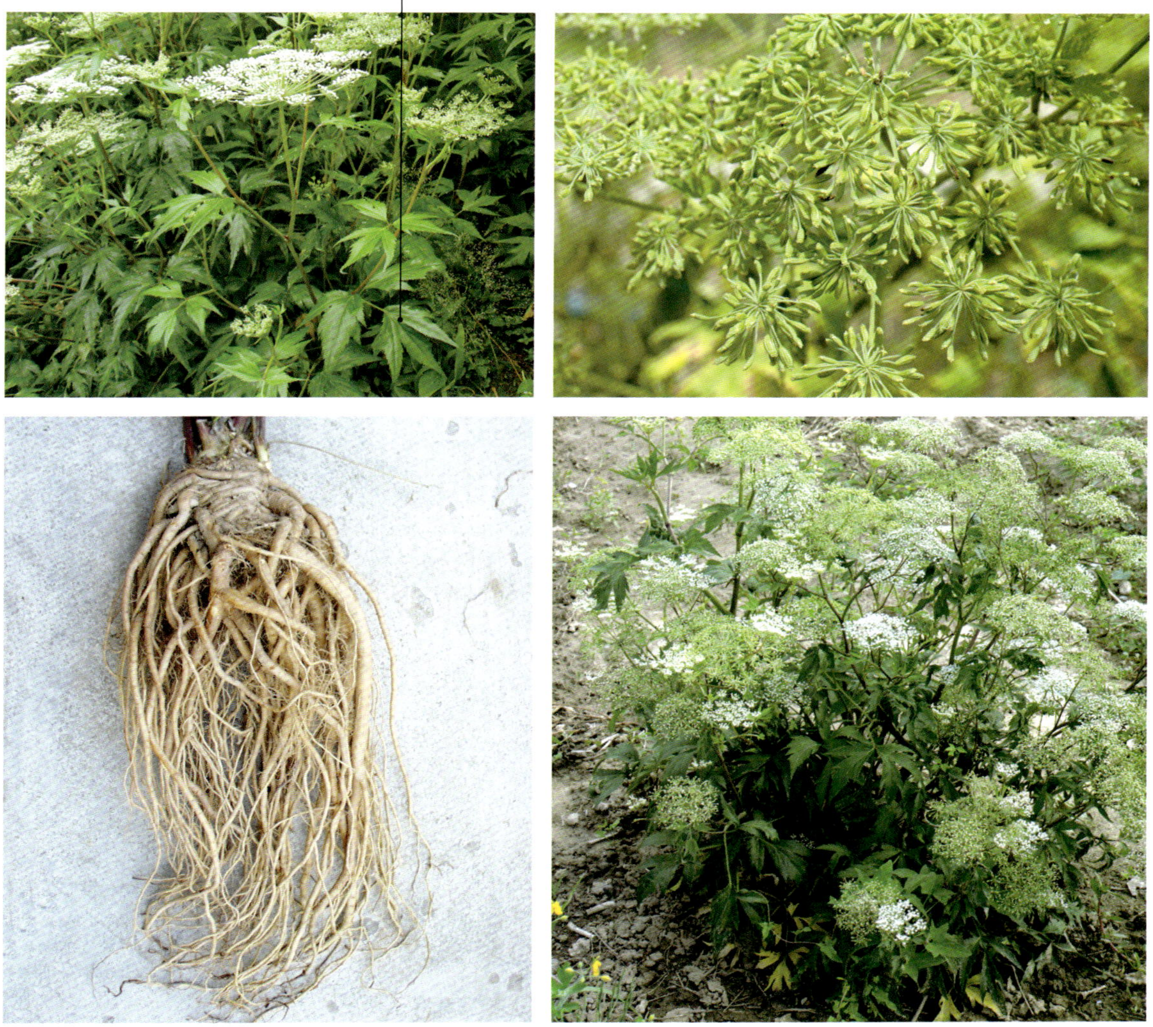

东当归

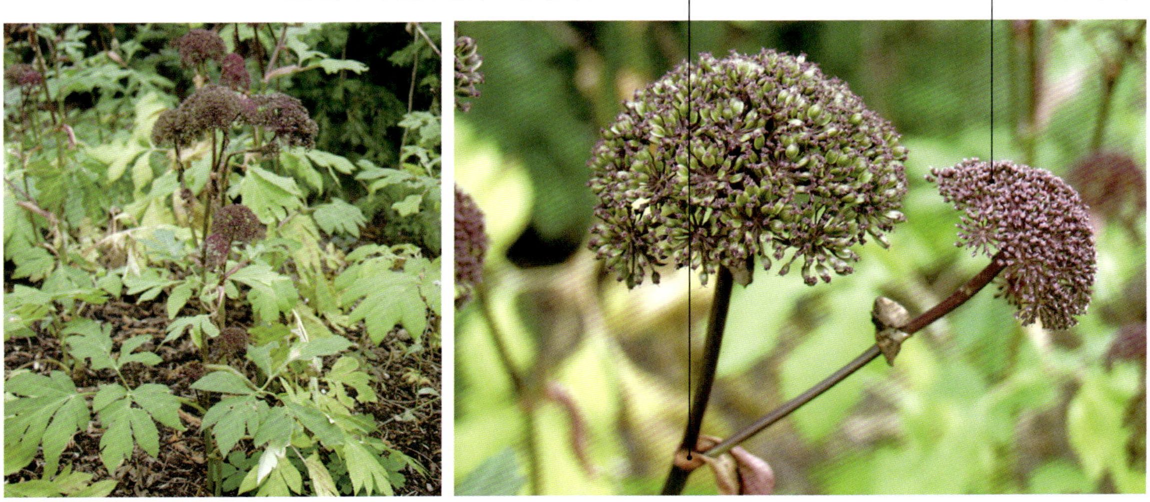

朝鲜当归

检索表

1. 叶一至二回三出羽状分裂，末回裂片披针形至卵状披针形……东当归
1. 基生叶和茎下部叶二至三回羽裂或全裂……2
2. 花黄绿色；小总苞片宽披针形，边缘白色……欧当归
2. 花深紫色或白色；小总苞片线形或卵状披针形，无白色边缘……3
3. 茎顶部叶鞘为囊状或阔兜状……朝鲜当归
3. 茎顶部叶鞘非囊状或阔兜状……当归

当　药 Dangyao SWERTIAE HERBA

本品为龙胆科植物瘤毛獐牙菜 *Swertia pseudochinensis* Hara 的干燥全草。

基原植物

■ 瘤毛獐牙菜 *Swertia pseudochinensis* Hara

生于海拔 500~1600m 的溪边、山坡、林下、灌丛。分布于河北、内蒙古、宁夏、陕西、山东、山西。

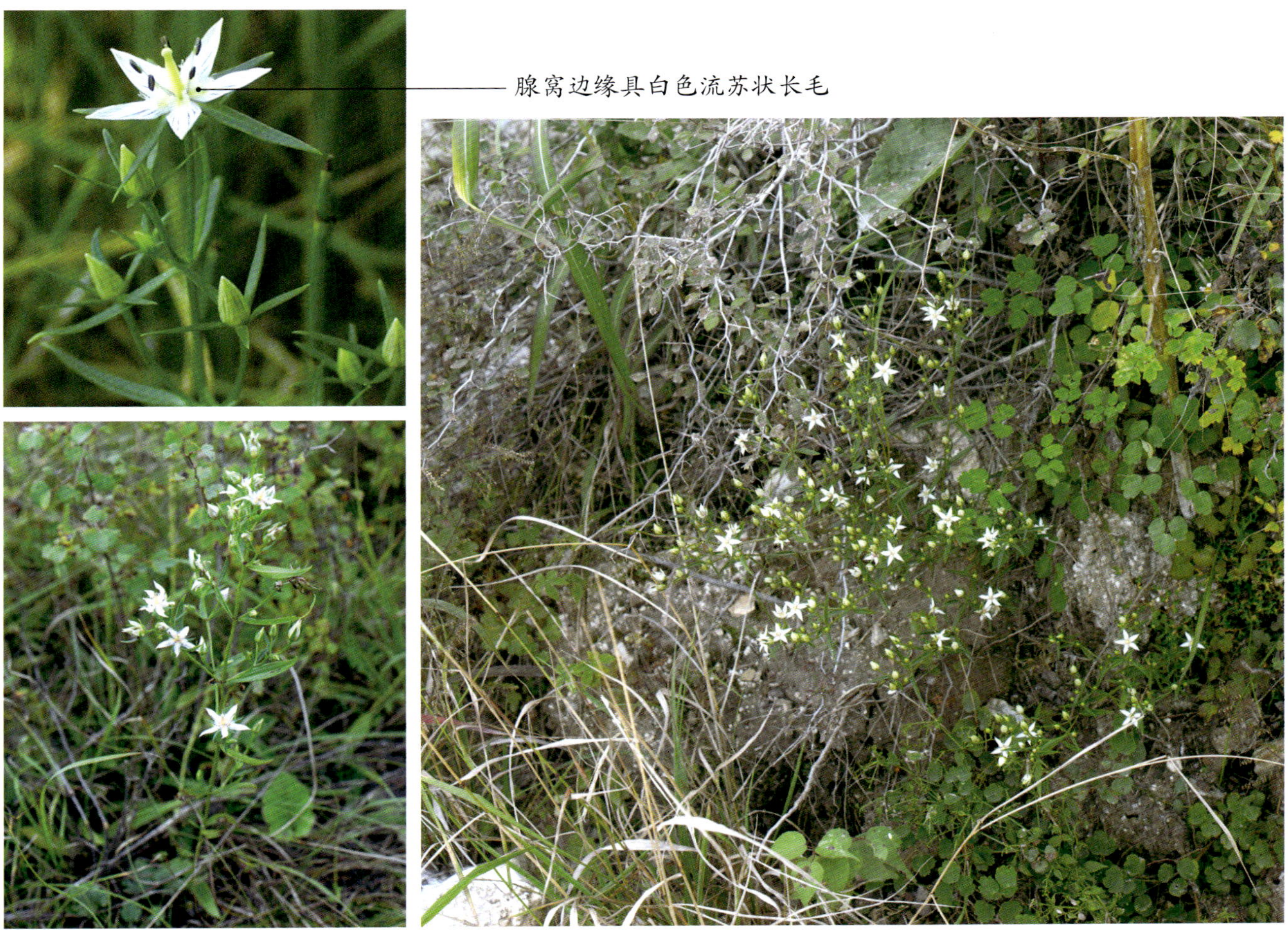

瘤毛獐牙菜

肉苁蓉

Roucongrong

CISTANCHES HERBA

本品为列当科植物肉苁蓉 *Cistanche deserticola* Y. C. Ma 或管花肉苁蓉 *Cistanche tubulosa* (Schenk) Wight 的干燥带鳞叶的肉质茎。

基原植物

■ 肉苁蓉 *Cistanche deserticola* Y. C. Ma　别名：大芸、苁蓉

生于荒漠中，寄生在藜科植物梭梭 *Haloxylon ammodendron*（C. A. Mey.）Bunge 的根上。分布于内蒙古、陕西、甘肃、宁夏、青海、新疆。

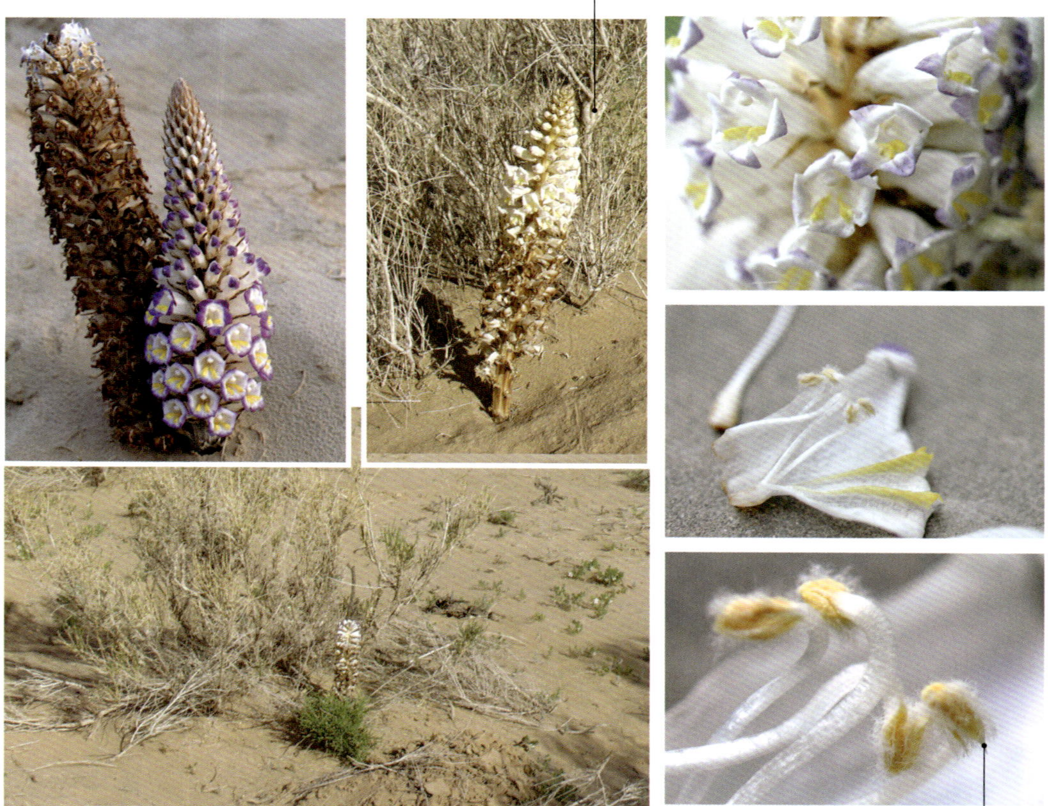

肉苁蓉

管花肉苁蓉 *Cistanche tubulosa* (Schenk) Wight 别名：蒙古肉苁蓉

Flora of China 记载管花肉苁蓉的拉丁学名为 *Cistanche mongolica* Beck。

与肉苁蓉主要区别点：花药基部钝圆，不具小尖头；寄生在柽柳属（*Tamarix* L.）植物的根上。

生于海拔 1200m 左右的荒漠中，寄生在柽柳属植物的根上。分布于新疆。

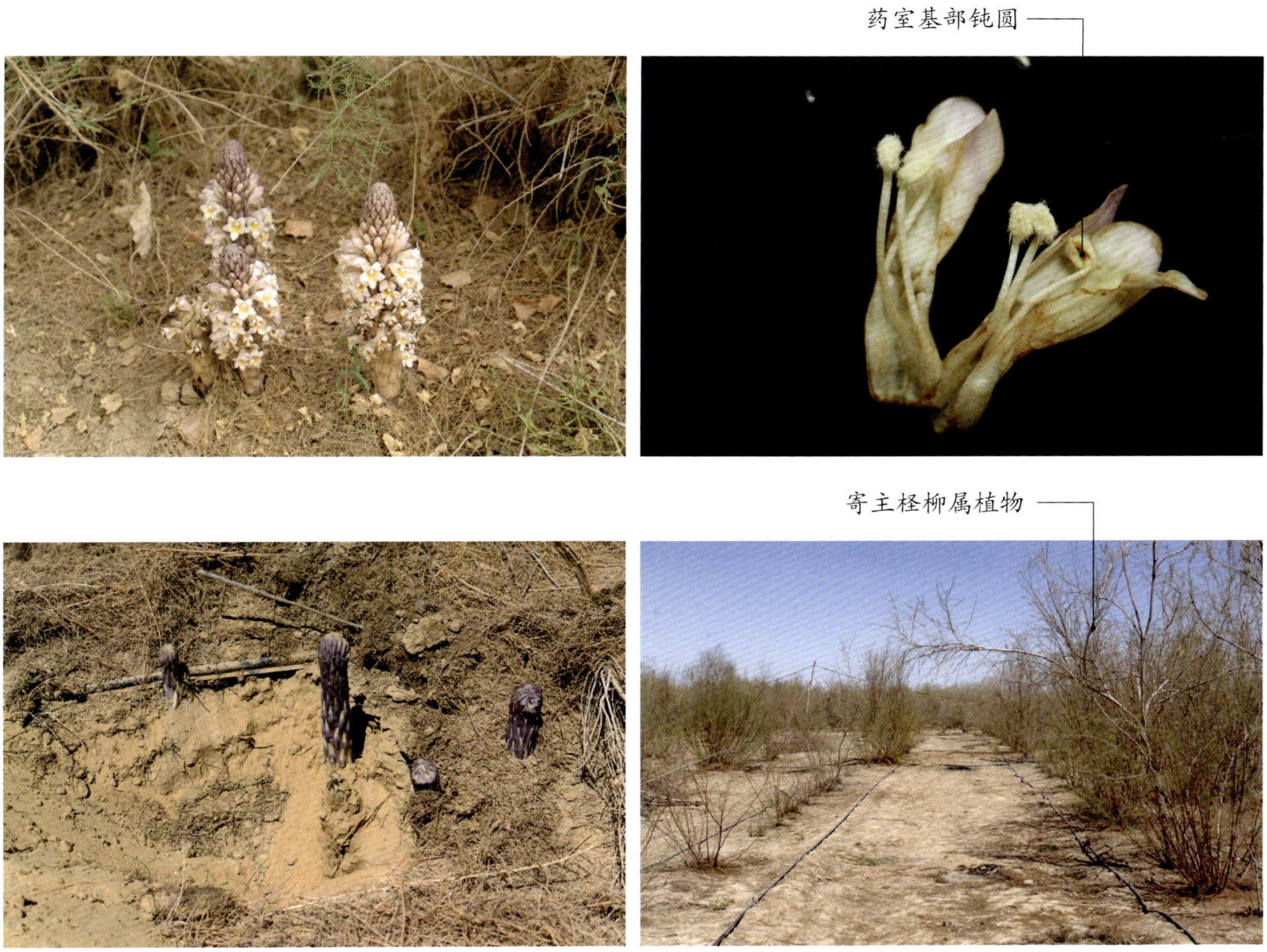

管花肉苁蓉

肉豆蔻 Roudoukou MYRISTICAE SEMEN

本品为肉豆蔻科植物肉豆蔻 *Myristica fragrans* Houtt. 的干燥种仁。

基原植物

■ 肉豆蔻 *Myristica fragrans* Houtt. 别名：肉果、玉果

原分布于马来西亚、印度、印度尼西亚、巴西等国，我国的海南、广西、云南等地有引种栽培。

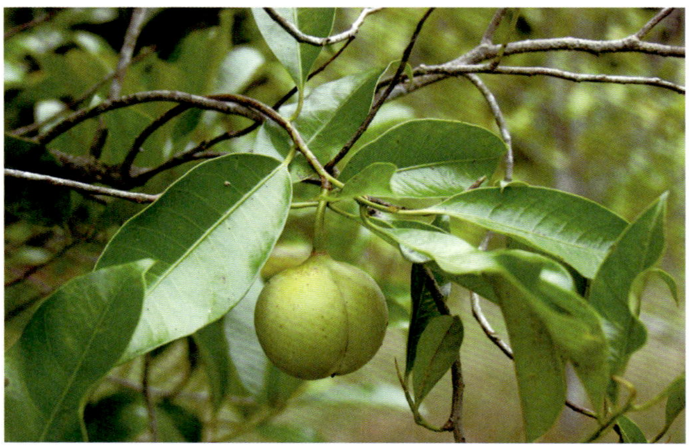

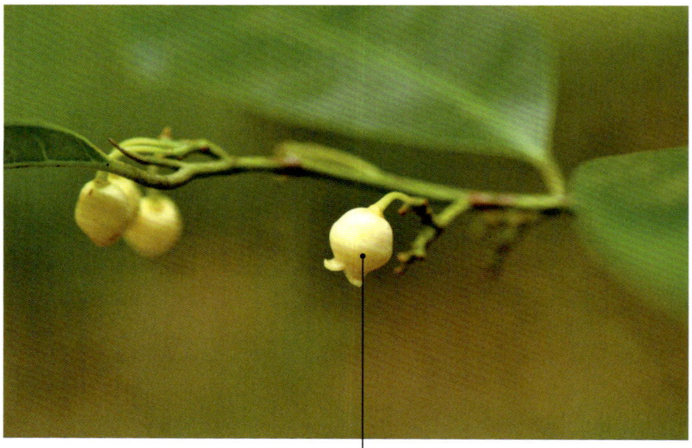

花被壶形

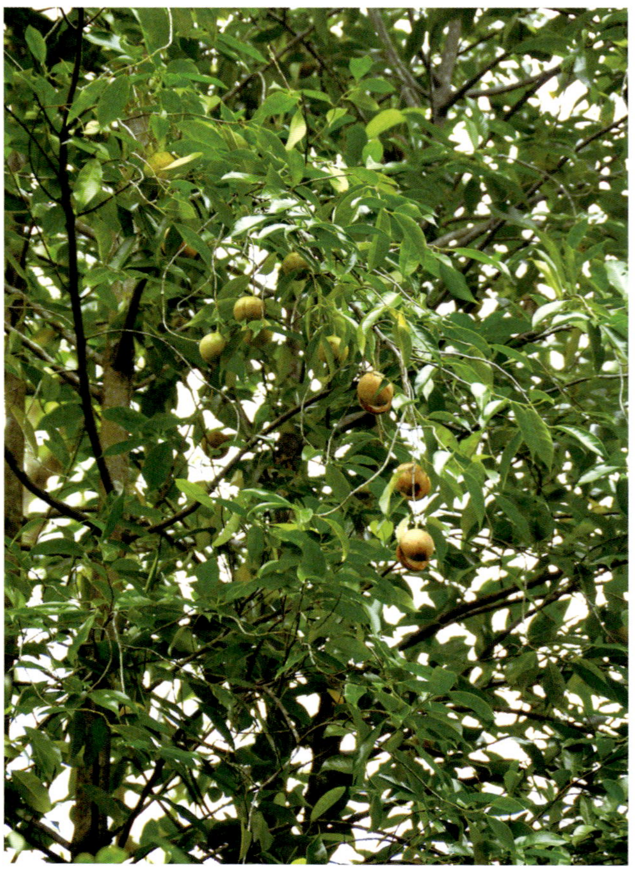

肉豆蔻

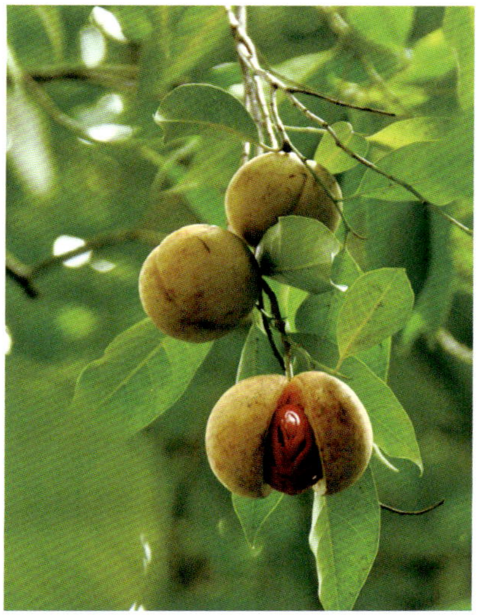

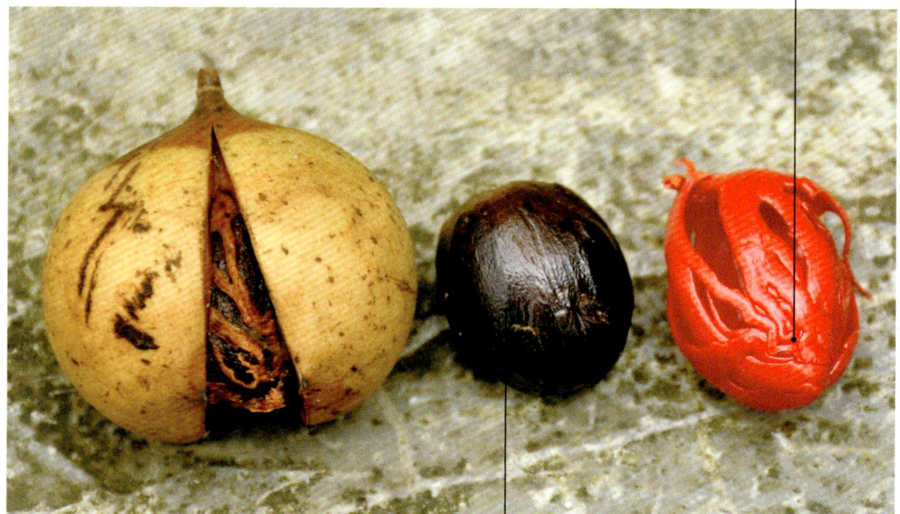

肉豆蔻（续）

肉　桂　Rougui CINNAMOMI CORTEX

本品为樟科植物肉桂 *Cinnamomum cassia* Presl 的干燥树皮。

基原植物

■ 肉桂　*Cinnamomum cassia* Presl　别名：桂树、桂皮树

栽培于沙土或山地。分布于云南、广西、广东、福建。

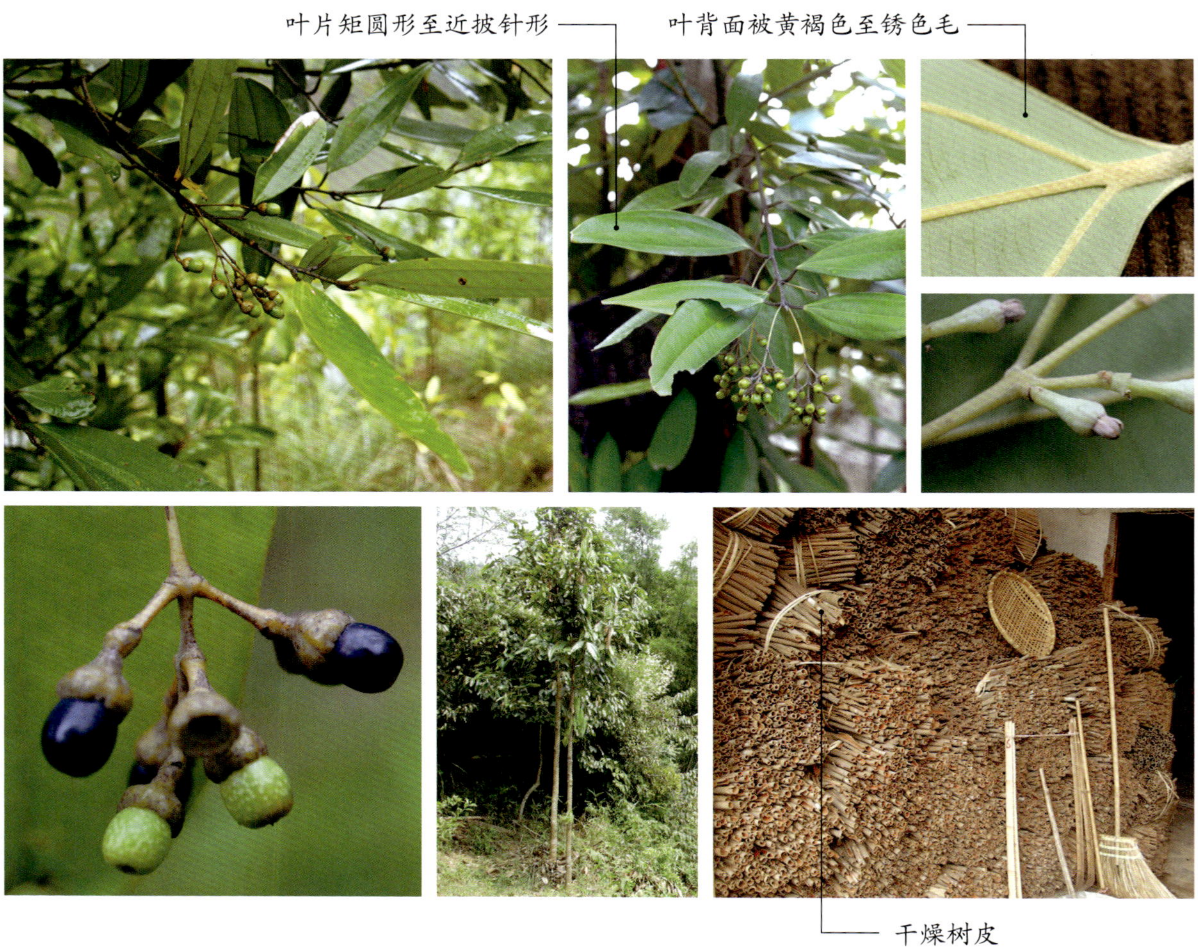
叶片矩圆形至近披针形
叶背面被黄褐色至锈色毛
干燥树皮

肉桂

对比鉴别

同属多种植物天竺桂 *Cinnamomum japonicum* Sieb.、阴香 *Cinnamomum burmannii* (Nees et T. Nees) Blume、银叶桂 *Cinnamomum mairei* Lévl.、华南桂 *Cinnamomum austrosinense* Hung T. Chang、香桂 *Cinnamomum subavenium* Miquel 的树皮具有与植物肉桂树皮相似的特异香气，一般供香料或调料用，草药医生也将它们入药，但远不及植物肉桂的树皮入药佳。

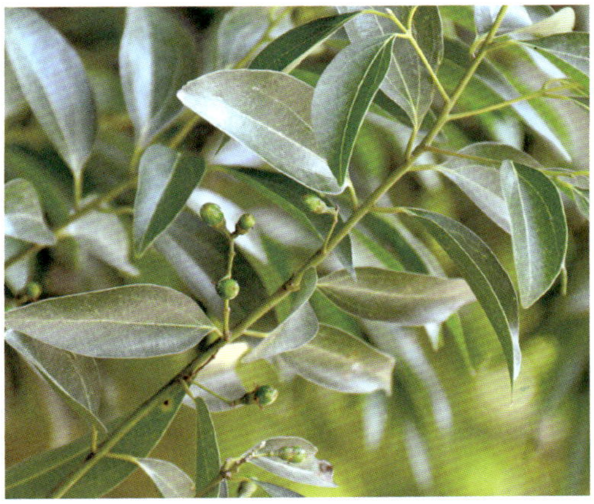

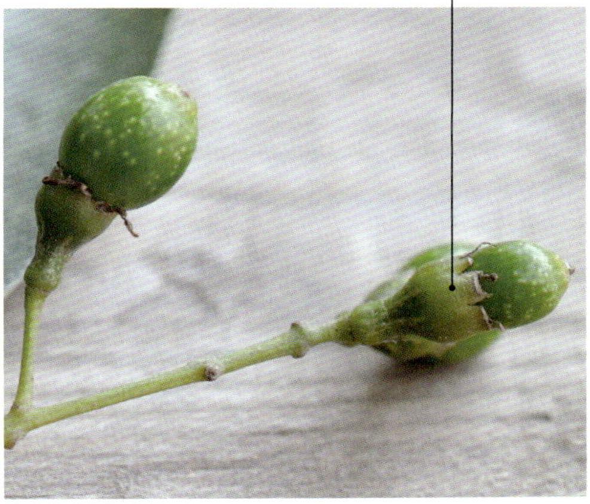

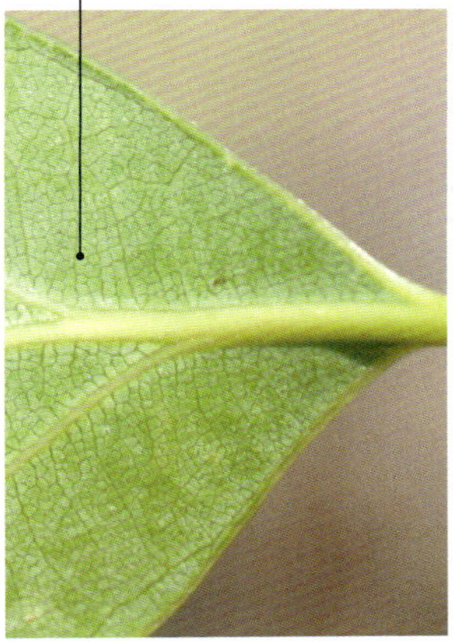

天竺桂

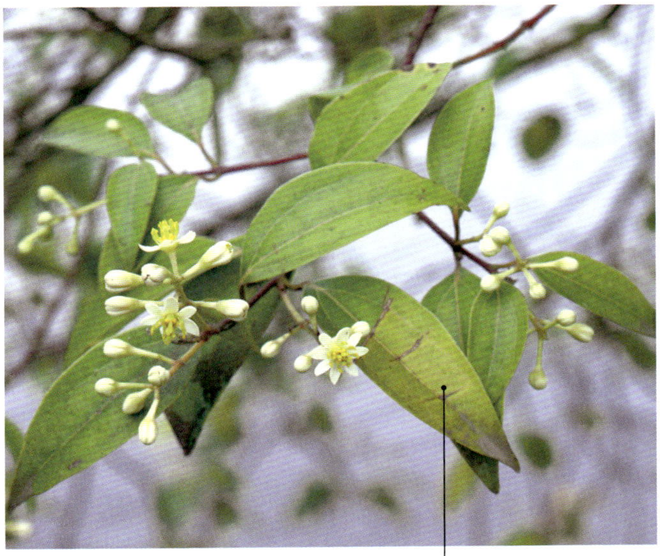

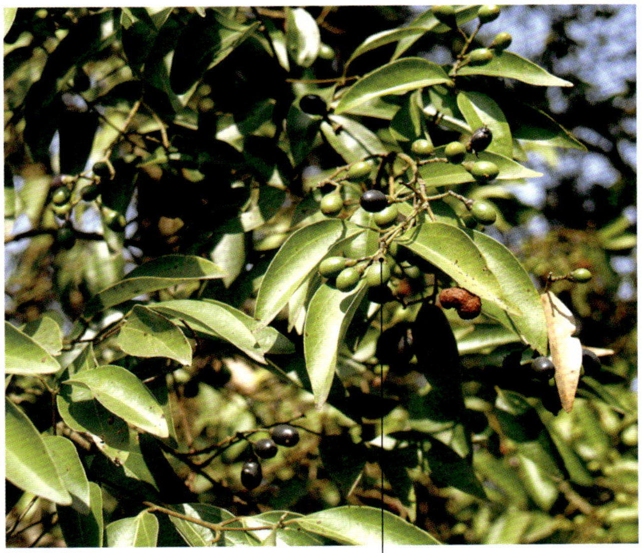

阴香

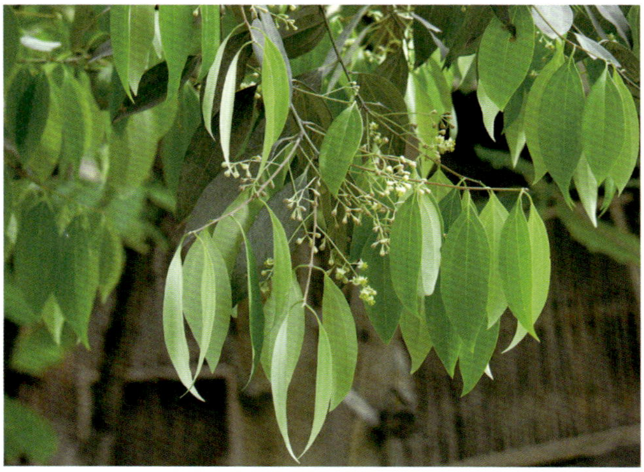

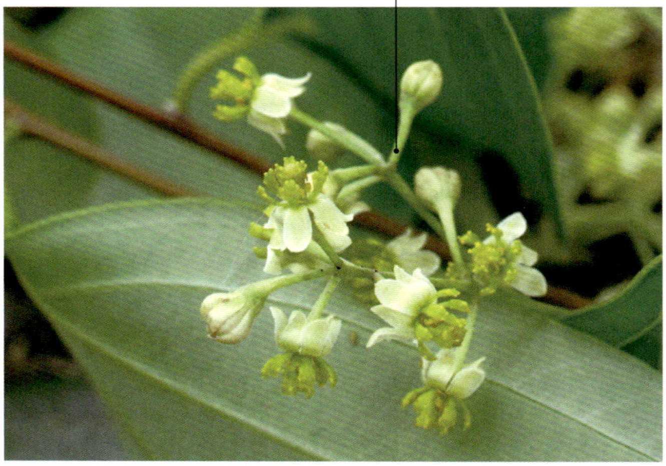

银叶桂

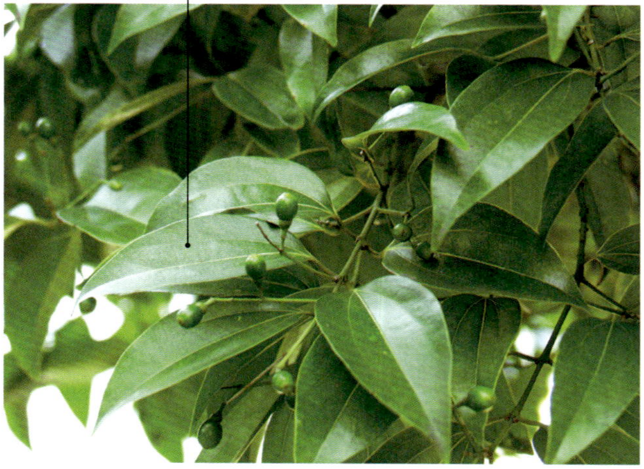

华南桂

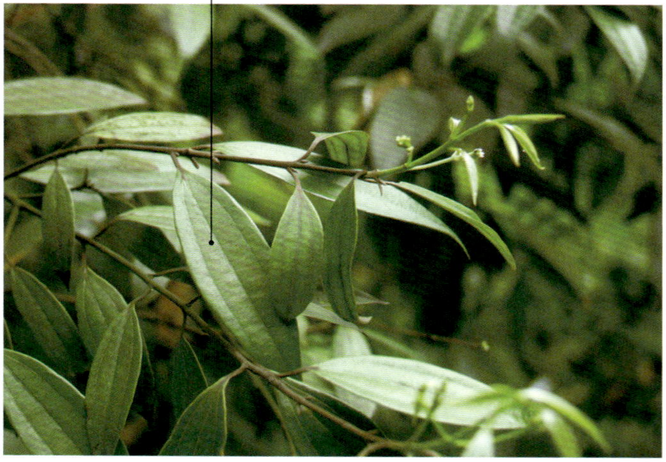

香桂

检索表

1\. 叶两面，尤其是下面幼时无毛或略被毛，老时脱落变无毛……2

1\. 叶两面，尤其是下面幼时明显被毛，毛被各式，老时全然不脱落或渐变稀薄……3

2\. 果托顶端宽 3mm，具齿裂，齿顶端截平……阴香

2\. 果托顶部极开张，宽达 5mm，边缘全缘或具浅圆齿……天竺桂

3\. 叶两面，尤其是下面幼时明显被灰白或银白色毛……4

3\. 植物各部分被污黄色、黄褐色至锈色毛……5

4\. 花梗丝状，长 0.6~2cm……银叶桂

4\. 花梗短于 0.6cm……华南桂

5\. 叶片较小，老叶通常长不及 10cm，宽不及 5cm；椭圆形、卵状椭圆形至披针形……香桂

5\. 叶片较大，老叶通常长超过 10cm，宽超过 5cm；矩圆形至近披针形……肉桂

朱砂根

Zhushagen

ARDISIAE CRENATAE RADIX

本品为紫金牛科植物朱砂根 *Ardisia crenata* Sims 的干燥根。

基原植物

■ 朱砂根 *Ardisia crenata* Sims 别名：铁凉伞、大罗伞

生于山坡林下或灌木丛中。分布于长江以南各地。

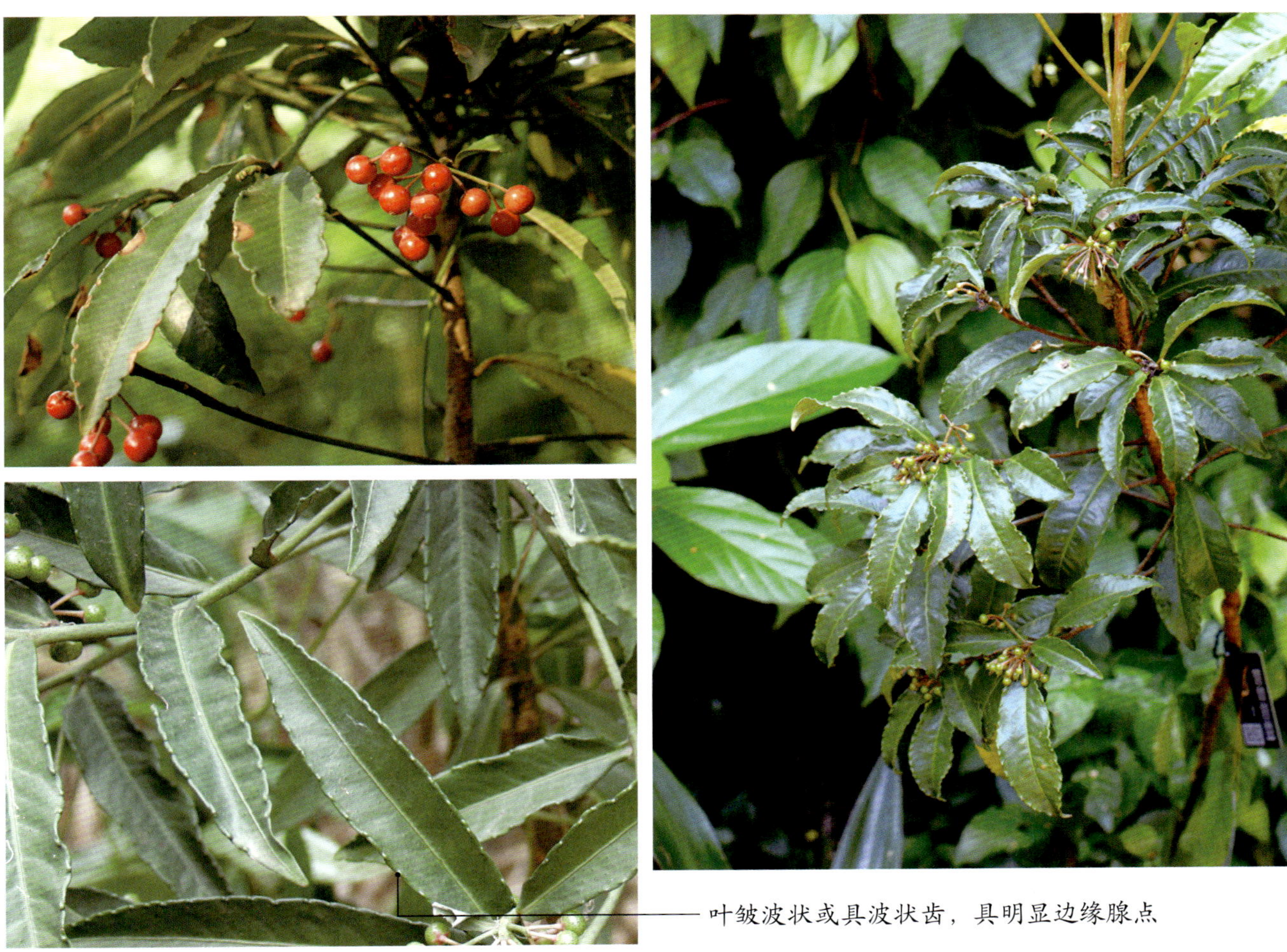

叶皱波状或具波状齿，具明显边缘腺点

朱砂根

对比鉴别

《常用中药材品种整理和质量研究》（南方协作组）记载，全国药材朱砂根、矮地茶除其正品基原植物朱砂根外，少数地区以其同属植物九节龙 *Ardisia pusilla* A. DC. 的全草混同药材矮地茶药用，以百两金 *Ardisia crispa*（Thunb.）A. DC.、九管血 *Ardisia brevicaulis* Diels 的根混同药材朱砂根使用。

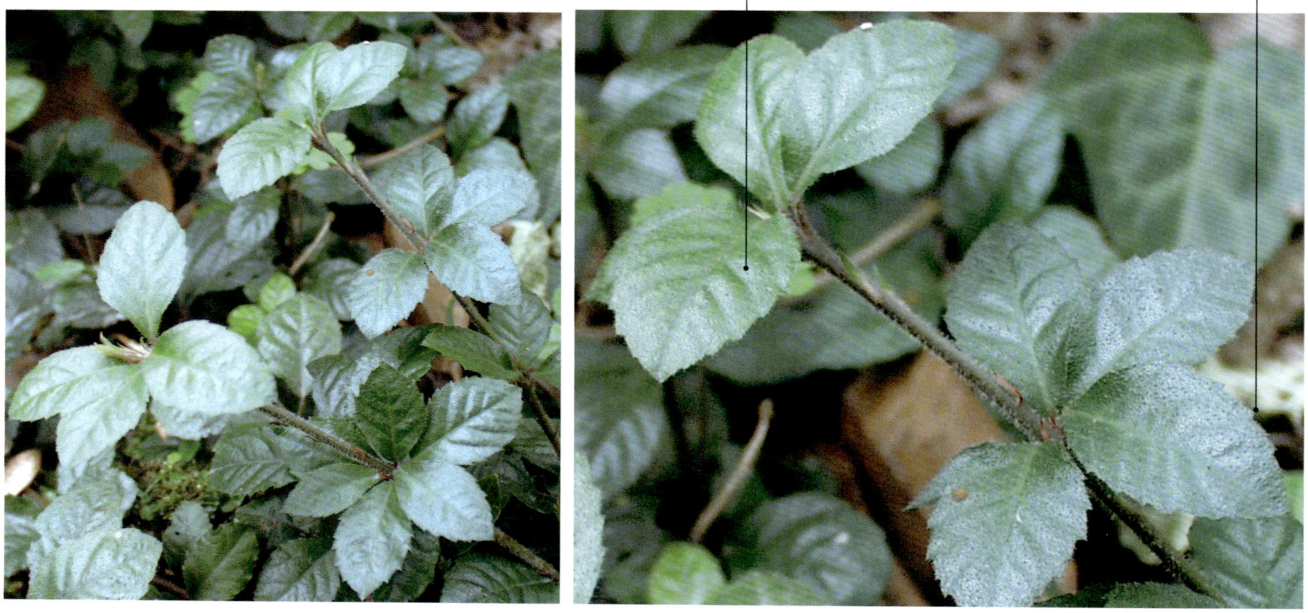
叶片被柔毛或长柔毛
叶具锯齿或细齿，齿间或齿均无边缘腺点

九节龙

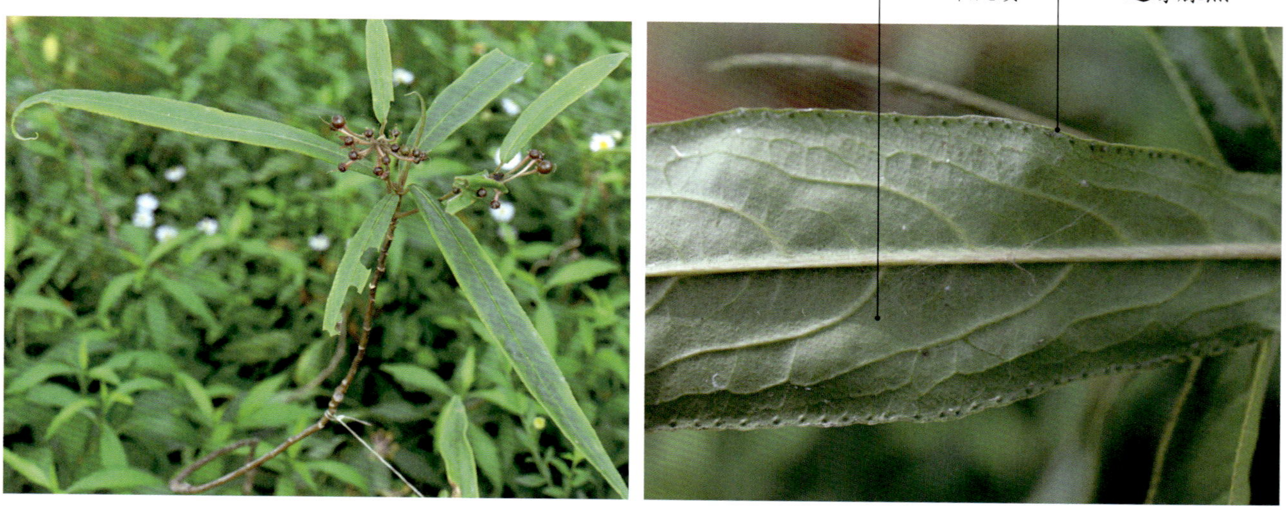
叶膜质
边缘腺点

百两金

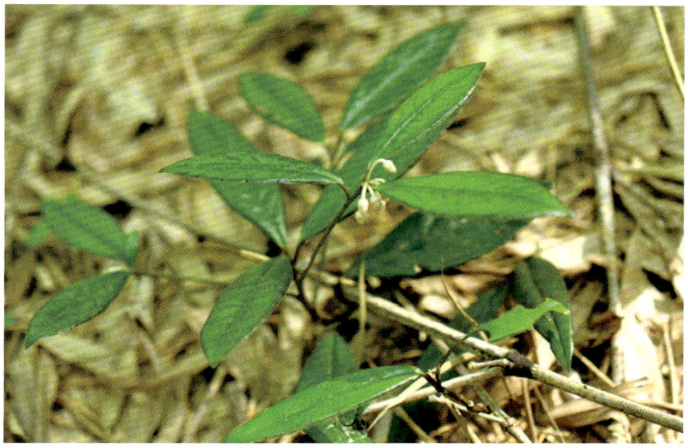

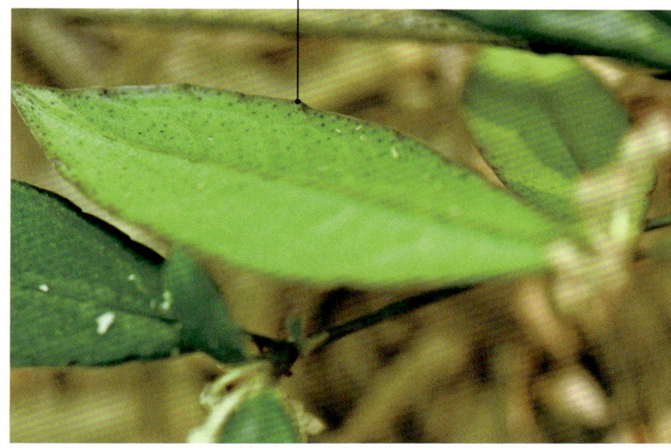

九管血

检索表

1. 叶具各式圆齿或锯齿，齿间或齿尖具边缘腺点……2
1. 叶具锯齿或细齿，齿无尖，齿间或齿均无边缘腺点……4
2. 叶膜质……百两金
2. 叶片革质或坚纸质……3
3. 植株高15~20cm；叶近全缘，具不明显边缘腺点……九管血
3. 植株高1~2m；叶皱波状或具波状齿，具明显边缘腺点……朱砂根
4. 叶片被柔毛或长柔毛……九节龙

竹节参 Zhujieshen PANACIS JAPONICI RHIZOMA

本品为五加科植物竹节参 *Panax japonicus* C. A. Mey. 的干燥根茎。

基原植物

■ **竹节参** *Panax japonicus* C. A. Mey. 别名：竹根七

《中国植物志》记载竹节参的拉丁学名为 *Panax pseudo-ginseng* Wall. var. *japonicus* (C. A. Mey.) Hoo & Tseng。

生于海拔 1200~3600m 的山谷林中。分布于陕西、甘肃、河南、湖北、湖南、安徽、浙江、江西、福建、广西、贵州、四川、西藏、云南。

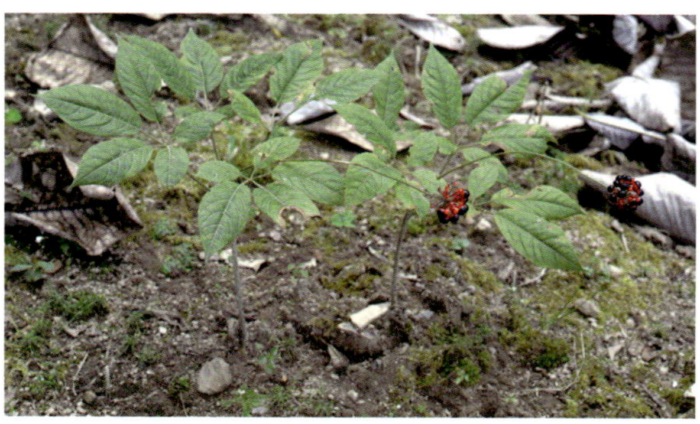

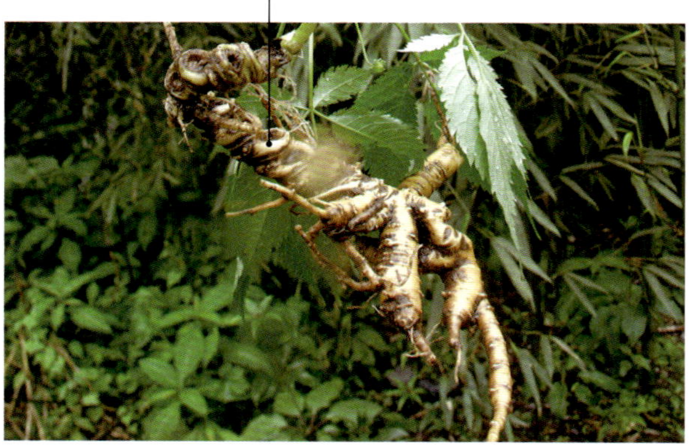

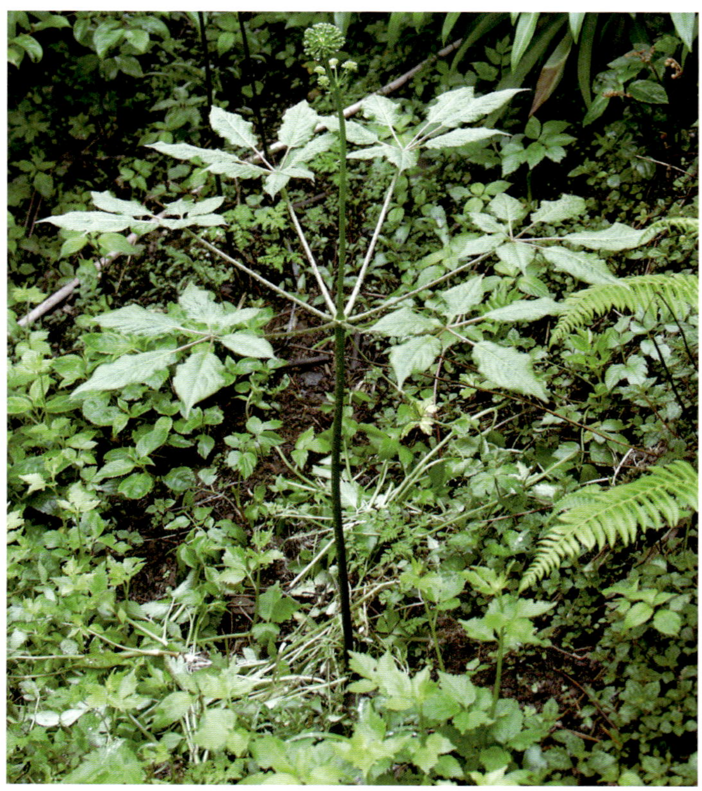

竹节参

小叶倒卵状椭圆形至长椭圆形

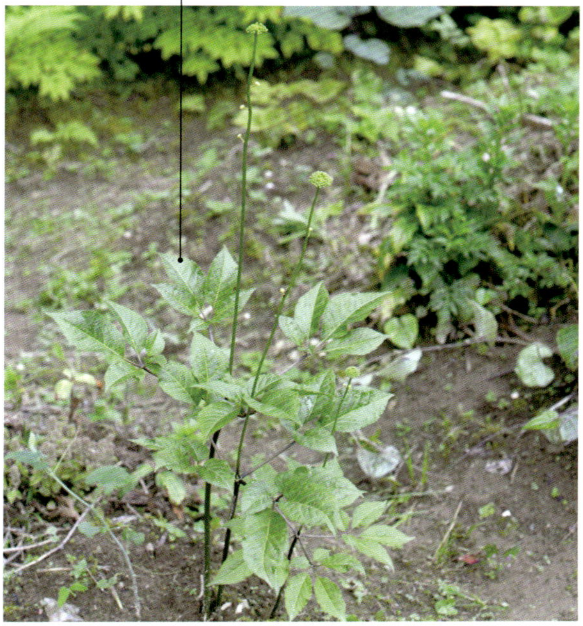

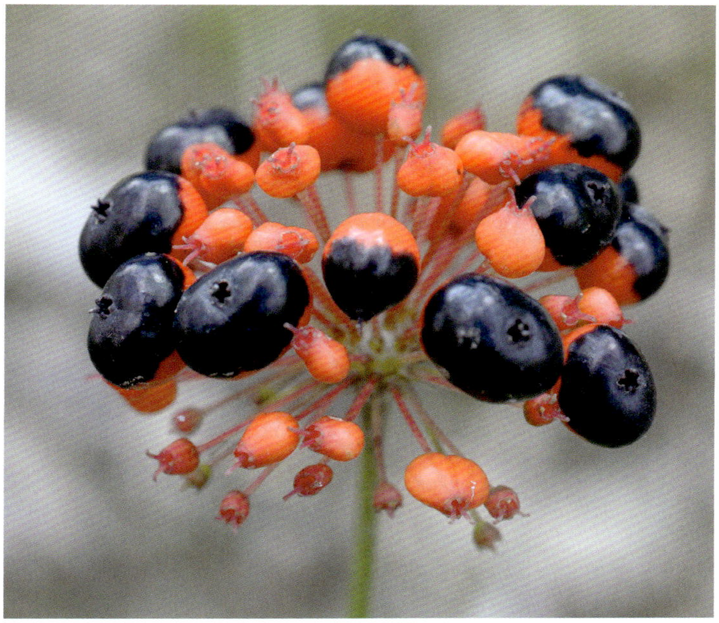

竹节参（续）

对比鉴别

Flora of China 记载五加科植物竹节参有 4 变种：竹节参（原变种）、珠子参 *Panax japonicus* C. A. Mey. var. *major* (Burk.) C. Y. Wu et K. M. Feng、疙瘩七（羽叶三七）*Panax japonicus* C. A. Mey. var. *bipinnatifidus* (Seem.) C. Y. Wu et K. M. Feng 和狭叶竹节参 *Panax japonicus* C. A. Mey. var. *angustifolius* (Burkill) C. Y. Cheng & C. Y. Chu，其中竹节参（原变种）的根茎为药材竹节参，珠子参、疙瘩七（羽叶三七）的根茎为药材珠子参，狭叶竹节参的根茎也被采挖作为药材竹节参入药。

小叶不裂

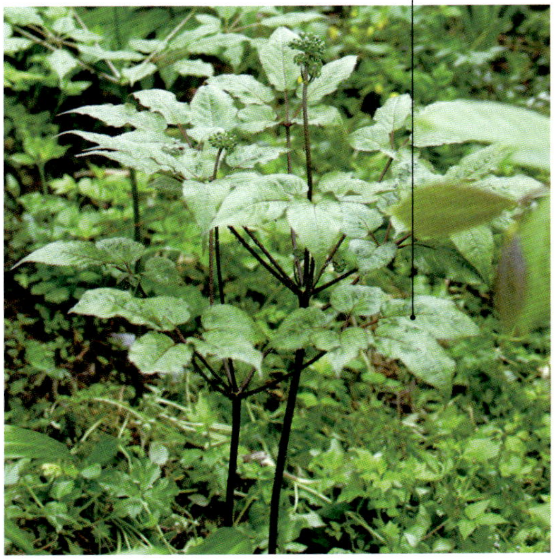

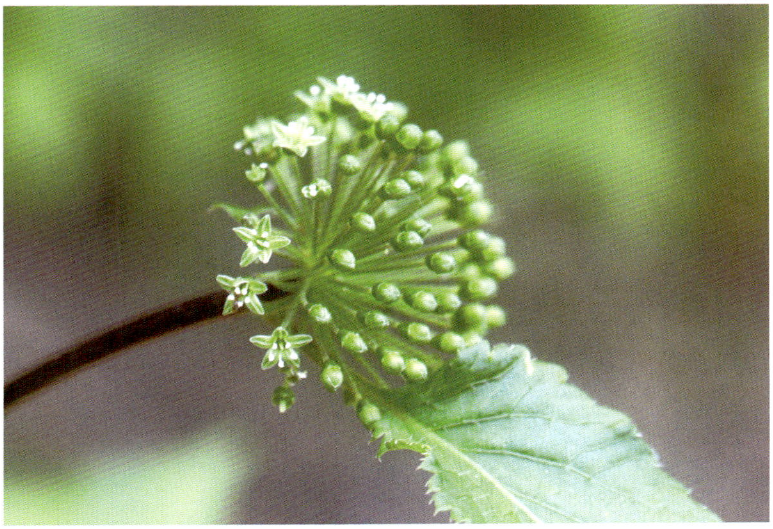

珠子参

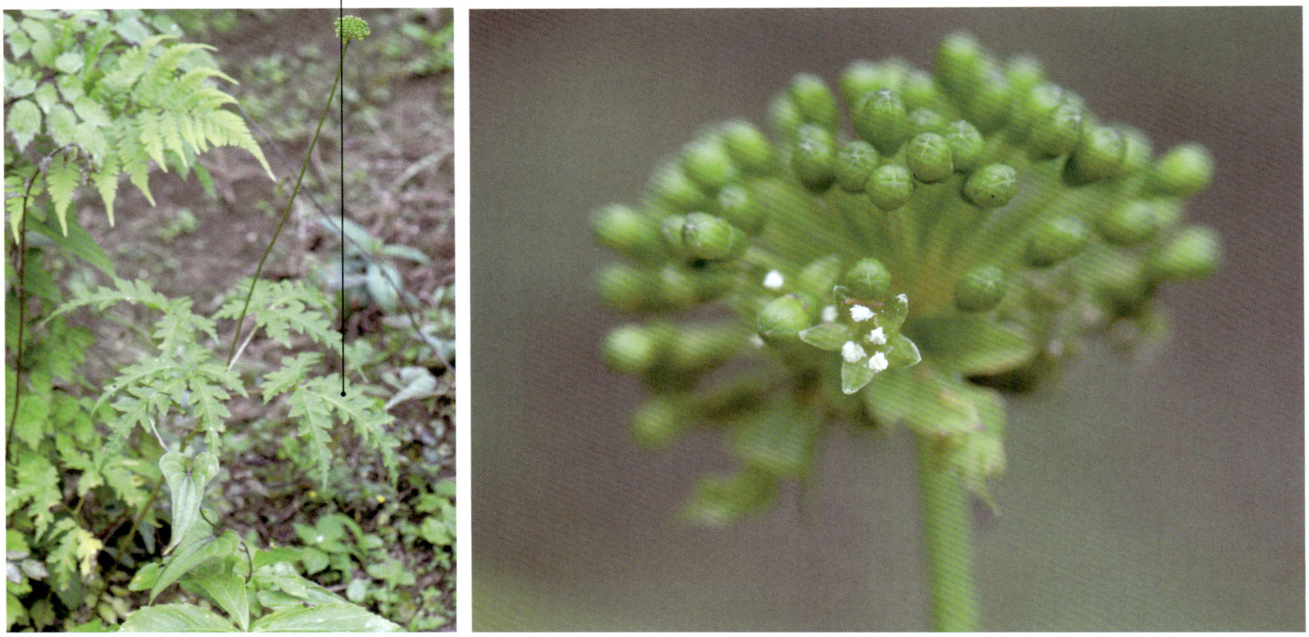

疙瘩七

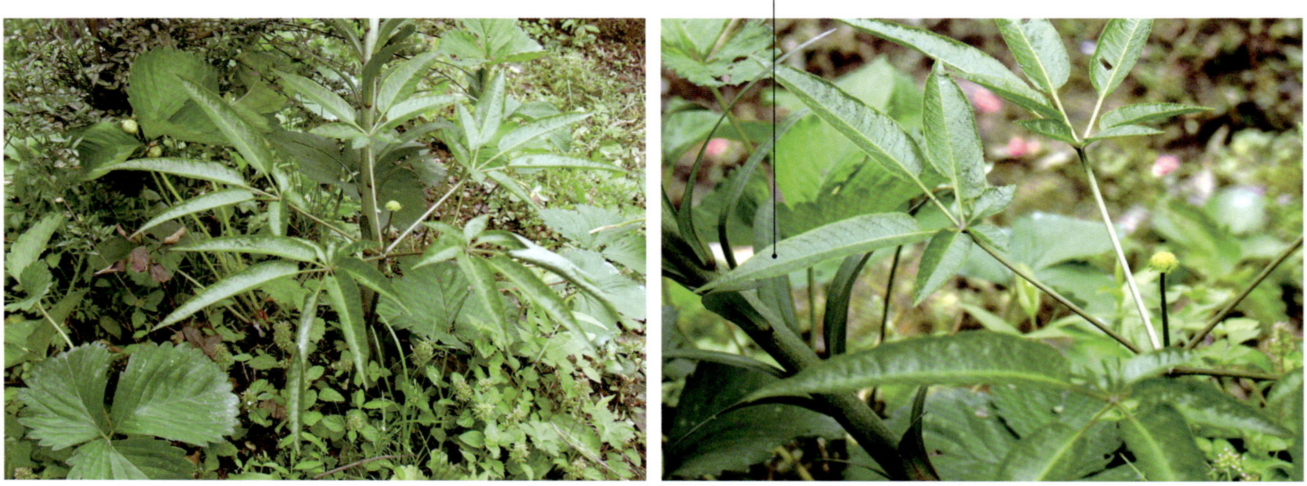

狭叶竹节参

检索表

1. 根茎横卧，呈竹鞭状……………………………………………………………2
1. 根茎串珠状或串珠疙瘩状……………………………………………………3
2. 小叶倒卵状椭圆形至长椭圆形，长约为宽的 2.5~3 倍………………竹节参
2. 小叶狭披针形，长约为宽的 5 倍…………………………………狭叶竹节参
3. 小叶羽状裂……………………………………………………………疙瘩七
3. 小叶不裂………………………………………………………………珠子参

竹　茹 Zhuru BAMBUSAE CAULIS IN TAENIAS

本品为禾本科植物青秆竹 *Bambusa tuldoides* Munro、大头典竹 *Sinocalamus beecheyanus* (Munro) McClure var. *pubescens* P. F. Li 或淡竹 *Phyllostachys nigra* (Lodd.) Munro var. *henonis* (Mitf.) Stapf ex Rendle 的茎秆的干燥中间层。

基原植物

■ 青秆竹 *Bambusa tuldoides* Munro　别名：水竹、硬头黄竹

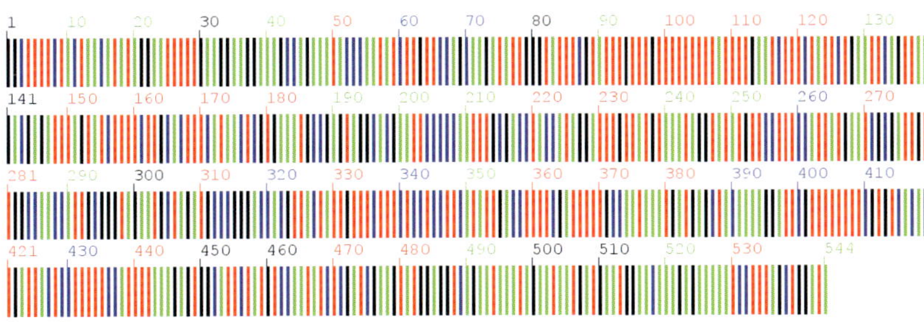

《中国药典》1977 年版记载青秆竹的拉丁学名为 *Bambusa breviflora* Munro。

生于低丘陵地或溪河两岸，也常栽培于村落附近。

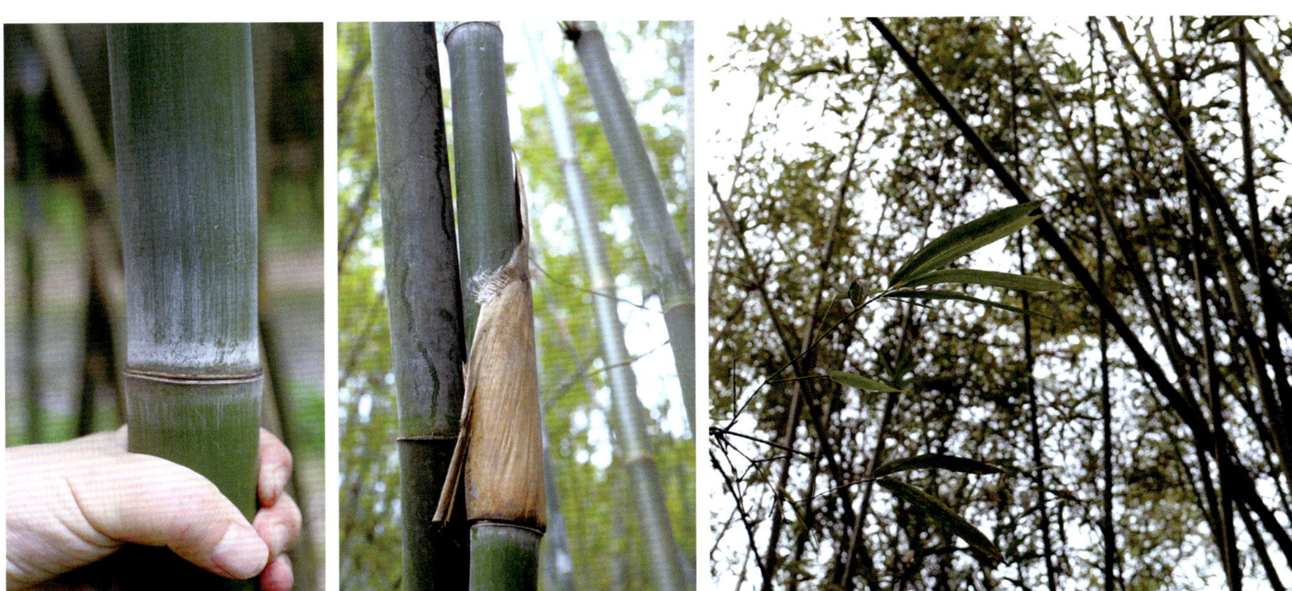

青秆竹

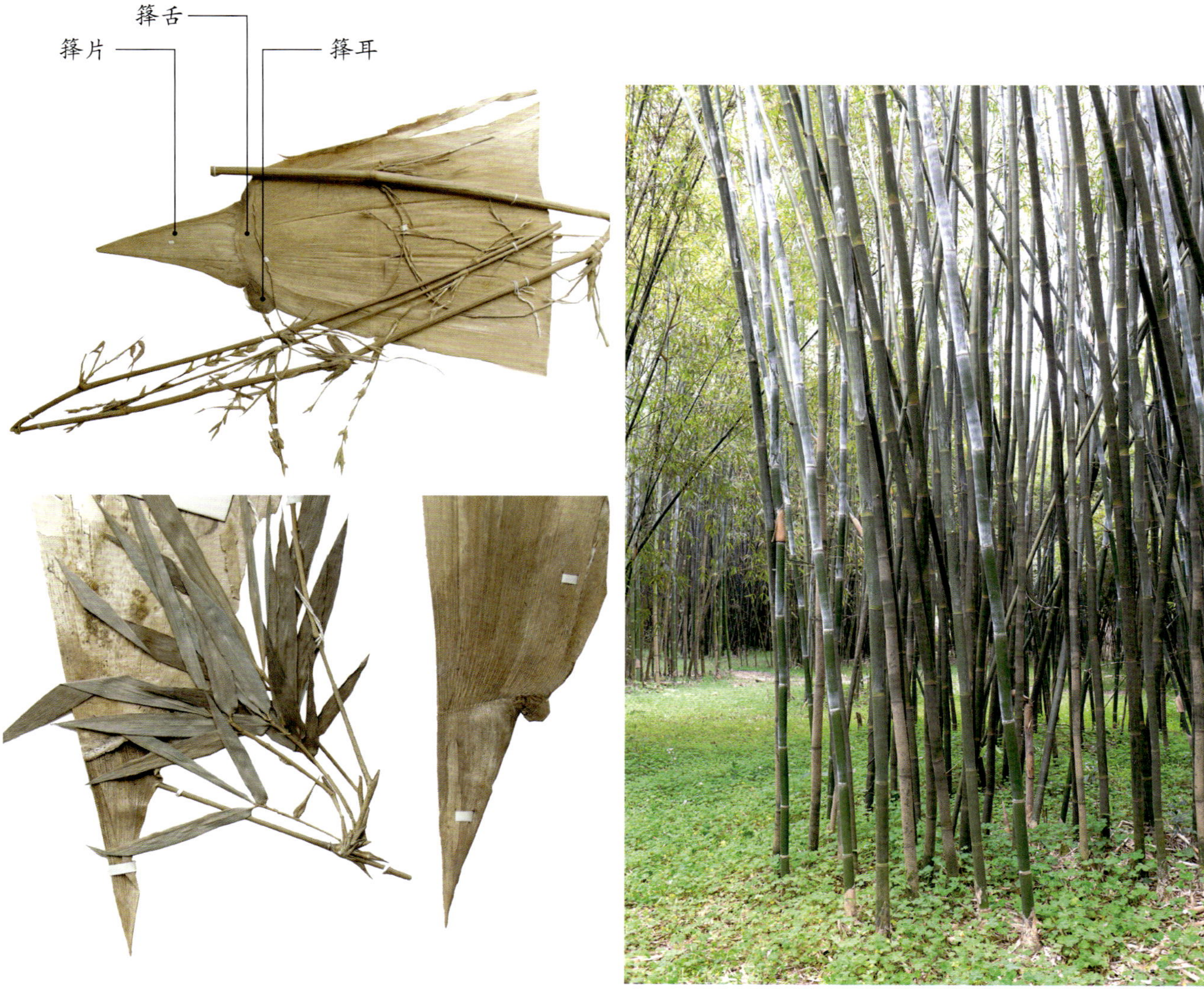

青秆竹（续）

■ 大头典竹　*Sinocalamus beecheyanus* (Munro) McClure var. *pubescens* P. F. Li　别名：大头黄竹、大头甜竹

《中国植物志》记载大头典竹的拉丁学名为 *Bambusa beecheyana* var. *pubescens* (P. F. Li) W. C. Lin。

生于平地或丘陵，为我国南部常见栽培竹类。分布于广东、台湾。

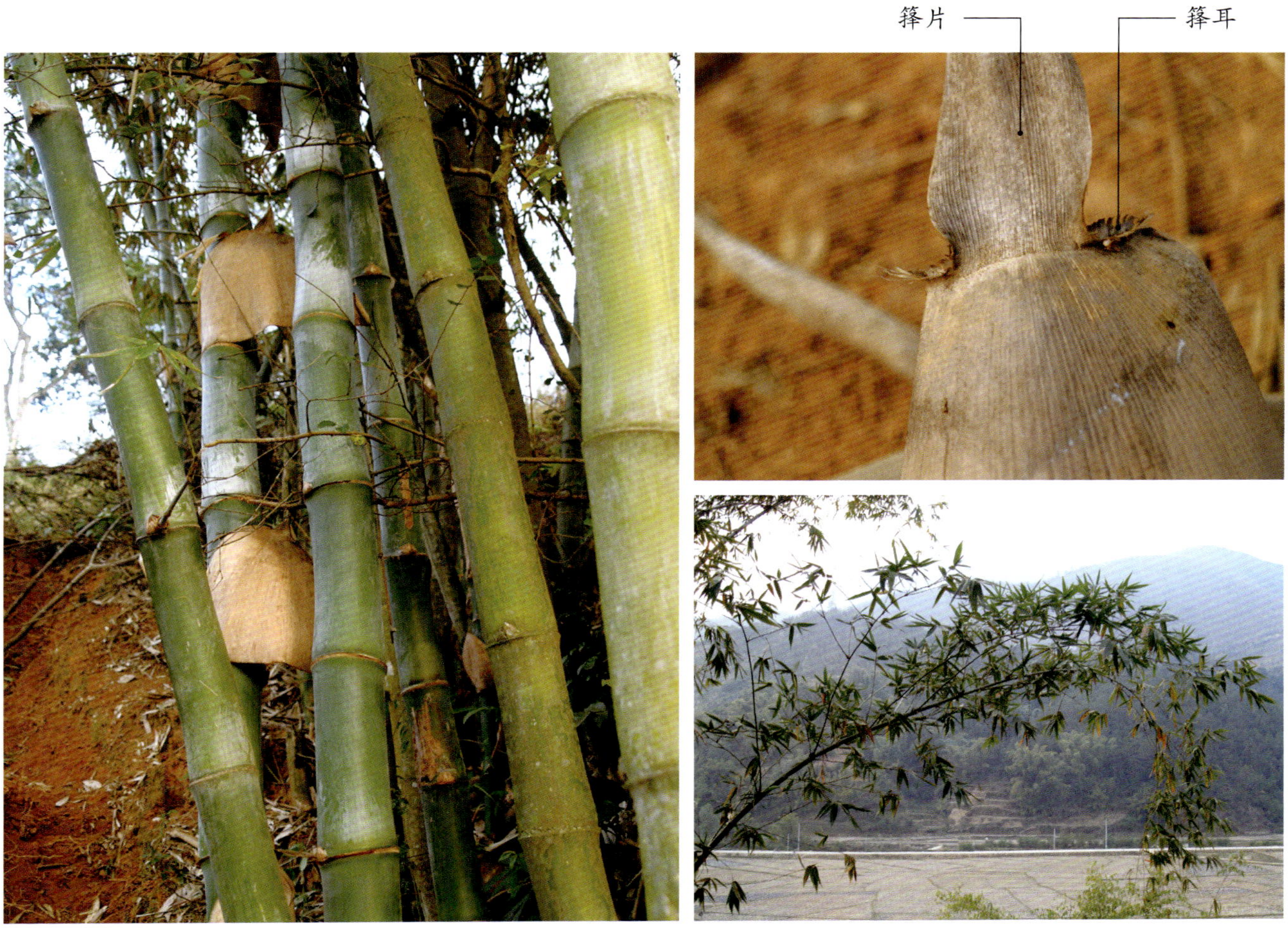

大头典竹

■ 淡竹 *Phyllostachys nigra* (Lodd.) Munro var. *henonis* (Mitf.) Stapf ex Rendle. 别名：毛金竹

生于海拔 1200m 左右的疏林中。分布于湖南，我国陕西、甘肃、河南、湖北、江西、江苏、安徽、浙江、福建、广东、广西、四川、西藏、云南有引种栽培。

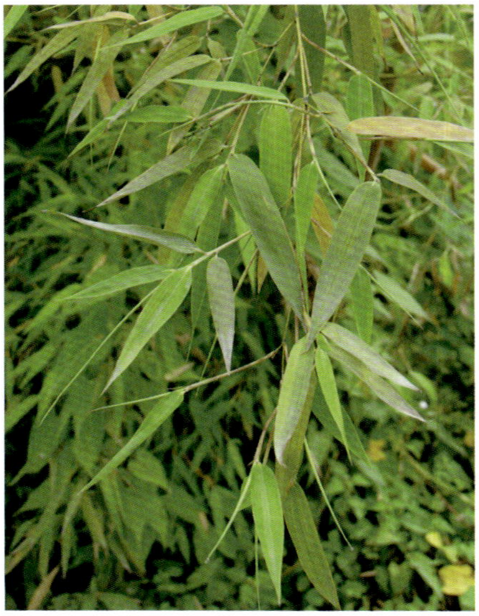
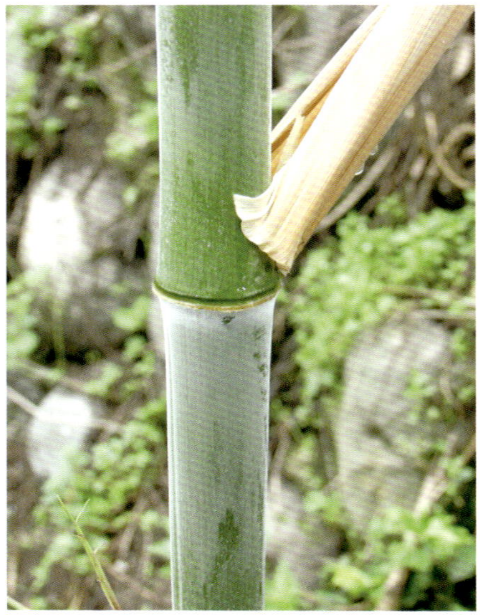
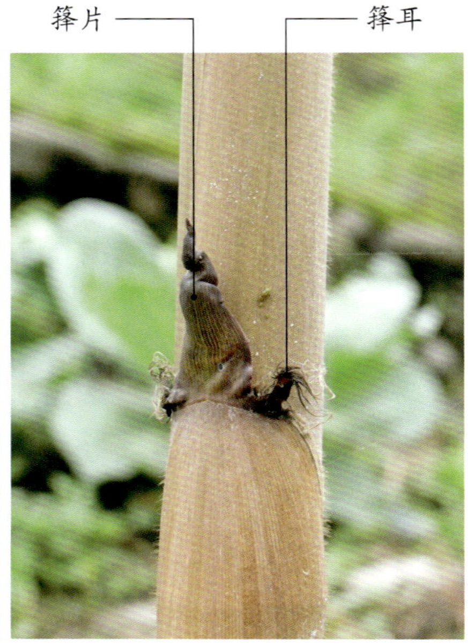

淡竹

检索表

1. 秆的分枝每节通常 2 条 ………………………………………………………………………淡竹
1. 秆的分枝每节通常为多数 ………………………………………………………………………2
2. 假小穗花覆瓦状排列，呈矩形兼披针形，极扁，枯草色或黄绿色，边缘及顶端枣红色 …………大头典竹
2. 假小穗近圆柱形而微压扁，浅绿色……………………………………………………………青秆竹

延胡索（元胡）

Yanhusuo
CORYDALIS RHIZOMA

本品为罂粟科植物延胡索 *Corydalis yanhusuo* W. T. Wang 的干燥块茎。

基原植物

■ 延胡索 *Corydalis yanhusuo* W. T. Wang 别名：玄胡索

《中国药典》1963 年版记载延胡索的拉丁学名为 *Corydalis bulbosa* DC.，1977~1985 年间的几版《中国药典》记载其拉丁学名为 *Corydalis turtschaninovii* Bess. f. *yanhusuo* Y. H. Chou et C. C. Hsü。

均系栽培，适宜生长于沿溪两岸或山脚的粉沙质壤土、沙质壤土或沙土中。全国多数地区均有栽培。

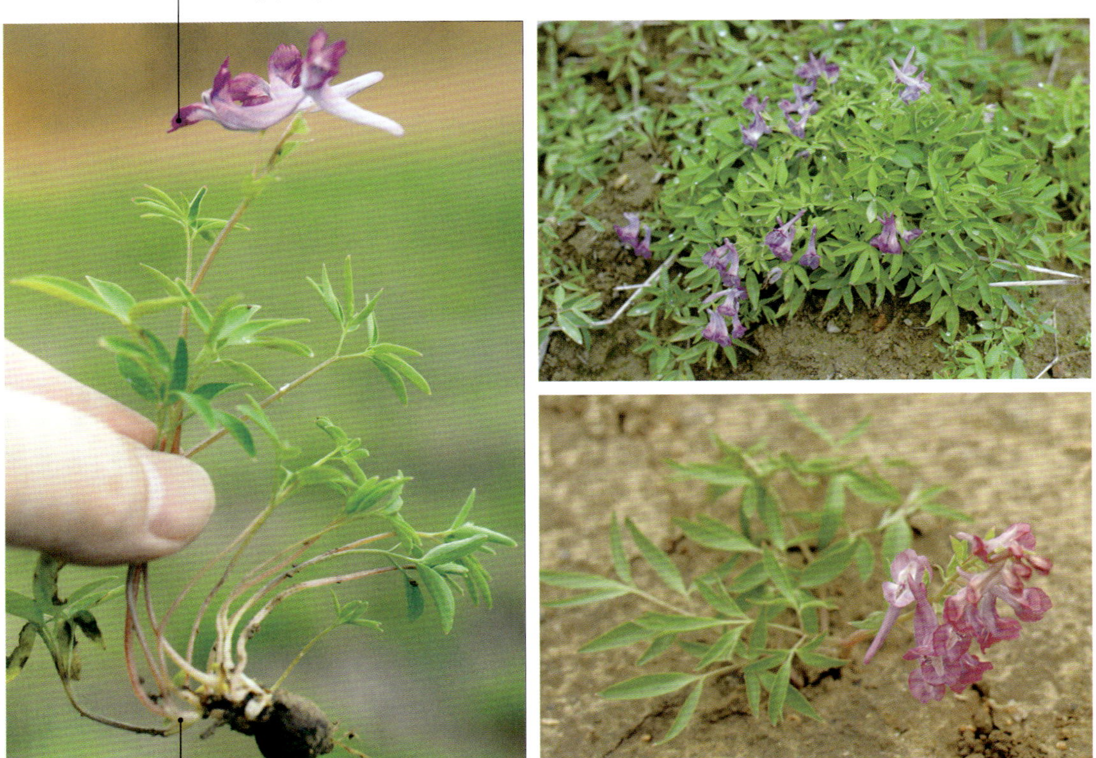

延胡索

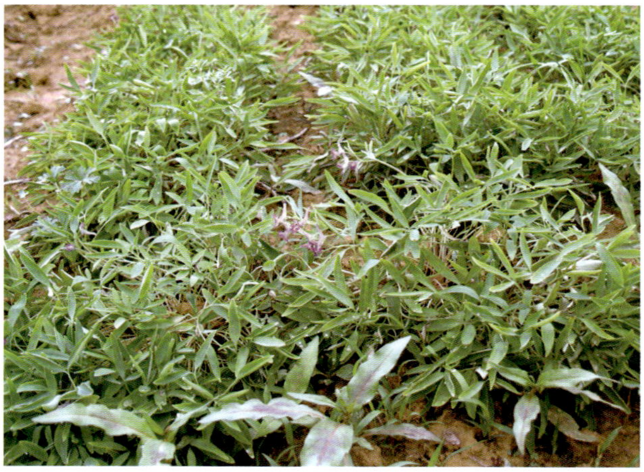

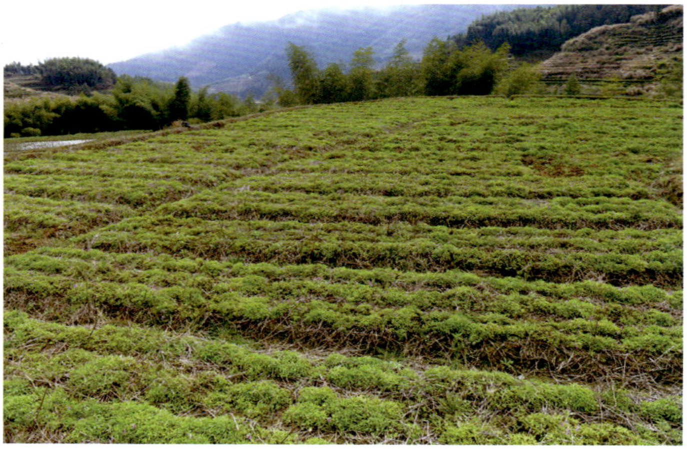

延胡索（续）

对比鉴别

《常用中药材品种整理和质量研究》（南方协作组）、《新编中药志（第一卷）》记载，除《中国药典》收载的延胡索正品植物来源外，我国民间还有同属 10 余种植物的块茎作为药材延胡索入药，比较常见的有伏生紫堇 *Corydalis decumbens* (Thunb.) Pers.、齿瓣延胡索 *Corydalis turtschaninovii* Bess.、东北延胡索 *Corydalis ambigua* Cham. var. *amurensis* Maxim.、全叶延胡索 *Corydalis repens* Mandl & Muehldorf。

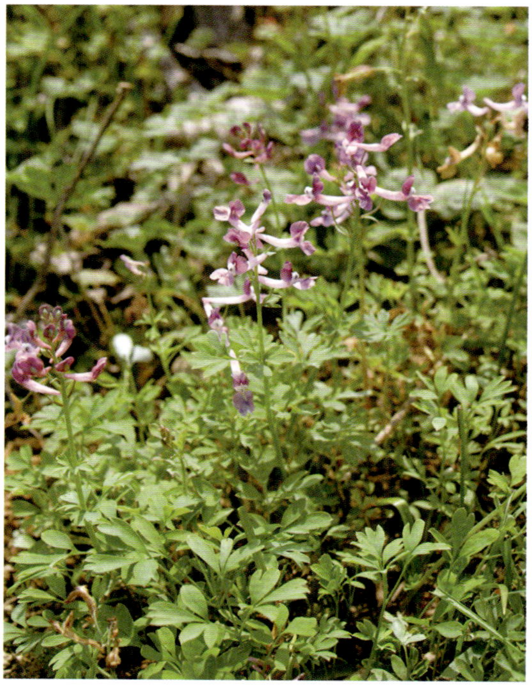

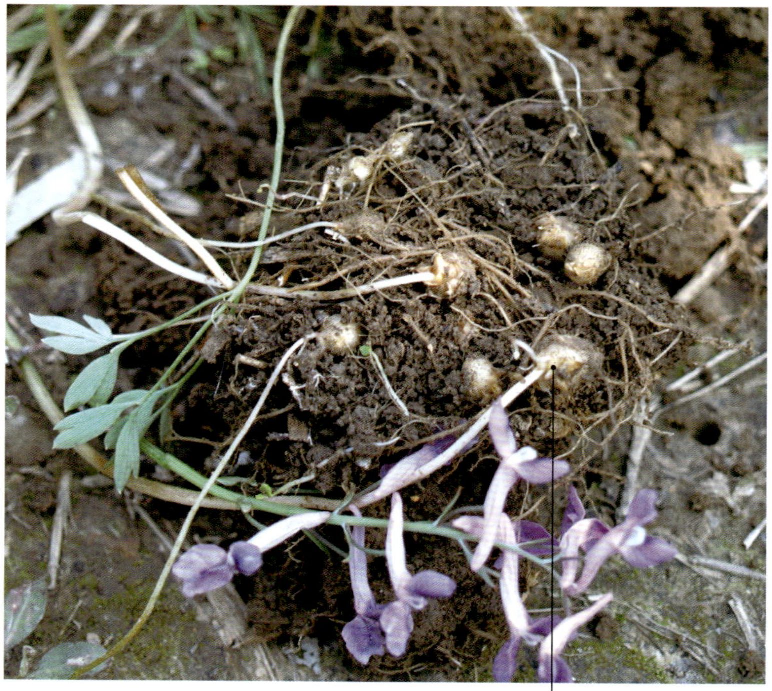

伏生紫堇

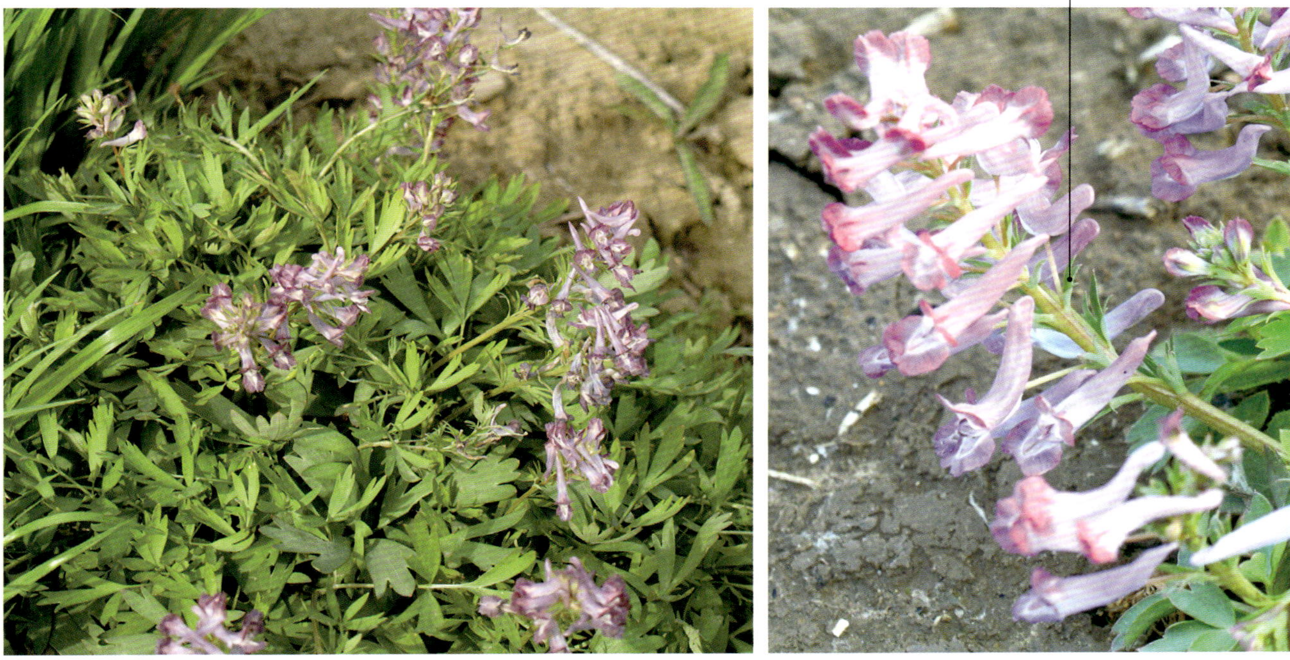
苞片全部分裂

齿瓣延胡索

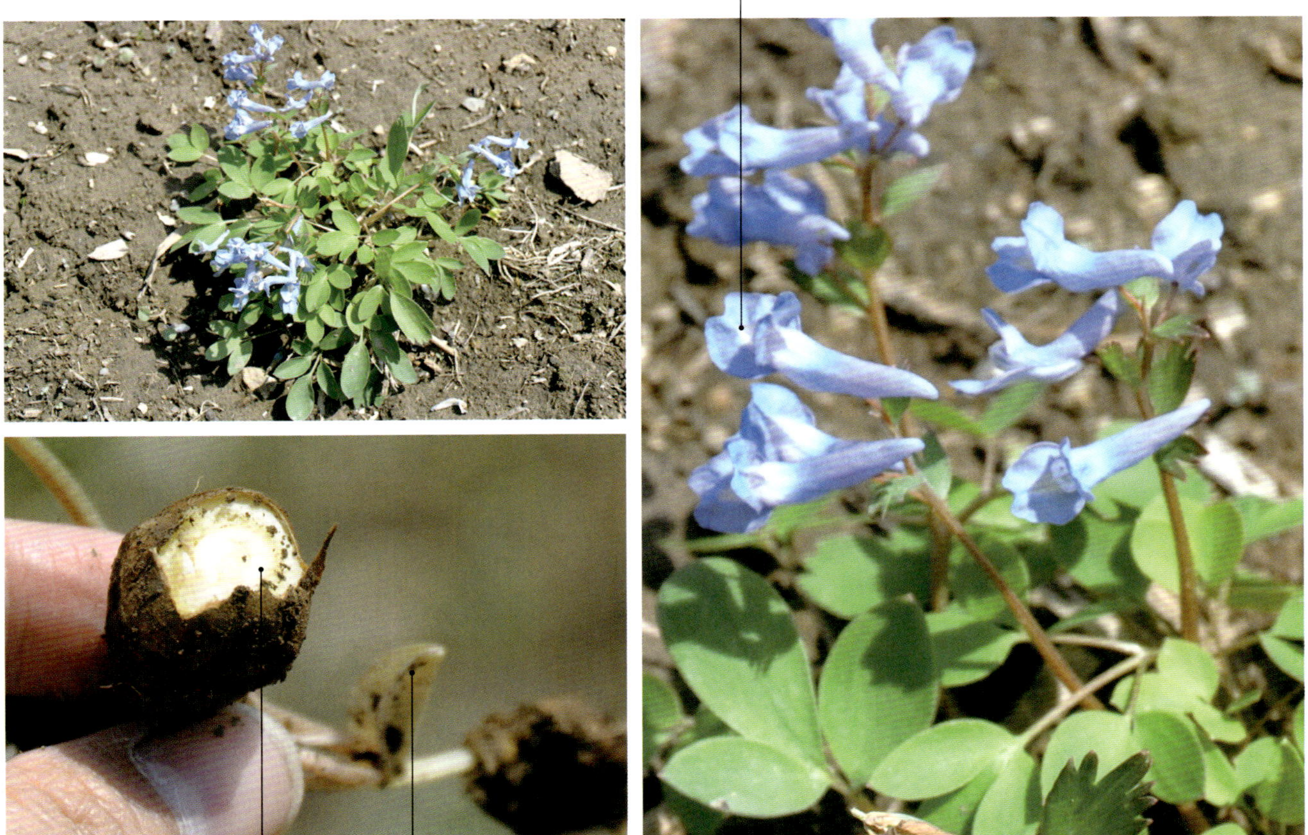
外花瓣全缘
块茎内部灰白色
茎下部具鳞片

东北延胡索

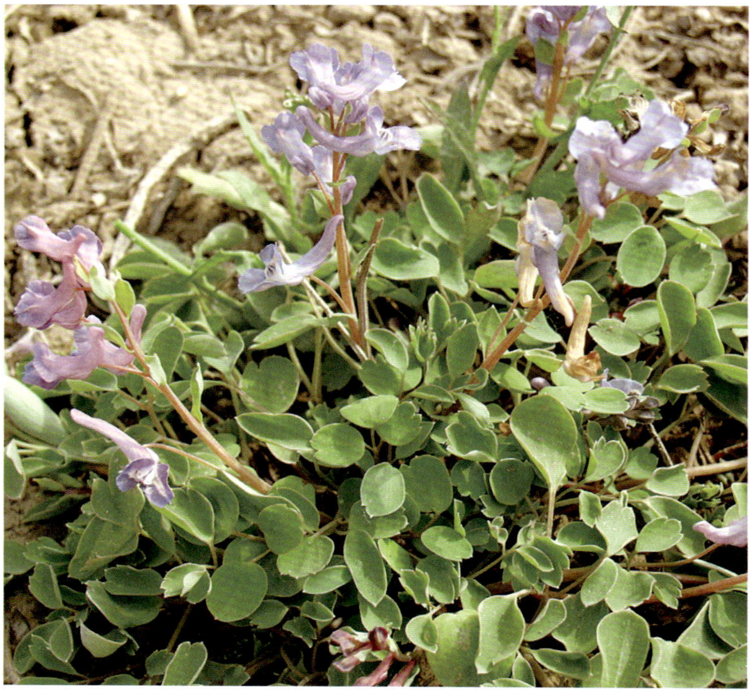

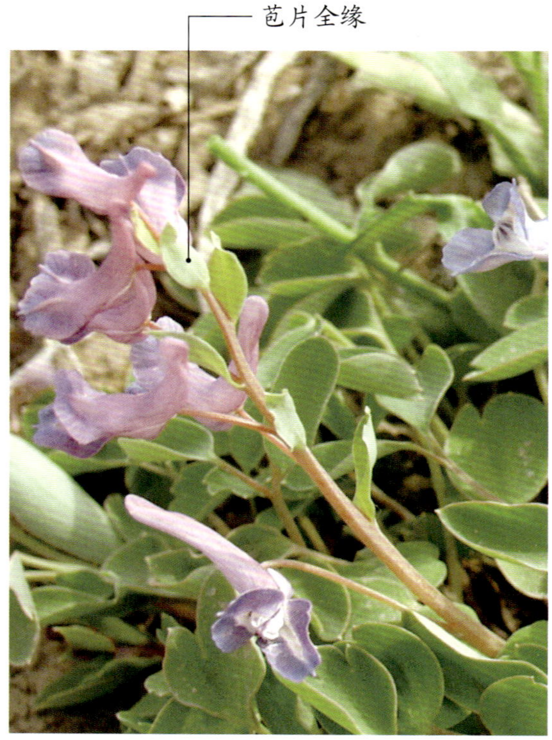

全叶延胡索

检索表

1. 茎下部无鳞片……………………………………伏生紫堇
1. 茎下部具鳞片1~3……………………………………2
2. 苞片全部分裂……………………………………齿瓣延胡索
2. 苞片全部或至少中部以上的苞片全缘……………………………………3
3. 苞片全部全缘……………………………………全叶延胡索
3. 苞片通常下部的分裂……………………………………4
4. 块茎内部黄色；外花瓣具波状齿，顶端具短尖……………………………………延胡索
4. 块茎内部灰白色；外花瓣全缘，顶端无短尖……………………………………东北延胡索

华山参

Huashanshen

PHYSOCHLAINAE RADIX

本品为茄科植物漏斗泡囊草 *Physochlaina infundibularis* Kuang 的干燥根。

基原植物

■ 漏斗泡囊草 *Physochlaina infundibularis* Kuang　别名：热参、白毛参

生于海拔 800~1600m 的山谷或林下。分布于山西、陕西、河南。

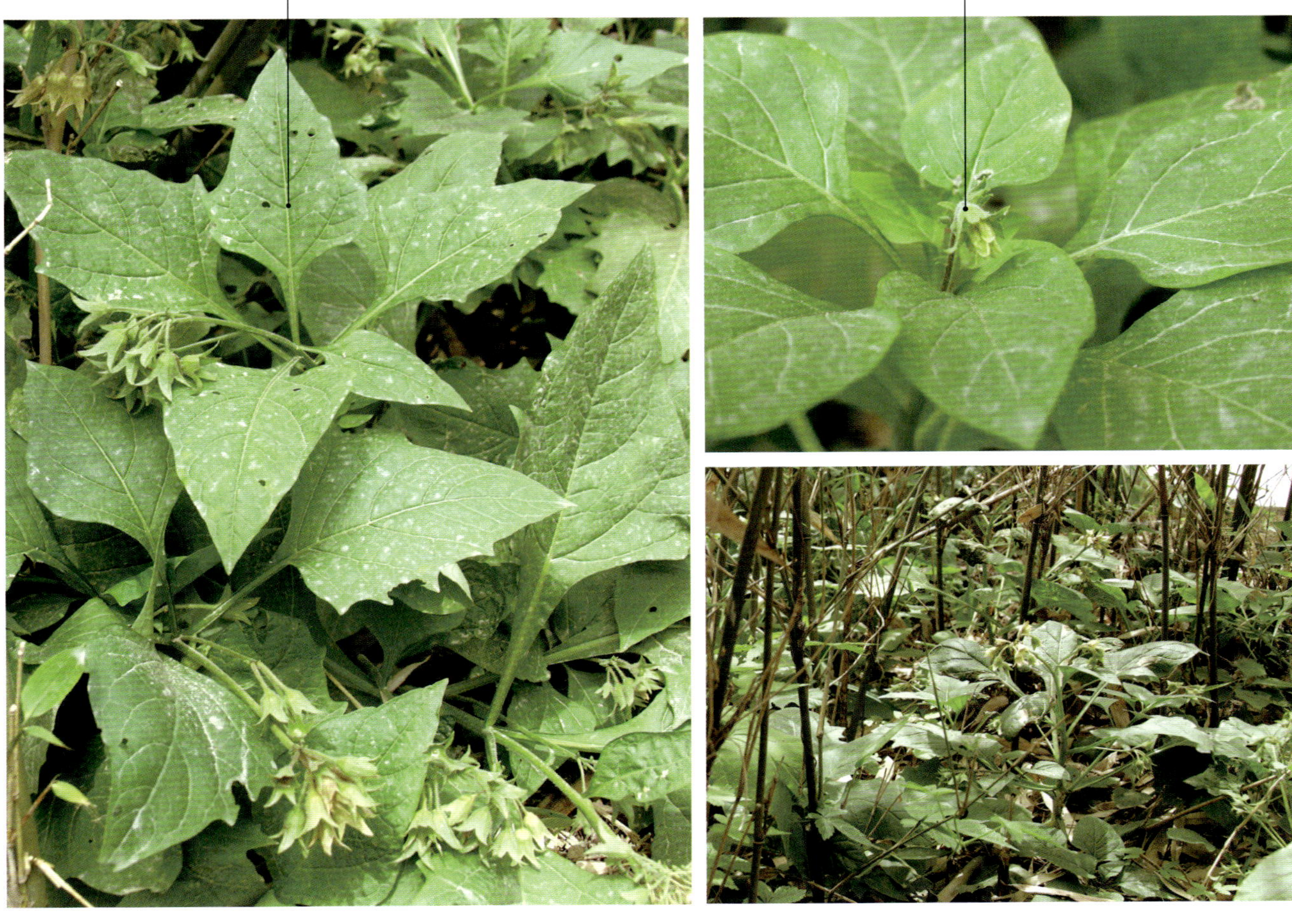

漏斗泡囊草

伊贝母

Yibeimu

FRITILLARIAE PALLIDIFLORAE BULBUS

本品为百合科植物新疆贝母 *Fritillaria walujewii* Regel 或伊犁贝母 *Fritillaria pallidiflora* Schrenk 的干燥鳞茎。

基原植物

■ 新疆贝母 *Fritillaria walujewii* Regel 别名：天山贝母

生于海拔 1300~2000m 的林下、草地或沙滩石缝中。分布于新疆。

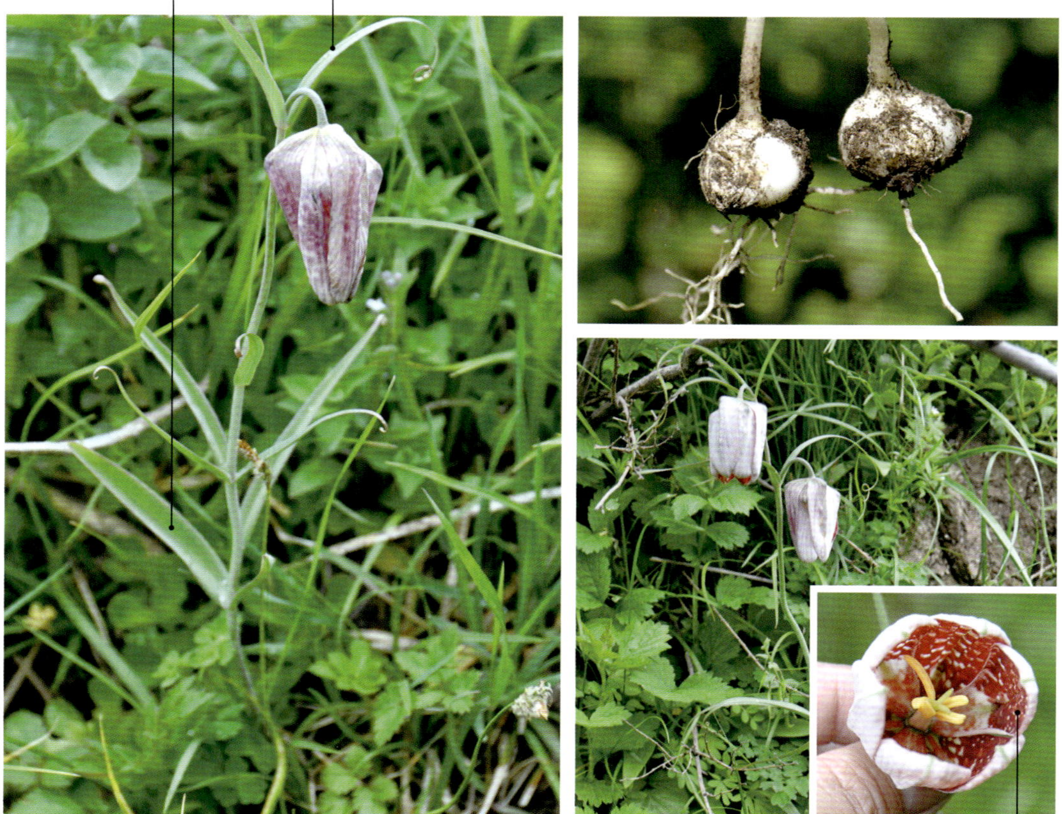
叶披针形至线形
苞片先端强烈卷曲
花深紫色，有浅色小方格状

新疆贝母

■ 伊犁贝母 *Fritillaria pallidiflora* Schrenk　别名：伊贝

生于林下或草地。分布于新疆，亦有栽培。

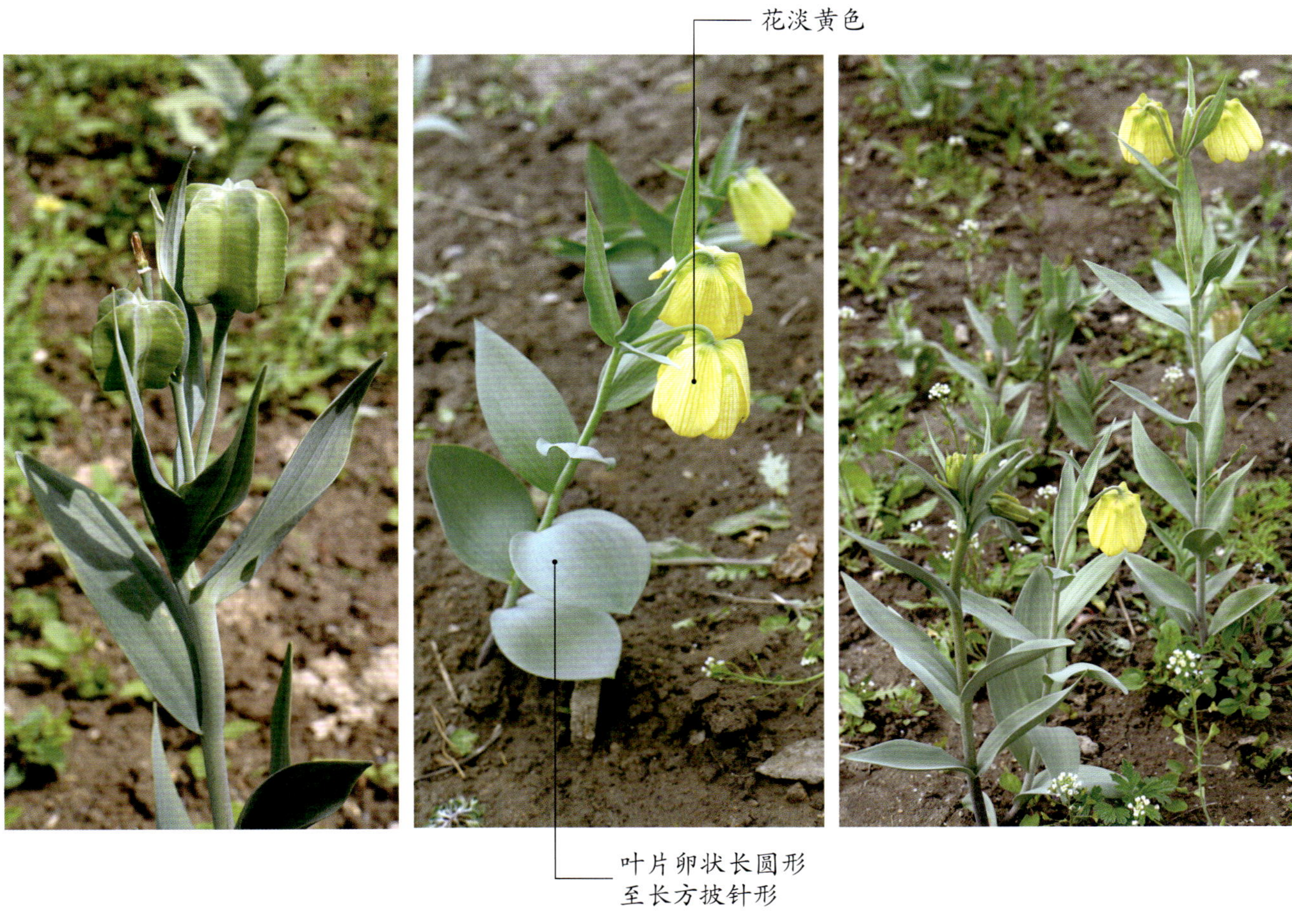

伊犁贝母

对比鉴别

参见“川贝母”项。

检索表

参见“川贝母”项。

血　竭 Xuejie DRACONIS SANGUIS

本品为棕榈科植物麒麟竭 *Daemonorops draco* Bl. 果实渗出的树脂经加工制成。

基原植物

■ 麒麟竭 *Daemonorops draco* Bl.

生于低湿潮热地区。分布于印度尼西亚、马来西亚等地。

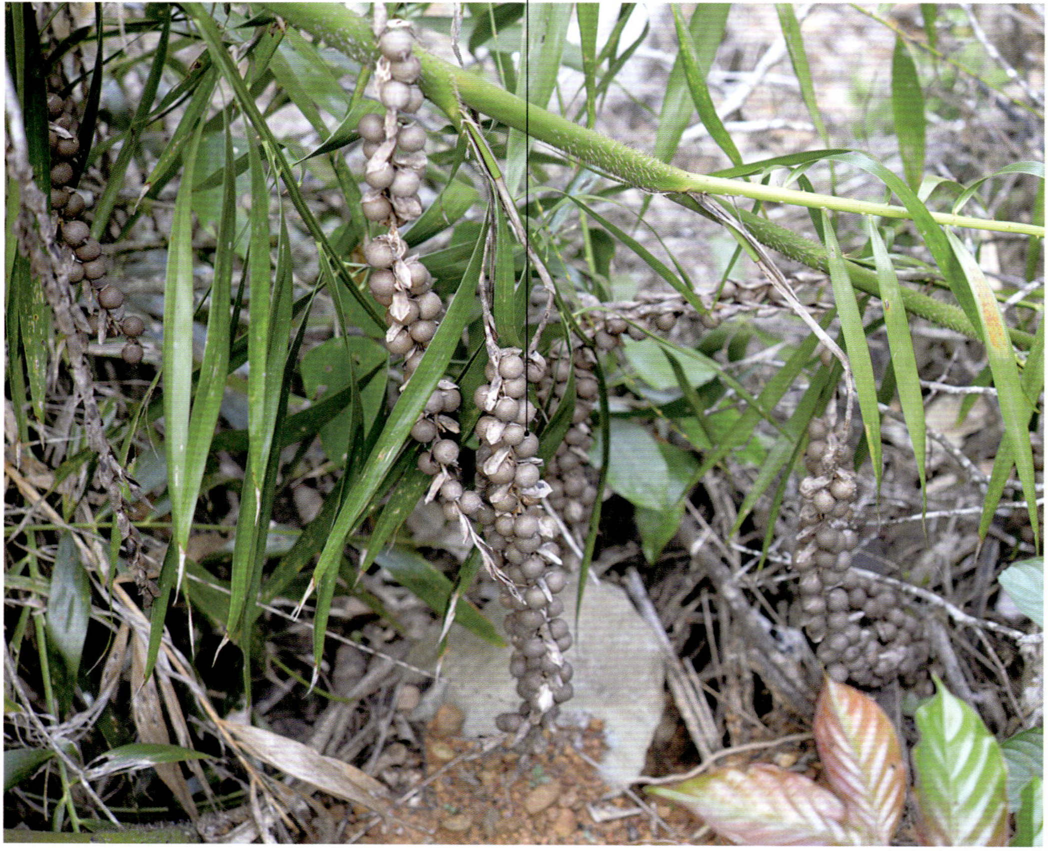

麒麟竭

合欢皮

Hehuanpi

ALBIZIAE CORTEX

合欢花

Hehuanhua

ALBIZIAE FLOS

合欢皮为豆科植物合欢 *Albizia julibrissin* Durazz. 的干燥树皮；合欢花为合欢的干燥花序或花蕾。

基原植物

■ **合欢** *Albizia julibrissin* Durazz. 别名：绒花树

生于山谷、平原或栽培于庭园中。分布于华东、华南、西南及辽宁、河北、河南、陕西。

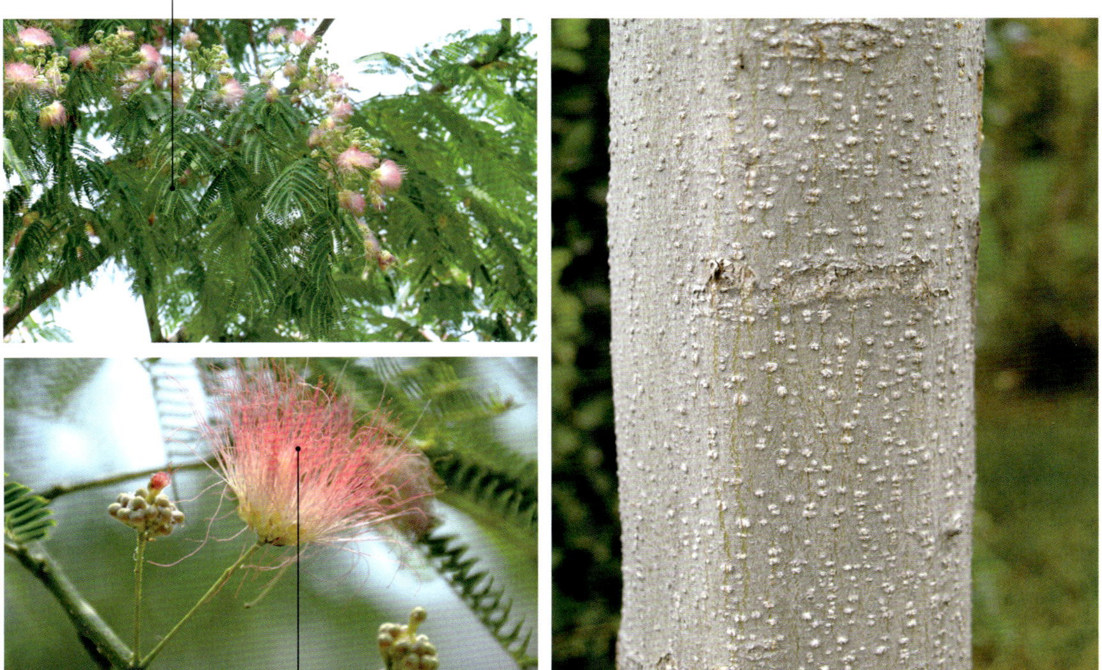

合欢

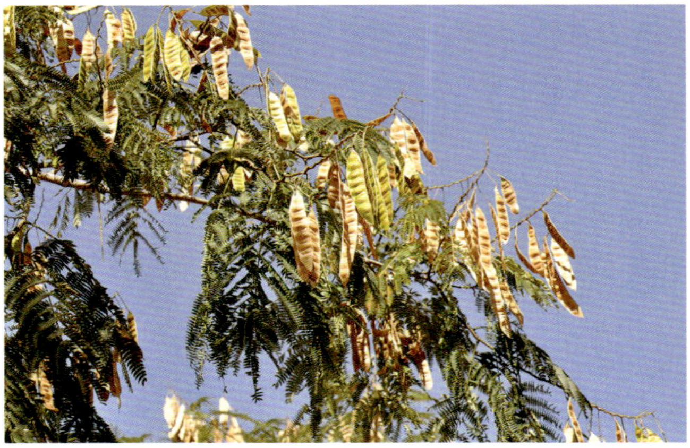
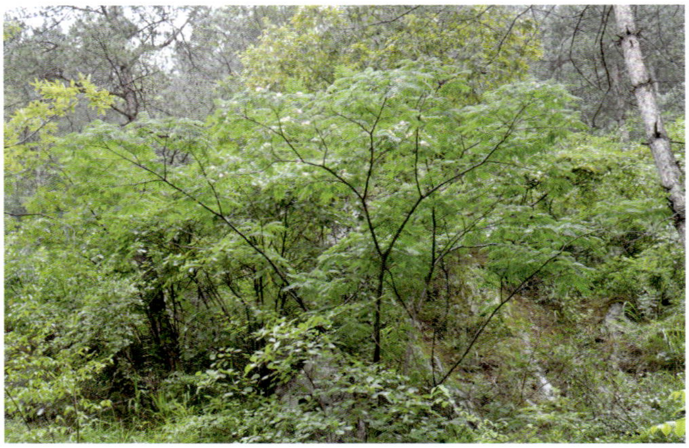

合欢（续）

对比鉴别

《中国药典》1977 年版记载豆科植物山合欢（山槐）*Albizia kalkora*（Roxb.）Prain 与合欢的树皮同等入药，虽然新版《中国药典》不再收载山合欢，但民间仍然沿用。

山合欢与合欢主要区别点：羽片 2~3 对，每羽片具小叶 5~11 对；花白色。

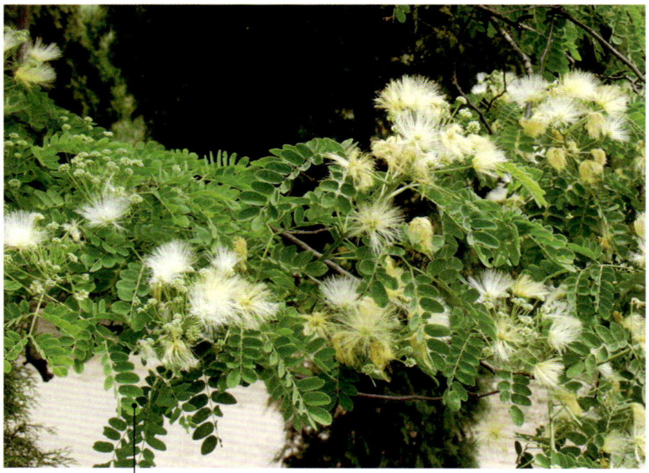

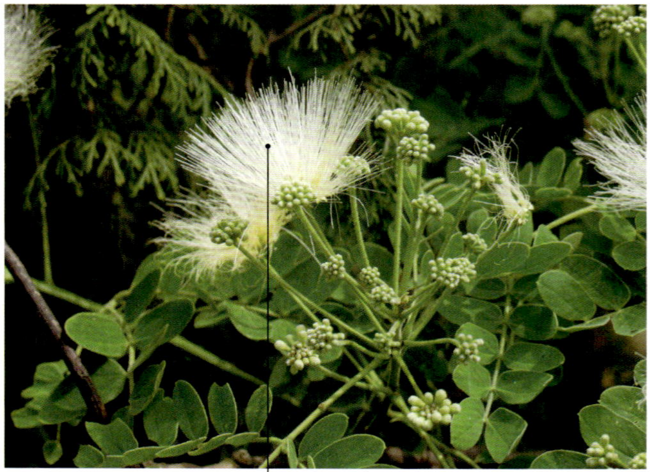

山合欢

决明子

Juemingzi
CASSIAE SEMEN

本品为豆科植物钝叶决明 *Cassia obtusifolia* L. 或决明 *Cassia tora* L. 的干燥成熟种子。

基原植物

■ 钝叶决明　*Cassia obtusifolia* L.　别名：决明、大决明子

生于村边、路旁、山坡，全国各地均有栽培。主要分布于江苏、安徽、四川。

在叶柄顶端 1 对小叶之间的叶轴上有一钻形腺体

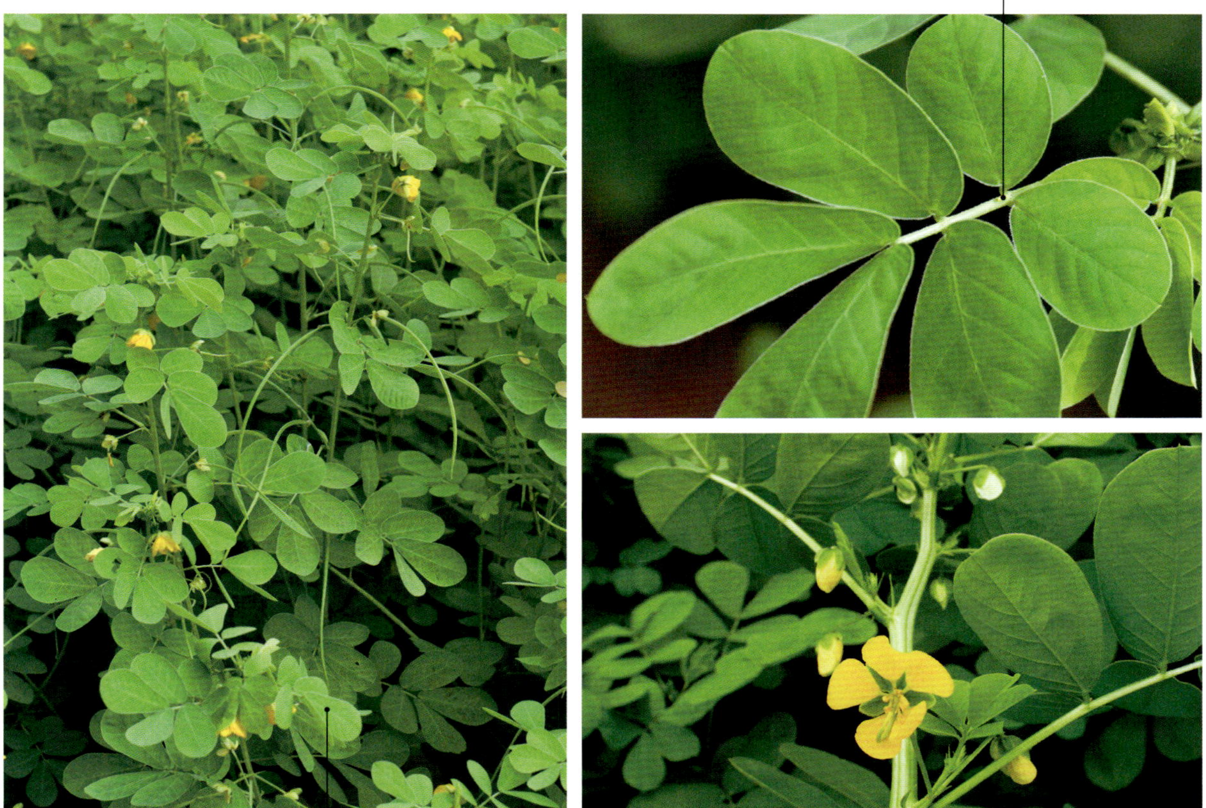

小叶 3 对

钝叶决明

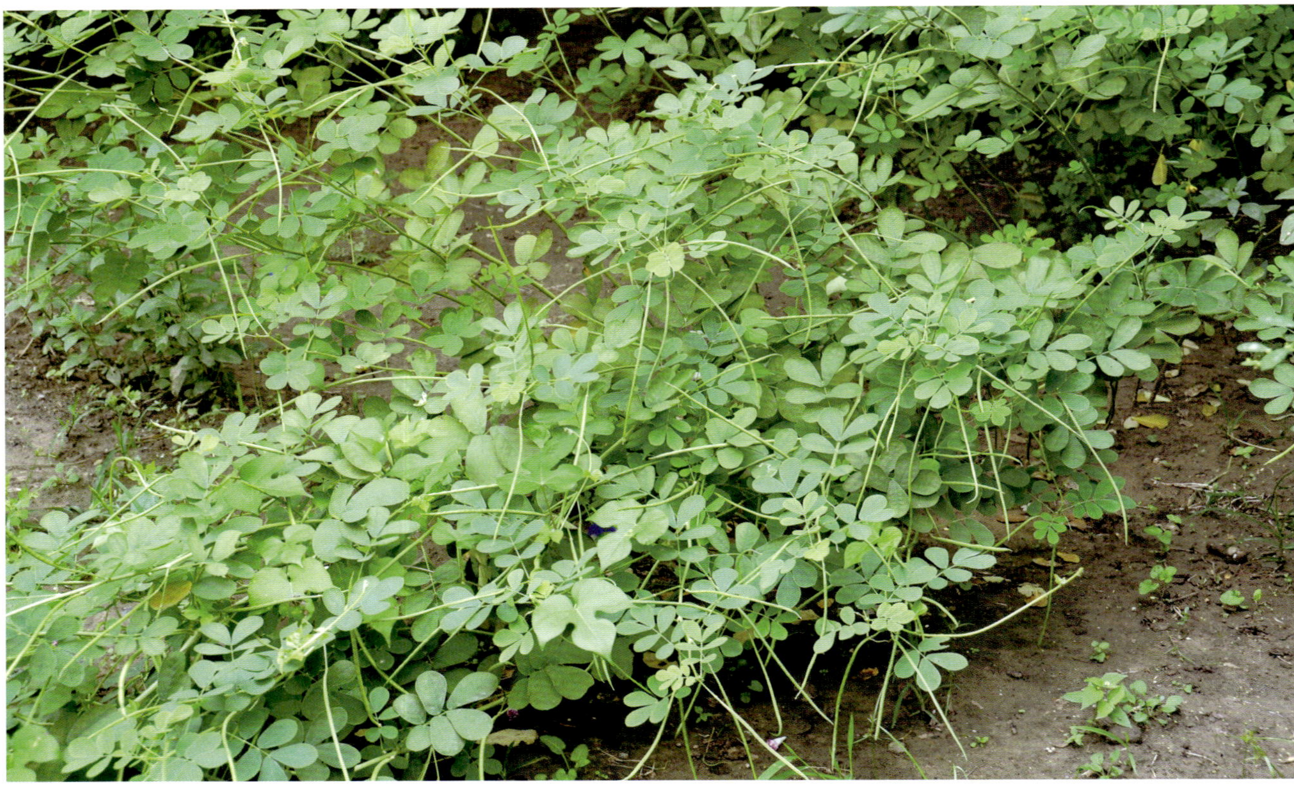

钝叶决明（续）

■ 决明 *Cassia tora* L. 别名：小决明

Flora of China 记载决明的拉丁学名为 *Senna tora* (Linnaeus) Roxburgh。

归化植物，生于山坡、荒地、河岸边。原产于美洲，分布于长江以南各地。

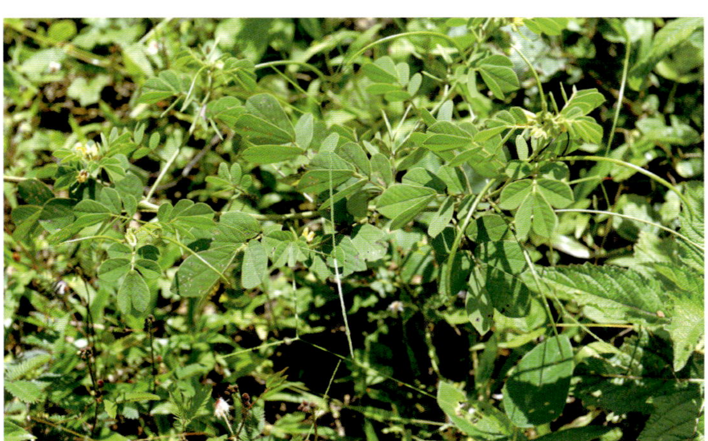

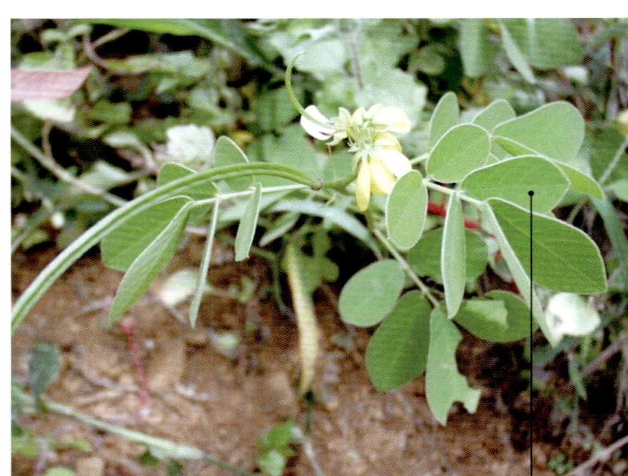

小叶 3 对

决明

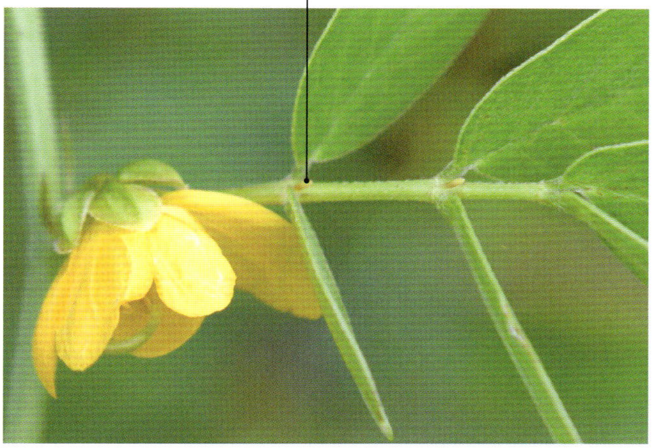

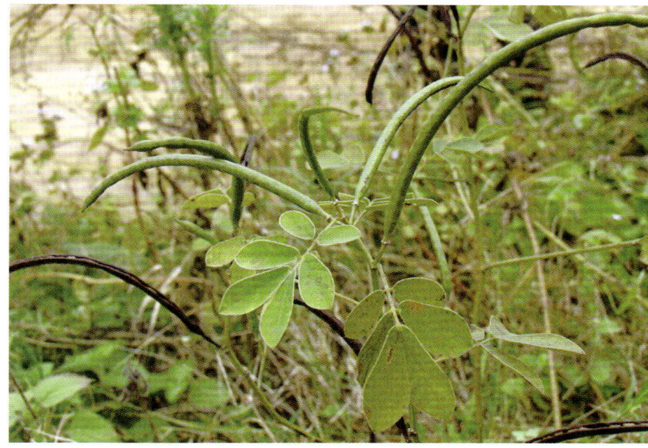

决明（续）

对比鉴别

《中国药典》2015 年版及之前各版记载药材决明子的基原为“豆科植物决明 *Cassia obtusifolia* L. 或小决明 *Cassia tora* L. 的干燥成熟种子”。《常用中药材品种整理和质量研究》（北方编）记载其同属植物望江南 *Cassia occidentalis* Linn. 的种子在广东潮州一带作药用，称圆决明；部分地区还有将槐叶决明 *Cassia sophora* L. 的种子作药材决明子使用。

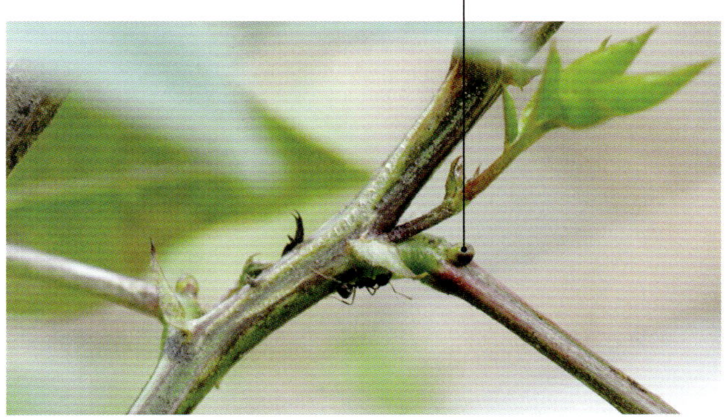

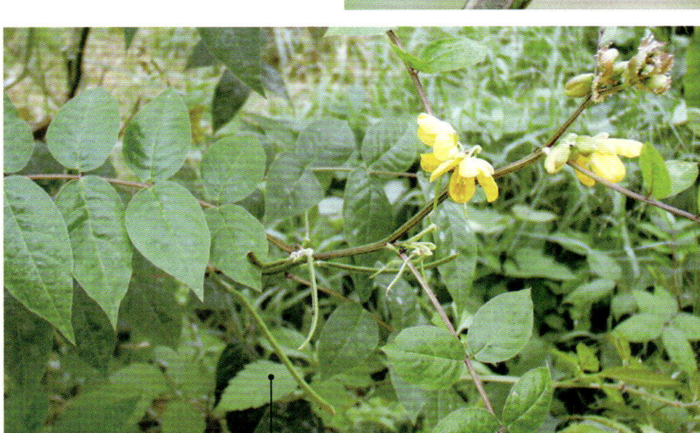

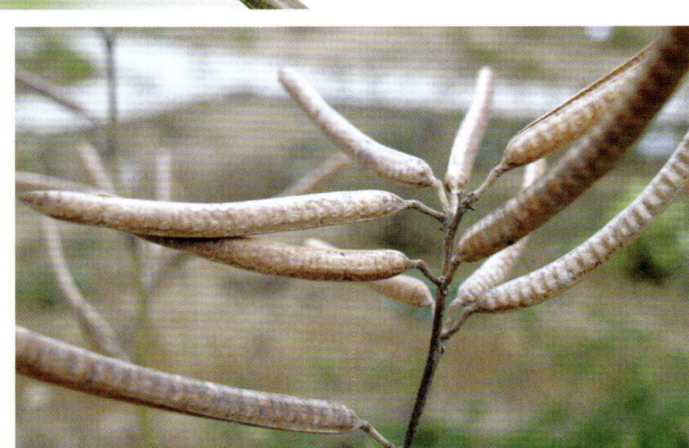

望江南

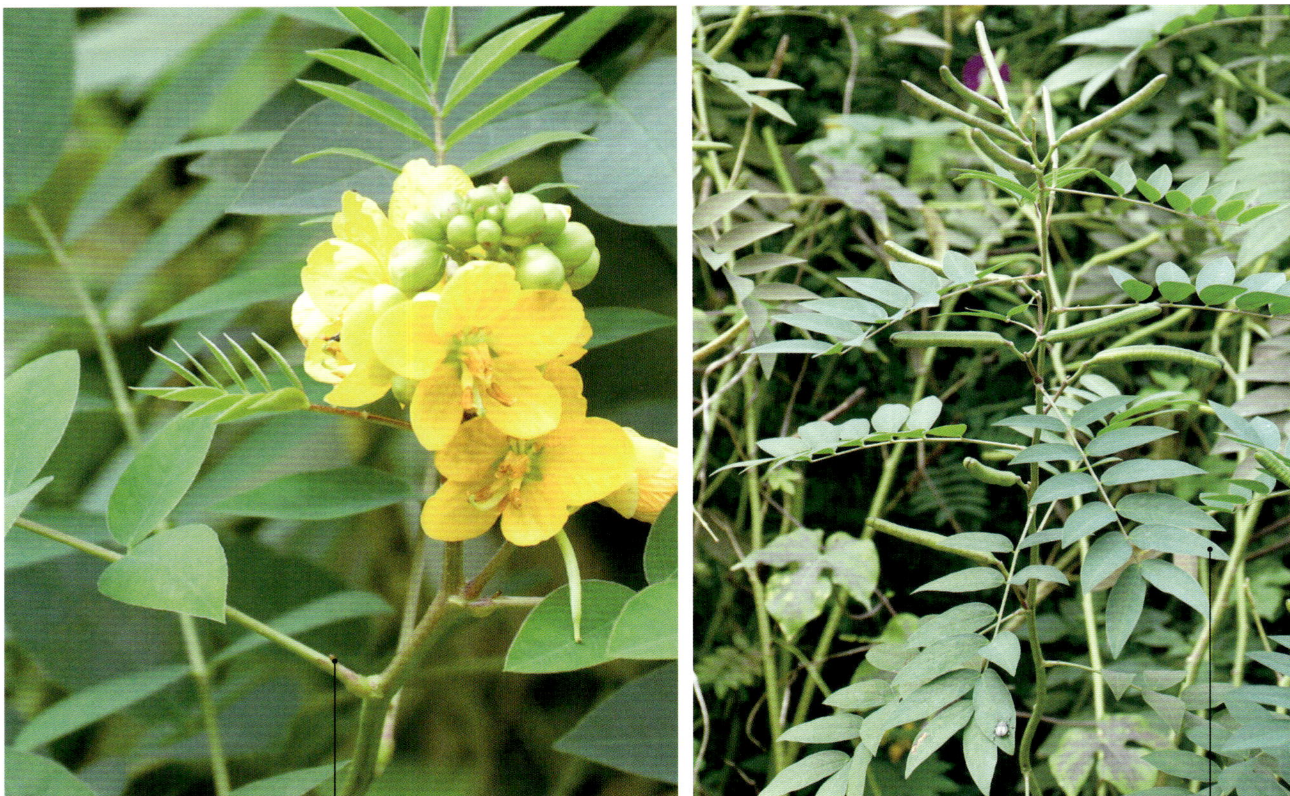

腺体位于叶柄基部的上方　　小叶 5~10 对，顶端急尖或短渐尖

槐叶决明

检索表

1. 叶仅有小叶 3 对；腺体位于小叶间的叶轴上 …………………………………… 2
1. 叶有小叶 4~10 对；腺体位于叶柄基部的上方 …………………………………… 3
2. 叶轴在每对小叶间有一棍棒状腺体 …………………………………… 决明
2. 在叶柄顶端 1 对小叶之间的叶轴上有一钻形腺体 …………………………………… 钝叶决明
3. 小叶 4~5 对，顶端渐尖；荚果带状镰形 …………………………………… 望江南
3. 小叶 5~10 对，顶端急尖或短渐尖；荚果近圆筒形 …………………………………… 槐叶决明

关黄柏

Guanhuangbo

PHELLODENDRI AMURENSIS CORTEX

本品为芸香科植物黄檗 *Phellodendron amurense* Rupr. 的干燥树皮。

基原植物

■ **黄檗** *Phellodendron amurense* Rupr. 别名：黄柏

生于杂木林或山间河谷，或为栽培。分布于东北、华北及山东、江苏、浙江等地。

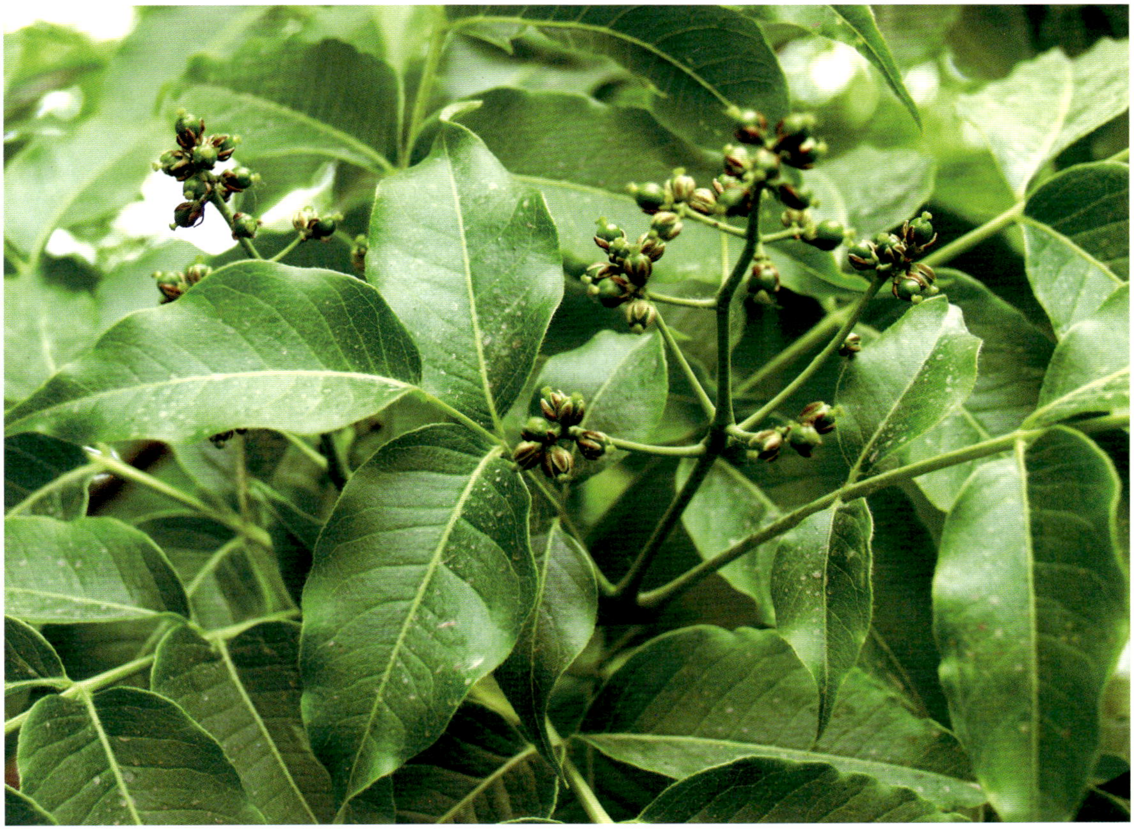

黄檗

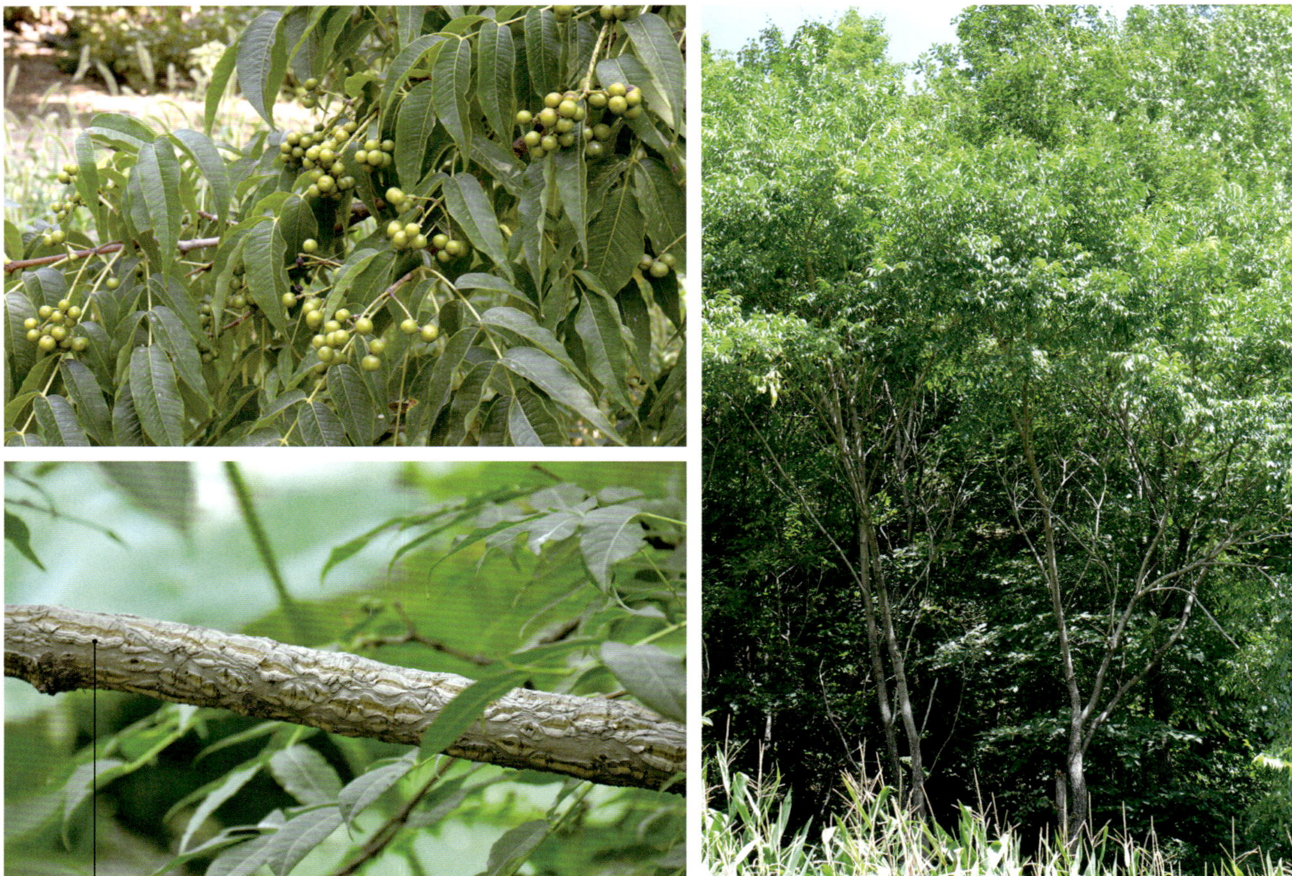

树皮具厚栓皮，有弹性

黄檗（续）

对比鉴别

参见“黄柏”项。

检索表

参见“黄柏”项。

灯心草 Dengxincao JUNCI MEDULLA

本品为灯心草科植物灯心草 *Juncus effusus* L. 的干燥茎髓。

基原植物

■ **灯心草** *Juncus effusus* L.

生于湿地、沼泽边、溪边、田边等潮湿地带。分布于全国各地。

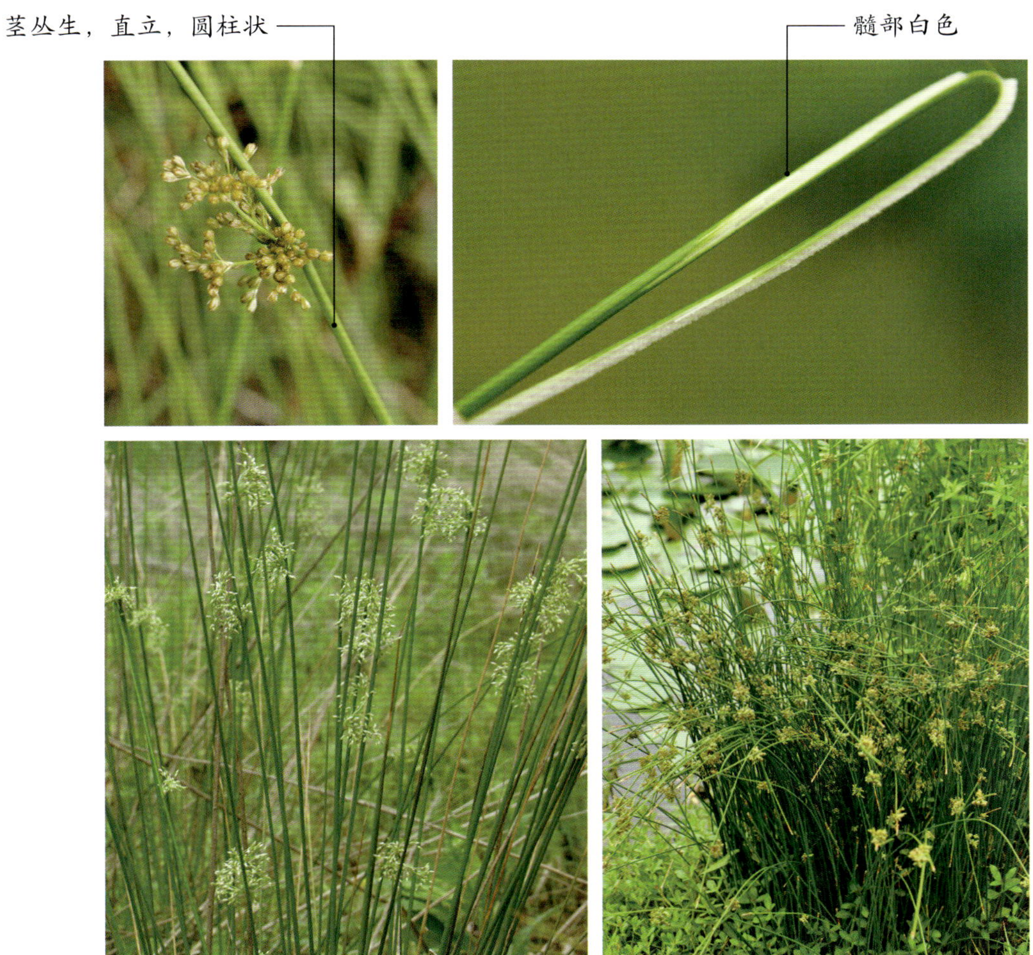

灯心草

灯盏细辛（灯盏花）

Dengzhanxixin
ERIGERONTIS HERBA

本品为菊科植物短葶飞蓬 *Erigeron breviscapus* (Vant.) Hand.- Mazz. 的干燥全草。

基原植物

■ 短葶飞蓬 *Erigeron breviscapus* (Vant.) Hand.- Mazz. 别名：灯盏花

生于海拔 1200~3500m 的开旷山坡、草地或林缘。分布于湖北、湖南、广西、贵州、四川、云南、西藏。

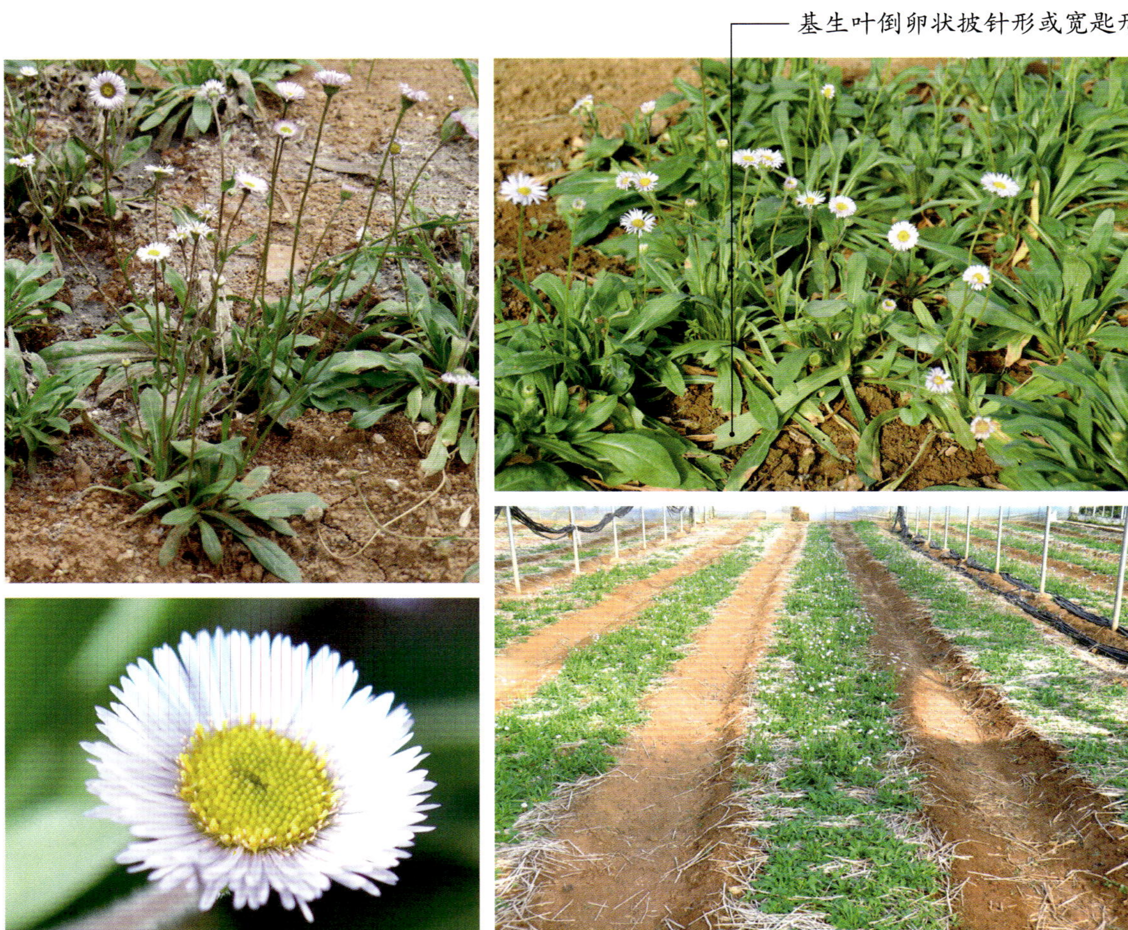

短葶飞蓬

安息香 Anxixiang BENZOINUM

本品为安息香科植物白花树 *Styrax tonkinensis* (Pierre) Craib ex Hart. 的干燥树脂。

基原植物

■ 白花树 *Styrax tonkinensis* (Pierre) Craib ex Hart. 别名：越南安息香

生于海拔 100~2000m 的山坡或疏林中。分布于广东、广西、云南、贵州、湖南等地。

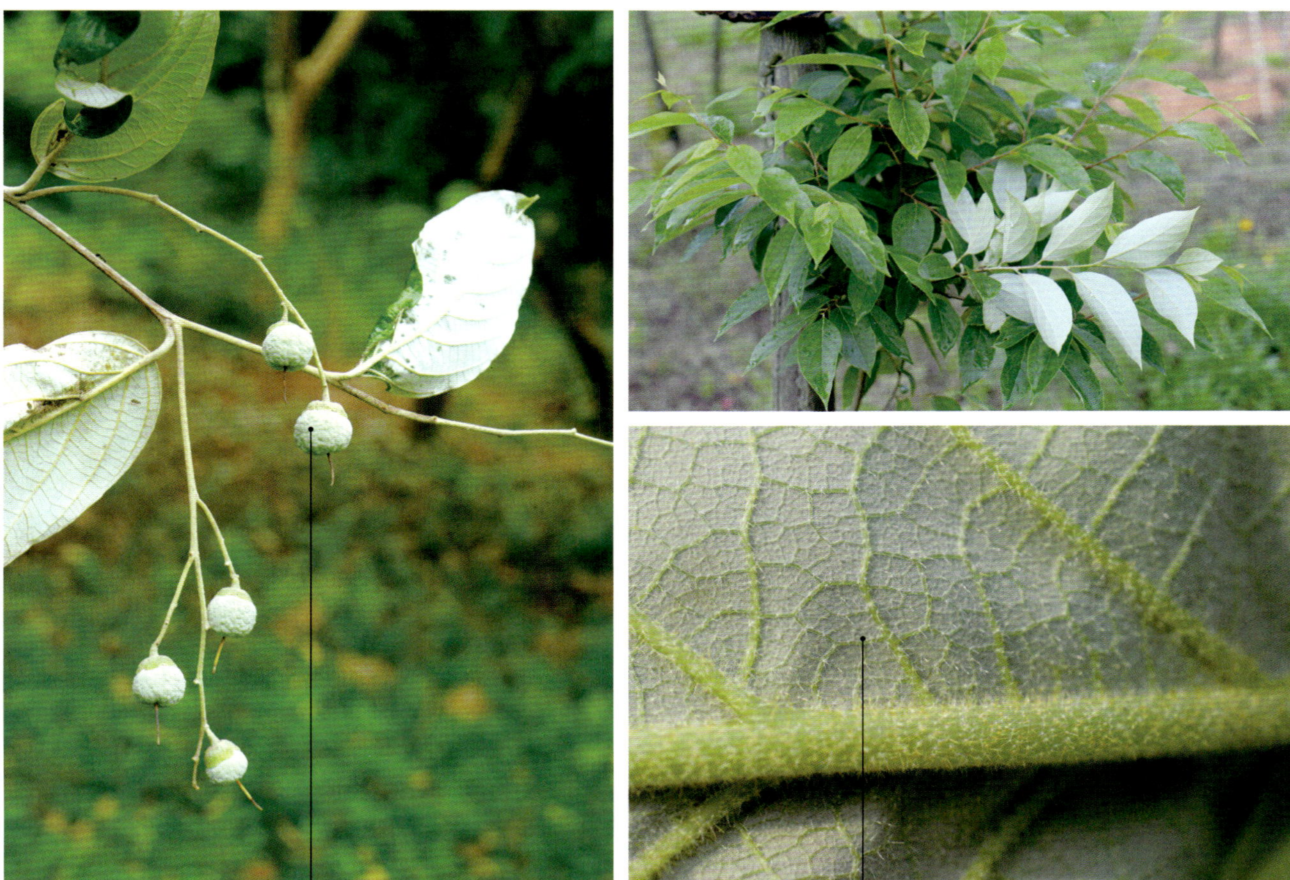

果近球形，密被灰色星状绒毛

下面密被灰色至粉绿色星状绒毛

白花树

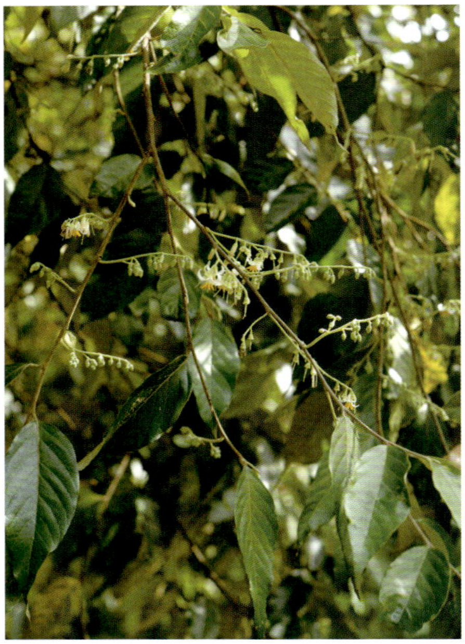
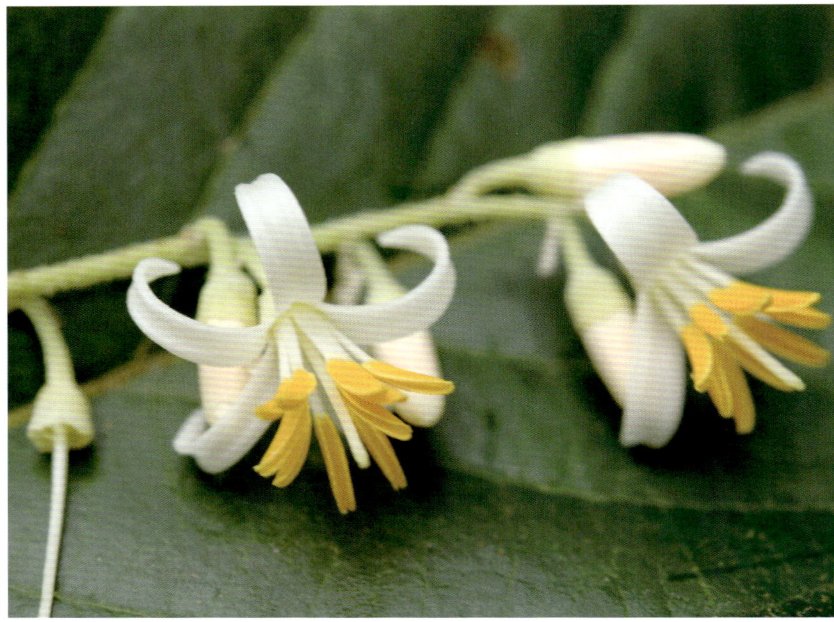

白花树（续）

防 己

Fangji

STEPHANIAE TETRANDRAE RADIX

本品为防己科植物粉防己 *Stephania tetrandra* S. Moore 的干燥根。

基原植物

■ 粉防己 *Stephania tetrandra* S. Moore 别名：石蟾蜍、汉防己

生于山坡、丘陵地带的草丛及灌木林的边缘。分布于江苏、安徽、浙江、江西、福建、台湾、湖北、湖南、广东和广西等地。

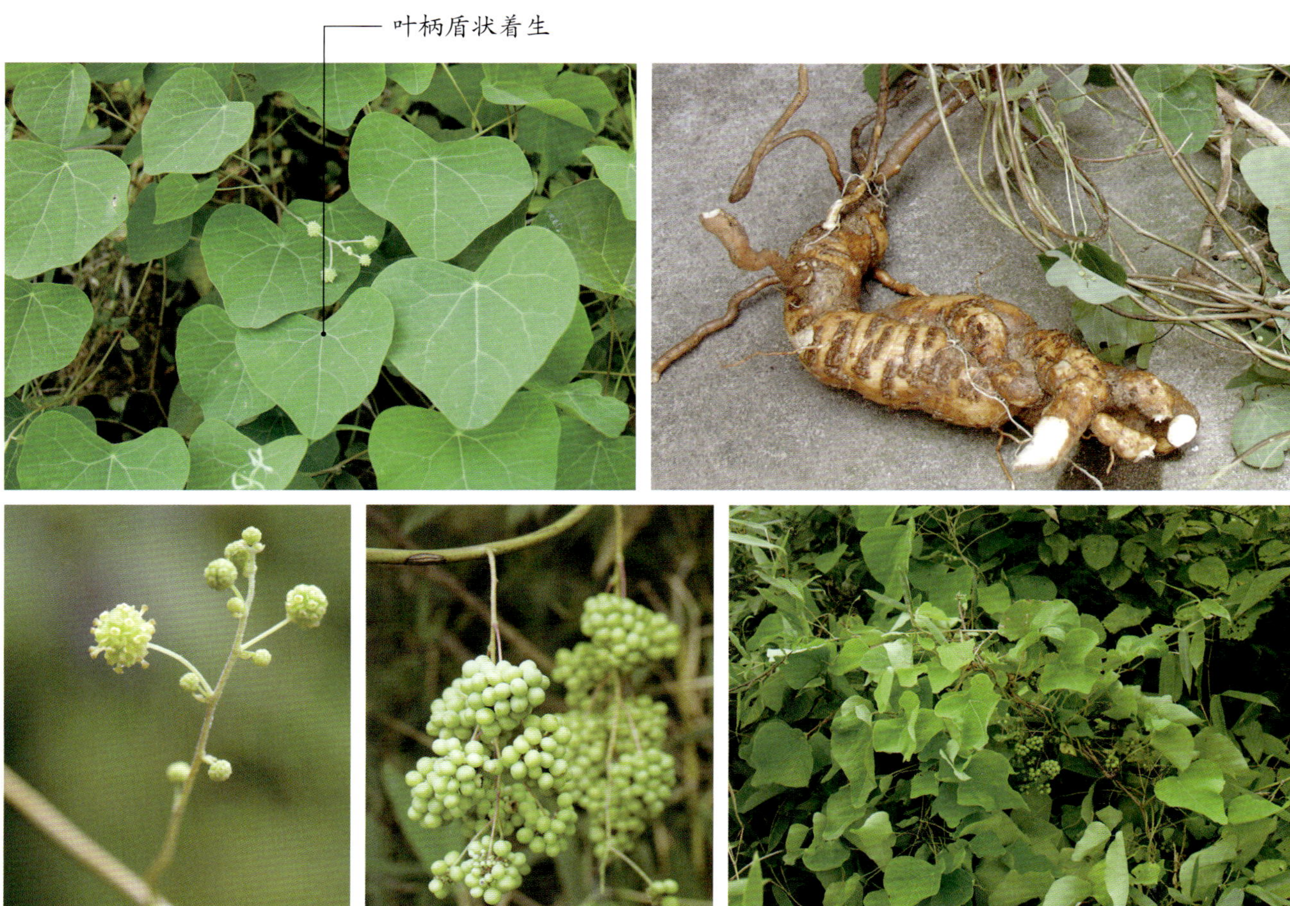

粉防己

对比鉴别

《中国药典》2000年版以前各版记载了另一种防己类药材广防己，它是马兜铃科植物广防己 *Aristolochia fangchi* Y. C. Wu ex L. D. Chow et S. M. Hwang 的根，由于其含有有毒成分马兜铃酸，自2000年版起不再收载，但仍在民间使用。民间还广泛使用防己科植物木防己 *Cocculus orbiculatus* (L.) DC. 的根入药，药材称防己或木防己。

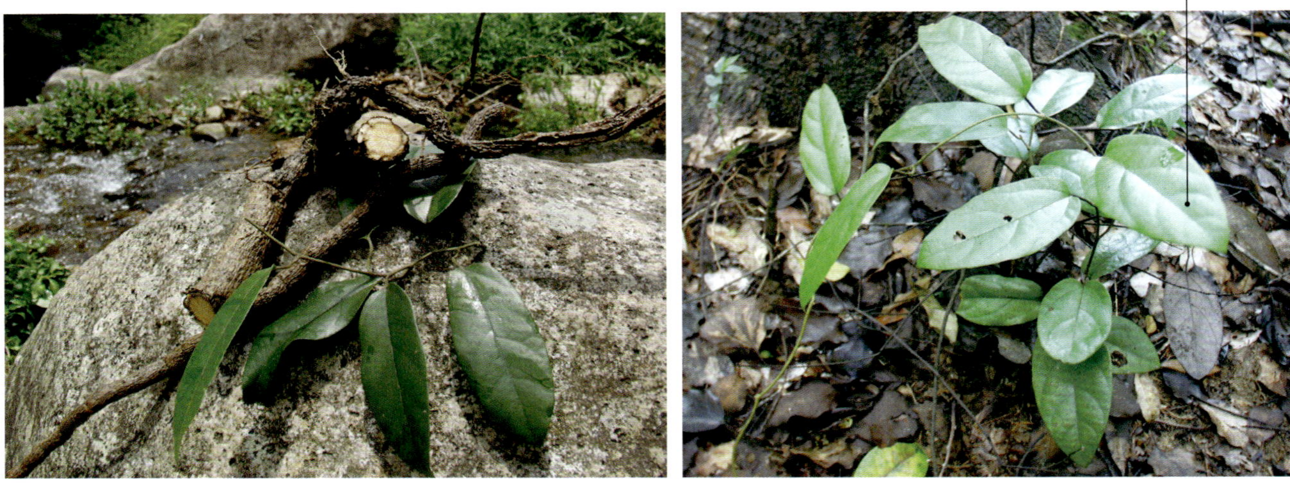

广防己

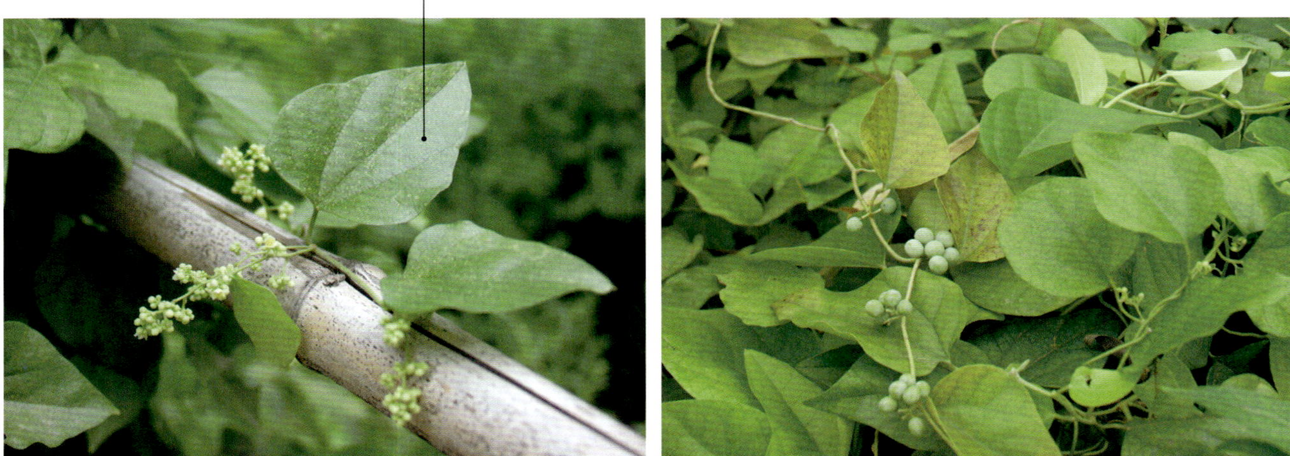

木防己

检索表

1. 叶长圆形或卵状长圆形，先端渐尖或钝……广防己
1. 叶三角状宽卵形、宽卵形或卵状长圆形……2
2. 叶柄盾状着生……粉防己
2. 叶柄非盾状着生……木防己

防　风 Fangfeng SAPOSHNIKOVIAE RADIX

本品为伞形科植物防风 *Saposhnikovia divaricata* (Turcz.) Schischk. 的干燥根。

基原植物

■ **防风** *Saposhnikovia divaricata* (Turcz.) Schischk.　别名：关防风

《中国药典》1963 年版记载防风的拉丁学名为 *Siler divaricatum* Benth. et Hook. f.，1977~1985 年间的几版记载其拉丁学名为 *Ledebouriella divaricata* (Turcz.) Hiroe。

生于草原、丘陵、多石砾的山坡。分布于黑龙江、吉林、辽宁、河北、山东、山西、内蒙古、陕西、宁夏等地。

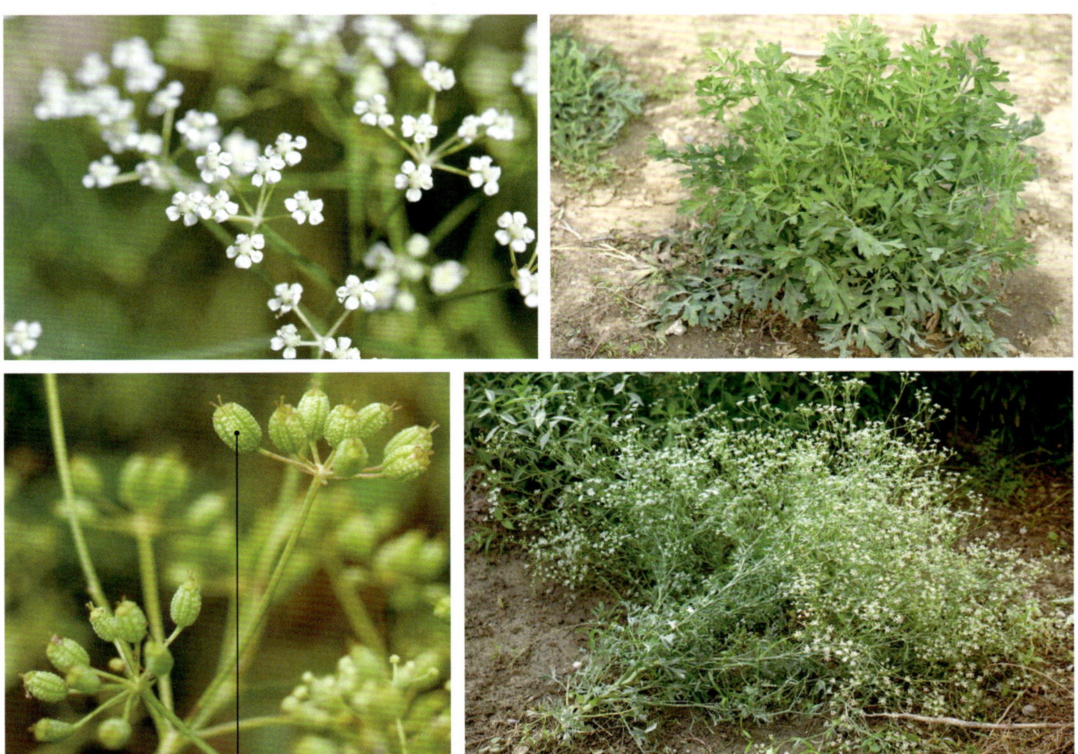

防风

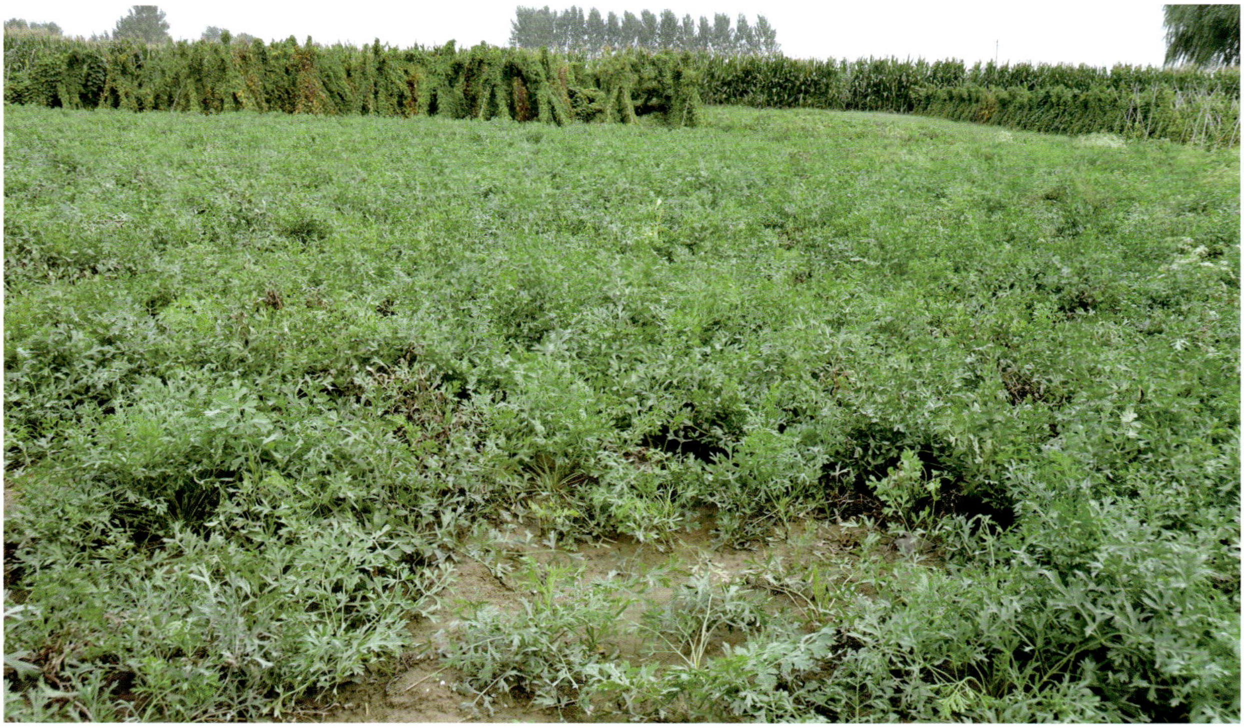

防风（续）

对比鉴别

我国防风类药材复杂，市场主流品种为伞形科植物防风的干燥根，但各地习用品种较多，如河北怀安产的小防风，原植物为绒果芹 *Eriocycla albescens*（Franch.）Wolff；云南、四川使用的竹叶防风，原植物为竹叶西风芹 *Seseli mairei* Wolff；四川东部及湖北恩施使用的防风习称“竹节防风”，原植物为竹节前胡 *Peucedanum dielsianum* Fedde ex Wolff；四川的开州区、巫山还有一种称作“竹节防风”的药材，原植物为华中前胡 *Peucedanum medicum* Dunn；甘肃使用的小防风，原植物为葛缕子 *Carum carvi* L.。

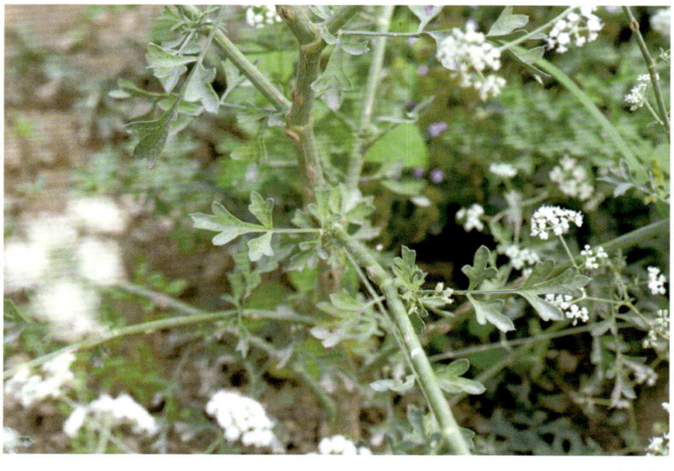

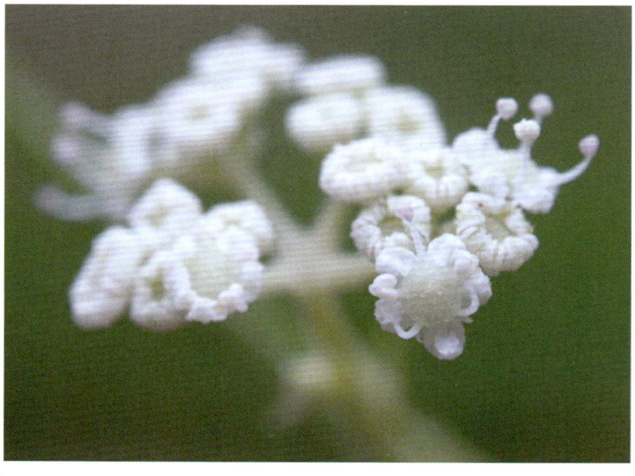

绒果芹

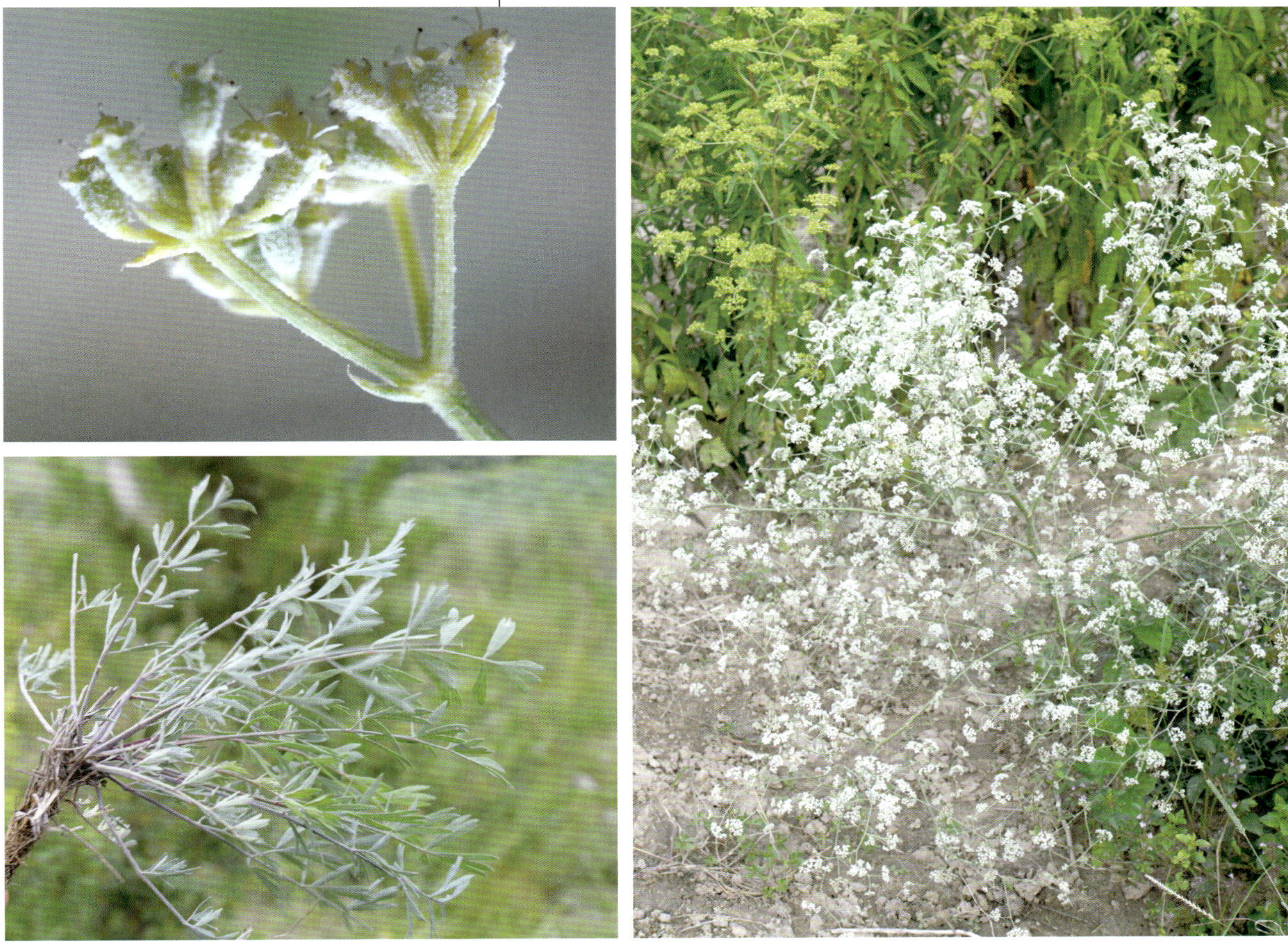

绒果芹（续）

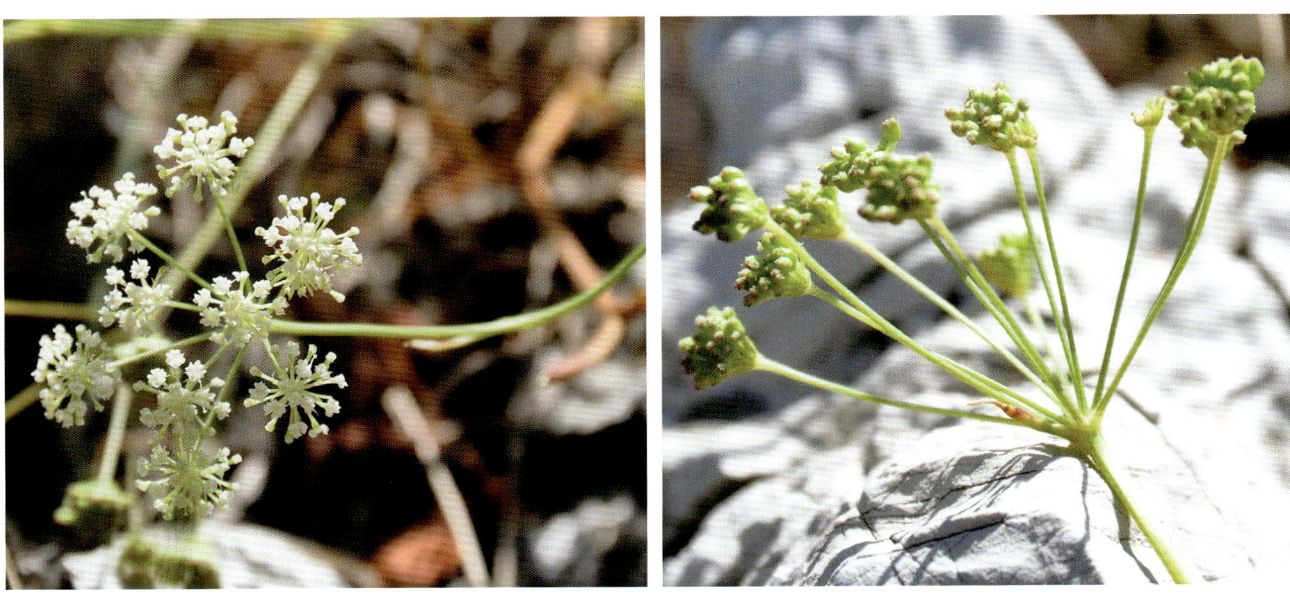

竹叶西风芹

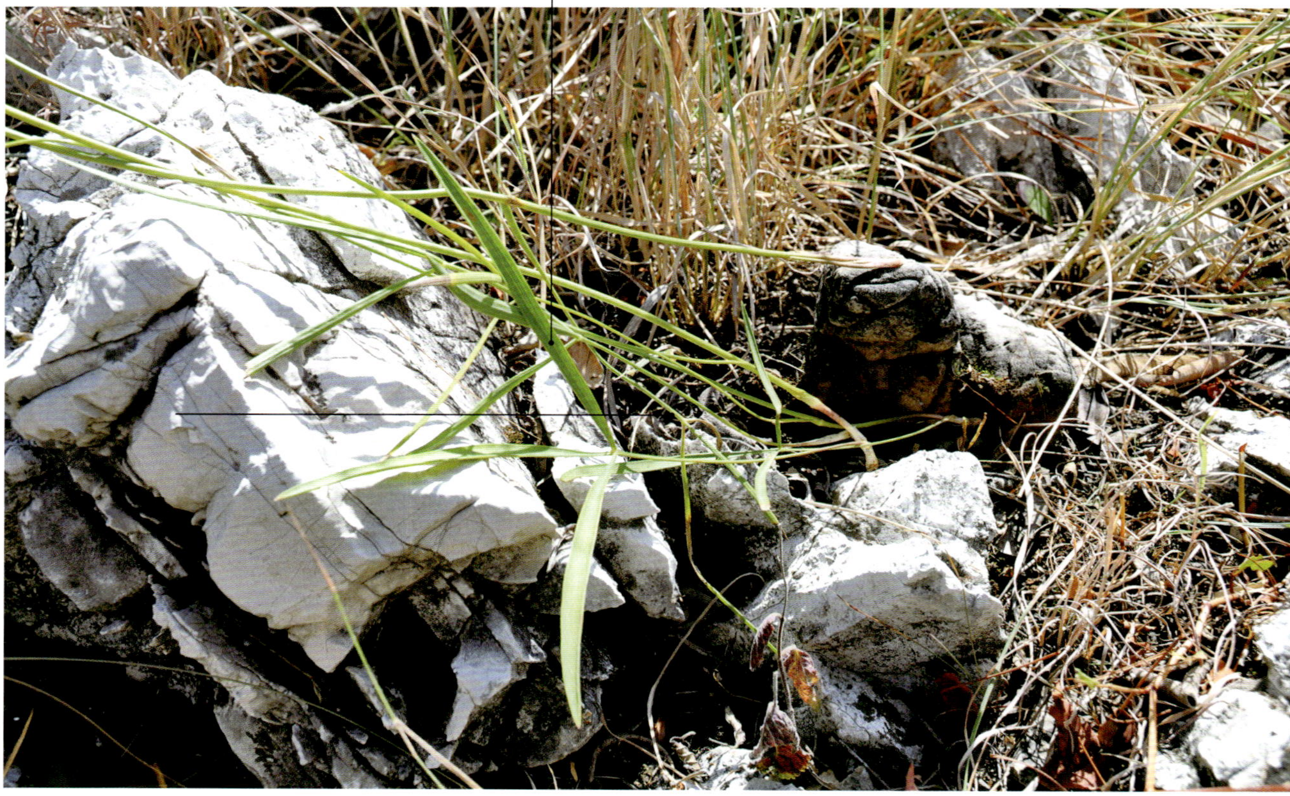

竹叶西风芹（续）

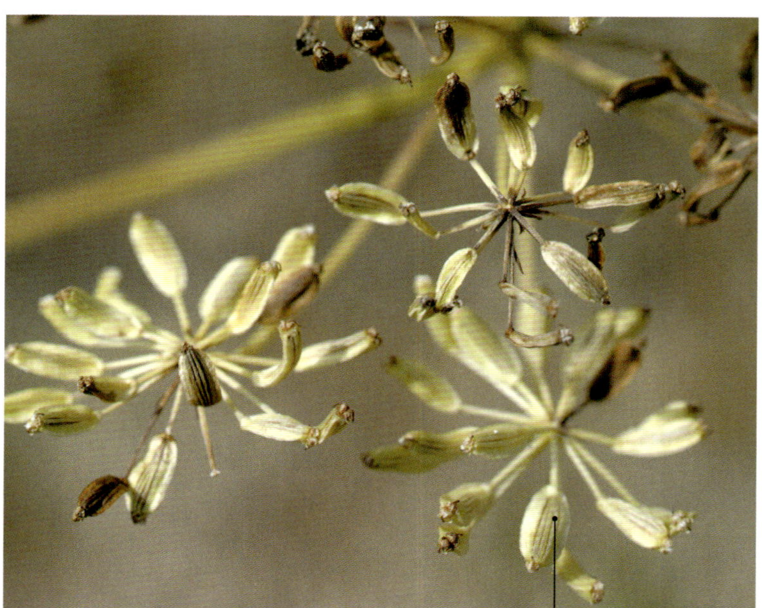

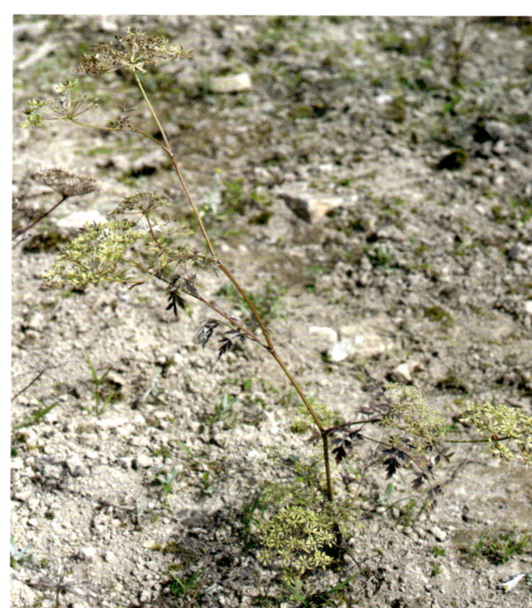

竹节前胡

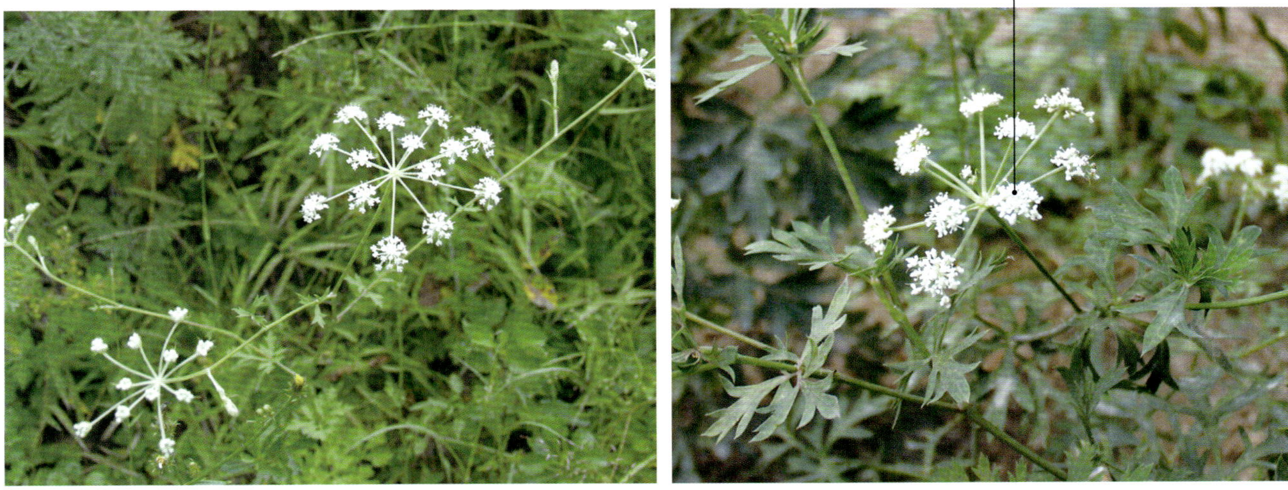

华中前胡

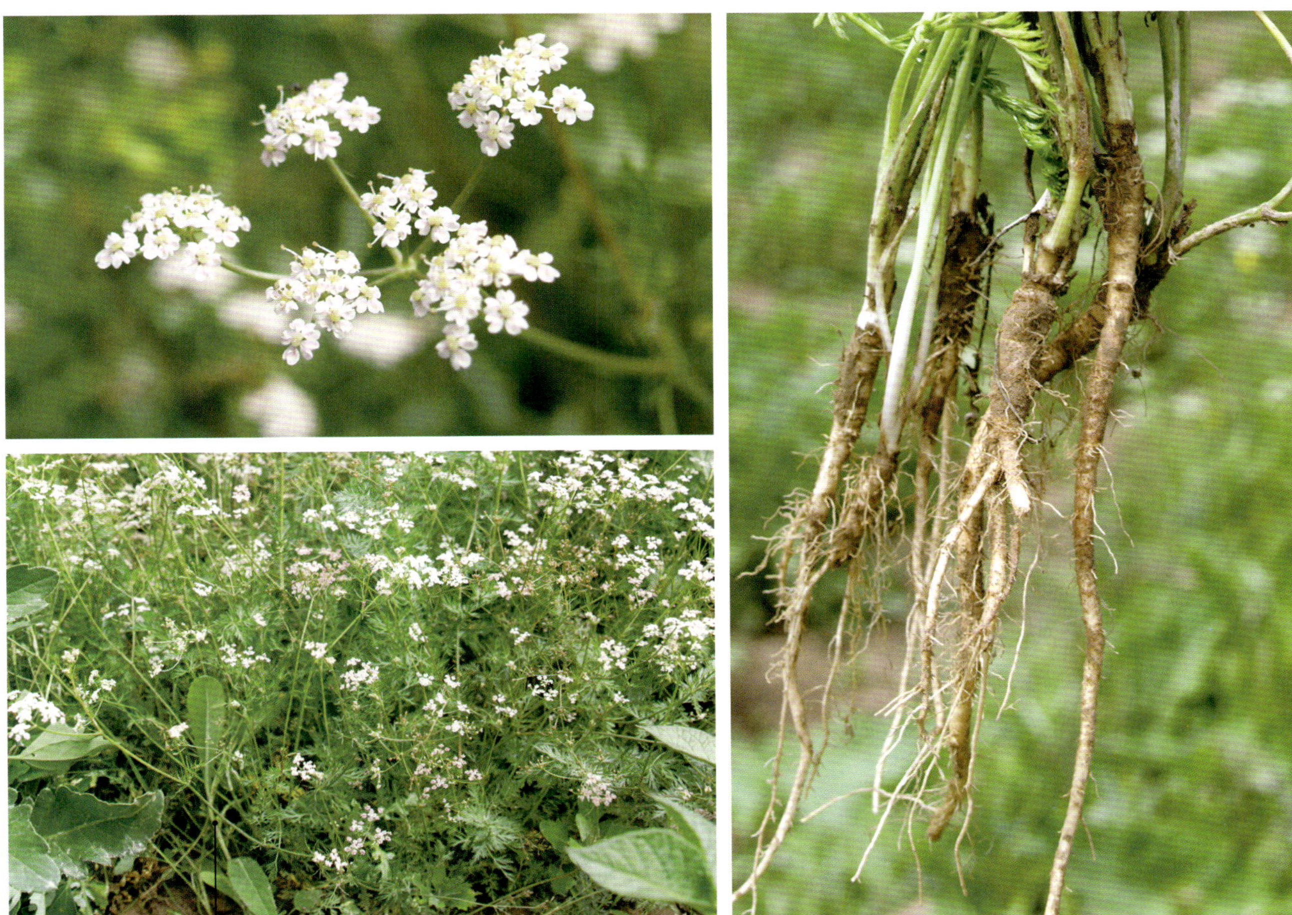

葛缕子

检索表

1. 子房与果实具瘤状突起、乳突或毛茸 2
1. 子房与果实平滑，无突起或毛茸 3
2. 果实幼时有疣状突起，成熟时渐平滑 .... 防风
2. 子房与果实密被毛 .... 绒果芹
3. 分果背腹极扁压，侧棱有翅 4
3. 分果两侧稍扁压，侧棱无翅 5
4. 伞辐 12~22，果实具油管 12~14 .... 竹节前胡
4. 伞辐 35~50，果实具油管 16~23 .... 华中前胡
5. 基生叶一至二回三出式全裂，末回裂片椭圆形或披针形 .... 竹叶西风芹
5. 基生叶及茎下部叶二至三回羽状分裂，末回裂片线形或线状披针形 .... 葛缕子

红大戟 Hongdaji KNOXIAE RADIX

本品为茜草科植物红大戟 *Knoxia valerianoides* Thorel et Pitard 的干燥块根。

基原植物

■ **红大戟** *Knoxia valerianoides* Thorel et Pitard　别名：红芽大戟

Flora of China 记载红大戟的拉丁学名为 *Knoxia roxburghii* (Sprengel) M. A. Rau。

生于山坡草地上。分布于福建、广东、海南、广西、云南等地。

聚伞花序密集成半球形

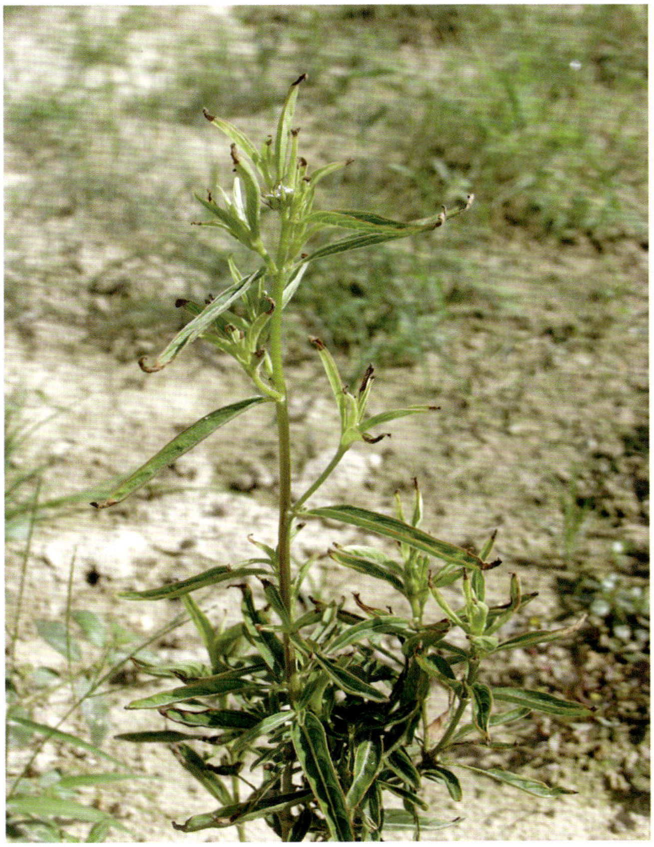

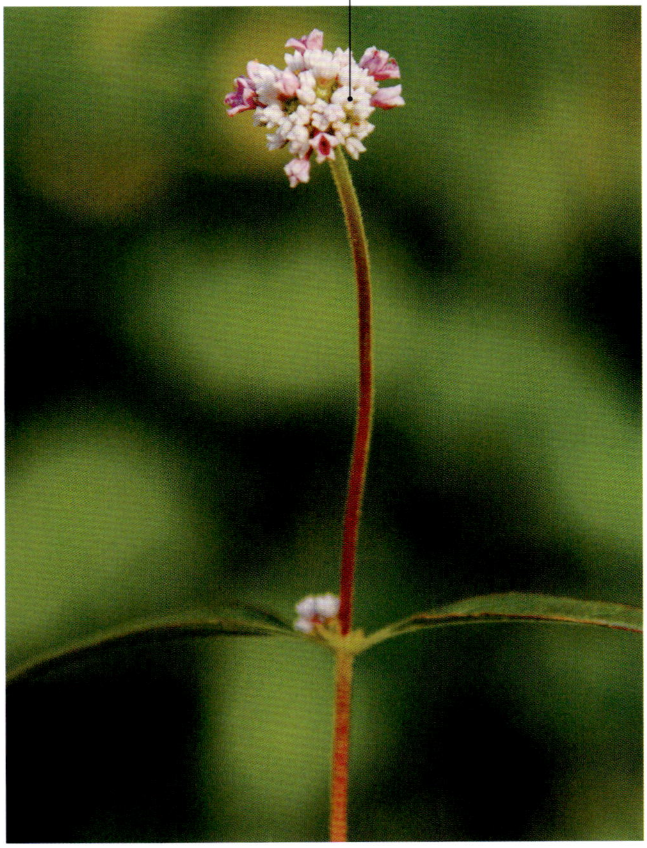

红大戟

红　花　Honghua CARTHAMI FLOS

本品为菊科植物红花 *Carthamus tinctorius* L. 的干燥花。

基原植物

■ **红花**　*Carthamus tinctorius* L.　别名：草红花、刺红花

原产埃及，我国多有栽培。

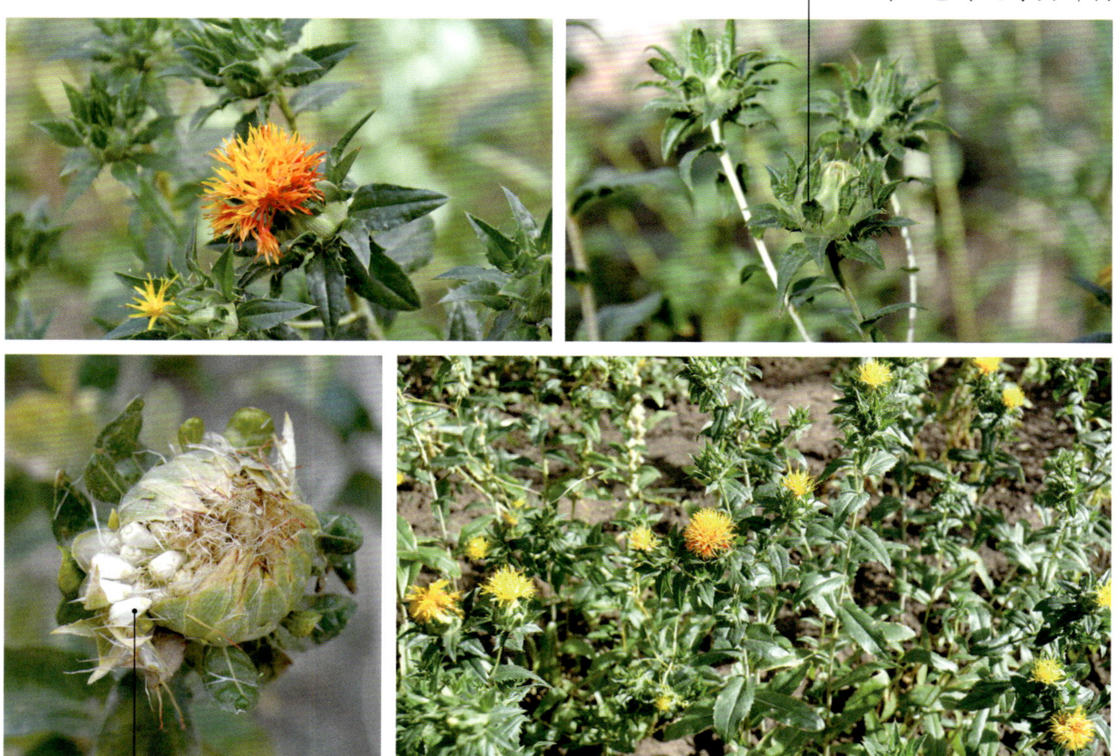

红花

对比鉴别

参见“西红花”项。

红花龙胆 Honghualongdan GENTIANAE RHODANTHAE HERBA

本品为龙胆科植物红花龙胆 *Gentiana rhodantha* Franch. 的干燥全草。

基原植物

■ **红花龙胆** *Gentiana rhodantha* Franch. 别名：龙胆草、九月花

生于海拔 500~1800m 的高山灌丛或林边草地。分布于西南及陕西、甘肃、河南、湖北、广西等地。

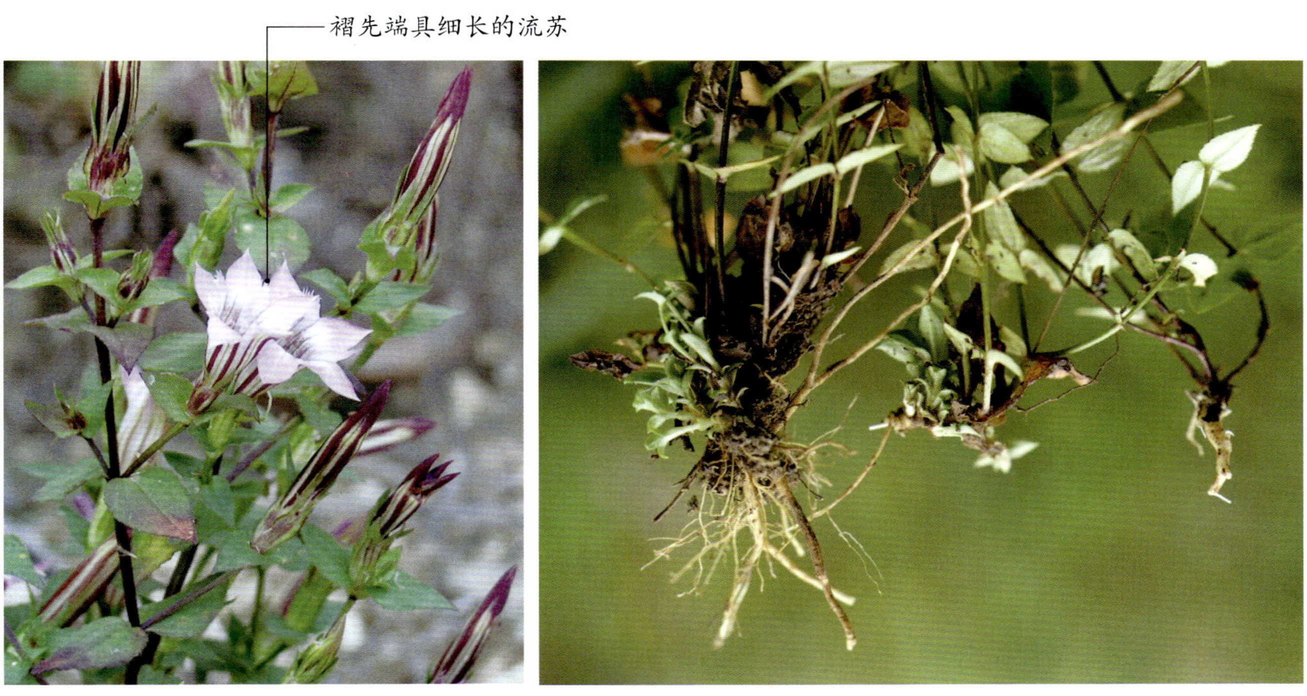

红花龙胆

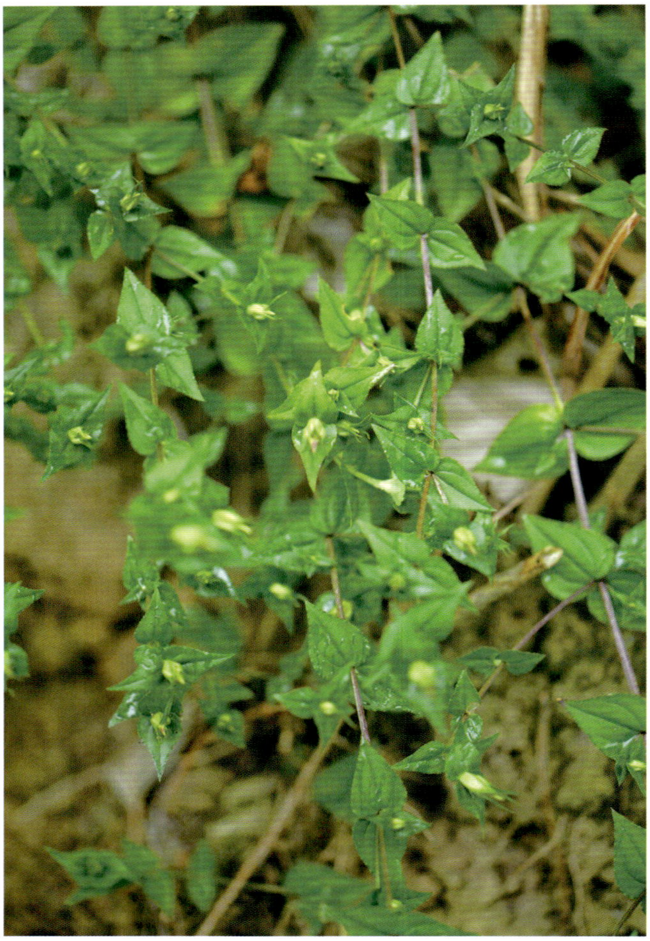

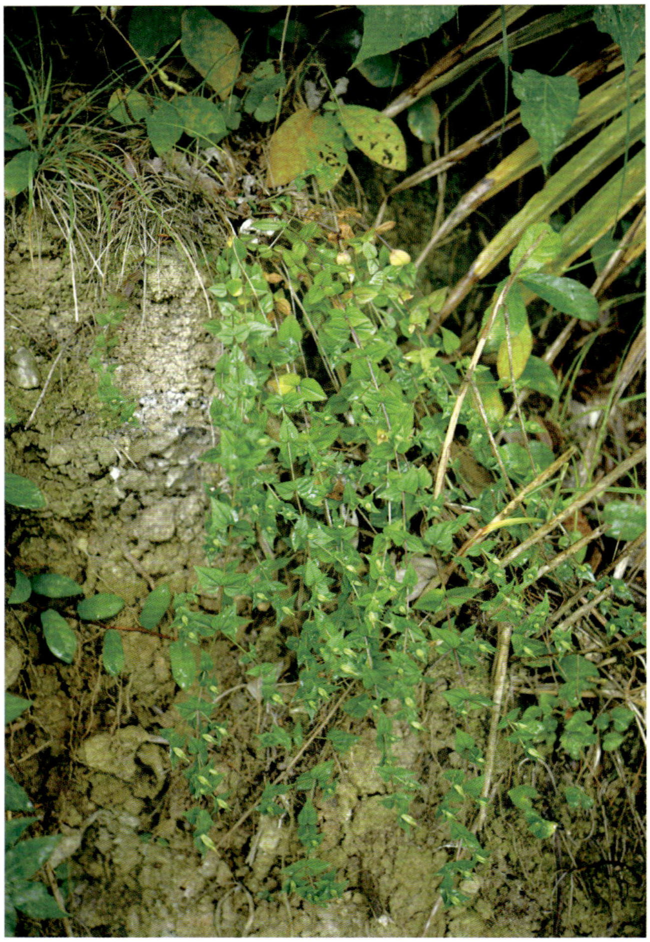

红花龙胆（续）

对比鉴别

参见“龙胆”项。

检索表

参见“龙胆”项。

红　芪 Hongqi HEDYSARI RADIX

炙红芪

Zhihongqi

HEDYSARI RADIX PRAEPARATA CUM MELLE

红芪为豆科植物多序岩黄芪 *Hedysarum polybotrys* Hand.-Mazz. 的干燥根；炙红芪为红芪的炮制加工品。

基原植物

■ 多序岩黄芪 *Hedysarum polybotrys* Hand.-Mazz.

生于海拔 1200~3200m 的山坡、灌丛或林缘等。分布于山西、甘肃、宁夏、湖北、四川，其中甘肃大量栽培。

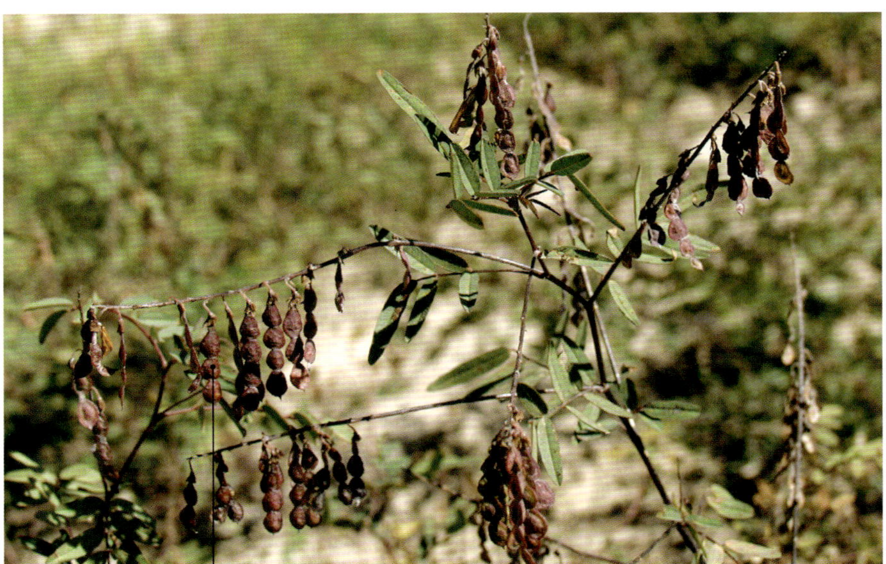

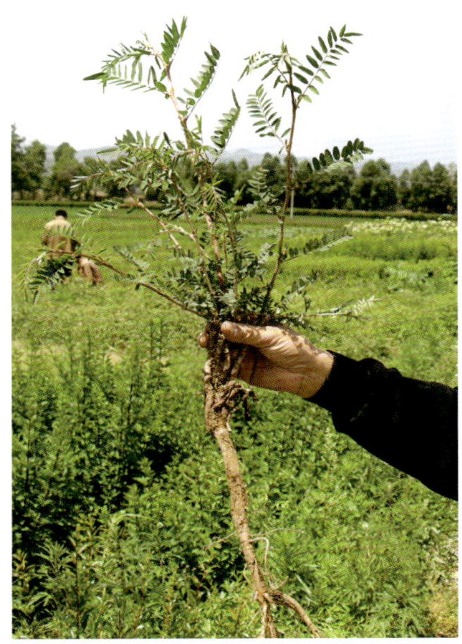

荚果 2~4 节，节荚近圆形或宽卵形

多序岩黄芪

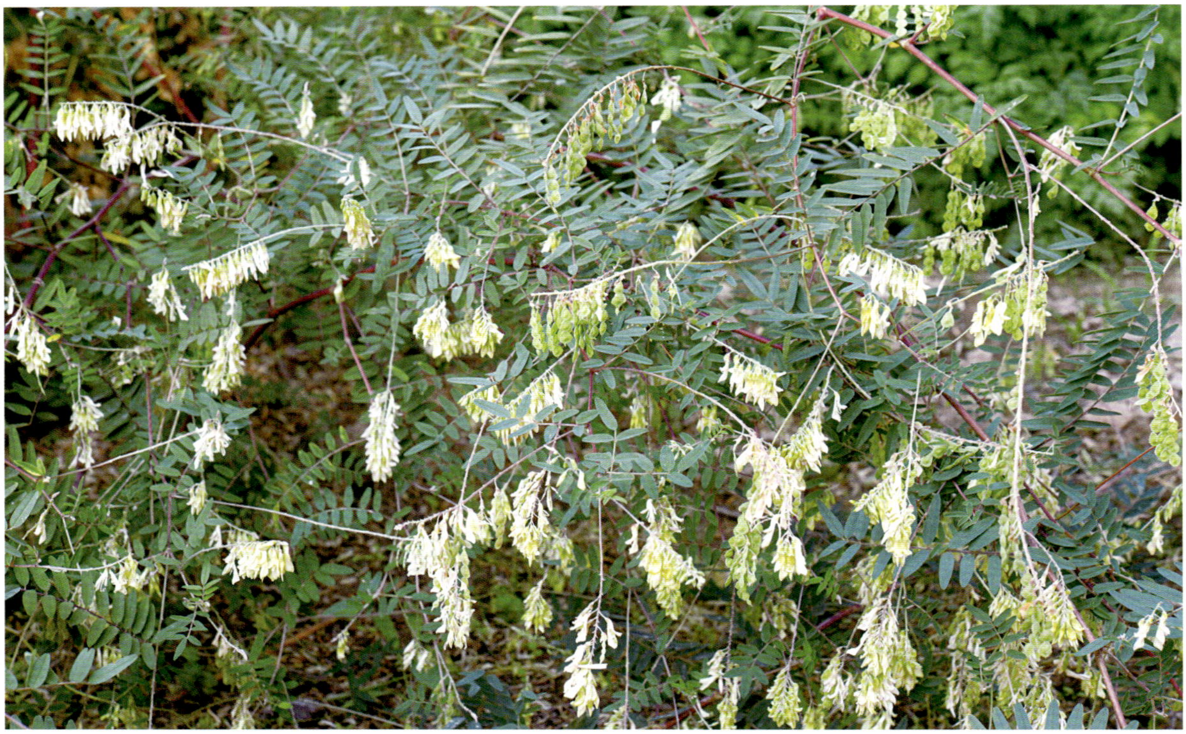

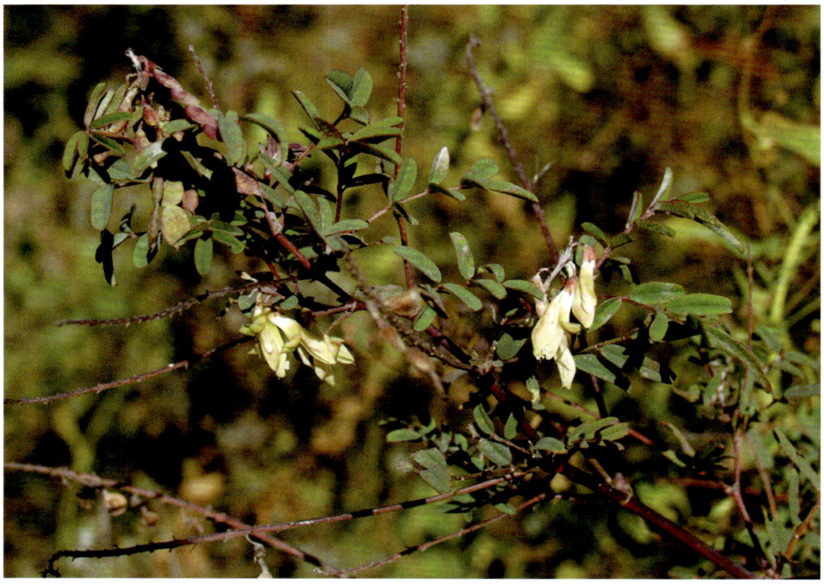

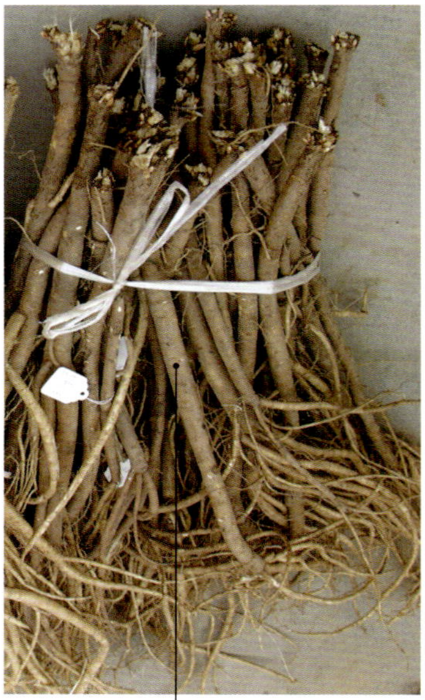

多序岩黄芪（续）

对比鉴别

参见“黄芪”项。

检索表

参见“黄芪”项。

红豆蔻

Hongdoukou

GALANGAE FRUCTUS

本品为姜科植物大高良姜 *Alpinia galanga* Willd. 的干燥成熟果实。

基原植物

■ **大高良姜** *Alpinia galanga* Willd. 别名：大良姜、红扣

多生于山野沟谷阴湿林下或灌木丛和草丛中。分布于广西、广东、台湾、云南等地。

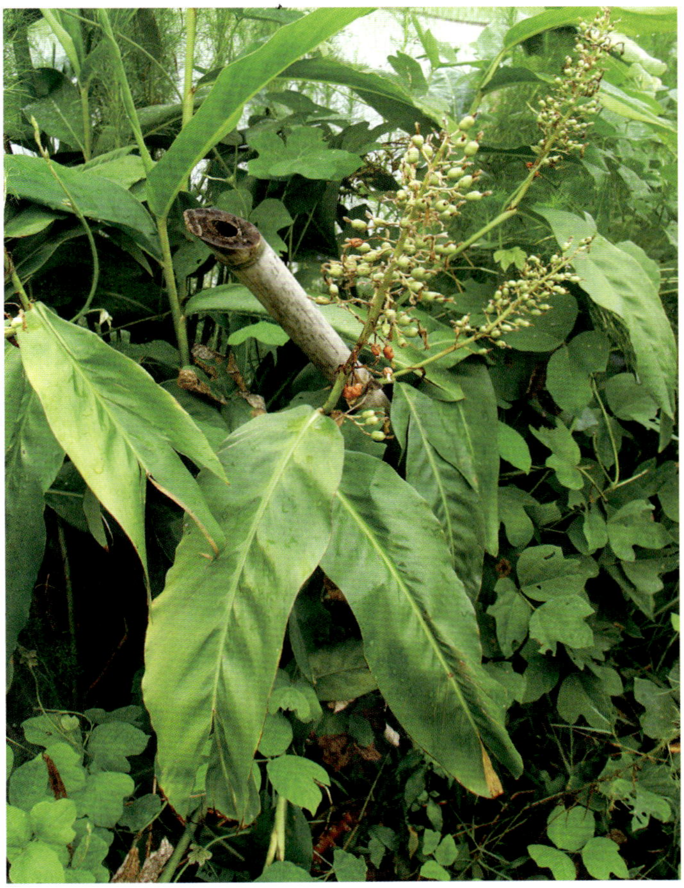

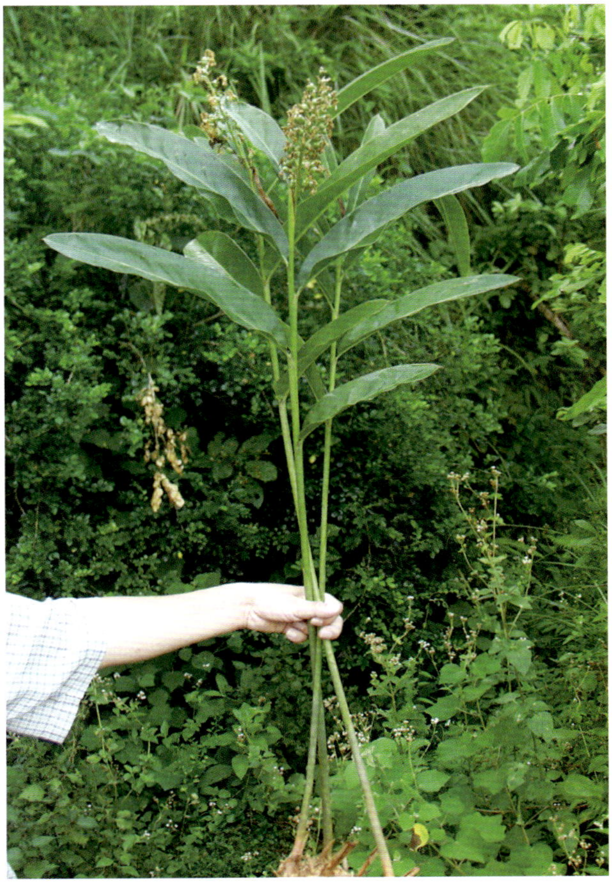

大高良姜

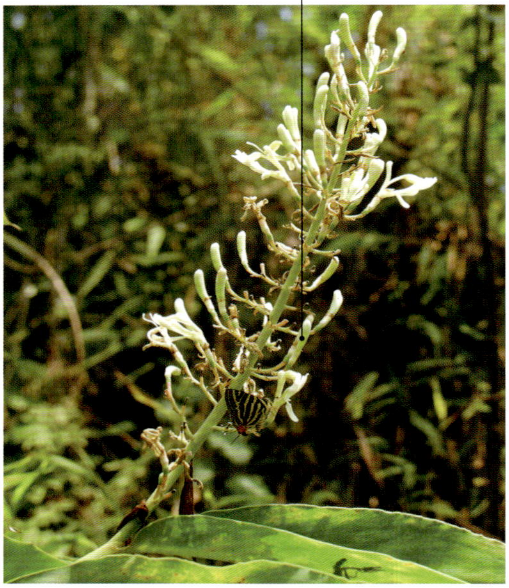

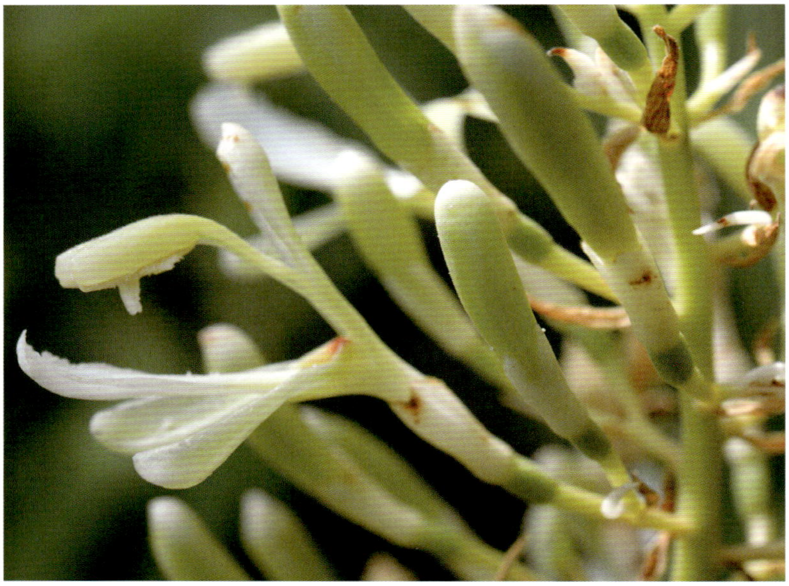

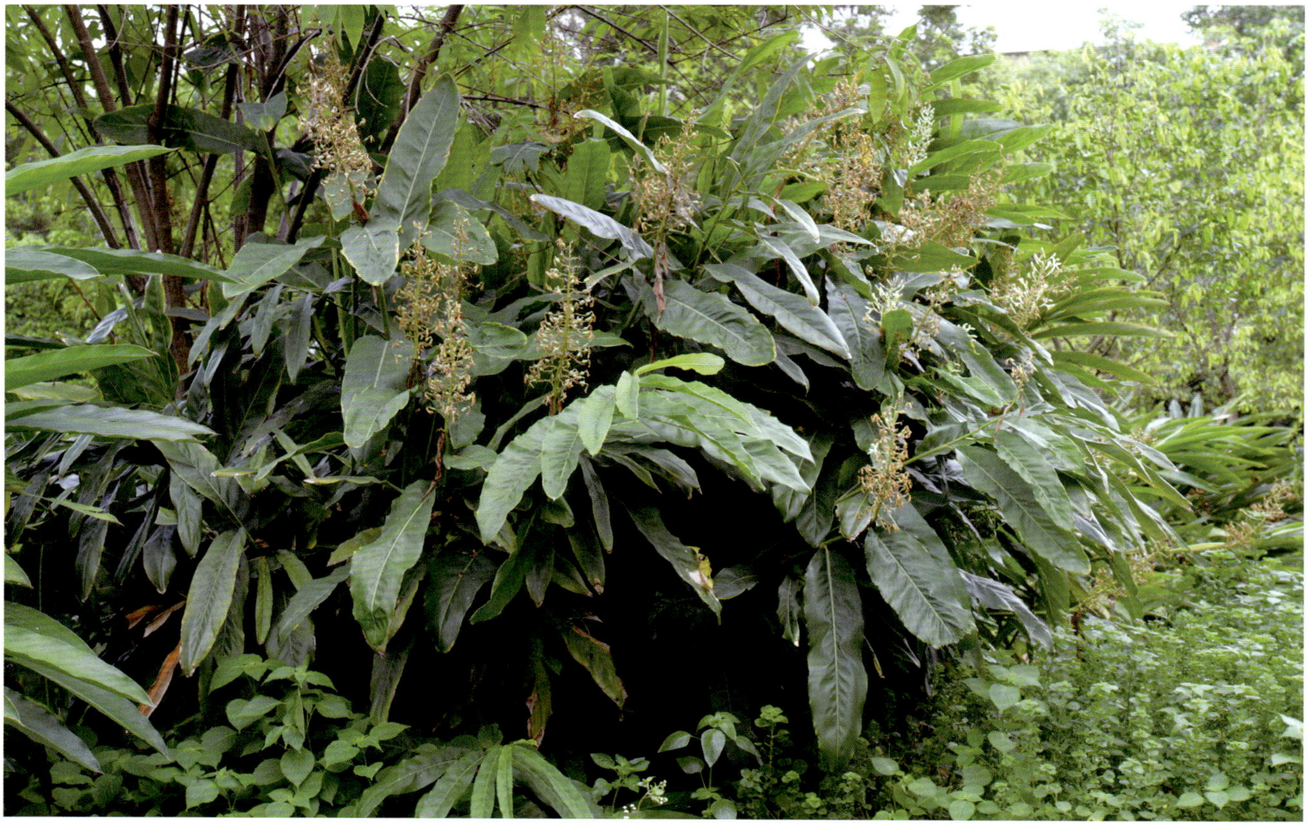

大高良姜（续）

对比鉴别

参见“高良姜”项。

红　参

Hongshen

GINSENG RADIX ET RHIZOMA RUBRA

本品为五加科植物人参 *Panax ginseng* C. A. Mey. 的栽培品经蒸制后的干燥根和根茎。

基原植物

■ **人参** *Panax ginseng* C. A. Mey.　别名：园参（栽培品）、山参（野生品）

生于山地针叶林、阔叶林或杂木林下，多为栽培。分布于吉林、黑龙江、辽宁。

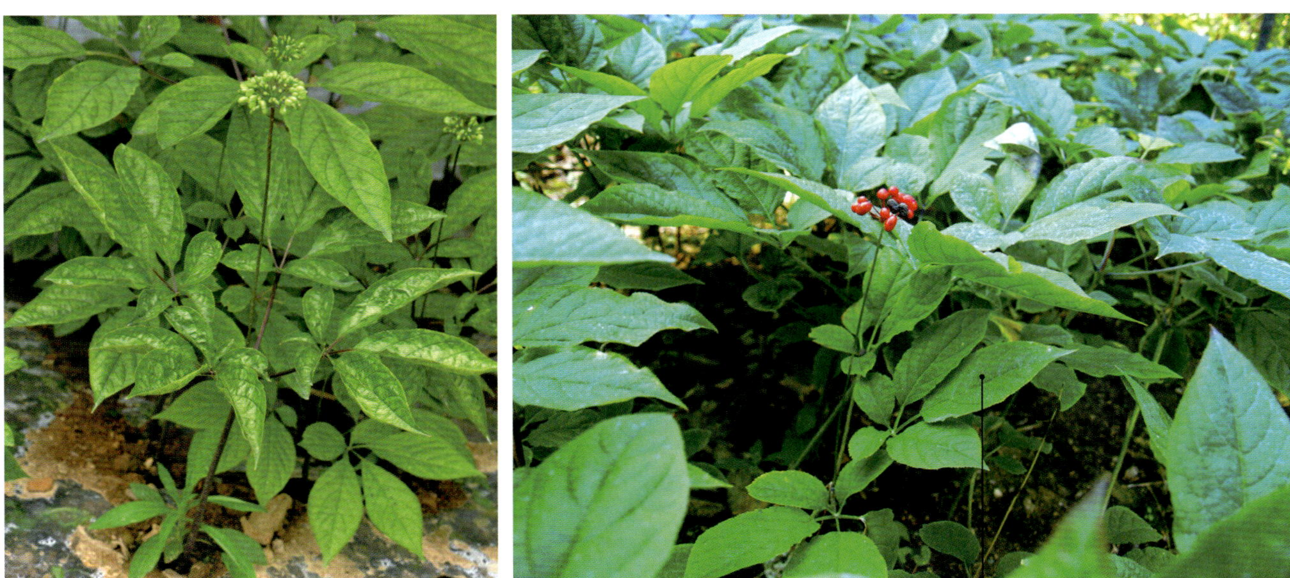

人参

对比鉴别

参见“人参”项。

检索表

参见“人参”项。

红景天

Hongjingtian

RHODIOLAE CRENULATAE RADIX ET RHIZOMA

本品为景天科植物大花红景天 *Rhodiola crenulata* (Hook. f. et Thoms.) H. Ohba 的干燥根和根茎。

基原植物

■ 大花红景天 *Rhodiola crenulata* (Hook. f. et Thoms.) H. Ohba　别名：宽瓣红景天、宽叶景天

生于海拔 2800~5600m 的山坡草地、灌丛或石缝中。分布于西藏、云南、四川及青海。

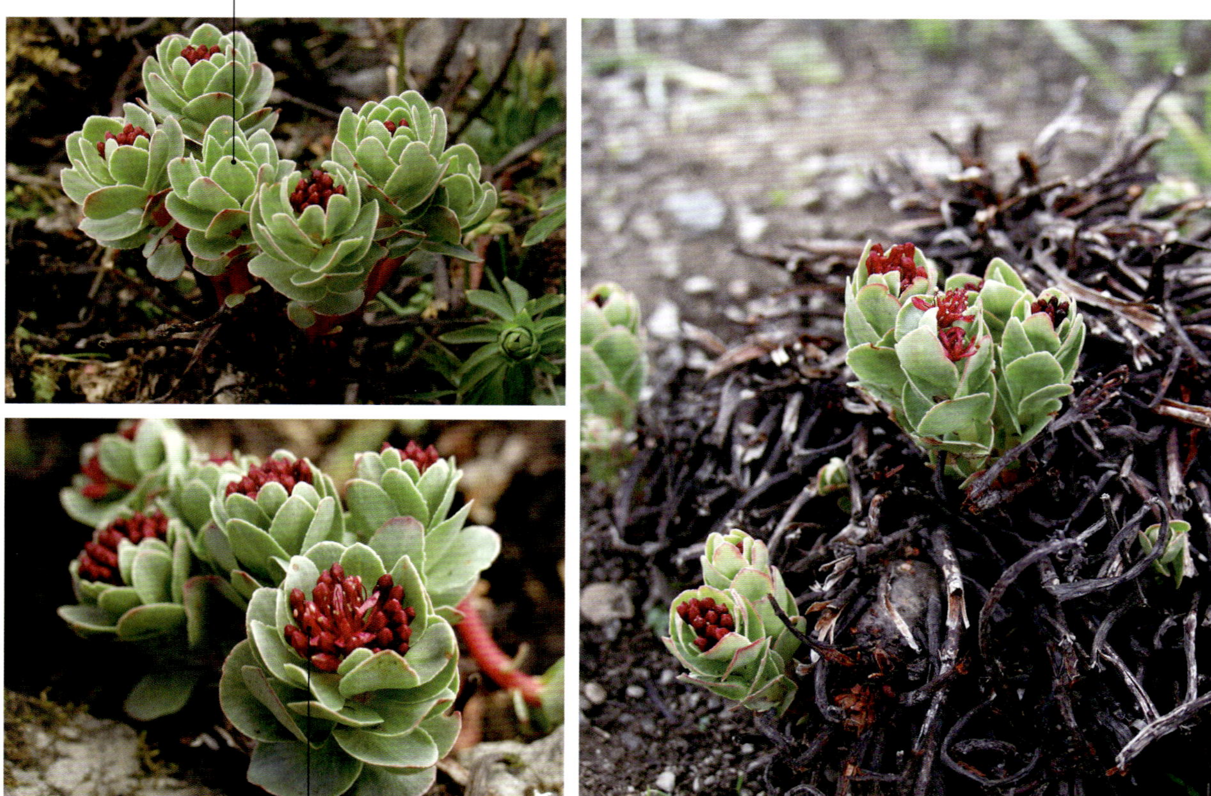

大花红景天

对比鉴别

植物大花红景天的同属植物红景天 *Rhodiola rosea* Linn. 曾经在东北地区人工栽培，其根和根茎作药材红景天使用。

红景天与大花红景天主要区别点：叶长圆形至椭圆状倒披针形或长圆状宽卵形；花瓣 4，黄绿色，线状倒披针形或长圆形。

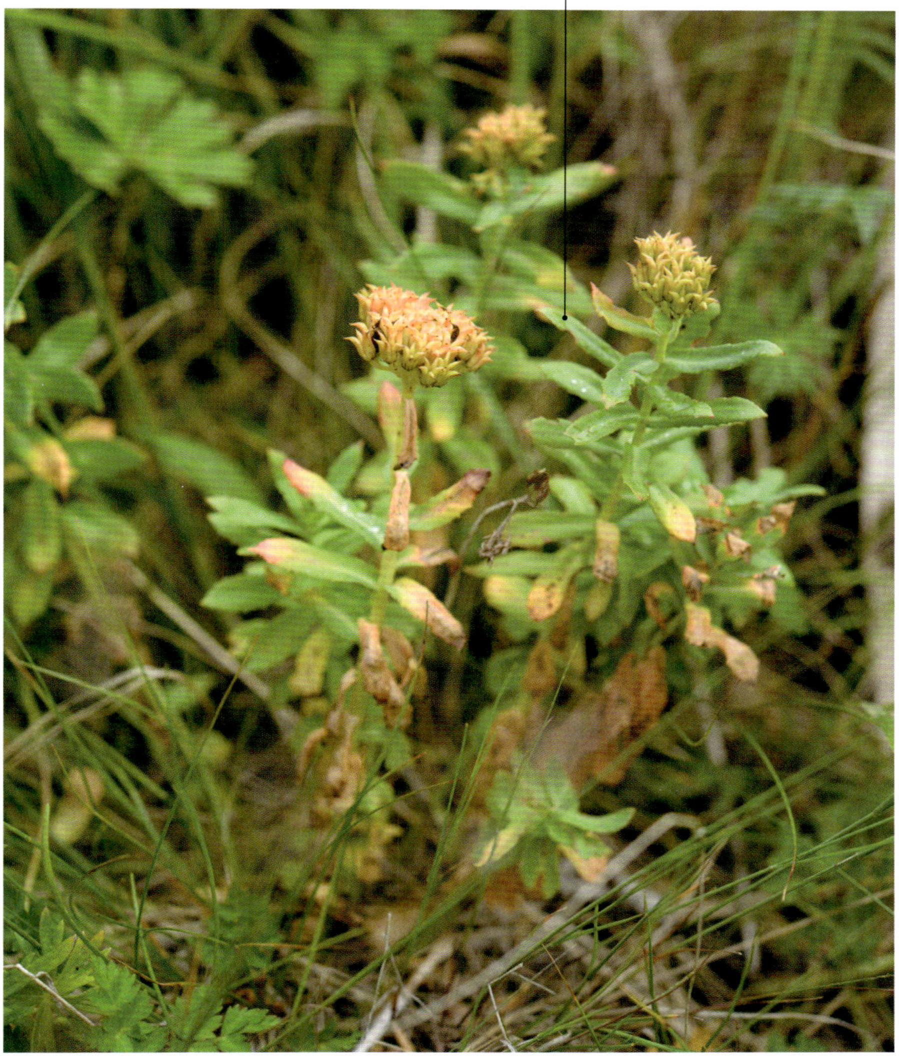

红景天

七画

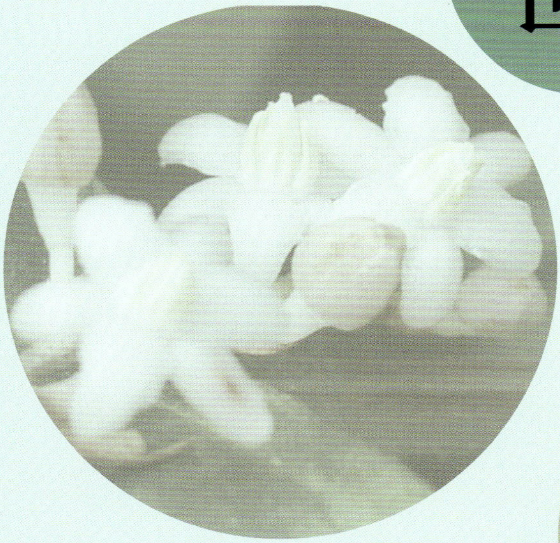

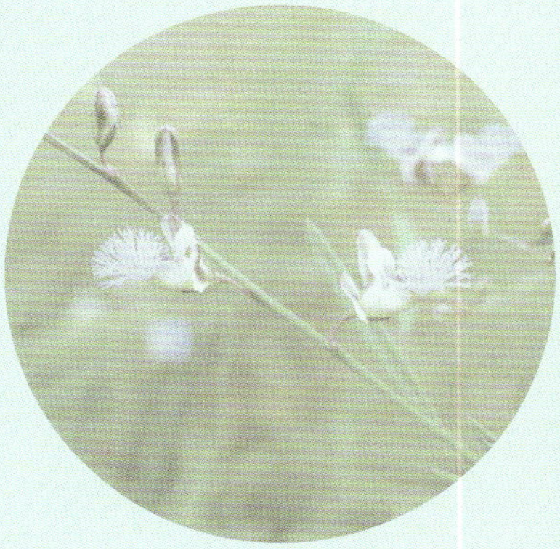

麦　冬　Maidong OPHIOPOGONIS RADIX

本品为百合科植物麦冬 *Ophiopogon japonicus* (L. f) Ker-Gawl. 的干燥块根。

基原植物

■ **麦冬**　*Ophiopogon japonicus* (L. f) Ker-Gawl.　别名：麦门冬、寸麦冬

生于林下、山沟边或阴湿的山坡草地，多为栽培。分布于河北、河南、山东、江苏、安徽、浙江、江西、福建、台湾、湖北、湖南、广东、广西、陕西、四川、贵州、云南等地。

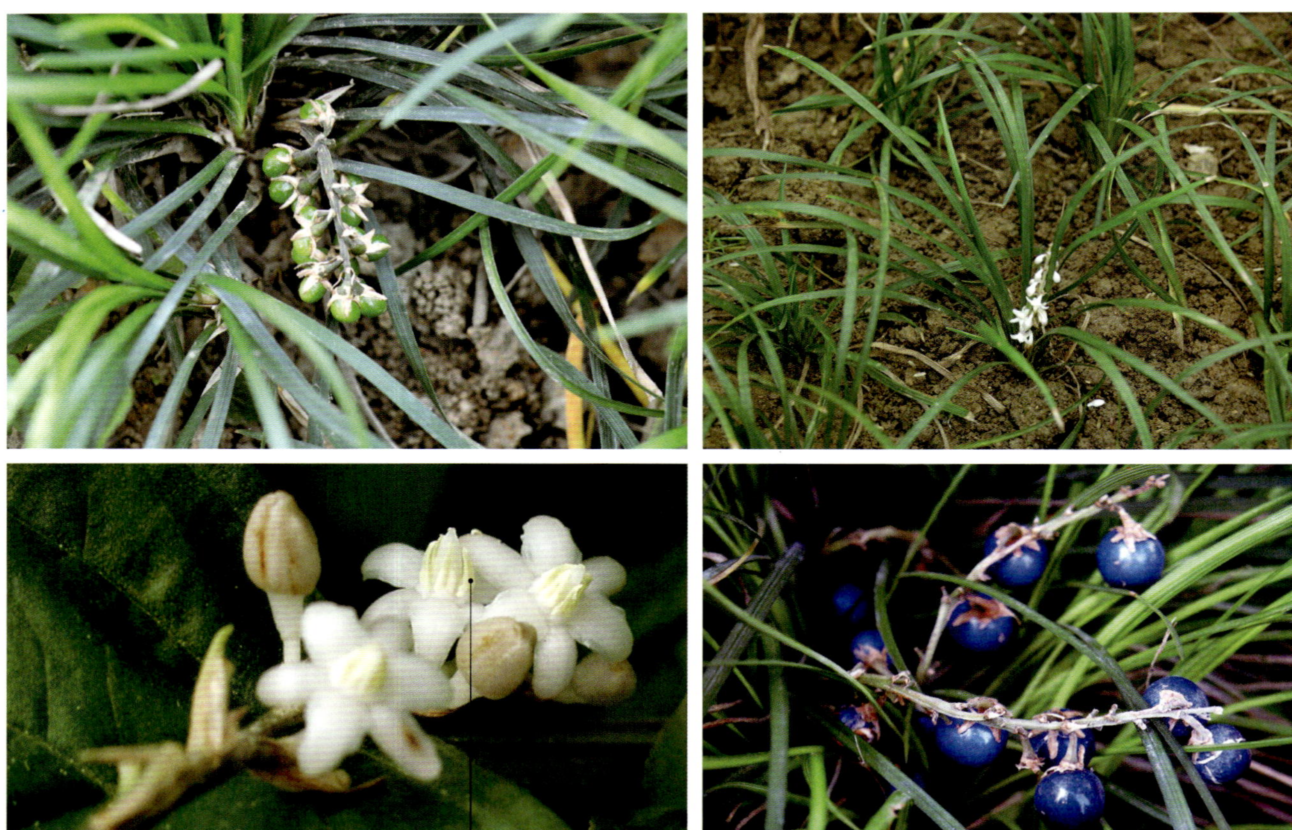

花丝很短，着生于花被基部

麦冬

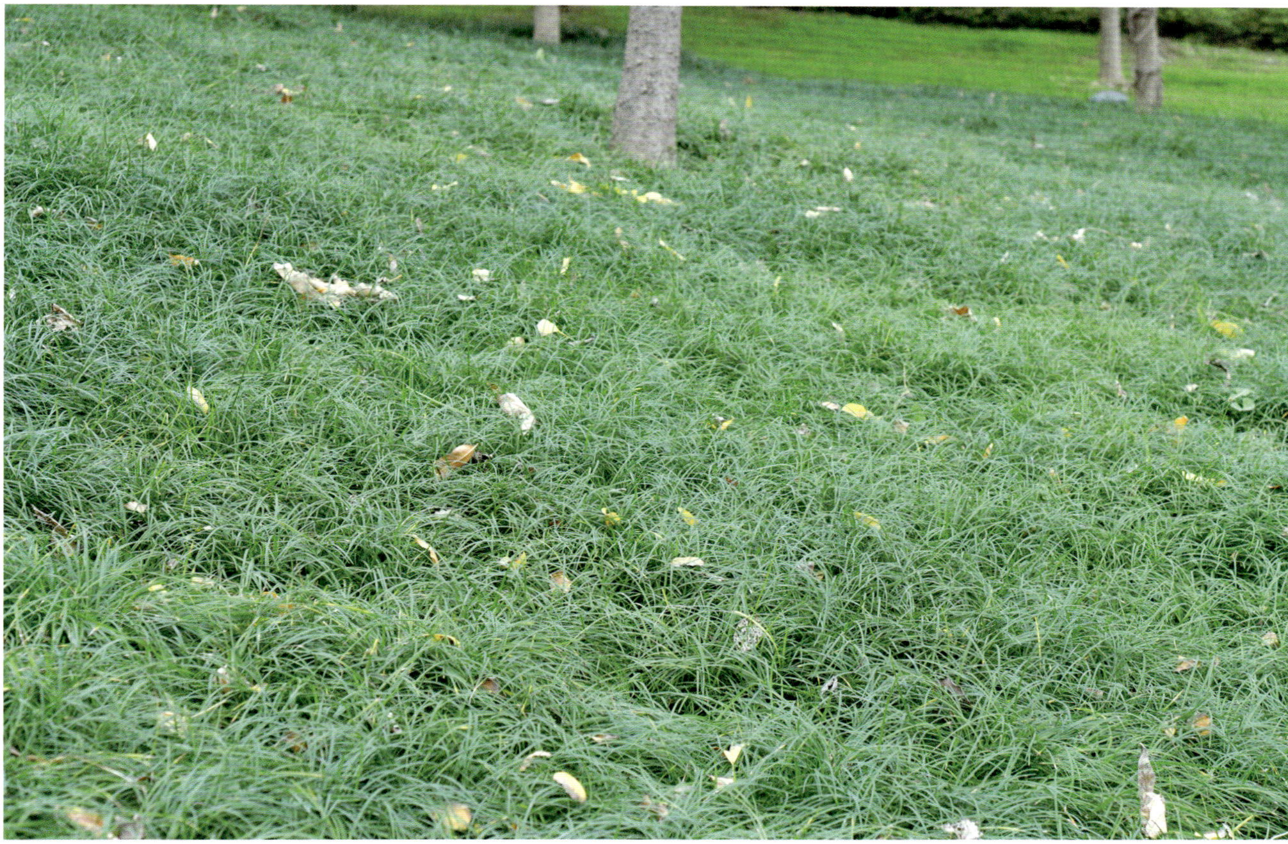

麦冬（续）

对比鉴别

参见“山麦冬”项。

检索表

参见“山麦冬”项。

麦芽

Maiya

HORDEI FRUCTUS GERMINATUS

本品为禾本科植物大麦 *Hordeum vulgare* L. 的成熟果实经发芽干燥的炮制加工品。

基原植物

■ 大麦 *Hordeum vulgare* L.

《中国药典》1953 年版记载大麦的拉丁学名为 *Hordeum sativum* Jess.var. *vulgare* Hack。

全国各地均有栽培。

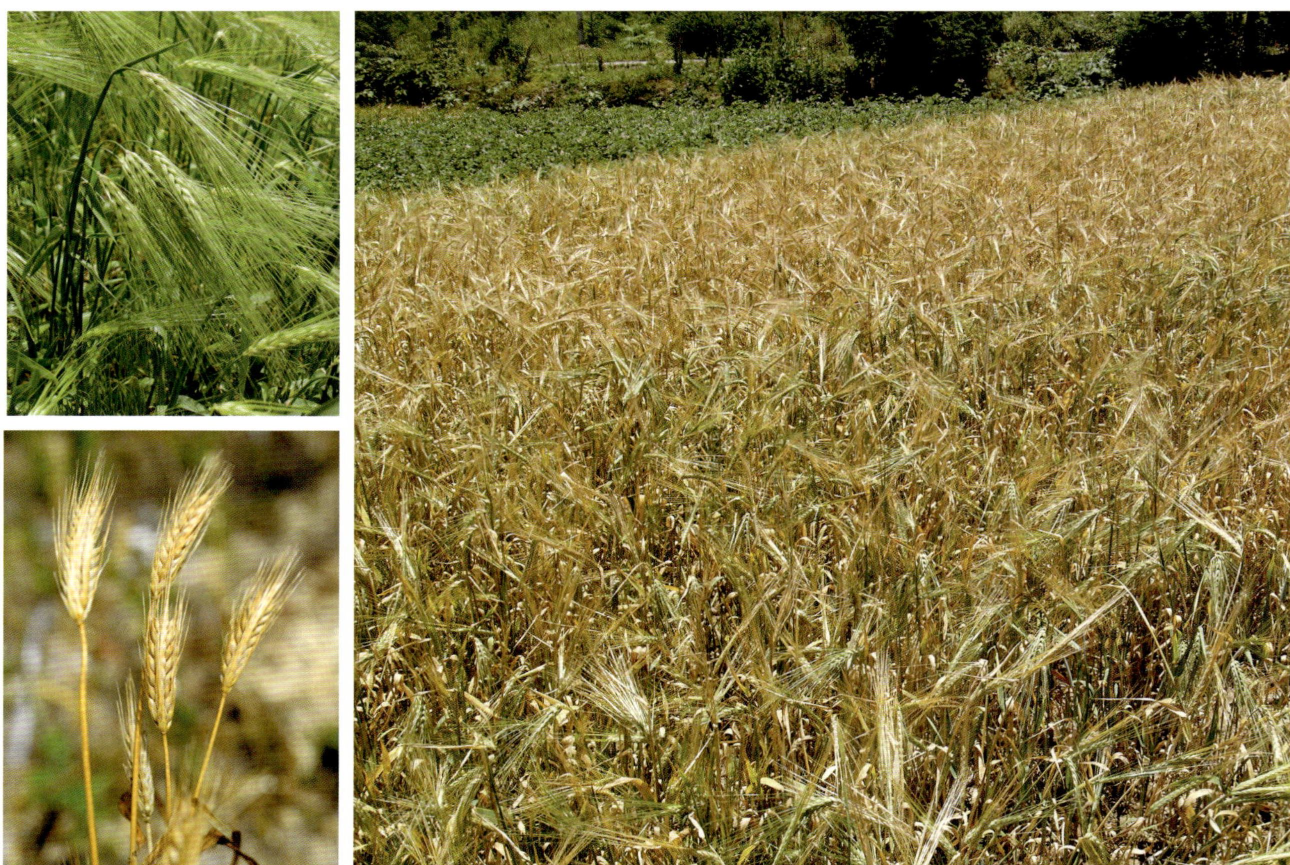

大麦

对比鉴别

禾本科植物小麦 *Triticum aestivum* L. 容易与植物大麦相混淆。

小麦与大麦主要区别点：穗状花序每节生 1 枚小穗，小穗具一至多个能育花；颖果成熟后易从稃体内脱出。

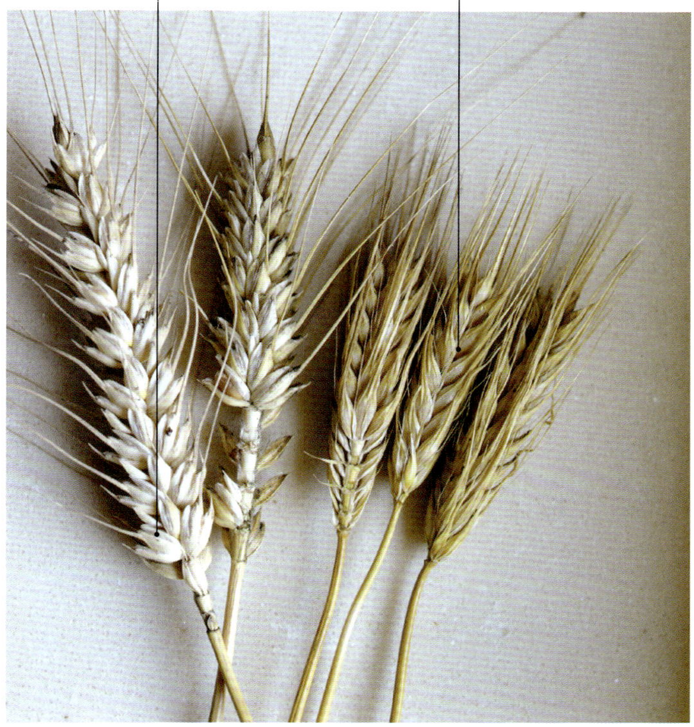
小麦果穗每节生1枚小穗，
小穗具一至多个能育花
大麦果穗每节生
3 枚结实小穗

小麦（左）和大麦（右）的果穗

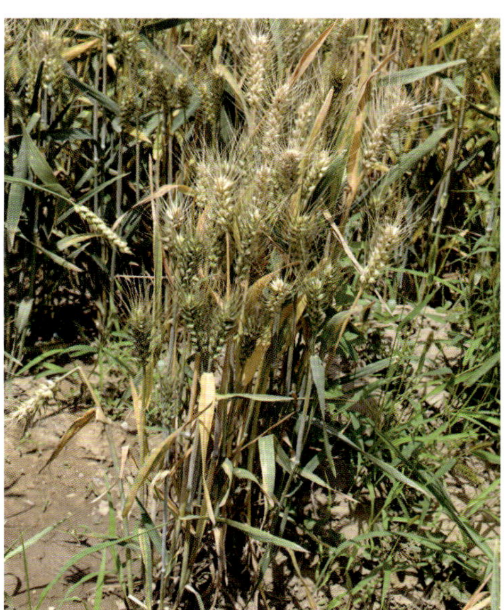

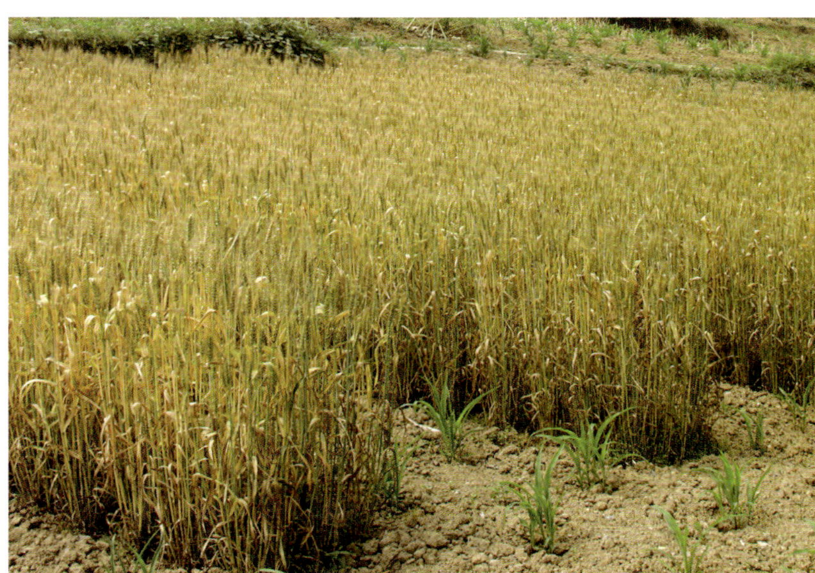

小麦

远　志 Yuanzhi POLYGALAE RADIX

本品为远志科植物远志 *Polygala tenuifolia* Willd. 或卵叶远志 *Polygala sibirica* L. 的干燥根。

基原植物

■ 远志 *Polygala tenuifolia* Willd.　别名：细叶远志

生于向阳带石砾或沙质的干山坡、路旁、河岸。分布于全国各地。

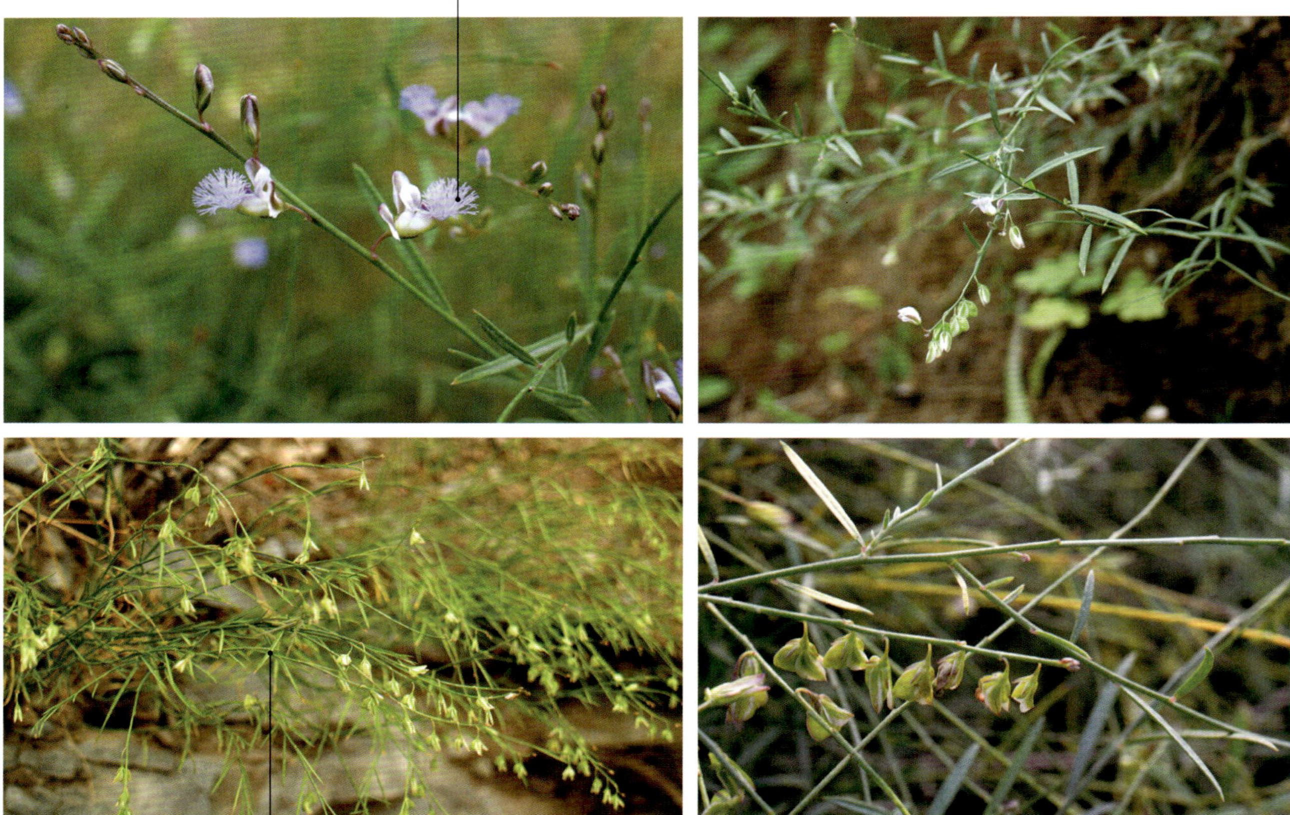

远志

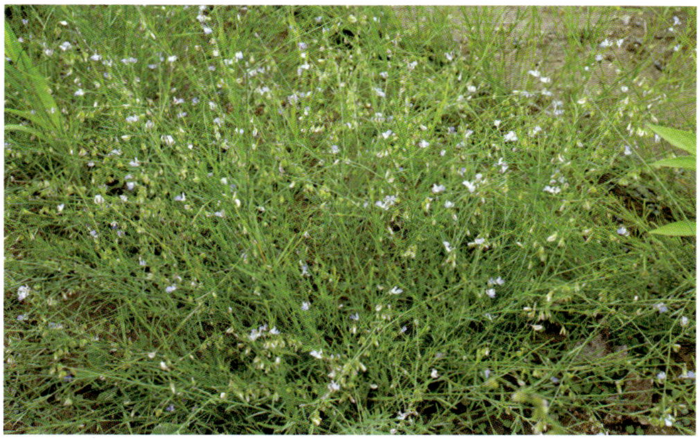

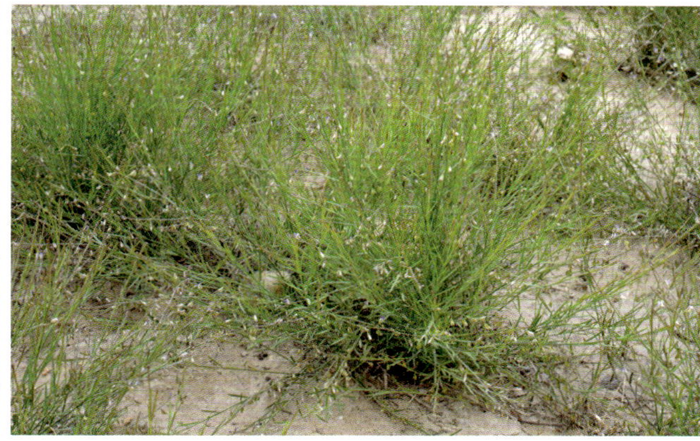

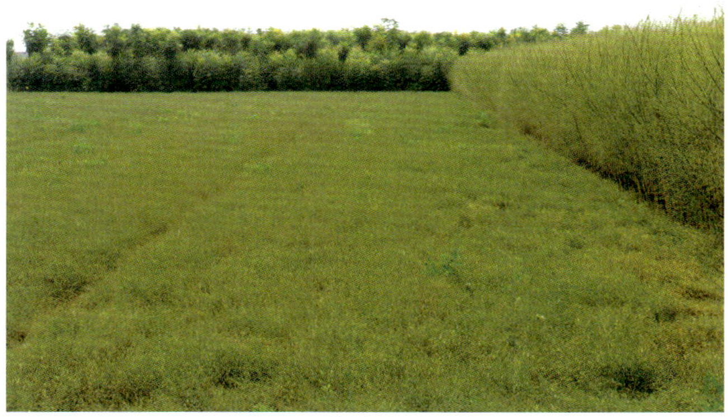

远志（续）

■ 卵叶远志 *Polygala sibirica* L. 别名：宽叶远志、西伯利亚远志

生于向阳山坡、平地石砾或沙质干燥地。分布于黑龙江、吉林、辽宁、河北、河南、山东、山西、内蒙古、陕西、宁夏、甘肃、青海、四川等地。

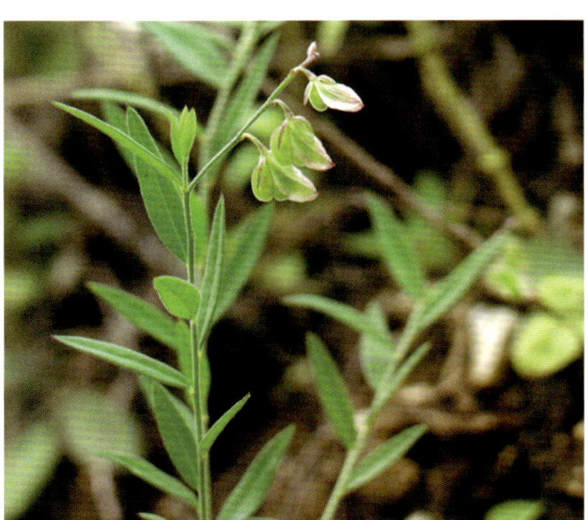

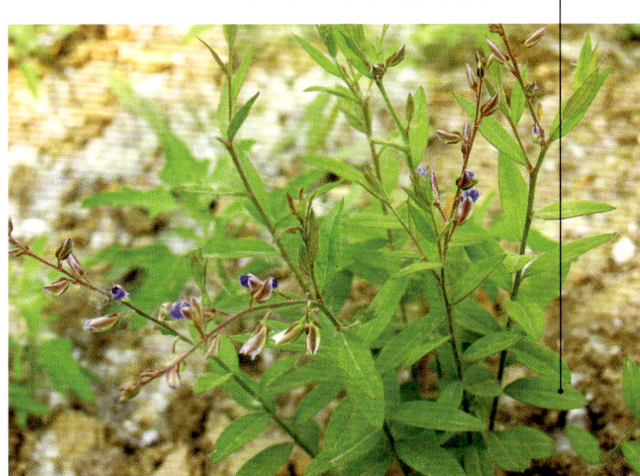

卵叶远志

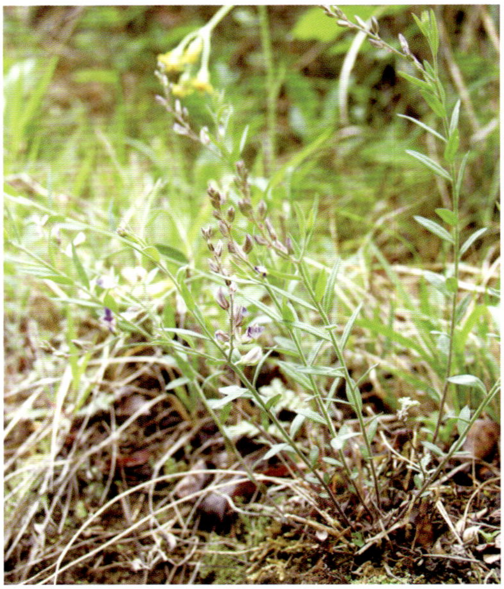
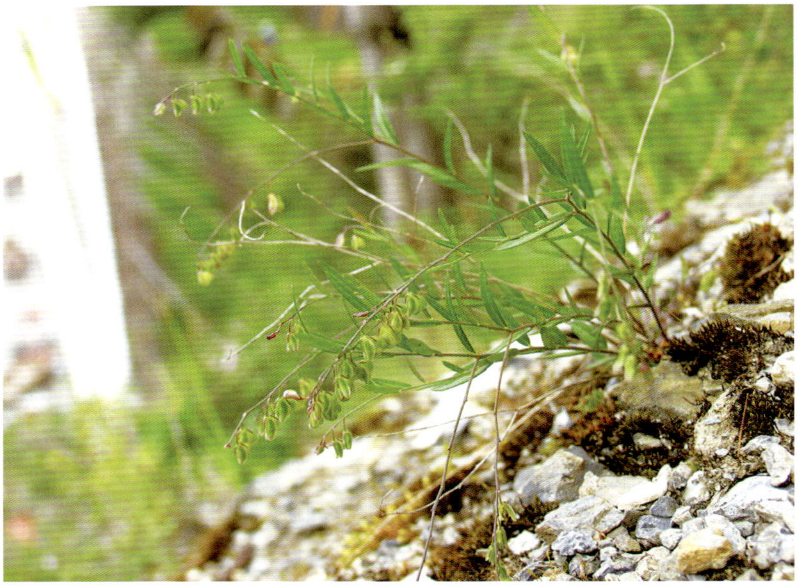

卵叶远志（续）

对比鉴别

《常用中药材品种整理和质量研究》（南方协作组）记载，商品远志以山西、陕西两地产量最大，其植物来源主要是植物远志，少数为卵叶远志和瓜子金 *Polygala japonica* Houtt.。瓜子金在大部分地区以全草入药，广西、江西、四川等地有收购。

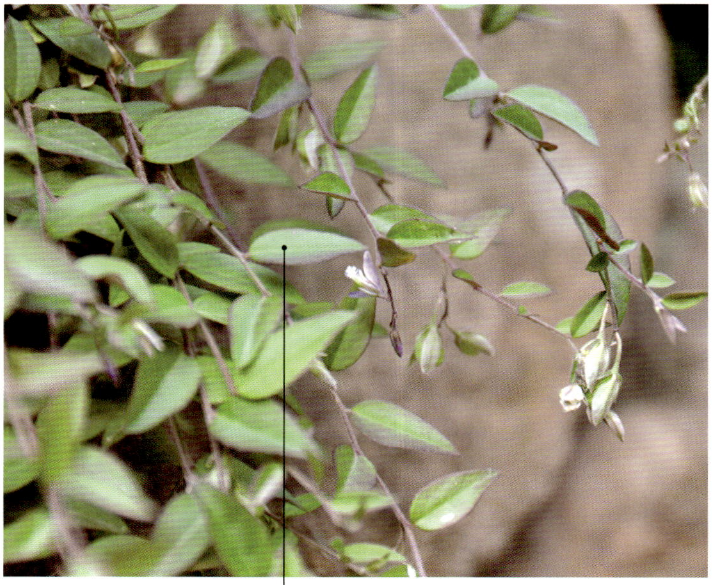

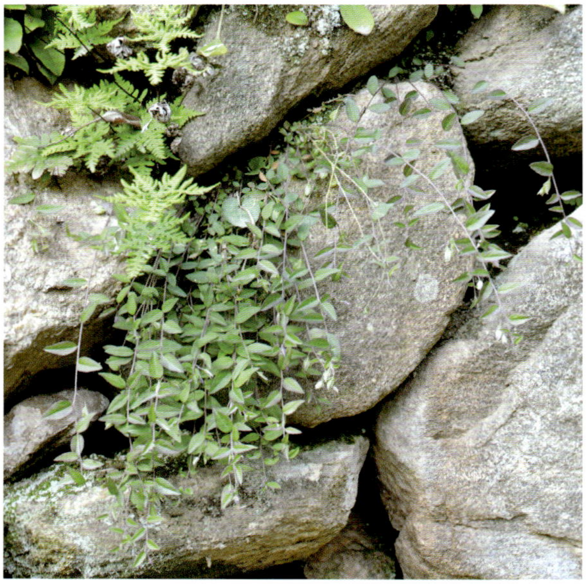

瓜子金

检索表

1. 叶片线形或线状披针形……远志

1. 叶片披针状卵圆形、椭圆形或线状披针形……2

2. 叶较宽，卵状披针形或椭圆形；花序腋生，较茎稍短；花丝近全部合生……瓜子金

2. 叶较狭，披针形或长圆形；花序较茎稍长或略等长……卵叶远志

赤小豆 Chixiaodou VIGNAE SEMEN

本品为豆科植物赤小豆 *Vigna umbellata* Ohwi et Ohashi 或赤豆 *Vigna angularis* Ohwi et Ohashi 的干燥成熟种子。

基原植物

■ 赤小豆 *Vigna umbellata* Ohwi et Ohashi

1963~2005 年间的几版《中国药典》记载赤小豆的拉丁学名为 *Phaseolus calcaratus* Roxb.。

全国各地均有栽培。主要分布于吉林、北京、河北、陕西、山东、安徽、江苏、浙江、江西、广东、四川、云南等地。

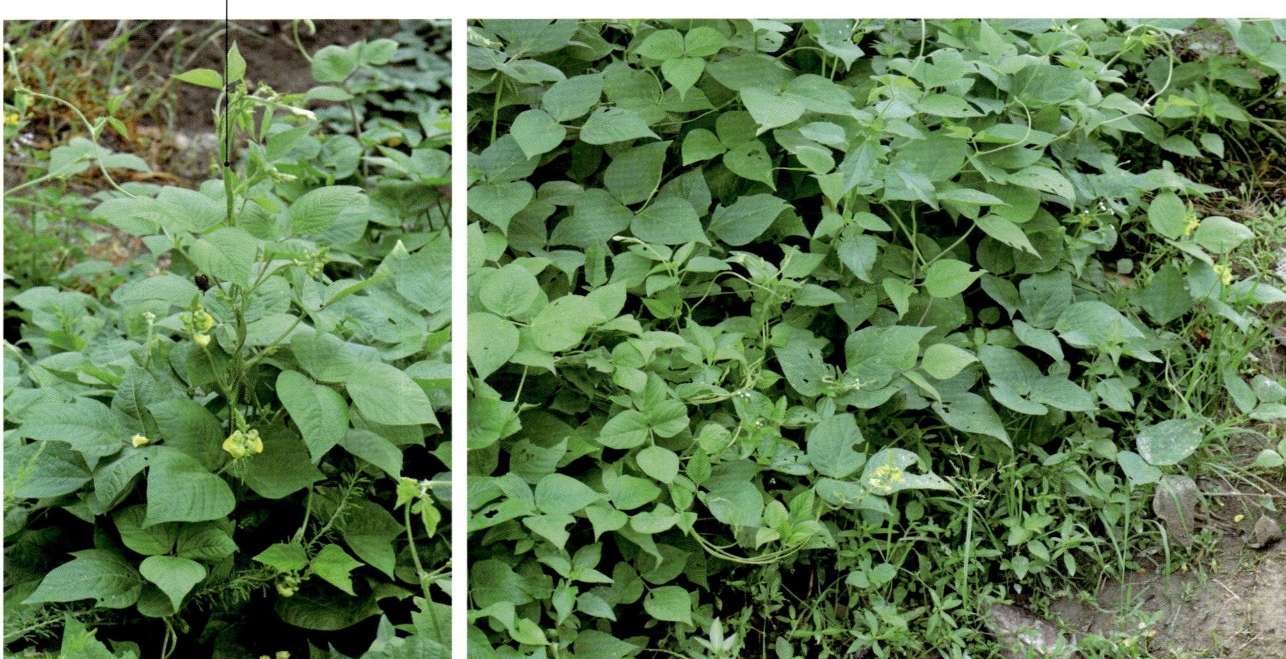

赤小豆

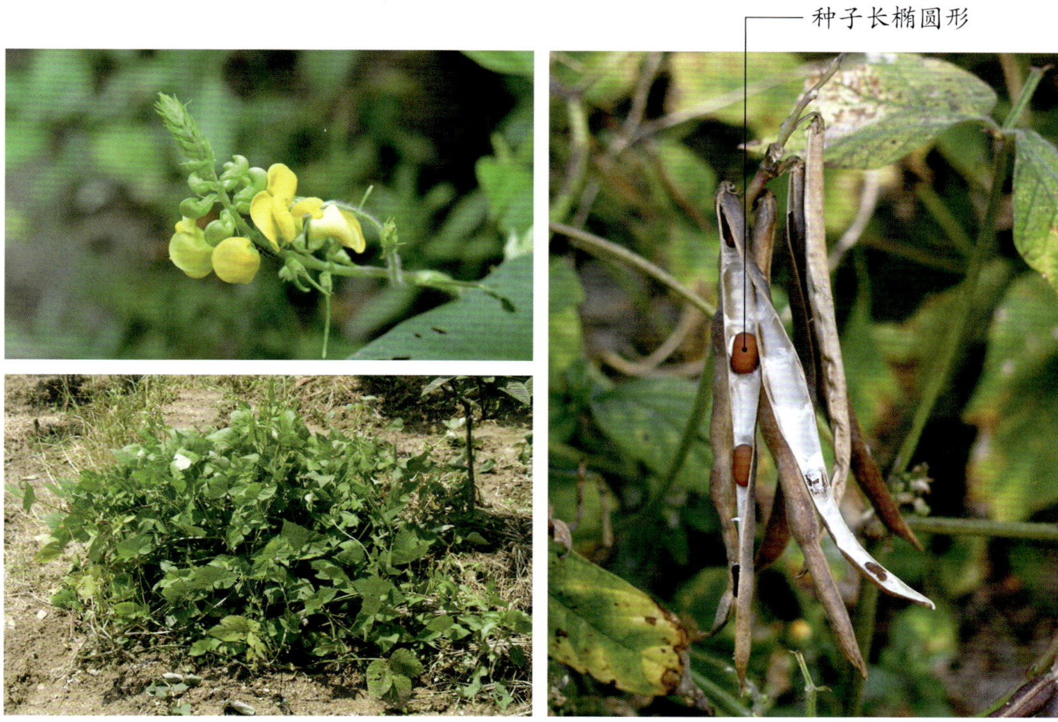

赤小豆（续）

■ 赤豆 *Vigna angularis* Ohwi et Ohashi 别名：红豆、红小豆

1977~2005 年间的几版《中国药典》记载赤豆的拉丁学名为 *Phaseolus angularis* Wight。

与赤小豆主要区别点：直立草本；种子长圆形，种脐不凹陷。

全国各地均有栽培。主要分布于吉林、北京、河北、陕西、山东、安徽、江苏、浙江、江西、广东、四川、云南等地。

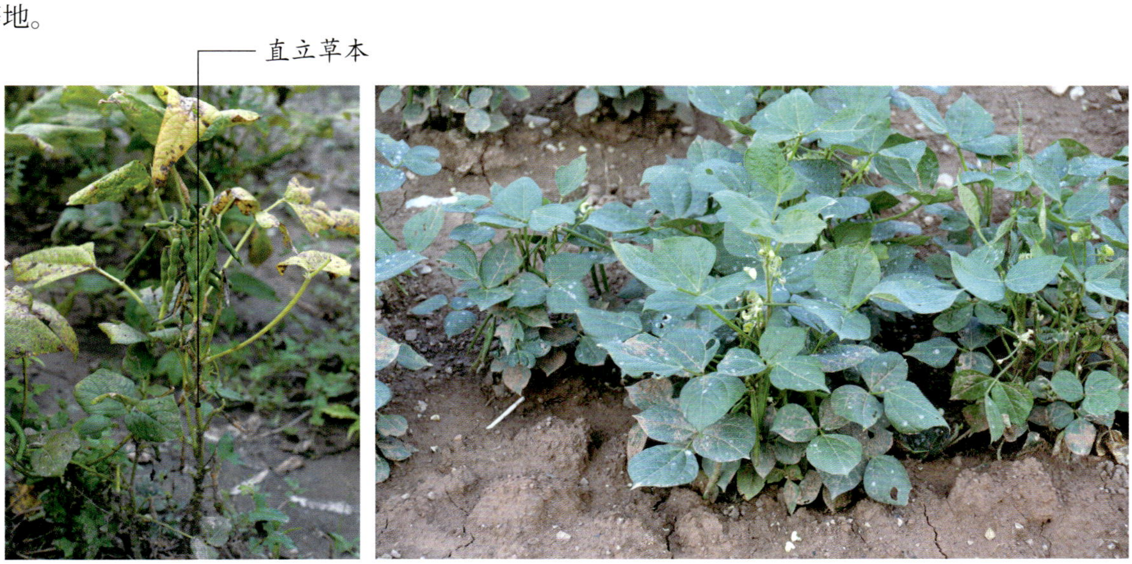

赤豆

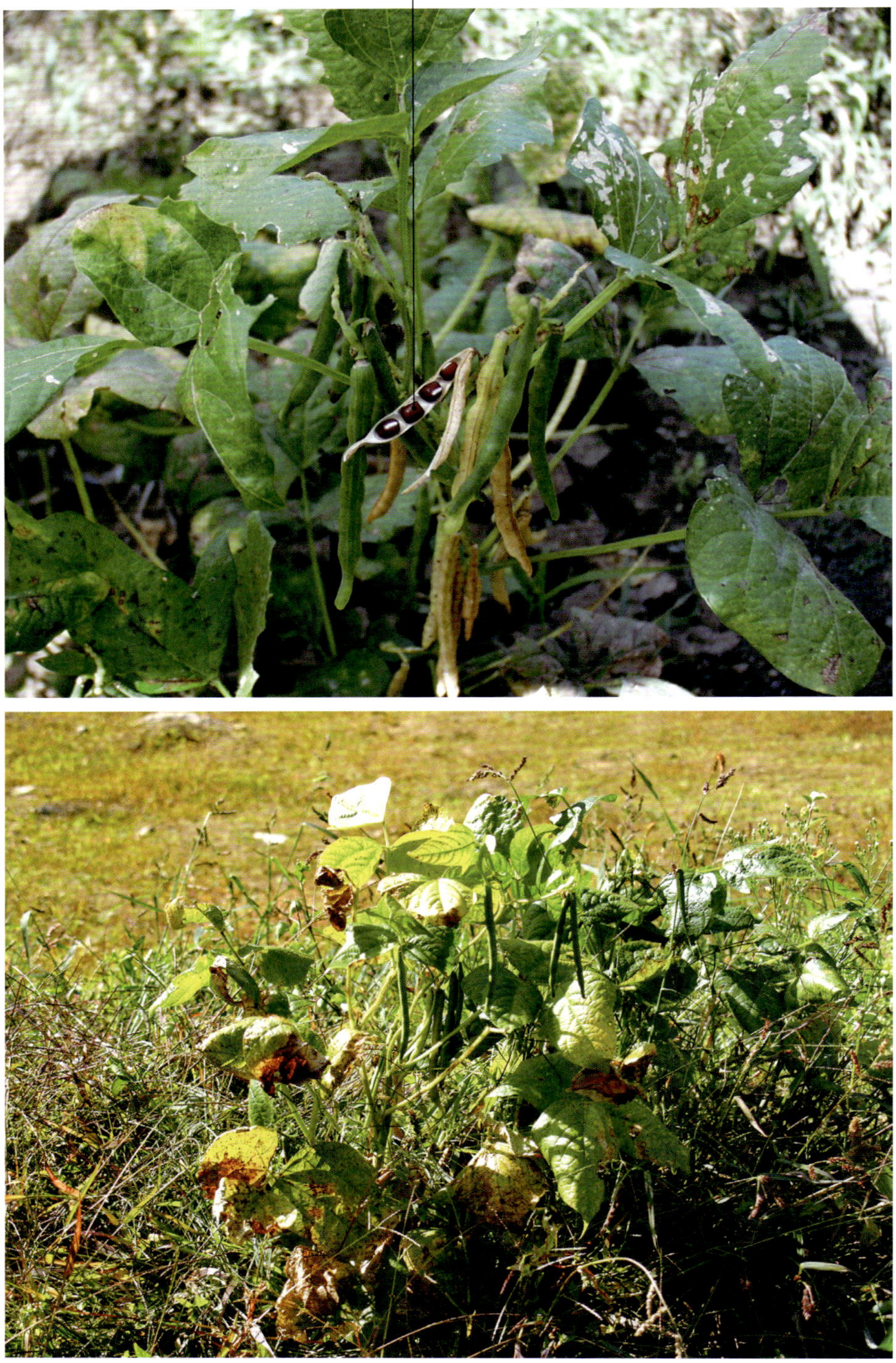

赤豆（续）

赤　芍 Chishao PAEONIAE RADIX RUBRA

本品为毛茛科植物芍药 *Paeonia lactiflora* Pall. 或川赤芍 *Paeonia veitchii* Lynch 的干燥根。

基原植物

■ **芍药** *Paeonia lactiflora* Pall.　别名：赤芍

生于山坡、山谷、灌木丛。分布于东北、华北及河南、山东、陕西，全国各地均有栽培。

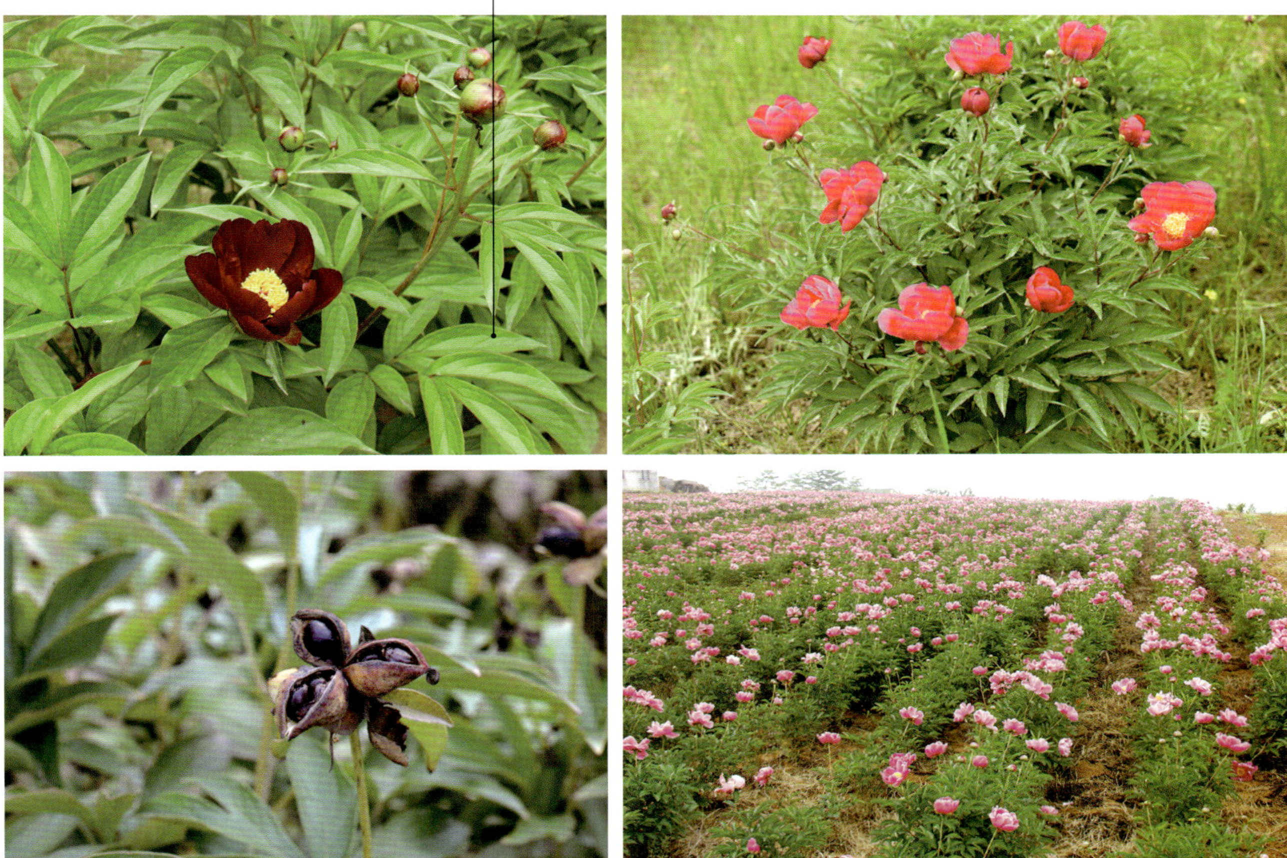

芍药

■ 川赤芍 *Paeonia veitchii* Lynch 别名：赤芍、条赤芍

Flora of China 记载川赤芍的拉丁学名为 *Paeonia anomala* subsp. *veitchii* (Lynch) D. Y. Hong & K. Y. Pan。

生于海拔 1800~3900m 的山坡林下、林缘、灌丛或草坡。分布于山西、陕西、甘肃、青海、四川、西藏、云南。

花数朵，顶生和腋生　　小叶分裂

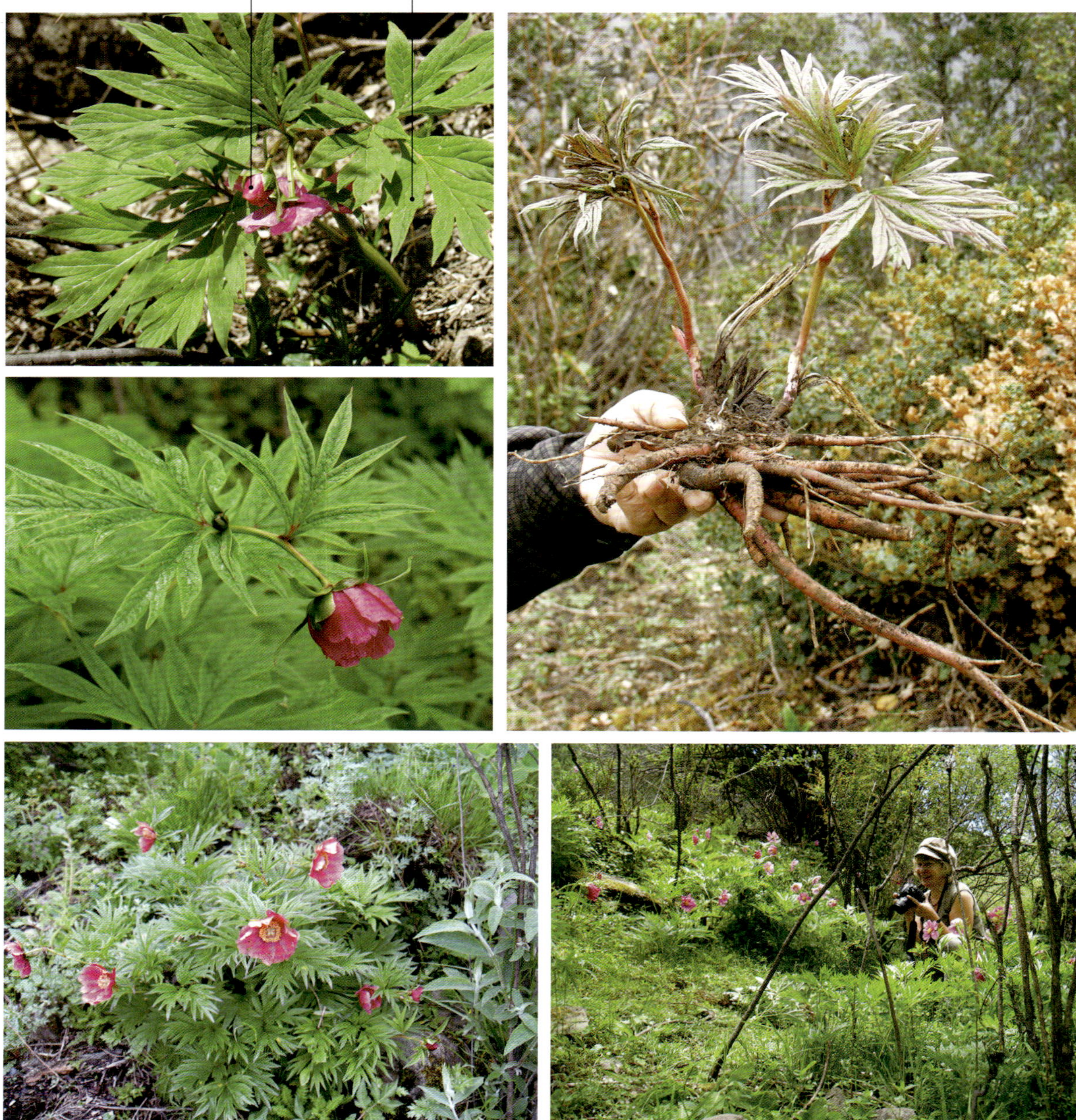

川赤芍

对比鉴别

《中国药典》2020 年版记载植物芍药的根入药，置沸水中煮过并去外皮后晒干为药材白芍，而直接晒干为药材赤芍。植物川赤芍与芍药的根直接晒干作为药材赤芍同等入药。

《常用中药材品种整理和质量研究》(南方协作组)报道，经过对芍药类药材的调查发现，除正品药材外，民间还见有草芍药 *Paeonia obovata* Maxim.、新疆芍药 *Paeonia sinjiangensis* K. Y. Pan、美丽芍药 *Paeonia mairei* Lévl.、滇牡丹 *Paeonia delavayi* Franch. 的根入药。

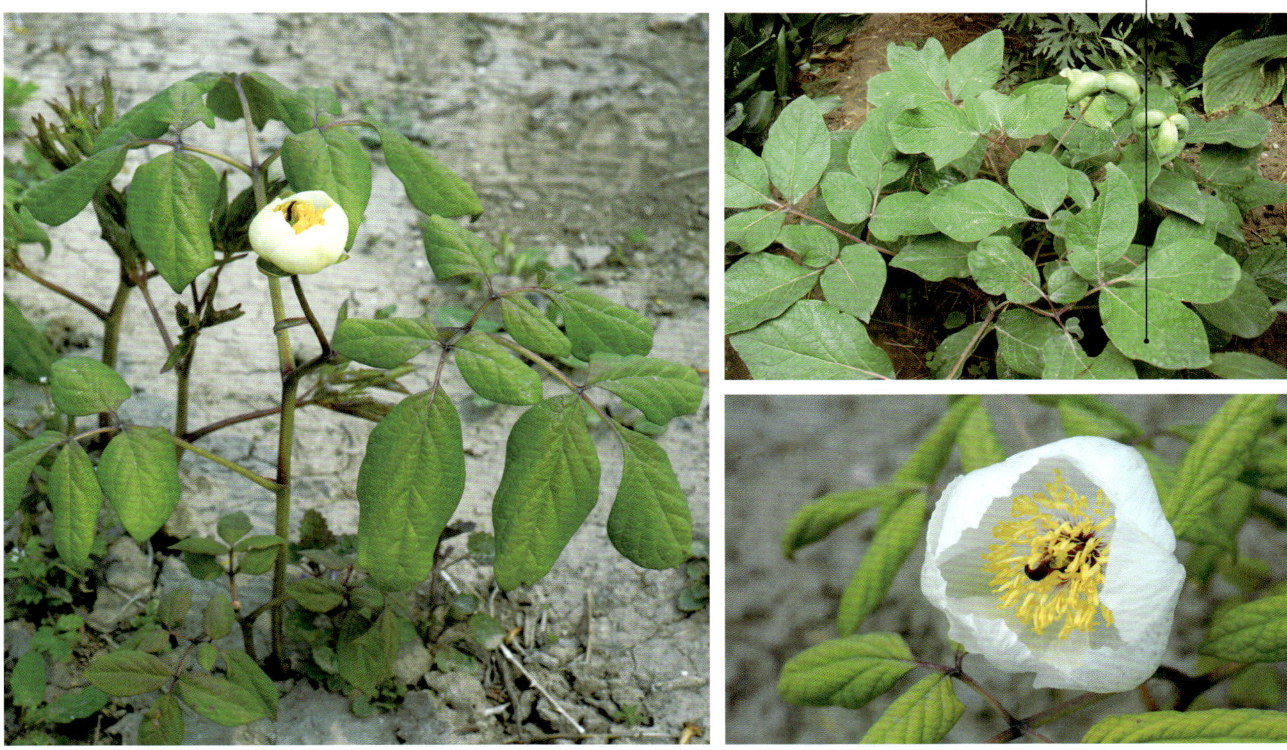

草芍药

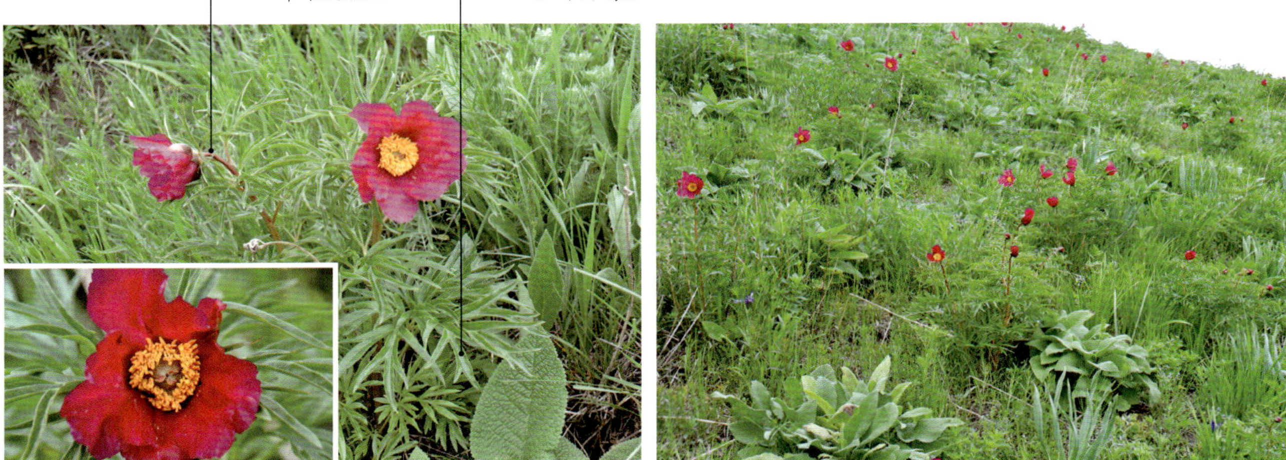

新疆芍药

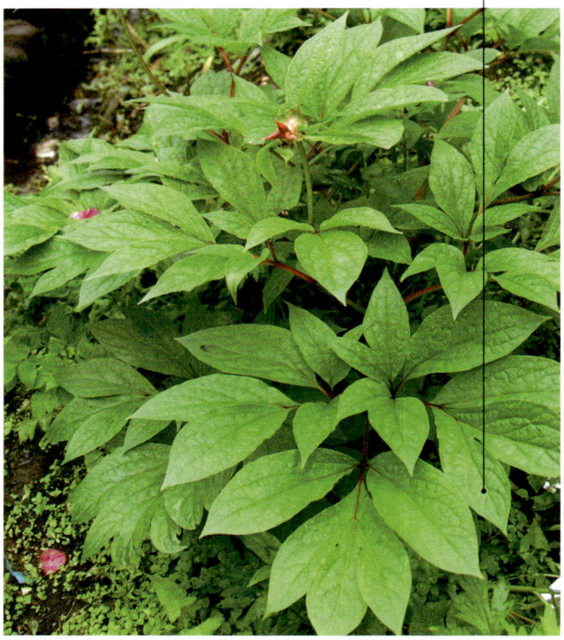

美丽芍药

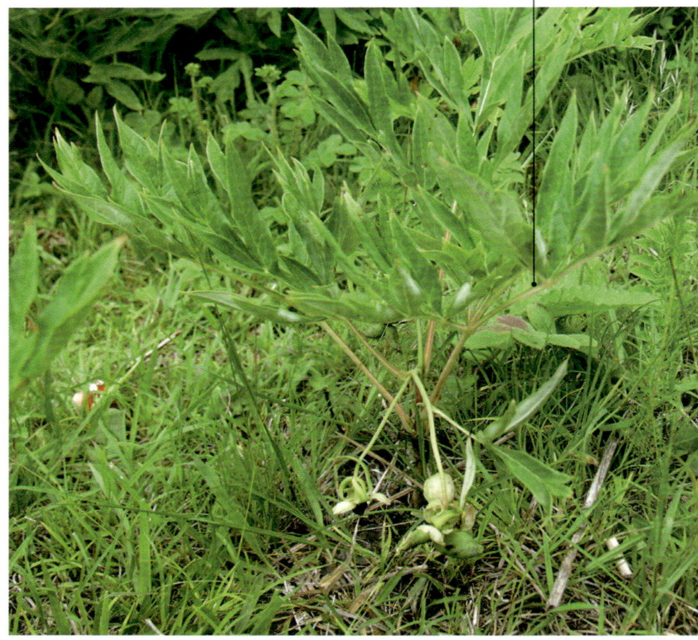

滇牡丹

检索表

1. 亚灌木 …………………………………………………………………………………… 滇牡丹
1. 多年生草本 ……………………………………………………………………………………2
2. 小叶不分裂 ……………………………………………………………………………………3
2. 小叶分裂…………………………………………………………………………………………5
3. 花常为数朵，但有时仅顶生的发育开放；小叶边缘具骨质细齿 …………………………芍药
3. 单花顶生；叶全缘 ………………………………………………………………………………4
4. 小叶长圆状卵形至长圆状倒卵形，顶端尾状渐尖 …………………………………美丽芍药
4. 小叶倒卵形或宽椭圆形，顶端短尖 …………………………………………………… 草芍药
5. 花数朵，顶生和腋生，有时仅顶生一朵发育开放 …………………………………… 川赤芍
5. 单花顶生……………………………………………………………………………………新疆芍药

芫　花 Yuanhua GENKWA FLOS

本品为瑞香科植物芫花 *Daphne genkwa* Sieb. et Zucc. 的干燥花蕾。

基原植物

■ **芫花** *Daphne genkwa* Sieb. et Zucc. 别名：药鱼草、闹鱼花

生于海拔 300~1000m 的山坡灌木丛、路旁或疏林下，或栽培于庭园。分布于河北、山西、陕西、甘肃、河南、湖北、湖南、江西、山东、江苏、安徽、浙江、福建、台湾、贵州、四川。

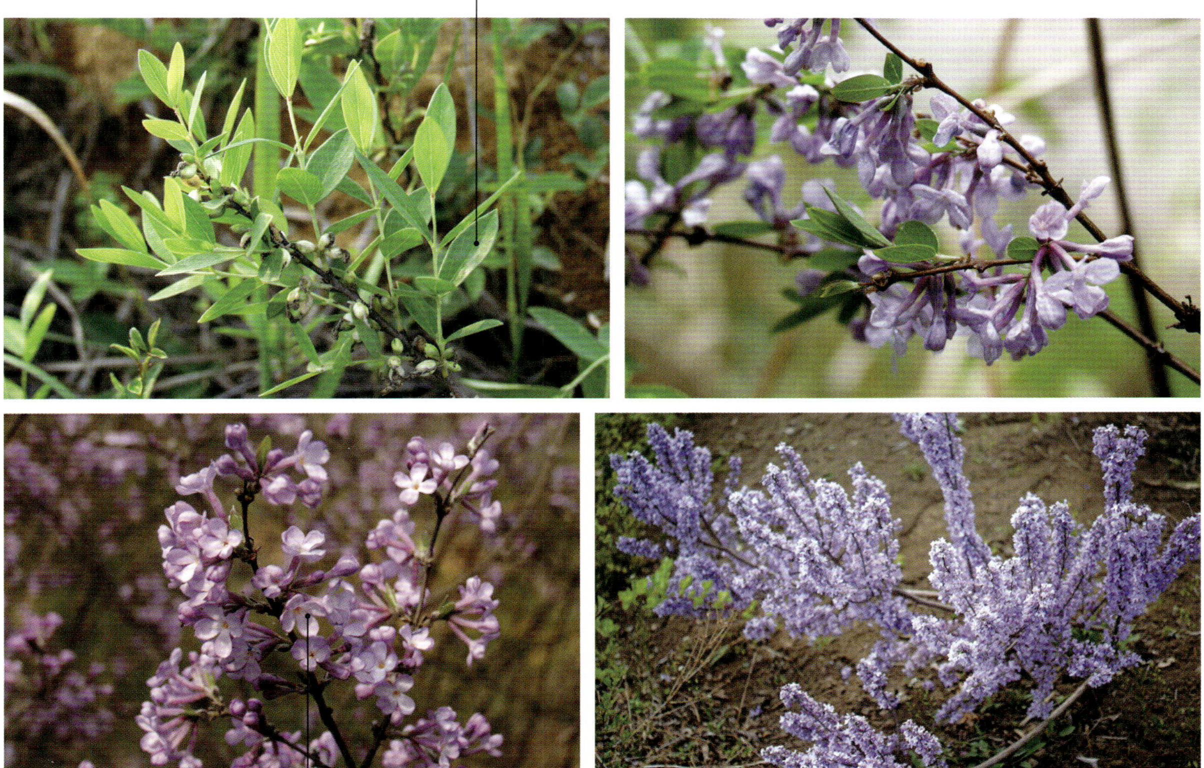
叶卵圆形、椭圆形、长椭圆形或卵状披针形
花紫色

芫花

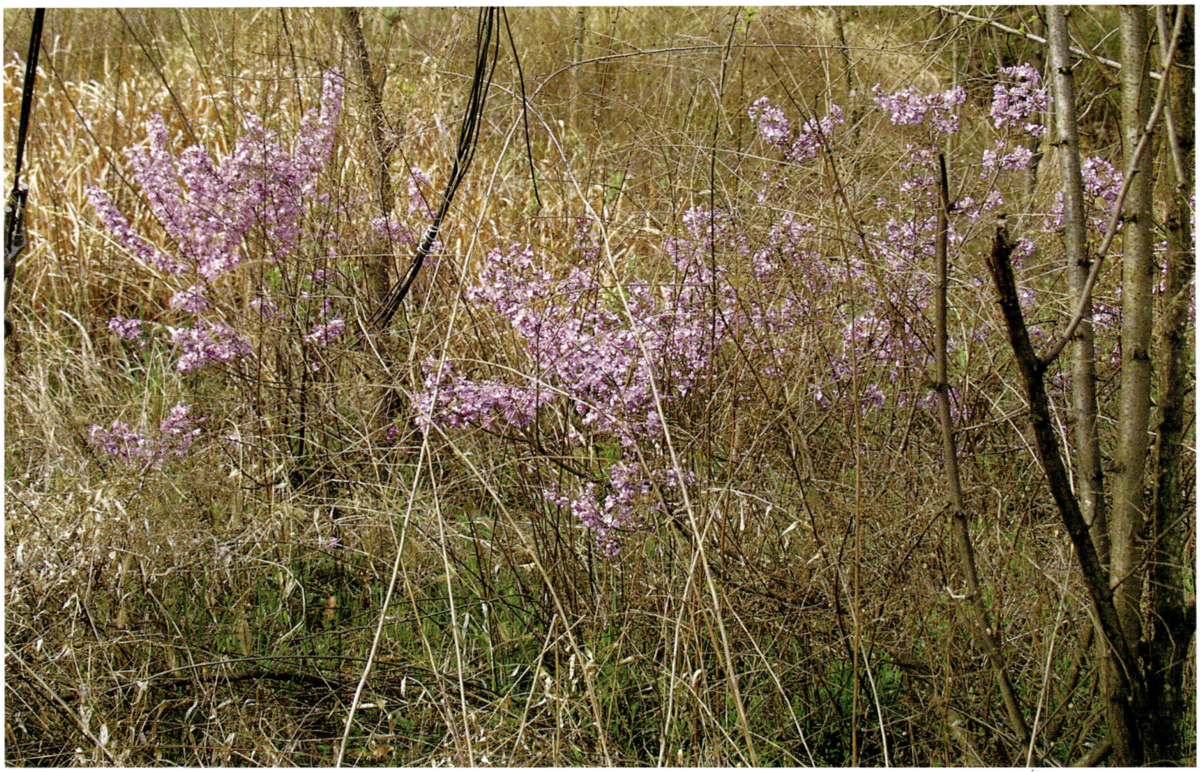

芫花（续）

对比鉴别

《中药志（第五册）》记载瑞香科植物河朔荛花（黄芫花）*Wikstroemia chamaedaphne* Meisn. 的花蕾在华北地区混充芫花使用。

河朔荛花与芫花主要区别点：叶披针形至条状披针形，长 2~5.5cm，宽 0.3~0.8cm；花黄色；穗状花序或圆锥花序顶生或腋生。

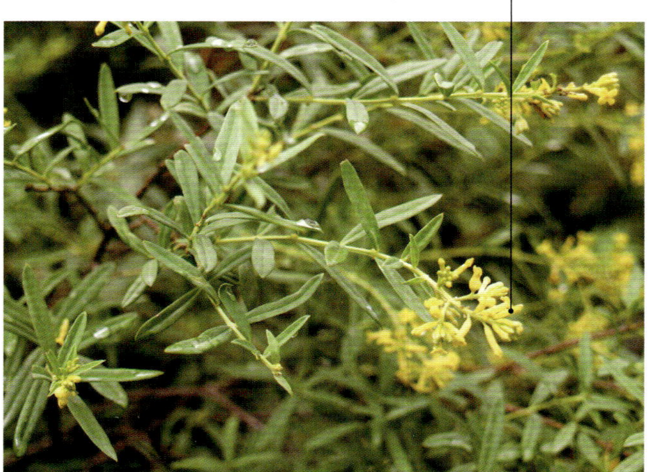

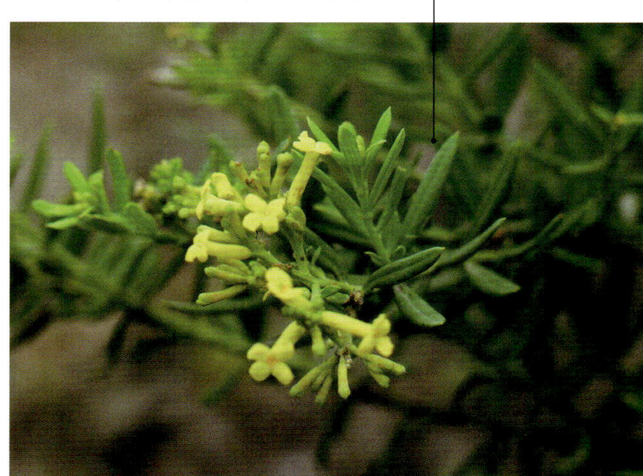

河朔荛花

花椒 Huajiao ZANTHOXYLI PERICARPIUM

本品为芸香科植物青椒 *Zanthoxylum schinifolium* Sieb. et Zucc. 或花椒 *Zanthoxylum bungeanum* Maxim. 的干燥成熟果皮。

基原植物

■ **青椒** *Zanthoxylum schinifolium* Sieb. et Zucc. 别名：青花椒

生于海拔 800m 以下的林缘、灌木丛或坡地岩石旁。分布于辽宁、河北、河南、山东、江苏、安徽、浙江、江西、湖南、广东、广西等地。

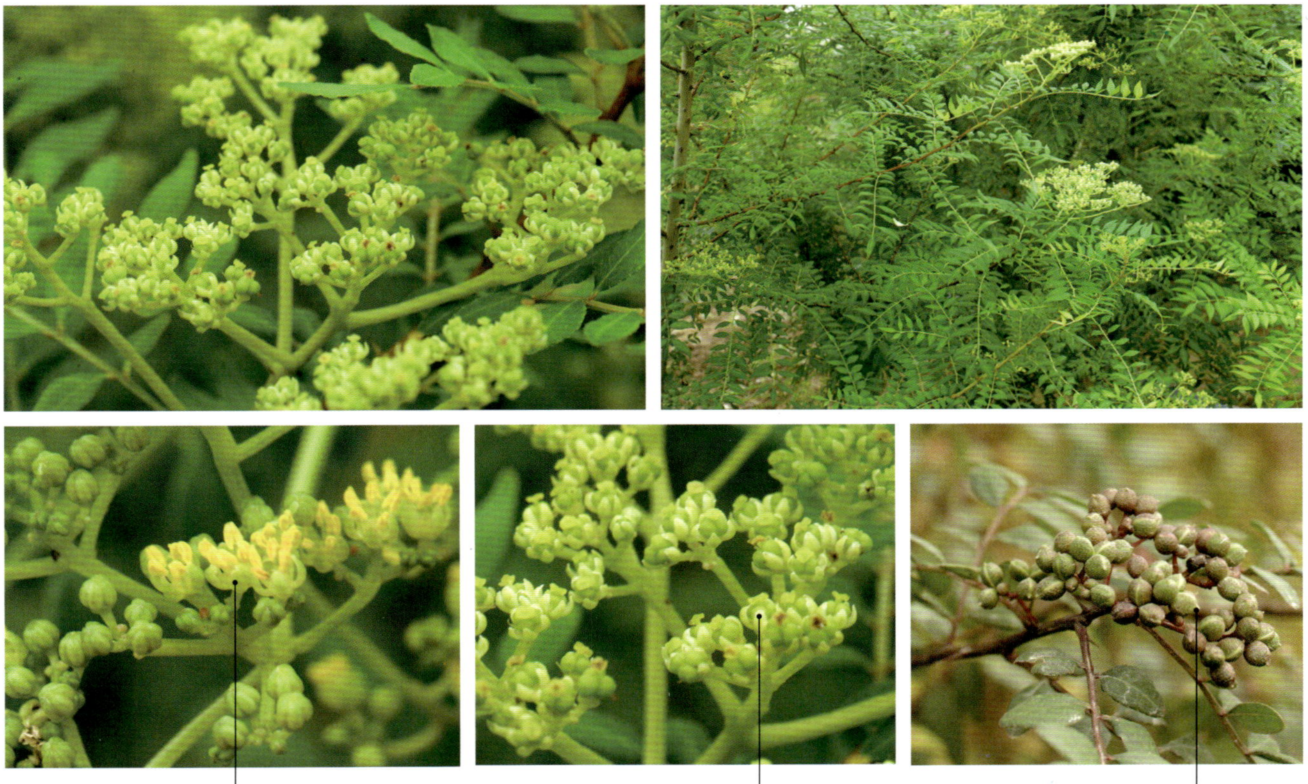
雄花，萼片及花瓣均 5 片
雌花，萼片及花瓣均 5 片
油腺点小

青椒

■ 花椒 *Zanthoxylum bungeanum* Maxim. 别名：川椒、红椒

生于山坡、灌木丛、路旁，或栽培于庭园。分布于全国各地。

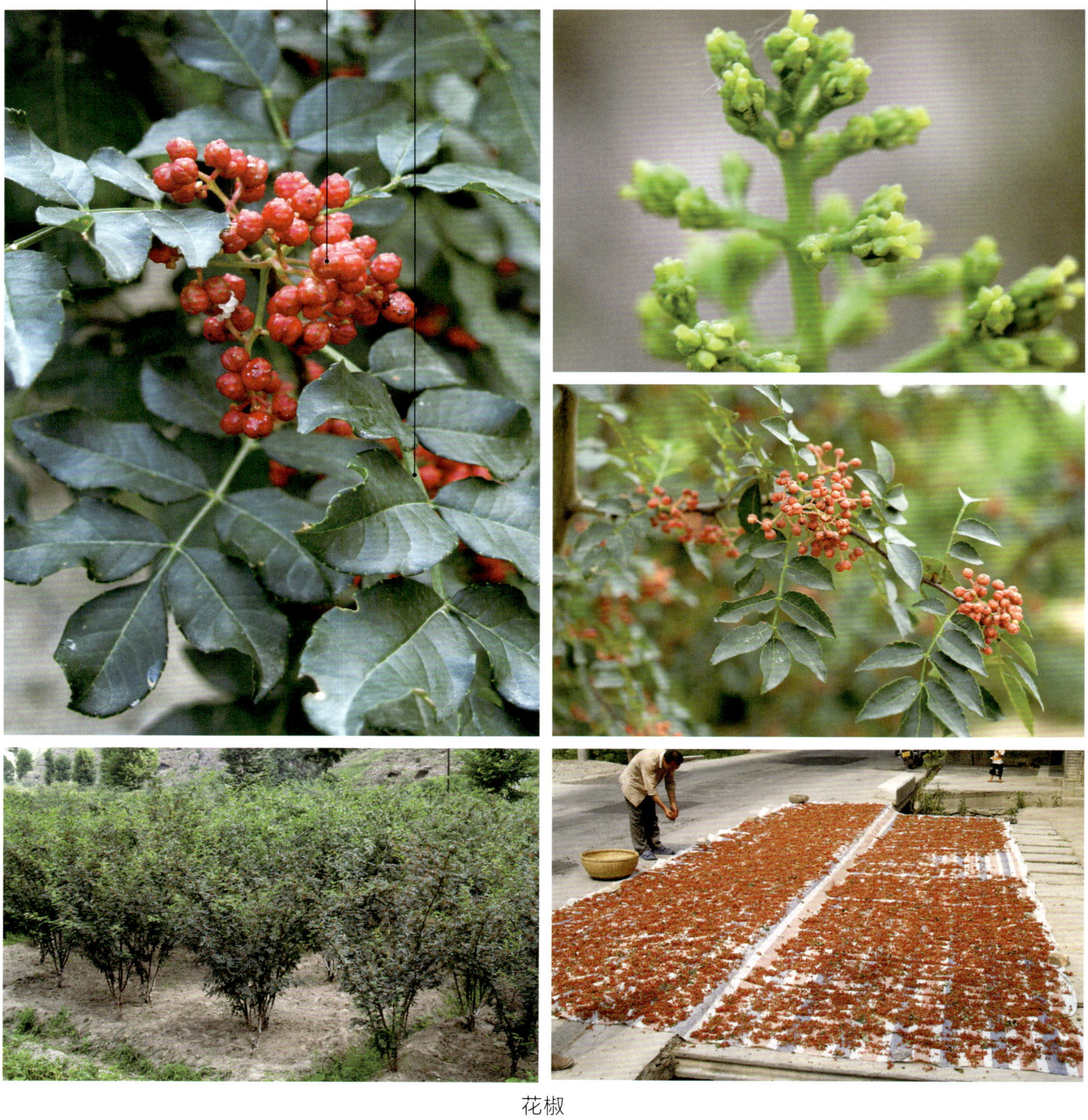
瘤状突起的腺体
叶轴无翼叶或仅有甚狭窄的叶质边缘

花椒

对比鉴别

《常用中药材品种整理和质量研究》（南方协作组）记载，植物青椒野生，分布于辽宁、江苏、广东，主要在内蒙古、东北等地区作花椒使用。植物花椒多为栽培，分布于四川汉源县清溪镇的花椒称“贡椒”，陕西凤县的花椒称“凤椒”，它与陕西韩城所产的花椒均被认为是道地药材。此外，竹叶花椒 *Zanthoxylum armatum* DC.、野花椒 *Zanthoxylum simulans* Hance、簕欓花椒 *Zanthoxylum avicennae*（Lam.）DC.、两面针 *Zanthoxylum nitidum* (Roxb.) DC.、椿叶花椒 *Zanthoxylum ailanthoides* Sieb. et Zucc.、朵花椒 *Zanthoxylum molle* Rehd.、花椒簕 *Zanthoxylum scandens* Blume、拟砚壳花椒 *Zanthoxylum laetum* Drake 及砚壳花椒 *Zanthoxylum dissitum* Hemsl. 等的果实均在某些地区当作花椒使用或民间药用。

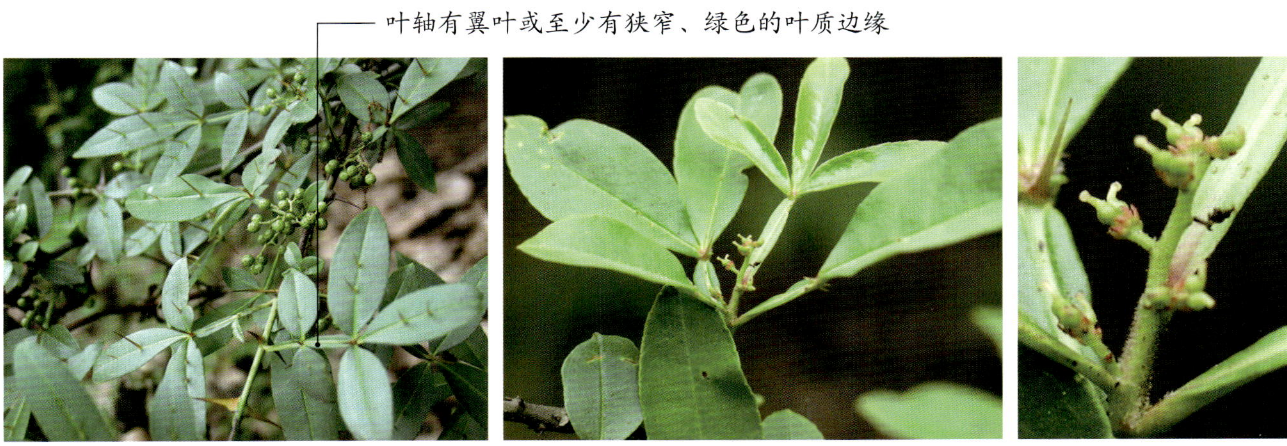

竹叶花椒

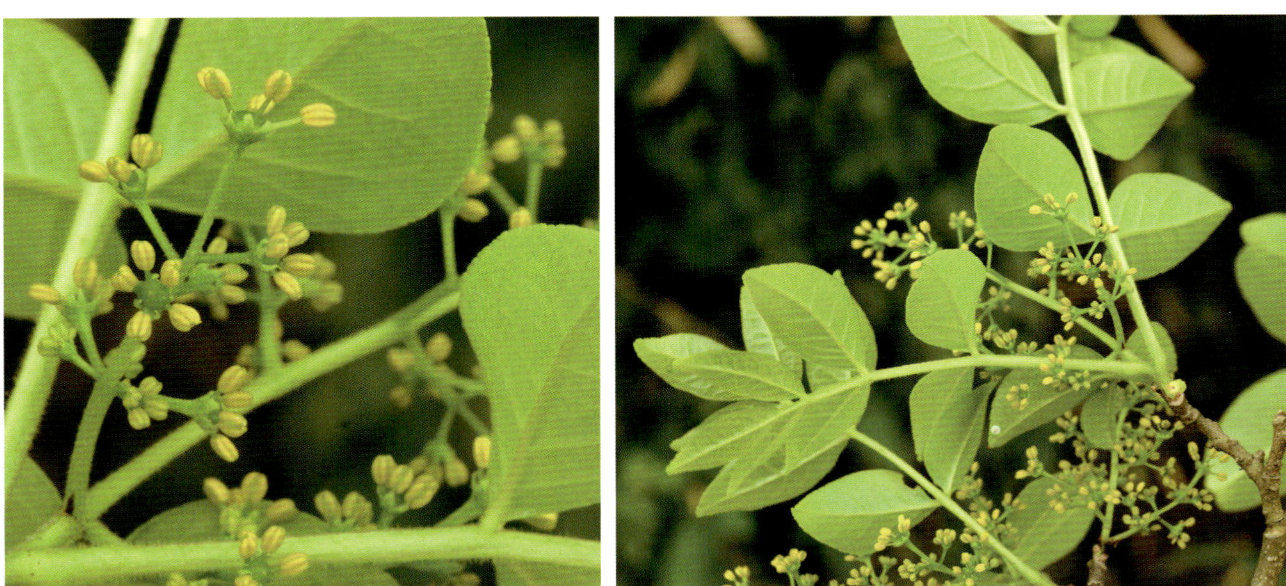

野花椒

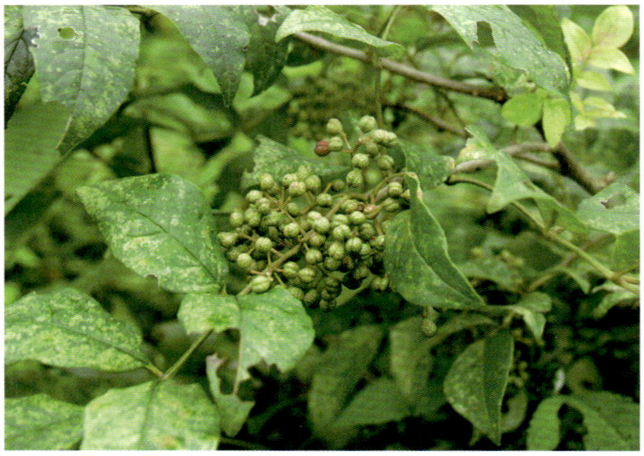

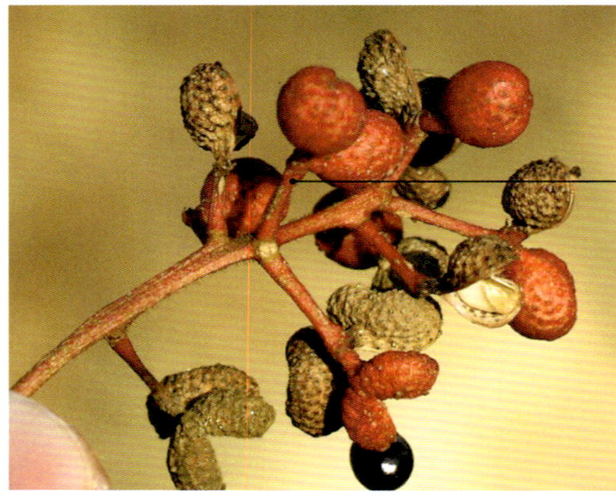

分果瓣基部突然缢窄并稍延长呈短柄状

野花椒（续）

乔木；小叶通常宽 2cm 以上

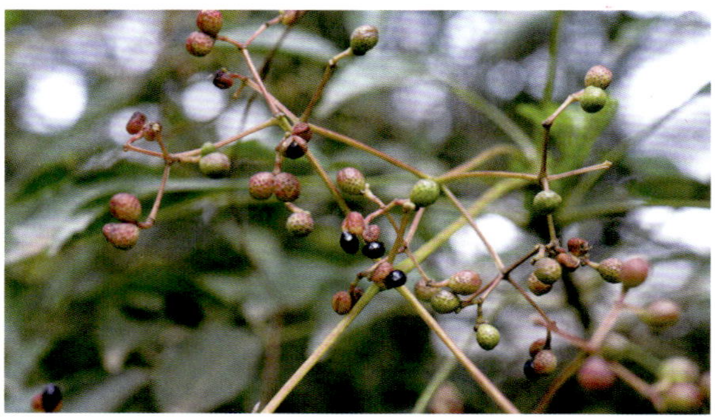

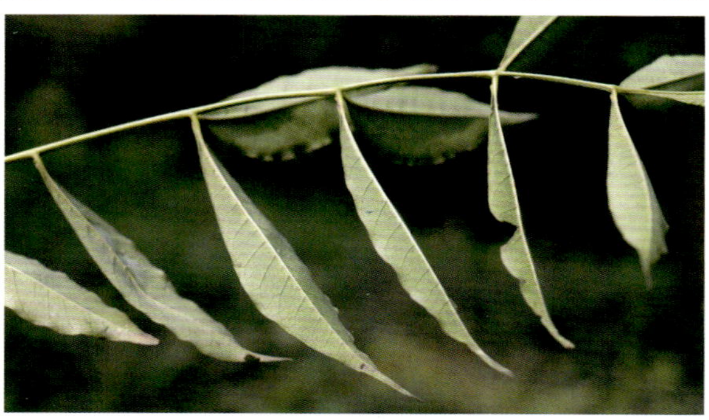

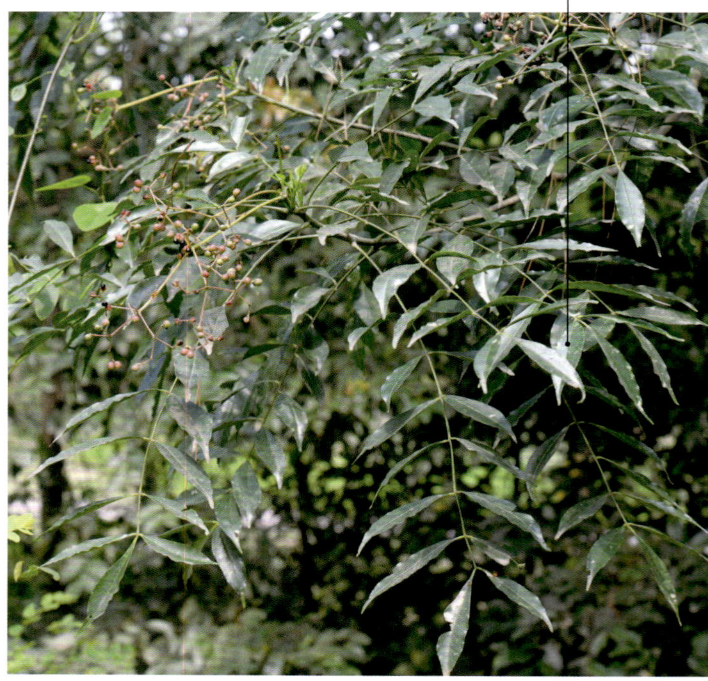

簕欓花椒

雄花，萼片及花瓣均 4 片

小叶整齐对生

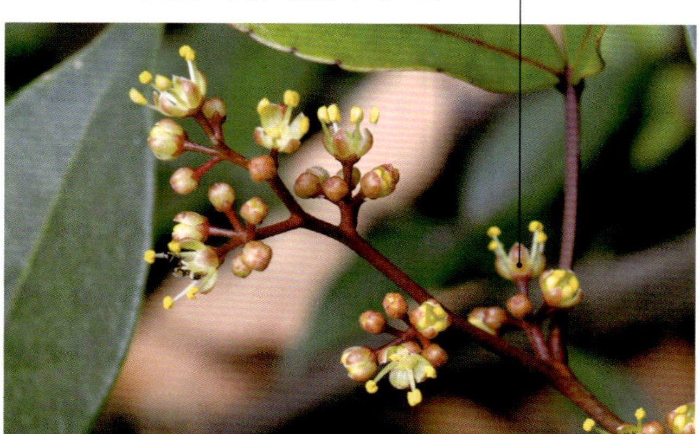

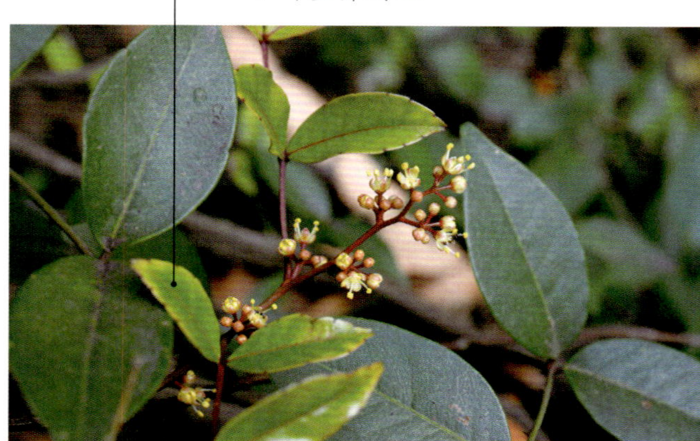

两面针

雌花，萼片及花瓣均4片

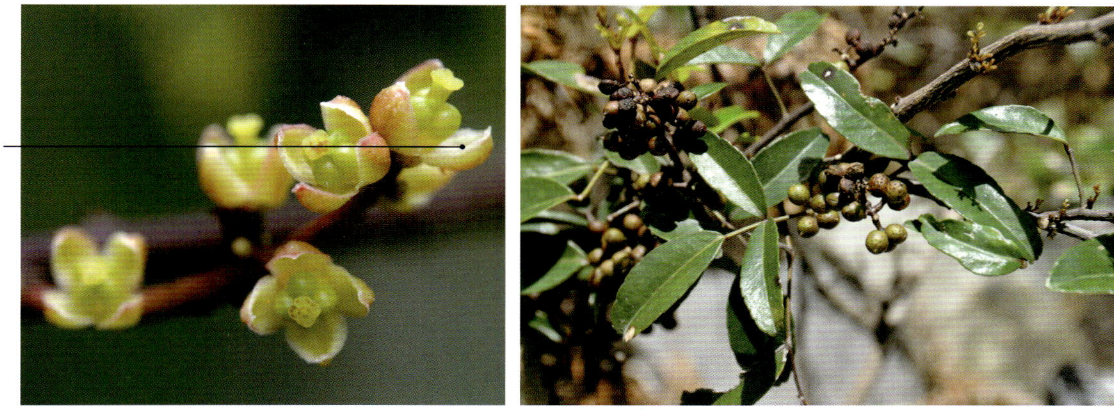

两面针（续）

小叶两面无毛，但油点多且大

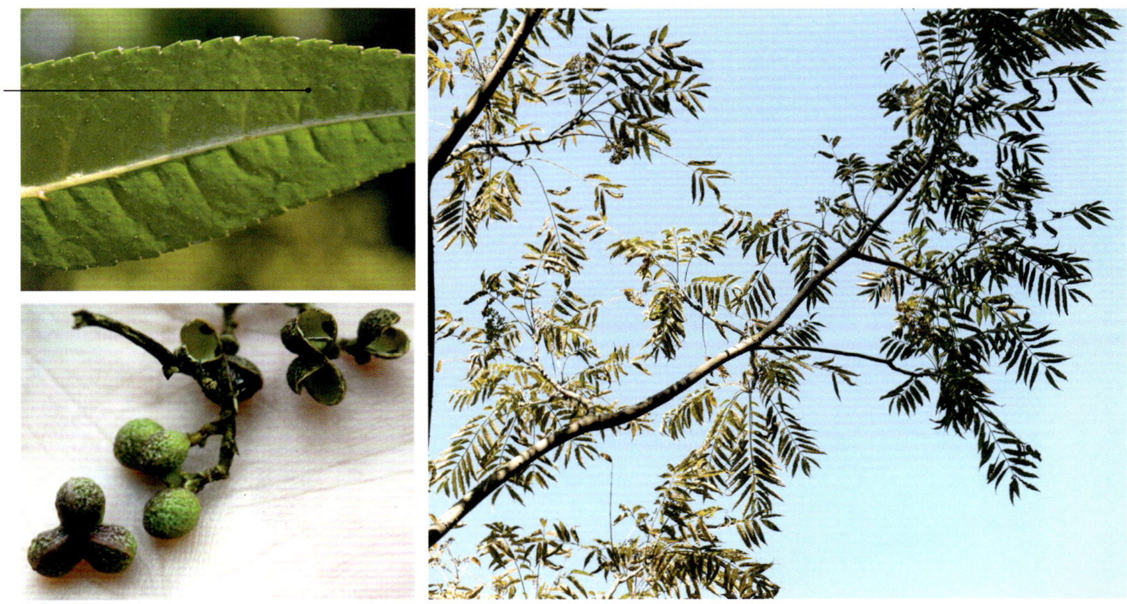

椿叶花椒

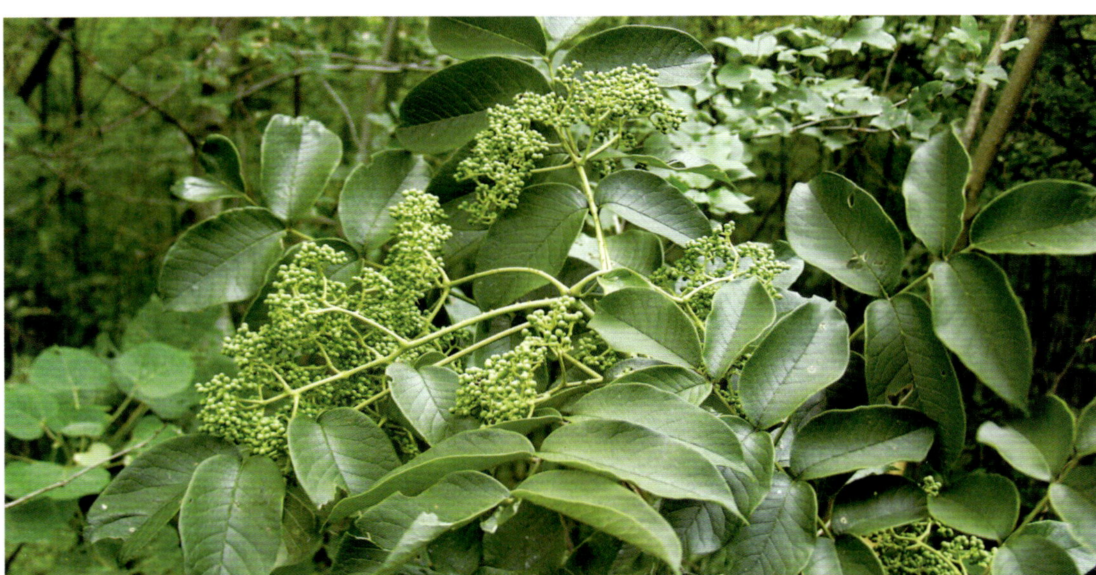

朵花椒

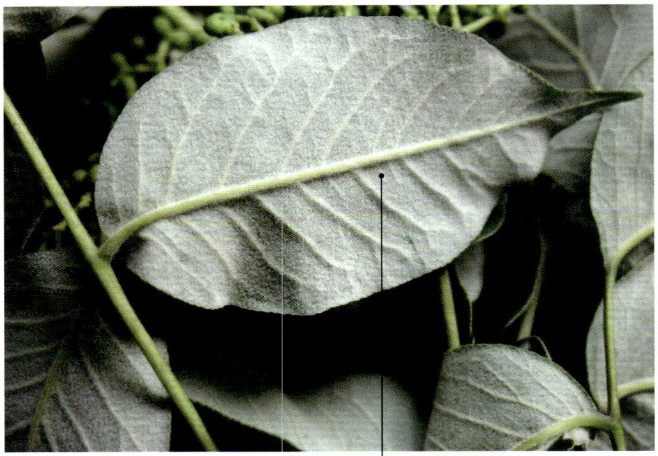

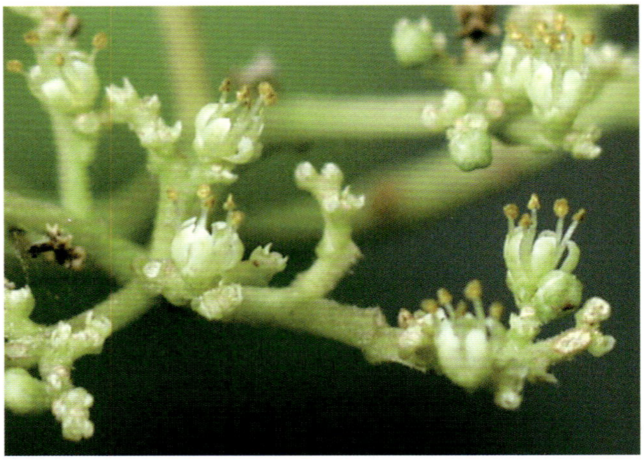

小叶背面被毡状绒毛，油点不显

朵花椒（续）

藤本

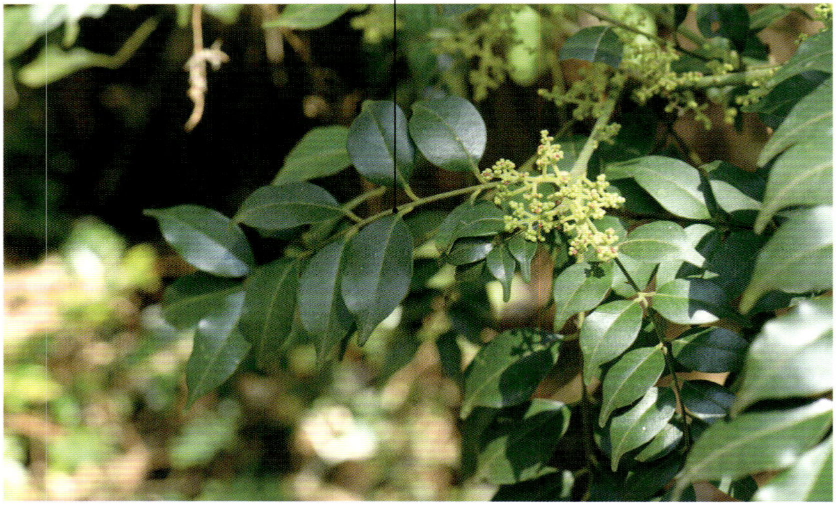

花椒簕

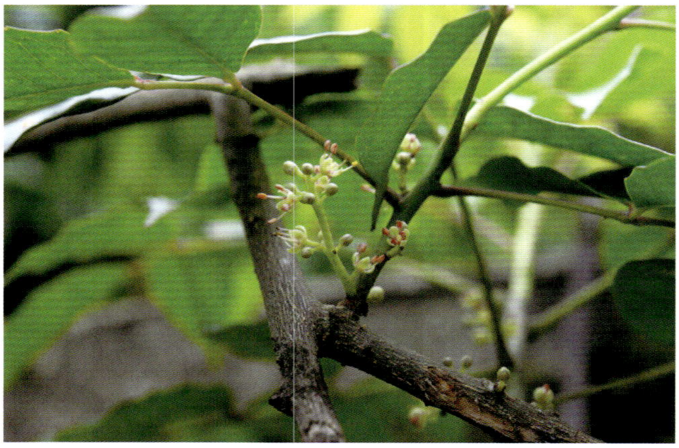

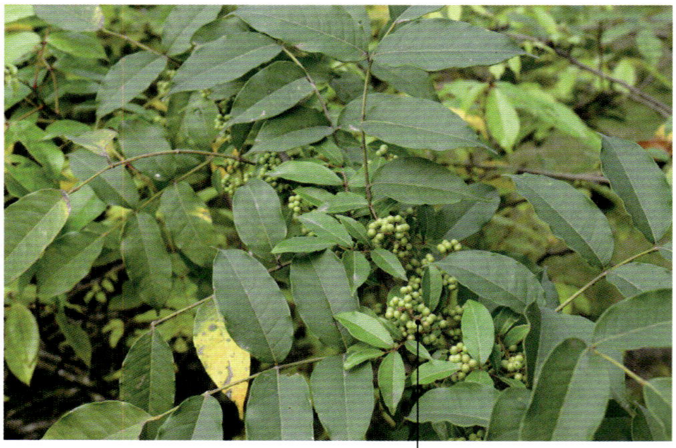

果瓣长 7~8mm

拟蚬壳花椒

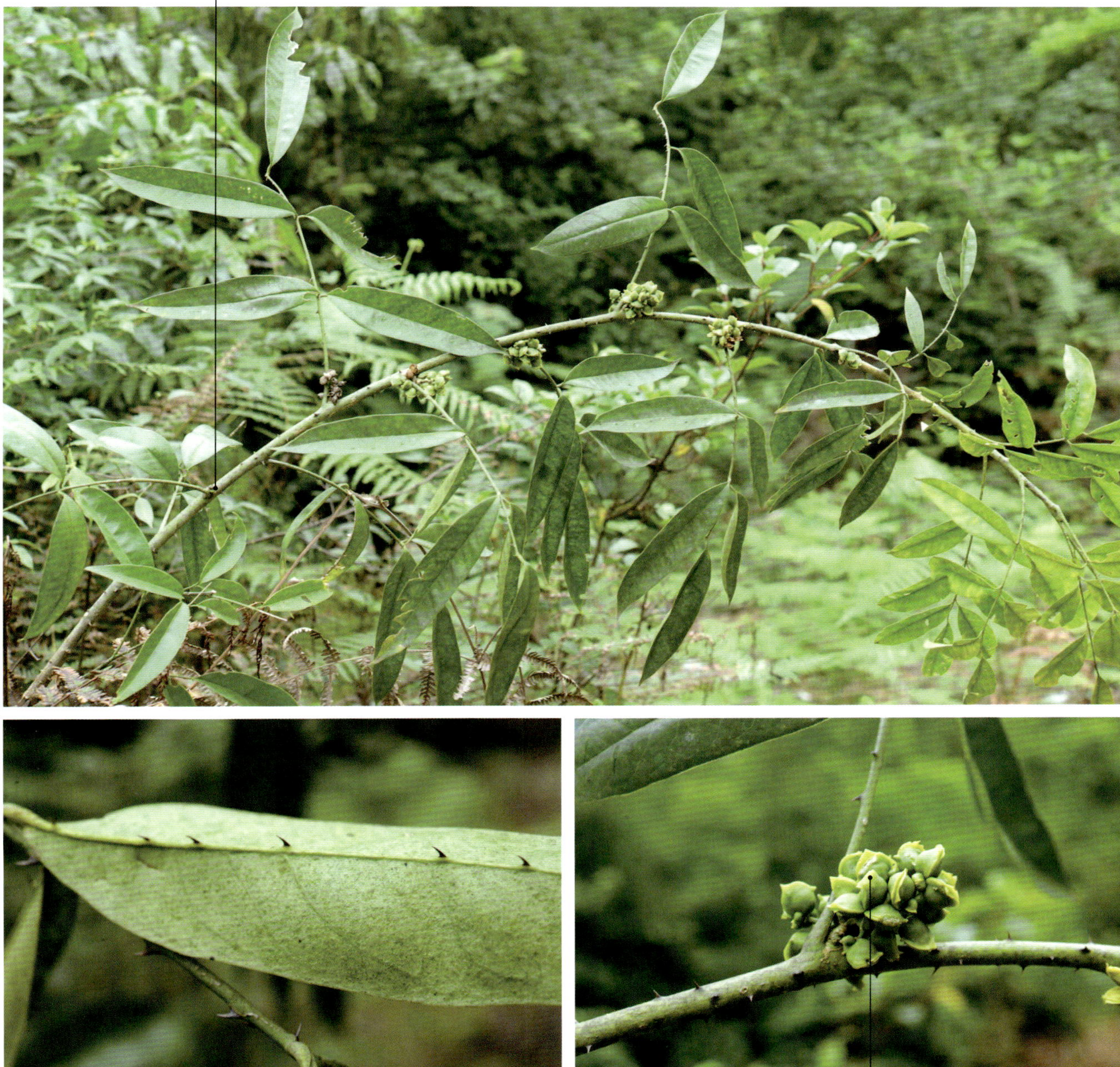

蚬壳花椒

检索表

1. 花被片两轮排列，外轮为萼片，内轮为花瓣，二者颜色不同，均 4 或 5 片；雄蕊与花瓣同数；雌花的花柱为挺直的柱状……………………………………………………………………………………2
1. 花被片一轮排列，颜色相同，雄花的雄蕊均为 4~8 数；花柱分离，各自向背弯；小叶整齐对生……………………………………………………………………………………………………9

2. 萼片与花瓣均 4 片，萼片顶部紫红色；为攀缘藤本或小枝披垂的灌木，稀乔木 3
2. 萼片及花瓣均 5 片，萼片绿色；近于平顶的伞房状聚伞花序，顶生；为落叶乔木，稀灌木......6
3. 单个分果瓣长 10~15mm......砚壳花椒
3. 单个分果瓣长不超过 9mm......4
4. 小叶整齐对生......两面针
4. 小叶互生或兼有部分对生......5
5. 果瓣长 7~8mm；小叶全缘......拟砚壳花椒
5. 果瓣长 5~6mm；小叶上部具细齿或全缘......花椒簕
6. 灌木；小叶宽稀超过 2cm，叶面被短毛或毛状凸体，叶背无毛......青椒
6. 乔木；小叶通常宽 2cm 以上，叶面无毛，若有则两面被毛......7
7. 着生花序的小枝无刺，枝的横切面木质充实，髓部甚小；叶轴有狭窄的叶质边缘，腹面常呈浅的纵沟状......簕欓花椒
7. 着生花序的小枝有颇劲直的小刺且空心，横切面木质部狭窄而髓部甚大；叶轴至少下半段浑圆，无叶质边缘；雌蕊由 3（稀 4）个心皮组成......8
8. 小叶两面无毛，但油点多且大，肉眼可见......椿叶花椒
8. 小叶背面被毡状绒毛，油点不显......朵花椒
9. 分果瓣基部突然缢窄并稍延长呈短柄状；小叶密布油点......野花椒
9. 分果瓣基部浑圆，无突然缢窄而稍延长呈短柄状的部分......10
10. 叶轴有翼叶或至少有狭窄、绿色的叶质边缘......竹叶花椒
10. 叶轴无翼叶或仅有甚狭窄的叶质边缘，叶轴腹面有浅的纵沟......花椒

芥子

Jiezi

SINAPIS SEMEN

本品为十字花科植物白芥 *Sinapis alba* L. 或芥 *Brassica juncea* (L.) Czern. et Coss. 的干燥成熟种子。

基原植物

■ 白芥 *Sinapis alba* L.

《中国药典》1963 年版记载白芥的拉丁学名为 *Brassica alba* (L.) Boiss.。

我国部分地区有栽培。

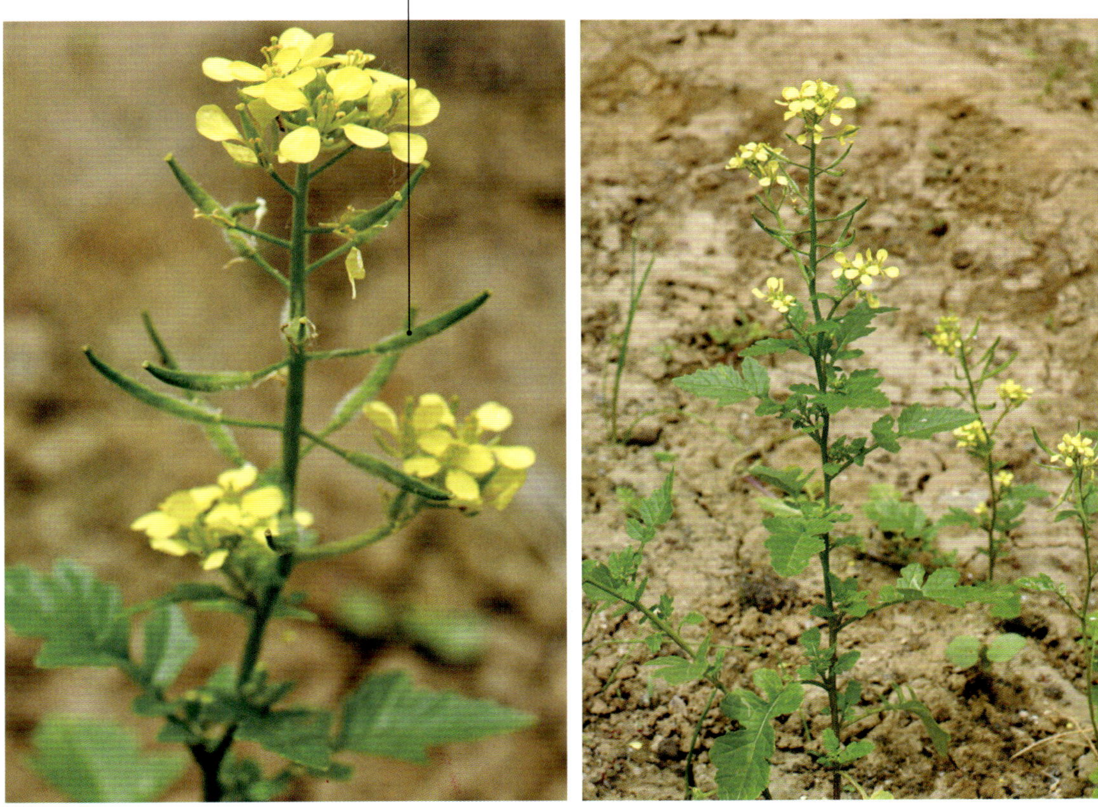

白芥

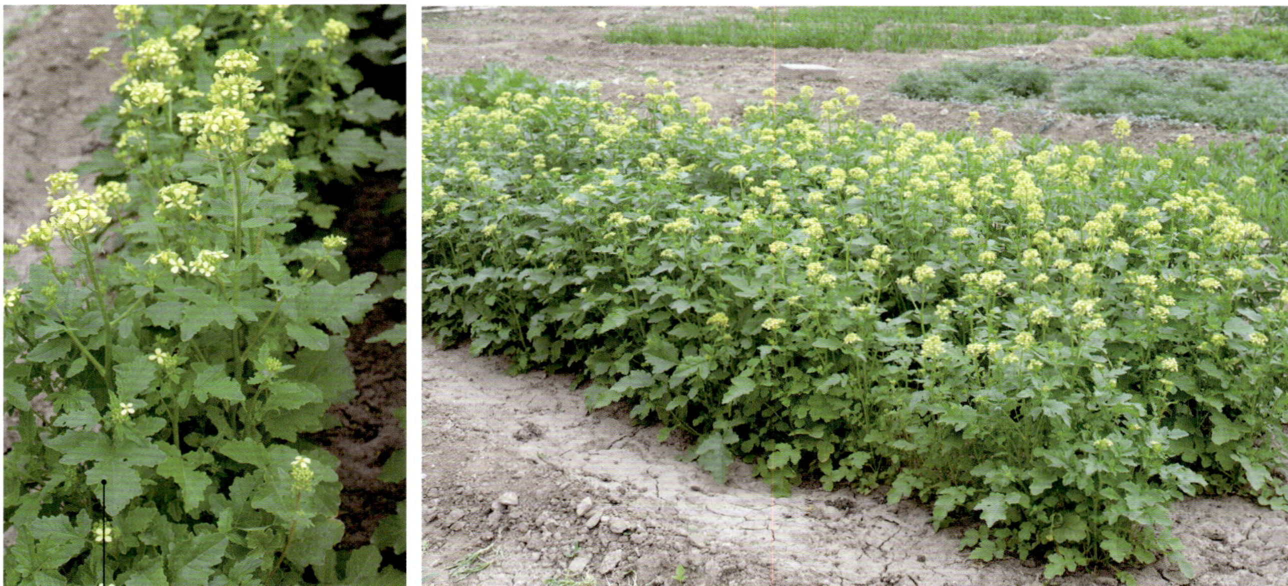

白芥（续）

■ **芥**　*Brassica juncea* (L.) Czern. et Coss.　别名：芥菜

与白芥主要区别点：长角果线形，长 (2~)3~5(~6)cm，末端锥形，不被粗白毛。

我国南北各地均有栽培。

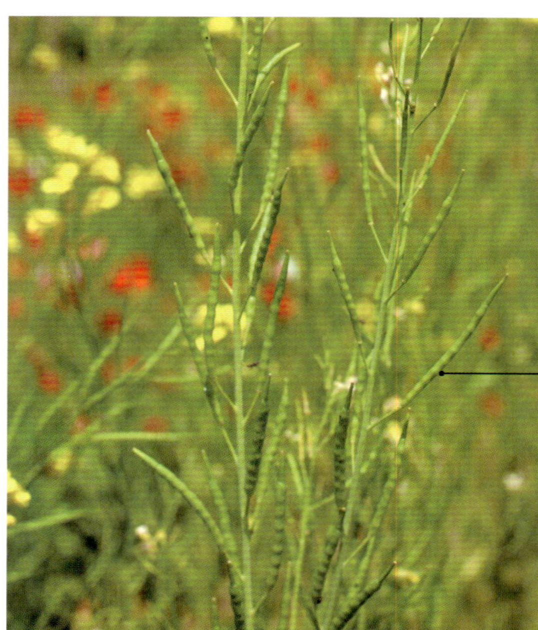

芥

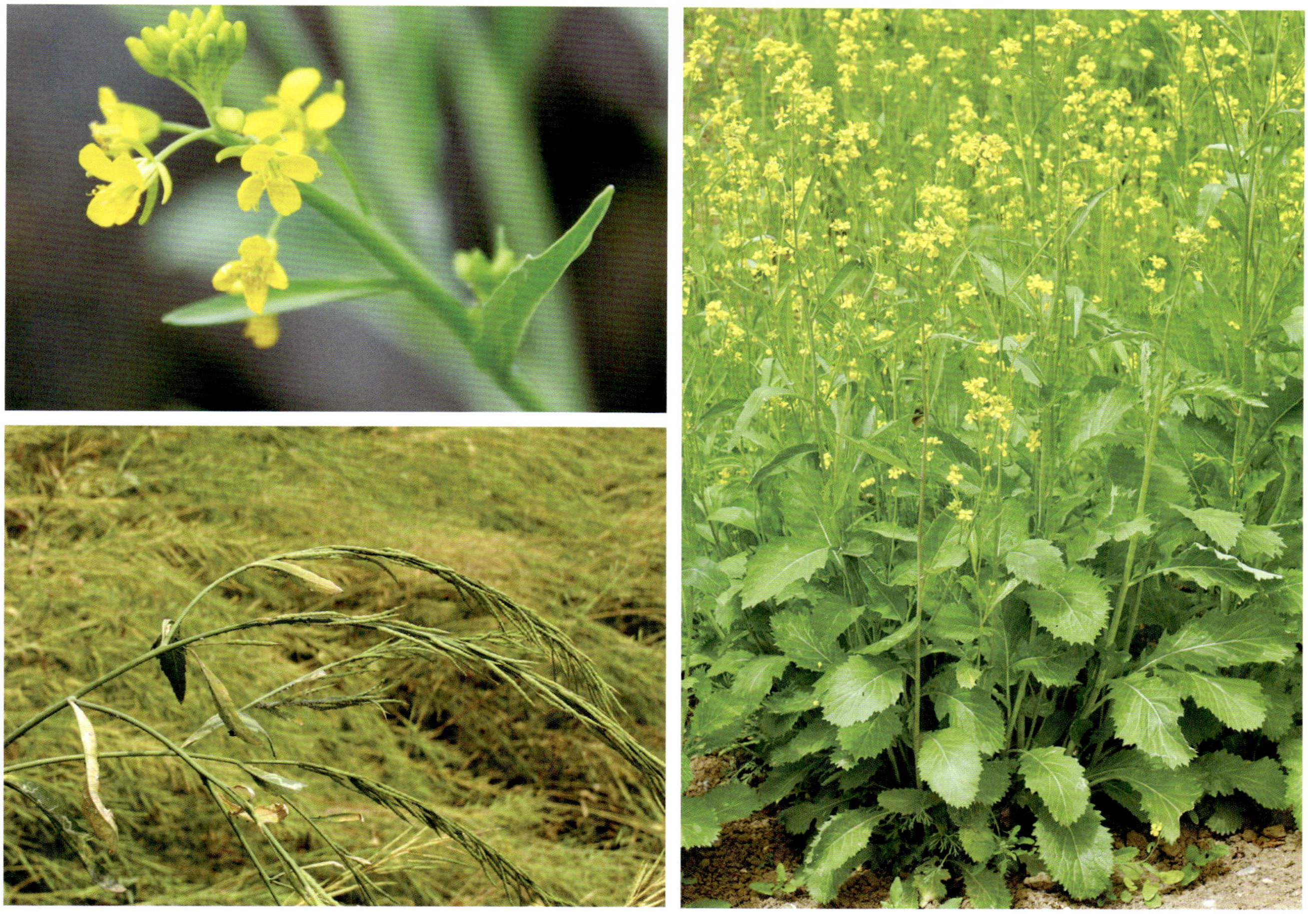

芥（续）

苍　术 Cangzhu ATRACTYLODIS RHIZOMA

本品为菊科植物茅苍术 *Atractylodes lancea* (Thunb.) DC. 或北苍术 *Atractylodes chinensis* (DC.) Koidz. 的干燥根茎。

基原植物

■ 茅苍术 *Atractylodes lancea* (Thunb.) DC.　别名：南苍术

生于海拔 700~2500m 的山坡、灌丛或草丛。分布于黑龙江、辽宁、吉林、河北、山西、内蒙古、陕西、甘肃、河南、湖北、湖南、江西、安徽、江苏、浙江、四川。

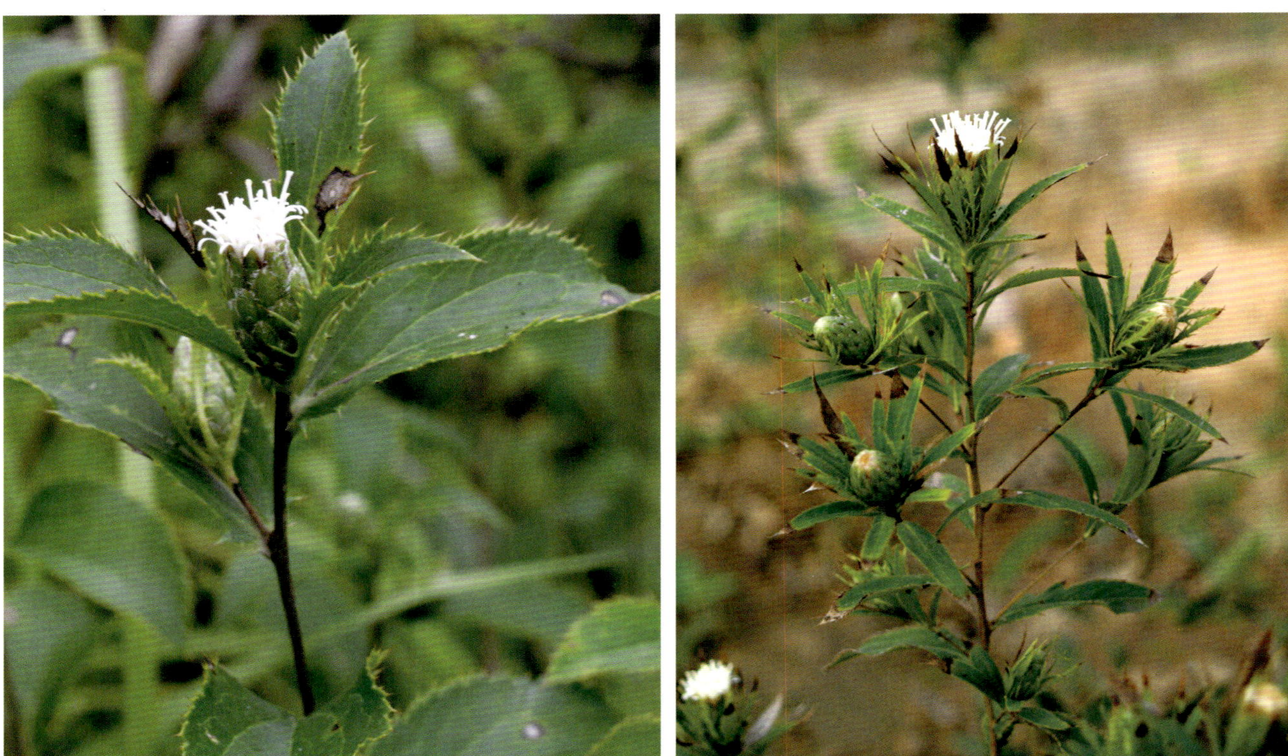

茅苍术

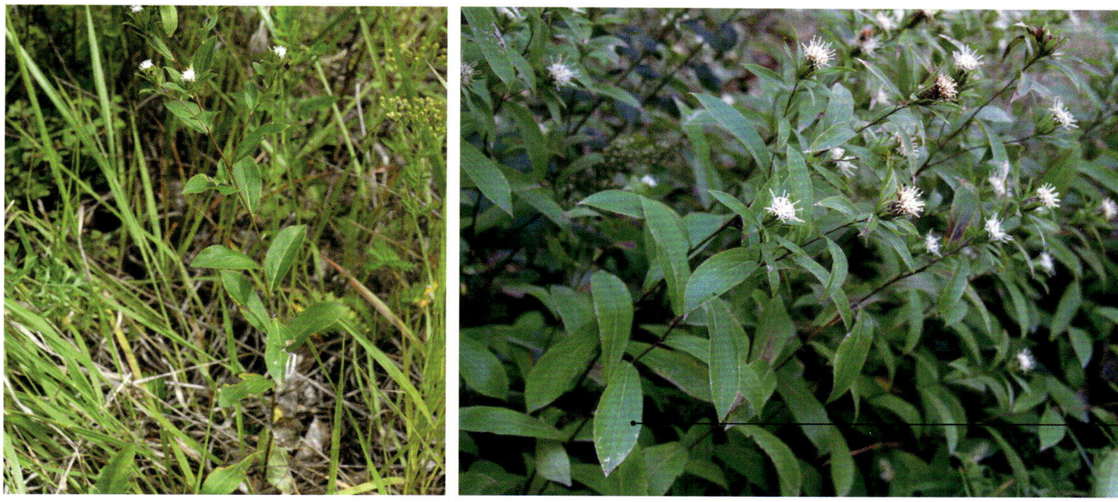

茅苍术

■ 北苍术　*Atractylodes chinensis* (DC.) Koidz.

Flora of China 记载北苍术 *Atractylodes chinensis* (DC.) Koidz. 为茅苍术 *Atractylodes lancea* (Thunb.) DC. 的异名。

对比鉴别

《常用中药材品种整理和质量研究》（北方编）记载，植物茅苍术的同属植物朝鲜苍术 *Atractylodes koreana* (Nakai) Kitam. 的根茎偶见混入药材苍术使用。

朝鲜苍术与茅苍术主要区别点：叶无柄，最宽处在叶片下部或中部。

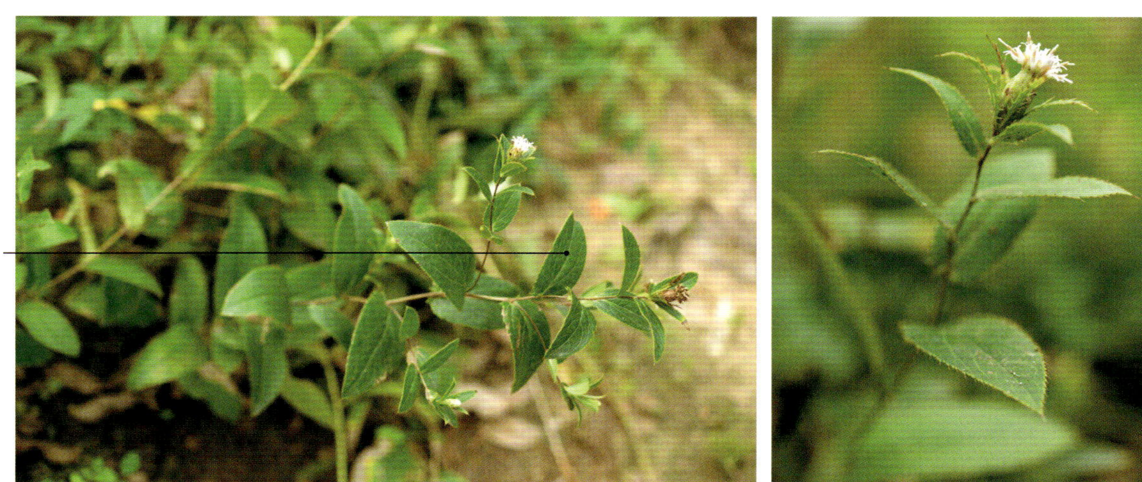

朝鲜苍术

苍耳子 Cang'erzi XANTHII FRUCTUS

本品为菊科植物苍耳 *Xanthium sibiricum* Patr. 的干燥成熟带总苞的果实。

基原植物

■ 苍耳 *Xanthium sibiricum* Patr. 别名：老苍子、刺儿棵

《中国药典》1963 年版记载苍耳的拉丁学名为 *Xanthium strumarium* L.。

生于荒地、草地、沟边及路边干燥向阳处。全国各地均有分布。

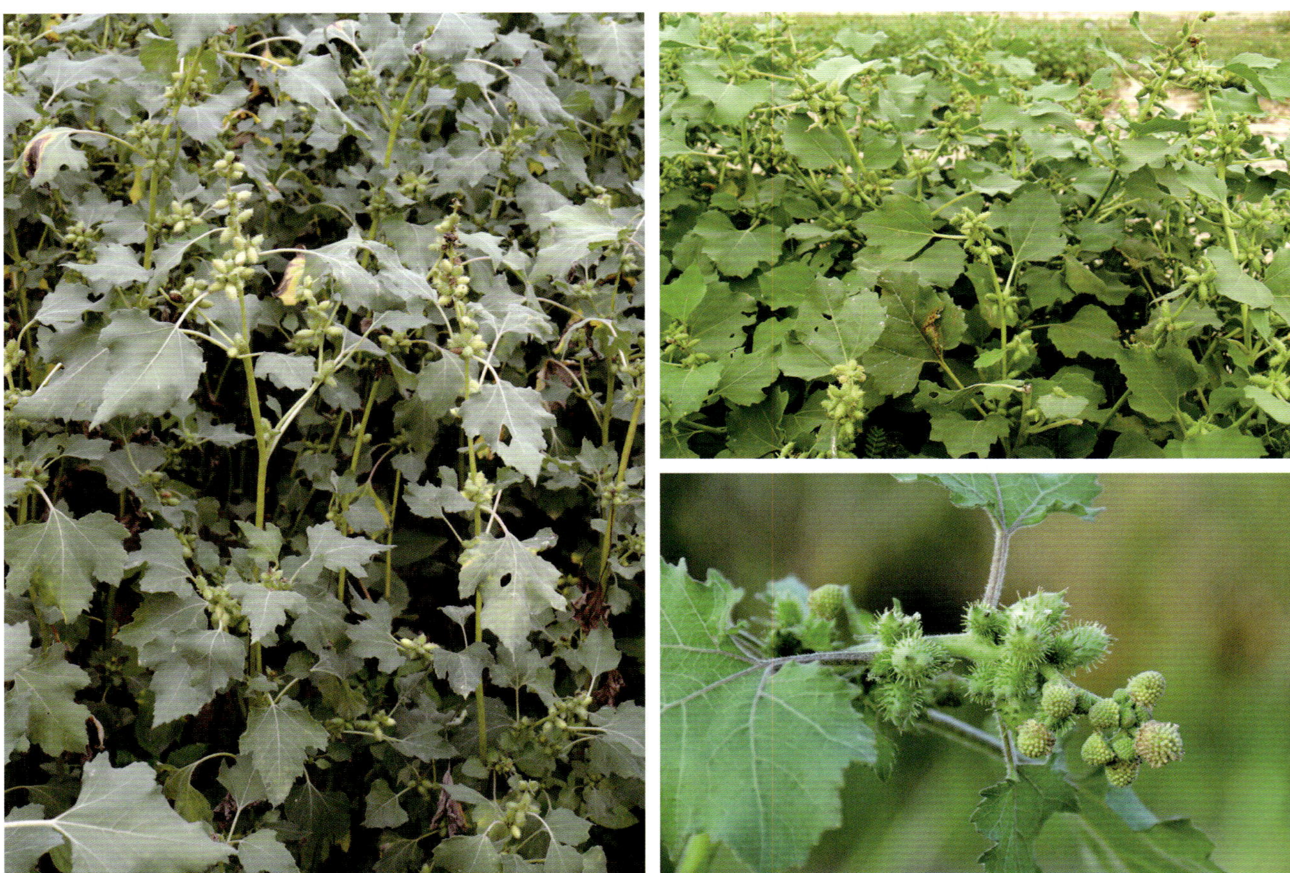

苍耳

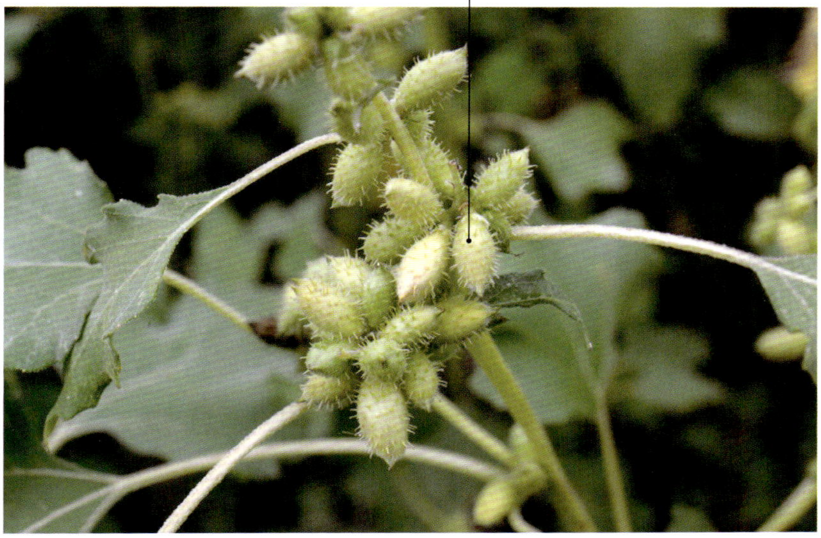

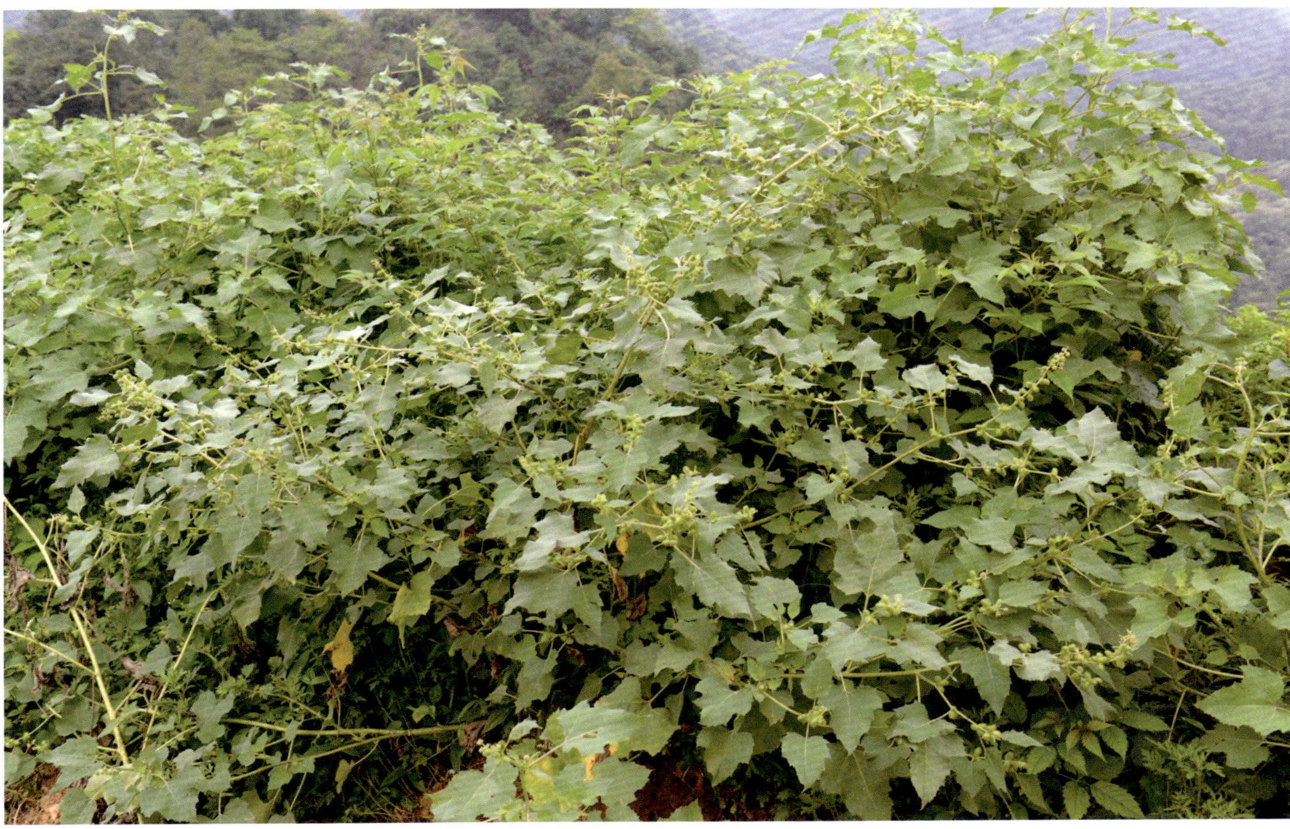

苍耳（续）

芡　实 Qianshi EURYALES SEMEN

本品为睡莲科植物芡 *Euryale ferox* Salisb. 的干燥成熟种仁。

基原植物

■ **芡** *Euryale ferox* Salisb. 别名：鸡头米、鸡头果

生于池沼及湖泊中，水底须为疏松的黏泥，否则不易生长。分布于东北及河北、河南、山东、江苏、江西、湖北、湖南、四川、贵州等地。

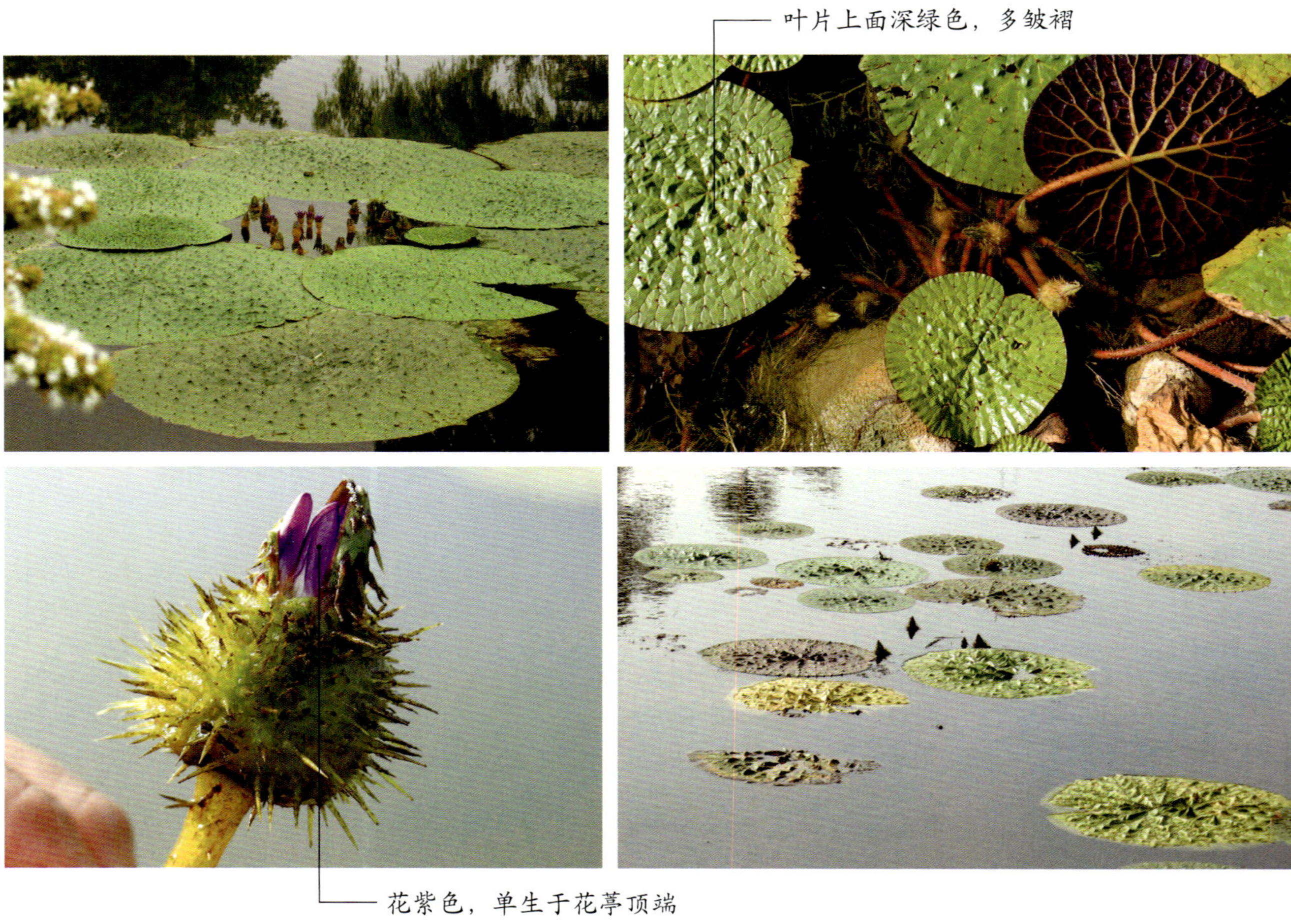
叶片上面深绿色，多皱褶
花紫色，单生于花葶顶端

芡

芦 荟

Luhui
ALOE

本品为百合科植物库拉索芦荟 *Aloe barbadensis* Miller、好望角芦荟 *Aloe ferox* Miller 或其他同属近缘植物叶的汁液浓缩干燥物。前者习称“老芦荟”，后者习称“新芦荟”。

基原植物

■ 库拉索芦荟 *Aloe barbadensis* Miller 别名：斑纹芦荟

《中国药典》1963 年版、*Flora of China*、《中国植物志》及《中国高等植物》记载库拉索芦荟的拉丁学名为 *Aloe vera* L.；《中国药典》1977 年版记载其拉丁学名为 *Aloe vera* L. var. *chinensis* (Haw.) Berger。

喜生于湿热地区，广泛栽培于温室中。原分布于非洲，美洲有栽培，我国云南可能有归化植物分布。

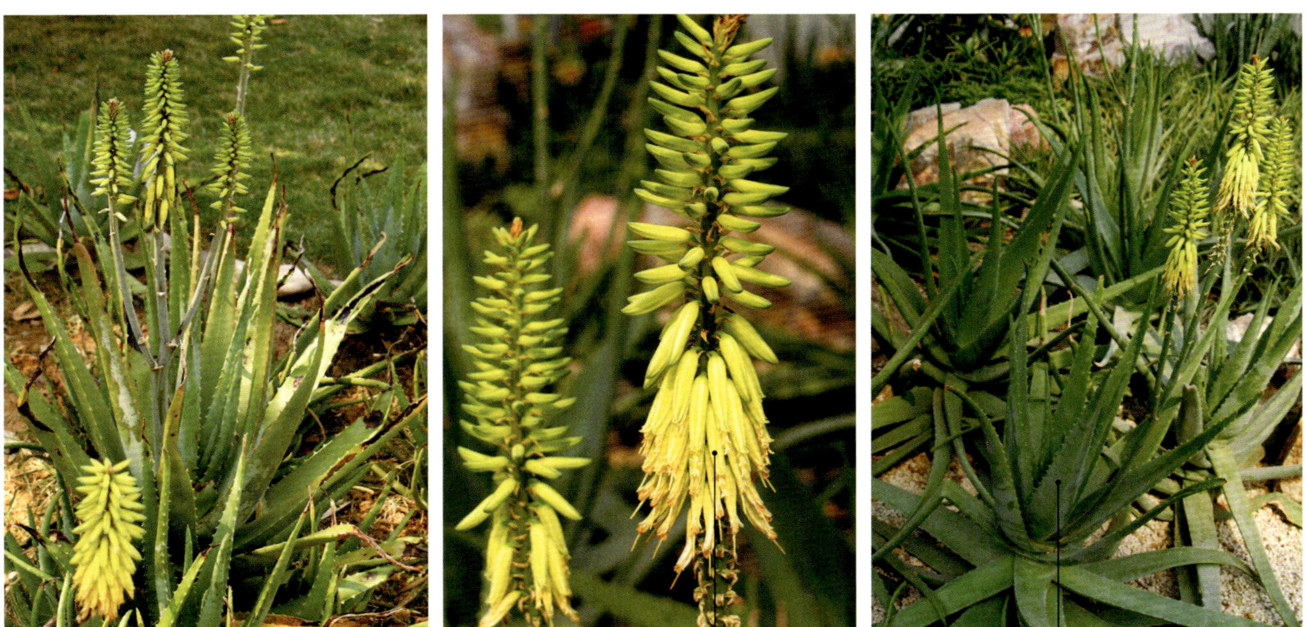

花下垂，花被浅黄色　　叶肉质，线状披针形

库拉索芦荟

■ 好望角芦荟 *Aloe ferox* Miller

与库拉索芦荟主要区别点：植株高大；叶两面具刺。

主要分布于非洲南部。

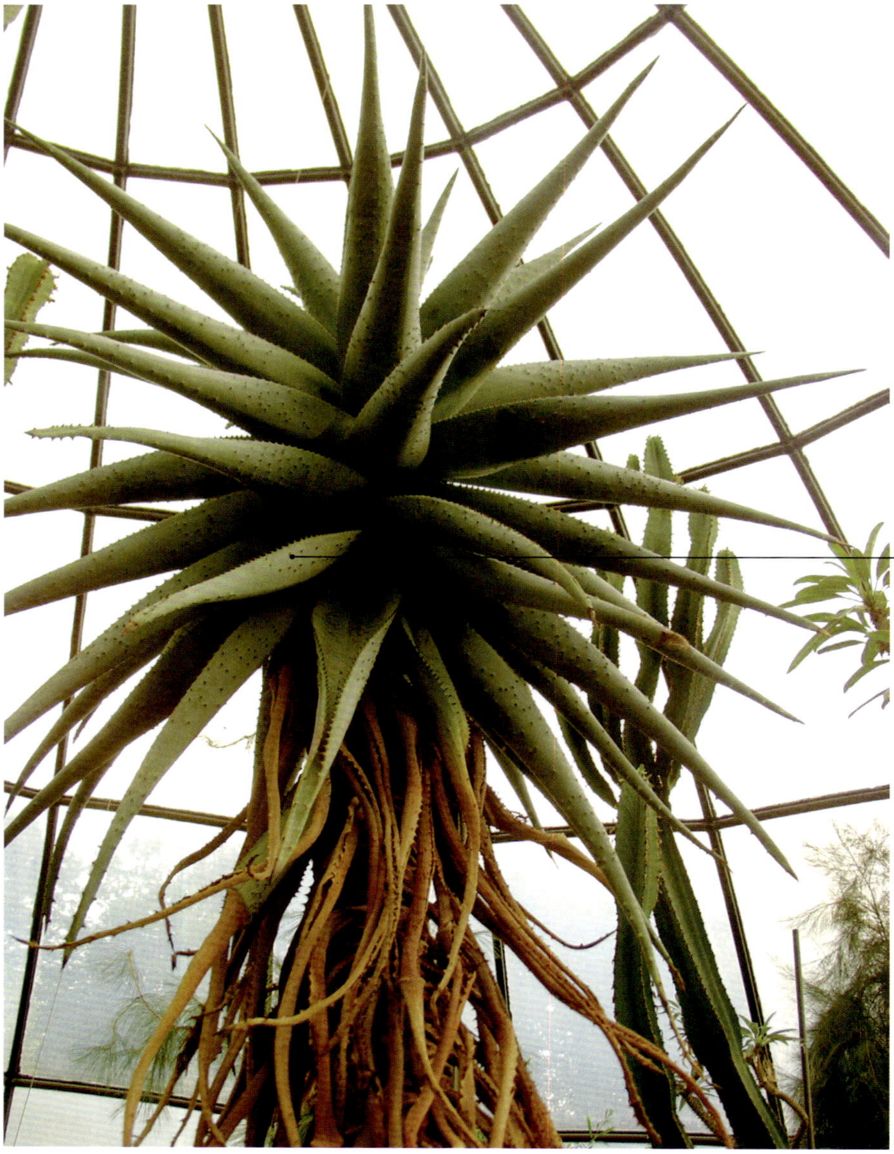

叶簇生于茎顶，两面多少具刺

好望角芦荟

芦　根　Lugen PHRAGMITIS RHIZOMA

本品为禾本科植物芦苇 *Phragmites communis* Trin. 的新鲜或干燥根茎。

基原植物

■ **芦苇** *Phragmites communis* Trin.　别名：苇子

《中国植物志》、*Flora of China* 及《中国高等植物》记载芦苇的拉丁学名为 *Phragmites australis* (Cav.) Trin. ex Steud.。

生于湿地、河边、湖边等。分布于全国各地。

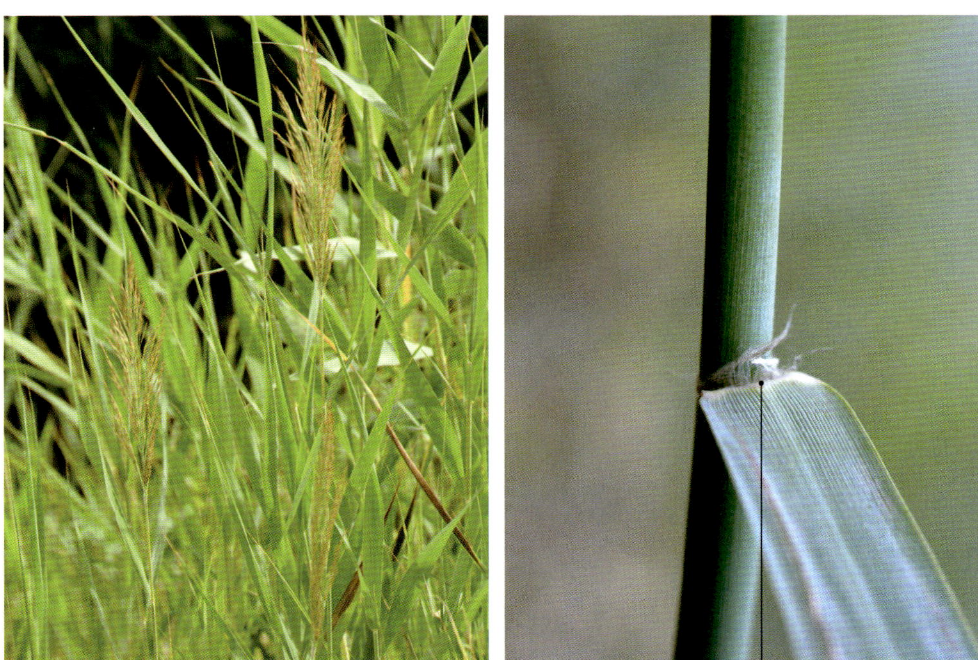

叶舌边缘密生一圈长约 1mm 的短纤毛

芦苇

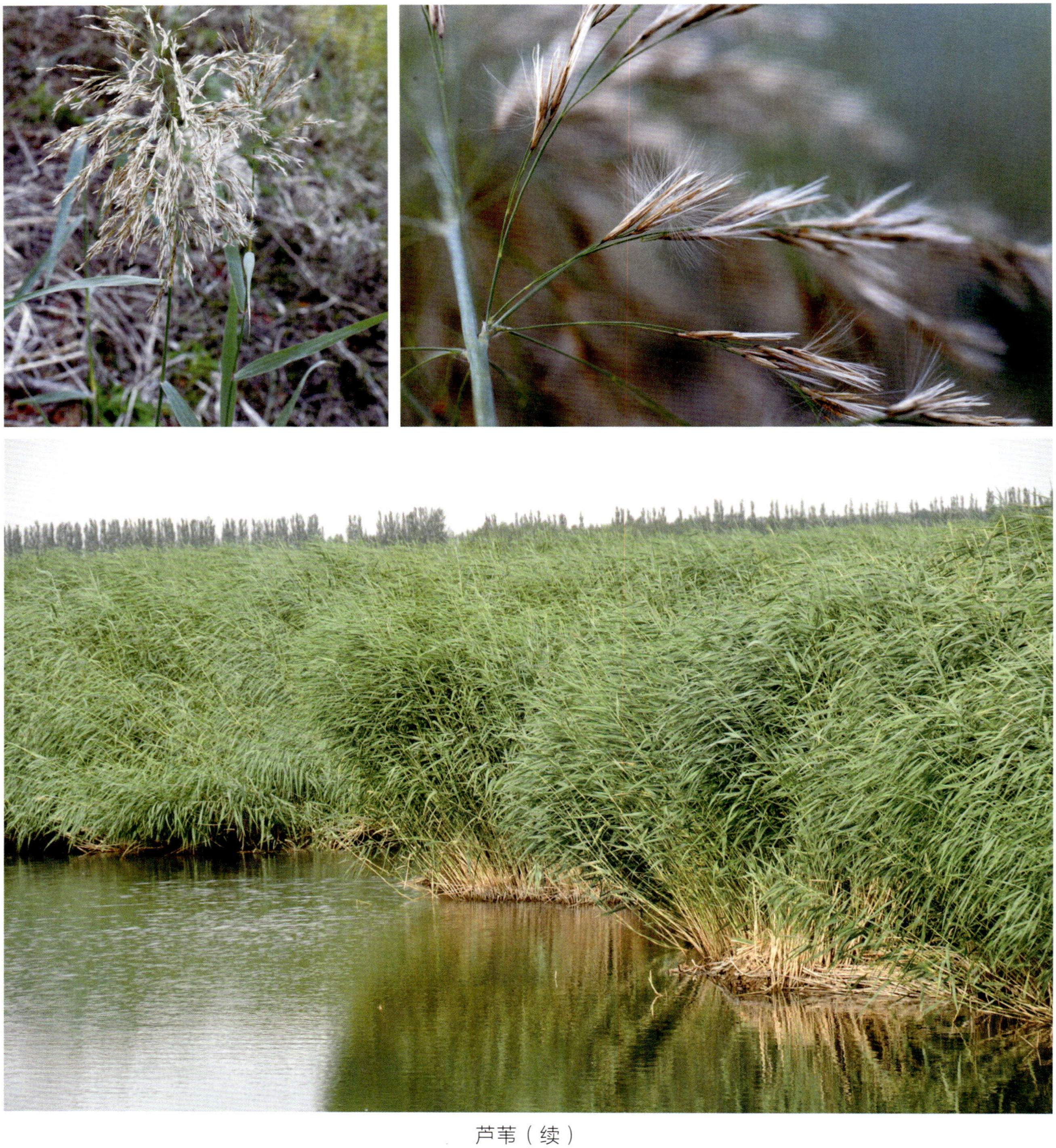

芦苇（续）

苏　木　Sumu SAPPAN LIGNUM

本品为豆科植物苏木 *Caesalpinia sappan* L. 的干燥心材。

基原植物

■ **苏木** *Caesalpinia sappan* L.　别名：红苏木

生于高温多湿、阳光充足的平坝。分布于广西、广东、云南、贵州、四川、台湾等地。

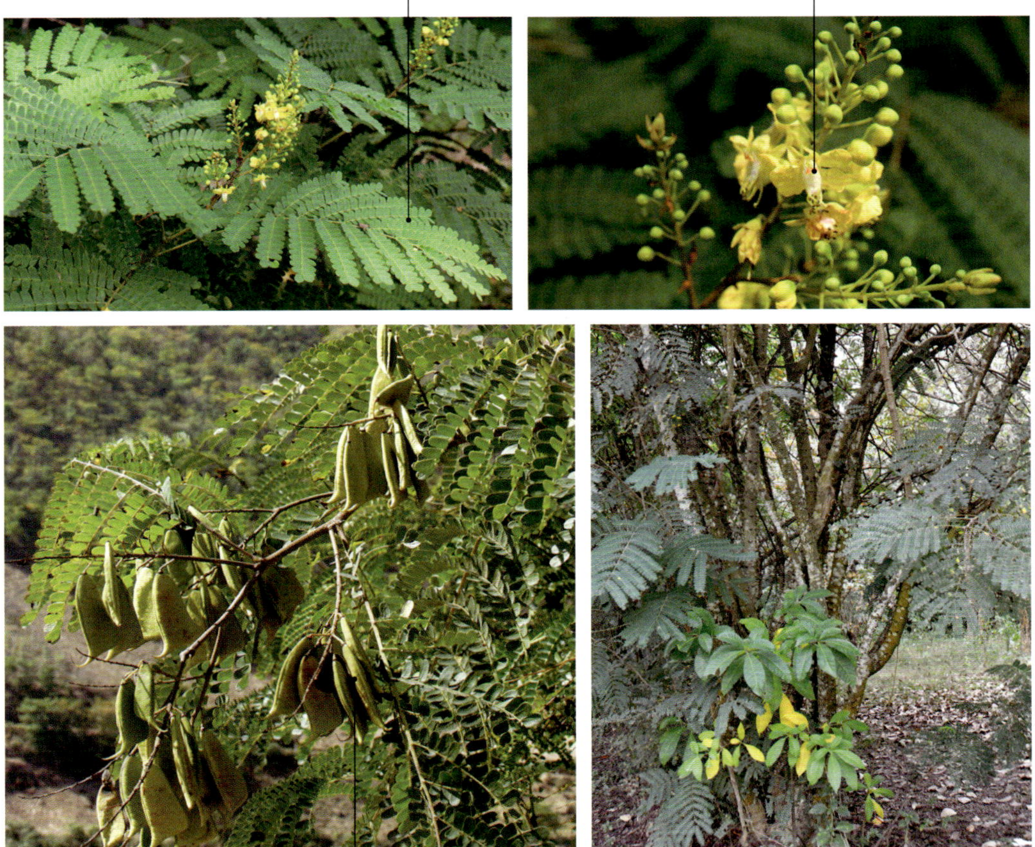
小叶 9~17 对
花丝密被细绵毛
荚果扁斜状倒卵圆形，厚革质

苏木

苏合香 Suhexiang STYRAX

本品为金缕梅科植物苏合香树 *Liquidambar orientalis* Mill. 的树干渗出的香树脂经加工精制而成。

基原植物

■ 苏合香树 *Liquidambar orientalis* Mill. 别名：苏合油

生于潮湿、肥沃土壤，为阳性树种。分布于小亚细亚南部。

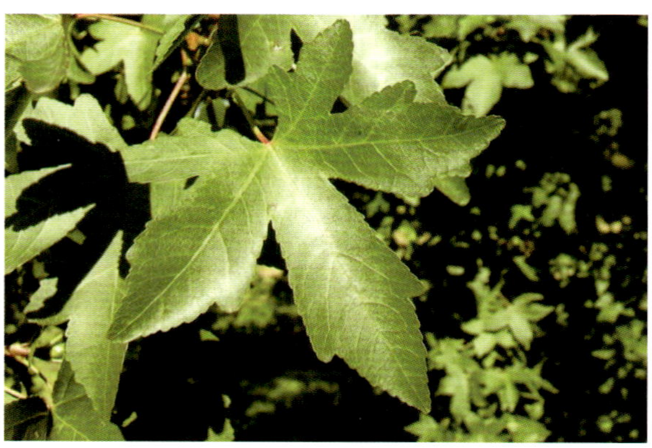

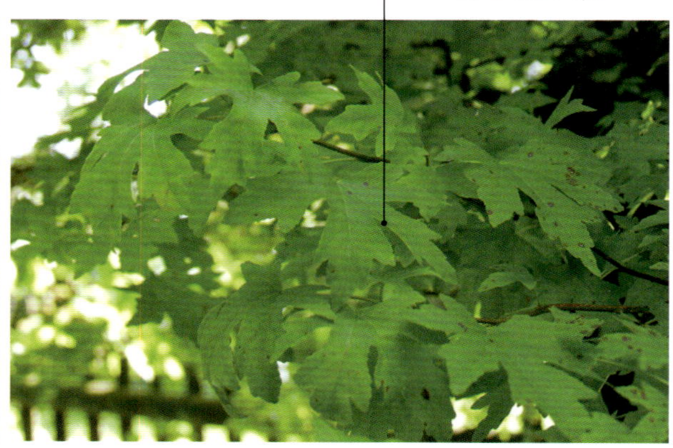

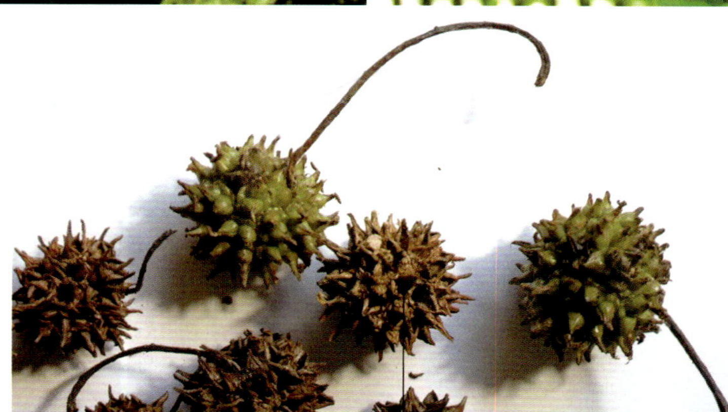

苏合香树

杜　仲

Duzhong

EUCOMMIAE CORTEX

杜仲叶

Duzhongye

EUCOMMIAE FOLIUM

杜仲为杜仲科植物杜仲 *Eucommia ulmoides* Oliv. 的干燥树皮；杜仲叶为杜仲的干燥叶。

基原植物

■ **杜仲**　*Eucommia ulmoides* Oliv.　别名：丝棉木、丝棉皮

生于山地林中，或为栽培。分布于陕西、甘肃、河南、湖北、湖南、四川、云南、贵州、浙江等地。

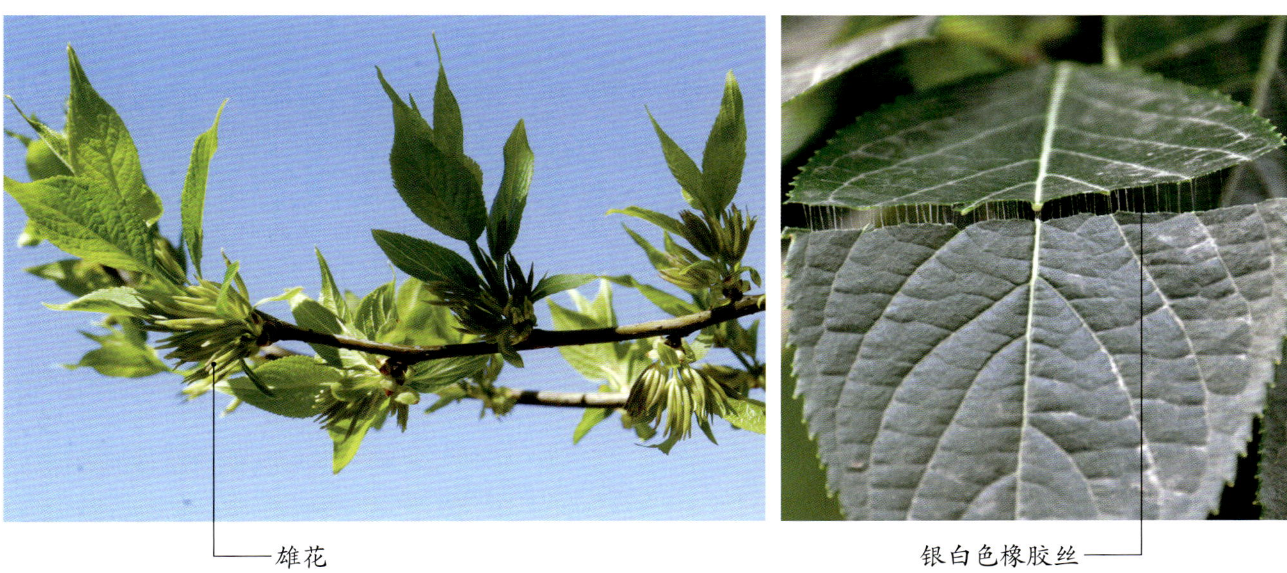

杜仲

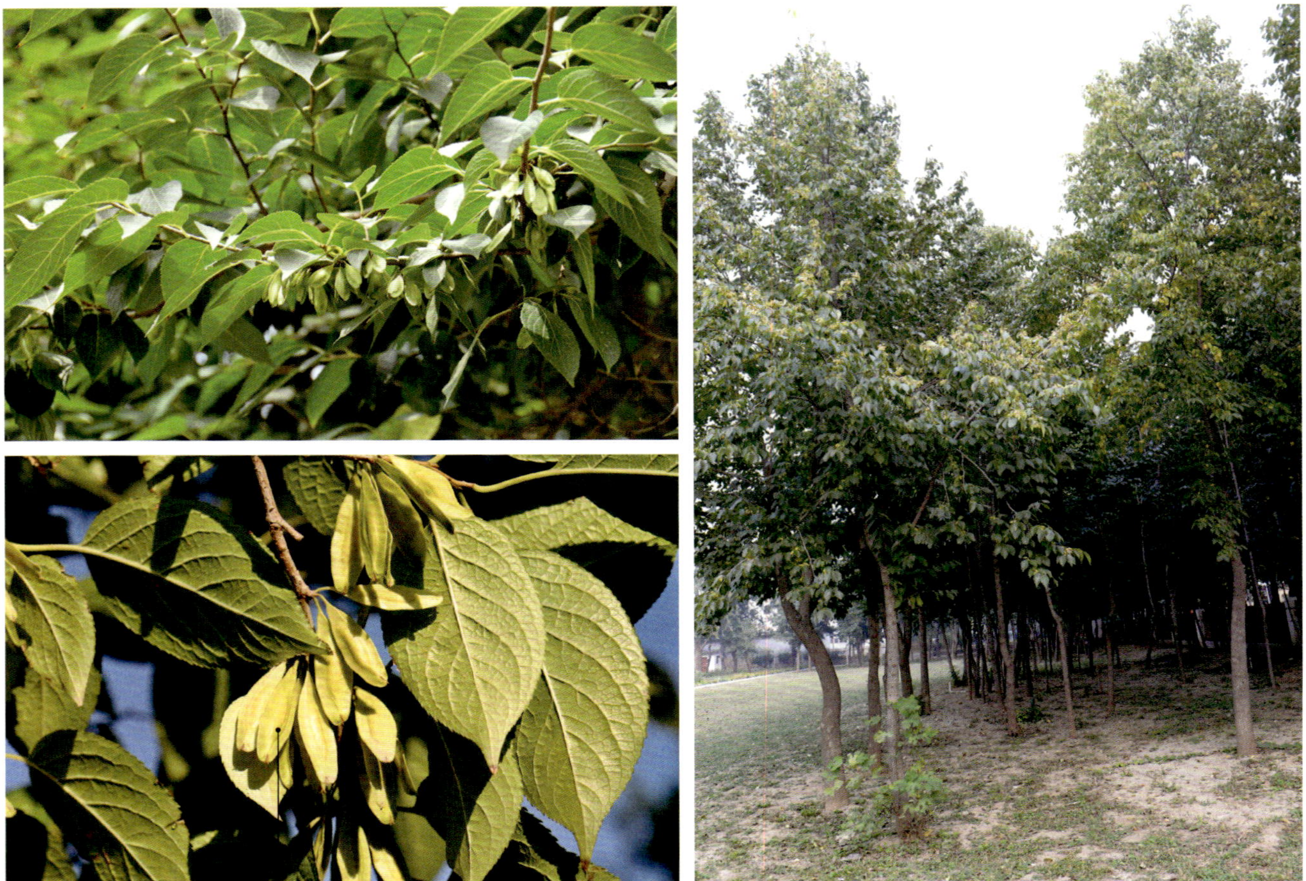

果为具翅小坚果，扁平

杜仲（续）

杠板归

Gangbangui
POLYGONI PERFOLIATI HERBA

本品为蓼科植物杠板归 *Polygonum perfoliatum* L. 的干燥地上部分。

基原植物

■ **杠板归** *Polygonum perfoliatum* L. 别名：蛇不过、蛇倒退

生于阴湿草地、路边、河岸的草丛或灌丛中。分布于全国各地。

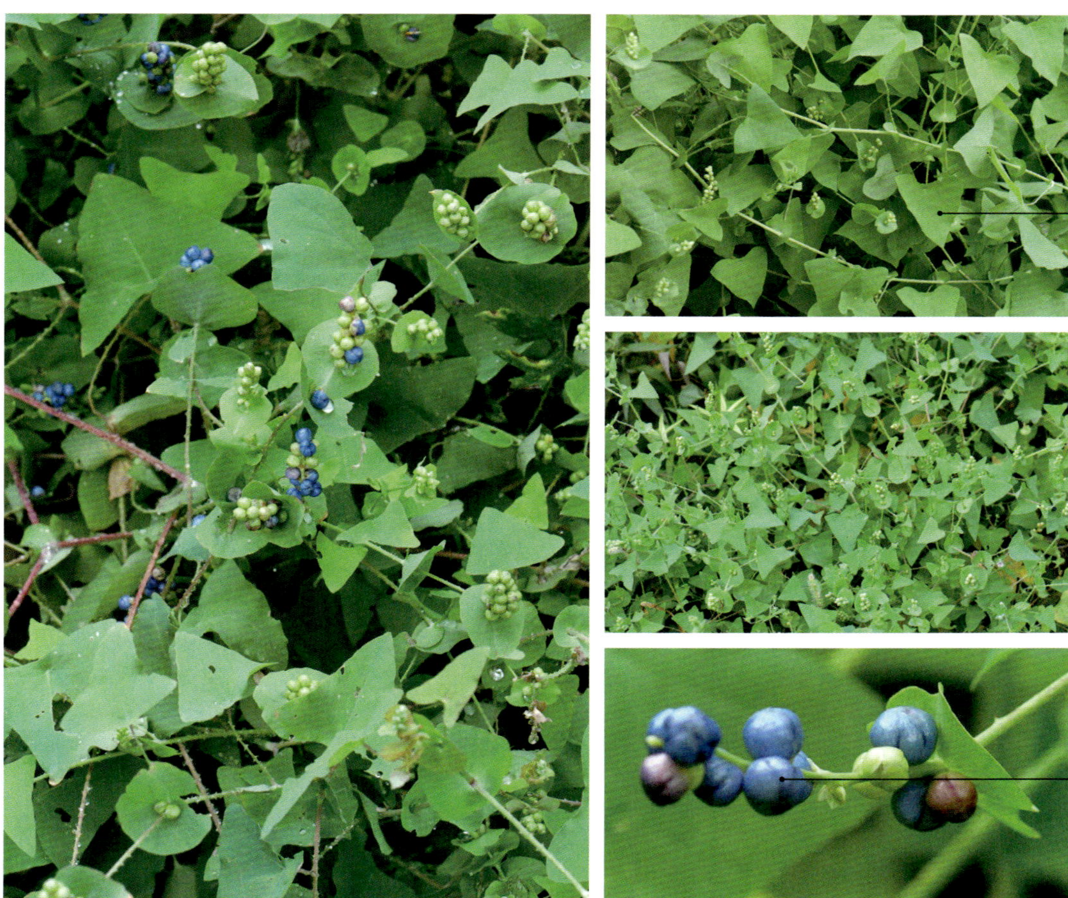
叶片三角形，基部截形或近心形
瘦果球形，熟时完全包在蓝色多汁的花被内

杠板归

巫山淫羊藿

Wushan Yinyanghuo

EPIMEDII WUSHANENSIS FOLIUM

本品为小檗科植物巫山淫羊藿 *Epimedium wushanense* T. S. Ying 的干燥叶。

基原植物

■ 巫山淫羊藿 *Epimedium wushanense* T. S. Ying

生于海拔 300~1700m 的林下、灌丛、草丛或石缝中。分布于湖北、广西、四川、贵州。

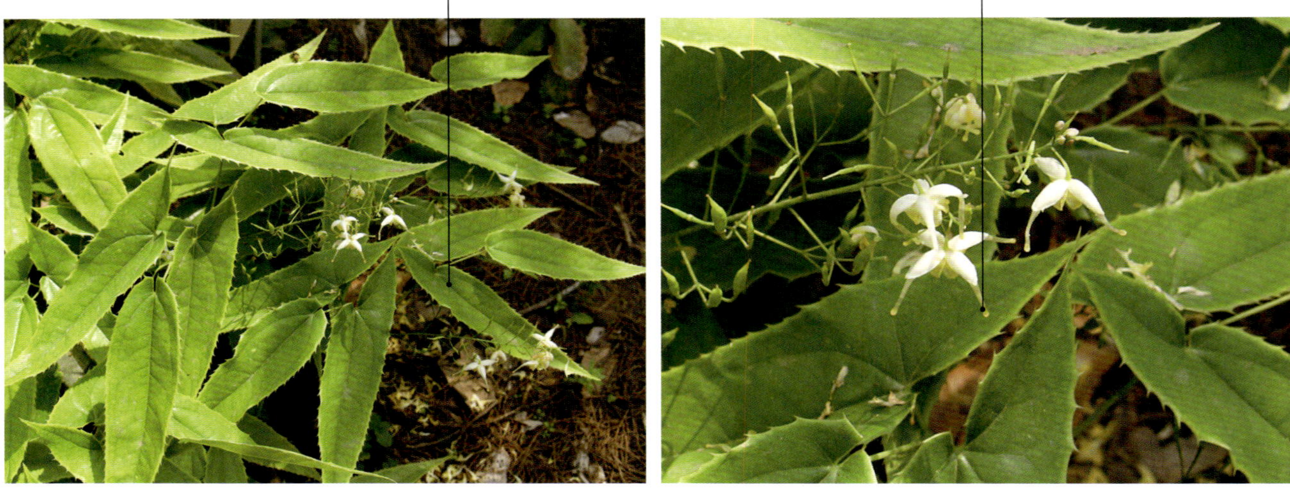
小叶披针形至狭披针形
花瓣呈角状，距淡黄色，向内弯曲，基部浅杯状

巫山淫羊藿（续）

对比鉴别

参见“淫羊藿”项。

检索表

参见“淫羊藿”项。

豆蔻 Doukou AMOMI FRUCTUS ROTUNDUS

本品为姜科植物白豆蔻 *Amomum kravanh* Pierre ex Gagnep. 或爪哇白豆蔻 *Amomum compactum* Soland ex Maton 的干燥成熟果实。

基原植物

■ 白豆蔻 *Amomum kravanh* Pierre ex Gagnep.

生于山沟阴湿处，我国多栽培于树荫下。原产于泰国、柬埔寨，我国海南、云南和广西有少量引种。

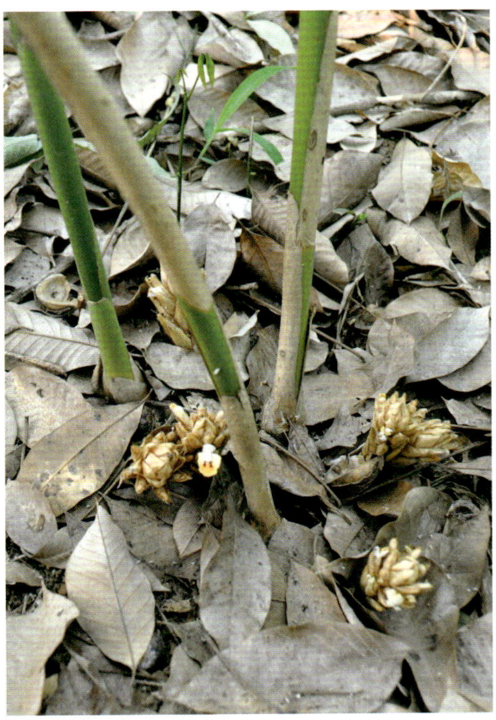

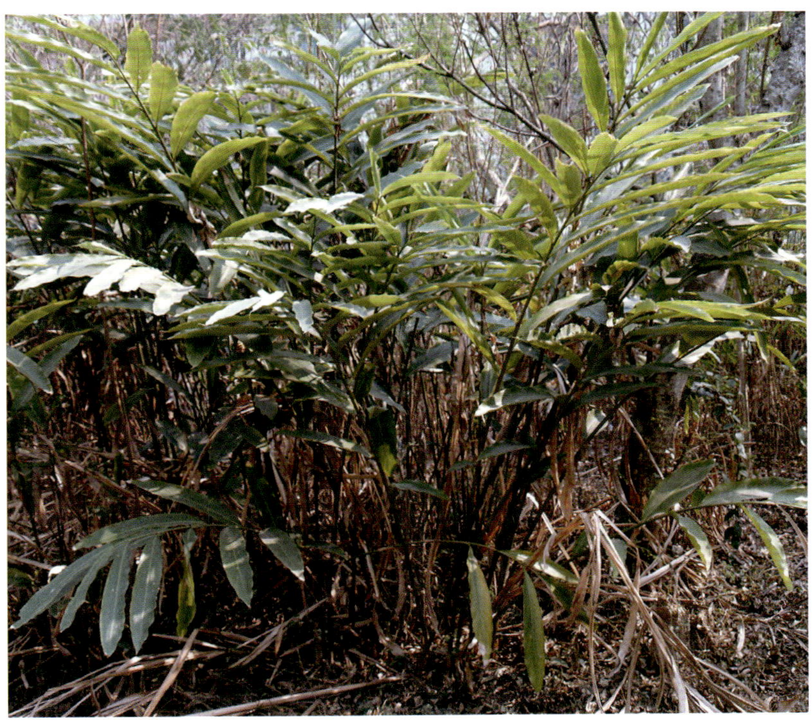

白豆蔻

■ 爪哇白豆蔻 *Amomum compactum* Soland ex Maton

与白豆蔻主要区别点：花序较小，长 3~7cm，径 2.5~4.5cm；苞片较小，长 1.8~2.5cm，宽 8~1.6cm。

生于沟谷或林下阴湿处。原产于印度尼西亚，我国多栽培于疏林或荫棚下，海南和云南南部地区有试种。

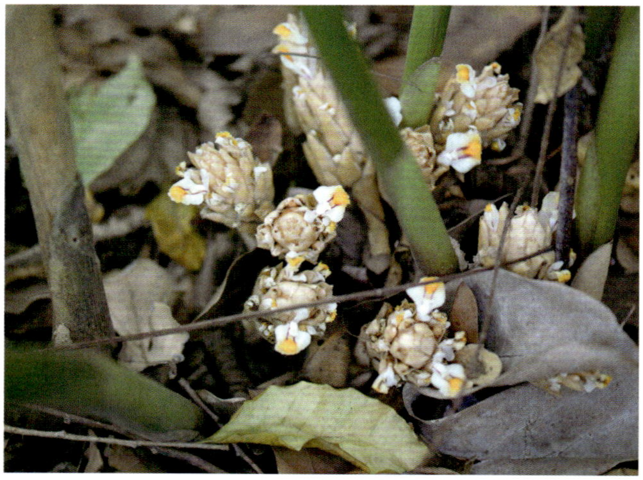

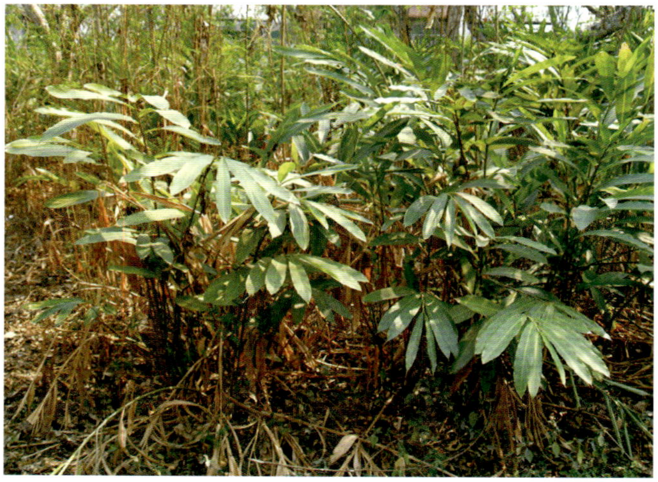

爪哇白豆蔻

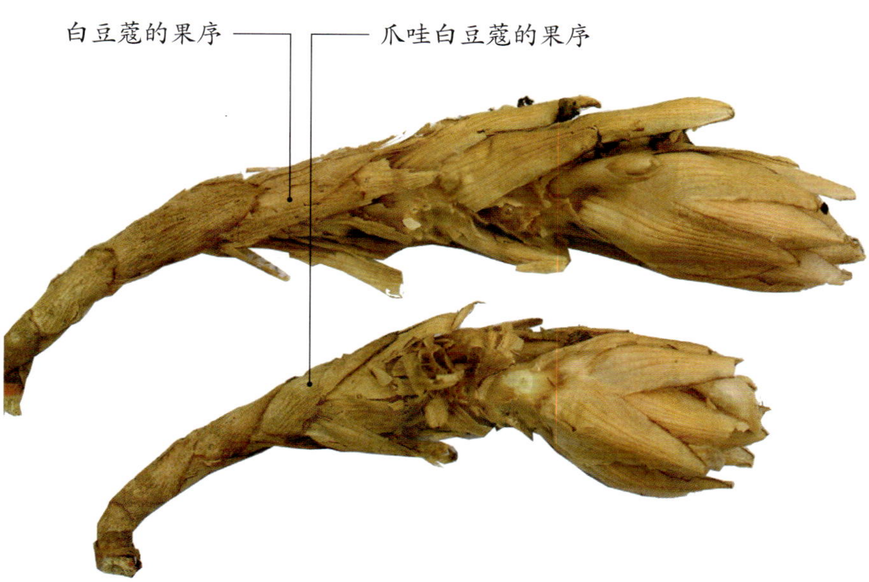

白豆蔻（上）和爪哇白豆蔻（下）的果序

两头尖

Liangtoujian

ANEMONES RADDEANAE RHIZOMA

本品为毛茛科植物多被银莲花 *Anemone raddeana* Regel 的干燥根茎。

基原植物

■ 多被银莲花 *Anemone raddeana* Regel 别名：竹节香附、老鼠屎

生于海拔 500~1000m 的阔叶林下、沟旁及山坡草丛中。分布于东北及浙江、山东。

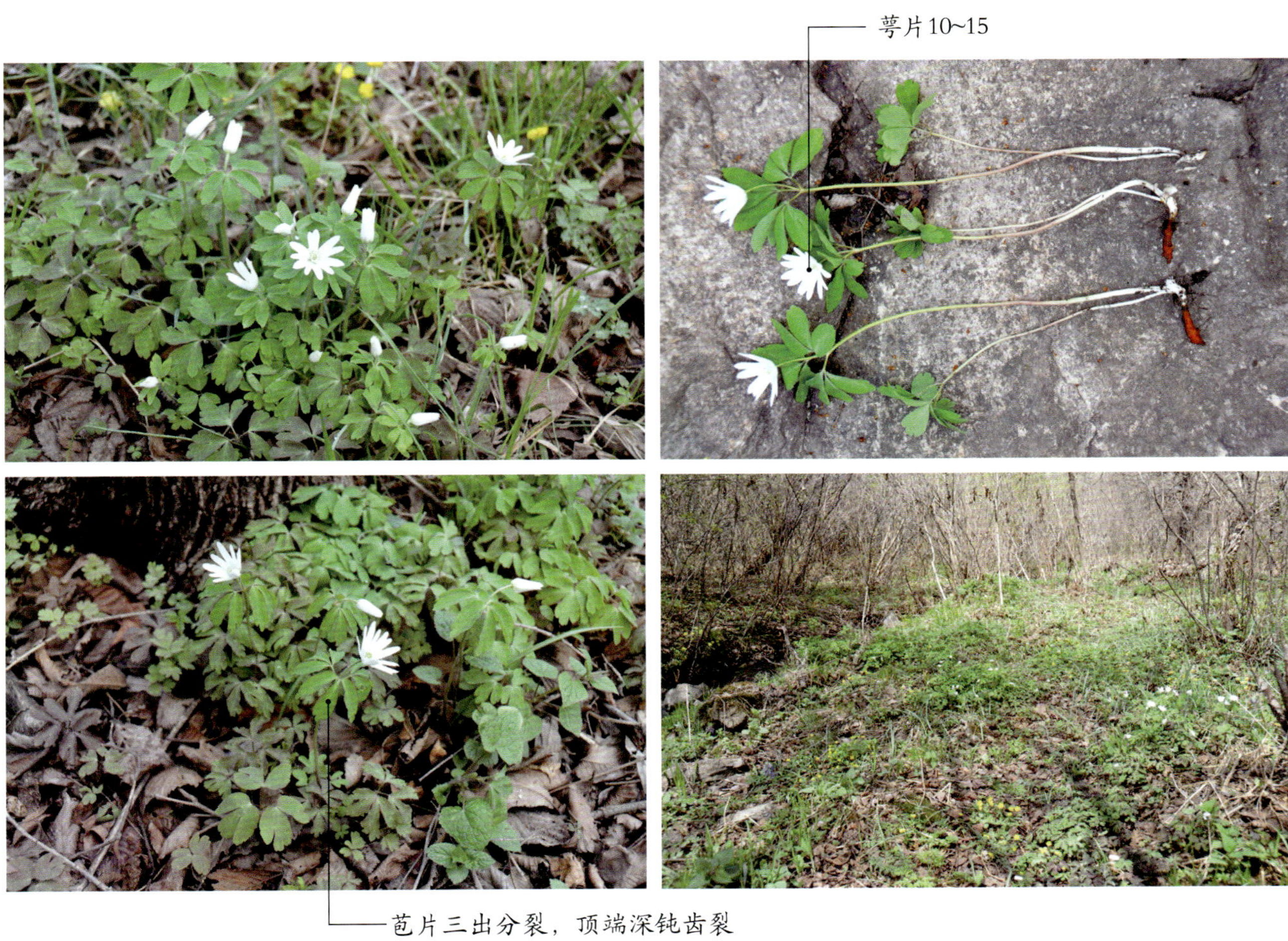

多被银莲花

对比鉴别

多被银莲花的分布区域内常大量伴生黑水银莲花 *Anemone amurensis* (Korsh.) Kom.，两者性状相近，萼片均为白色、多数，极易混淆。

黑水银莲花与多被银莲花主要区别点：苞片三全裂，中全裂片近羽状深裂；萼片 6~7（~10）。

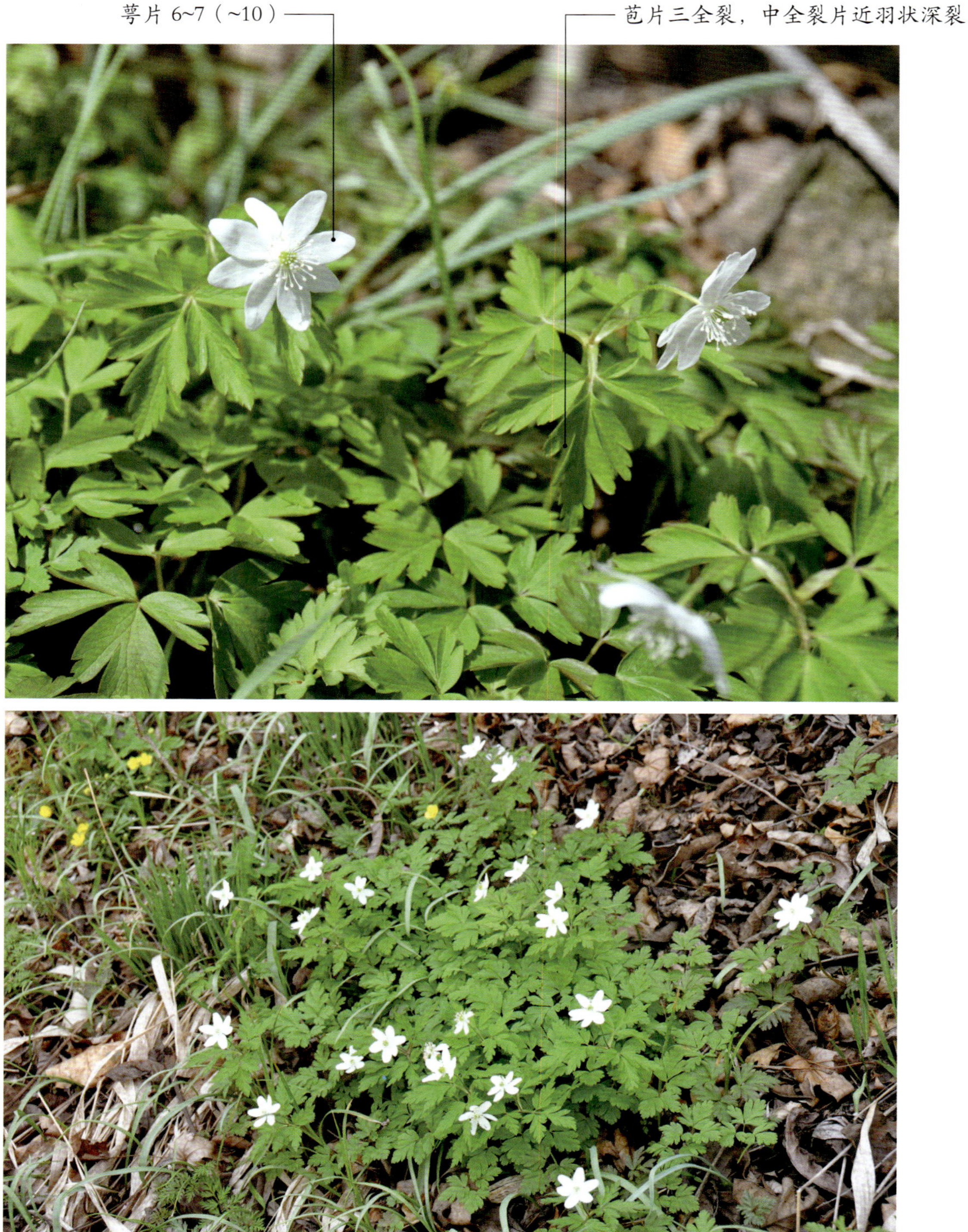

黑水银莲花

两面针

Liangmianzhen

ZANTHOXYLI RADIX

本品为芸香科植物两面针 *Zanthoxylum nitidum* (Roxb.) DC. 的干燥根。

基原植物

■ **两面针** *Zanthoxylum nitidum* (Roxb.) DC. 别名：上山虎、入地金牛

生于山野向阳的杂木林中。分布于福建、台湾、湖南、广东、海南、广西、贵州、云南等地。

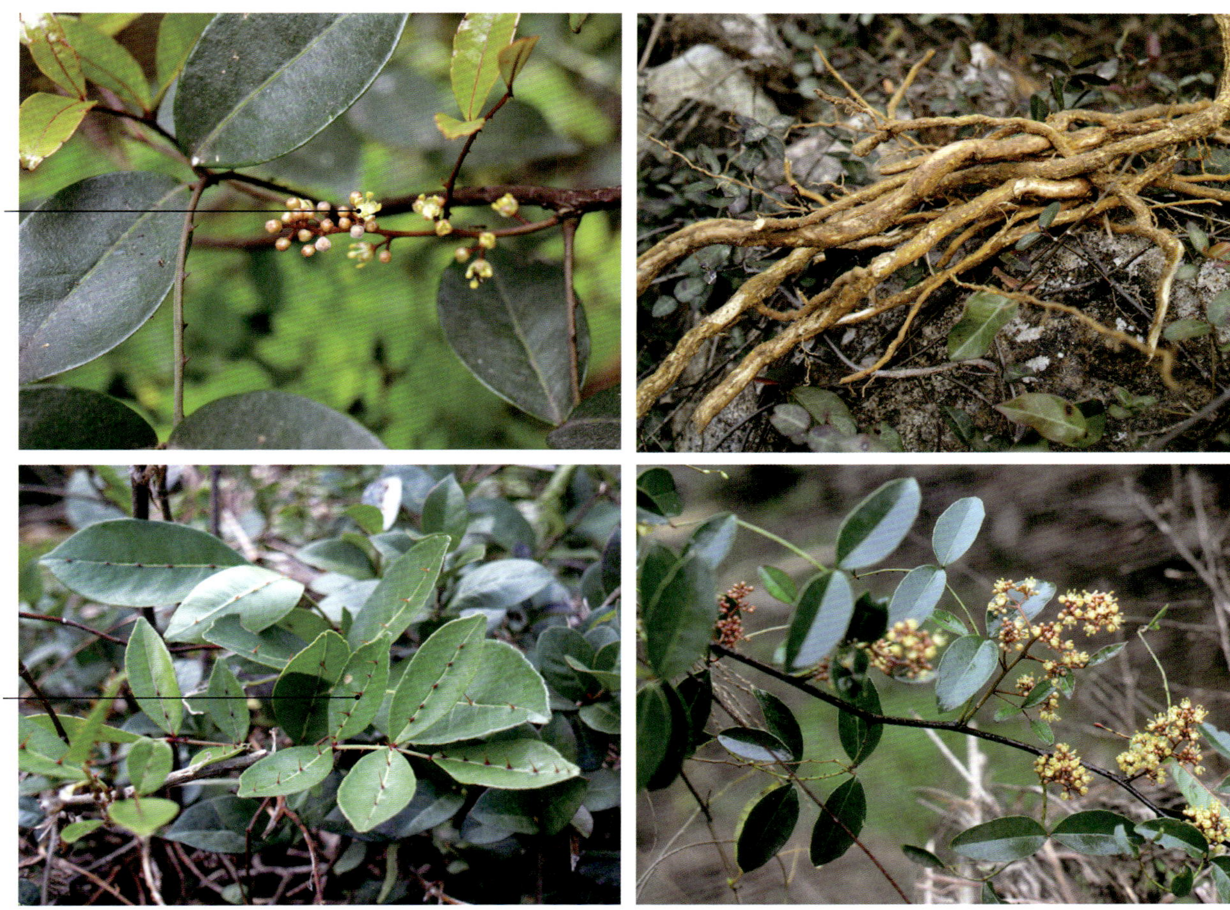

两面针

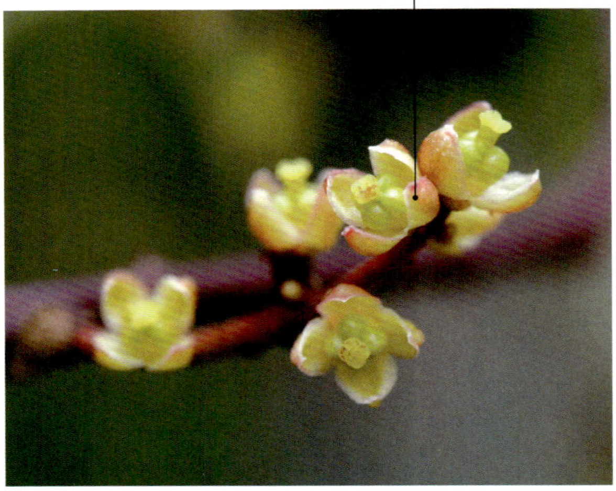

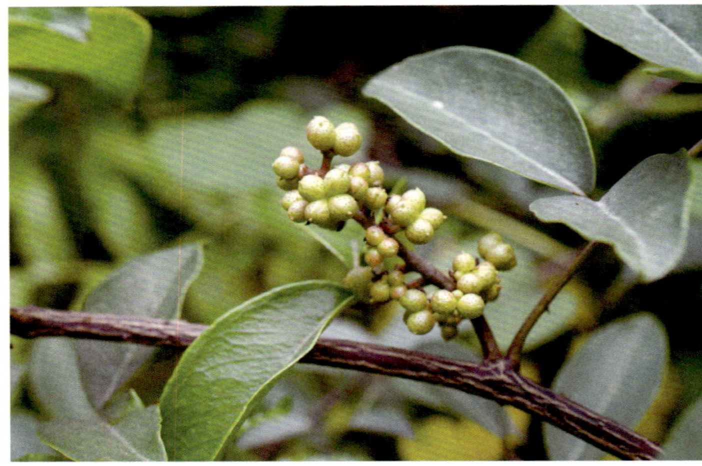

两面针（续）

对比鉴别

参见“花椒”项。

连钱草 Lianqiancao GLECHOMAE HERBA

本品为唇形科植物活血丹 *Glechoma longituba* (Nakai) Kupr. 的干燥地上部分。

基原植物

■ 活血丹 *Glechoma longituba* (Nakai) Kupr. 别名：透骨消

生于阴湿的疏林下、路旁、河边、山野、草丛或林缘。分布于除西北及内蒙古外的全国各地。

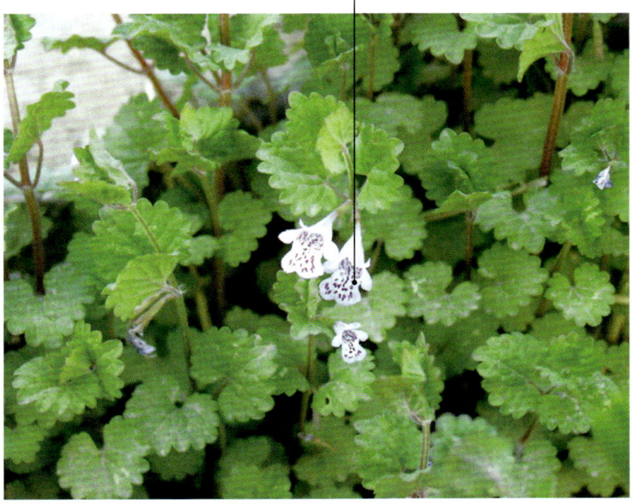
花冠2裂，唇形，淡蓝色至淡紫色
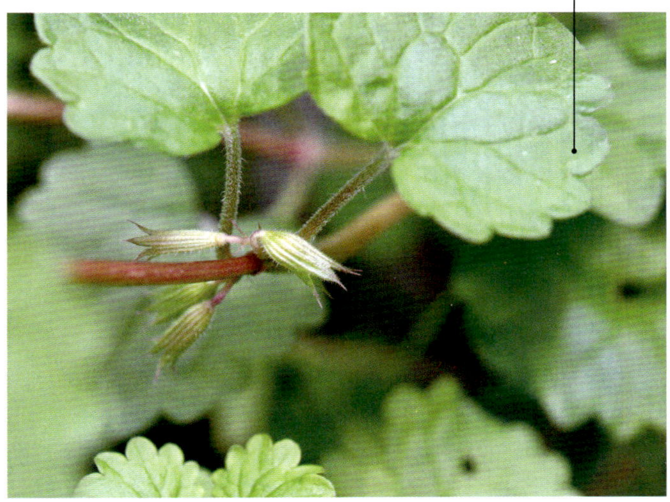
叶心形或近肾形

活血丹

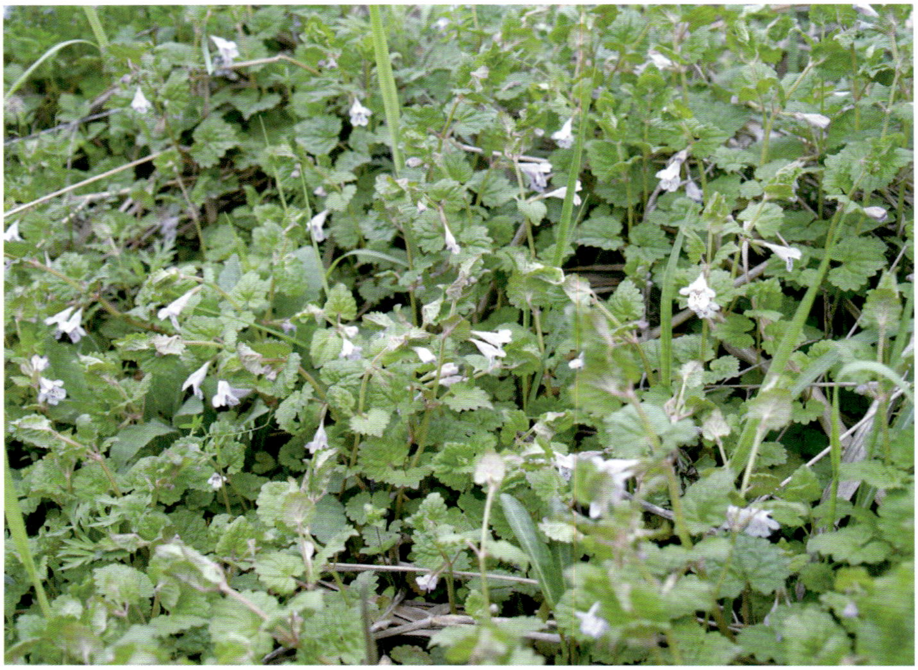

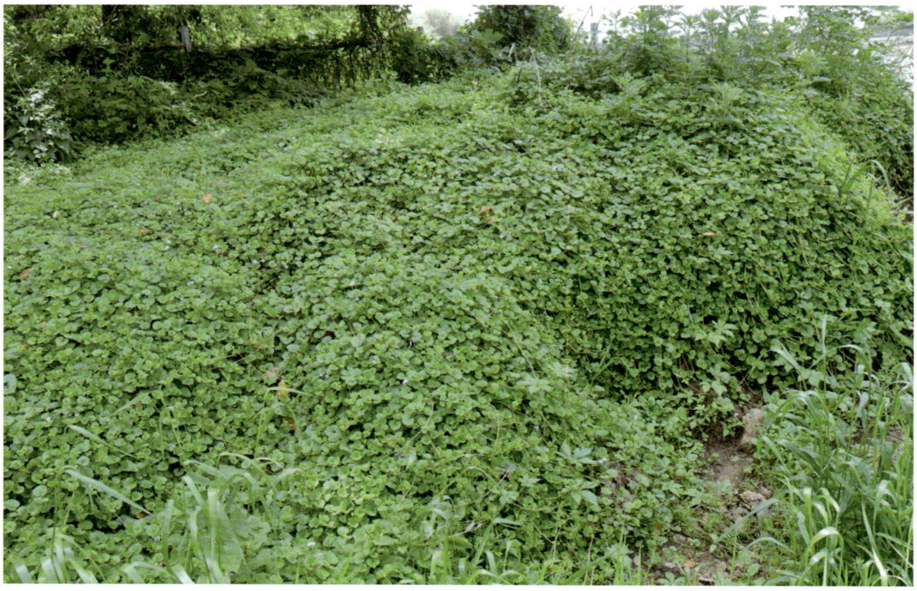

活血丹（续）

对比鉴别

参见“金钱草”项。

检索表

参见“金钱草”项。

连　翘

Lianqiao

FORSYTHIAE FRUCTUS

本品为木犀科植物连翘 *Forsythia suspensa* (Thunb.) Vahl 的干燥果实。

基原植物

■ **连翘**　*Forsythia suspensa* (Thunb.) Vahl　别名：空壳、黄花条

生于山坡灌丛、山谷疏林或草丛，现多为栽培。分布于辽宁、河北、山西、宁夏、陕西、甘肃、河南、山东、江苏、江西、湖北、四川、云南等地。

叶缘具锯齿

节间中空

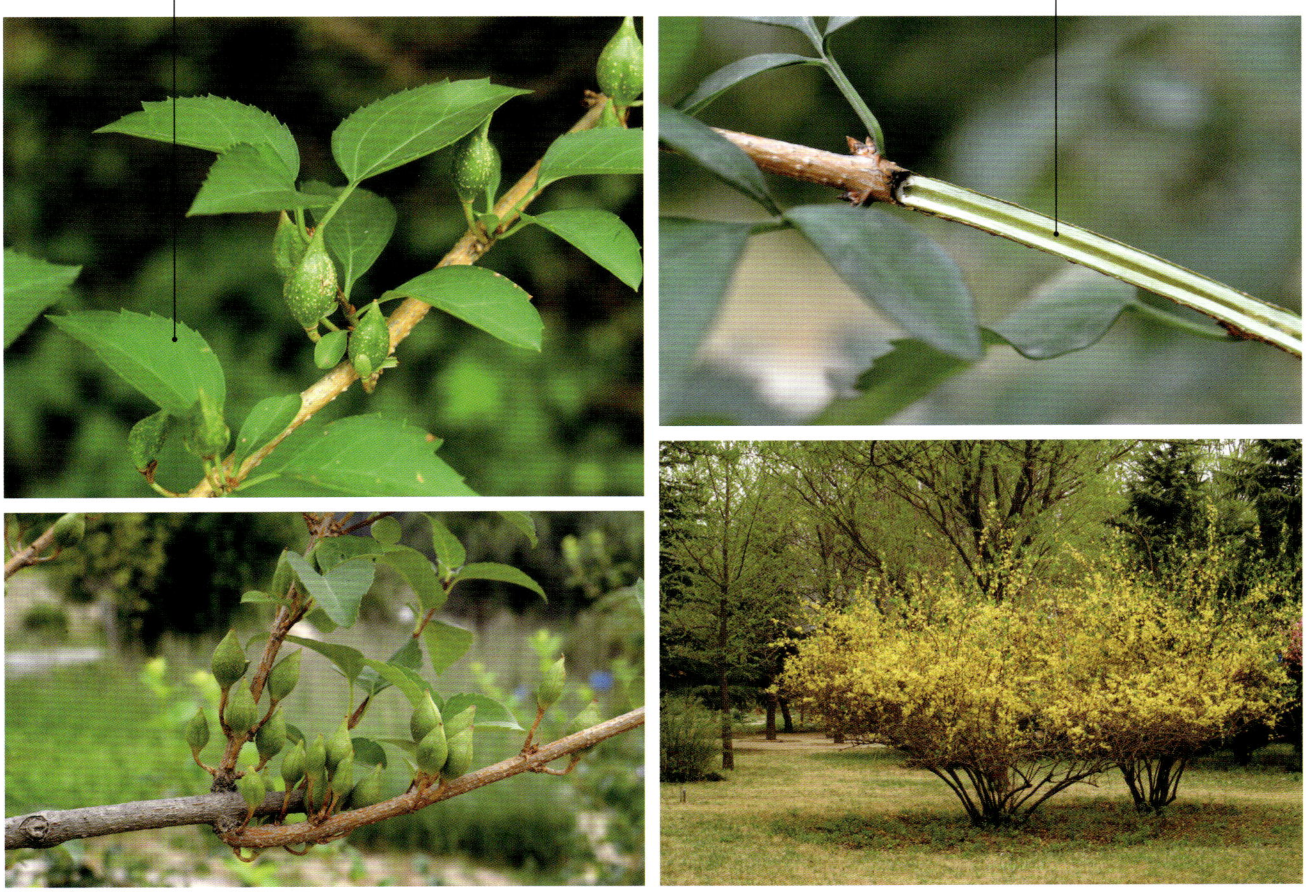

连翘

对比鉴别

《常用中药材品种整理和质量研究》（南方协作组）记载，药材连翘以植物连翘入药最多，少数地区曾以其同属植物金钟花 *Forsythia viridissima* Lindl.、秦连翘 *Forsythia giraldiana* Lingelsh. 入药使用，山东某些地区以紫丁香 *Syringa oblata* Lindl. 的果实混作药材连翘使用。

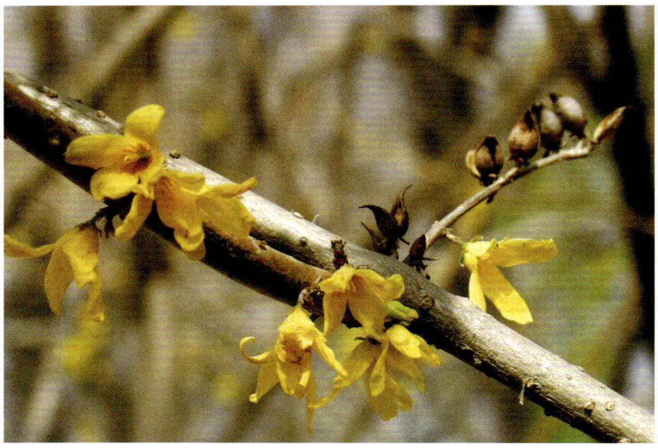

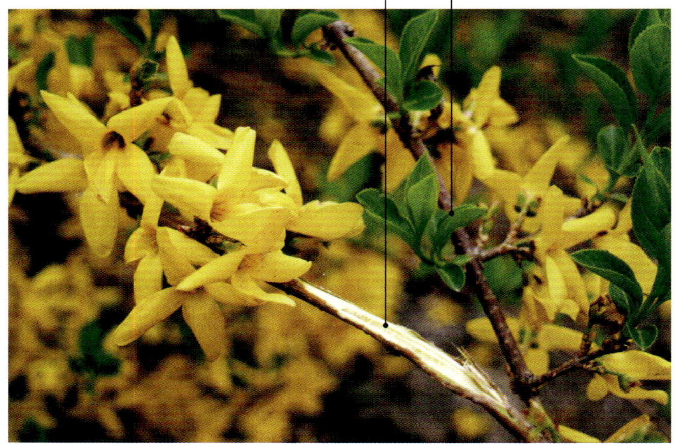

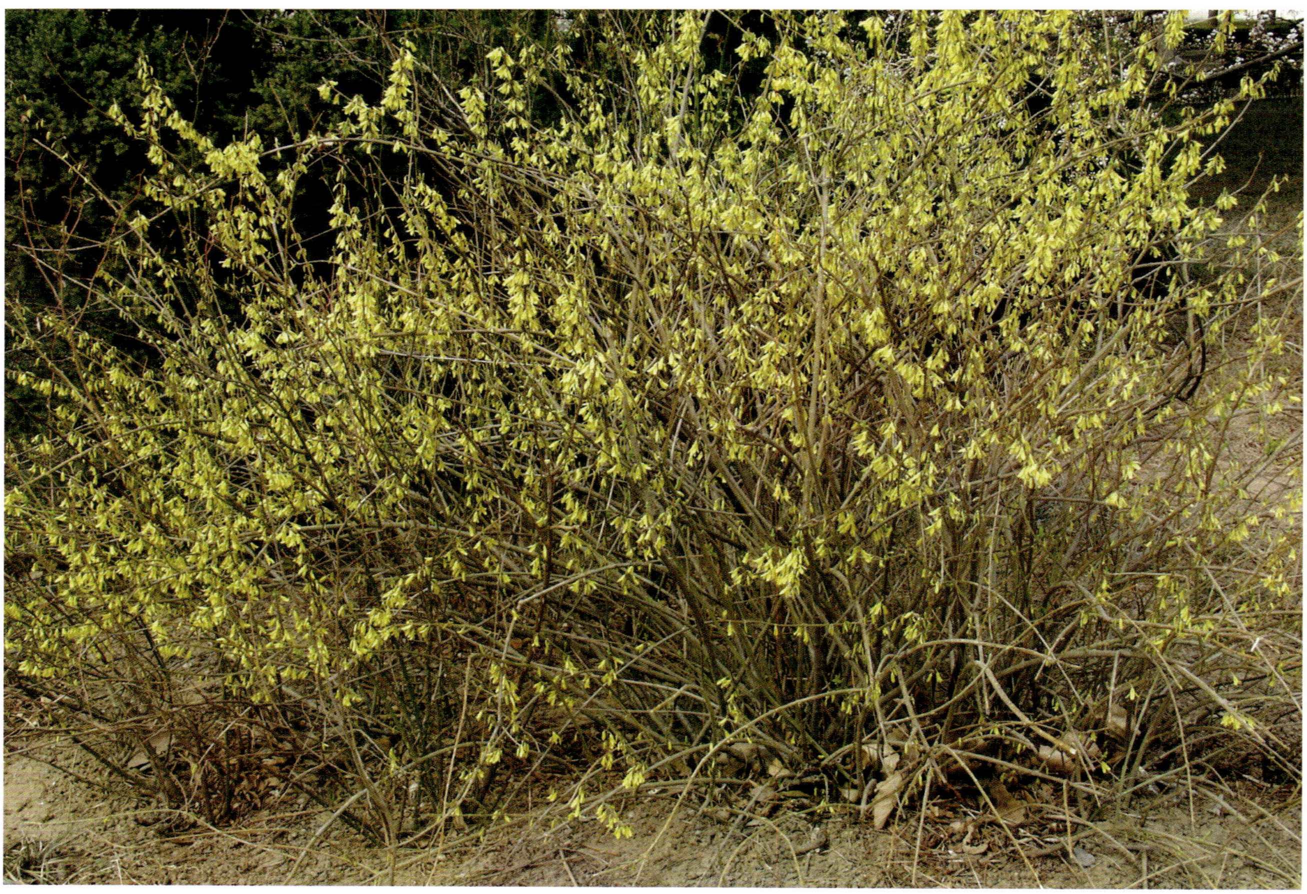

金钟花

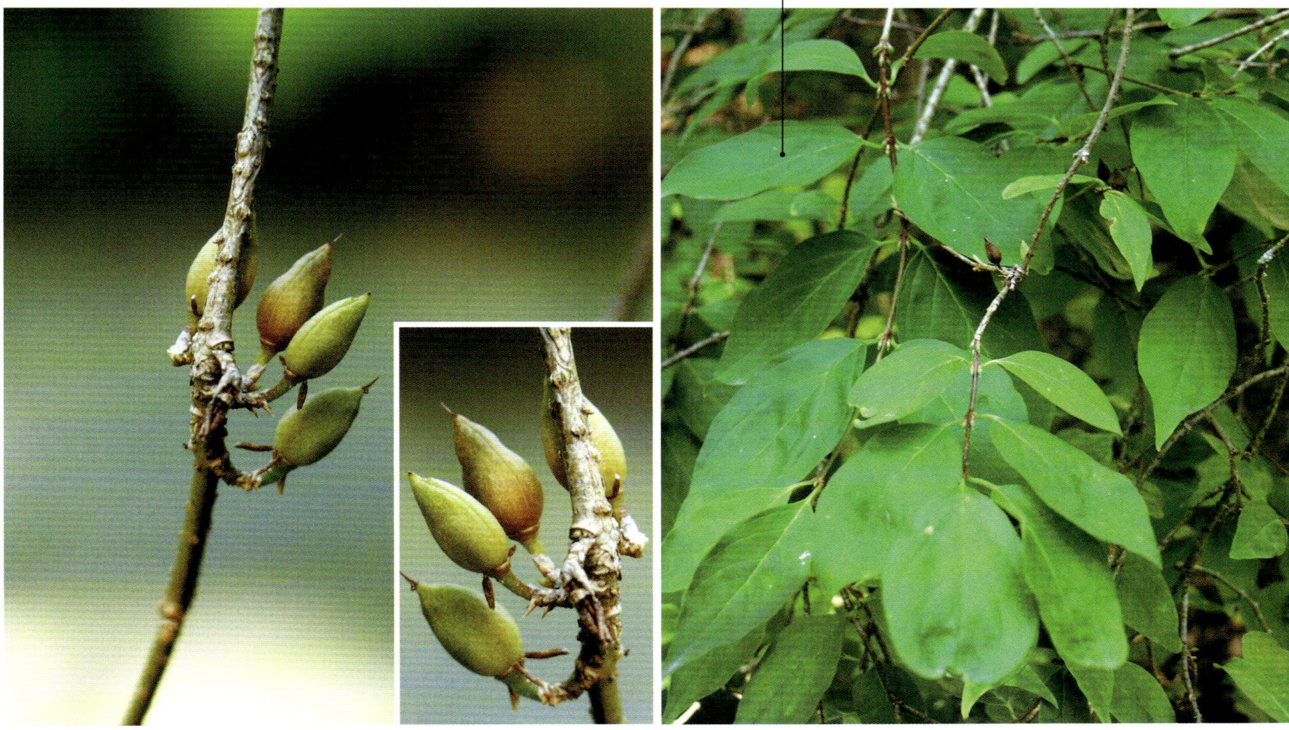

秦连翘

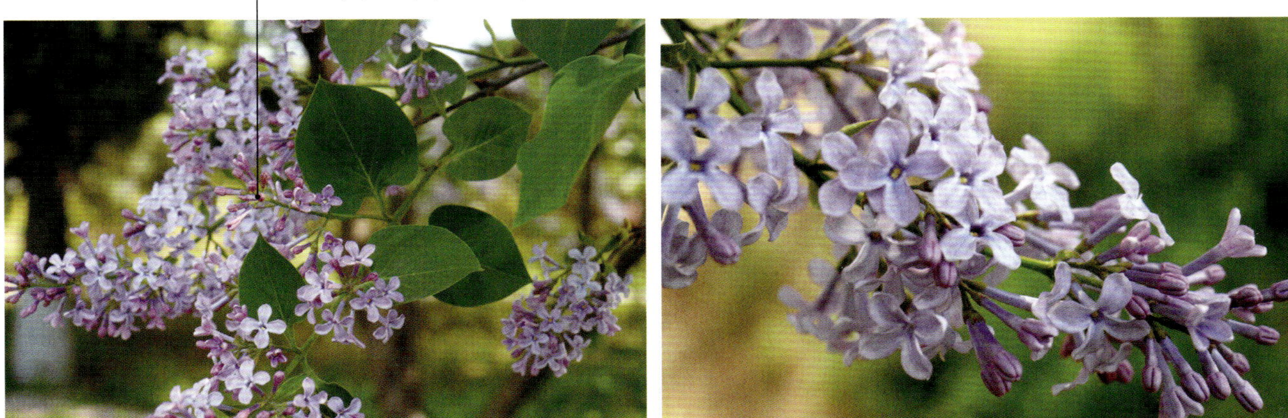

紫丁香

检索表

1. 圆锥花序；花冠紫色 …… 紫丁香

1. 花 1 至数朵着生于叶腋，先于叶开放；花冠黄色 …… 2

2. 节间中空；单叶或 3 裂至三出复叶；果梗长 0.7~2cm …… 连翘

2. 节间具片状髓；全为单叶；果梗长在 7mm 以下 …… 3

3. 叶缘具锯齿 …… 金钟花

3. 全缘或疏生小锯齿 …… 秦连翘

吴茱萸 Wuzhuyu EUODIAE FRUCTUS

本品为芸香科植物吴茱萸 *Euodia rutaecarpa* (Juss.) Benth.、石虎 *Euodia rutaecarpa* (Juss.) Benth. var. *officinalis* (Dode) Huang 或疏毛吴茱萸 *Euodia rutaecarpa* (Juss.) Benth. var. *bodinieri* (Dode) Huang 的干燥近成熟果实。

基原植物

■ 吴茱萸 *Euodia rutaecarpa* (Juss.) Benth. 别名：吴萸、茶辣

Flora of China 记载吴茱萸的拉丁学名为 *Tetradium ruticarpum* (A. Jussieu) T. G. Hartley。

生于海拔 100~3000m 的灌丛、疏林下或林缘。分布于河北、陕西、甘肃、河南、湖北、湖南、江西、江苏、安徽、浙江、福建、广东、广西、云南、贵州、四川。

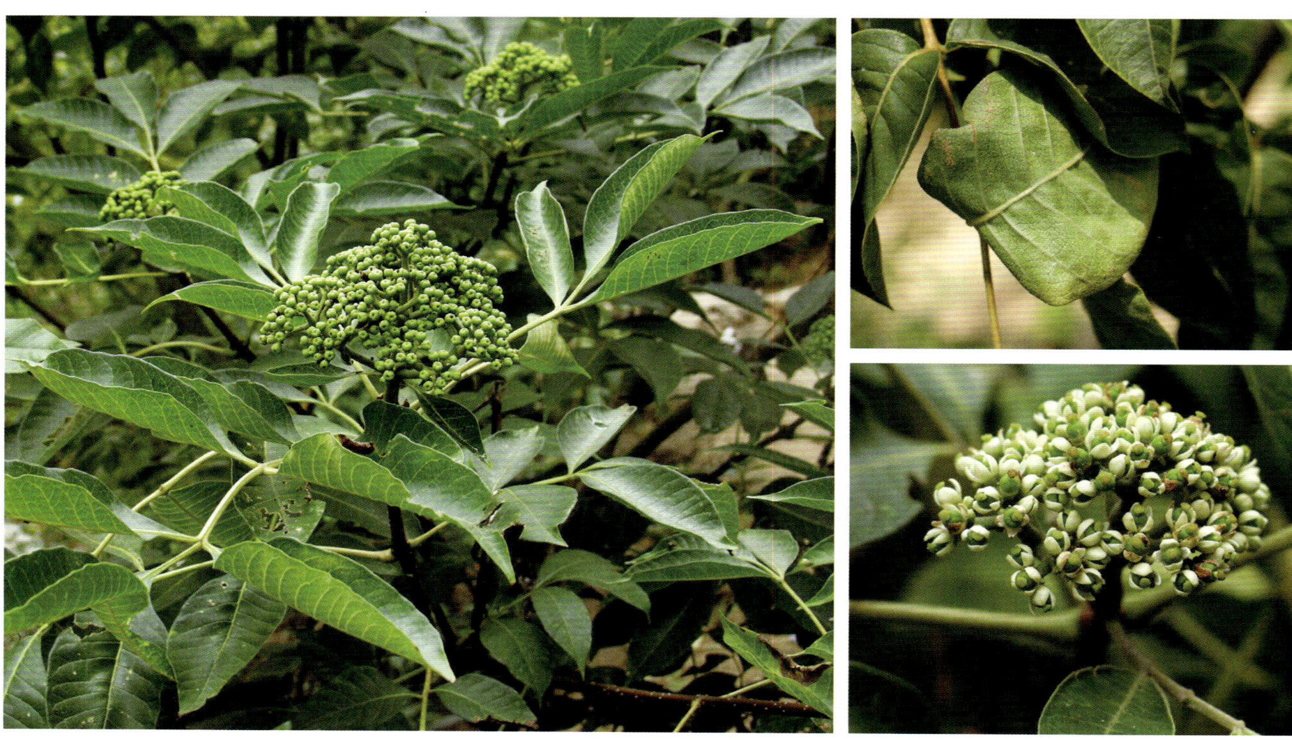

吴茱萸

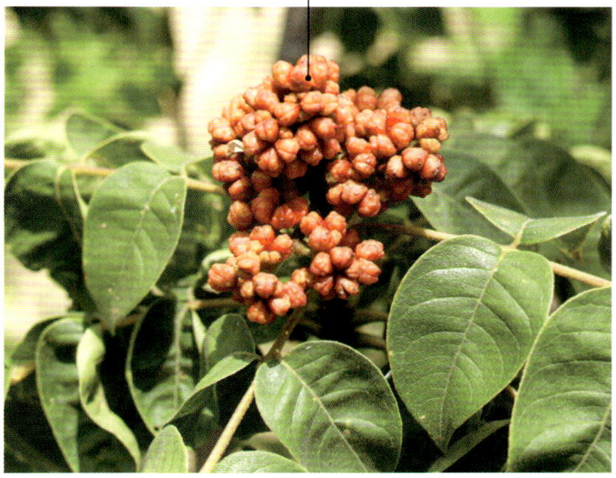

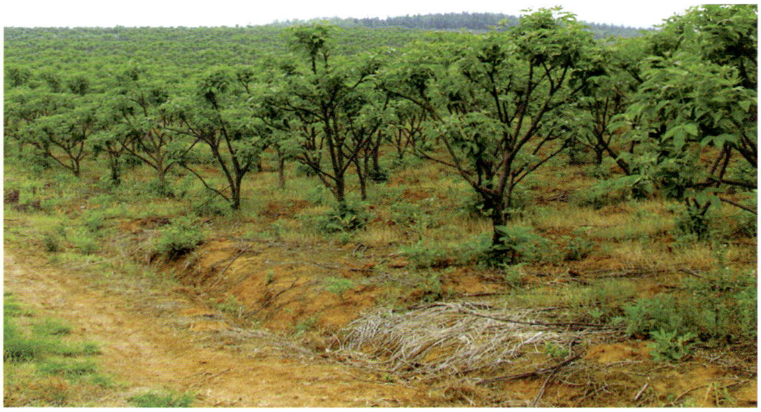

吴茱萸（续）

■ 石虎 *Euodia rutaecarpa* (Juss.) Benth. var. *officinalis* (Dode) Huang

Flora of China 记载石虎的拉丁学名为 *Tetradium ruticarpum* (A. Jussieu) T. G. Hartley，依 *Flora of China* 记载，本种与吴茱萸 *Euodia rutaecarpa* (Juss.) Benth. 为同一物种。

■ 疏毛吴茱萸 *Euodia rutaecarpa* (Juss.) Benth. var. *bodinieri* (Dode) Huang

Flora of China 记载疏毛吴茱萸的拉丁学名为 *Tetradium ruticarpum* (A. Jussieu) T. G. Hartley，依 *Flora of China* 记载，本种与吴茱萸 *Euodia rutaecarpa* (Juss.) Benth. 为同一物种。

对比鉴别

Flora of China 记载吴茱萸、石虎和疏毛吴茱萸为同一物种，拉丁学名修订为 *Tetradium ruticarpum* (A. Jussieu) T. G. Hartley。楝叶吴萸 *Tetradium glabrifolium* (Champion ex Bentham) T. G. Hartley 和青花椒 *Zanthoxylum schinifolium* Sieb. et Zucc. 的幼果分别在广西桂林、江西九江充作药材吴茱萸使用。

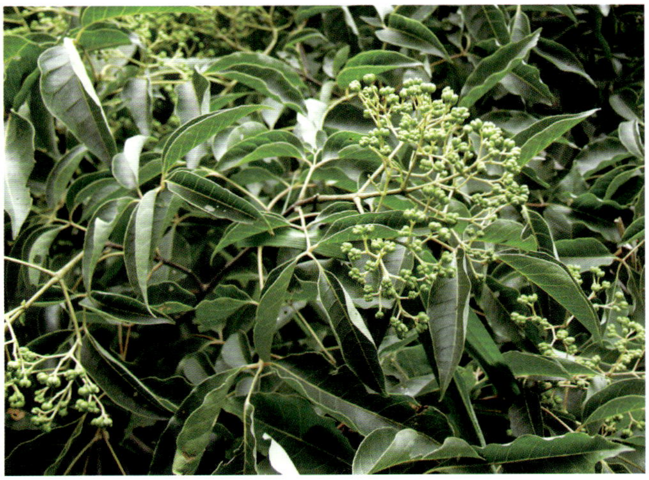
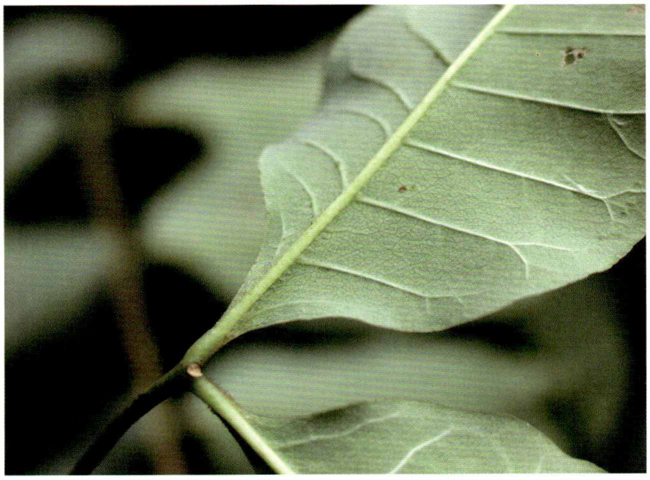

楝叶吴萸

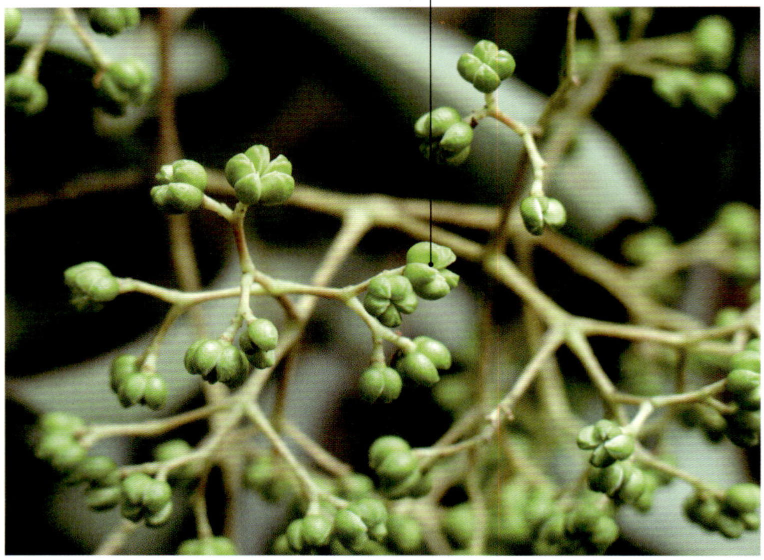

楝叶吴萸（续）

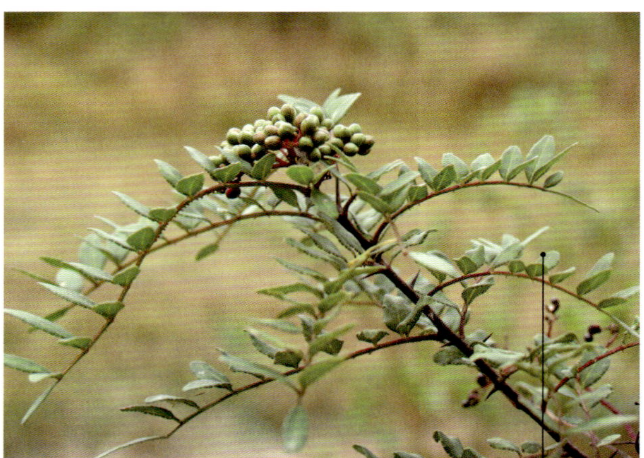

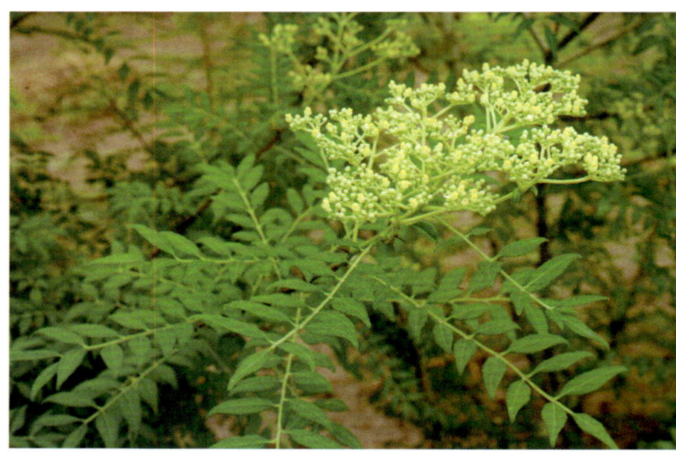

青花椒

检索表

1. 复叶互生……………………………………………………………………………青花椒
1. 复叶对生……………………………………………………………………………2
2. 分果三角形…………………………………………………………………………楝叶吴萸
2. 分果近球形…………………………………………………………………………吴茱萸

牡丹皮

Mudanpi

MOUTAN CORTEX

本品为毛茛科植物牡丹 *Paeonia suffruticosa* Andr. 的干燥根皮。

基原植物

■ 牡丹 *Paeonia suffruticosa* Andr. 别名：丹皮

生于向阳山坡及土壤肥沃处。大量栽培于山东、安徽、陕西、甘肃、四川、贵州、湖北、湖南。

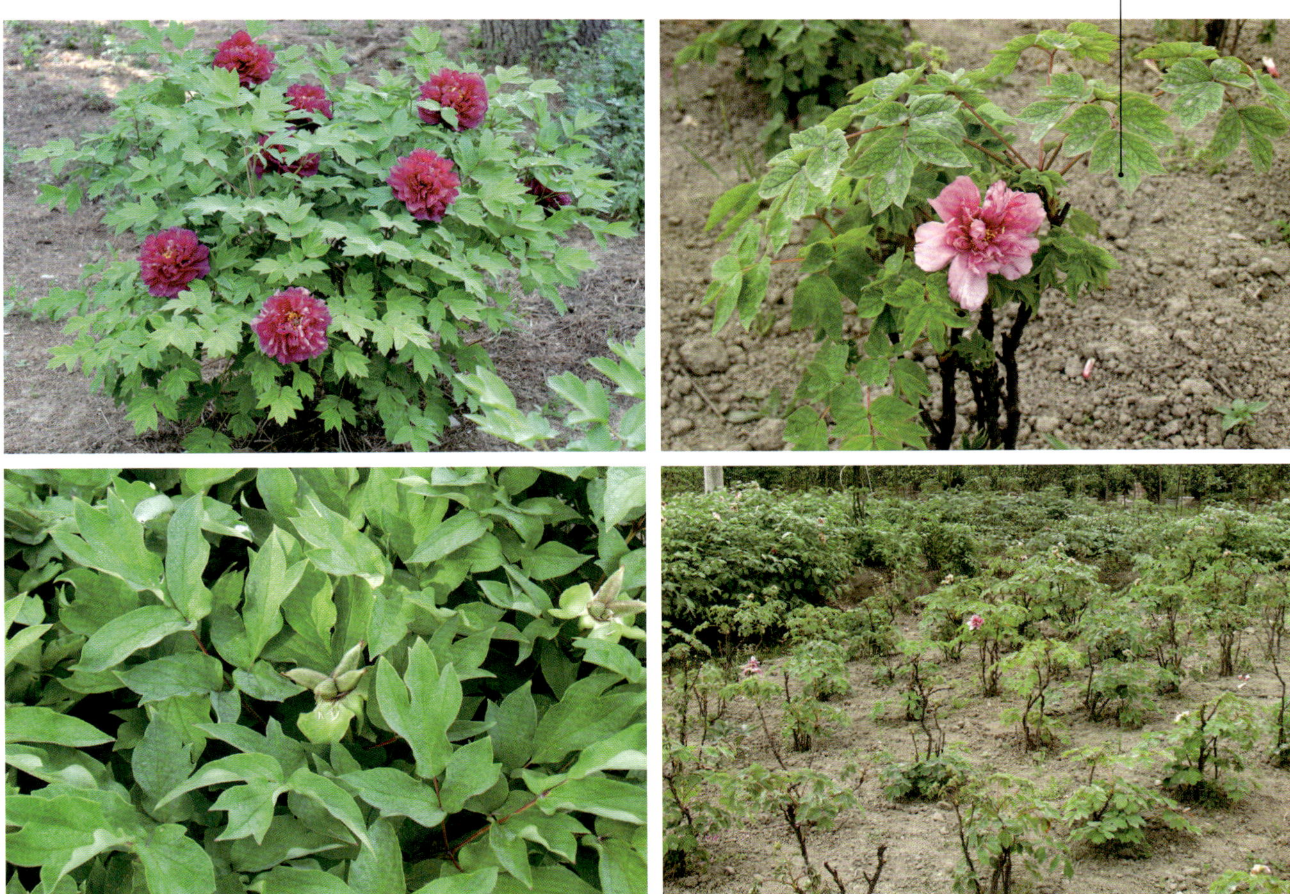

牡丹

对比鉴别

据《常用中药材品种整理和质量研究》（南方协作组）调查发现，芍药类药材除正品植物牡丹入药外，还有使用凤丹 *Paeonia ostii* T. Hong et J. X. Zhang、滇牡丹 *Paeonia delavayi* Franch. 和紫斑牡丹 *Paeonia rockii* T. Hong et J. J. Li 等入药，且凤丹为目前商品药材的主流药用植物。

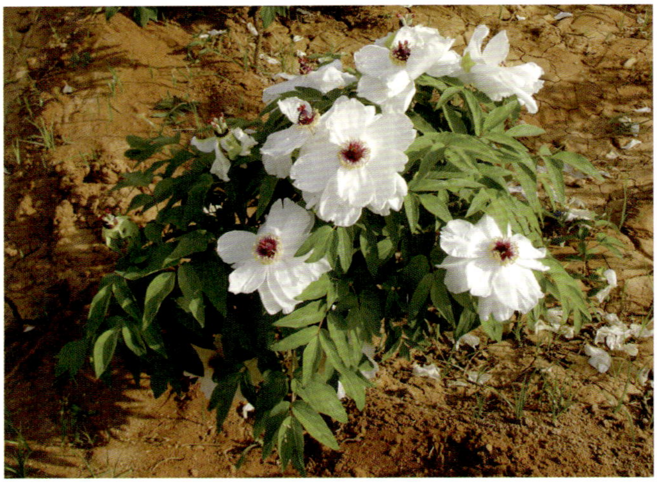

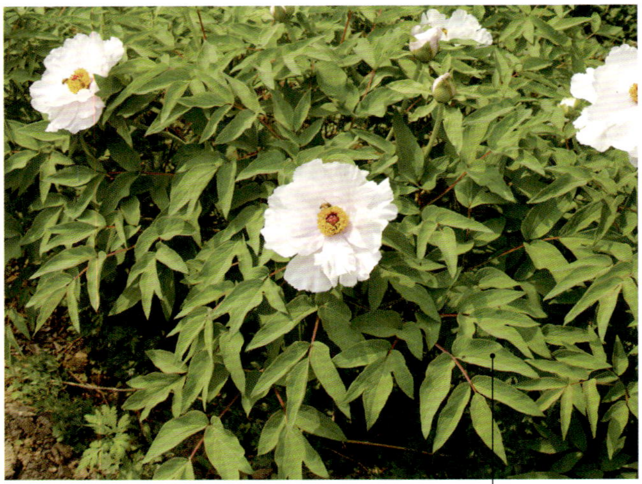

凤丹

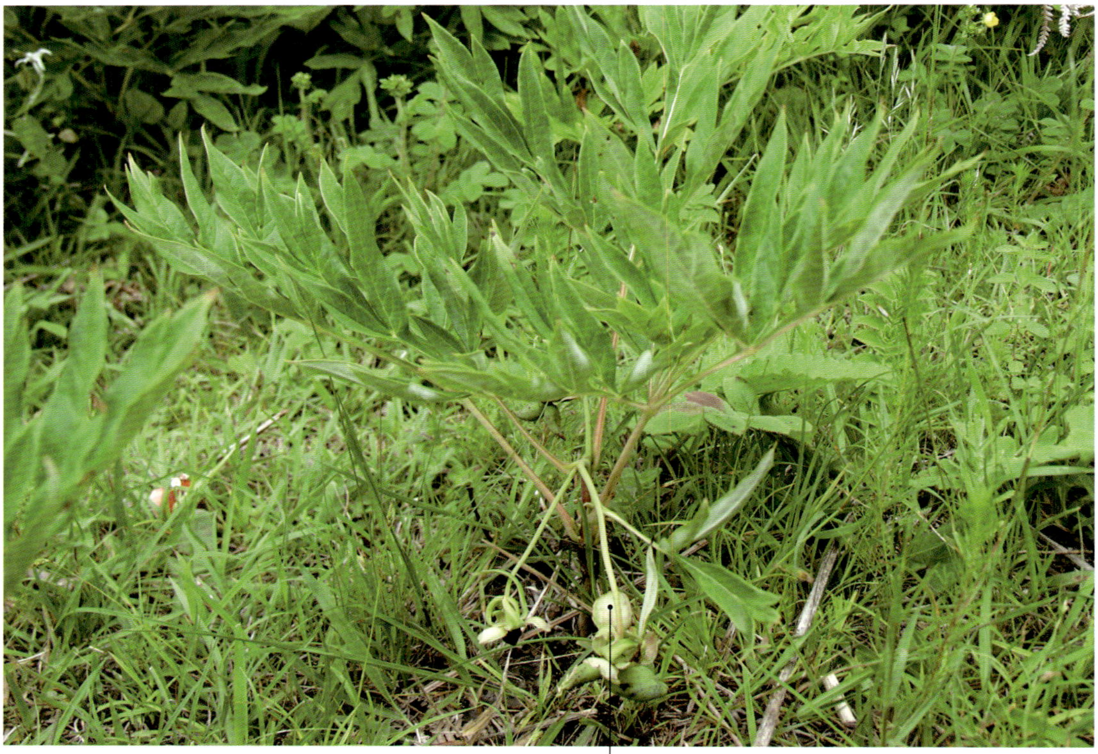

滇牡丹

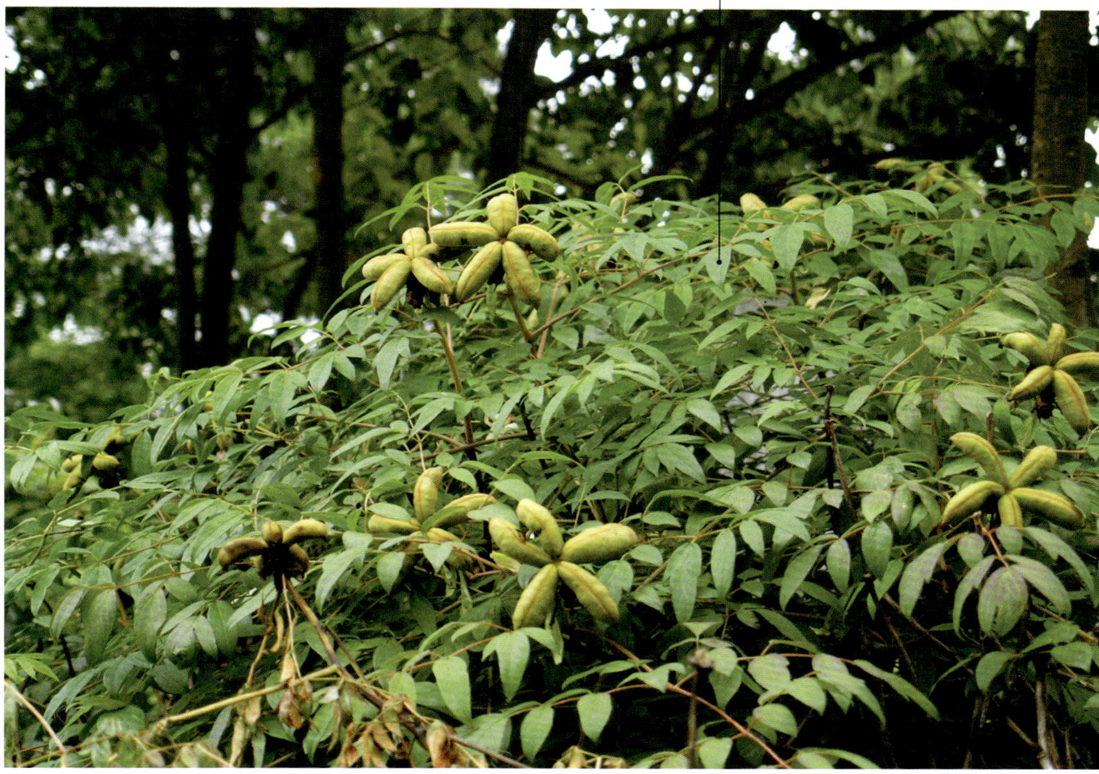

紫斑牡丹

检索表

1. 花常 2 或 3 朵顶生兼腋生，多少下垂 …… 滇牡丹
1. 花单朵顶生，上举 …… 2
2. 小叶 (17~)19~33 枚 …… 紫斑牡丹
2. 小叶不超过 15 枚 …… 3
3. 小叶 11~15 枚 …… 凤丹
3. 小叶常 9 枚 …… 牡丹

牡荆叶

Mujingye

VITICIS NEGUNDO FOLIUM

本品为马鞭草科植物牡荆 *Vitex negundo* L.var. *cannabifolia* (Sieb.et Zucc.) Hand.-Mazz. 的新鲜叶。

基原植物

■ **牡荆** *Vitex negundo* L.var. *cannabifolia* (Sieb. et Zucc.) Hand.-Mazz.　别名：土常山、五指柑

生于山坡路边的灌丛中。分布于华东及河北、湖北、湖南、广东、广西、贵州、四川、云南等地。

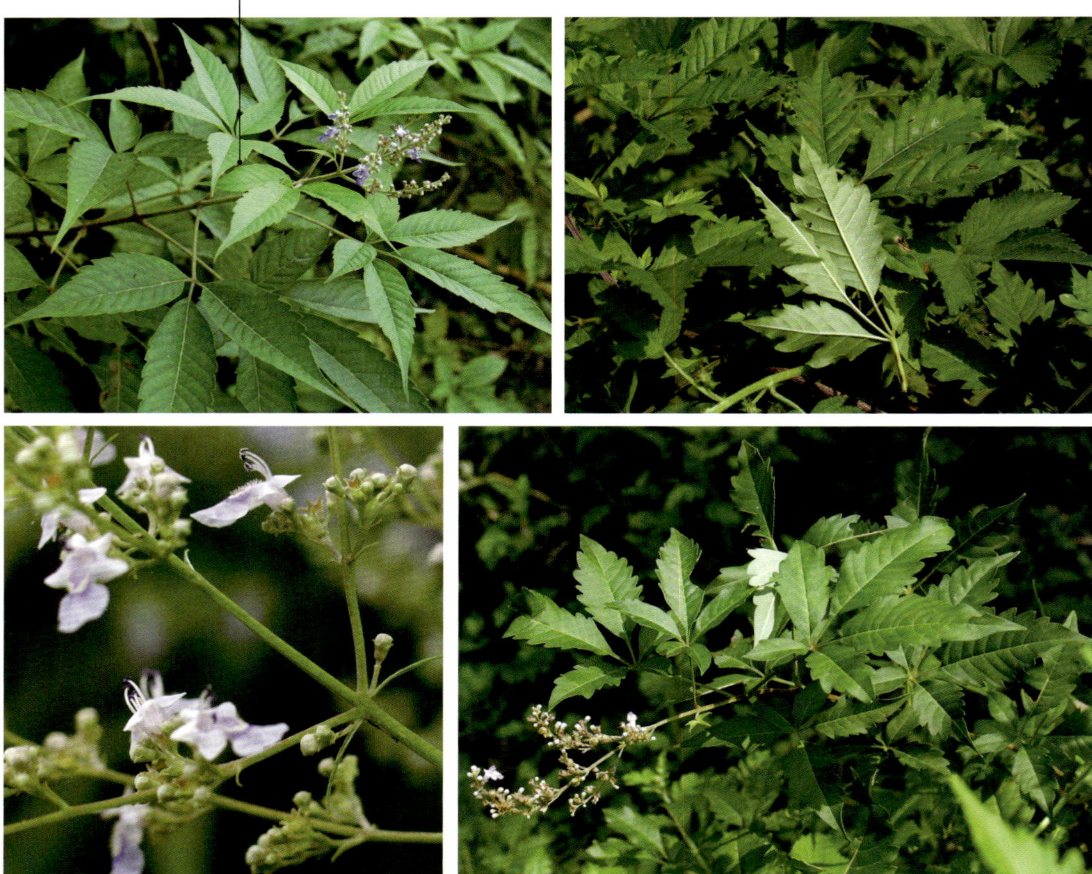

牡荆

对比鉴别

植物牡荆与其同属植物黄荆 *Vitex negundo* L.、荆条 *Vitex negundo* L. var. *heterophylla* (Franch.) Rehd. 容易相混淆。

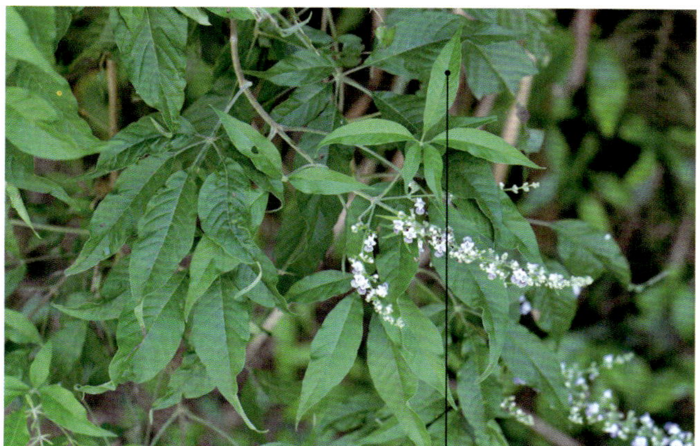

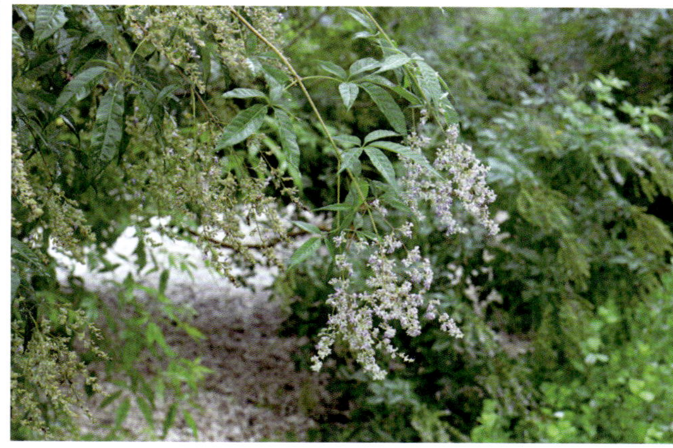

小叶全缘

黄荆

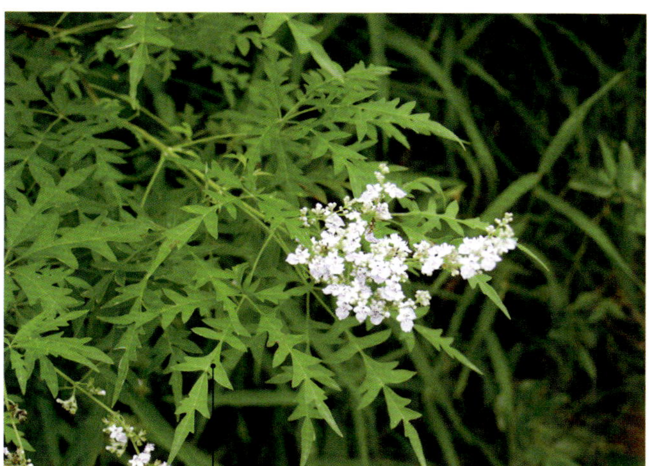

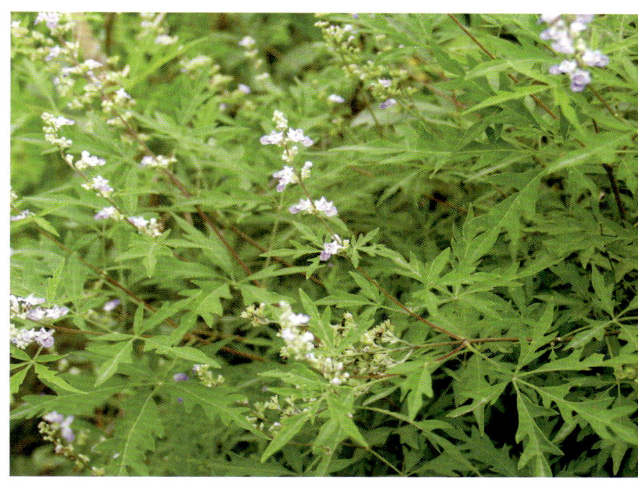

小叶具不规则的锯齿

荆条

检索表

1. 小叶全缘，或偶有少数锯齿……………………………………黄荆

1. 小叶具粗锯齿或缺刻状锯齿，浅裂至深裂……………………………………2

2. 小叶具规则的锯齿，背面疏生短柔毛……………………………………牡荆

2. 小叶具不规则的锯齿，背面被浓密灰色绒毛……………………………………荆条

何首乌

Heshouwu

POLYGONI MULTIFLORI RADIX

制何首乌

Zhiheshouwu

POLYGONI MULTIFLORI RADIX PRAEPARATA

何首乌为蓼科植物何首乌 *Polygonum multiflorum* Thunb. 的干燥块根；制何首乌为何首乌的炮制加工品。

基原植物

■ 何首乌 *Polygonum multiflorum* Thunb. 别名：首乌

《中国植物志》及 *Flora of China* 记载何首乌的拉丁学名为 *Fallopia multiflora* (Thunberg) Haraldson。生于山坡、石缝、林下。分布于河北、河南、山东及长江以南各地。

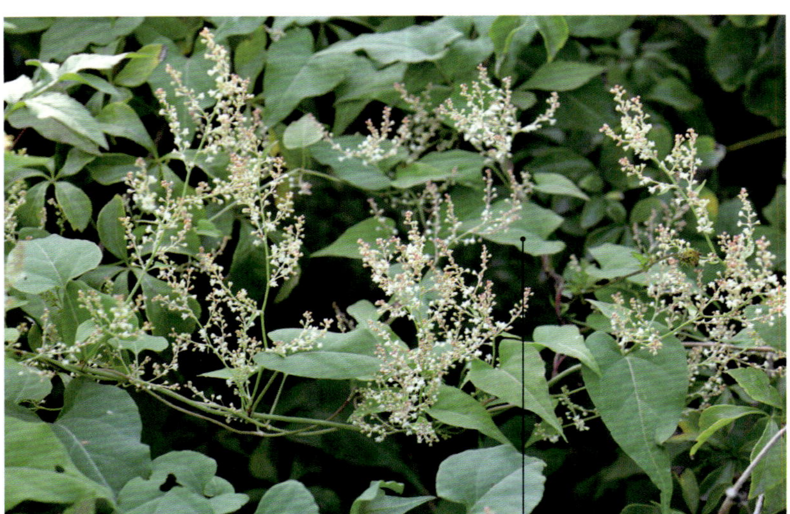

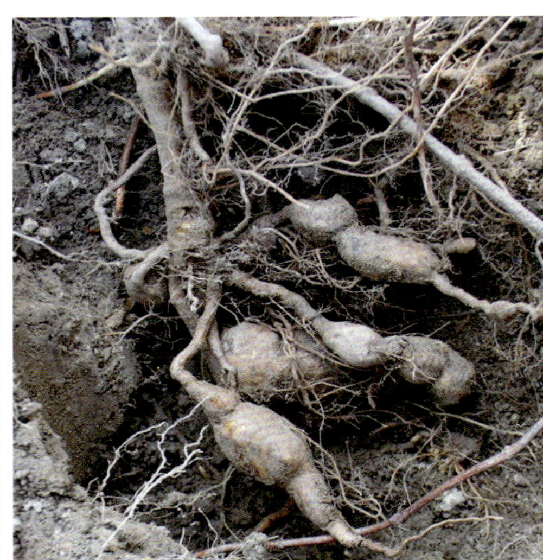

何首乌

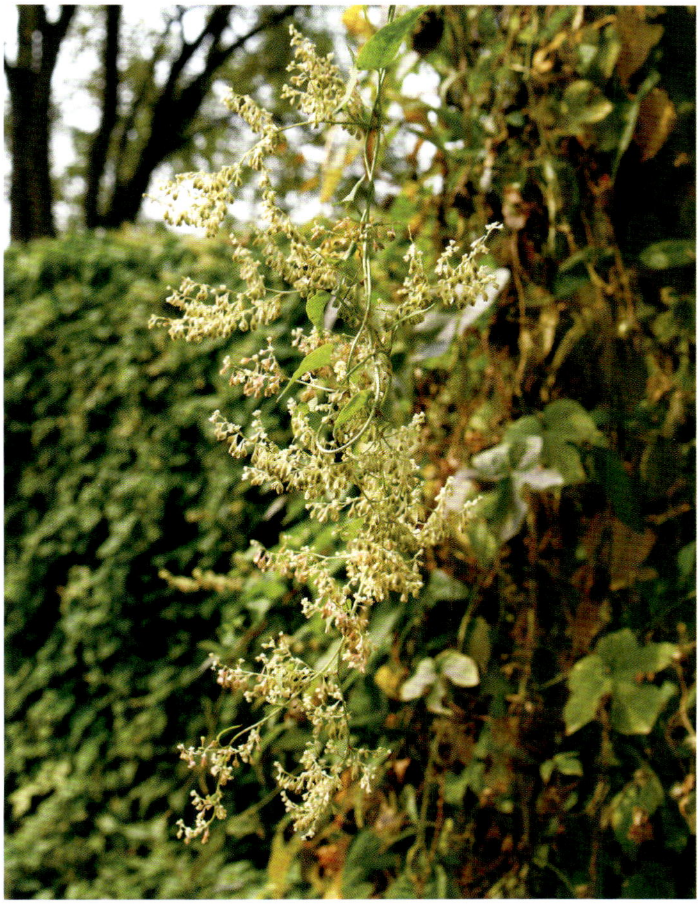

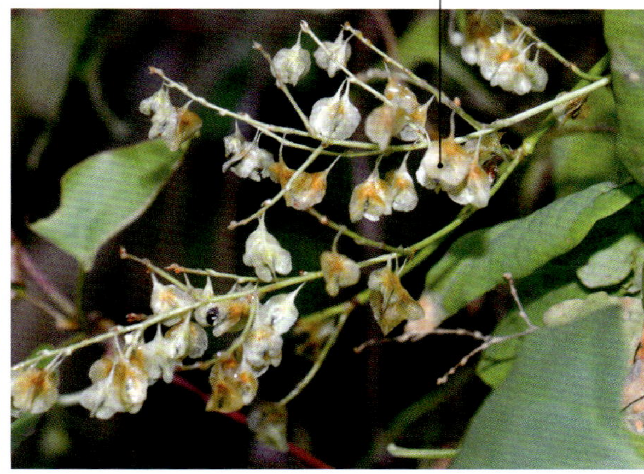

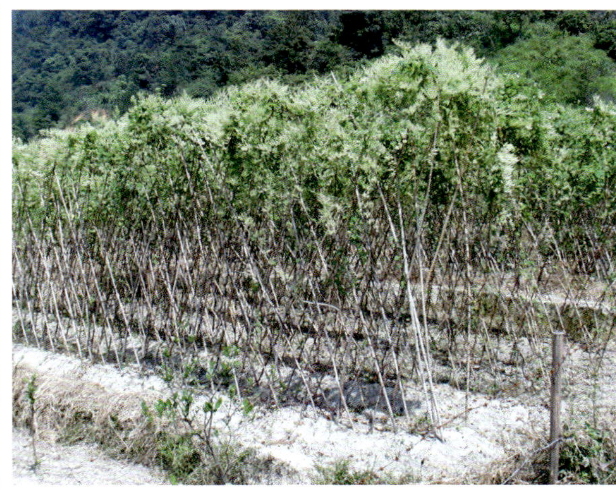

何首乌（续）

对比鉴别

历代本草记载何首乌有赤、白2种。《中国药典》2020年版收载何首乌为蓼科植物何首乌的块根，《中国药典》1977年版收载白首乌为萝藦科植物白首乌 *Cynanchum bungei* Decne. 的块根。商品药材常见翼蓼 *Pteroxygonum giraldii* Damm. et Diels、木藤蓼 *Polygonum aubertii* L.、毛脉首乌（毛脉蓼）*Polygonum cillinerve* Ohwi 的块根混作药材何首乌使用，牛皮消 *Cynanchum auriculatum* Royle ex Wight、隔山消 *Cynanchum wilfordii* (Maxim.) Hook. F 、青羊参 *Cynanchum otophyllum* Schneid. 的块根混作药材白首乌使用。

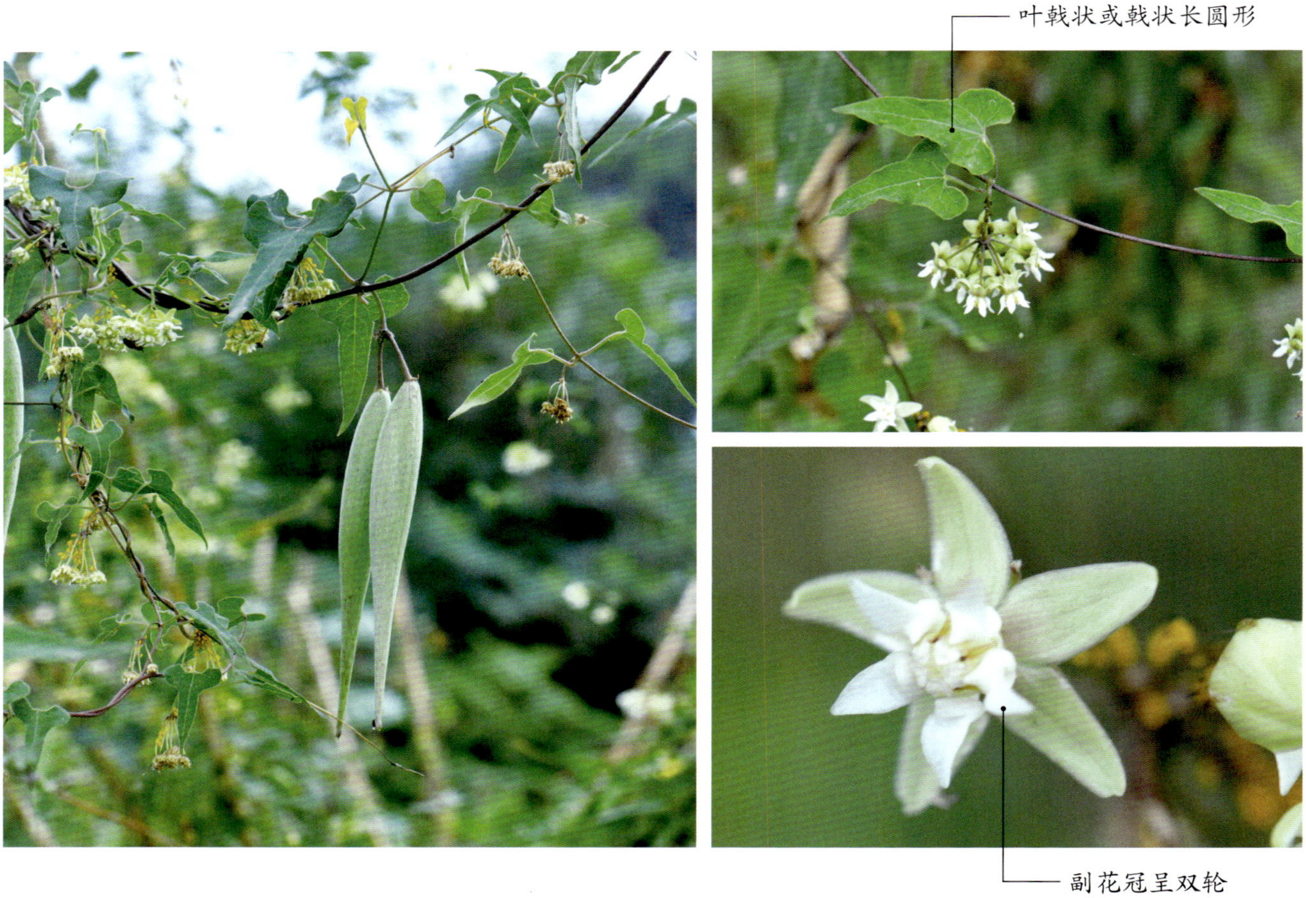
叶戟状或戟状长圆形
副花冠呈双轮

白首乌

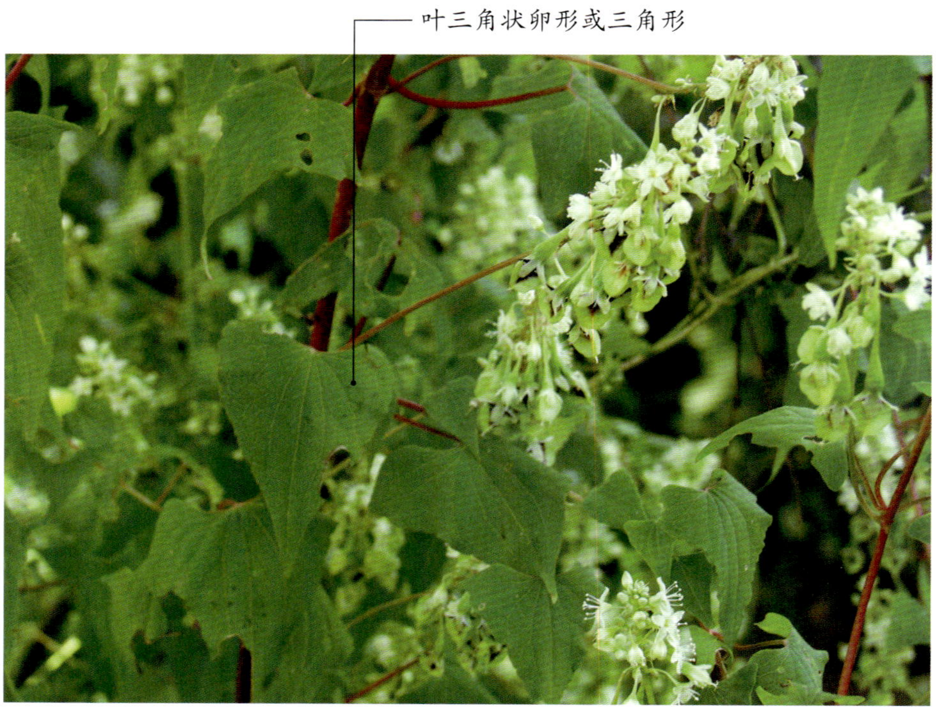
叶三角状卵形或三角形

翼蓼

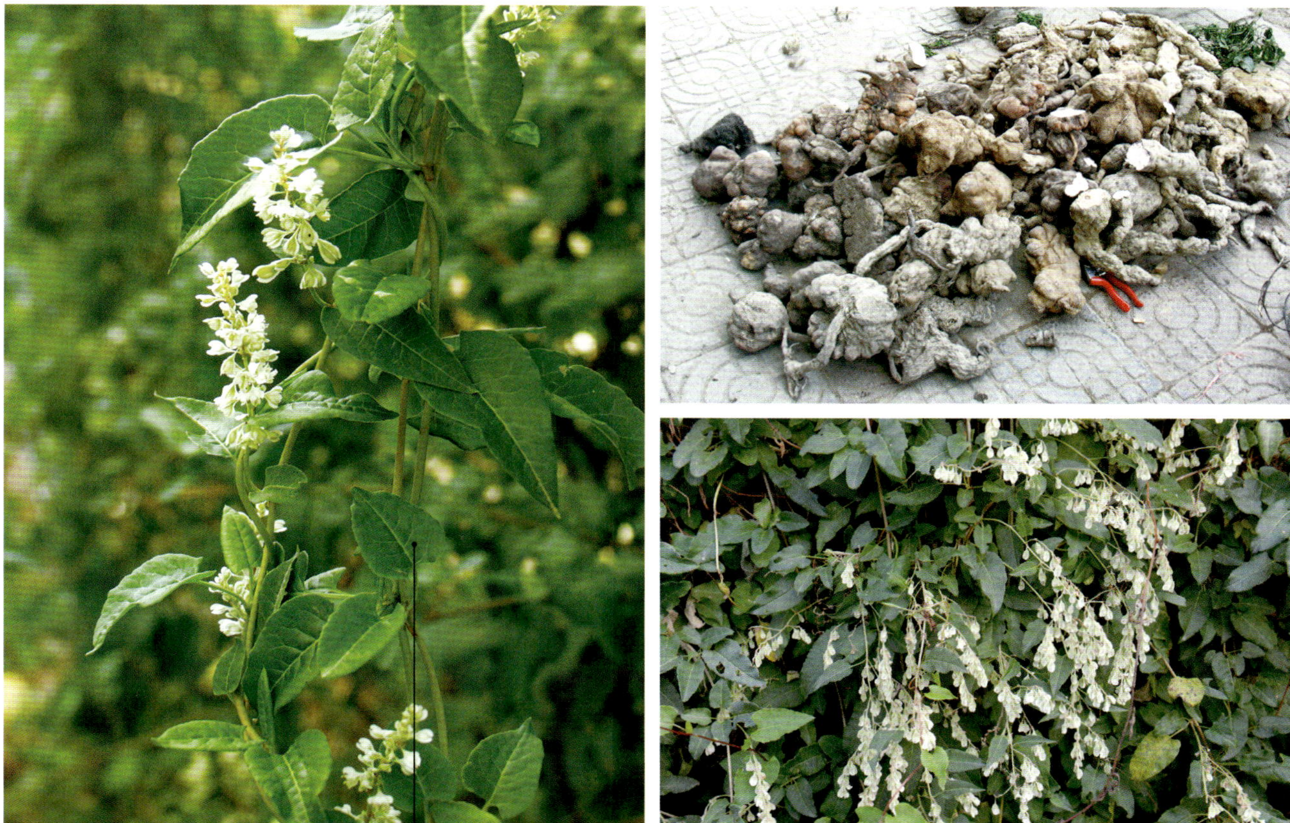

木藤蓼

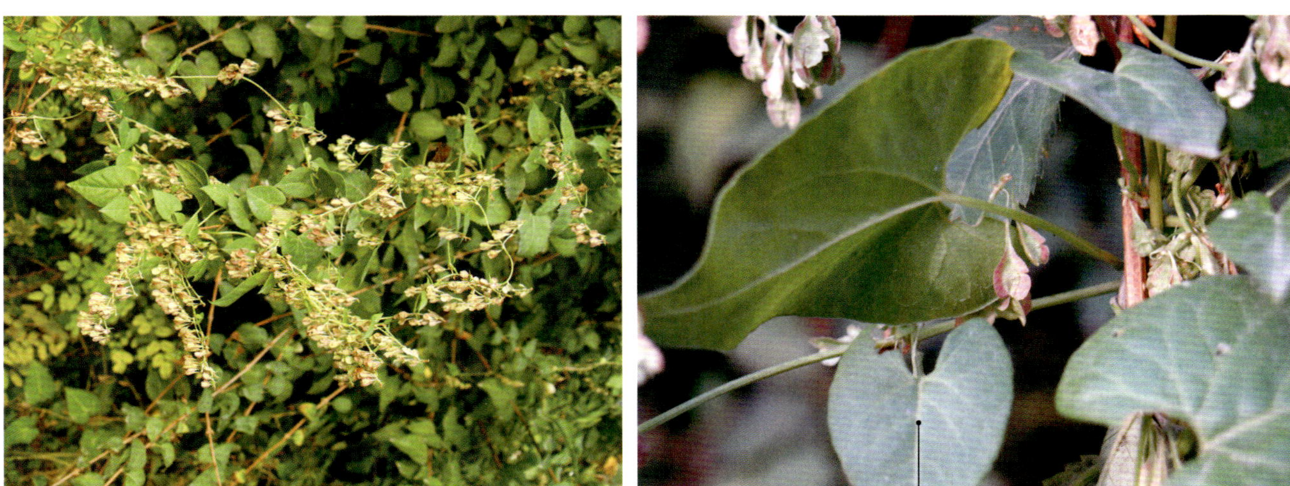

毛脉首乌

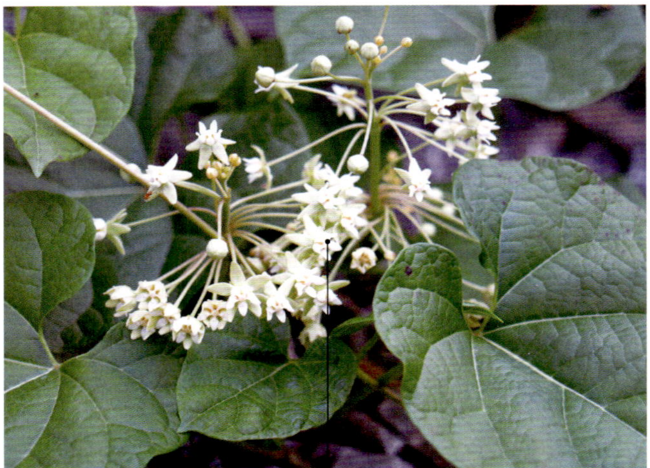
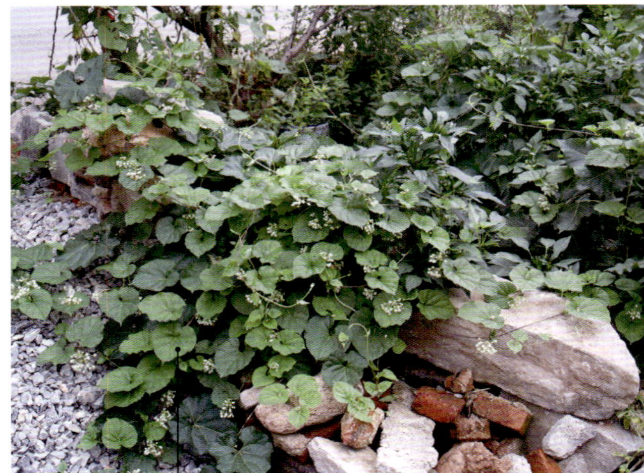

副花冠呈双轮

叶卵状心形，基部耳形或近心形

牛皮消

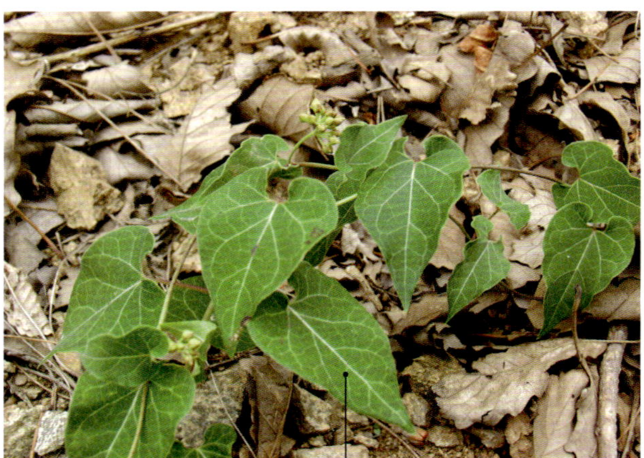
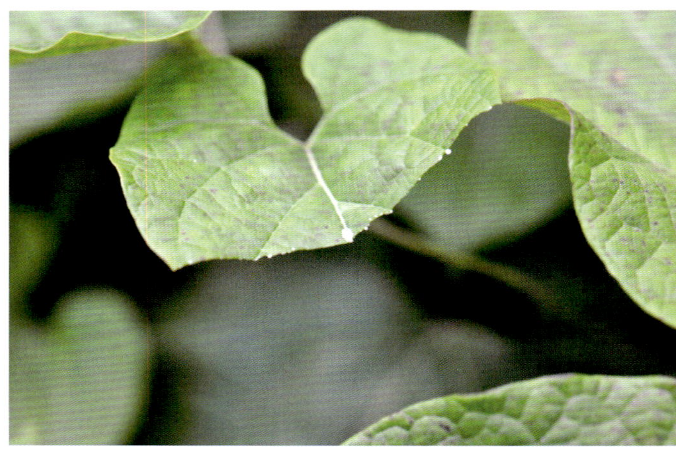

叶卵形

隔山消

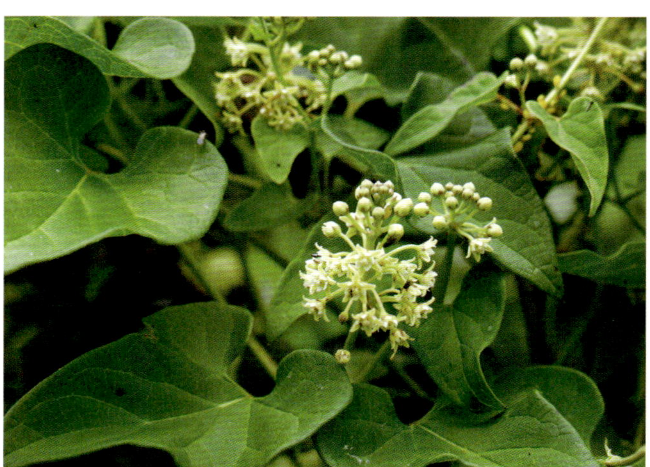
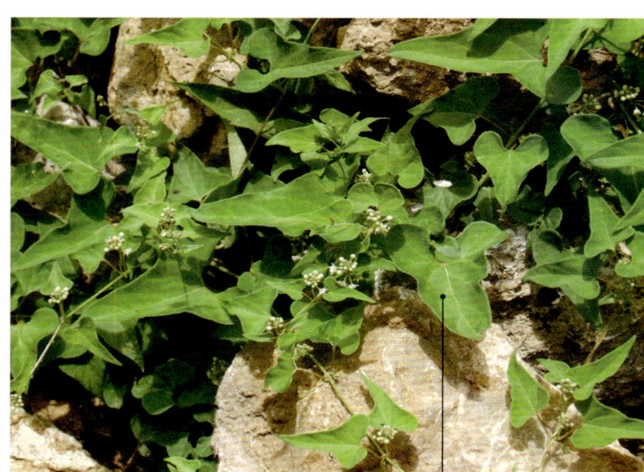

叶卵状披针形

青羊参

检索表

1. 具托叶鞘；花序穗状、总状、头状或圆锥状；瘦果……2
1. 无托叶鞘；聚伞花序多数呈伞形状；蓇葖果长圆形或披针形……5
2. 叶三角状卵形或三角形，全缘；瘦果具翅……翼蓼
2. 叶卵状心形、长圆状卵形；瘦果无翅……3
3. 半灌木；叶通常簇生……木藤蓼
3. 多年生草本；叶单生……4
4. 叶下面无小突起……何首乌
4. 叶下面沿叶脉具小突起……毛脉首乌
5. 着生于雄蕊上的副花冠呈双轮……6
5. 着生于雄蕊上的副花冠仅单轮……7
6. 叶卵状心形，基部耳形或近心形……牛皮消
6. 叶戟状或戟状长圆形……白首乌
7. 副花冠5~10分裂，全为薄膜质，其筒部呈杯状或圆筒状，高过合蕊柱，在合蕊冠紧缩的基部与合蕊柱合生……青羊参
7. 副花冠不论5浅裂或5深裂其高度均不超过合蕊柱，其裂片为厚肉质或薄肉质，唯向端部逐渐成为薄膜质……隔山消

伸筋草 Shenjincao LYCOPODII HERBA

本品为石松科植物石松 *Lycopodium japonicum* Thunb. 的干燥全草。

基原植物

■ 石松 *Lycopodium japonicum* Thunb. 别名：筋骨草、过山龙

1963~1977 年间的几版《中国药典》记载石松的拉丁学名为 *Lycopodium clavatum* L.。

生于疏林及溪边酸性土壤中。分布于吉林、内蒙古、陕西、新疆、河南、山东及长江以南各地。

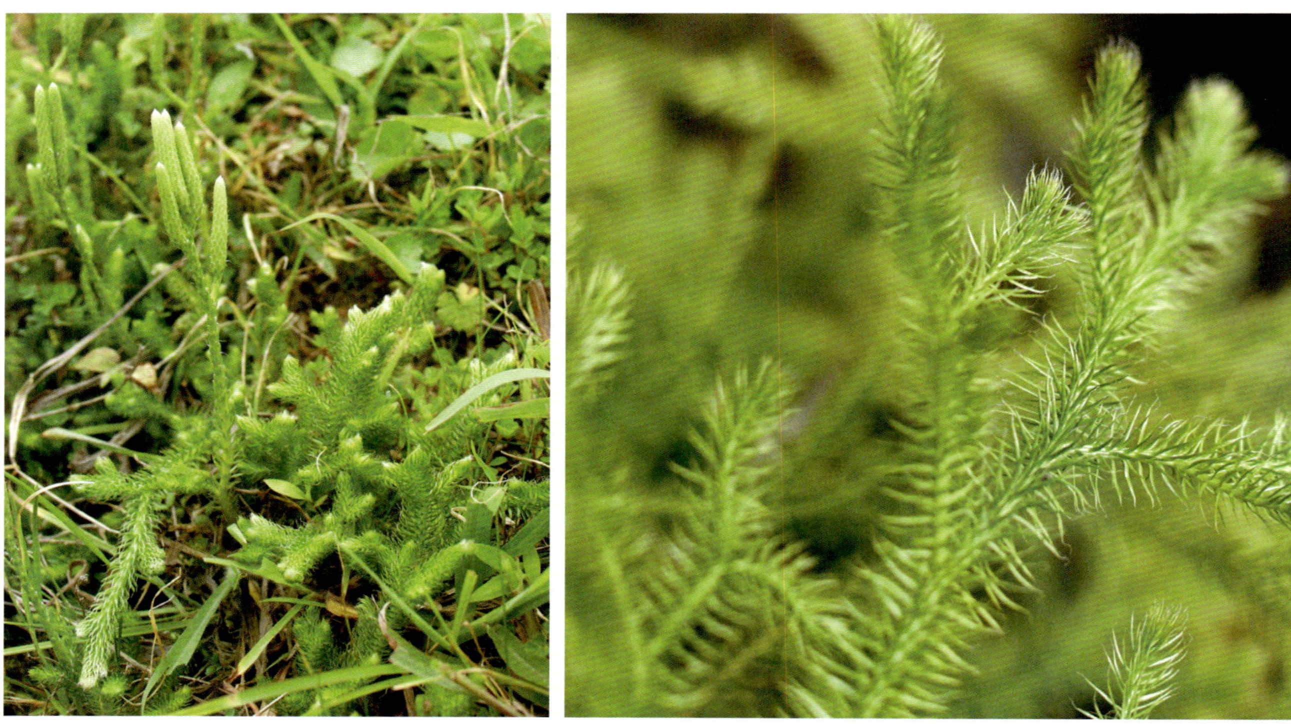

石松

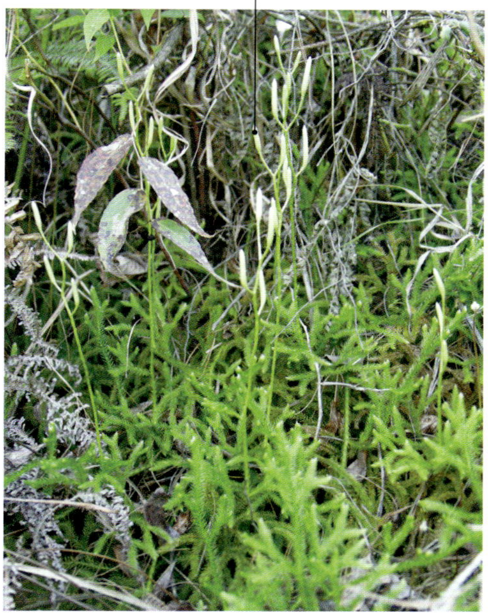
孢子囊穗2~6（~8）
个集生，有柄

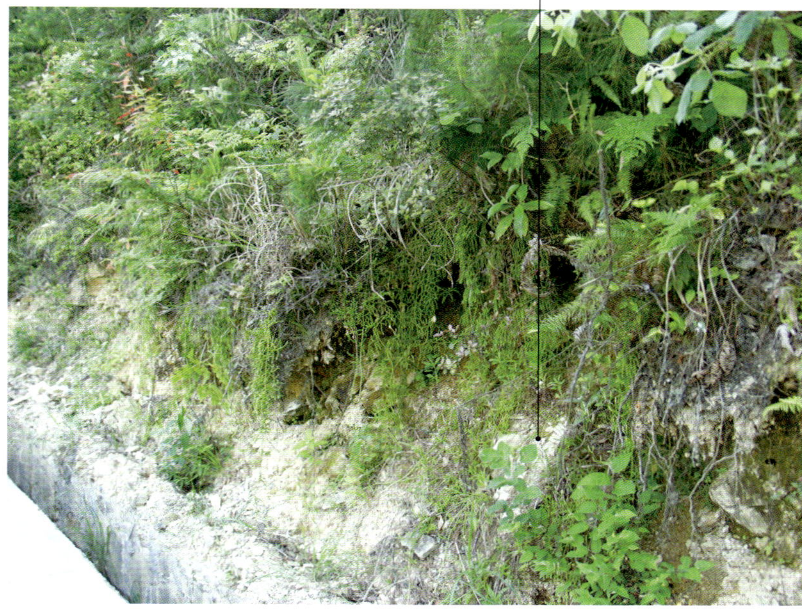
茎横卧

石松（续）

对比鉴别

石松科多种植物与石松形态相似，容易相混淆。常见的有垂穗石松（灯笼草）*Palhinhaea cernua*（L.）Vasc. et Franco、扁枝石松 *Lycopodium complanatum* L.、玉柏（玉柏石松）*Lycopodium obscurum* L.、多穗石松（杉叶蔓石松）*Lycopodium annotinum* L. 及藤石松 *Lycopodiastrum casuarinoides* (Spring) Holub ex Dixit。

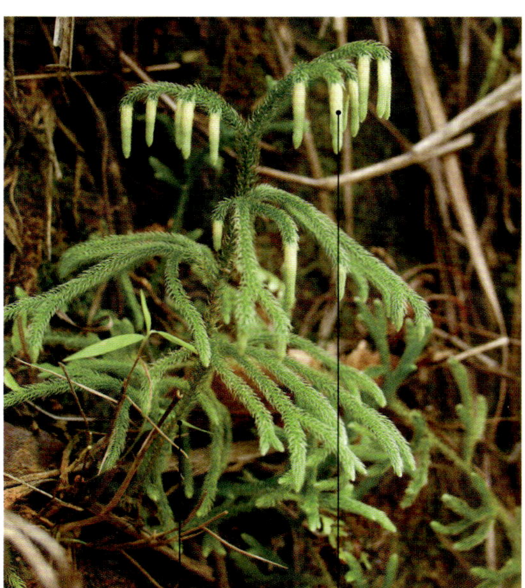
主茎直立
孢子囊穗下垂

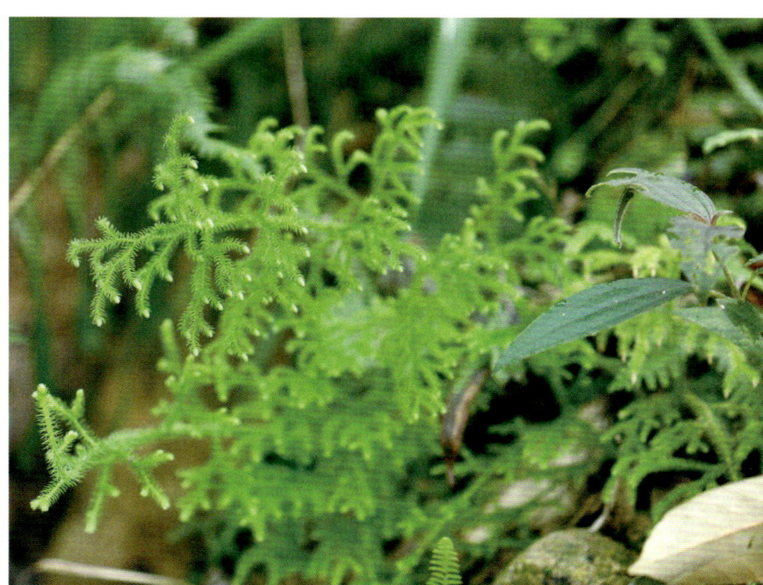

垂穗石松

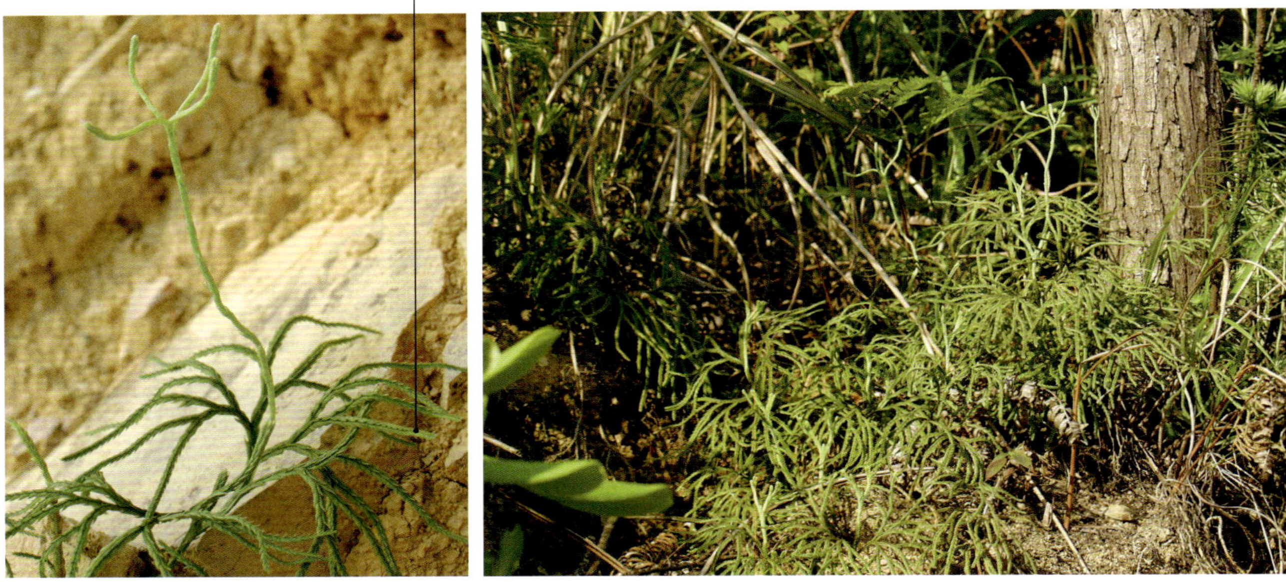

扁枝石松

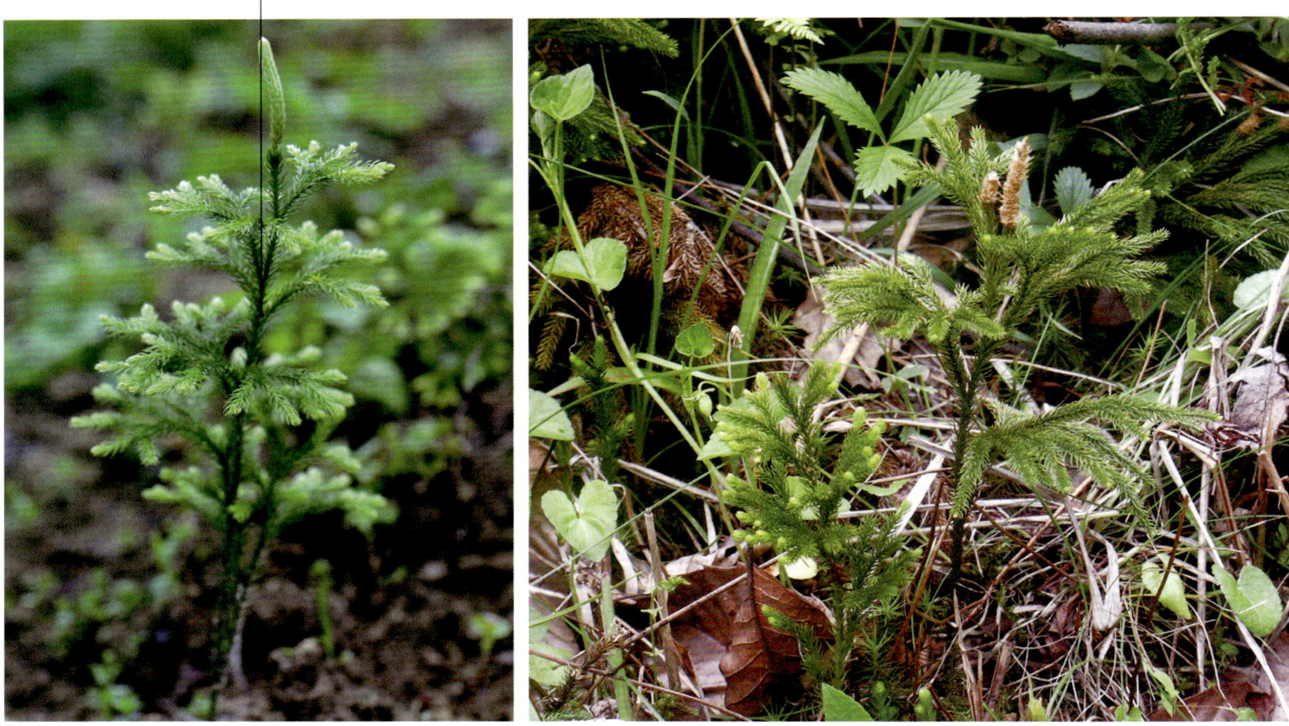

玉柏

孢子囊穗单生，无柄

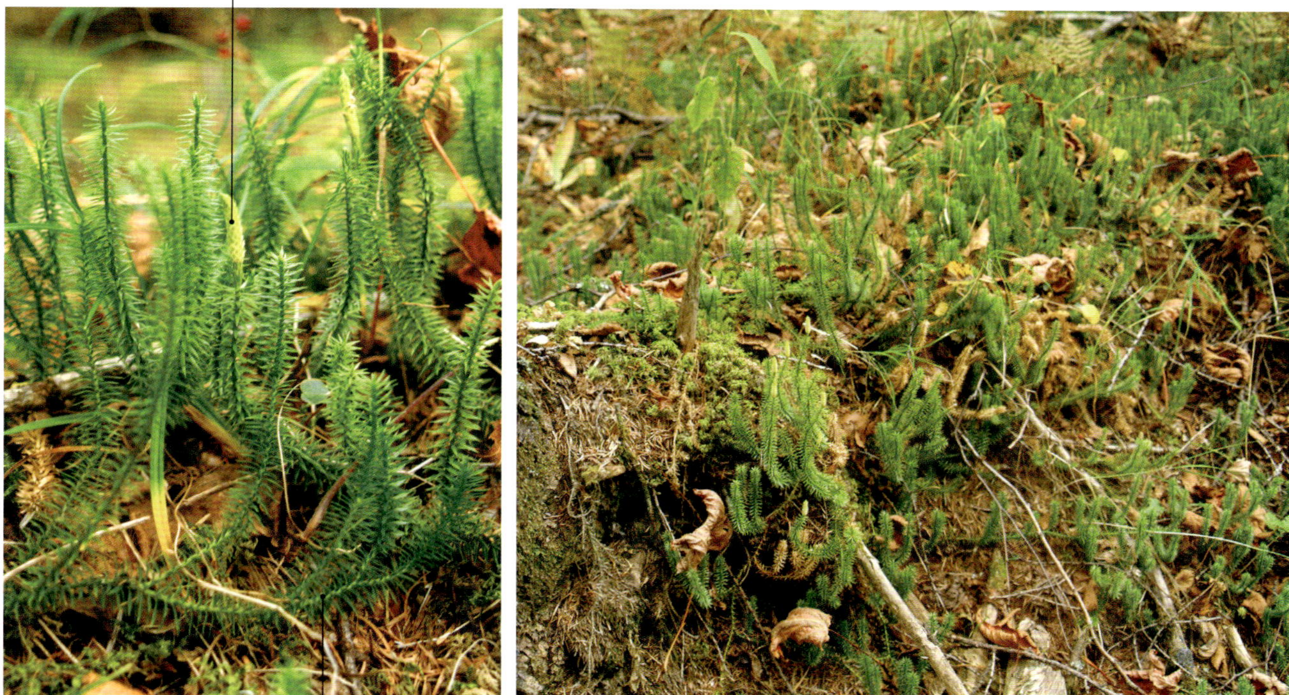

茎横卧

多穗石松

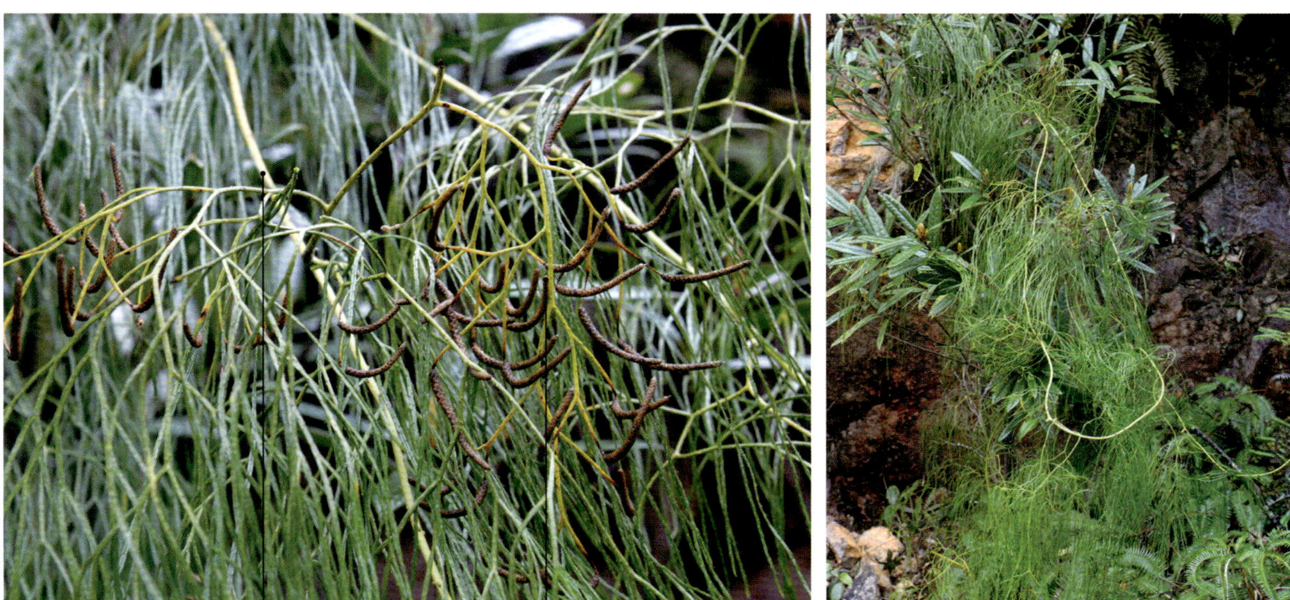

主茎攀缘状

孢子囊穗每 6~26 个一组生于多回二叉分枝的孢子枝顶端

藤石松

检索表

1. 主茎攀缘状；孢子囊穗每 6~26 个一组，生于多回二叉分枝的孢子枝顶端 …… 藤石松
1. 主茎匍匐状或直立；孢子囊穗单生或聚生于孢子枝顶端 …… 2
2. 小枝或多或少呈扁压状 …… 扁枝石松
2. 小枝圆柱状 …… 3
3. 主茎直立；孢子囊穗下垂 …… 垂穗石松
3. 主茎匍匐状或直立，侧枝直立或平伸，小枝无纵棱；孢子囊穗直立 …… 4
4. 茎直立 …… 玉柏
4. 茎横卧 …… 5
5. 孢子囊穗单生，无柄 …… 多穗石松
5. 孢子囊穗 2~6（~8）个集生，有柄 …… 石松

皂角刺

Zaojiaoci

GLEDITSIAE SPINA

本品为豆科植物皂荚 *Gleditsia sinensis* Lam. 的干燥棘刺。

基原植物

■ **皂荚** *Gleditsia sinensis* Lam. 别名：皂角、天丁

《中国药典》1963 年版记载皂荚的拉丁学名为 *Gleditsia officinalis* Hemsl.。

生于海拔 200~2500m 的山坡林中、山谷。分布于华北、华东、中南、西南及陕西、甘肃等地。

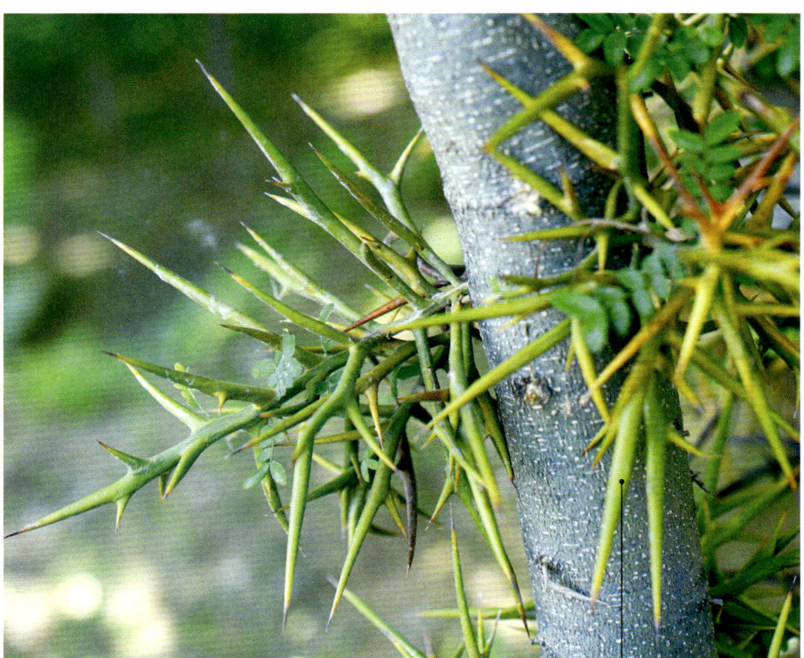

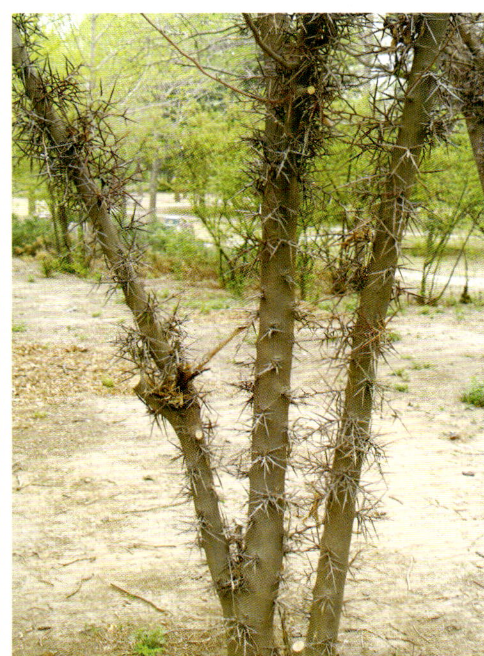

棘刺圆柱形

皂荚

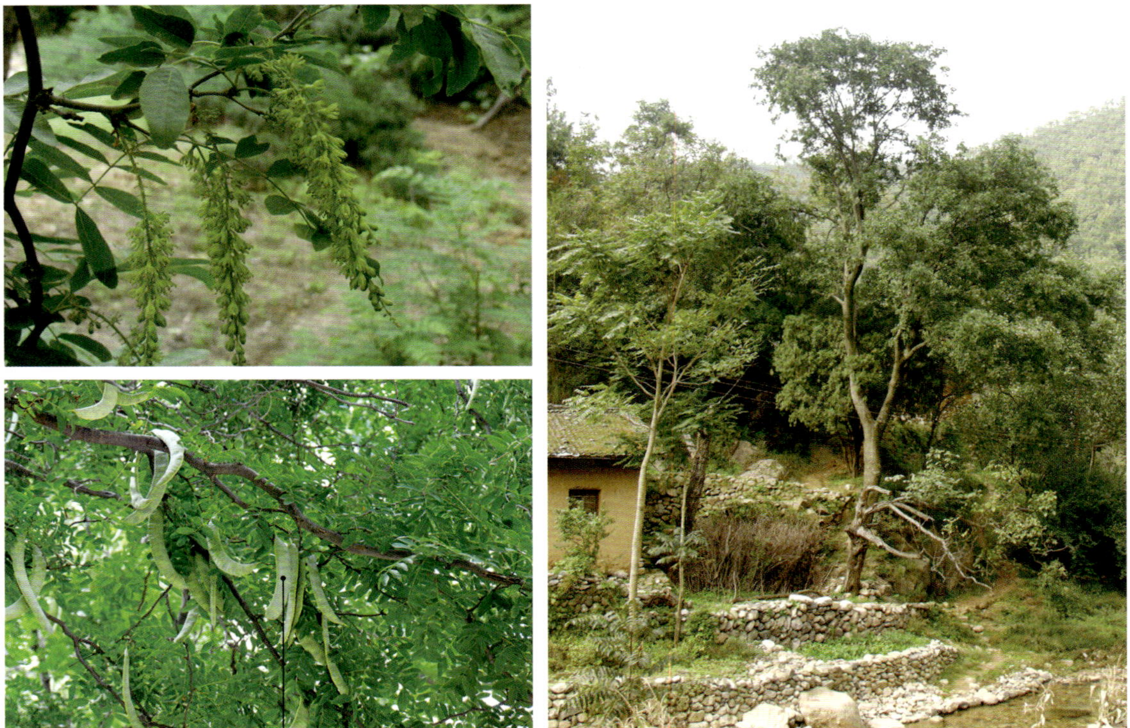
荚果肥厚，不扭转

皂荚（续）

对比鉴别

植物皂荚的同属多种植物的树干着生分枝棘刺，植物形态相近，容易与之混淆，常见的有山皂荚（日本皂荚）*Gleditsia japonica* Miq.、美国皂荚（三刺皂角）*Gleditsia triacanthos* L. 及野皂荚 *Gleditsia microphylla* Gordon ex Y. T. Lee。

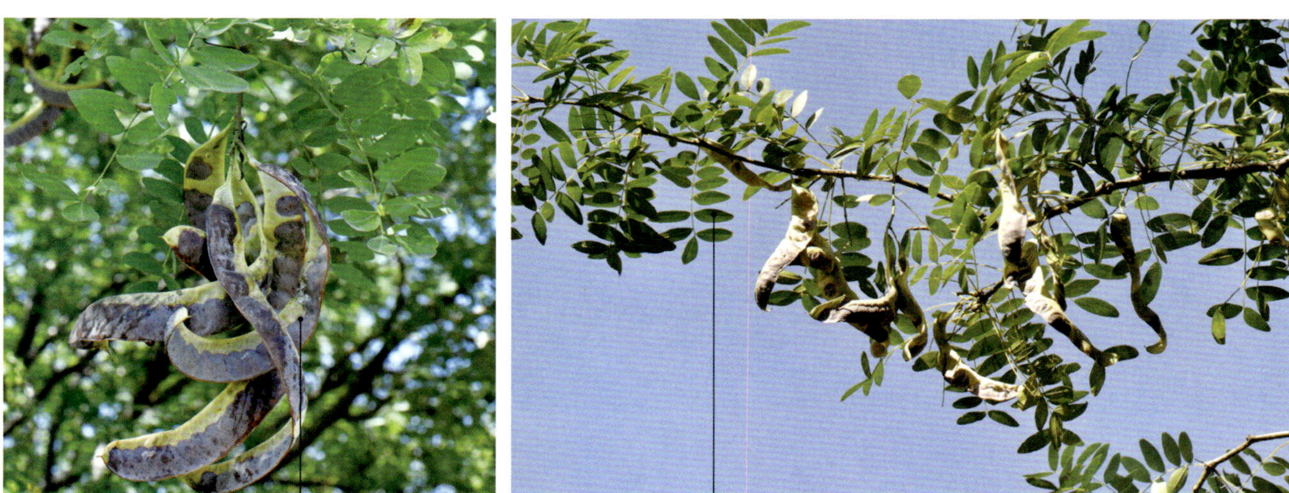
荚果扁，不规则扭转或弯曲作镰刀状
小叶 3~10 对

山皂荚

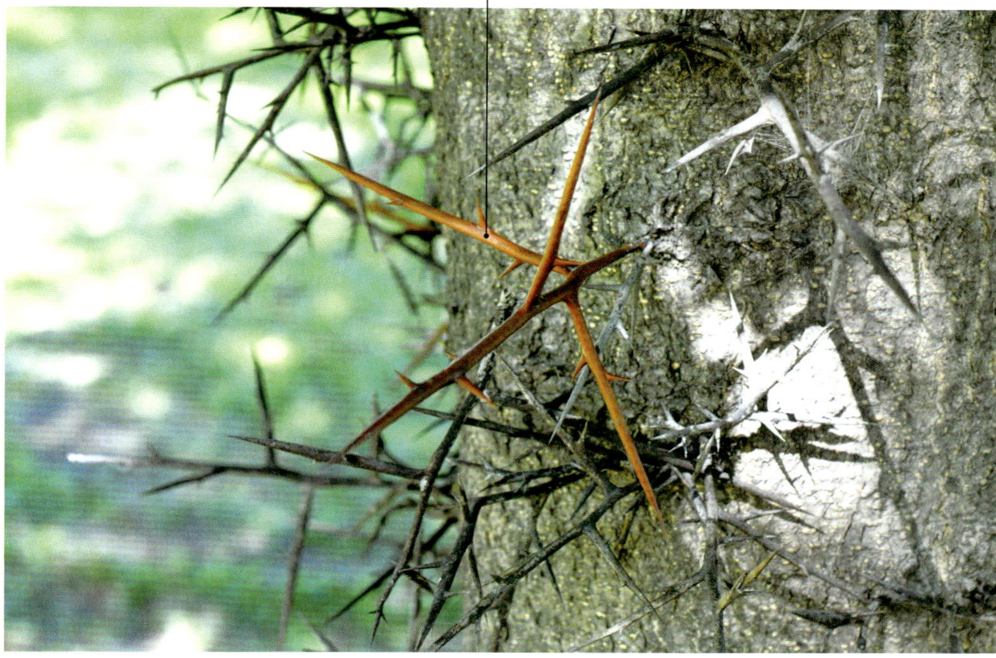

山皂荚（续）

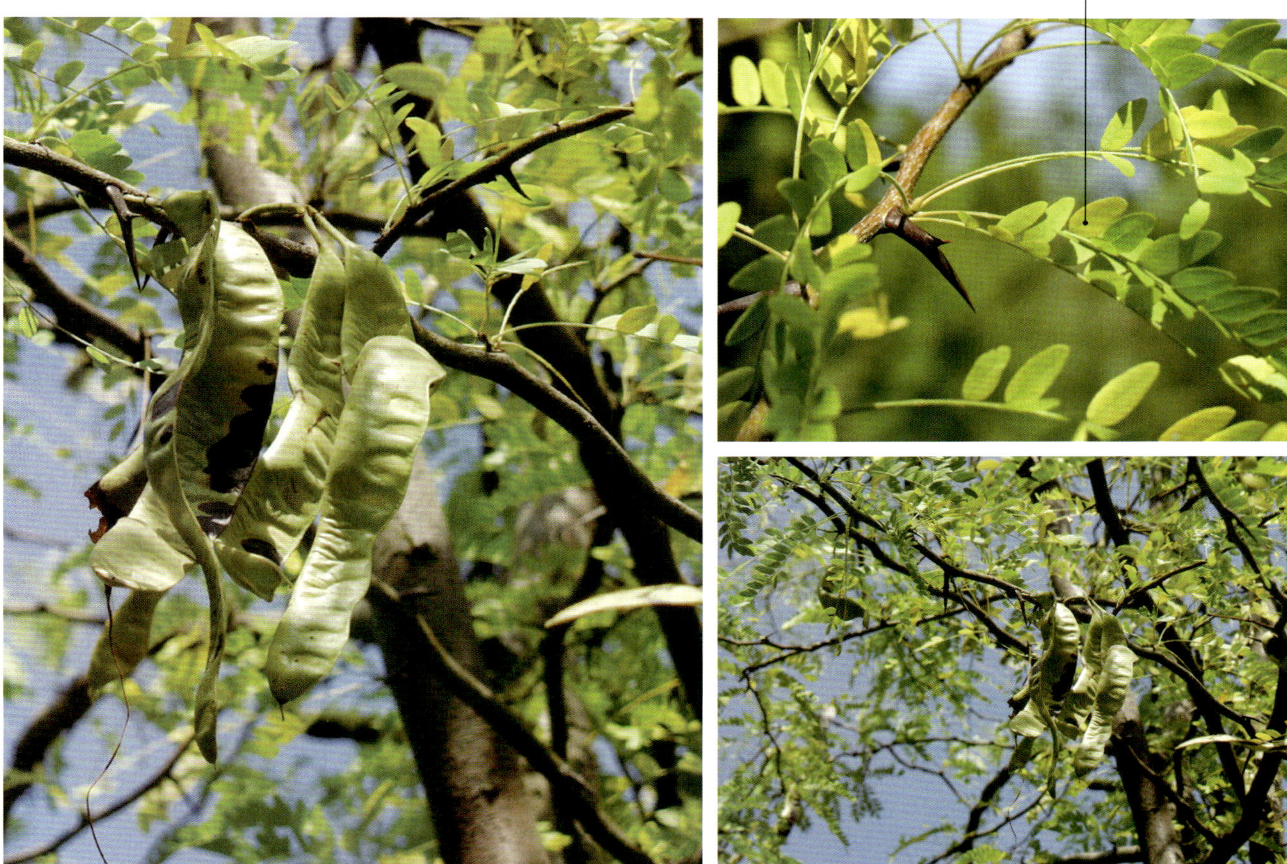

美国皂荚

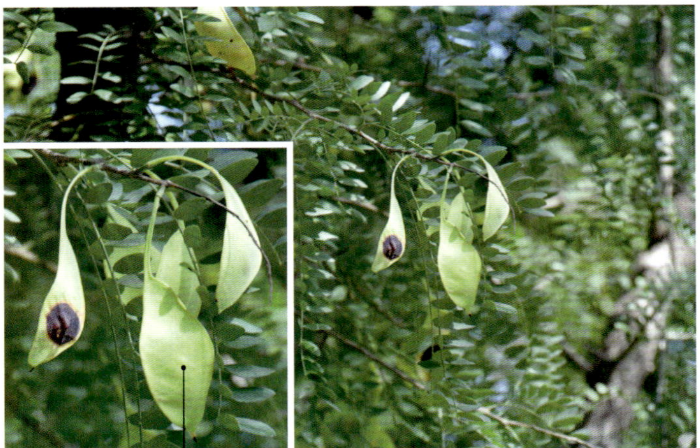

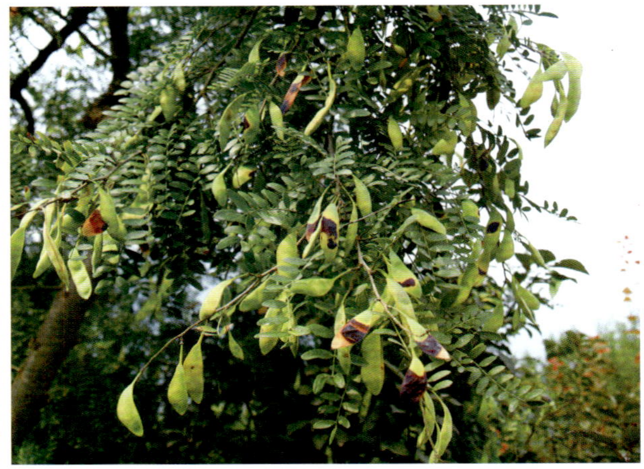

野皂荚

检索表

1. 小叶小，长 0.6~2.4cm，全缘；荚果长 3~6cm，具 1~3 颗种子.. 野皂荚
1. 小叶大，长 2.5cm 以上，边缘具不规则齿牙；荚果长 6cm 以上，具种子多颗..2
2. 小叶 11~18 对，椭圆状披针形，顶端急尖；子房被灰白色绒毛..美国皂荚
2. 小叶 3~10 对，卵形或椭圆形，顶端钝或微凹；子房无毛，或仅缝线处和基部被柔毛..3
3. 棘刺圆柱形；荚果肥厚，不扭转，劲直或指状稍弯呈猪牙状..皂荚
3. 棘刺扁，至少基部如此；荚果扁，不规则扭转或弯曲呈镰刀状..山皂荚

佛手

Foshou

CITRI SARCODACTYLIS FRUCTUS

本品为芸香科植物佛手 *Citrus medica* L. var. *sarcodactylis* Swingle 的干燥果实。

基原植物

■ **佛手** *Citrus medica* L. var. *sarcodactylis* Swingle 别名：佛手柑、手柑

生于热带、亚热带、阳光充足的沙质壤土，或栽培于庭园或果园。分布于浙江、江西、福建、广东、云南、四川等地。

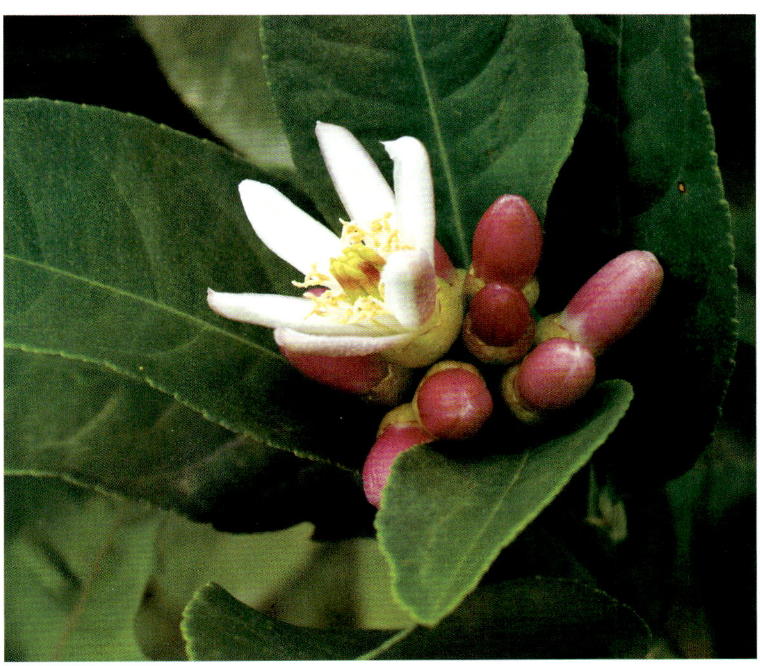

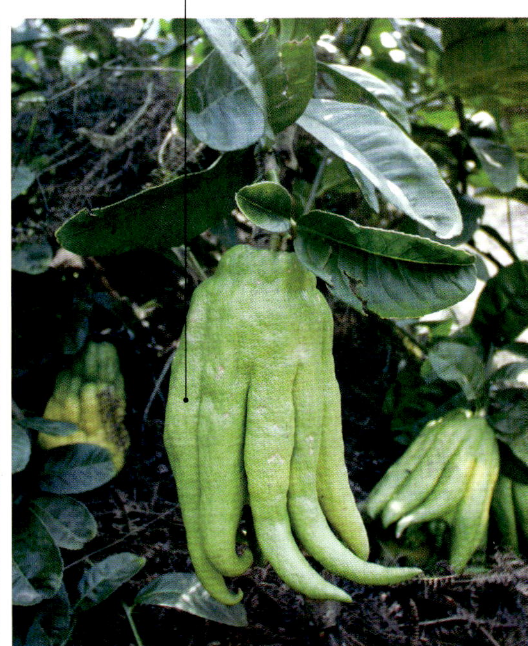

佛手

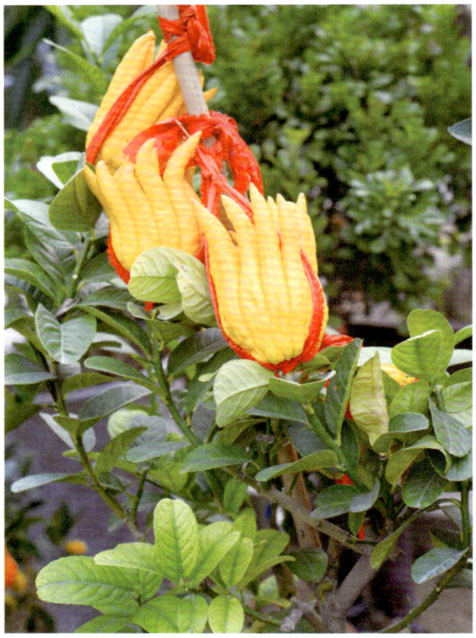

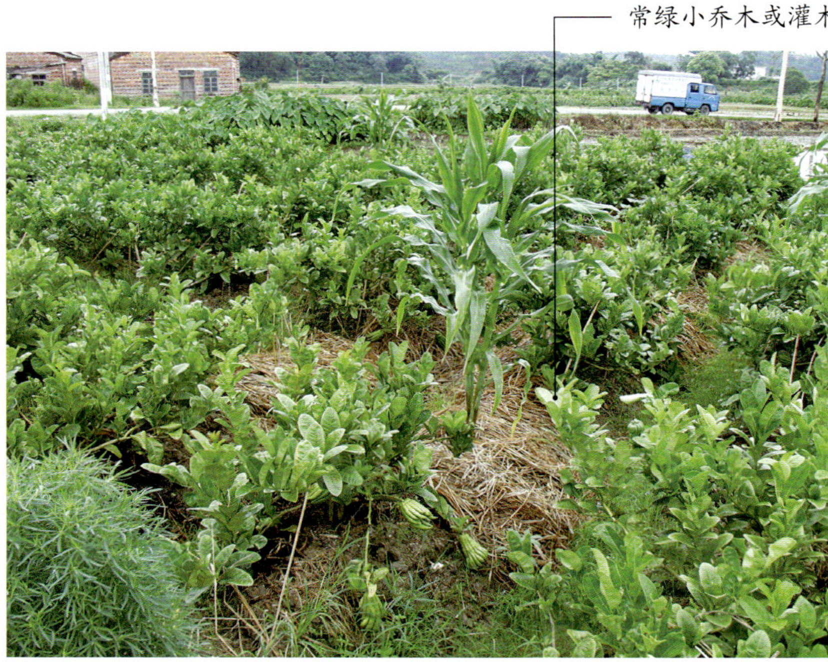

佛手（续）

对比鉴别

葫芦科植物佛手瓜 *Sechium edule*（Jacq.）Swartz 的果实顶端分裂，外形类似植物佛手的果实，而且名称相近，容易相混淆。

佛手瓜与佛手主要区别点：草质藤本；果皮无透明油点。

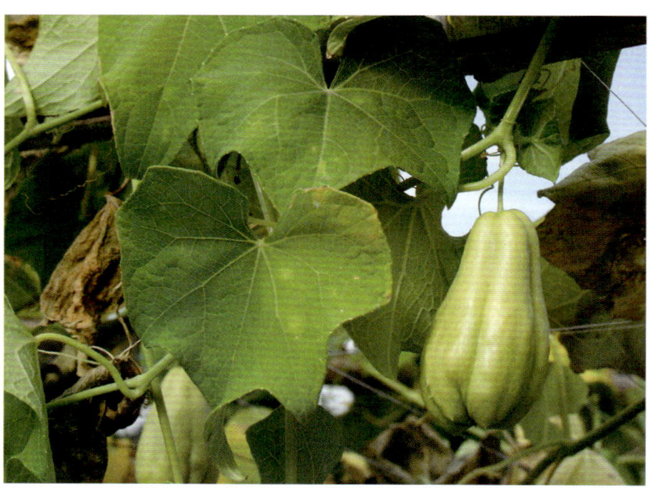

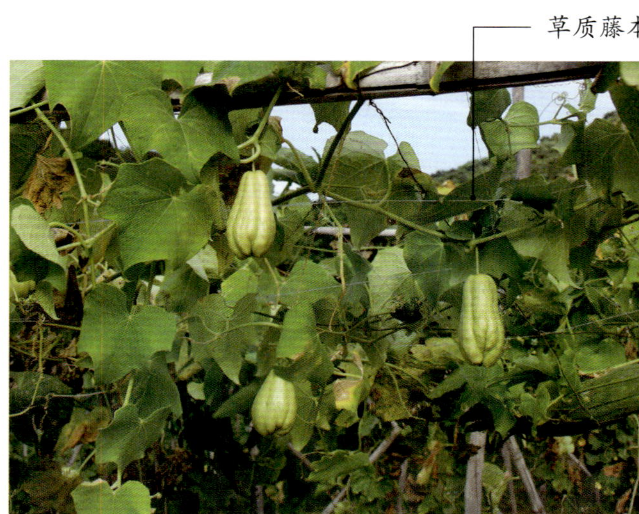

佛手瓜

余甘子

Yuganzi

PHYLLANTHI FRUCTUS

本品系藏族习用药材。为大戟科植物余甘子 *Phyllanthus emblica* L. 的干燥成熟果实。

基原植物

■ 余甘子 *Phyllanthus emblica* L. 别名：柚柑、滇橄榄

生于山坡、灌丛或路旁。分布于福建、台湾、广东、海南、广西、贵州、四川、云南等地。

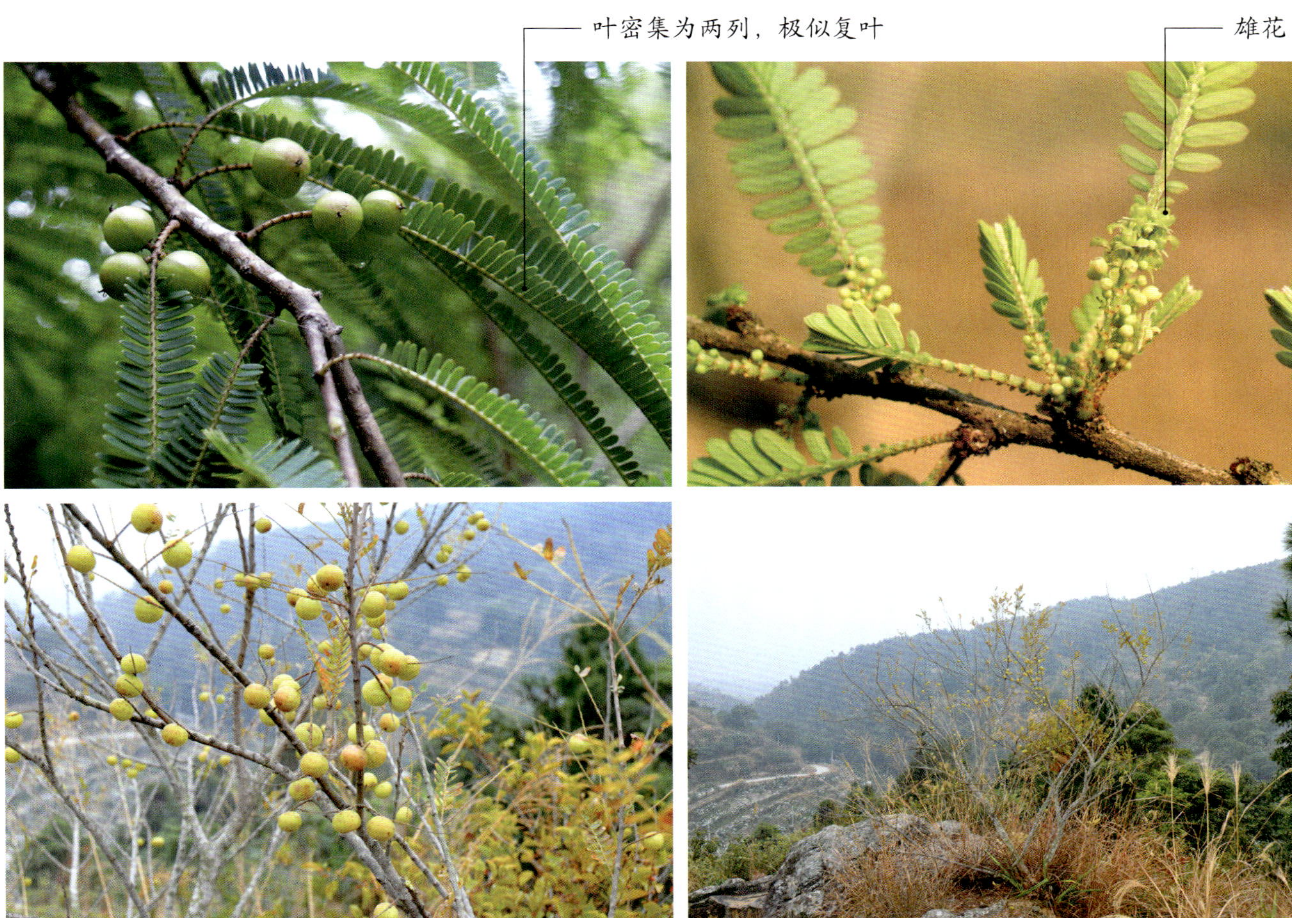

余甘子

谷　芽

Guya

SETARIAE FRUCTUS GERMINATUS

本品为禾本科植物粟 *Setaria italica* (L.) Beauv. 的成熟果实经发芽干燥的炮制加工品。

基原植物

■ **粟** *Setaria italica* (L.) Beauv.　别名：梁

我国北方地区广为栽培。

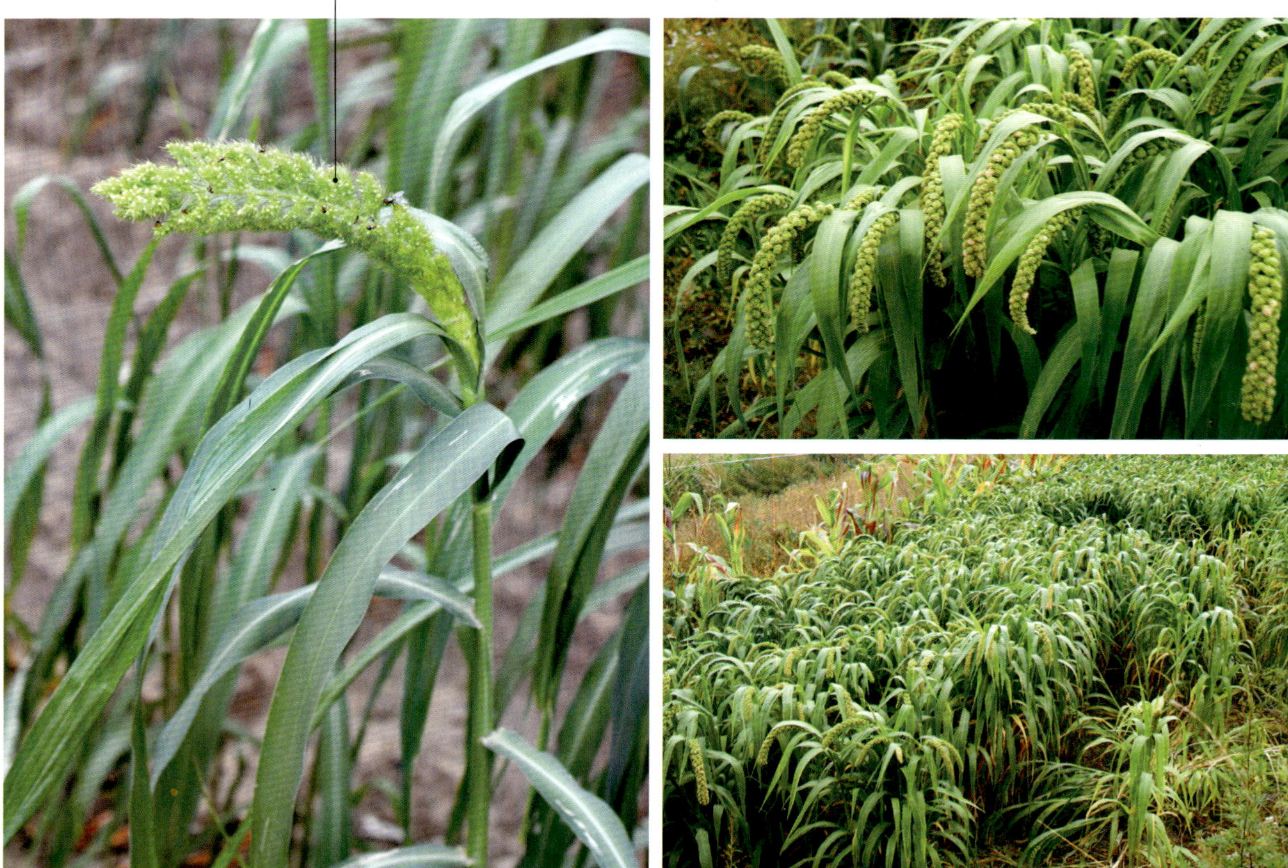

粟

谷精草

Gujingcao

ERIOCAULI FLOS

本品为谷精草科植物谷精草 *Eriocaulon buergerianum* Koern. 的干燥带花茎的头状花序。

基原植物

■ **谷精草** *Eriocaulon buergerianum* Koern. 别名：文星草、移星草

生于湖沼地、溪沟、田边潮湿处。分布于陕西、江西、安徽、江苏、浙江、福建、台湾、湖北、湖南、广东、广西、贵州、云南、四川等地。

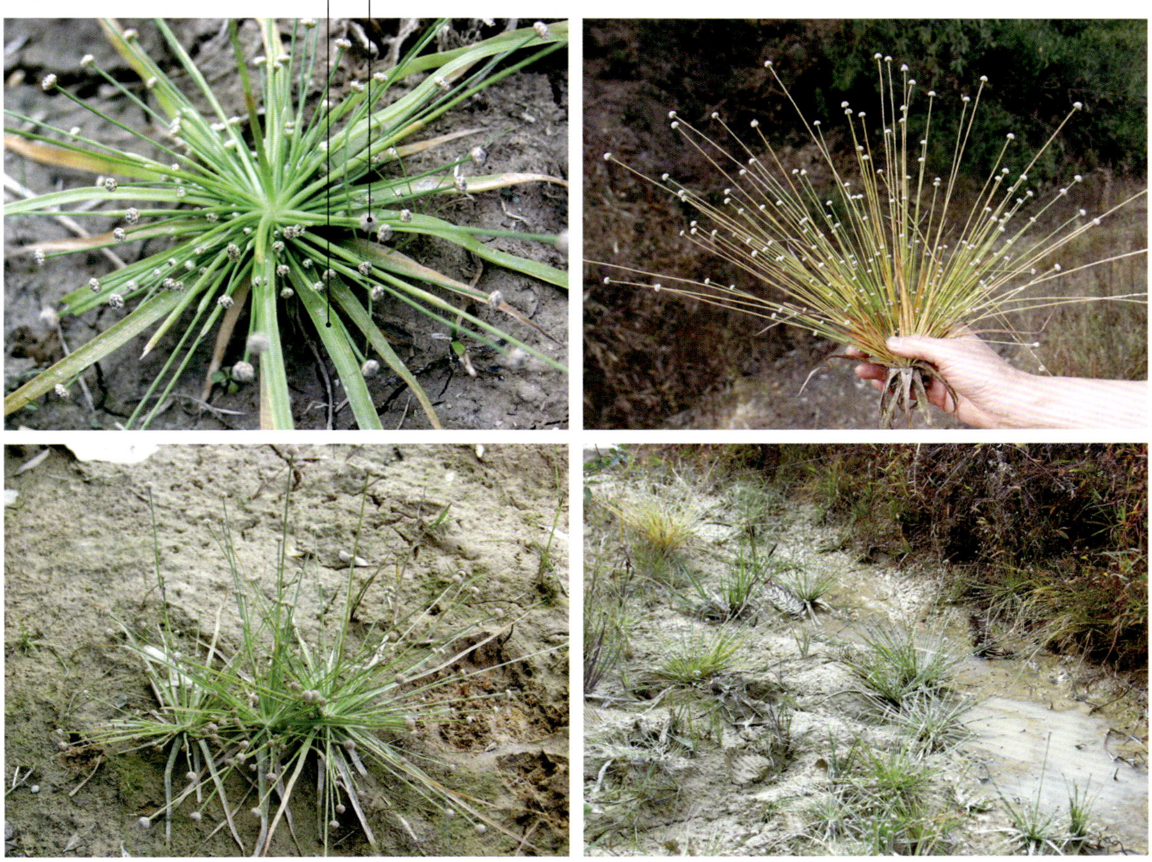

谷精草

辛　夷 Xinyi MAGNOLIAE FLOS

本品为木兰科植物望春花 *Magnolia biondii* Pamp.、玉兰 *Magnolia denudata* Desr. 或武当玉兰 *Magnolia sprengeri* Pamp. 的干燥花蕾。

基原植物

■ 望春花 *Magnolia biondii* Pamp.　别名：望春玉兰

Flora of China 记载望春花的拉丁学名为 *Yulania biondii* (Pampanini) D. L. Fu。

生于海拔 600~2100m 的山林间，我国北京以南广为栽培。分布于陕西、甘肃、河南、湖北、四川等地。

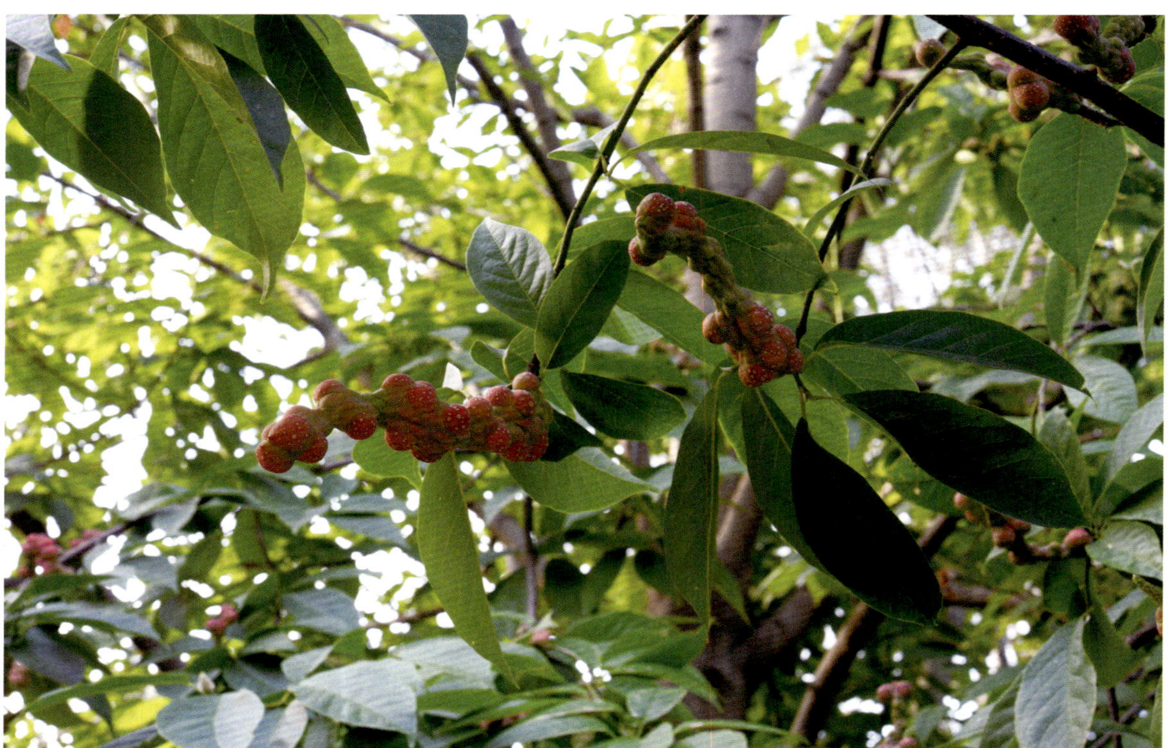

望春花

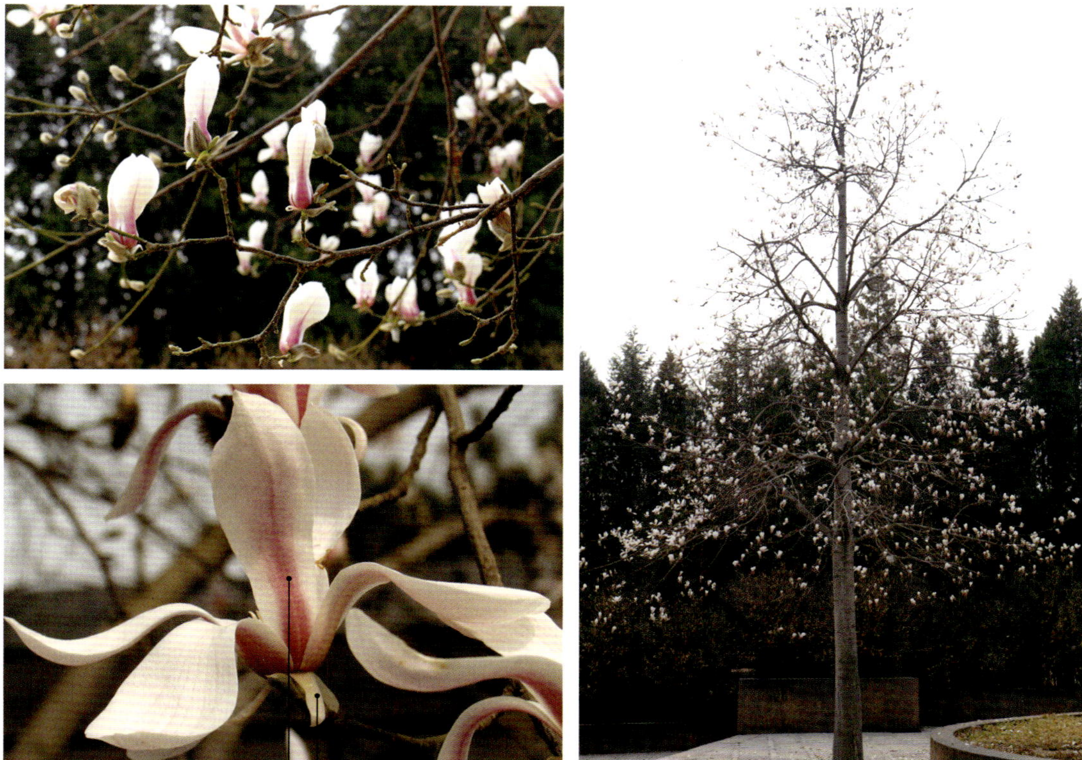

望春花（续）

■ **玉兰** *Magnolia denudata* Desr. 别名：白玉兰

Flora of China 记载玉兰的拉丁学名为 *Yulania denudata* (Desrousseaux) D. L. Fu。

我国南方广为栽培。

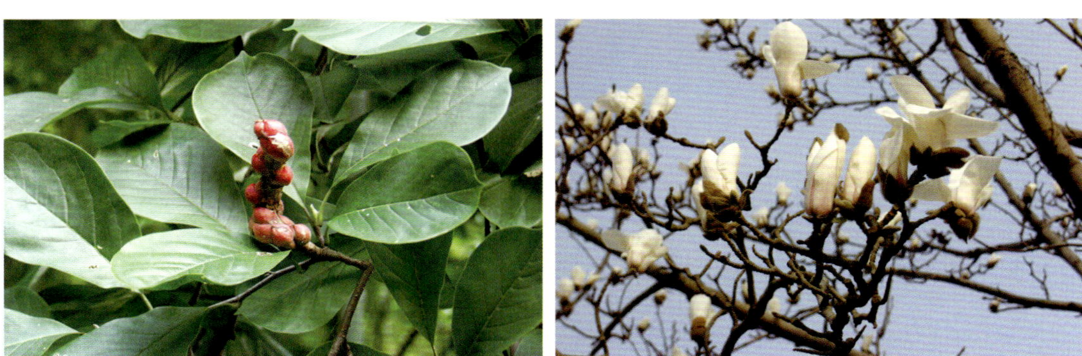

玉兰

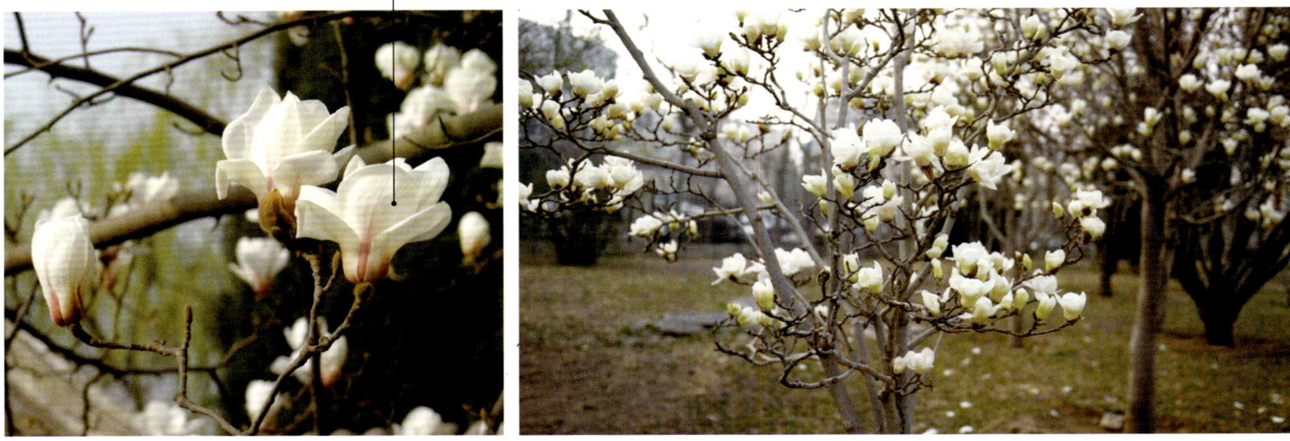

玉兰（续）

■ 武当玉兰 *Magnolia sprengeri* Pamp. 别名：湖北木兰、迎春树

Flora of China 记载武当玉兰的拉丁学名为 *Yulania sprengeri* (Pampanini) D. L. Fu。

生于海拔 1300~2000m 的山地灌丛或林中。分布于陕西、甘肃、河南、湖北、湖南、四川。

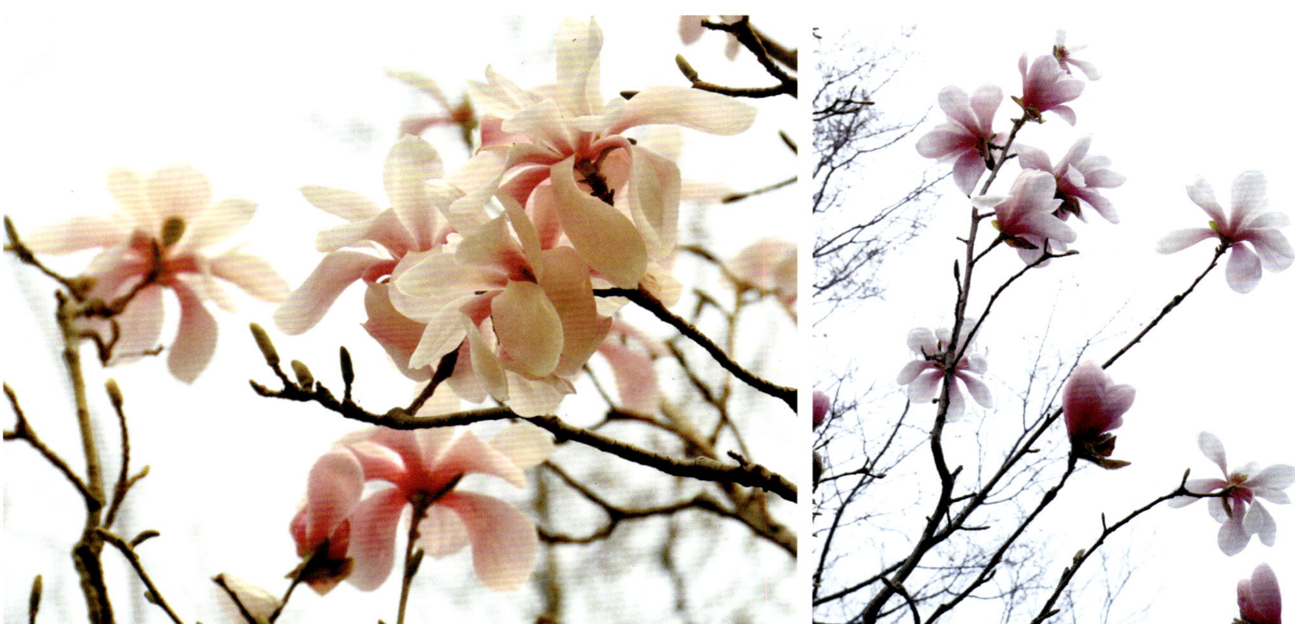

武当玉兰

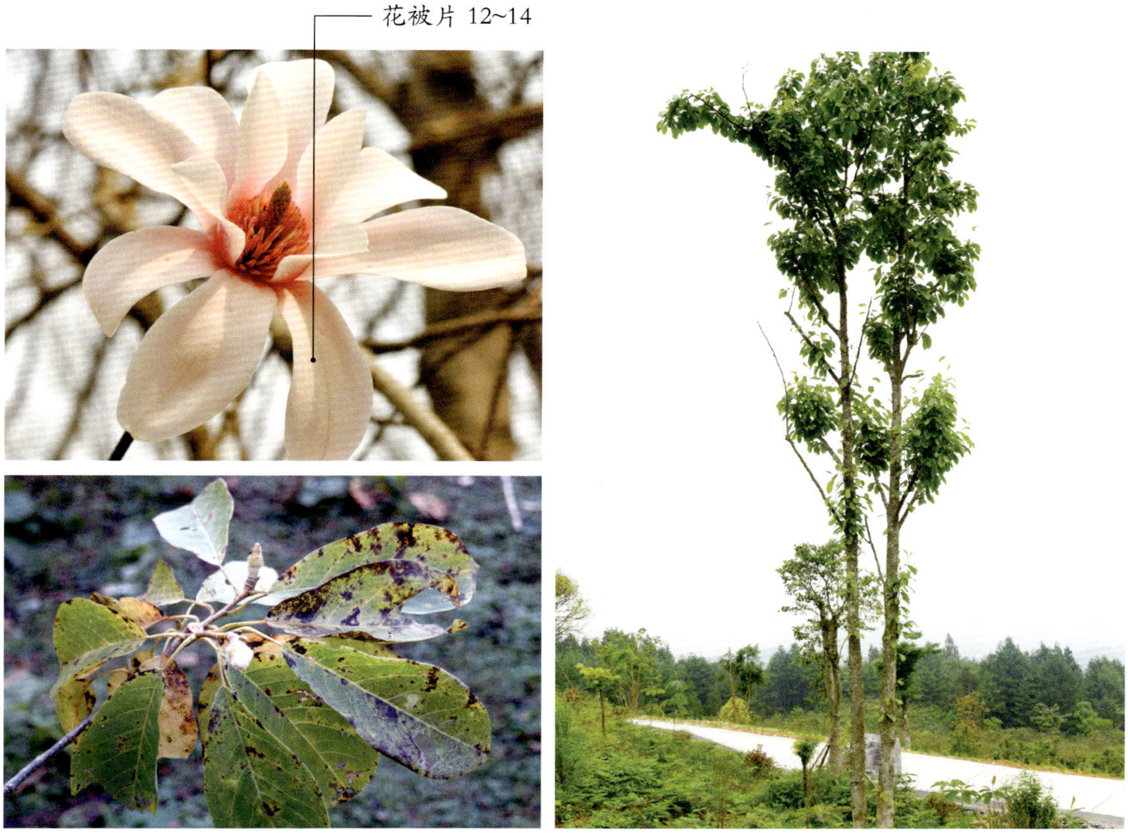
花被片 12~14

武当玉兰（续）

对比鉴别

《中国药典》2020 年版记载望春花、玉兰和武当玉兰的花蕾同等入药，药材称辛夷；《中国药典》1963 年版及 1977 年版还收载有紫玉兰 *Magnolia liliflora* Desr.。以上 4 种植物花型大而艳丽，与二乔玉兰 *Magnolia soulangeana* Soul. -Bod. 一起被大量应用于园林绿化。

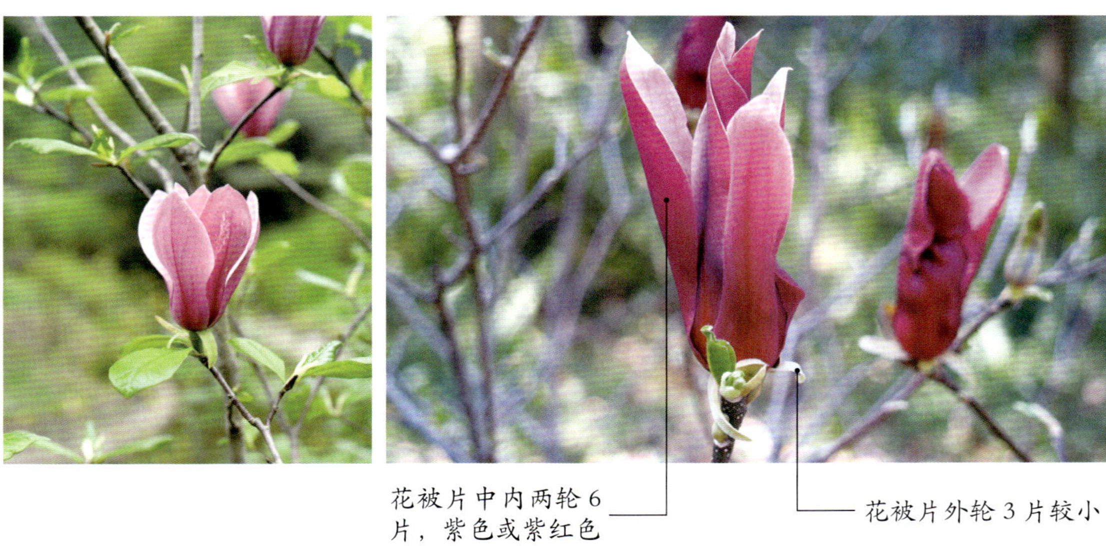
花被片中内两轮 6 片，紫色或紫红色
花被片外轮 3 片较小

紫玉兰

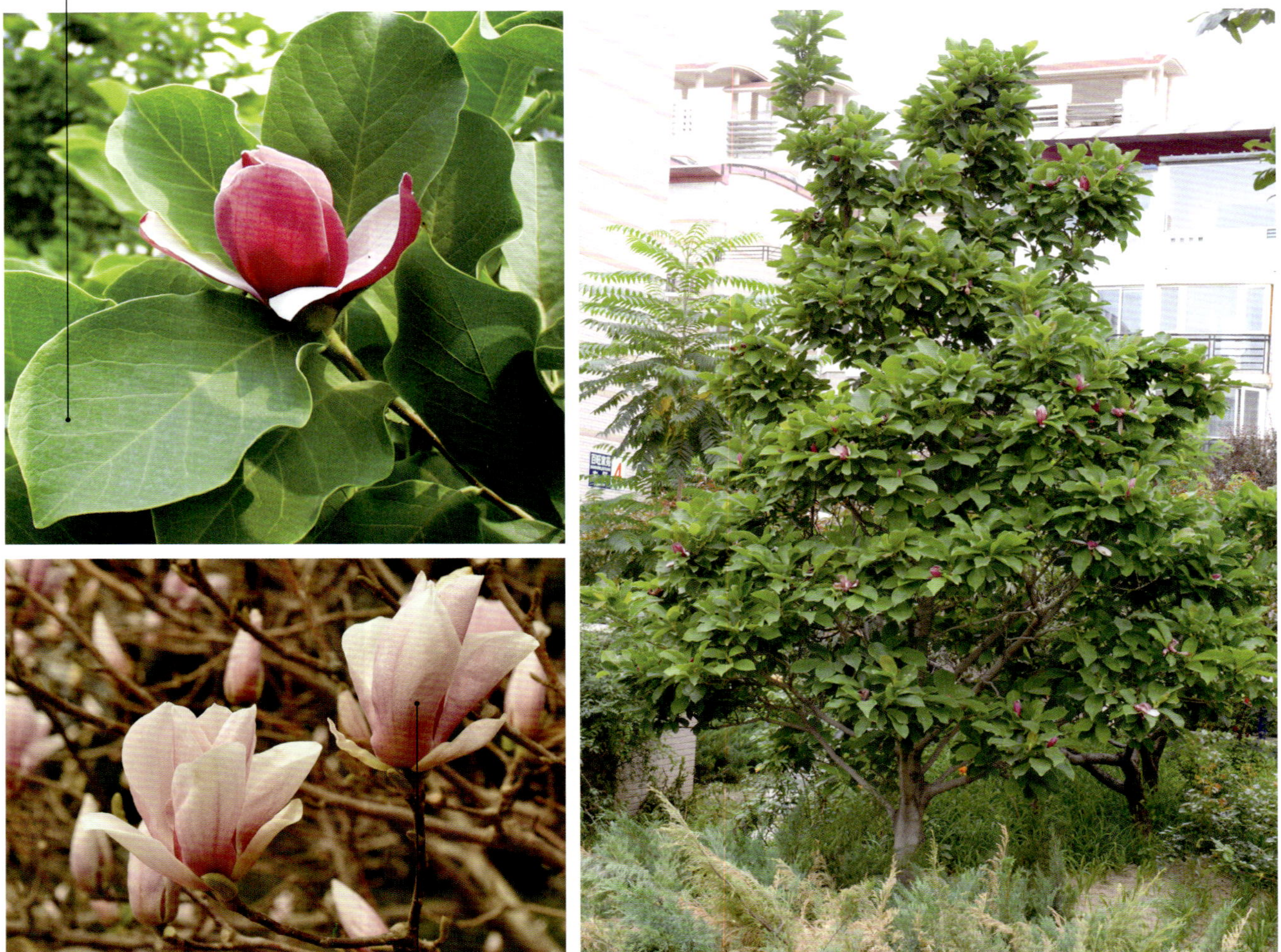

二乔玉兰

检索表

1. 花被片 12~14 …………………… 武当玉兰
1. 花被片 9~12 …………………… 2
2. 一年生小枝多少被毛；花被片长圆状倒卵形 …………………… 3
2. 一年生小枝无毛；花被片近匙形或倒披针形 …………………… 4
3. 乔木，花被片纯白色，有时基部外面带红色，外轮与内轮近等长；花凋谢后出叶 …………………… 玉兰
3. 小乔木，花被片浅红色至深红色，外轮花被片稍短或为内轮长的 2/3，但不成萼片状；花期延至出叶 …………………… 二乔玉兰
4. 花与叶同时或稍后于叶开放；瓣状花被片紫色或紫红色 …………………… 紫玉兰
4. 花先于叶开放，瓣状花被片白色 …………………… 望春花

羌　活　Qianghuo NOTOPTERYGII RHIZOMA ET RADIX

本品为伞形科植物羌活 *Notopterygium incisum* Ting ex H. T. Chang 或宽叶羌活 *Notopterygium franchetii* H.de Boiss. 的干燥根茎和根。

基原植物

■ **羌活**　*Notopterygium incisum* Ting ex H. T. Chang　　别名：蚕羌、裂叶羌活

生于海拔 1600~5000m 的林缘、灌丛。分布于陕西、甘肃、青海、四川、西藏等地。

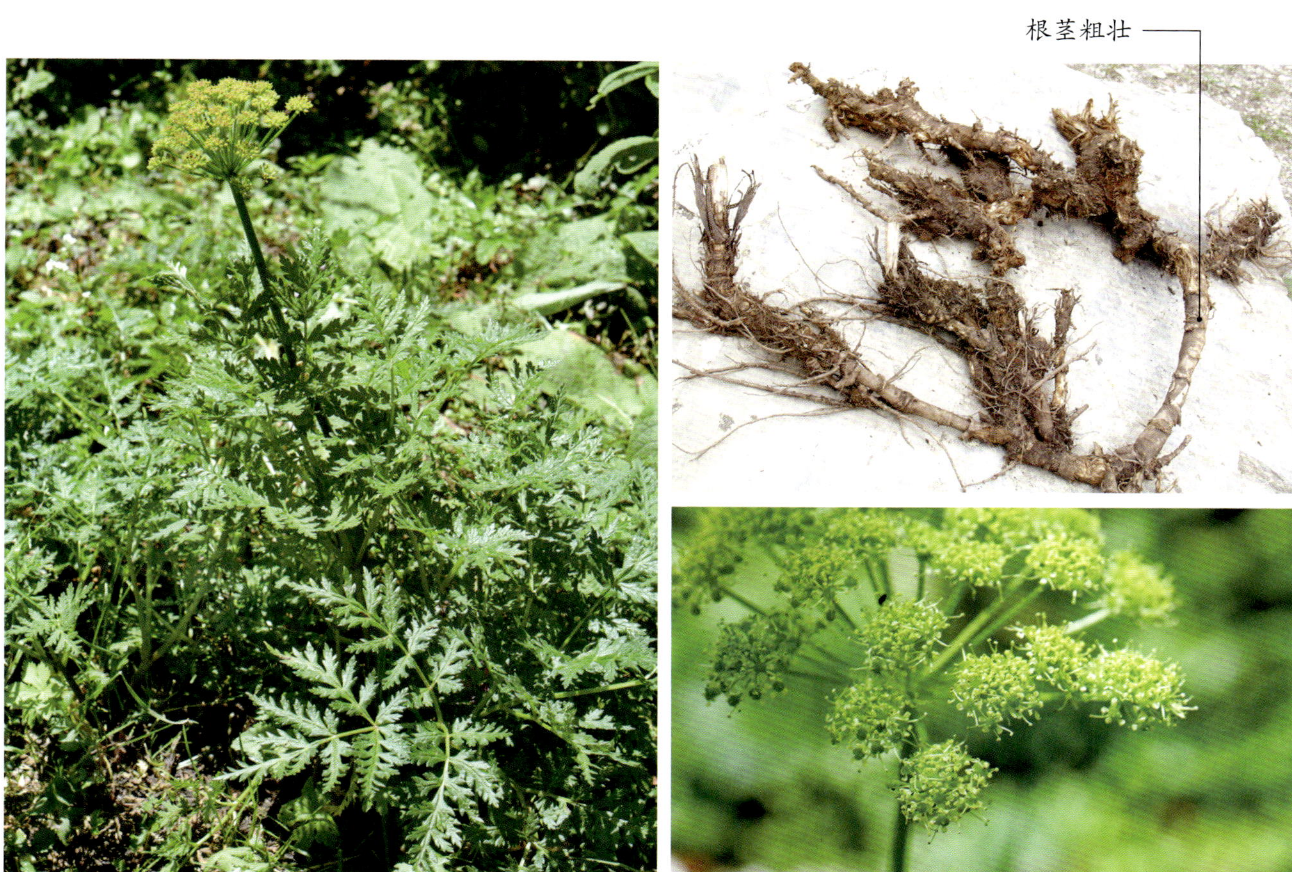

羌活

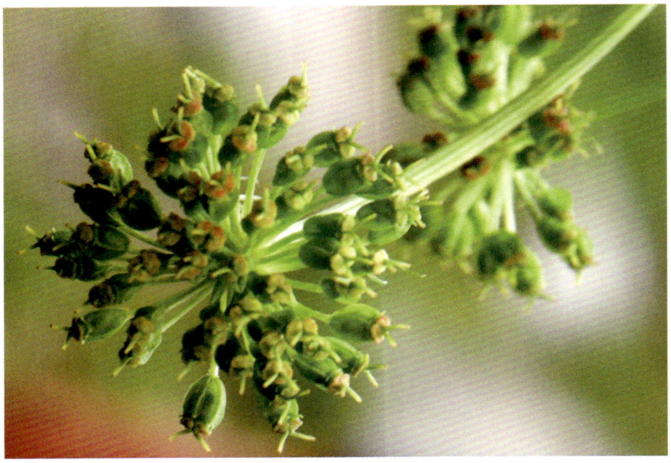

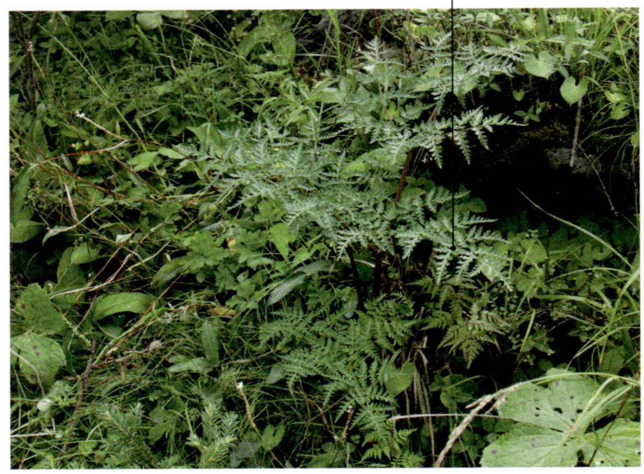
叶片为三出三回羽状复叶，末回裂片边缘缺刻状浅裂至羽状深裂

羌活（续）

■ 宽叶羌活 *Notopterygium franchetii* H.de Boiss. 别名：大头羌、福氏羌活

1977~2005 年间的几版《中国药典》记载宽叶羌活的拉丁学名为 *Notopterygium forbesii* Boiss.。

与羌活主要区别点：小叶边缘仅有锯齿。

生于海拔 1700~4800m 的林缘、灌丛。分布于山西、内蒙古、陕西、甘肃、青海、湖北、四川、云南。

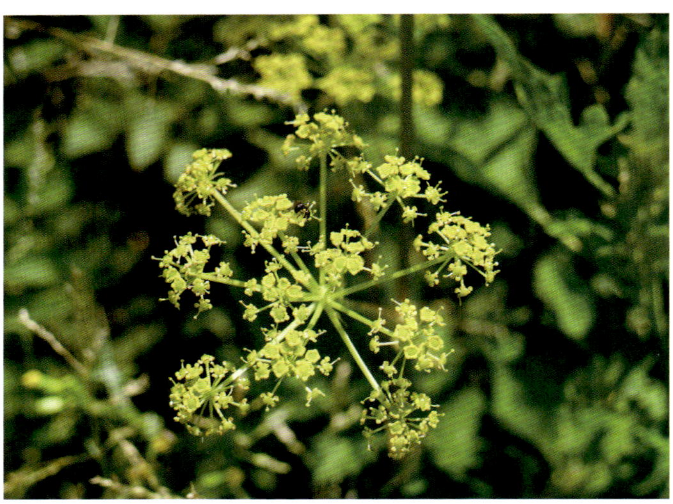

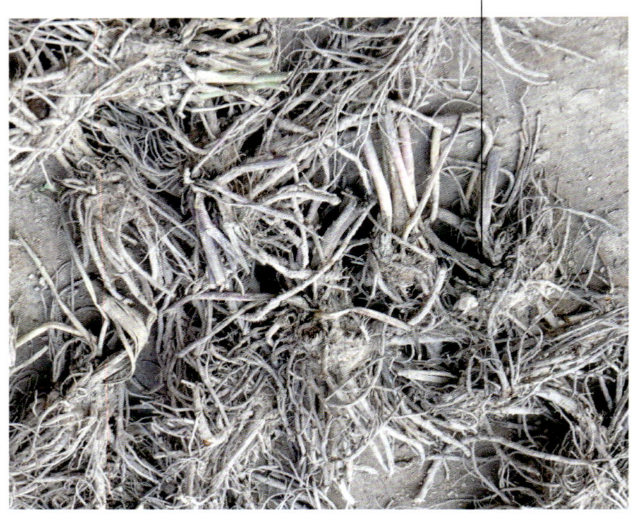
根茎不规则块状，多支根和须根

宽叶羌活

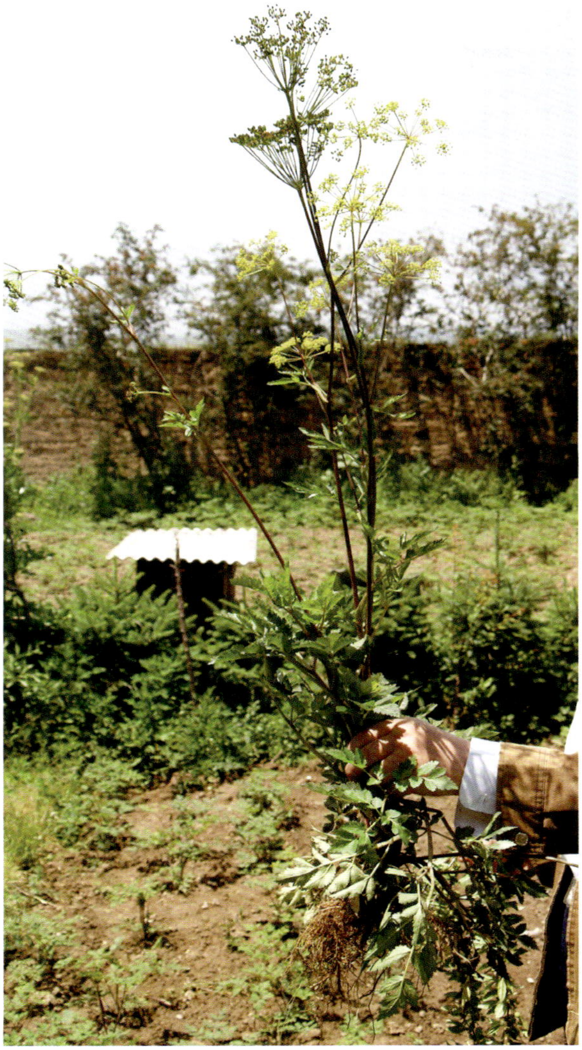

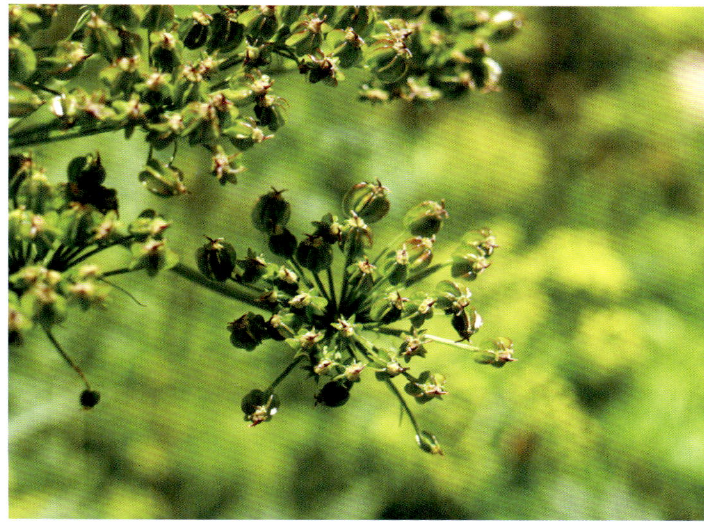

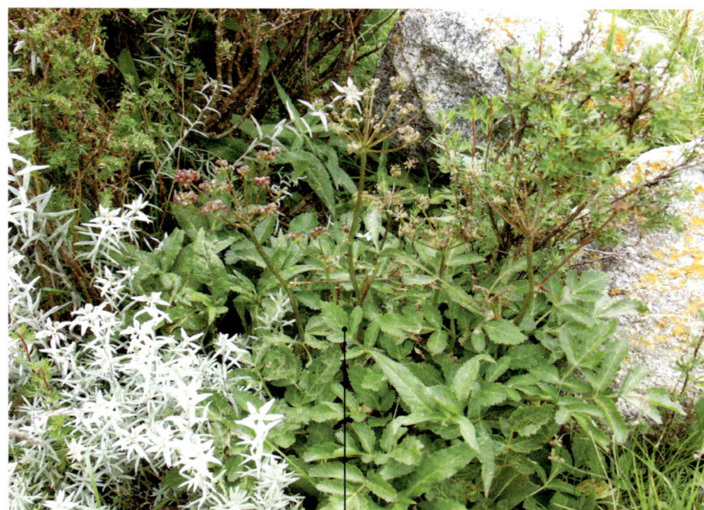

叶三出，二至三回羽状复叶，一回羽片 2~3 对，小裂片长圆状卵形或卵状披针形

宽叶羌活（续）

沙苑子

Shayuanzi

ASTRAGALI COMPLANATI SEMEN

本品为豆科植物扁茎黄芪 *Astragalus complanatus* R. Br. 的干燥成熟种子。

基原植物

■ 扁茎黄芪 *Astragalus complanatus* R. Br. 别名：蔓黄芪

Flora of China 记载扁茎黄芪的拉丁学名为 *Phyllolobium chinense* Fischer。

生于山坡、草地及路旁。分布于吉林、辽宁、河北、山西、内蒙古、陕西、宁夏、甘肃。

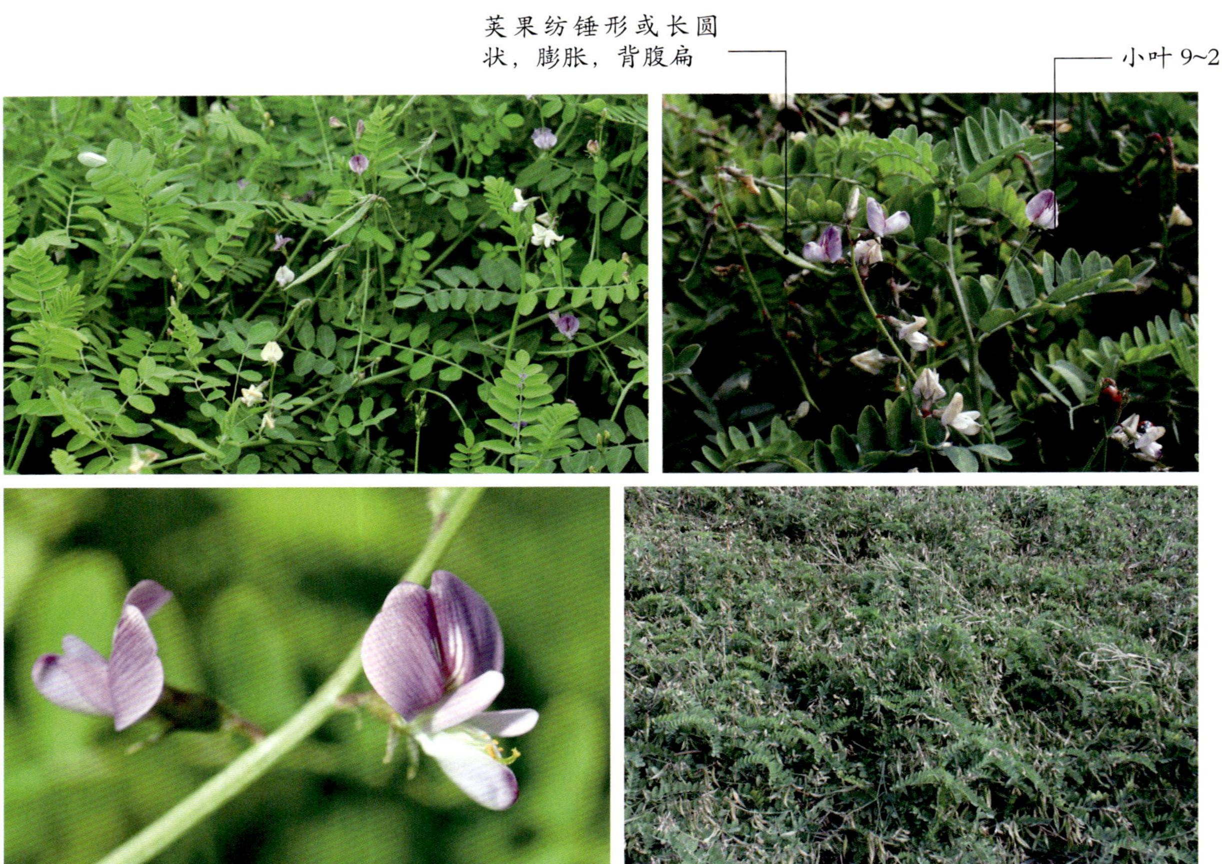

扁茎黄芪

对比鉴别

《常用中药材品种整理和质量研究》（北方编 ）记载，沙苑子商品药材主要为扁茎黄芪和华黄芪 *Astragalus chinensis* L. f. 的成熟种子，混淆品还有豆科紫云英 *Astragalus sinicus* Linn.、猪屎豆 *Crotalaria pallida* Aiton、合萌（田皂角）*Aeschynomene indica* Linn. 等植物的种子。

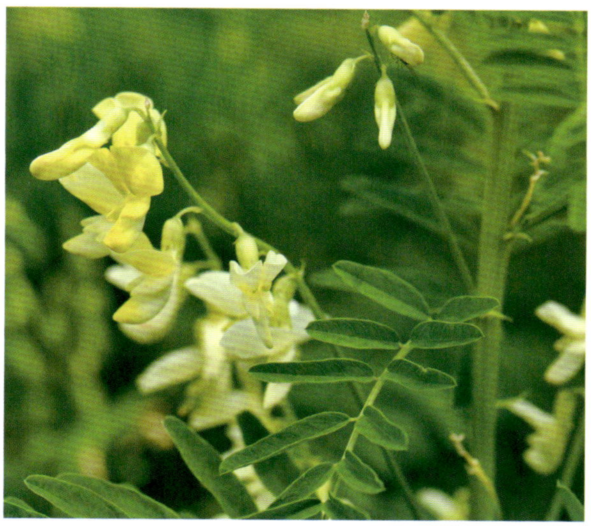
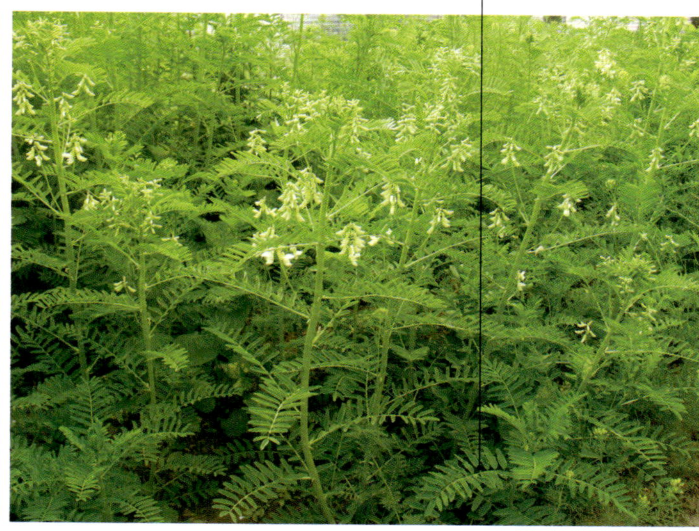

华黄芪

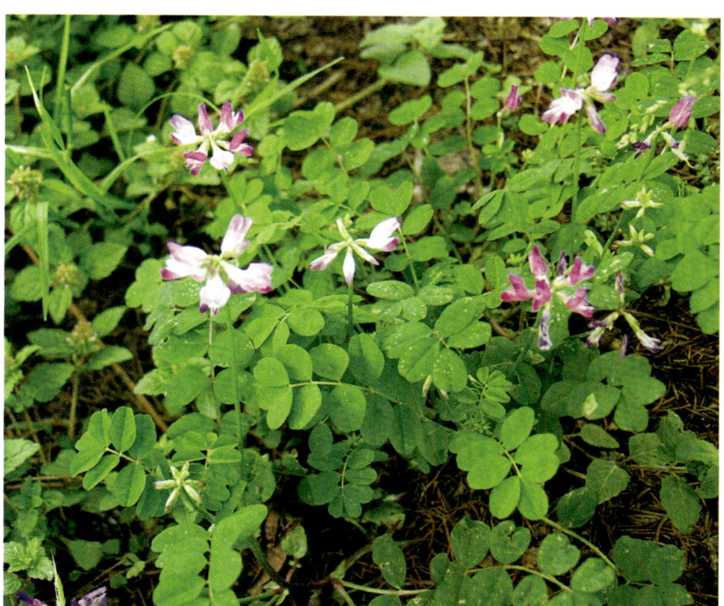
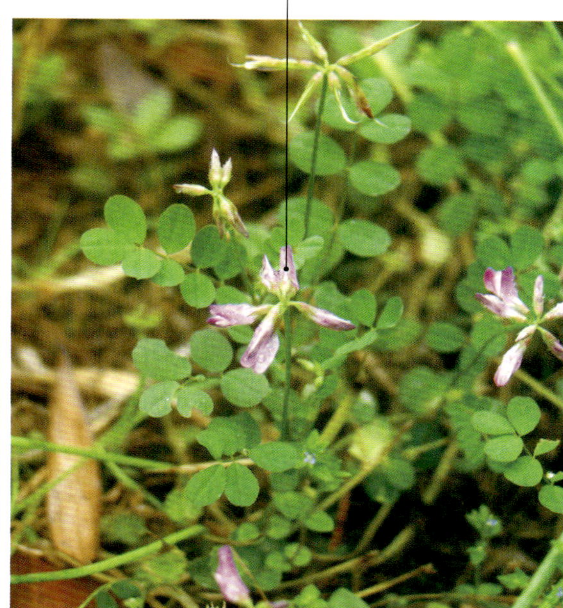

紫云英

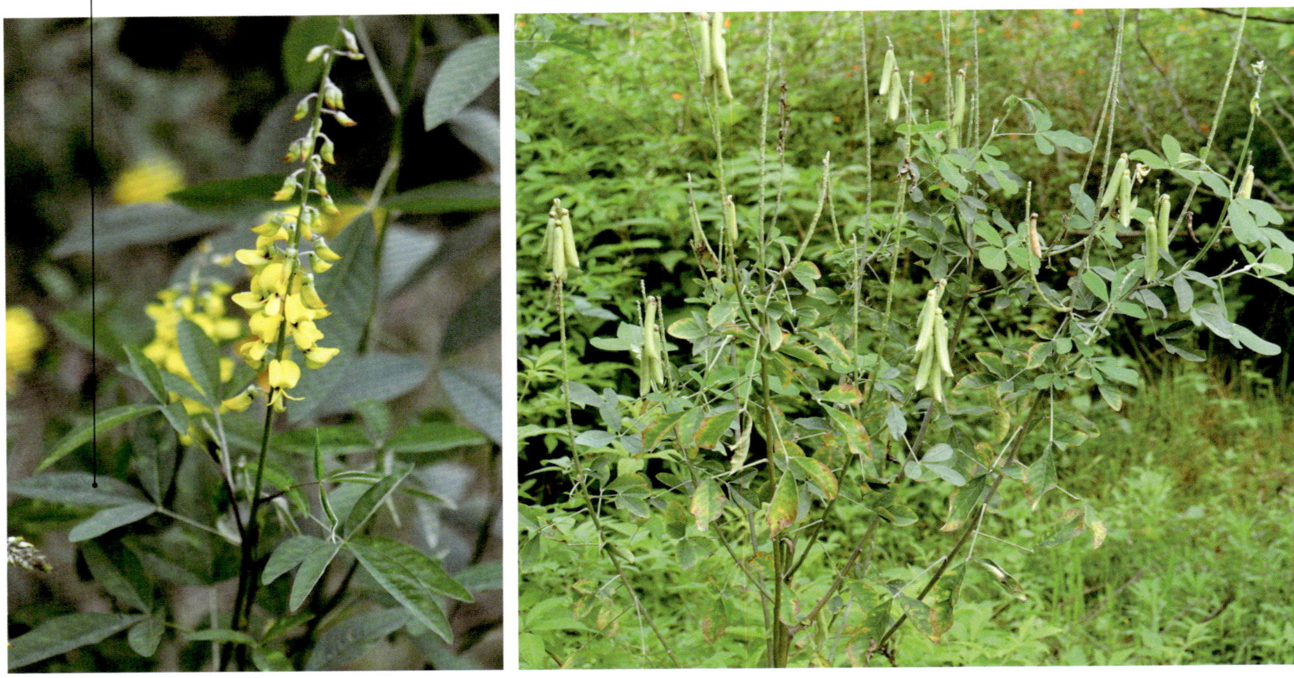

猪屎豆

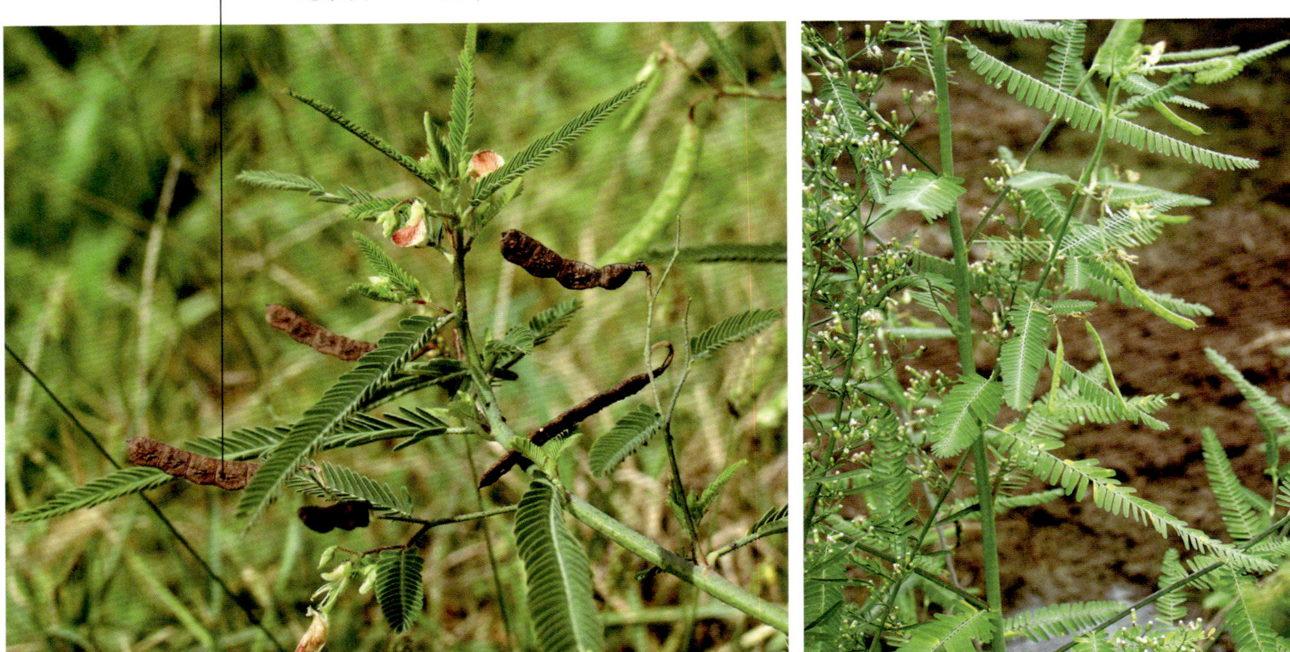

合萌

检索表

1. 雄蕊 2 组（5+5）；荚果具 6~10 荚节 …………………………………………………… 合萌
1. 雄蕊合成单体或 2 组（9+1）；荚果无荚节 ……………………………………………… 2
2. 3 小叶；雄蕊 10，合成单体 ……………………………………………………………… 猪屎豆
2. 奇数羽状复叶；雄蕊 10，多为 2 组（9+1）………………………………………………… 3
3. 总状花序近伞形 …………………………………………………………………………… 紫云英
3. 总状花序 …………………………………………………………………………………… 4
4. 小叶 21~31；荚果椭圆形，膨胀 ………………………………………………………… 华黄芪
4. 小叶 9~21；荚果纺锤形或长圆状，膨胀，背腹扁 ……………………………………… 扁茎黄芪

沙　棘　Shaji HIPPOPHAE FRUCTUS

本品系蒙古族、藏族习用药材。为胡颓子科植物沙棘 *Hippophae rhamnoides* L. 的干燥成熟果实。

基原植物

■ **沙棘** *Hippophae rhamnoides* L.　别名：醋柳、酸柳柳

生于高山、河流两岸及草原上。分布于辽宁、河北、内蒙古、陕西、山西、甘肃、青海、四川等地。

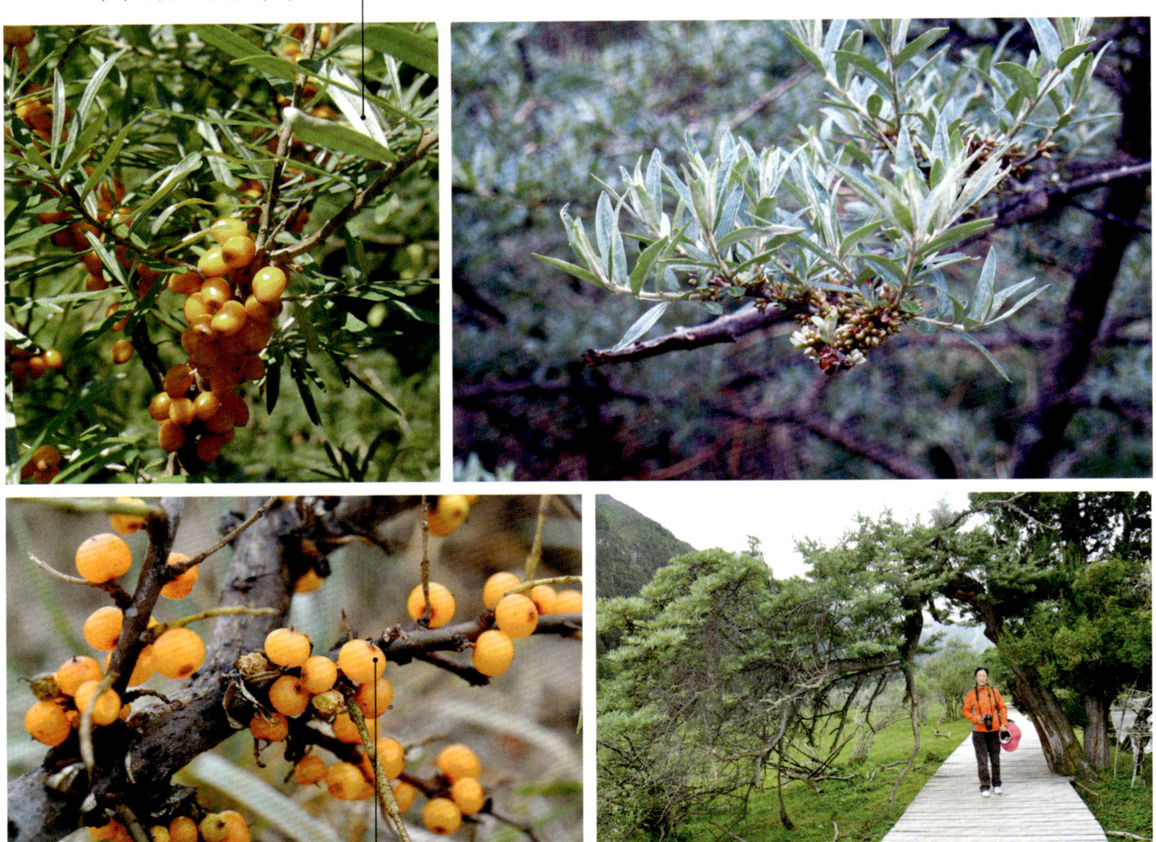
叶下面被白色鳞片
果实肉质，近球形或卵球形，橙黄色或橘红色

沙棘

沉　香

Chenxiang

AQUILARIAE LIGNUM RESINATUM

本品为瑞香科植物白木香 *Aquilaria sinensis* (Lour.) Gilg 含有树脂的木材。

基原植物

■ 白木香 *Aquilaria sinensis* (Lour.) Gilg　别名：土沉香、女儿香

生于疏林的酸性黄壤土或荒山中。分布于台湾、广东、海南、广西等地。

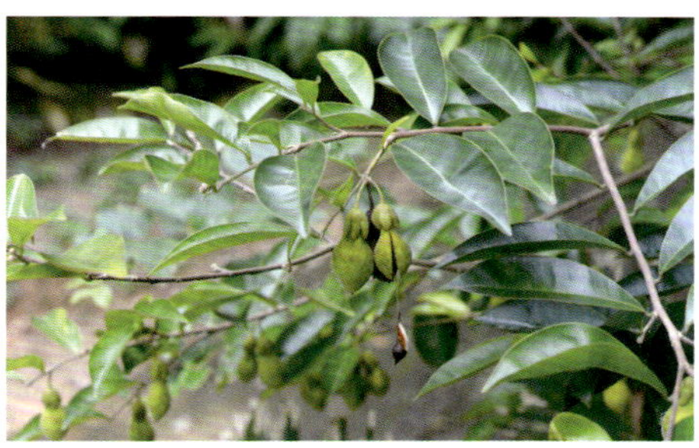

花被钟形

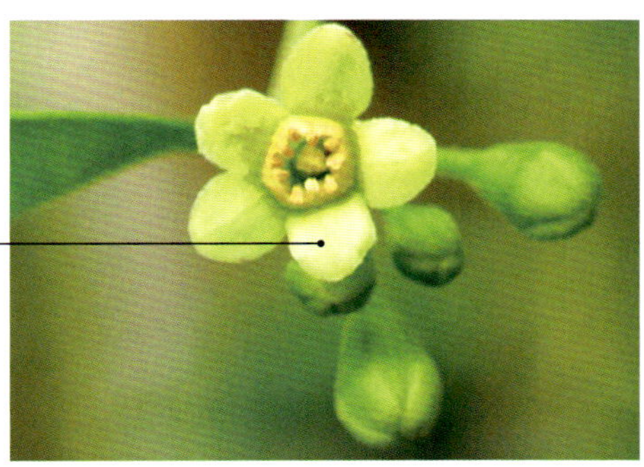

蒴果木质，扁倒卵形

种子褐色，卵球形

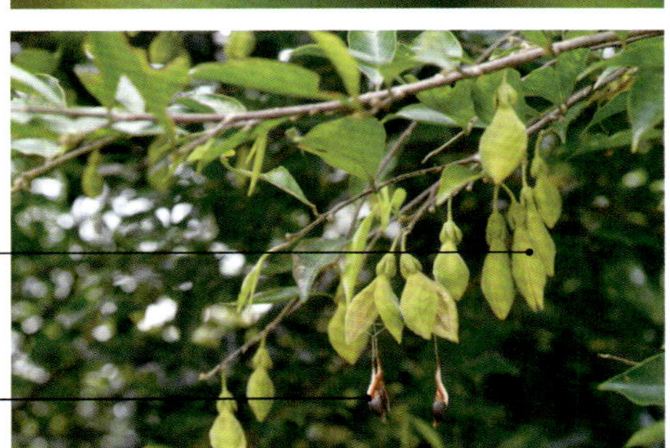

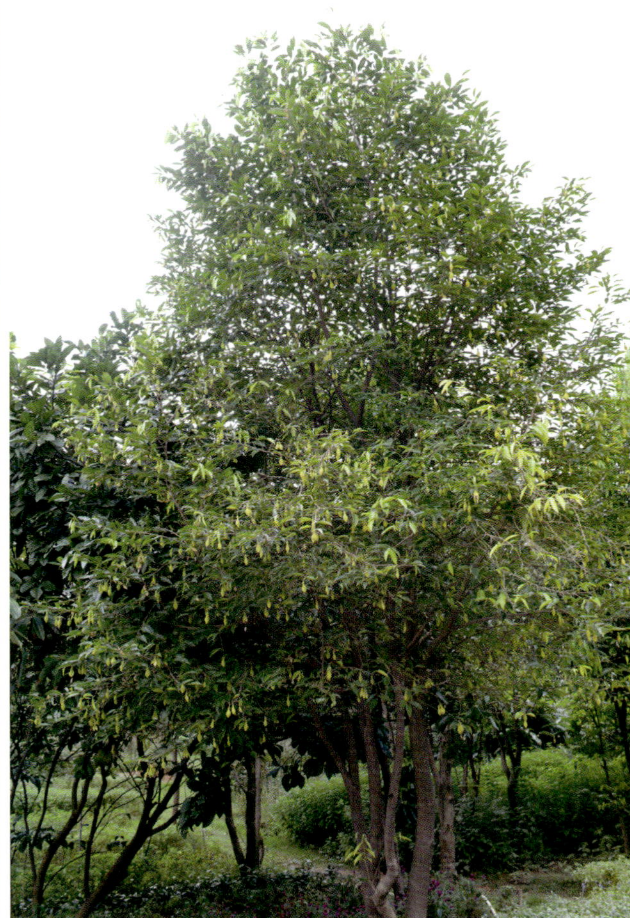

白木香

没　药 Moyao MYRRHA

本品为橄榄科植物地丁树 *Commiphora myrrha* Engl. 或哈地丁树 *Commiphora molmol* Engl. 的干燥树脂。

基原植物

■ 地丁树 *Commiphora myrrha* Engl.　别名：末药

分布于非洲东北部索马里联邦共和国及阿拉伯西海滨一带海拔 500~1500m 的山坡地。

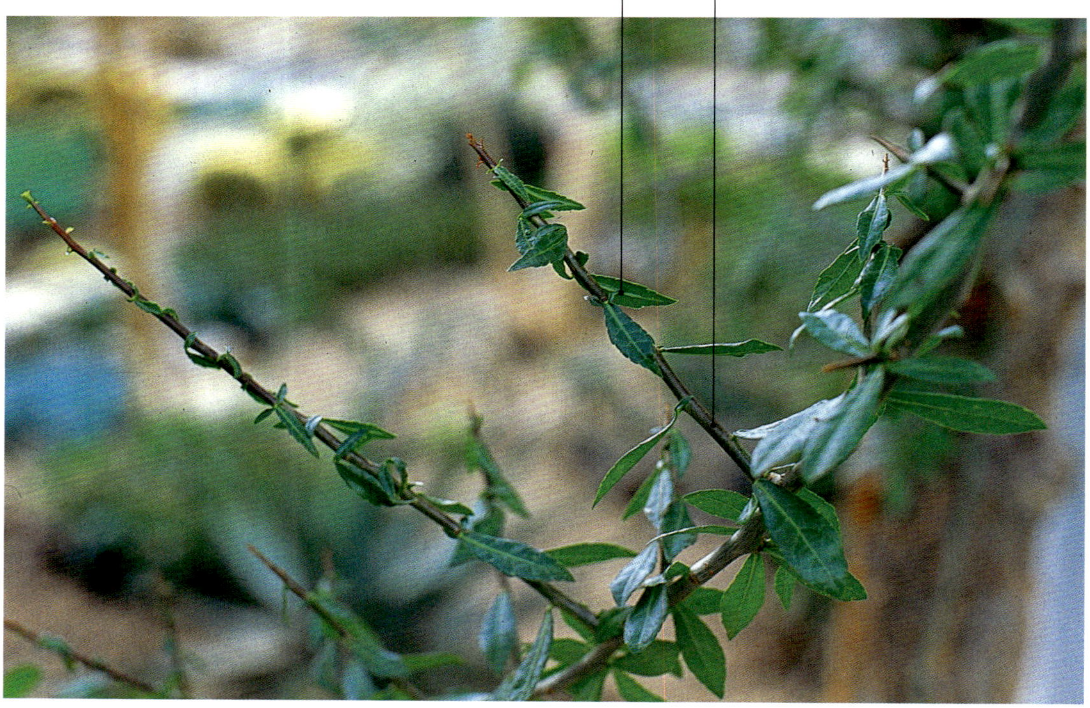
小叶倒长卵形或倒披针形
不规则尖刺状的粗枝

地丁树

■ 哈地丁树 *Commiphora molmol* Engl.

依据 *The Plant List* 记载，哈地丁树 *Commiphora molmol* Engl. 为地丁树 *Commiphora myrrha* Engl. 的异名。

诃　子

Hezi

CHEBULAE FRUCTUS

本品为使君子科植物诃子 *Terminalia chebula* Retz. 或绒毛诃子 *Terminalia chebula* Retz. var. *tomentella* Kurt. 的干燥成熟果实。

基原植物

■ **诃子** *Terminalia chebula* Retz.　别名：诃黎勒、藏青果

生于海拔 800~1540m 的疏林或阳坡林缘。分布于广东、海南、广西、云南等地。

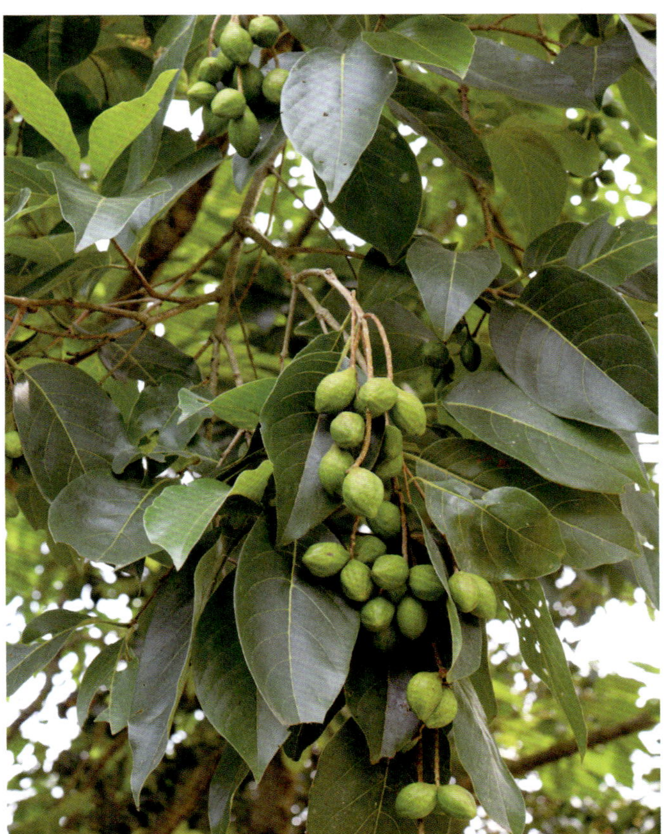

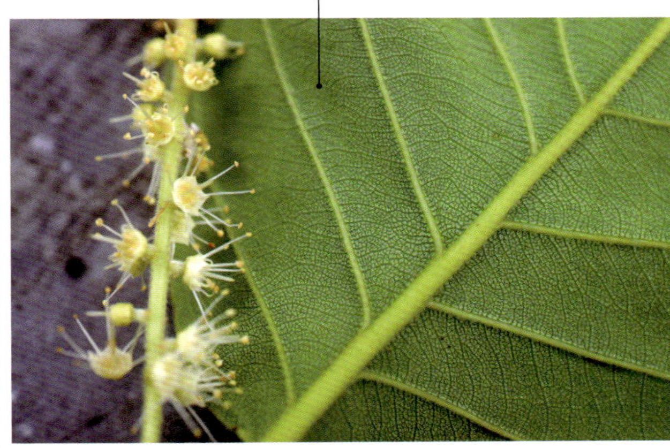

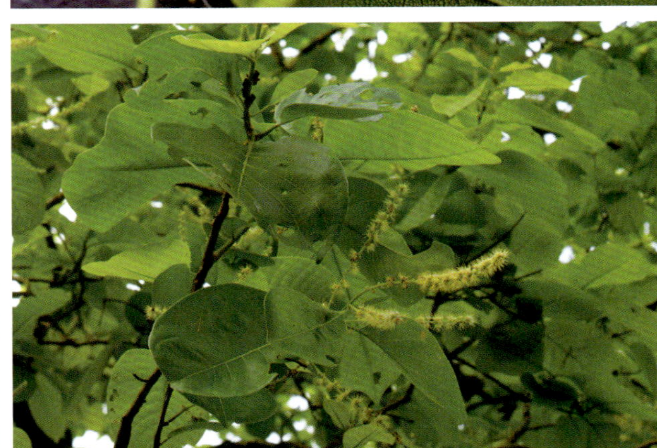

诃子

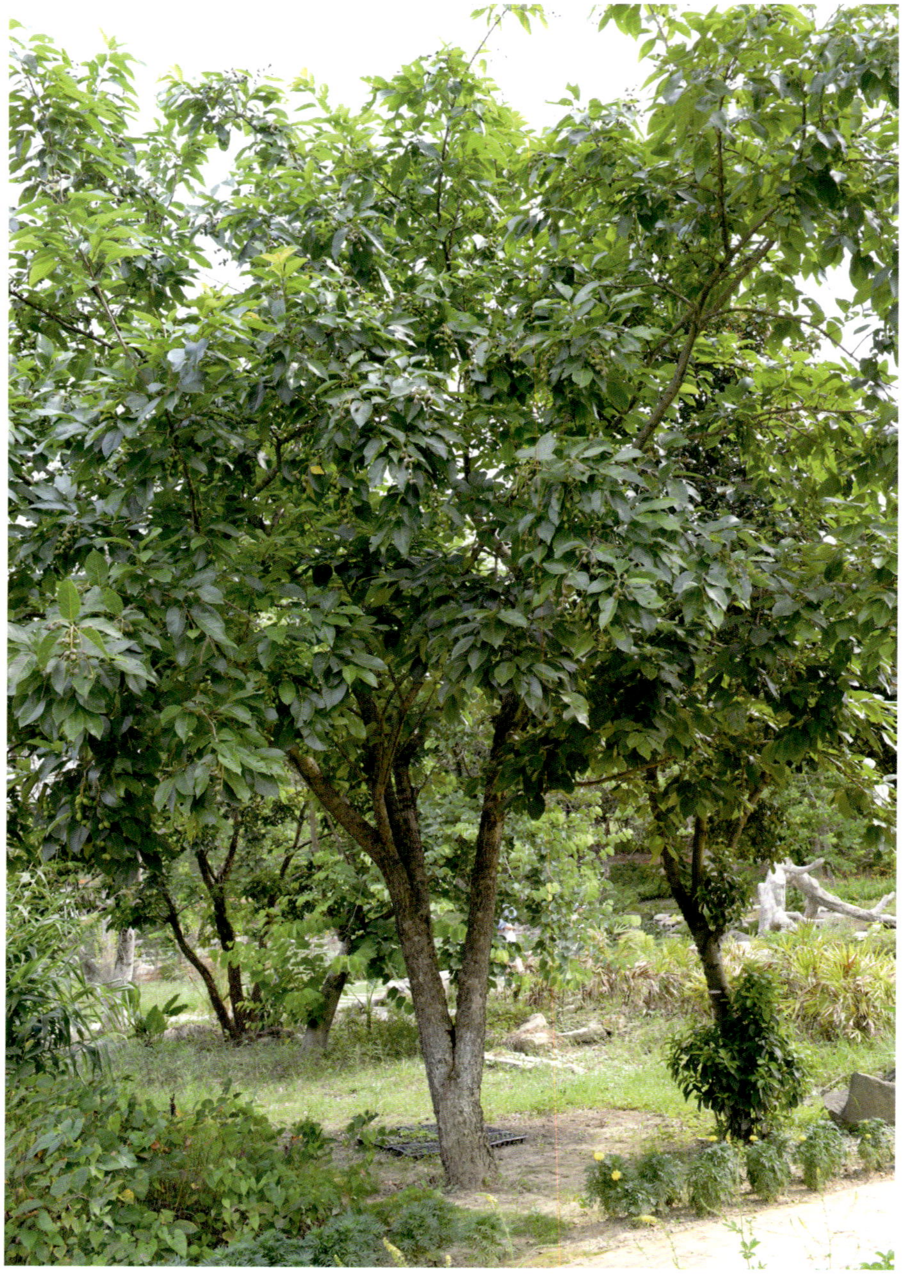

诃子（续）

■ 绒毛诃子 *Terminalia chebula* Retz. var. *tomentella* Kurt. 别名：微毛诃子

生于海拔 500~1100m 的阳坡林缘。分布于云南西部。

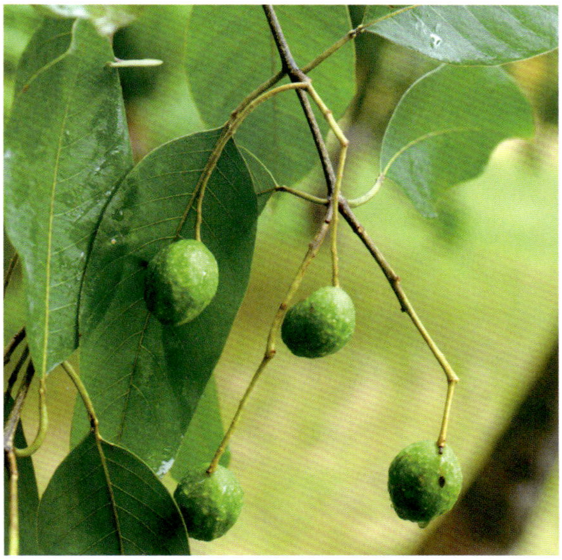

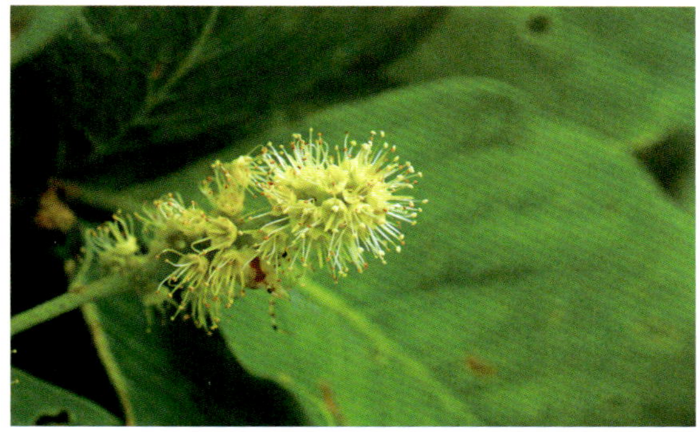

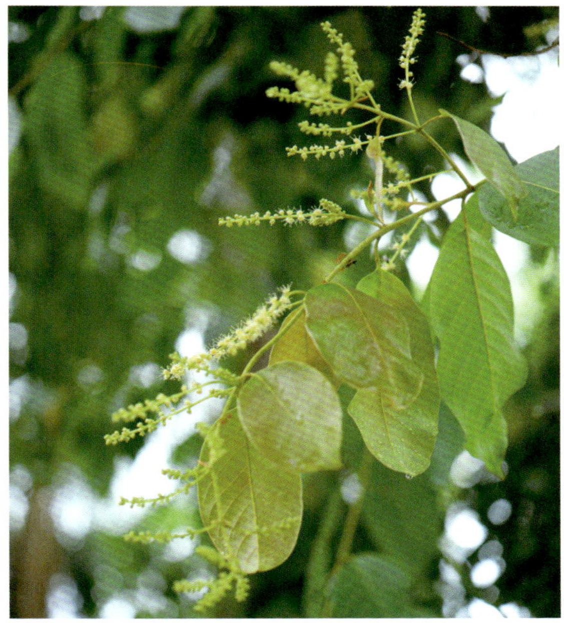

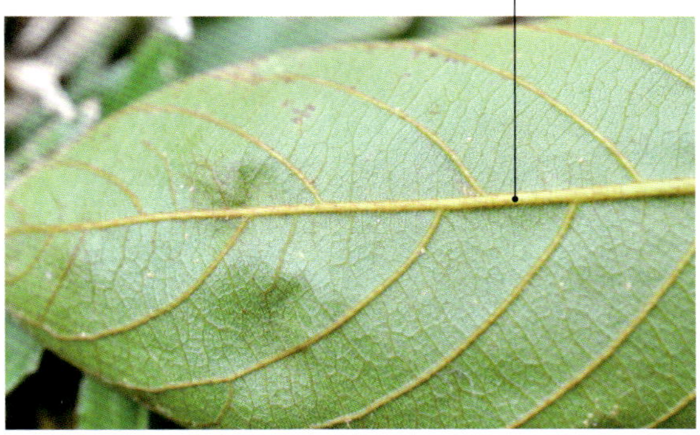

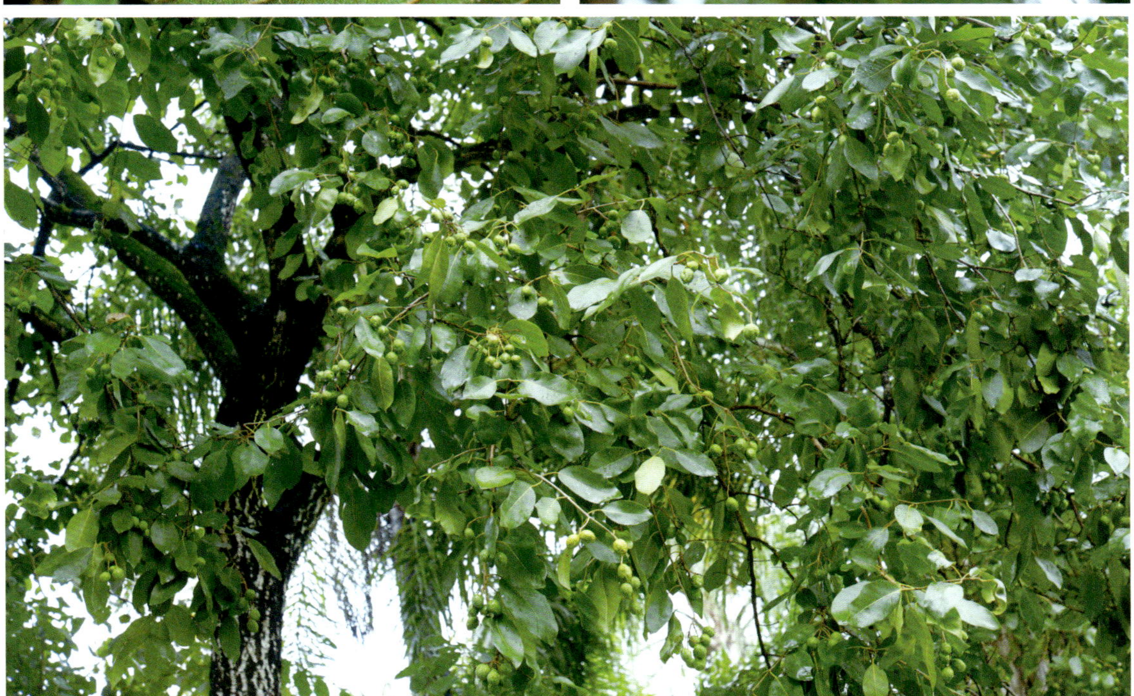

绒毛诃子

对比鉴别

《中国药典》2020 年版收载诃子属植物 3 种［诃子、绒毛诃子和毗黎勒 *Terminalia bellirica* (Gaertn.) Roxb.］、药材 3 种（西青果、诃子和毛诃子）。植物诃子的幼果为药材西青果，植物诃子和绒毛诃子的果实为药材诃子，毗黎勒的果实为药材毛诃子。它们由于植物名与药材名均相近而容易相混淆。

叶螺旋状集生枝顶

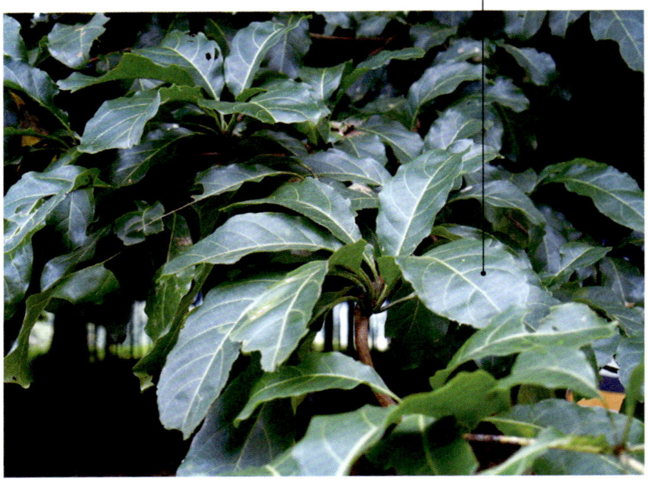

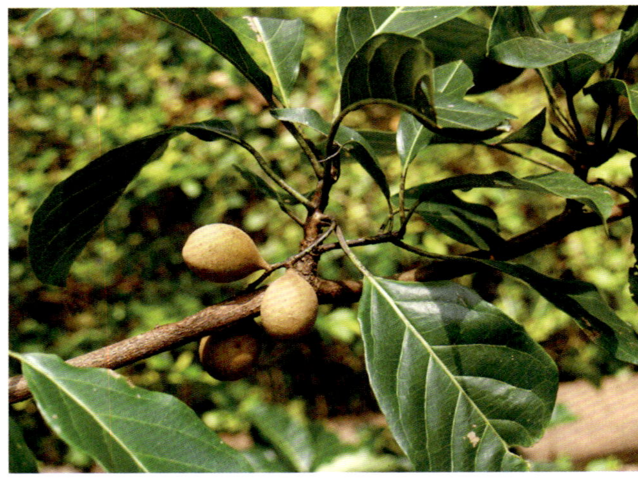

毗黎勒

检索表

1. 叶螺旋状集生枝顶；穗状花序……毗黎勒
1. 叶互生或近对生，非螺旋状；圆锥花序……2
2. 叶两面密被铜色平伏长柔毛或银色伏毛……绒毛诃子
2. 叶两面近无毛或幼时下面有微毛……诃子

补骨脂

Buguzhi

PSORALEAE FRUCTUS

本品为豆科植物补骨脂 *Psoralea corylifolia* L. 的干燥成熟果实。

基原植物

■ 补骨脂 *Psoralea corylifolia* L. 别名：破故纸、川故子

Flora of China 记载补骨脂的拉丁学名为 *Cullen corylifolium* (Linnaeus) Medikus。

生于山坡、溪边或田边，各地多有栽培。分布于河南、山西、安徽、江西、陕西、四川、贵州、云南等地。

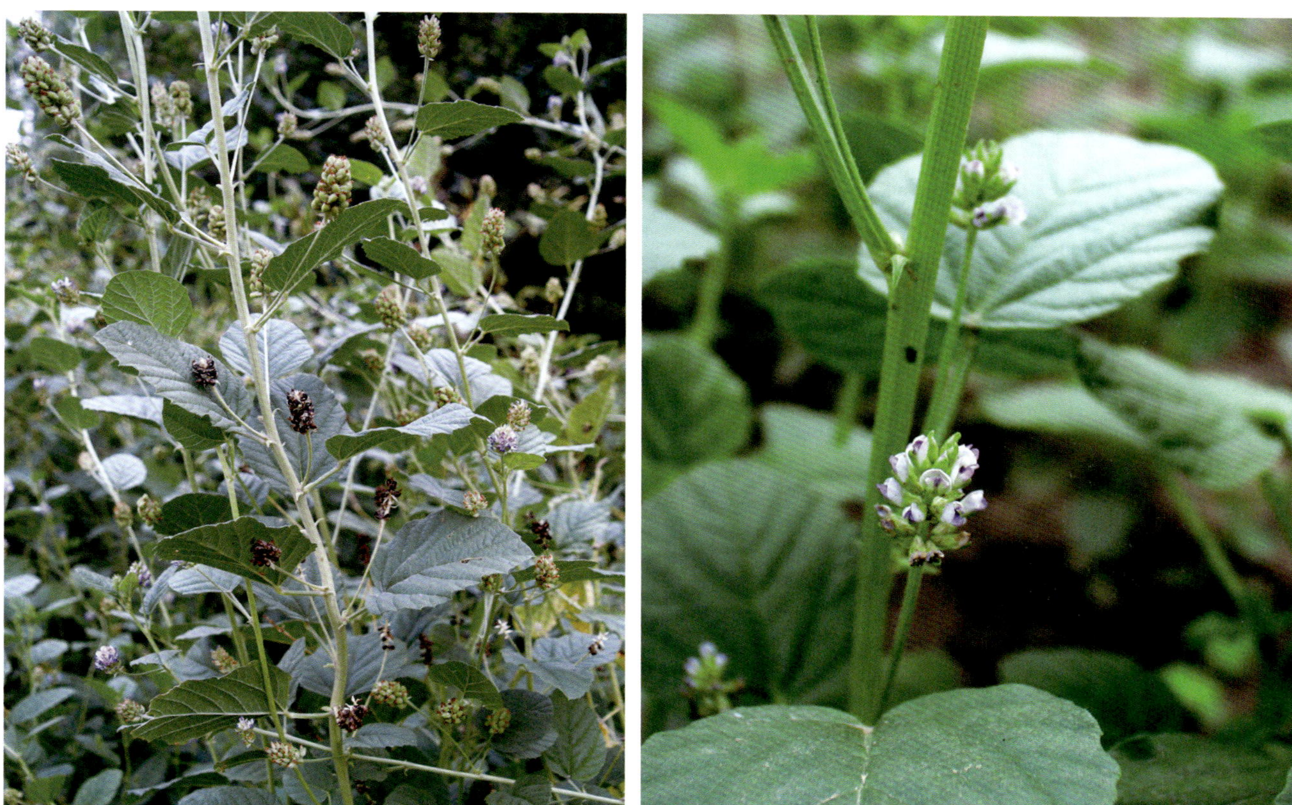

补骨脂

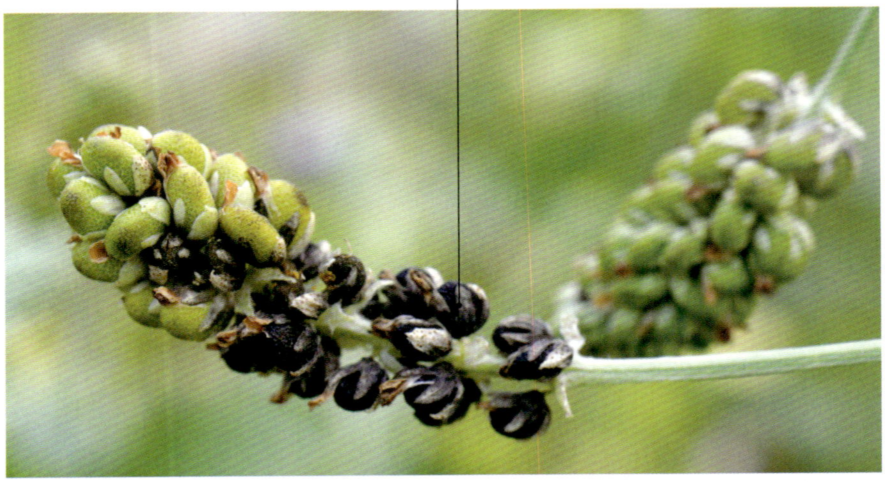

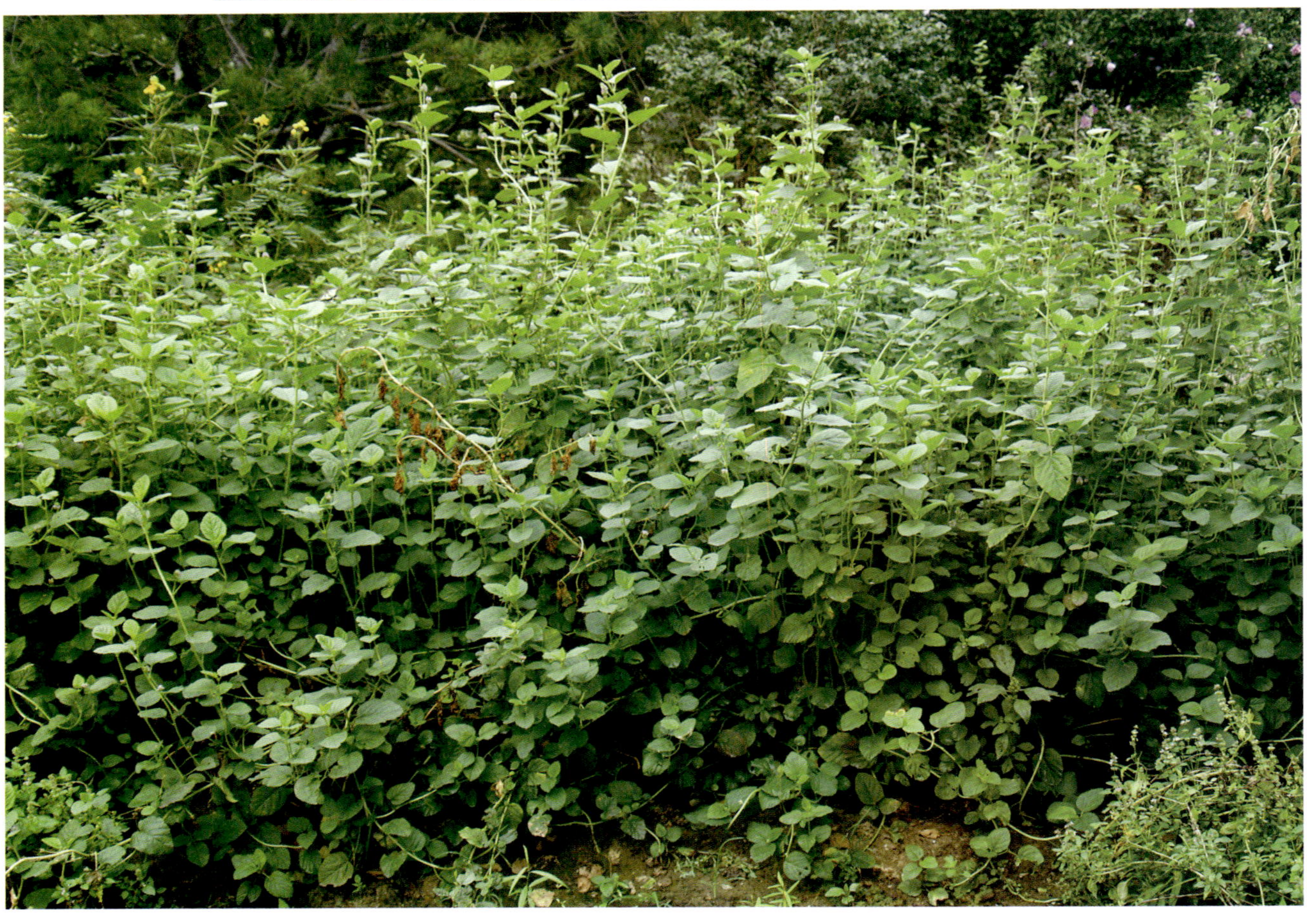

补骨脂（续）

灵　芝 Lingzhi GANODERMA

本品为多孔菌科真菌赤芝 *Ganoderma lucidum* (Leyss. ex Fr.) Karst. 或紫芝 *Ganoderma sinense* Zhao, Xu et Zhang 的干燥子实体。

基原植物

■ 赤芝 *Ganoderma lucidum* (Leyss. ex Fr.) Karst.　别名：红芝

腐生于栎树或其他阔叶树的根部、枯干或腐朽的木桩旁。分布于河北、河南、山东、山西、江苏、安徽、浙江、江西、福建、台湾、广东、海南、广西、四川、贵州、云南等地。现我国很多地区已人工培养。

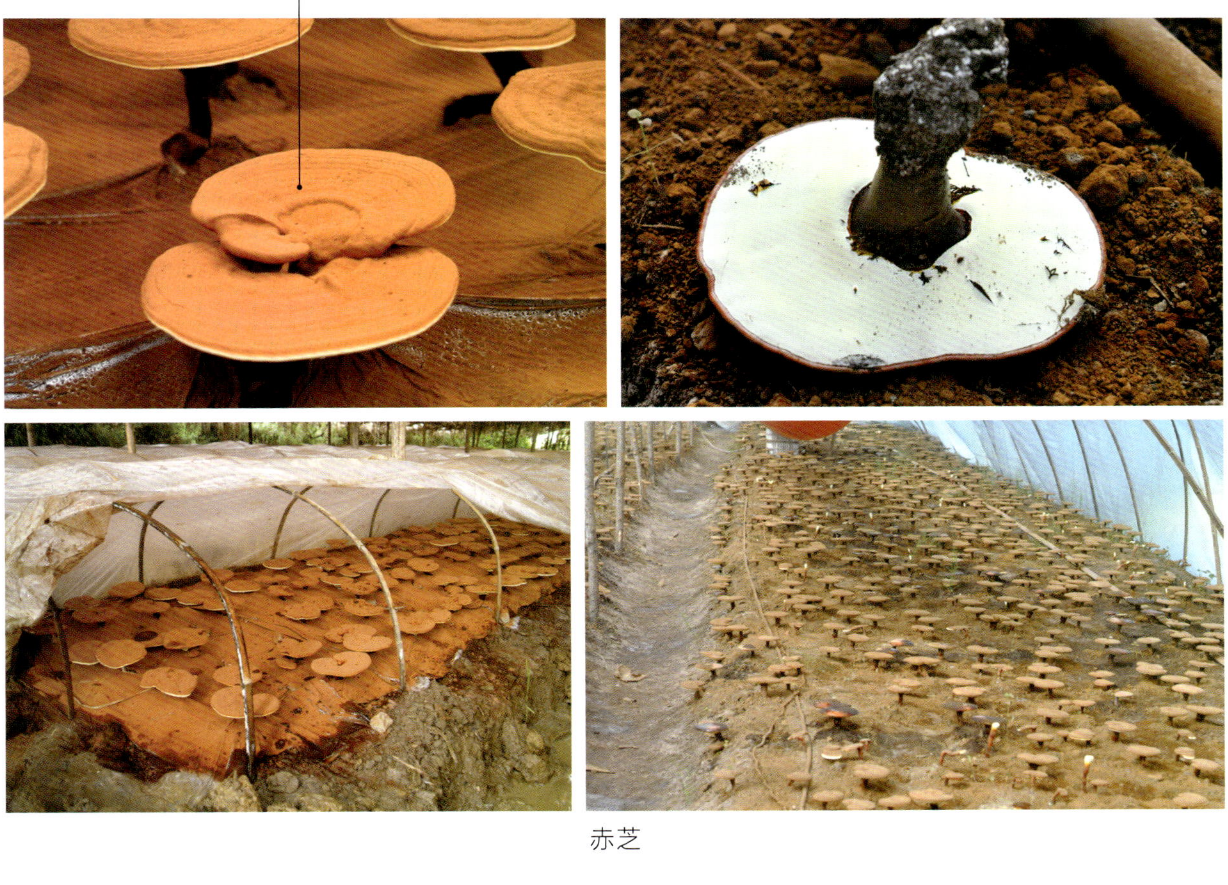

赤芝

■ 紫芝 *Ganoderma sinense* Zhao, Xu et Zhang 别名：玄芝

与赤芝主要区别点：菌盖（菌帽）皮壳紫黑色至近黑色，或呈紫褐色。

腐生于阔叶树枯干或腐朽的木桩上。分布于河北、山东、浙江、江西、福建、台湾、湖南、广东、广西等地。现我国很多地区已人工培养。

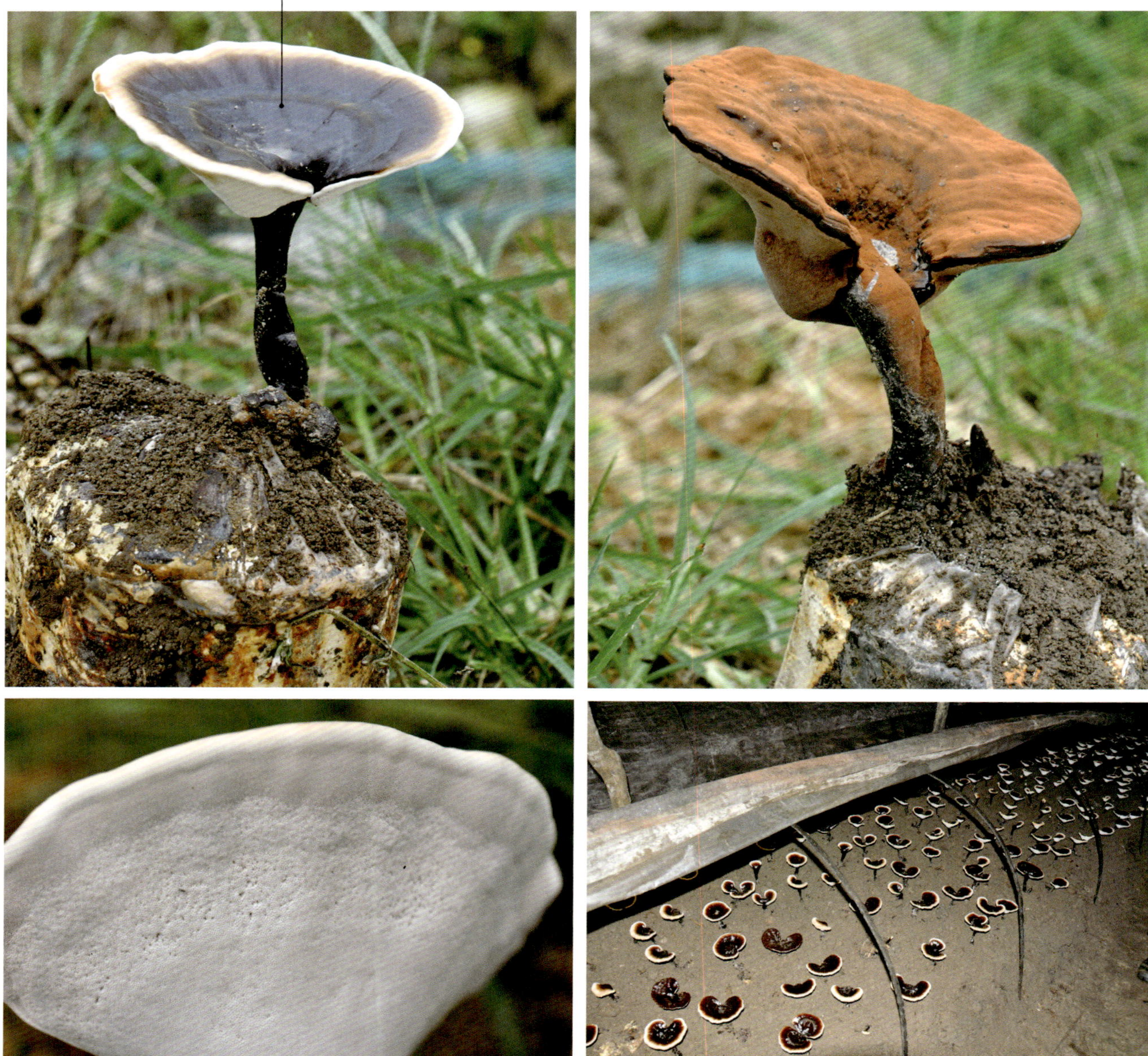

紫芝

阿　魏　Awei FERULAE RESINA

本品为伞形科植物新疆阿魏 *Ferula sinkiangensis* K. M. Shen 或阜康阿魏 *Ferula fukanensis* K. M. Shen 的树脂。

基原植物

■ **新疆阿魏**　*Ferula sinkiangensis* K. M. Shen　别名：臭阿魏

生于海拔 800~900m 的沙漠带砾石的黏质土壤上。分布于新疆西部。

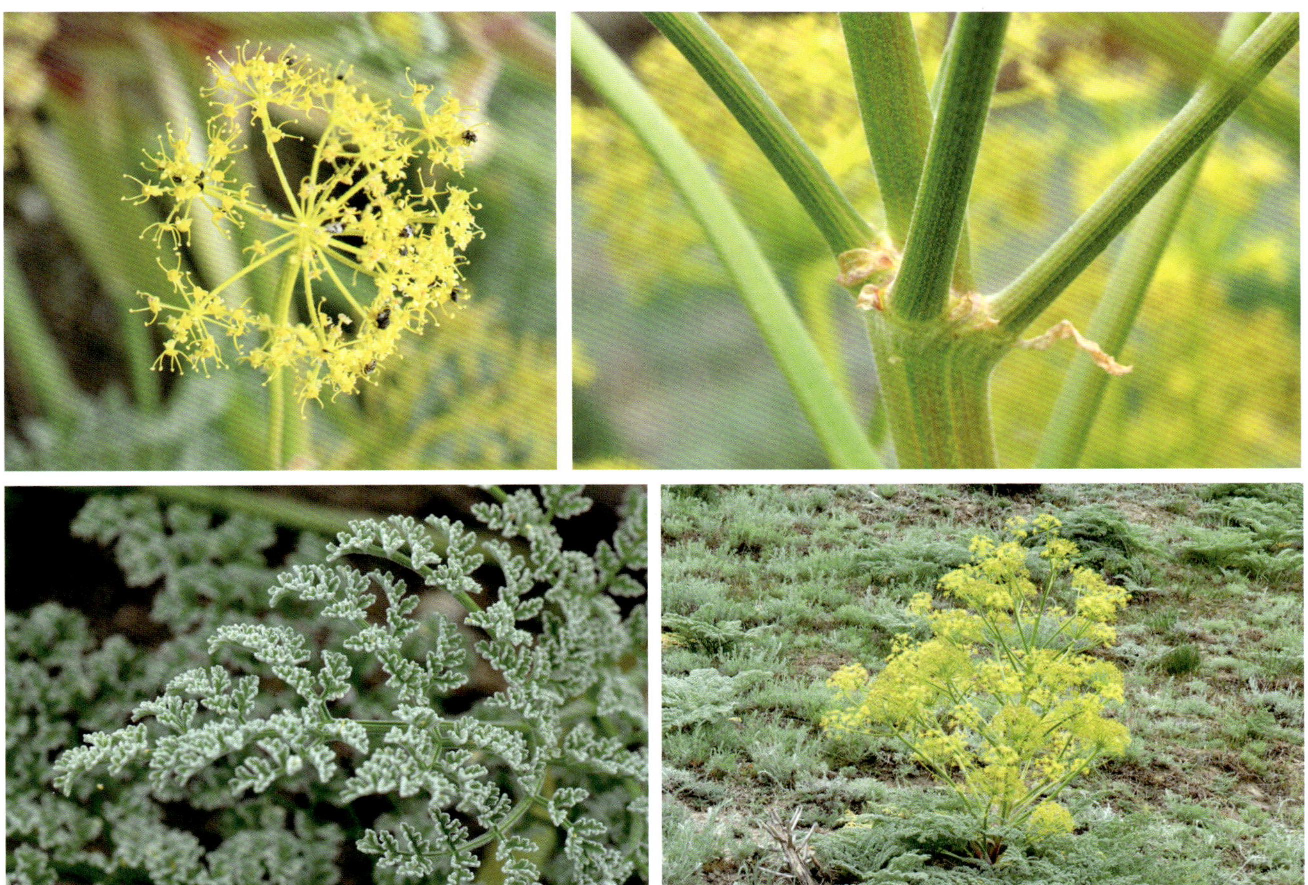

新疆阿魏

■ 皁康阿魏 *Ferula fukanensis* K. M. Shen 别名：臭阿魏

与新疆阿魏主要区别点：分生果较大，长 12~16mm，宽 6~8mm。

生于海拔 700m 左右的沙漠南缘的冲沟边。分布于新疆皁康、西泉等地。

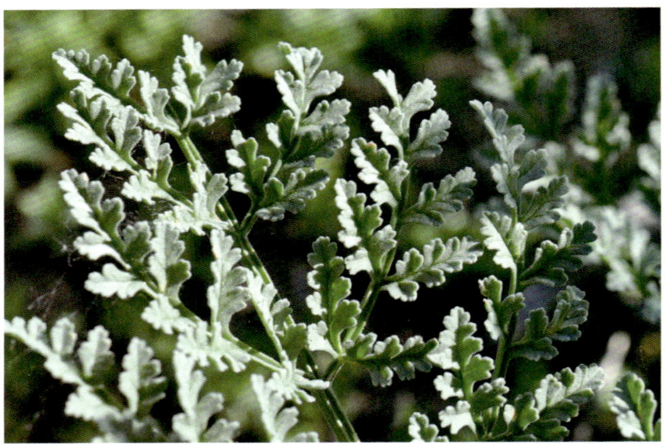

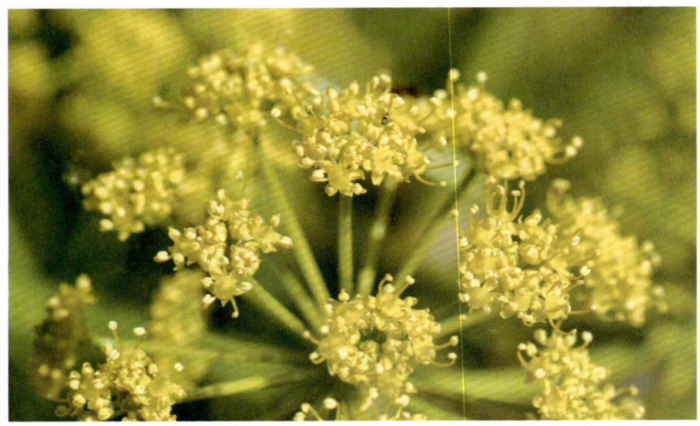

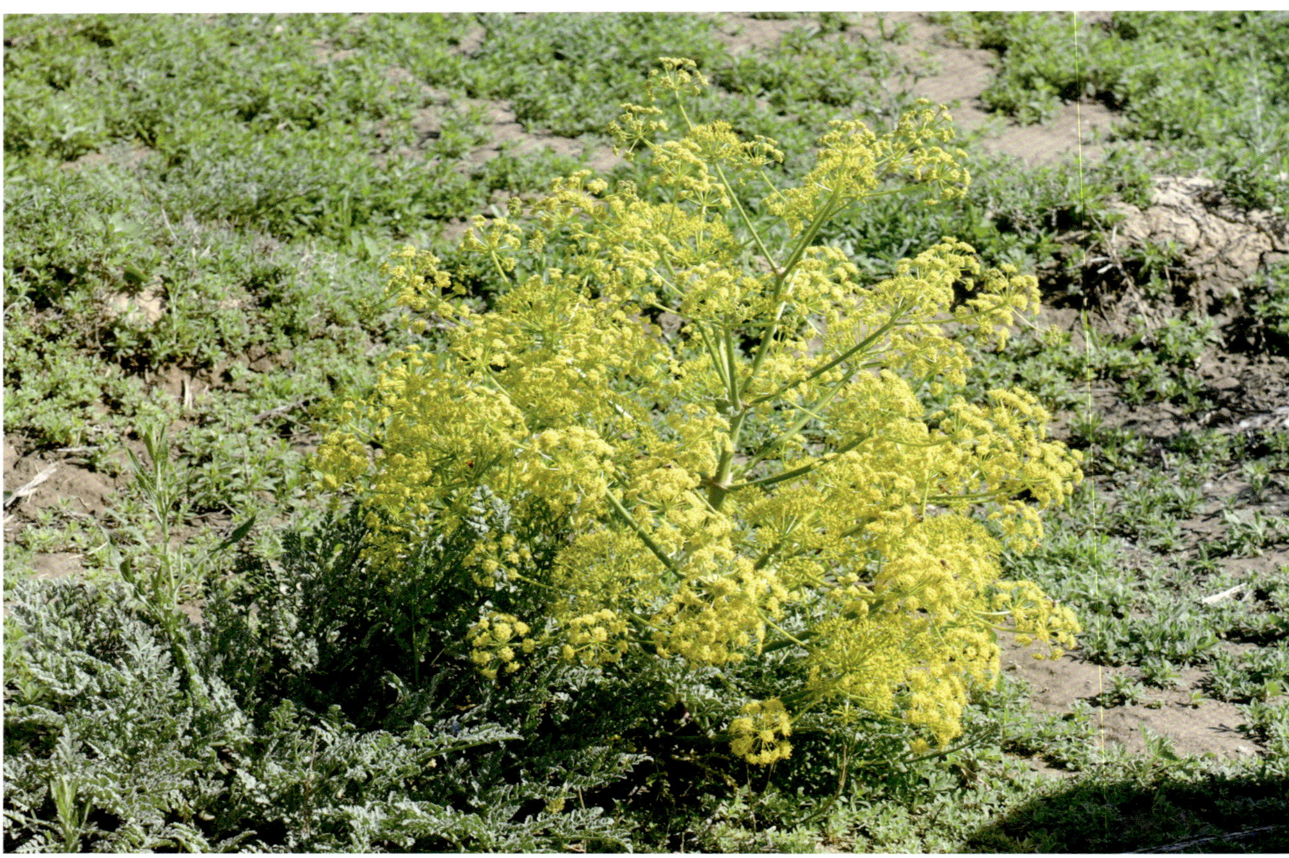

皁康阿魏

陈　皮 Chenpi CITRI RETICULATAE PERICARPIUM

本品为芸香科植物橘 *Citrus reticulata* Blanco 及其栽培变种的干燥成熟果皮。栽培变种主要有茶枝柑 *Citrus reticulata* 'Chachi'（广陈皮）、大红袍 *Citrus reticulata* 'Dahongpao'、温州蜜柑 *Citrus reticulata* 'Unshiu'、福橘 *Citrus reticulata* 'tangerina'。

基原植物

■ **橘**　*Citrus reticulata* Blanco　别名：柑橘

长江以南各地广泛栽培。

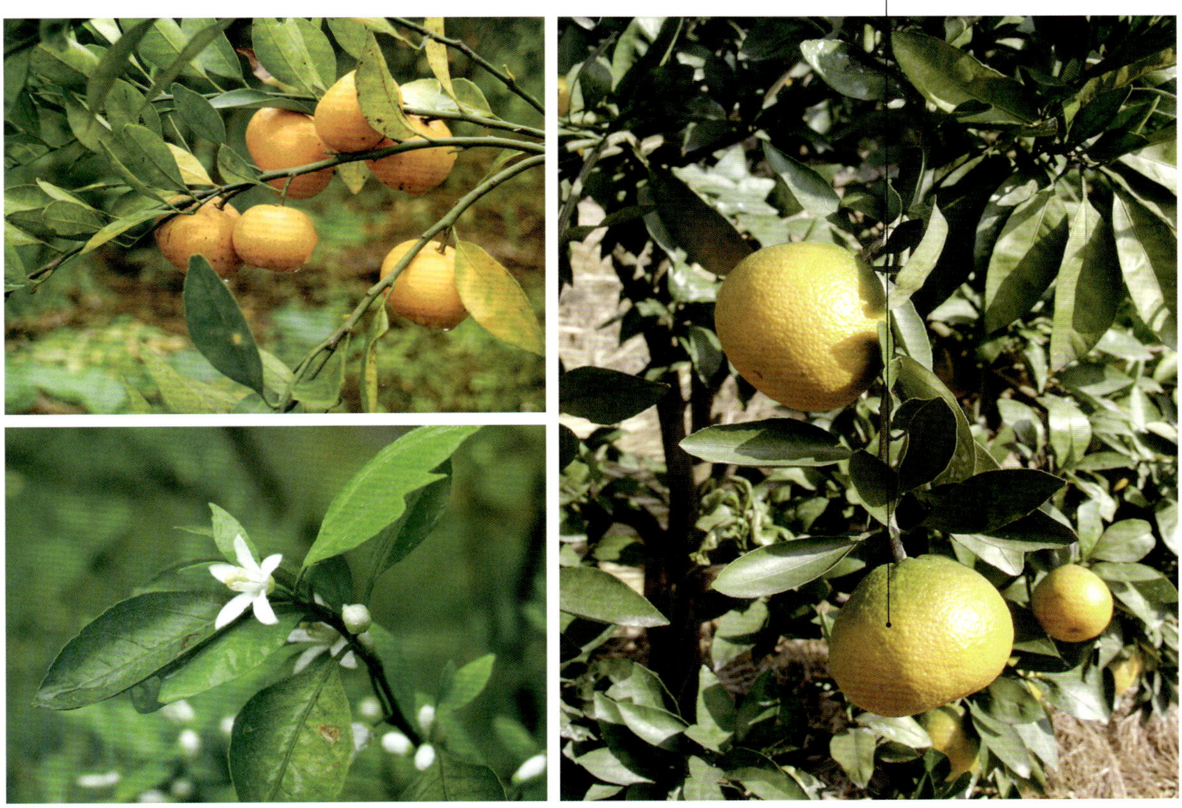

橘

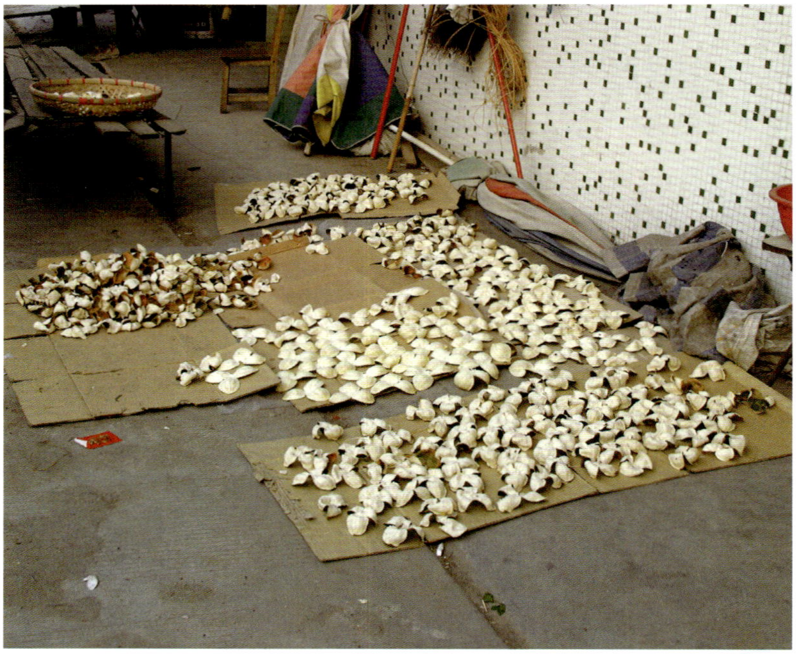
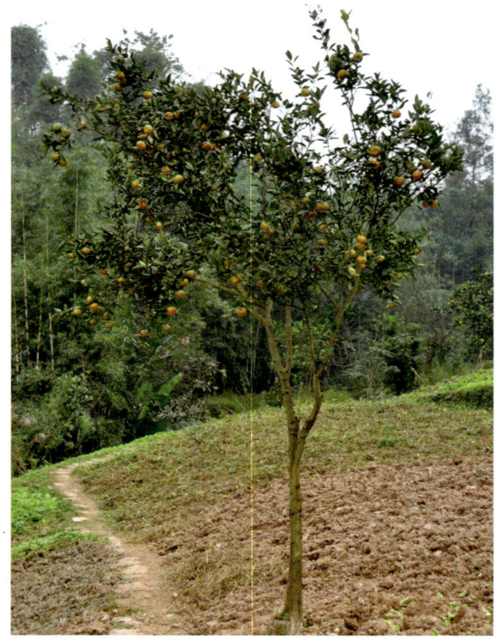

橘（续）

对比鉴别

市场上有植物甜橙 *Citrus sinensis* Osbeck 的果皮混充陈皮使用的情况。

甜橙与橘主要区别点：子叶乳白色，果皮不易剥离。

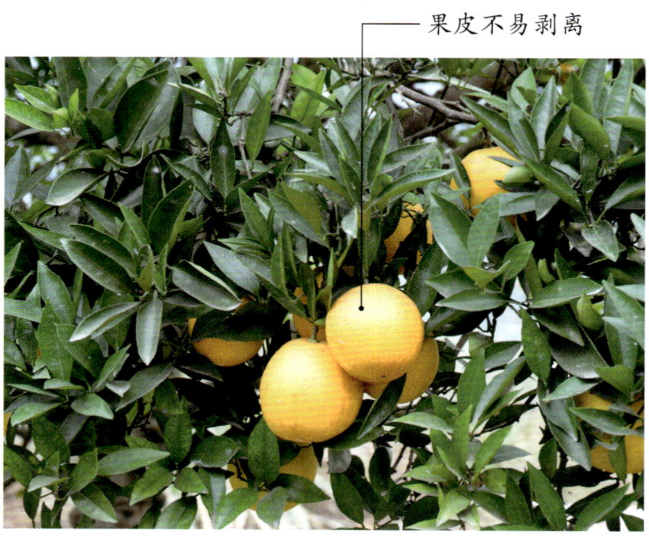

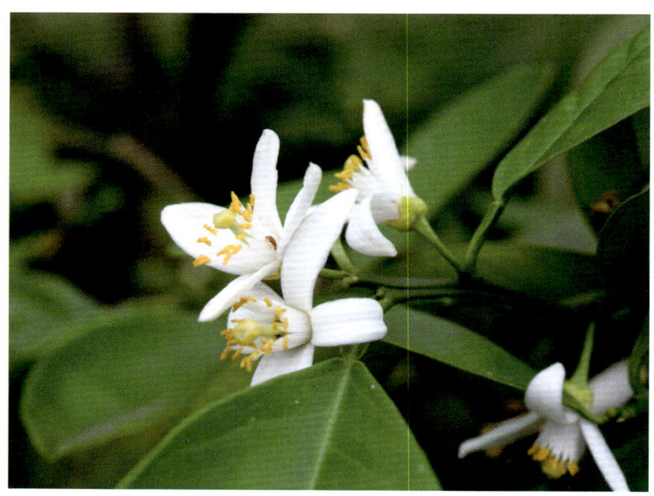

甜橙

附　子

Fuzi

ACONITI LATERALIS RADIX PRAEPARATA

本品为毛茛科植物乌头 *Aconitum carmichaelii* Debx. 的子根的加工品。

基原植物

■ **乌头**　*Aconitum carmichaelii* Debx.　别名：鹅儿花、草乌

生于山地、丘陵地、林缘。分布于辽宁、河南、山东、江苏、安徽、浙江、江西、广西、四川，其中四川有大量栽培。

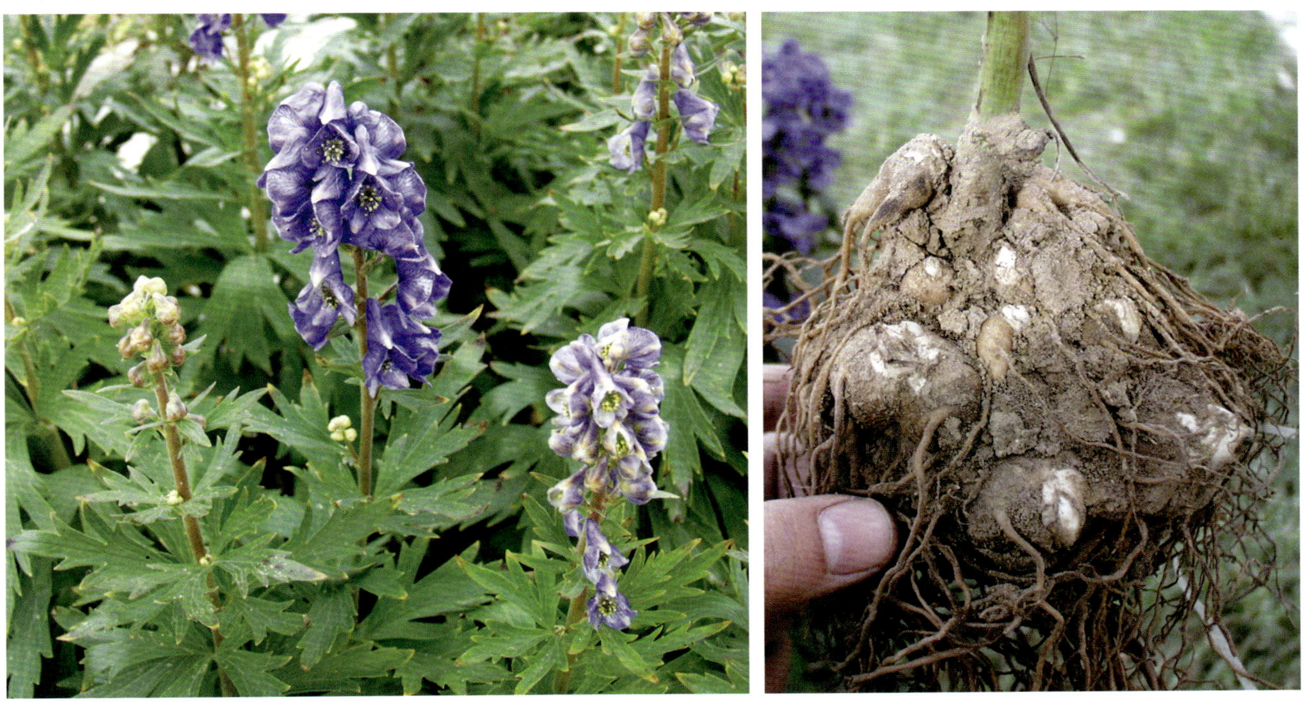

乌头

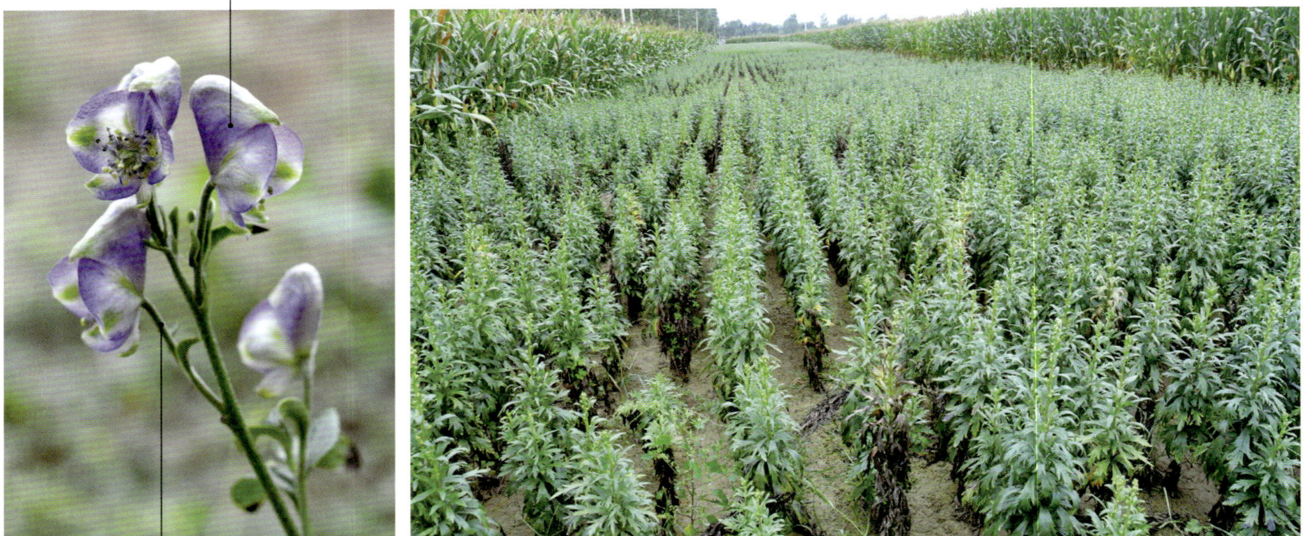

乌头（续）

对比鉴别

植物乌头的母根为药材川乌，子根的加工品为药材附子，多为人工栽培。其同属植物北乌头 *Aconitum kusnezoffii* Reichb. 在华北及陕西偶见栽培，其较大的子根也有加工为药材附子的。黄花乌头 *Aconitum coreanum*（Lévl.）Rap. 的块根作药材关白附使用；天南星科植物独角莲 *Typhonium giganteum* Engl. 的块茎为药材白附子。它们由于药材名称相近，容易相混淆。

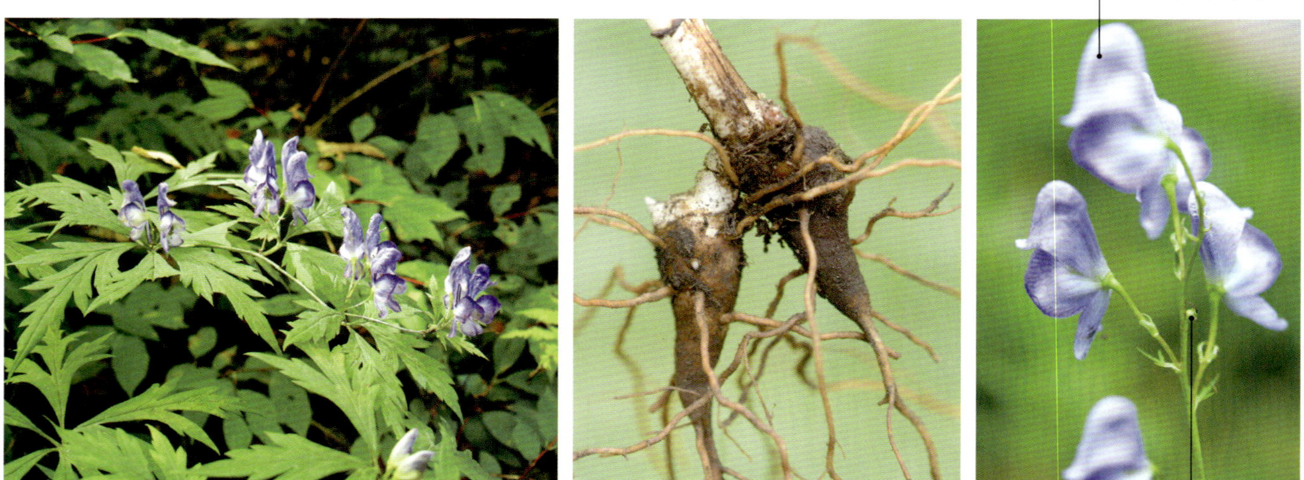

北乌头

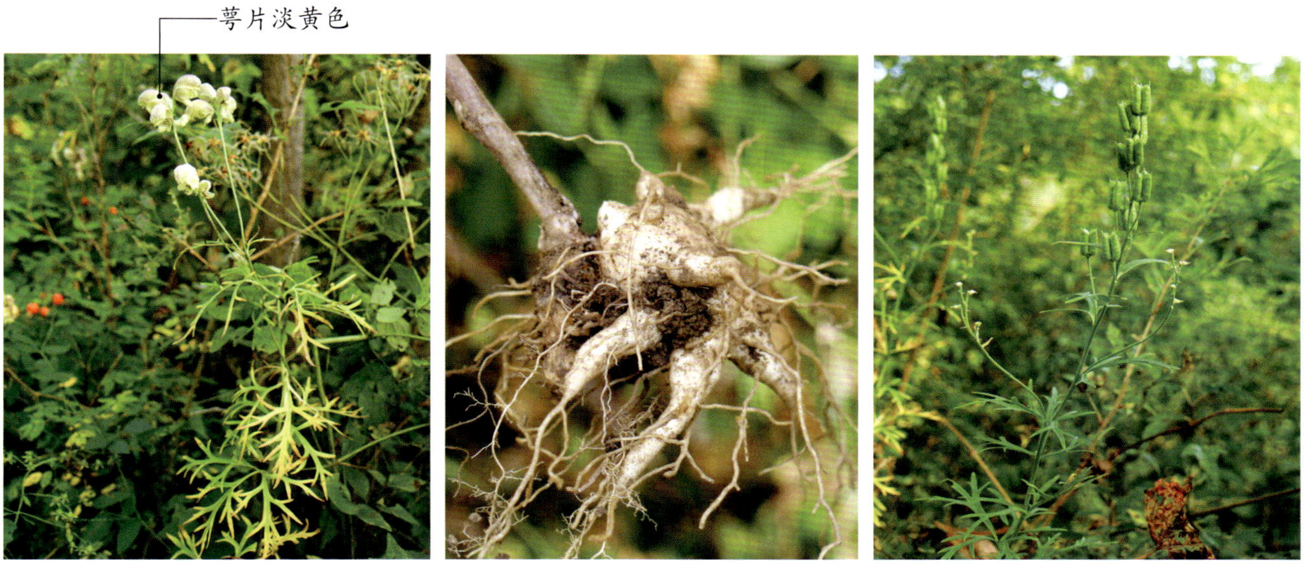

黄花乌头

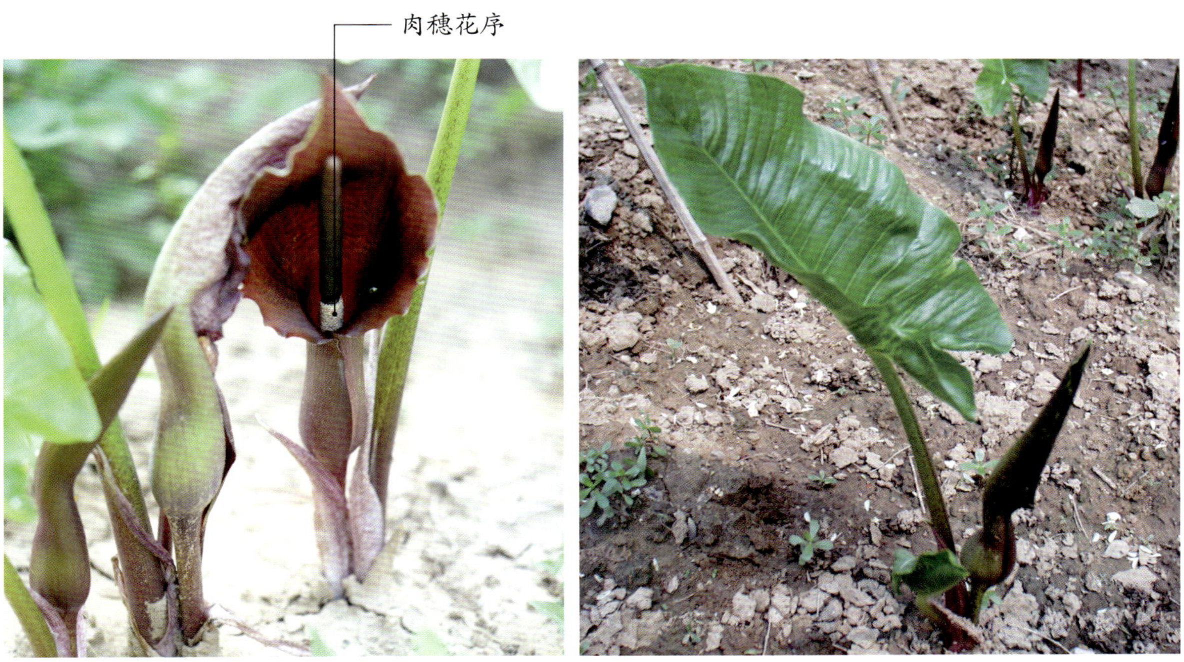

独角莲

检索表

1. 叶片全缘；肉穗状花序 ………………………………………… 独角莲

1. 叶片掌状分裂；总状花序 ………………………………………… 2

2. 萼片淡黄色 ………………………………………… 黄花乌头

2. 萼片青紫色 ………………………………………… 3

3. 花序轴和花梗多少密被反曲而紧贴的短柔毛 ………………………………………… 乌头

3. 花序轴和花梗无毛 ………………………………………… 北乌头

忍冬藤

Rendongteng

LONICERAE JAPONICAE CAULIS

本品为忍冬科植物忍冬 *Lonicera japonica* Thunb. 的干燥茎枝。

基原植物

■ **忍冬** *Lonicera japonica* Thunb. 别名：二花、金银花

生于山坡灌丛、疏林中、乱石堆、田埂、路旁。分布于吉林、辽宁、河北、山西、陕西、甘肃、河南、湖北、湖南、江西、山东、江苏、安徽、浙江、福建、台湾、广东、广西、贵州、四川、云南。

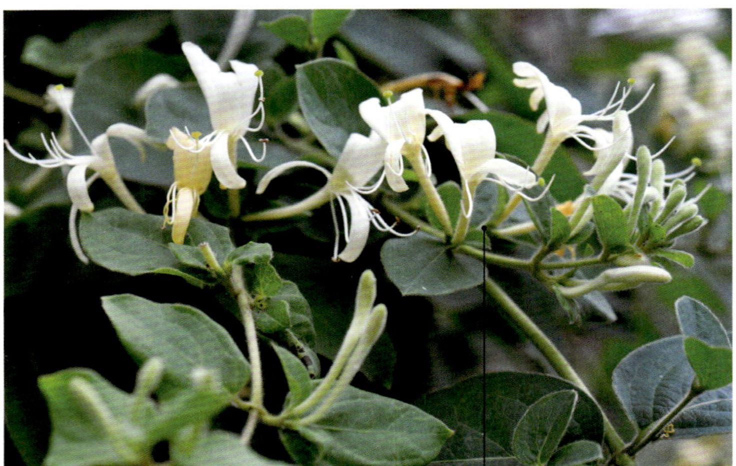

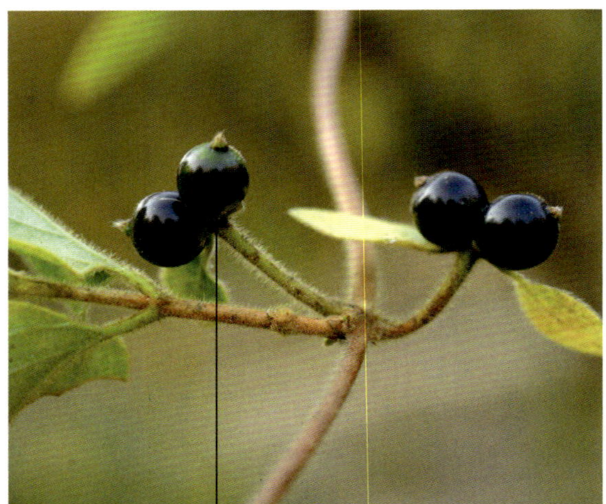

苞片叶状，边缘具纤毛　　浆果，球形，黑色

忍冬

对比鉴别

未见忍冬藤的混伪品记载，但忍冬产区还有其他性状相似的植物忍冬的同属植物分布，应注意鉴别，参见“金银花”项。

检索表

参见“金银花”项。

鸡血藤 Jixueteng SPATHOLOBI CAULIS

本品为豆科植物密花豆 *Spatholobus suberectus* Dunn 的干燥藤茎。

基原植物

■ **密花豆** *Spatholobus suberectus* Dunn 别名：猪血藤、血龙藤

生于林下、灌丛或山沟。分布于福建、广东、广西、云南、贵州等地。

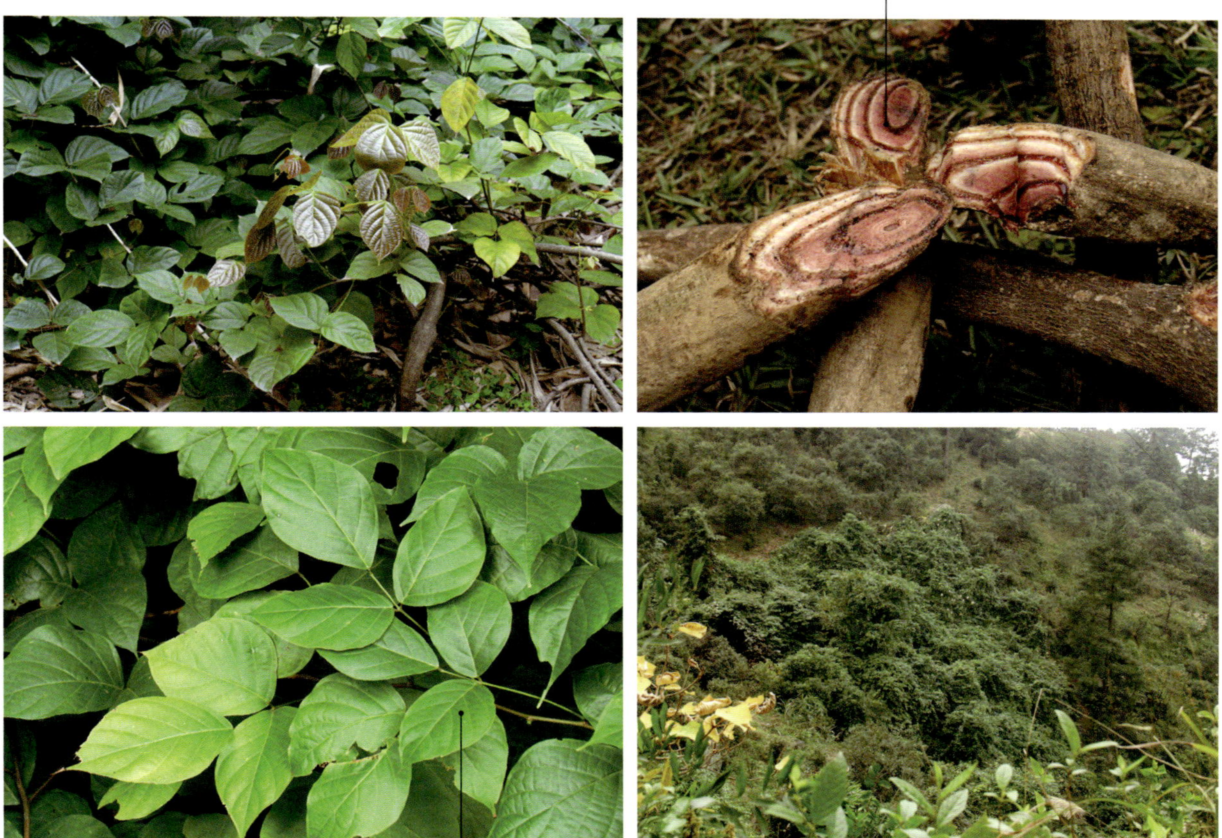
老茎扁圆柱形，砍断后有鲜红色汁液流出
小叶 3

密花豆

对比鉴别

《中国药典》2020 年版收载血藤类药材 3 种：鸡血藤、大血藤和滇鸡血藤。鸡血藤为豆科植物密花豆的藤茎，大血藤为木通科植物大血藤 *Sargentodoxa cuneata* (Oliv.) Rehd. et Wils. 的藤茎，滇鸡血藤为木兰科植物内南五味子 *Kadsura heteroclita* (Roxburgh) Craib (*Kadsura interior* A. C. Sm.) 的藤茎。

鸡血藤以“藤汁红如鸡血”而得名，《常用中药材品种整理和质量研究》（南方协作组）记载密花豆是鸡血藤的主要来源；香花鸡血藤（香花崖豆藤）*Callerya dielsiana* (Harms) P. K. Loc ex Z. Wei & Pedley、丰城崖豆藤（丰城鸡血藤）*Millettia nitida* Benth. var. *hirsutissima* Z. Wei 分布较广，江西、四川和福建局部地区也作为鸡血藤的来源使用；常春油麻藤 *Mucuna sempervirens* Hemsl. 为福建的习用来源品种；内南五味子、铁箍散 *Schisandra propinqua* Baill.var. *sinensis* Oliv. 主产于云南，主要作为熬制鸡血藤膏的原料，无生药商品。其他在民间药用的品种，如网络崖豆藤（网络鸡血藤）*Millettia reticulata* Bentham 的藤茎现很少作药材鸡血藤药用，该品种植物多作为观赏植物栽培；美丽崖豆藤（美丽鸡血藤）*Millettia speciosa* Champion ex Bentham 的根在福建称鸡血藤，海南将其根作补血药使用；白花油麻藤 *Mucuna birdwoodiana* Tutcher 在广东、大果油麻藤（褐毛黧豆）*Mucuna macrocarpa* Wallich 在海南也偶见作药物植物使用。

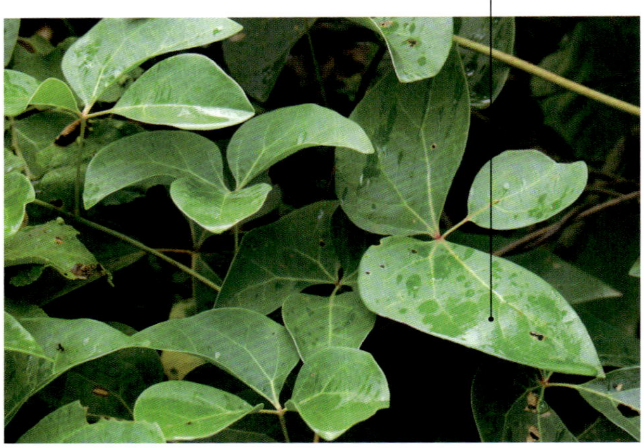
小叶 3，两侧小叶较大，斜卵形
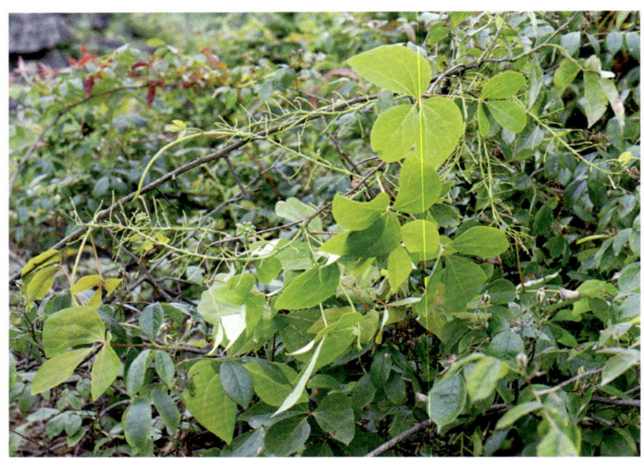

大血藤

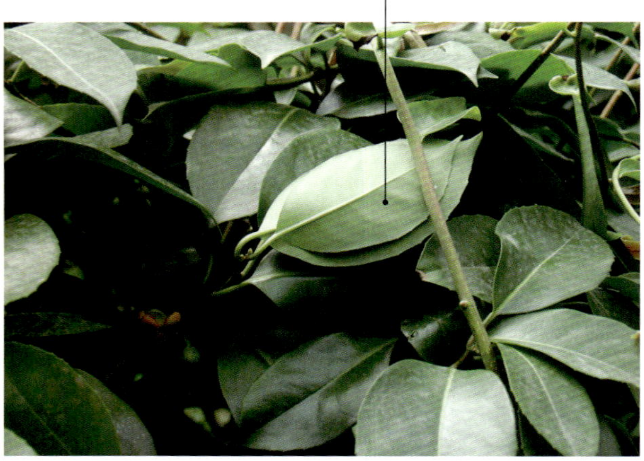
叶片卵状椭圆形至阔椭圆形
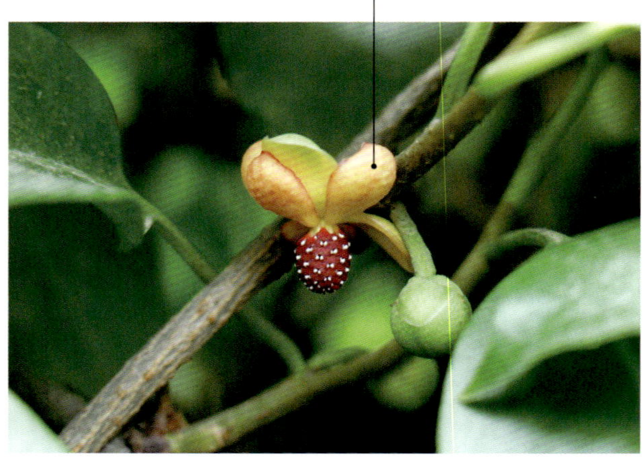
雄花

内南五味子

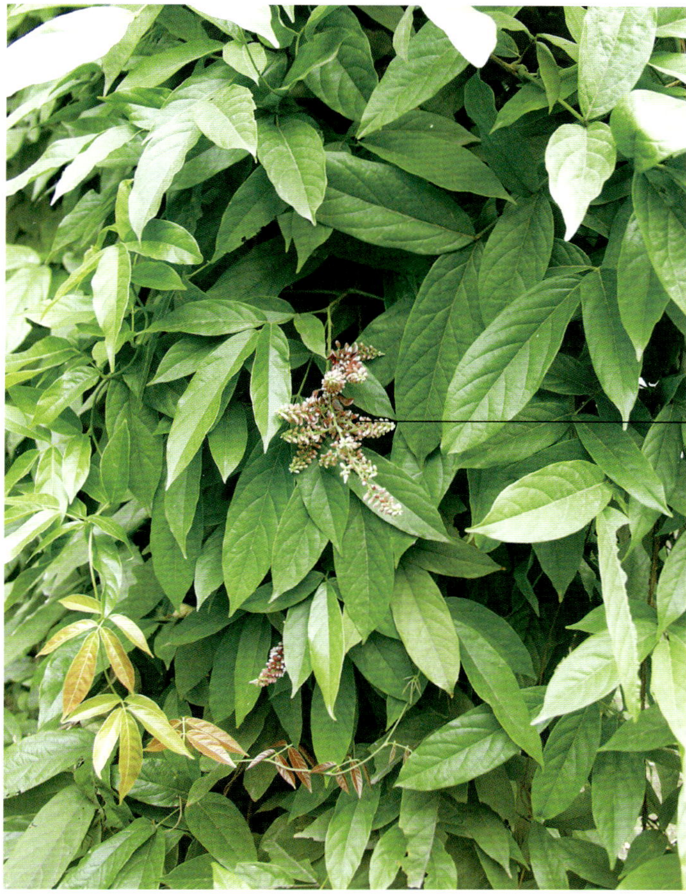

花序伸长，分枝细；花松散着生

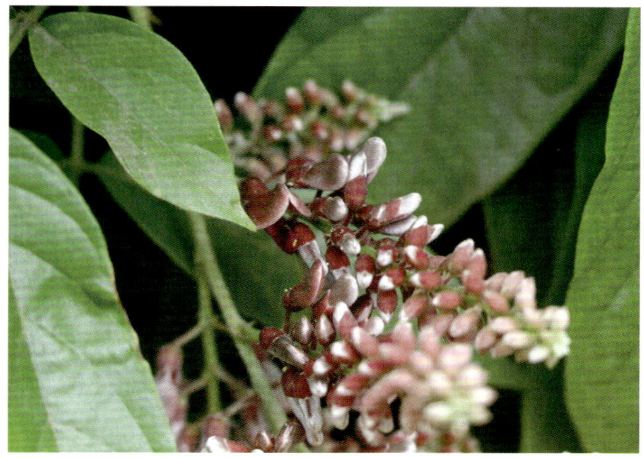

香花鸡血藤

花序劲直、紧密，花紧接着生

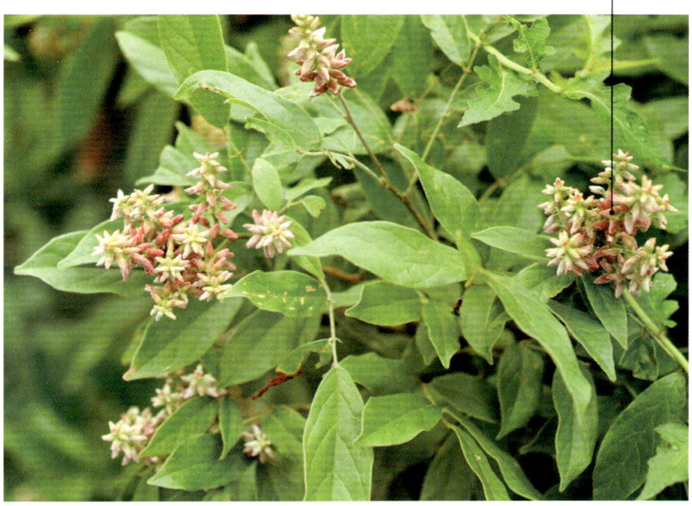

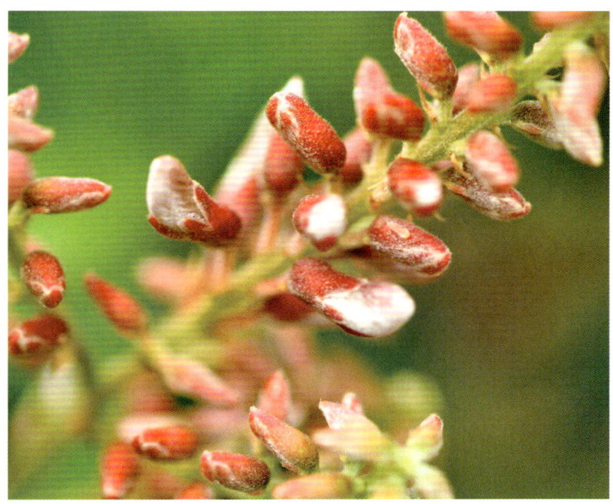

丰城崖豆藤

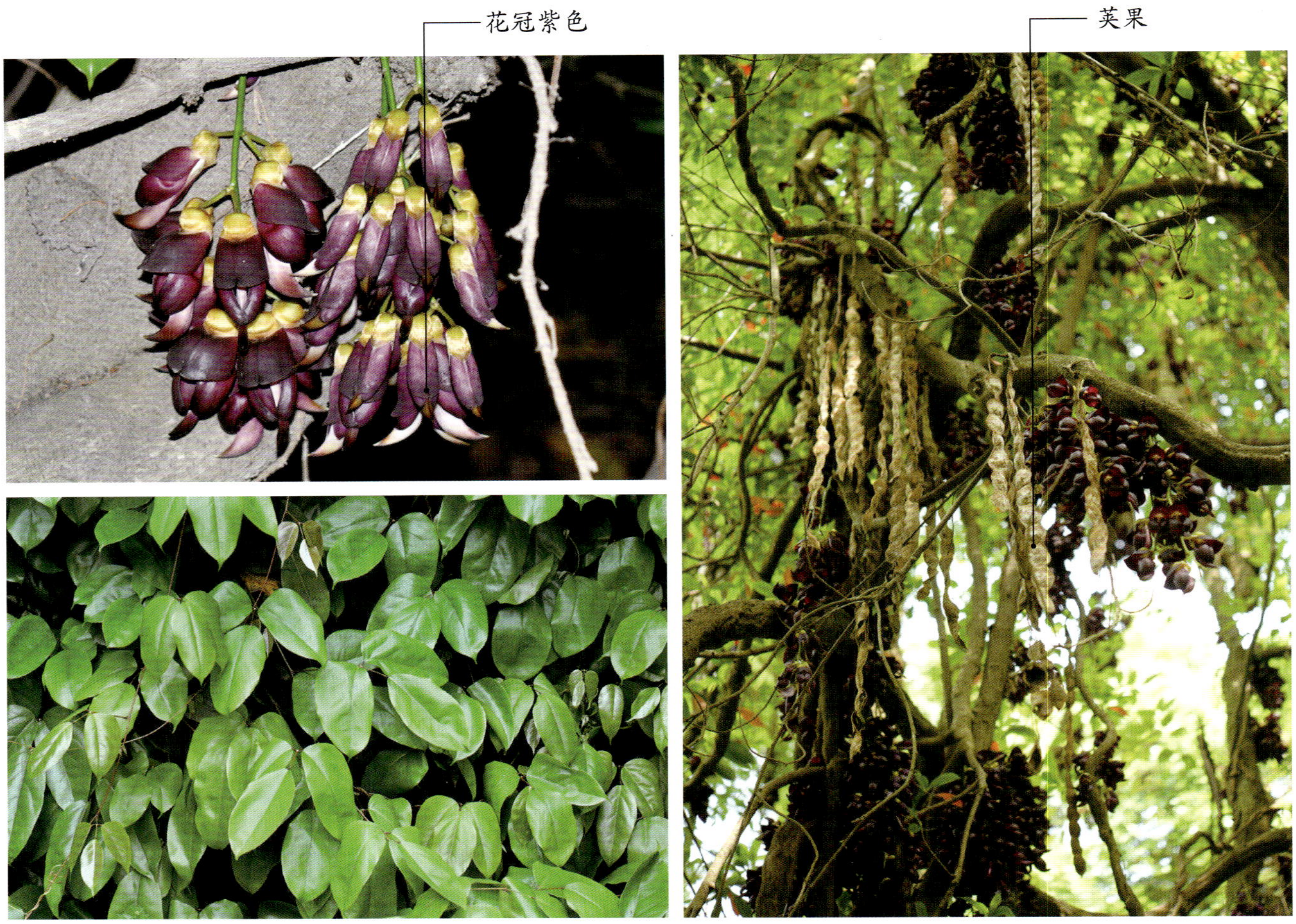

常春油麻藤

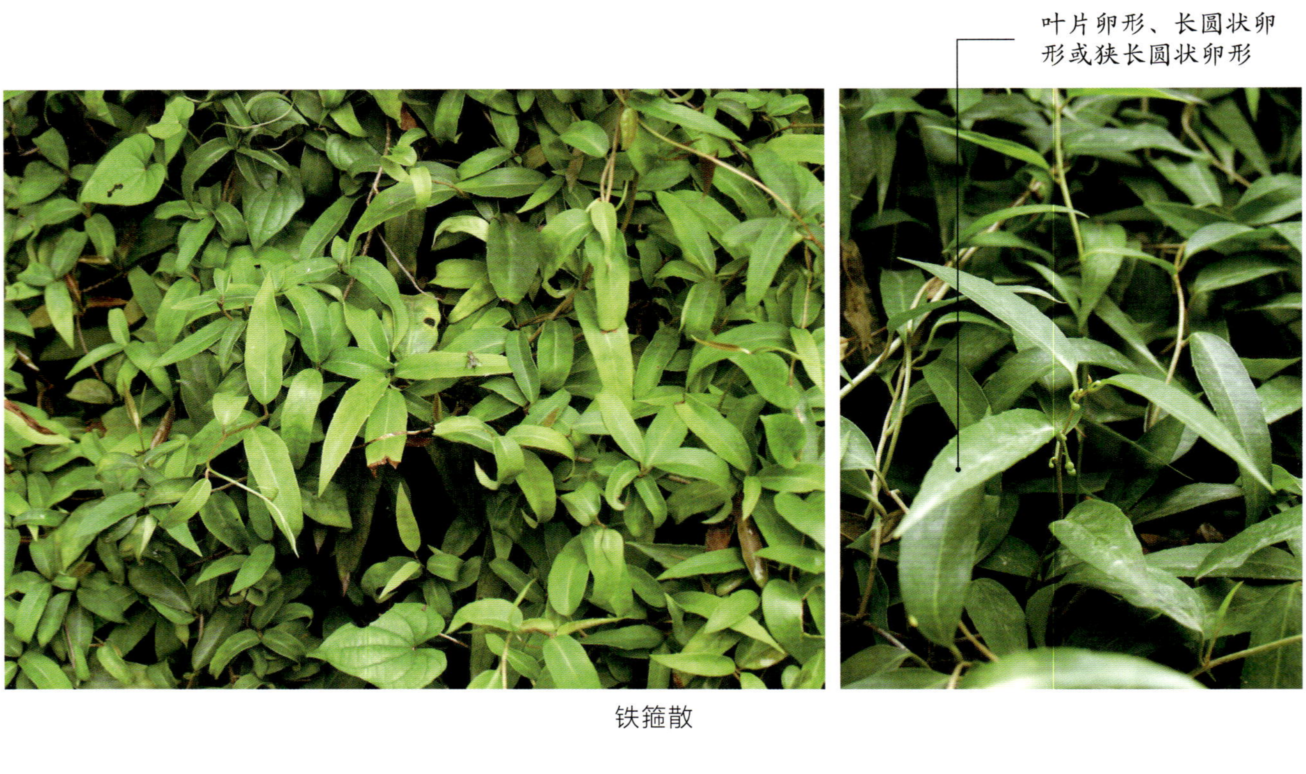

铁箍散

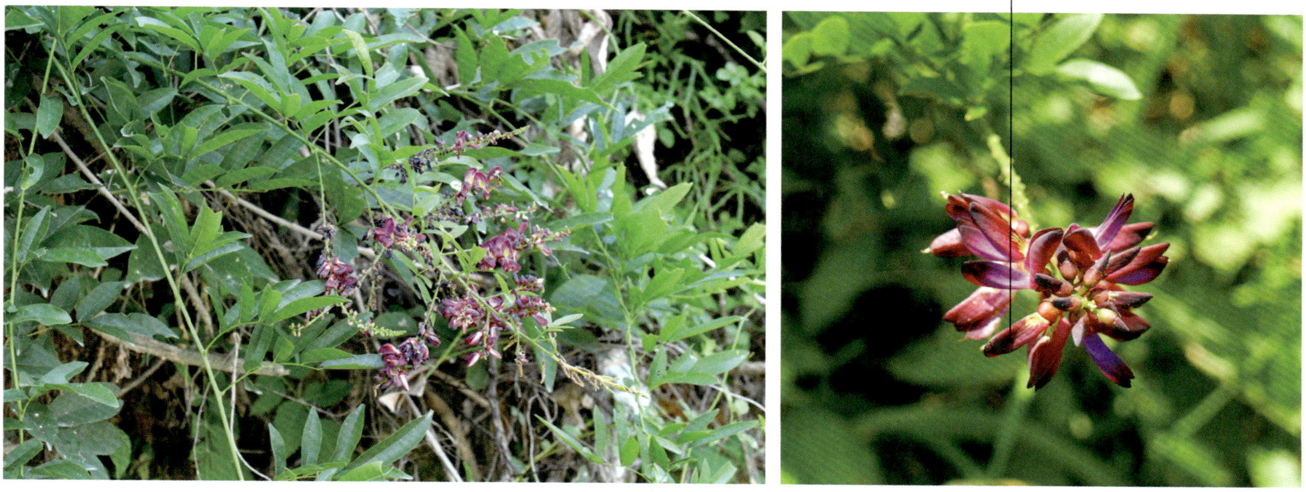

网络崖豆藤

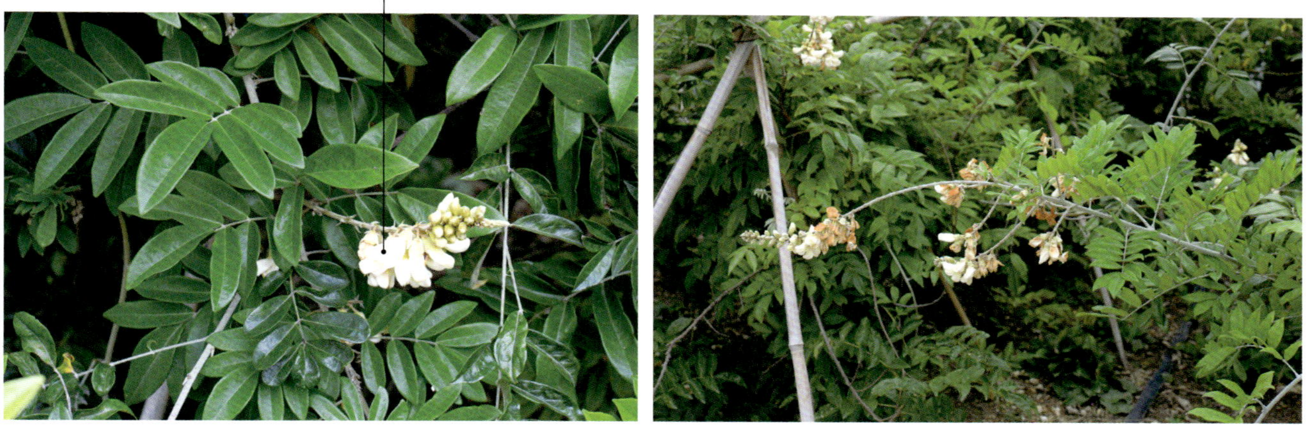

美丽崖豆藤

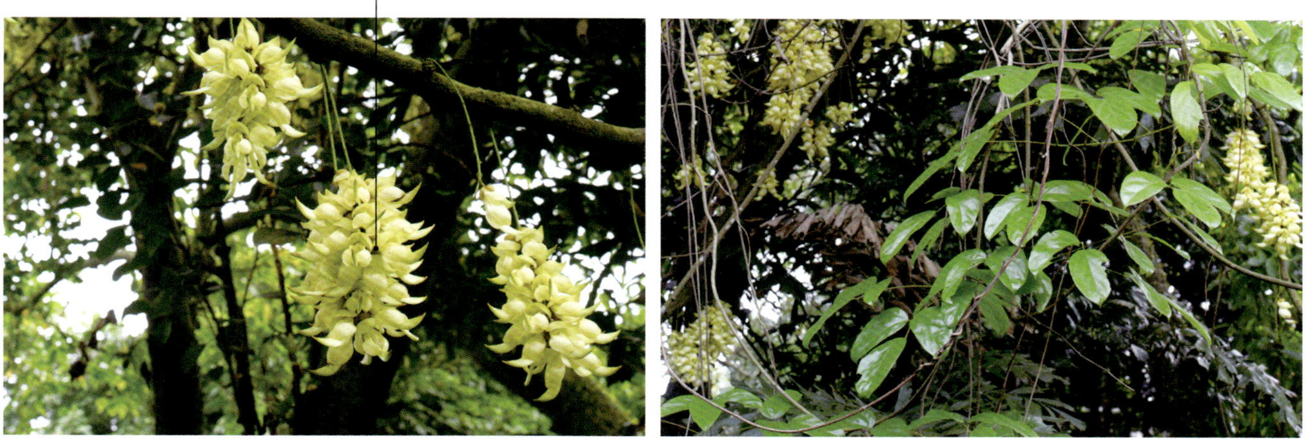

白花油麻藤

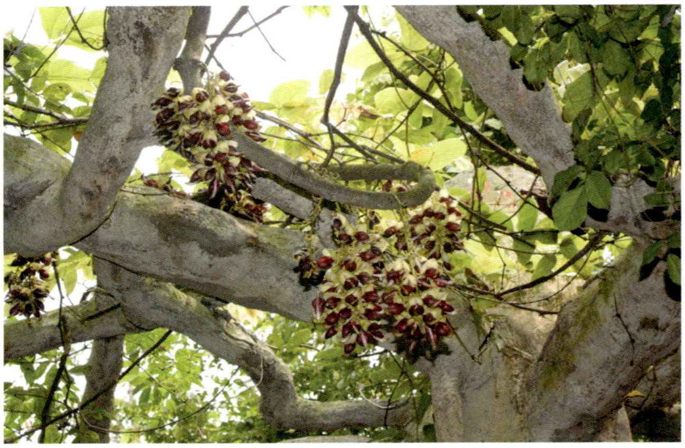

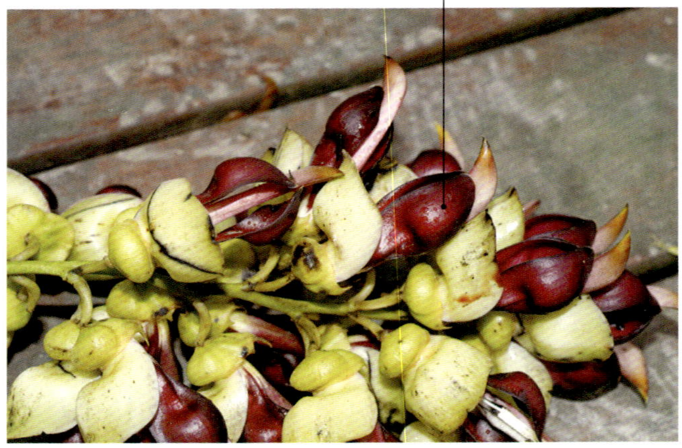

大果油麻藤

检索表

1. 单叶；花辐射对称；聚合果……2
1. 复叶……3
2. 叶片卵状椭圆形至阔椭圆形；聚合果近球形……内南五味子
2. 叶片卵形、长圆状卵形或狭长圆状卵形；聚合果长穗状……铁箍散
3. 小叶3，两侧小叶较大，斜卵形；浆果近球形……大血藤
3. 小叶3或多数；蝶形花；荚果……4
4. 雄蕊2体，通常对旗瓣的一枚花丝分离或部分连合……5
4. 雄蕊单体……8
5. 荚果仅有位于顶端的1颗种子，其下部扁平，不开裂……密花豆
5. 荚果有多颗种子，2瓣裂……6
6. 花冠灰白色……白花油麻藤
6. 花冠紫色……7
7. 荚果长26~45cm，密被红褐色细短毛，部分近于无毛；常有不规则木质脊与边缘平行；种子6~12，黑色，盘状……大果油麻藤
7. 荚果长30~60cm，被红褐色短毛和脱落性长刚毛；种子4~12，带红色、褐色或黑色，扁，长圆形……常春油麻藤
8. 花瓣无毛；叶轴有小托叶……9
8. 旗瓣背面密被绢毛……10
9. 花萼密被绒毛，子房密被绢毛……美丽崖豆藤
9. 花萼被稀疏细毛，子房无毛……网络崖豆藤
10. 花序劲直、紧密；花紧接着生……丰城崖豆藤
10. 花序伸长，分枝细；花松散着生；荚果无颈，被灰色绒毛……香花鸡血藤

鸡骨草

Jigucao
ABRI HERBA

本品为豆科植物广州相思子 *Abrus cantoniensis* Hance 的干燥全株。

基原植物

■ 广州相思子 *Abrus cantoniensis* Hance 别名：大黄草、红母鸡草

Flora of China 记载广州相思子的拉丁学名为 *Abrus pulchellus* subsp. *cantoniensis* (Hance) Verdcourt。生于山地或旷野灌丛中。分布于广东、广西等地。

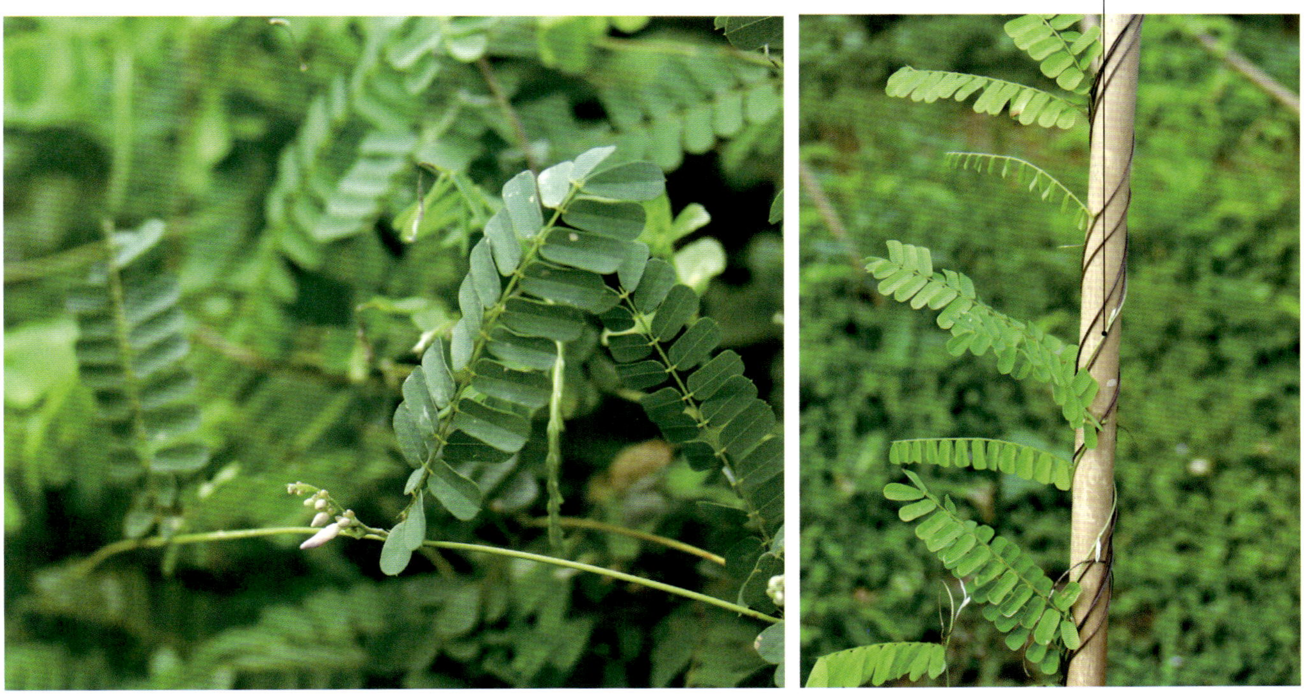

广州相思子

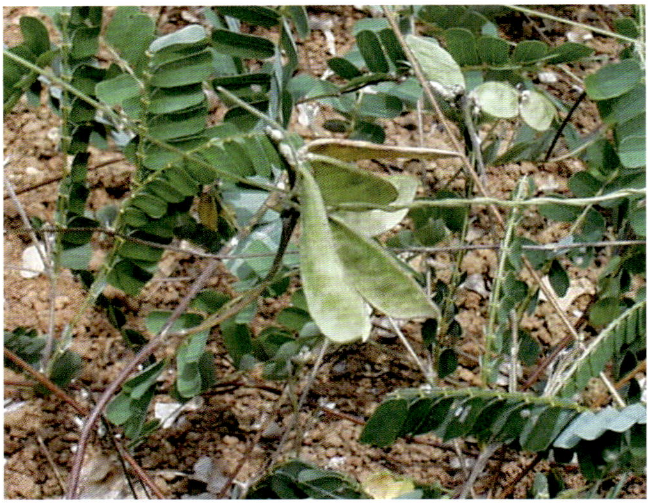
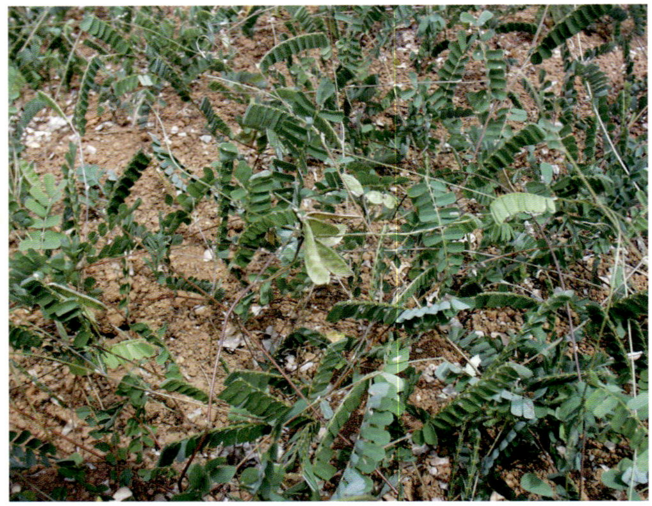

广州相思子（续）

对比鉴别

广州相思子与其同属植物相思子 *Abrus precatorius* Linn. 及毛相思子 *Abrus pulchellus* Wall. ex Thwaites subsp. *mollis*（Hance）Verdc. 形态相似，其中毛相思子在广东、广西被广泛栽培并作为鸡骨草入药，容易相互混淆。

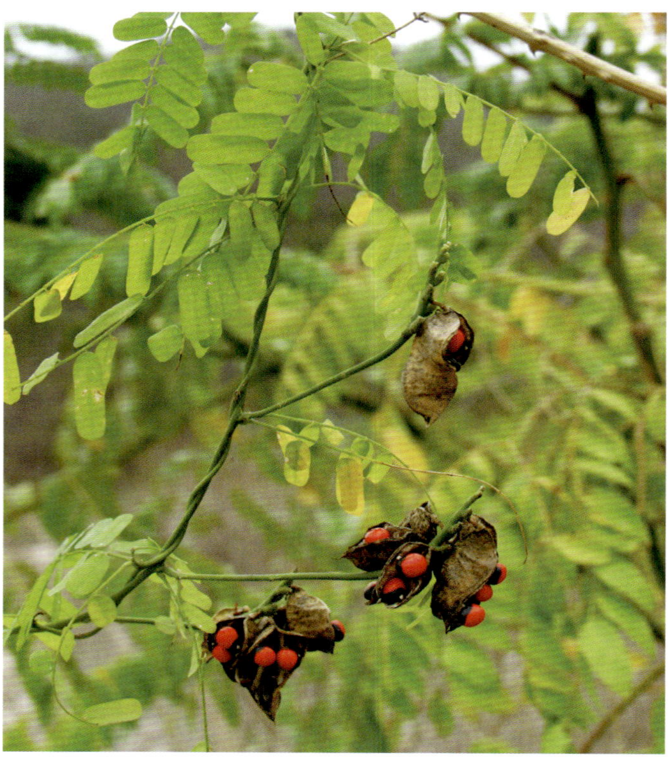
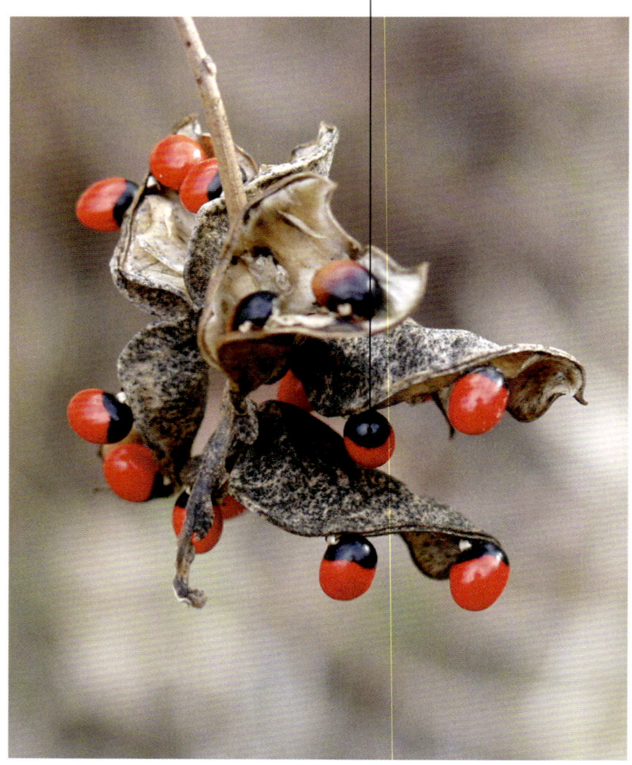

相思子

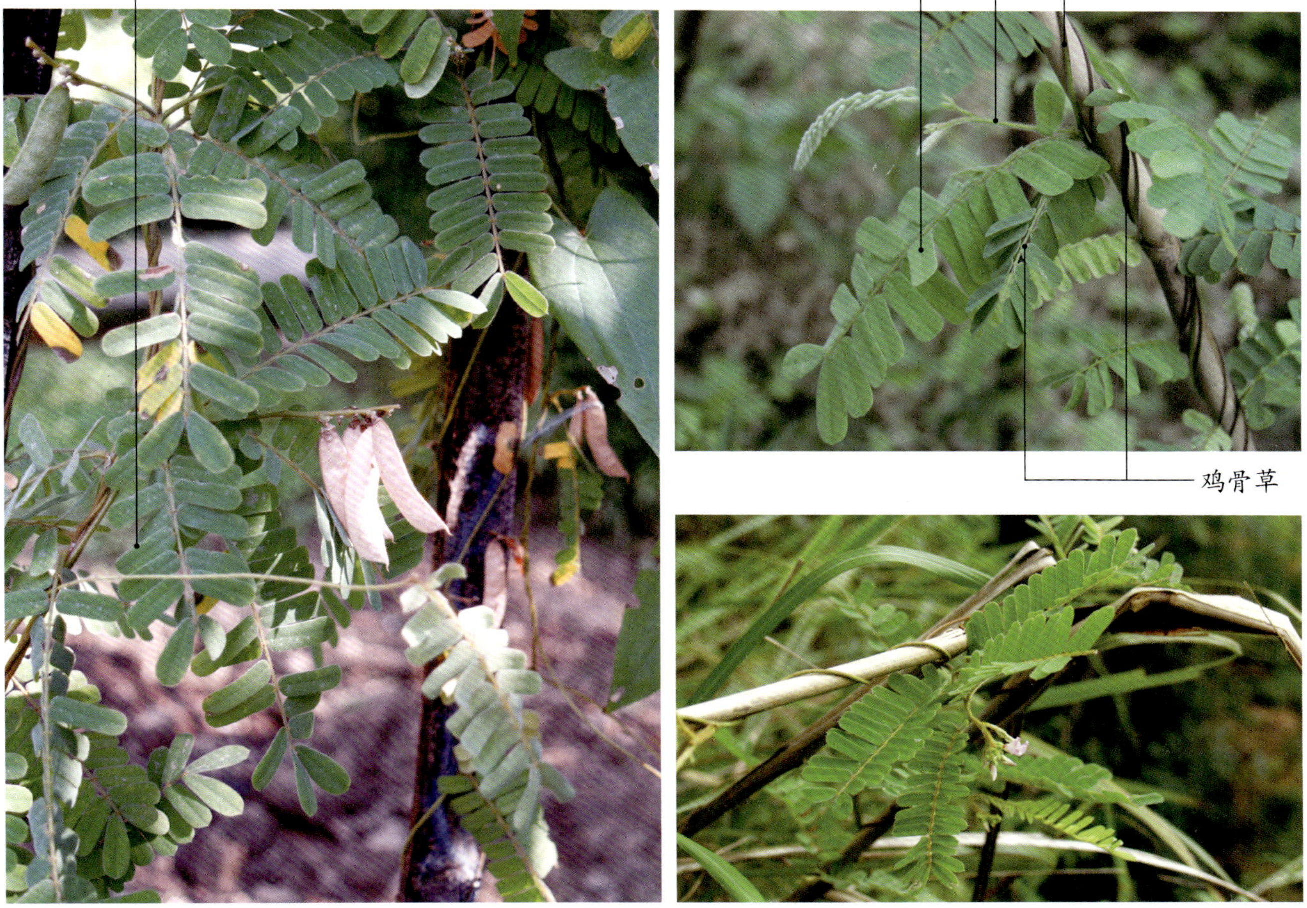

毛相思子

检索表

1. 茎较纤细，径约 1mm，表皮平滑……………………………………………………广州相思子
1. 茎较粗，径约 2mm，表皮粗糙……………………………………………………………………2
2. 植株各部被开展柔毛；种子黑色或暗褐色，稍有光泽……………………………………毛相思子
2. 植株各部被稀疏糙伏毛；种子两色，上部红色，下部黑色…………………………………相思子

鸡冠花

Jiguanhua

CELOSIAE CRISTATAE FLOS

本品为苋科植物鸡冠花 *Celosia cristata* L. 的干燥花序。

基原植物

■ 鸡冠花 *Celosia cristata* L. 别名：鸡冠头花

栽培于全国各地。

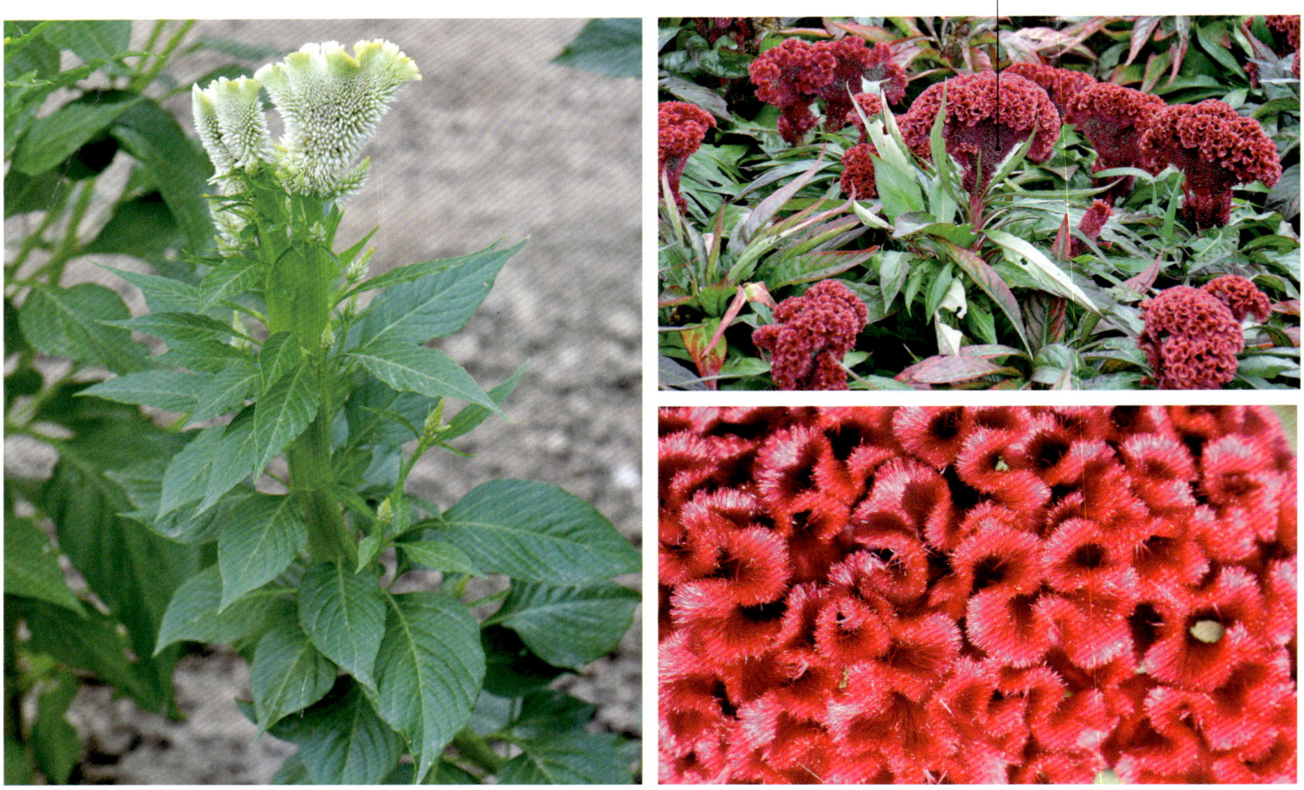

鸡冠花